内分泌疾病临床诊疗学

侯宇婕　李乾望　侯　粲　主编

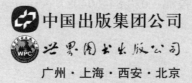

中国出版集团公司
世界图书出版公司
广州·上海·西安·北京

图书在版编目（CIP）数据

内分泌疾病临床诊疗学 / 侯宇婕，李乾望，侯粲主编. -- 广州：世界图书出版广东有限公司，2022.9
ISBN 978-7-5192-9197-6

Ⅰ. ①内… Ⅱ. ①侯… ②李… ③侯… Ⅲ. ①内分泌病 – 诊疗 Ⅳ. ①R58

中国版本图书馆 CIP 数据核字（2021）第 249298 号

书　　名	内分泌疾病临床诊疗学
	NEIFENMI JIBING LINCHUANG ZHENLIAOXUE
主　　编	侯宇婕　李乾望　侯　粲
责任编辑	曹桔方
装帧设计	天顿设计
责任技编	刘上锦
出版发行	世界图书出版有限公司　世界图书出版广东有限公司
地　　址	广州市新港西路大江冲 25 号
邮　　编	510300
电　　话	020-84460408
网　　址	http://www.gdst.com.cn
邮　　箱	wpc_gdst@163.com
经　　销	各地新华书店
印　　刷	三河市嵩川印刷有限公司
开　　本	787mm×1092mm　1/16
印　　张	32.25
字　　数	826 千字
版　　次	2022 年 9 月第 1 版　2022 年 9 月第 1 次印刷
国际书号	ISBN 978-7-5192-9197-6
定　　价	298.00 元

版权所有　翻印必究

咨询、投稿：020-84460408　gdstcjf@126.com

主编简介

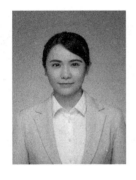

侯宇婕,桂林市第二人民医院副主任医师。

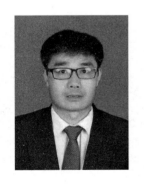

李乾望,山东省邹平市人民医院主治医师。

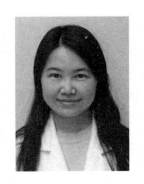

侯粲,中南大学湘雅二医院代谢内分泌科副主任医师。

编 委 会

主　　编　　侯宇婕　李乾望　侯　粲

副主编　　张艳波　苏广瑞　张名扬　杨晓珍
　　　　　　　张好元　廖金梅　陈凤玉　陈岳祺
　　　　　　　戴世波　时海侠

编　　者　（以姓氏笔画为序）

　　　　王文娟　菏泽市牡丹人民医院
　　　　王琨琨　东营市胜利油田中心医院
　　　　苏广瑞　潮州市中心医院
　　　　李　雨　贵州省安顺市人民医院
　　　　李乾望　邹平市人民医院
　　　　杨晓珍　中国人民解放军联勤保障部队第九二〇医院
　　　　时海侠　内乡县人民医院
　　　　张名扬　中国人民解放军联勤保障部队第九八二医院
　　　　张好元　潍坊滨海经济技术开发区央子街道社区卫生服务中心
　　　　张艳波　湖北医药学院附属国药东风总医院
　　　　陈凤玉　海军青岛特勤疗养中心
　　　　陈岳祺　云南省中医医院
　　　　陈海东　澄海区人民医院
　　　　林　靖　广东祈福医院
　　　　罗　芳　云南省第三人民医院
　　　　侯　粲　中南大学湘雅二医院
　　　　侯宇婕　桂林市第二人民医院
　　　　廖金梅　南雄市人民医院
　　　　戴世波　宁波市镇海区人民医院

前　　言

内分泌学作为临床医学的重要分支,许多新技术、新方法和新药物不断出现,各种内分泌疾病的基础与临床研究有了较快发展。鉴于此,为了帮助和指导临床医生更准确地诊断疾病,更合理、更科学地进行治疗,以此提高医生对内分泌代谢性疾病的诊治水平,编者在参阅大量文献的基础上,特编写本书。

本书立足于临床实践,以常见内分泌代谢疾病为主线,主要对临床上常见内分泌代谢疾病的病因、发病机制、临床表现、诊断、鉴别诊断以及治疗等进行了详细的阐述,并根据临床的发展动态相应增加了近年来的新知识、新理念、新进展等。本书体例新颖,内容详实,重点突出,具有较强的科学性和实用性,可供临床内分泌医生及相关医务工作者参考阅读。

本书编者在编写中反复修改、审订,力求为广大读者奉献一本对知识阐述全面的临床参考书。由于内分泌学建立在基础学科的坚实基础上,其知识库也在不断更新,加之时间有限,如存在疏漏之处,恳请广大读者批评指正,使之日臻完善。

目　　录

- 第一章　下丘脑与垂体疾病 …………………………………………………………………（ 1 ）
  - 第一节　腺垂体功能减退症 ……………………………………………………………（ 1 ）
  - 第二节　尿崩症 …………………………………………………………………………（ 10 ）
  - 第三节　高催乳素血症与催乳素瘤 ……………………………………………………（ 17 ）
  - 第四节　垂体瘤 …………………………………………………………………………（ 32 ）
  - 第五节　巨人症与肢端肥大症 …………………………………………………………（ 39 ）
- 第二章　甲状腺疾病 …………………………………………………………………………（ 45 ）
  - 第一节　单纯性甲状腺肿 ………………………………………………………………（ 45 ）
  - 第二节　甲状腺炎 ………………………………………………………………………（ 49 ）
  - 第三节　甲状腺功能亢进症 ……………………………………………………………（ 67 ）
  - 第四节　甲状腺功能减退症 ……………………………………………………………（ 77 ）
  - 第五节　甲状腺肿瘤 ……………………………………………………………………（ 90 ）
  - 第六节　甲状腺相关性眼病 ……………………………………………………………（ 104 ）
- 第三章　甲状旁腺疾病 ………………………………………………………………………（ 121 ）
  - 第一节　原发性甲状旁腺功能亢进症 …………………………………………………（ 121 ）
  - 第二节　甲状旁腺功能减退症 …………………………………………………………（ 132 ）
- 第四章　肾上腺疾病 …………………………………………………………………………（ 139 ）
  - 第一节　皮质醇增多症 …………………………………………………………………（ 139 ）
  - 第二节　肾上腺皮质功能减退症 ………………………………………………………（ 155 ）
  - 第三节　原发性醛固醇增多症 …………………………………………………………（ 166 ）
- 第五章　性腺疾病 ……………………………………………………………………………（ 182 ）
  - 第一节　男性性早熟 ……………………………………………………………………（ 182 ）
  - 第二节　男性乳腺发育症 ………………………………………………………………（ 189 ）
  - 第三节　多囊卵巢综合征 ………………………………………………………………（ 197 ）
  - 第四节　功能失调性子宫出血 …………………………………………………………（ 209 ）
  - 第五节　女性更年期综合征 ……………………………………………………………（ 218 ）
- 第六章　糖尿病及其并发症 …………………………………………………………………（ 228 ）
  - 第一节　1型糖尿病 ……………………………………………………………………（ 228 ）

第二节　2型糖尿病 …………………………………………………………………（247）
　　第三节　糖尿病酮症酸中毒 …………………………………………………………（273）
　　第四节　糖尿病足 ……………………………………………………………………（282）
　　第五节　糖尿病肾病 …………………………………………………………………（292）
第七章　代谢性疾病 …………………………………………………………………………（307）
　　第一节　低血糖症 ……………………………………………………………………（307）
　　第二节　血脂代谢异常 ………………………………………………………………（315）
　　第三节　痛风与高尿酸血症 …………………………………………………………（331）
　　第四节　非酒精性脂肪性肝病 ………………………………………………………（344）
　　第五节　骨质疏松症 …………………………………………………………………（348）
第八章　水、电解质代谢和酸碱平衡失常 …………………………………………………（360）
　　第一节　水钠代谢失常 ………………………………………………………………（360）
　　第二节　钾代谢失常 …………………………………………………………………（375）
　　第三节　镁代谢异常 …………………………………………………………………（382）
　　第四节　钙磷代谢异常 ………………………………………………………………（387）
　　第五节　酸碱平衡失常 ………………………………………………………………（396）
第九章　常见内分泌疾病中医治疗 …………………………………………………………（410）
　　第一节　亚急性甲状腺炎 ……………………………………………………………（410）
　　第二节　甲状腺结节 …………………………………………………………………（415）
　　第三节　糖尿病酮症酸中毒 …………………………………………………………（421）
　　第四节　血脂异常和脂蛋白异常血症 ………………………………………………（425）
第十章　常见内分泌疾病中西医结合治疗 …………………………………………………（433）
　　第一节　皮质醇增多症 ………………………………………………………………（433）
　　第二节　甲状腺功能亢进症 …………………………………………………………（443）
　　第三节　甲状腺功能减退症 …………………………………………………………（453）
　　第四节　糖尿病 ………………………………………………………………………（460）
　　第五节　糖尿病肾病 …………………………………………………………………（478）
　　第六节　嗜铬细胞瘤 …………………………………………………………………（490）
　　第七节　糖尿病周围神经病变 ………………………………………………………（494）
参考文献 ………………………………………………………………………………………（505）

第一章　下丘脑与垂体疾病

第一节　腺垂体功能减退症

腺垂体功能减退指一种或多种垂体激素的缺乏,垂体或下丘脑的多种病损可累及垂体的内分泌功能,当垂体的全部或绝大部分被毁坏后,可产生一系列内分泌功能减退的表现,临床上称为腺垂体功能减退症。在缺医少药的农村、山区和边远地区,产后垂体坏死为引起女性腺垂体功能减退症(旧称西蒙-席汉综合征)最常见的病因,主要累及的腺体为性腺、甲状腺及肾上腺皮质,由于疾病缓慢进展,一直未获诊断和治疗而发展至严重多激素功能减退,在某种应激下诱发多种类型严重后果,如低温型昏迷、重度低血糖、循环虚脱等的病例不在少数。腺垂体功能减退症的严重程度与垂体被毁的程度有关。一般来说,垂体组织丧失50%以上才出现功能减退症状。据近年来一些发达国家的资料,垂体功能减退症的临床表现受病因、激素缺乏的严重程度和发生速度等因素的影响。该症患者的死亡率较正常人增加2倍左右,导致死亡率增加的主要原因是血管疾病,垂体功能不足的种类和程度并不影响该症的死亡率。有证据显示,即使在无症状的垂体功能减退症成人患者,动脉粥样硬化和主动脉舒张功能减退的患病率也是增加的。生长激素的缺乏可能是导致血管疾病的原因,严重的生长激素缺乏常伴有脂代谢异常和胰岛素敏感性降低,促进动脉粥样硬化的发生。其他垂体激素水平长期的异常(升高或降低)对该症的死亡率也有影响。

一、病因

导致腺垂体功能减退的原因多种多样,垂体自身的病变可造成腺垂体激素分泌减少,下丘脑的病变或下丘脑-垂体之间的联系中断,下丘脑的促腺垂体的激素分泌减少或不能到达垂体时,腺垂体细胞因得不到兴奋也可发生功能减退。成人腺垂体功能减退的常见病因为垂体肿瘤、垂体手术或放疗,在妇幼保健、医疗条件差的地区,分娩时出血或感染导致垂体出血性坏死为腺垂体功能减退的重要而较常见的病因。

(一)血管病变

产后垂体坏死为引起女性腺垂体功能减退常见的原因。分娩时发生大出血或其他并发症,特别容易造成垂体坏死。在妊娠期,垂体增生肥大,分娩后,血液中由胎盘分泌的各种激素水平骤然降低,兴奋垂体增生肥大的因素突然消失,垂体迅速复旧,腺垂体的血流减少。在此种情况下,一旦发生全身循环衰竭,腺垂体容易发生缺血性坏死。分娩时大出血、循环虚脱,腺垂体及垂体柄的动脉发生痉挛而致闭塞，垂体门脉系统的血源供应断绝，导致产后腺垂体缺血性坏死。

至于动脉发生痉挛的原因则与休克时的交感神经兴奋有关，部分患者有曾经使用麦角碱、垂体后叶激素等缩血管药物史。此外，子痫、胎盘早期剥离、羊水栓塞、感染性休克等都可引起弥散性血管内凝血。产后垂体坏死与弥散性血管内凝血（DIC）有关，由于垂体主要依靠垂体门脉系统供血，分娩后垂体迅速复旧，血流量减少，所以垂体特别容易发生坏死。神经垂体的血供不依靠垂体门脉系统，除少数患者同时累及神经垂体外，产后垂体坏死一般不累及神经垂体。

除产后垂体缺血性坏死外，其他血管病变偶尔也可导致腺垂体功能减退，如糖尿病性血管退行性病变、海绵窦血栓形成、颞动脉炎、颈动脉瘤等。非分娩出血，如严重上消化道出血等，甚少引起腺垂体功能减退症。

（二）垂体肿瘤

常见的是微腺瘤，很少伴有垂体功能减退。垂体大腺瘤少见，其中约有1/3的患者同时有垂体功能减退，存在一种或多种腺垂体激素的缺乏，原因是肿瘤增大直接压迫或蝶鞍内的压力增加导致了垂体柄门脉系统受压。颅咽管瘤为常见的位于垂体周围的肿瘤，起源于拉特克囊，可为实质性或囊性，常伴有钙化，半数在15岁前发病，通常有生长激素缺乏、尿崩症，也可有视野缺损。垂体的继发性肿瘤见于乳腺、肺、结肠和前列腺癌肿。

垂体周围的占位性病变可造成中枢内分泌调节的紊乱，导致垂体功能减退，如软骨瘤、脊索瘤、鞍上脑膜瘤、视神经星形细胞瘤及原发性第三脑室肿瘤。

（三）垂体手术

垂体手术是导致垂体功能减退常见的原因，垂体肿瘤的性质、浸润性及手术本身都对垂体功能减退的发生及严重程度有影响。但垂体手术后的垂体功能减退并非普遍现象，无功能的垂体腺瘤手术切除后，常立即导致垂体功能的恢复。垂体的小肿瘤，术前垂体功能减退不严重，手术的预后一般较好。据统计，垂体肿瘤术后，生长激素分泌功能恢复的可能性最小，可能与术前严重的生长激素缺乏发生率较高有关。

（四）放疗

针对下丘脑垂体部位病损进行放疗可能会导致垂体功能减退，如鼻咽癌、垂体及其附近的肿瘤、脑部的原发性肿瘤等。放疗的放射生物学影响决定于放射治疗的总剂量、疗程及实施的次数。同样的剂量条件下，较短时间内分配于较少次数内实施，垂体激素缺乏症发生的概率增加。放射线对垂体功能的影响取决于：①放疗的剂量。下丘脑-垂体部位接受的剂量越大，垂体功能减退发生得越早，垂体激素缺乏的程度也越强；②年龄。年轻人的中枢神经系统对放射线更为敏感。

（五）遗传因素

遗传性垂体功能减退少见，遗传分子生物学的发展揭示了一些基因及其调节机制与垂体的发育和功能有密切关系。

1.单纯性生长激素缺乏

与生长激素基因及生长激素释放激素（GHRH）受体基因的突变有关。生长激素基因位于 17 号染色体，与其他 4 个基因串联排列，其中 hGH-N 基因编码垂体生长激素，hGH-V 基因编码胎盘生长激素，另外 3 个基因编码人绒毛膜生长激素。hGH-N 基因突变的患儿表现为矮小症，男孩有生殖器过小症，已证实的单基因遗传包括常染色体显性或隐性遗传以及 X-连锁遗传。GHRH 受体基因在垂体生长激素细胞中表达，属于 G 蛋白偶联受体，已在许多家系证实了该基因的突变导致了一种缺乏 7 次跨膜区域的受体。

近年来的研究揭示，一些转录因子异常与垂体功能减退有关：①Pit-1，为 POU 转录因子家族成员，Pit-1 与腺垂体的某些细胞发育有关，Pit-1 基因突变会造成 Pit-1 与 DNA 结合的特性和活化转录的功能受到影响，导致腺垂体生长激素细胞、催乳素细胞和促甲状腺激素细胞发育不良。该基因突变导致的表现型多种多样，一些突变导致 DNA 结合和转录激活功能的完全丧失，而另一些突变仅导致转录激活功能的丢失，但保留了 DNA 结合的特性。Pit-1 基因突变也见于特发性生长激素缺乏患者，这些患者的催乳素及 TSH 基础分泌水平正常。②Prop-1，近年来发现的一种新的垂体配对样同源区域因子，该因子为 Pit-1 基因表达的先决条件。该基因的突变除生长激素（GH）、泌乳素（PRL）和促甲状腺激素（TSH）缺乏外，还导致促性腺激素的缺乏，以后可出现促肾上腺皮质激素（ACTH）的缺乏，已报道的家族性垂体功能减退症家系多数有 Prop-1 基因第 50 及第 100 密码子的 1bp 或 2bp 的缺失。③HESX-1，同源盒基因成员，缺乏 HESX-1 的小鼠表现为中枢神经系统前部缺陷和垂体发育不良，而人则表现为腺垂体功能减退，同时伴有透明隔-视觉发育不良（SOD）。人的 HESX-1 基因已克隆，研究证实受累的垂体功能减退患者存在 HESX-1 基因突变，HESX-1 和 Prop-1 之间存在相互作用，HESX-1 可能通过对 Prop-1 的影响，在垂体功能减退症的发病中发挥作用。

2.促性腺激素释放激素缺乏

单纯性促性腺激素释放激素（GnRH）缺乏，同时伴有嗅觉丧失或嗅觉减退的称为 Kallmann 综合征，而那些不伴有其他异常的称为特发性低促性腺激素性性腺发育不良症（IHH）。促性腺激素分泌不足起因于下丘脑 GnRH 分泌不足，可能与胚胎发育时 GnRH 神经元由嗅觉基板移行至下丘脑的过程发生了缺陷有关，嗅觉丧失系由于嗅球发育不良。导致该症的单基因遗传缺陷包括 X-连锁遗传、常染色体隐性遗传和常染色体显性遗传。

3.ACTH 和 TSH 缺乏

单纯性 ACTH 缺乏或 TSH 缺乏十分少见。TSH-β 亚基基因编码区域的突变可导致 TSH 缺乏。ACTH 缺乏的遗传学病因尚未阐明，可能与促肾上腺皮质激素释放激素（CRH）基因的异常有关。

（六）其他疾病

1.颅脑损伤

可导致下丘脑-垂体功能不全，其中由于减速损伤导致的垂体柄损伤尤为严重，常导致尿崩症。颅脑损伤，包括产期损伤，也可导致单纯性的垂体激素缺乏，常见的是生长激素缺乏或促性腺激素缺乏。

2.垂体卒中

系由于梗死或出血导致的垂体组织突然破坏，常见病因为垂体肿瘤，患者有严重的头痛伴有不同程度的视力丧失或脑神经麻痹，最终迅速导致垂体激素缺乏。西蒙-席汉综合征的垂体梗死则继发于严重的产后出血及接着发生的循环衰竭。

3.肉芽肿

包括结节病、结核病和朗格汉斯细胞组织细胞增多症可造成下丘脑-垂体的损伤,导致腺垂体功能减退和尿崩症;结节病并发尿崩症者少见,10%左右;而在朗格汉斯细胞组织细胞增多症,患者常并发尿崩症,据报道儿童患者并发尿崩症的比例可达15%。

4.淋巴细胞性垂体炎

为由免疫介导的垂体前叶弥漫性的淋巴细胞、浆细胞浸润,主要发生于女性,通常在妊娠或分娩后首次发病。典型的临床表现为围产期垂体功能减退,常伴有垂体肿块和视力减退,患者通常有继发性的肾上腺皮质功能减退,延误诊断治疗往往是致命的。该症早期,垂体肿大,使用CT和MRI也常不能与垂体肿瘤相鉴别;后期,垂体萎缩,表现为空蝶鞍。在自身免疫性内分泌疾病的患者,淋巴细胞性垂体炎更为常见。由于垂体细胞的自身抗体特异性较差,故该症的最后确诊得依赖于尸体解剖。由于该症可能自行缓解,外科手术往往会导致不可逆的垂体功能衰竭,因此该症通常采取保守治疗。

5.其他

机体铁负荷过度如血色病及因β-地中海贫血反复接受输血的患者,可因血铁过多和垂体细胞数减少导致垂体功能减退,通常促性腺激素细胞最易受到损害,其他垂体激素如ACTH、GH也可受损而缺乏。

二、临床表现

垂体功能减退症的临床表现主要决定于垂体激素缺乏的程度、类型和起病的速度,但局部的压力及某些激素分泌过多对临床表现也会有影响。

(一)与病因有关的临床表现

1.产后垂体坏死者

有分娩时因难产而大出血、昏厥、休克或并发感染的病史。患者产后极度虚弱,乳房不胀,无乳汁分泌。可有低血糖症状,脉搏细速,尿少,血中尿素氮水平可升高,易并发肺炎等感染。患者月经不再来潮,逐渐出现性功能减退以及甲状腺、肾上腺皮质功能减退症状。

2.垂体肿瘤引起者

可有头痛、视力障碍,有时可出现颅内压增高的症状、体征。病变累及下丘脑时可出现神经性厌食或多食、口渴感减退或缺失、嗜睡或失眠、发热或低温、多汗或少汗,以及间脑癫痫等下丘脑功能异常症状。

(二)与垂体激素缺乏有关的临床表现

腺垂体多种激素分泌不足的现象大多逐渐出现,一般先出现催乳素、促性腺激素、生长激素不足的症状,继而是促甲状腺激素,最后是促肾上腺皮质激素,有时肾上腺皮质功能不足症状的出现可早于甲状腺功能减退。由垂体腺瘤或放疗导致的垂体功能减退,激素分泌减退的出现一般呈特征性顺序,生长激素(GH)分泌不足首先出现,以后是促黄体生成激素(LH)和促卵泡刺激素(FSH),最后出现的是促肾上腺皮质激素(ACTH)和促甲状腺激素(TSH)分泌不足。催乳素分泌不足见于西蒙-席汉综合征，一般很少出现。催乳素分泌过多非常多见，继发于多巴胺分泌和转运的异常，催乳素细胞的正常张力抑制作用消失，垂体催乳素瘤也会导致催乳素分泌过多。除下丘脑和垂体手术外，尿崩症出现通常提示下丘脑或垂体柄的病损。

各垂体激素缺乏导致的特征性临床表现分述于后。

1. 生长激素缺乏的临床表现

儿童期生长激素缺乏呈现特征性变化：患儿皮下脂肪增加，尤其是躯体部位。由于生长激素不足，颅底部、枕骨部及蝶骨的软骨生长受到影响，患儿表现为额部凸出，脸面部发育受抑，出牙延缓；青春期延迟，男孩有小阴茎的临床表现。

生长激素对成人的器官功能和代谢也有明显影响。GH不足的患者脂肪增加，腰/臀比增加；患者表现为躯干性肥胖；患者的皮肤薄而干，四肢因静脉回流差而感觉发凉；心理上可表现为抑郁或情绪不稳；骨密度降低，较正常水平低1～2SD，患者骨折发生率增加2倍左右；患者血浆胆固醇水平升高，LDL/HDL比例增加；患者空腹和餐后胰岛素水平升高，高胰岛素-正葡萄糖钳夹试验证实患者存在胰岛素抵抗；GH不足的成人同时有纤溶蛋白原水平和纤溶酶原激活物抑制物(PAI)水平的升高。上述代谢改变说明GH缺乏与垂体功能减退患者心血管疾患导致的死亡率增加有关。

2. 促性腺激素缺乏的临床表现

下丘脑GnRH的分泌不足及高催乳素血症均可导致促性腺激素缺乏。高催乳素血症会导致GnRH脉冲释放受损，导致继发性性腺功能不足。生理功能变化也会导致促性腺激素分泌减少，通常多见于女性，如过度减肥或运动。继发性性腺功能减退和原发性者的临床表现相似。

在男性，当促性腺激素缺乏发生在青春期前，患者表现为小睾丸、小阴茎、类无睾症体型（二手臂平伸指距大于身高5cm以上）；青春期后发生的促性腺激素缺乏，患者表现为睾丸缩小、面部及身体的毛发减少，皮肤变薄，面部有细的皱纹，呈"小老人"面容。此外，有肌肉减少、骨密度降低、性功能减退、阳痿以及一般健康状况的下降。促性腺激素缺乏导致性腺功能减退，患者往往有精子缺乏症；一些部分性LH缺乏患者，由于仍能维持低水平的睾酮分泌，睾丸内的睾酮水平又能足以维持精子生成，这些患者表现为男性乳房发育，仍有生殖能力。在女孩，促性腺激素缺乏导致的性腺功能减退表现为原发性闭经、乳房不发育；成人女性表现为闭经或月经稀少、不育、乳房萎缩、阴道干燥及痛性、性交困难。除非ACTH缺乏，一般阴毛、腋毛生长不受影响。

3. ACTH缺乏的临床表现

除前文提及的导致垂体功能减退的病因可能导致ACTH缺乏外，功能性ACTH缺乏往往发生于停用外源性糖皮质激素或ACTH后，此外还有单纯性获得性ACTH缺乏症。由于ACTH缺乏导致的糖皮质激素缺乏的临床表现与艾迪生病相似，患者有软弱、疲乏、恶心、呕吐以及体位性低血压。此外，患者有厌食、体重减轻的表现。体检可发现患者皮肤苍白，女性患者有腋毛、阴毛脱落。严重的ACTH缺乏，尤其在儿童，可发生低血糖，此系由于皮质醇缺乏导致了胰岛素敏感性的增强以及肝糖原贮存减少的缘故。低钠血症也可能是ACTH缺乏的特征性表现，尤其在老年人。对有体重减轻和厌食病史的患者，需警惕与急性皮质醇缺乏症的鉴别,患者往往有软弱、乏力增加、恶心、呕吐加剧;临床表现为低容量性休克、发热和急腹症;急性头痛、垂体手术或放疗史对诊断有价值。

4.TSH 缺乏的临床表现

在垂体疾患中,TSH 缺乏一般出现较晚,症状包括疲乏、软弱、便秘、怕冷及不易减轻体重等。由于在垂体功能减退时 TSH 仍有微量分泌,因此甲减症状一般较原发性者为轻。

三、诊断

本病的正确诊断主要依据垂体功能减退症的临床表现、内分泌功能检查,以及有关病因的病史和临床征象。分娩时大出血、休克的病史对于产后垂体功能减退症的诊断很有价值。

临床体检十分重要,身高、体重及青春期性发育情况能提示垂体功能减退发生的原因和持续时间。视野检查在垂体功能减退症的诊断中是必不可少的,计算机辅助视野检查具有敏感性高的优点,能发现其他检查法不能发现的视野缺损。

临床有生化检查结果异常或视野缺损的患者需进行影像学检查,磁共振影像学检查为首选,MRI 较 CT 分辨力高,能检出 3mm 直径的微腺瘤。读片时要注意垂体外周的情况,如尿崩症中,正常的高密度的神经垂体信号可能消失,颅咽管瘤有特征性的 CT 和 MRI 的影像学表现。

空蝶鞍并不少见,它是指由于蛛网膜经有缺损的鞍膈突入垂体窝,结果导致脑脊液充满垂体窝所致。鞍膈的缺损可为原发性,一般由于先天性缺损,也可能继发于手术、放疗或垂体瘤的梗死。垂体窝可正常或增大,垂体窝内的垂体往往已被挤压,紧贴窝壁呈扁平状,垂体柄位置侧偏。多数空蝶鞍患者的垂体功能正常,约有 15% 的患者有高催乳素血症,常伴有头痛、生长激素缺乏(见于儿童)和视力障碍。继发性空蝶鞍患者通常有原发疾病导致的内分泌功能异常。

四、内分泌功能测定

对垂体功能减退的疑似患者应做内分泌功能测定,包括激素的基础水平和兴奋后的变化。在垂体功能减退症的诊断中,激素测定应遵循两条原则。其一是在进行神经垂体激素 ADH 分泌功能的试验前,必须首先对腺垂体的激素缺乏情况做出正确的判断并加以纠正,因为 ACTH 缺乏可掩盖 ADH 缺乏的症状。其二为重复测定原则,如在儿童期接受 GH 治疗的患者,在生长和青春期发育完成后,重新测定 GH 水平结果显示 20%～87% 的患者生长激素水平正常,其中绝大部分为单纯性生长激素缺乏患者。因此,对于单纯性生长激素缺乏患者应复测 GH 水平。另外,对垂体功能不足、可能进一步进展的患者也需注意复测激素水平,比如进行过下丘脑-垂体部位手术或放疗的患者,以及患有下丘脑-垂体部位病损的患者。一般主张,对于下丘脑-垂体部位曾经放疗的患者,需每年进行激素水平测定,至少持续 10 年,然后第 15 年时再测定 1 次。在垂体功能减退症,通常垂体激素缺乏出现的顺序为 GH、GnH、ACTH、TSH,但有时这种顺序会发生变化,特别需注意的是 ACTH 缺乏出现在 GnH 之前,患者易在应激时出现肾上腺皮质功能减退,可出现急性肾上腺皮质功能减退症。

1.生长激素测定

有关成人的生长激素缺乏的生化诊断及内分泌治疗是近年来受到关注的课题。与儿童多发生单纯性的特发性的生长激素缺乏症不同,成人的生长激素缺乏症多因垂体腺瘤、手术及放疗所致。此外,对于儿童,主要是鉴别生长激素缺乏的各种原因,而在成人发病者,生长激素缺乏诊断的困难在于老年人和肥胖患者。

生长激素呈脉冲分泌,一日中多数时间生长激素处于低水平,单一的基础水平测定意义有限,定时的 24 小时监测不仅费时、费钱,而且实际价值不大,仅限于科研。通常,激发试验为最常用的方法,其中胰岛素耐量试验(ITT)为严重生长激素缺乏的生化诊断的金标准。低血糖兴奋 GH 分泌,ITT 能对垂体-肾上腺轴的功能进行全面的测试,正规胰岛素 0.15U/kg 体重,静脉注射胰岛素后 90 分钟内,每 15 分钟或 30 分钟采血同时测生长激素和血糖水平,一般以 3ng/mL 或 5ng/mL 为切割点。阴性反应的诊断标准为:采用放免法测定,血清生长激素值<5ng/mL;采用免疫放射分析,血清生长激素值<2.5ng/mL。每个实验室应建立自己的生长激素激发试验诊断标准。

其他激发试验包括精氨酸激发试验、胰高血糖素激发试验和可乐定兴奋试验,这些试验可代替 ITT 试验,用于 ITT 试验禁忌者,或可作为 ITT 试验的一种辅助。在成人,可乐定兴奋试验不适用,GHRH-吡啶斯的明试验对于垂体缺损导致的生长激素缺乏的诊断有价值。需注意,ITT 试验的切割点不适用于其他激发试验,同样也必须建立各自的实验室诊断标准。

在肥胖症患者,生长激素的释放受到抑制,减肥能恢复生长激素的正常分泌;正常人腹部脂肪的增加也会对 GH 的分泌起抑制作用。因此对于生长激素缺乏的肥胖者,激发试验不能区分病因为器质性的生长激素缺乏或肥胖症。老年人生长激素水平下降,资料显示,自年轻时起,生长激素的分泌量每 10 年下降 14%,正常老年人的一些变化类似于生长激素缺乏症患者的临床表现。老年人的生长激素缺乏的判断仍有一定的难度,Toogood 等证实用精氨酸兴奋试验有助于老年人的生长激素分泌状况的判定。

胰岛素样生长因子 1(IGF-1)为一种依赖于 GH 的激素,与 IGF-1 结合蛋白结合成复合物,血清 IGF-1 的水平十分稳定,但 IGF-1 水平受营养状况、肝脏功能、甲减、年龄及青春期等诸多因素影响。同时,IGF-1 水平在 GH 不足患者和正常人群之间有明显的重叠。

采用 IGF-1 标准差计分(SDS)对诊断儿童期发病的生长激素缺乏十分有效;对于 25~55 岁的人群,SDS 对 GH 缺乏的诊断有一定帮助,阳性预报价值为 30%~50%;而对于 60 岁以上的成人无价值。

2.促性腺激素测定

女性促性腺激素缺乏的诊断较容易,比如绝经期后的妇女有明显的促性腺激素水平降低或缺乏;绝经期前的妇女临床表现为绝经或月经减少,实验室检查可发现雌激素水平降低,促性腺激素水平降低或正常。

男性促性腺激素缺乏患者可表现为睾酮水平降低,促性腺激素水平降低或正常。青春期前单纯性促性腺激素缺乏与青春期发育延迟往往难以鉴别。

儿童至 14 岁后仍无青春发育征象称青春期发育延迟,绝大多数青春期发育延迟者无内分泌异常,以后能自发地进入青春期。男性患者经雄激素替代治疗后睾丸增大者,可排除促性腺激素缺乏。

3.ACTH 测定

血浆 ACTH 水平的峰值出现于上午 6～8 时,午夜达最低值。各种应激均会导致 ACTH 水平升高,如急性疾病、损伤、手术、感染和饥饿等。一般认为,患者一般情况较差,上午 9 时血浆皮质醇水平低于 100nmol/L,很可能存在皮质醇缺乏,不必进行动态试验对下丘脑-垂体功能进行评估。同时进行 ACTH、皮质醇水平检测有利于鉴别原发性和继发性的皮质醇缺乏症,原发性者,如艾迪生病,ACTH 水平升高;而继发性的糖皮质激素缺乏者,ACTH 水平正常或偏低。

胰岛素耐量试验(ITT)为判定下丘脑-垂体-肾上腺轴功能的金标准,血浆皮质醇水平达到 550nmol/L 或其增高幅度超过 170nmol/L,说明反应正常;血浆皮质醇浓度＜450nmol/L,提示有明显的 ACTH 缺乏,需糖皮质激素替代治疗;血浆皮质醇水平在 450～550nmol/L,需结合临床表现进行分析,患者可能仅仅在应激情况下,需糖皮质激素替代治疗。需注意,试验可能导致意识丧失和惊厥,因此该试验禁用于心肌缺血者和有惊厥病史者,老年人慎用。

其他激发试验包括快速 cosyntropin(人工合成 ACTH 1～24,24 肽)试验和肌内注射胰高血糖素试验,这些试验各有优缺点,实验室根据各自的条件选用。各种试验的诊断标准不一样,250μg cosyntropin 注射后,30 分钟血清皮质醇浓度大于 600nmol/L 为正常。该试验的假阳性结果较普遍,每 20 个试验中出现一个错误结果。肌内注射胰高血糖素试验时,皮质醇反应峰值出现较晚,所以试验应进行 180 分钟,皮质醇升高幅度也不及胰岛素耐量试验,约有 10% 的正常人没有反应。

激发试验结果并非绝对可靠,结果与临床表现不相一致时需重复进行。

4.促甲状腺激素测定

典型的继发性促甲状腺激素缺乏症表现为 T_4 或游离 T_4 以及 TSH 水平低于正常,但多数患者的 TSH 水平为正常的,偶尔可升高。出现这种现象的机制尚未明确,有人认为是由于 TSH 的生物活性降低之故。TRH 兴奋试验可用于鉴别 TSH 缺乏的病损部位在下丘脑或垂体,下丘脑病损者 TSH 的反应延迟(60 分钟的反应大于 20 分钟),而垂体促甲状腺激素细胞受损则导致 TSH 反应的障碍或无反应,然而两者的区别无明显的切割点,试验结果对治疗也无提示意义,皆采用甲状腺素替代治疗。

五、治疗

腺垂体功能减退症患者可由多种原因引起,处理应包括原发病治疗和激素替代治疗。

1.原发病治疗

由垂体或邻近部位肿瘤所致者,经成功的手术、放疗等方式使垂体压迫解除,激素分泌功能可能部分或全部恢复。

2.激素替代治疗

根据患者腺垂体/靶腺激素缺乏的种类和程度予以替代治疗,一般给予靶腺激素替代治疗,以生理性分泌量为度,并尽量模拟生理节律给药。

(1)肾上腺皮质激素:患者确诊存在继发性肾上腺皮质功能减退症后,必须尽快补充肾上腺皮质激素。肾上腺皮质激素的替代剂量需要依据临床情况而定,一般为氢化可的松 10～20mg/d(或醋酸可的松 15～25mg/d),最大剂量不超过(氢化可的松)30mg/d,根据激素的昼夜节律宜在早上 8 时给需要量的 2/3,午后 2～4 时给需要量的 1/3。垂体瘤手术后垂体压迫解除,激素分泌功能可能部分或全部恢复,因此需要在术后随访评估激素分泌功能,决定是否需要继续激素替代治疗及选择合适的替代剂量。

当临床怀疑有急性肾上腺皮质功能不全时,可以不等检查结果出来而立即使用肾上腺皮质激素治疗,但用药前需要留血查 ACTH 和皮质醇。当有大的应激(如垂体手术及其他较大手术等)时,可的松的最大需要量为 200～300mg/d。由于腺垂体功能减退患者 ACTH 缺乏,肾上腺皮质不能相应地增加应激时皮质醇的分泌量,因此在急性肾上腺皮质功能不全时可以首剂静脉注射 100mg 氢化可的松,或在垂体手术时静脉滴注 100mg 氢化可的松,以后每 6 小时静脉注射 50mg(第 1 天)氢化可的松。需要依据患者的临床情况来决定患者应用超生理剂量的肾上腺皮质激素的时间。当临床情况许可时,应尽快将肾上腺皮质激素的剂量降至维持量。

(2)甲状腺激素:如甲状腺功能测定提示甲减,即使没有临床症状,也需要甲状腺激素替代治疗。由于甲状腺素可以加快肾上腺皮质激素的代谢,甲减患者补充甲状腺素后肾上腺皮质激素的需要量增加,对肾上腺皮质功能不全的患者可能引发肾上腺危象,因此需要先补充肾上腺皮质激素后再补充甲状腺素。甲状腺激素的替代应从小剂量开始(如左旋甲状腺素从 25～50μg/d 开始,有心血管疾病者需要从更小的剂量开始),根据甲状腺素(T_4)水平调整剂量。垂体性甲状腺功能减退的患者 TSH 水平不高,因此 TSH 不能作为甲状腺激素替代是否合适的指标。

(3)性激素:性激素替代治疗除了恢复正常的性功能外,对机体的组织构成也有重要的影响。女性生育年龄可以用人工周期疗法,雌激素应用 25 天,从月经第 5 天开始(如无月经可从任何一天开始),在第 15～25 天加用孕激素。女性激素替代治疗可以使患者恢复性欲,保持正常体力;改善骨质疏松,提高生活质量。

男性患者可用睾酮替代治疗。睾酮替代治疗对新近发生的男性性功能障碍疗效较好,但对性功能丧失时间较长、性欲消失的患者疗效欠佳。补充睾酮可以减少男性腹部和内脏脂肪,增加肌肉重量和力量,改善骨质疏松和提高生活质量。因此即便是替代后不能恢复正常性功能,仍建议继续性激素替代治疗。

(4)生长激素:补充生长激素可以改善患者肌肉无力、血脂异常、抵抗力减弱、低血糖等症状,提高患者的生活质量。生长激素缺乏认为与腺垂体功能减退症患者心血管死亡的风险增加有关。但因生长激素长期替代治疗可能增加肿瘤发生和肿瘤复发风险的疑虑尚未完全消除,且价格昂贵,因此其在成人腺垂体功能减退症患者中的应用价值有待进一步评价。

腺垂体功能减退症激素替代治疗的患者需要定期随访监测以了解替代剂量是否合适。在逐渐调整剂量至合适剂量后,应每 6～12 个月复诊。肿瘤所致的腺垂体功能减退症患者,应定期进行眼科检查和 MRI 随访。创伤引起的垂体功能减退症患者应在创伤后 3～6 个月复查。此外由于创伤所致的垂体功能减退在创伤后 3～6 个月可能恢复,或可以出现新的腺垂体激素的缺乏,因此应在创伤 1 年后重新评估腺垂体功能。

六、预后

垂体功能减退症的临床转归视病因而异。垂体或其附近肿瘤引起者的预后较差,患者可发生严重的视力障碍及颅内压增高。产后大出血所致者的预后较好,因为仅有腺垂体功能减退,如能得到及时适当的激素替代治疗,患者的生活和工作的能力可望接近正常;但如得不到及时的诊断和治疗,则往往丧失劳动力,并可因多种原因诱发危象。垂体或周围靶腺激素替代治疗者,应坚持终身用药,定期随访复查激素水平,使其了解用药的必要性及重要性。当遇有感染、外伤、手术等应激情况时,需及时增加激素替代治疗的剂量,以免发生垂体危象。

由于疾病谱(原发病)的变迁,首发症状及受累靶腺激素已经发生了变化,患者性别的变化,发病年龄的偏高,病因以垂体瘤为主。不再以产后无乳、闭经为多见,研究表明 ACTH 缺乏致乏力、厌食、恶心、呕吐的低钠血症最常见。垂体功能减退症的表现受病因、垂体损伤的严重程度,以及病情的进展速度等因素的影响。该症患者的死亡率较正常人增加 2 倍左右,导致病死率增加的主要原因是心血管疾病,即使在无临床症状的垂体功能减退症的成年人患者中,动脉粥样硬化和主动脉舒张功能减退的发病率也是增加的。生长激素的缺乏可能是导致心血管疾病的原因,其他垂体激素水平的长期异常对其病死率也有影响。

第二节 尿崩症

尿崩症是指排出大量(意为尿崩)低张、稀释、无味的尿液的疾病。是由于下丘脑-神经垂体功能低下,精氨酸血管加压素(AVP)又称抗利尿激素(AVP)分泌和释放不足,或者肾脏对 AVP 反应缺陷而引起的一组临床综合征,妊娠期间因血管升压素代谢的加快可出现暂时性尿崩症。主要表现为多尿、烦渴、多饮、低比重尿和低渗尿。病变在下丘脑-神经垂体者,称为中枢性尿崩症或垂体性尿崩症;病变在肾脏者,称为肾性尿崩症。

一、病因

1. 中枢性尿崩症

(1)原发性:病因不明者占 1/3～1/2。主要是下丘脑视上核与室旁核内神经元数目减少,Nissil 颗粒耗尽,AVP 合成酶缺陷,神经垂体缩小。

(2)遗传性:大多数报道的病例表现为常染色体显性遗传,也可为 X-连锁隐性遗传,或常染色体隐性遗传。缺陷基因常位于生物学上无活性的激素原神经垂体蛋白部分,或前激素原信号肽部分。前激素原信号肽切除的干扰、血管升压素神经垂体蛋白前体的异常折叠,均可通过某些尚不明确的机制导致细胞死亡,从而导致儿童期以典型烦渴、多饮、多尿的表现发病。X-连锁隐性遗传方式者多由女性遗传,男性发病,杂合子女孩可有尿浓缩力差,一般症状轻,可无明显多饮、多尿。儿童期可以无症状,这与出生即表现为多尿的家族性肾性尿崩症不同。

(3)继发性:主要是各种原因导致的下丘脑-神经垂体损害:

①肿瘤及血液系统恶性病:a.一些颅脑肿瘤。如颅咽管瘤、鞍膈上的生殖细胞瘤,以及松果体瘤、转移瘤通常合并有尿崩症,不少以尿崩症为首发症状。大部分能够引起尿崩症的下丘脑-垂体区域原发肿瘤生长相对缓慢,如在短时间内迅速生长的肿瘤应考虑转移瘤的可能。下丘脑或垂体区的淋巴瘤也可引起尿崩症,白血病尤其是非淋巴细胞性白血病,由于白血病细胞对下丘脑的浸润、血栓形成或感染,也可导致尿崩症。b.手术及创伤。颅脑手术过程出现应激状态下,通常会有血管升压素的释放从而可能引起液体潴留,术后可排出潴留的液体。50%~60%的患者在垂体手术后的24小时内产生暂时性的尿崩症状,通常都会完全缓解。如果垂体柄被完全切断,患者可能会出现三阶段尿崩症的表现。c.感染性、肉芽肿性疾病。如结核、梅毒、脑炎;浸润性疾病,如结节病、肉芽肿病变、组织细胞增生症 X,以及脑血管病变、自身免疫性疾病均可导致发病。大多数由肉芽肿性疾病引起的尿崩症病例可以在身体的其他部位发现该疾病的明显证据。尽管偶据报道称经过恰当的治疗后尿崩症可恢复,但大多数病例的尿崩症是永久的。

②妊娠期间的尿崩症在妊娠过程中半胱氨酸氨基肽酶(同时也是血管升压素酶)的活性异常升高,使 AVP 降解灭活加速,表现妊娠血管升压素抵抗性尿崩症;同时妊娠期加速血管升压素的代谢清除,而神经垂体不能满足增加的需求。

2.肾性尿崩症

肾脏对 AVP 产生反应的各个环节受到损害导致肾性尿崩症,病因有先天性与获得性两种。

(1)遗传性:AVP 受体-2 突变,以及水通道蛋白-2 突变均可引发该疾病。超过 90% 的先天性肾性尿崩症是见于男性患者的 X 染色体连锁疾病,超过 155 种不同的 AVP 受体-2 突变可引发该疾病。大部分突变位于受体的跨膜区。呈 X-连锁隐性遗传方式,由女性遗传,男性发病,多为家族性。肾性尿崩症基因即 G 蛋白耦联的 AVP-V_2R 基因已被精确定位于 X 染色体长臂端粒 Xq28 带上。位于 12 号染色体 q12-13 区的水通道蛋白-2 基因发生突变,产生常染色体隐性遗传疾病。当已知家族中有相同疾病而家族史显示男性和女性均有发病时,应考虑到水通道蛋白-2 基因突变致病的可能。

(2)获得性:广义的肾性尿崩症包括多种引起肾脏结构破坏的慢性肾脏疾病,如多囊肾、镰状细胞贫血等疾病引起的新生血管造成的肾梗死、肾脏的浸润性疾病等。但大部分学者认为尿崩症仅指血管升压素功能异常所导致的疾病。肾性尿崩症可继发于多种疾病导致的肾小管损害,如慢性肾盂肾炎、阻塞性尿路疾病、肾小管性酸中毒、肾小管坏死、淀粉样变、骨髓瘤、肾脏移植与氮质血症。代谢紊乱如低钾血症、高钙血症也可导致肾性尿崩症。多种药物可致肾性尿崩症,如庆大霉素、头孢唑林、诺氟沙星、阿米卡星、链霉素、大剂量地塞米松、过期四环素、碳酸锂等。

二、发病机制

抗利尿激素(ADH),又称精氨酸血管加压素(AVP),为 9 肽分子,相对分子量 1084。主要由视上核神经元和室旁核神经元合成分泌,然后沿下行纤维束通路至神经垂体储存,并按需要释放入血。AVP的释放受血浆渗透压感受器和血浆容量的调节。AVP随血至肾脏远曲小管和集合管,与细胞膜受体结合,使腺苷环化酶激活,cAMP增多,激活蛋白激酶,促进管腔上的膜蛋白磷酸化,促进水孔蛋白-2(AQP-2)表达。水的通透性增加,促进水分的再吸收,使水分顺着渗透压差从管腔进入渗透压较高的肾间质中,然后进入血液,平衡血浆渗透压。当某种原因导致血浆渗透压感受器的敏感性受损,或下丘脑视上核、室旁核的神经元合成分泌AVP和NPⅡ减少或异常,或视上核、室旁核的神经元到神经垂体的轴突通路受损,以及神经垂体受损时便引起中枢性尿崩症。AVP的受体是一类G蛋白耦联受体,属于加压素/缩宫素受体家族成员。有V_1aR、V_1bR、V_2R 3个亚型,其中V_2R由370个氨基酸残基组成,主要分布于肾小管,参与调节体内水代谢,AVP-V_2R基因突变便导致肾性尿崩症。近年还发现肾小管上皮细胞膜上的水孔蛋白(AQP)异常与尿崩症的发病有关,较为明确的是AQP-2的表达与作用减低参与了尿崩症的发病。

三、临床表现

1. 低渗性多尿

尿量可达2.5～20L/24h,甚至更多,尿比重多在1.001～1.005。以青壮年多见,男女之比为2:1,起病缓慢,少数骤然发病,出现烦渴、多饮、喜食冷饮,多数患者可正常生活、学习和工作。部分患者出现失水、皮肤干燥、心悸、汗液及唾液减少,有些出现便秘、乏力、头痛、头晕、焦虑、失眠、烦躁、记忆力减退、消瘦,严重者可有电解质紊乱、视力下降。

2. 原发性高钠血症

由于渗透压感受器功能异常,患者感受不到口渴感也不去饮水。当血钠升高时,患者并没有血管升压素释放,因此排出大量低张尿。但是由于对压力感受器的刺激可引起血管升压素的释放和尿液的浓缩,因此仍有血管升压素的合成与储存。水摄入不足及排出过多产生一定程度的脱水及高钠血症,当脱水足以刺激压力感受器时,血管升压素释放,尿液被浓缩,从而使患者保持有轻度脱水的高钠血症的稳态。升高的血钠浓度本身也可引起钠的排出,从而帮助维持新的稳态。这一异常可能与多种对于下丘脑的损伤有关,特别是对于前交通动脉动脉瘤的夹闭。

3. 原发病表现

继发性中枢性尿崩症可有原发病的临床表现,如颅脑外伤或手术所致的头痛、视力减退及其他中枢神经系统受损所致的症状和定位体征,肿瘤所致的中枢性尿崩症多因肿瘤压迫下丘脑、垂体所致,亦有头痛、视野缺损或原发肿瘤的临床表现。松果体瘤可有性早熟、眼球活动障碍、共济失调等症状。继发性肾性尿崩症尚有原发肾脏疾病的临床表现,如多饮、多尿、夜尿增多等。

4. 并发症表现

饮水过多、过快时,可发生水中毒,表现为头痛加剧、恶心呕吐、肌肉运动不协调、体温下降、精神错乱、惊厥、昏迷以致死亡。患者因失水过多、过分禁饮、高热、昏迷或口渴中枢功能异常或发育不全致口渴感消失,可以导致高钠血症、高渗状态。婴幼儿多见急性高渗性脑病,表现为呕吐、发热、呼吸困难、抽搐,重者昏迷死亡,病死率高达40%以上。成年患者多慢性高钠血症,表现为淡漠、眩晕、嗜睡、肌张力高、腱反射亢进、抽搐等。

5.特殊情况的特殊表现

(1)下丘脑或垂体手术可能出现三阶段尿崩症:在手术过程的应激状态下,通常会有血管升压素的释放从而可能引起液体潴留,而潴留的液体在手术后会正常排出。50%~60%的患者在垂体手术后的24小时内产生暂时性尿崩症状,通常会缓解,特别是对于将肿瘤切除的范围限定在蝶鞍内的经蝶入路手术。如果垂体柄被完全切断,可能会出现三阶段尿崩症的表现。第1阶段:是术后24小时内出现的尿崩症,该阶段是由于轴索休克,以及神经冲动无法由细胞体传至神经垂体的轴突末端,AVP分泌急性阻断,可维持数小时至数天;第2阶段:是相对抗利尿期,该阶段是由于轴索在分解过程中无调控地释放其储存在神经垂体的血管升压素导致的;第3阶段:当神经垂体所有的血管升压素被释放殆尽时,其尿崩症可能是永久性的,但也可能继续缓解至部分性尿崩症,有的可无明显临床表现;少数患者恢复正常,多数因出血、充血、水肿使AVP分泌细胞或血渗透压感受器受压、萎缩,致永久性尿崩症。

(2)妊娠期间:存在两型暂时性尿崩症,它们均是由之前叙述的半胱氨酸氨基肽酶(缩宫素酶)引起的。第1型:半胱氨酸氨基肽酶(同时也是血管升压素酶)的活性极度异常升高,这一综合征被称为妊娠血管升压素抵抗性尿崩症,同时可出现先兆子痫、急性脂肪肝、凝血异常等。第2型:由于血管升压素加速代谢清除,可使由轻度尿崩症或部分性下丘脑性尿崩症等血管升压素功能处于临界状态的患者出现尿崩症。血管升压素被迅速破坏,而神经垂体又不能满足增加的需求。

四、辅助检查

1.尿量及尿比重测定

尿量多,可达4~20L/d;尿比重常<1.005,个别患者有时可达1.010。

2.尿、血渗透压测定

尿渗透压多<300mOsm/L,严重者<60~70mOsm/L。

3.简易高渗盐水试验

清晨排空膀胱,然后于15分钟内饮入1%氯化钠溶液1000mL,记录2小时尿量,如>650mL,可诊断为尿崩症。同时,可加测尿比重,如低于1.012,更支持诊断。

4.禁水-加压素试验

(1)原理:禁水后血浆渗透压逐渐上升,循环血量减少,刺激神经垂体分泌AVP。补充外源性神经垂体素后可根据尿量减少、尿渗透压上升的程度评估肾对AVP的反应性。

(2)方法:禁水前测体重、血压、脉率、尿比重、尿渗透压及血浆渗透压,试验开始后应严密监视,每2小时重测上述指标(血浆渗透压除外),持续8~12小时,如患者血压下降、不安等症状加剧,应随时中止试验。如患者排尿较多,体重下降3%~5%或血压明显下降,或连续2次测尿比重相同或尿渗透压变化<30mOsm/(kg·H_2O)(此时有人称为"平台期")时,显示内源性AVP分泌已达最大值,此时应查血浆渗透压,然后皮下注射水剂加压素5U,2小时后留尿,

重测上述指标(含血浆渗透压),如患者可耐受,1小时后再次复查上述指标,否则可中止试验。

(3)注意事项:注意加压素有升高血压、诱发心绞痛、腹痛、子宫收缩等不良反应的作用。

(4)临床意义:正常人及精神性多饮患者禁水后尿量减少,尿比重增加,尿渗透压升高,而体重、血压、脉率及血浆渗透压变化不大。尿崩症患者禁水后反应迟钝,尿量多不明显减少,尿比重、尿渗透压不升高,体重下降可>3%,严重者可有血压下降、脉率加快、伴烦躁不安等精神症状。补充了加压素后尿量减少,尿比重、尿渗透压增加。根据病情轻重可分为部分性尿崩症和完全性尿崩症。部分性尿崩症患者:①经至少2次禁饮后尿比重达1.012~1.016;②达尿比重峰值的尿渗透压/血浆渗透压比值>1,但<1.5;③对加压素试验敏感。肾性尿崩症患者禁水后尿液不能浓缩,注射水剂加压素后亦无反应。

5.血浆AVP测定

中枢性尿崩症患者无论是在基础状态还是在禁水或注射高渗盐水所致的高渗状态下,血浆AVP都不能升高。肾性尿崩症患者基础状态时血浆AVP可偏高,高渗状态时血浆AVP水平明显升高,但尿渗透压仍低。精神性多饮患者基础状态时血浆AVP减低或正常,高渗状态时尿渗透压与血浆AVP水平成比例地升高。

6.影像学检查

继发性中枢性尿崩症患者X线检查有时可发现蝶鞍扩大,鞍上占位性病变,钙化区,颅内压增高。中枢性尿崩症的MRI可表现神经垂体高信号消失,垂体柄增粗或中断,垂体饱满、上缘轻凸、体积小。特别是神经垂体高信号消失,与神经垂体功能低下、后叶AVP分泌颗粒减少有关,是中枢性尿崩症的MRI特征。

7.其他检查

血浆电解质变化一般正常,部分中枢性尿崩症患者血清中存在针对AVP细胞的自身抗体,部分患者在患尿崩症之前体内即存在抗体,继而才出现尿崩症症状。针对X染色体上肾性尿崩症基因检测可用于遗传性肾性尿崩症母亲妊娠后期的产前诊断,可靠性高。

五、诊断

典型的尿崩症诊断不难,凡有烦渴、多饮、多尿及低比重尿者应考虑本病,必要时可进行禁水-加压素试验及血尿渗透压测定,多可明确诊断。尿崩症诊断成立后,则应进一步鉴别其性质为CDI或NDI,并根据临床表现和实验室检查结果区分部分性尿崩症与完全性尿崩症,以指导治疗。

1.CDI的诊断

其诊断要点为:①尿量多,可达8~10L/d或更多;②低渗尿,尿渗透压低于血浆渗透压,一般低于200mOsm/(kg·H_2O);尿比重低,多在1.003~1.005;③饮水不足时,常有高钠血症,伴高尿酸血症,提示AVP缺乏,尿酸清除减少致血尿酸升高;④应用兴奋AVP释放的刺激(如禁水、高渗盐水试验等)不能使尿量减少,不能使尿比重和尿渗透压显著增高;⑤应用AVP治疗有明显效果,尿量减少,尿比重及尿渗透压升高。

部分性CDI临床诊断条件包括:①经至少2次禁饮后尿比重达1.012~1.016;②达尿比重

峰值的尿渗透压/血渗透压比值＞1,但＜1.5;③对加压素试验敏感。

2.NDI 诊断

其诊断要点为:①有家族史,或者患者母亲怀孕时羊水过多史,或可引起继发性 NDI 的原发性疾病病史;②多出生后即有症状,婴儿患者有尿布更换频繁、多饮、发育缓慢或不明原因发热,儿童及成年患者有多尿、口渴、多饮症状;③尿浓缩功能减低,每日尿量明显增加,尿比重＜1.010,尿渗透压低,多低于 300mOsm/(kg·H_2O);④禁水-加压素试验常无尿量减少、尿比重和尿渗透压升高反应,尿渗透压/血渗透压比值＜1。继发性 NDI 除了尿浓缩功能减退外,其他肾功能亦有损害。

六、鉴别诊断

尿崩症应与下列以多尿为主要表现的疾病相鉴别。

1.精神性烦渴

主要表现为烦渴、多饮、多尿与低比重尿,与尿崩症极为相似,但 AVP 并不缺乏,主要由于精神因素引起烦渴、多饮而导致多尿与低比重尿。这些症状可随情绪而波动,并伴有其他神经官能症状。上述诊断性试验均正常。

2.糖尿病

有多尿、烦渴症状,但血糖升高,尿糖阳性,糖耐量曲线异常,容易鉴别。

3.慢性肾脏疾病

慢性肾脏疾病,尤其是肾小管疾病、低钾血症、高钙血症等均可影响肾脏浓缩功能而引起多尿、口渴等症状,但有相应原发疾病的临床表现,且多尿的程度也较轻。

4.头颅手术时液体潴留性多尿

头颅手术期间发生多尿有两种可能,即损伤性尿崩症与液体潴留性多尿,有时两者的鉴别相当困难,如果于下丘脑-垂体手术时,或头颅创伤后立即发生多尿,则提示为手术损伤性尿崩症。头颅手术后出现多尿也可能是手术期间液体潴留的后果。手术时,患者因应激而分泌大量 AVP,当手术应激解除后,AVP 分泌减少,潴留于体内的液体自肾排出,如此时为平衡尿量而输注大量液体,即可导致持续性多尿而误认为尿崩症。暂时限制液体入量,如尿量减少而血钠仍正常,提示为液体潴留性多尿;相反,如果血钠升高,而且在给予 AVP 后尿渗透压增高,尿量减少,血钠转为正常,则符合损伤性尿崩症的诊断。

此外,尿崩症患者因血液浓缩和 AVP V_1 受体功能障碍而致尿酸清除减少,血尿酸升高,而液体潴留性多尿以及精神性多饮患者血液被稀释,尿酸清除正常,所以血尿酸无升高。据报道,血尿酸＞50μg/L 有助于两者的鉴别,并强烈提示为损伤性尿崩症。

七、治疗

1.中枢性尿崩症

针对具体病因积极治疗相关疾病,以改善继发于此类疾病的尿崩症病情。对轻度尿崩症患者仅需多饮水,如长期多尿,每天尿量＞4000mL 时因可能造成肾脏损害而致肾性尿崩症,则需要药物治疗。

(1)抗利尿激素制剂

①1-脱氨-8-右旋精氨酸血管加压素(DDAVP):为治疗尿崩症的首选药物,可由鼻黏膜吸入,每天2次,每次10~20μg(儿童患者为每天2次,每次5μg或每天1次,每次10~15μg)。肌内注射制剂,每毫升含4μg,每天1~2次,每次1~4μg(儿童患者每次0.2~1μg)。口服制剂,如去氨加压素(商品名 Mini-rin),为第1个肽类激素口服制剂,剂量为每8小时1次,每次0.1~0.4mg。去氨加压素安全性较好,部分病例应用DDAVP后因过分的水负荷,可在完全无症状的情况下表现有血渗透压下降,过剩的水排出延迟,严重者致水中毒,故建议每天剂量分2~3次给予,忌1次大剂量。保持每天2000mL以上的稀释尿。

②长效加压素(鞣酸加压素油剂):每毫升油剂注射液含5U,从0.1mL开始肌内注射,必要时可加至0.2~0.5mL,疗效持续5~7天,长期应用可产生抗体而减效,过量可引起水潴留致水中毒。应从小剂量开始,逐渐调整用药剂量与间隔时间。

③粉剂加压素:每次吸入20~50mg,每4~6小时1次。长期应用可致萎缩性鼻炎。

④神经垂体素水剂:皮下注射,每次5~10U,每天2~3次,作用时间短,适用于一般尿崩症。

⑤神经垂体素喷雾剂:赖氨酸血管加压素与精氨酸血管加压素均有此制剂,疗效与粉剂相当,久用亦可致萎缩性鼻炎。

(2)其他药物

①氢氯噻嗪(双氢克尿塞):其作用机制可能系利钠大于利水,血容量减少而刺激AVP分泌与释放,肾小球滤过率减少,适用于轻型或部分性尿崩症及肾性尿崩症,长期服用可能会损害肾小管浓缩功能,需长期补钾,易引起胃肠道反应、血糖、血尿酸水平升高。小儿每天2mg/kg,成年人每次25~50mg,每天3次,服药过程中应限制钠盐摄入,同时应补充钾。

②氯磺丙脲:其作用机制可能是增加远曲小管cAMP的形成,刺激下丘脑视上核或神经垂体促进AVP的合成与释放。每次0.125~0.25g,每天1~2次。服药24小时后开始起作用,4天后出现最大作用,单次服药72小时后恢复治疗前情况。

③氯贝丁酯:为降血脂药物,其抗尿崩作用可能是兴奋下丘脑分泌释放AVP或可能延缓AVP降解。用量为每次0.5~0.75g,每天3次,24~48小时迅速起效,可使尿量下降,尿渗透压上升。与DDAVP合用,可对抗耐药,长期应用有时可致肝损害、肌炎及胃肠道反应。

④卡马西平:为抗癫痫药物,其抗尿崩作用机制大致同氯磺丙脲,用量每次0.1g,每天3次,作用迅速,尿量可减至2000~3000mL,不良反应为头痛、恶心、疲乏、眩晕、肝损害与白细胞减少等。

⑤吲达帕胺(寿比山):为利尿、降压药物,其抗尿崩作用机制类似于氢氯噻嗪(双氢克尿塞),用量为每次2.5~5mg,每天1~2次。用药期间应监测血钾变化。

2.肾性尿崩症

继发性者病因治疗即可恢复正常。如果为家族性的,可限制钠盐摄入,应用噻嗪类利尿药,前列腺素合成酶抑制药,如吲哚美辛,可将尿量减少约80%。

八、预后

特发性中枢性尿崩症患者，通过充分饮水和适当的抗利尿治疗，可维持正常生活，女性患者妊娠和分娩亦不受影响，DDAVP在妊娠期应用，也未观察到对胎儿有明显损害。继发于颅脑肿瘤或全身性疾病，往往预后不良。少数患者存在渴觉减退或缺乏，易发生严重脱水，引起低血容量性休克或中枢神经系统损害，预后严重。

第三节　高催乳素血症与催乳素瘤

高催乳素血症是由持续的血浆催乳素（PRL）升高引起的一系列病理生理改变，临床特征在女性主要表现为月经异常、溢乳和不育，男性则有性欲下降、阳痿和乳房女性化。生理性、药物性和病理性的因素皆可引起高催乳素血症。生理状态下PRL释放主要受到下丘脑多巴胺能神经的紧张性抑制。PRL细胞拥有雌激素受体，对雌激素高度敏感，PRL合成和释放受雌激素的密切影响。生理性高PRL血症主要与雌激素升高有关，如妊娠期和分娩后PRL处在高水平，月经过程中PRL也随雌激素有波动。药物性和病理性的高PRL血症主要与多巴胺有关。多数药物性PRL升高原因为多巴胺功能受抑制，停药后内源性多巴胺功能恢复正常，故呈一过性PRL升高；若药物作用持久，引起的长期PRL水平升高亦可有相应的临床症状，成为病理性PRL升高。病理性原因当中以PRL瘤为主，且PRL瘤也是高PRL血症的主要原因，为肿瘤自主性过多分泌PRL所致。绝大多数肿瘤保持了对多巴胺的敏感性，外源性多巴胺激动剂可以有效降低血浆PRL浓度并缩小肿瘤体积，因而成为治疗PRL瘤的有效药物。

一、高催乳素血症的病因

PRL生理性分泌受到中枢或外周的释放因子和抑制因子的调控。正常状态下，下丘脑多巴胺能神经元分泌的多巴胺起主导作用，抑制垂体PRL释放。儿茶酚胺以及γ-氨基丁酸（GABA）也抑制PRL释放。外源性麦角衍生物具有激动PRL细胞多巴胺2型（DA2）受体的作用，抑制PRL合成和释放。促进PRL释放的因子主要有TRH、雌激素、血管活性肠多肽（VIP）、抗利尿激素（加压素）、催产素以及PHI-27。血清素、乙酰胆碱、褪黑素、内源性阿片类物质、P物质、蛙皮素、缓激肽、表皮生长因子（EGF）、成纤维细胞生长因子（FGF）、胃泌素、胆囊收缩素、血管紧张素Ⅱ等对PRL释放有不同程度的刺激作用。这些因素参与了运动、应激、24小时生物周期、性别、妊娠、产褥期、疼痛、性交和性高潮、乳头刺激等引起的PRL变化。下丘脑激素通过垂体门静脉系统输送神经内分泌因子控制PRL释放，当垂体柄受到影响，下丘脑和垂体之间出现功能性分离，多巴胺对PRL细胞的抑制作用减小，临床表现为PRL释放增多。

（一）生理性PRL升高

最重要的生理性高PRL血症发生在妊娠期以及产后哺乳期。妊娠高PRL血症由雌激素刺激所致,由于雌激素与孕激素同时升高,抑制了乳腺的泌乳。妊娠后期催产素的分泌进一步刺激 PRL 水平的升高。分娩后雌激素和孕激素急剧下降,即表现出泌乳。产后哺乳期高 PRL 水平需要乳头吸吮的刺激来维持,如果产后 1 周内不哺乳,PRL 水平将迅速下降。运动、应激、性交和性高潮、乳房区域或乳头刺激等都引起 PRL 分泌增多,由 VIP 和 PHI-27 介导;其中乳头吸吮通过脊髓传入神经、脊髓中脑束、中脑,最后到达下丘脑的路径,刺激下丘脑 VIP 分泌,并抑制多巴胺分泌,引起 PRL 的释放;疼痛、应激刺激 PRL 水平的升高可能与中枢阿片类物质和 P 物质的分泌有关。PRL 分泌有昼夜节律,夜间睡眠后 1 小时左右 PRL 分泌开始上升,午夜 3 点到 6 点达到分泌高峰,然后缓慢下降,早晨苏醒前后 PRL 仍高于基础水平,上午 9 点到 12 点左右下降到一日中的最低值。PRL 的昼夜节律变化可能与褪黑素对 PRL 的影响有关。PRL 分泌呈脉冲式,每日大约有 8 到 12 个脉冲,脉冲分泌时可见到 PRL 水平明显增高。此外,女性的 PRL 略高于男性。女性随着雌激素的减少,绝经后 PRL 水平也有所下降。临床检测 PRL 分泌功能要充分考虑到生理因素的影响。

(二)药物性 PRL 升高

临床上许多常用的药物都可以引起 PRL 分泌增多。抗精神病药物和促胃肠动力药物的机制为抑制内源性多巴胺的合成和(或)阻断其作用。酚噻嗪类(氯丙嗪、奋乃静)、丁酰苯类(氟哌啶醇)、硫杂蒽类和硫必利类(舒必利)均为中枢多巴胺受体的阻断剂;在硫必利类中,甲氧氯普胺(胃复安)、多潘立酮(吗丁啉)、西沙必利等则用于阻断胃肠多巴胺受体以促进胃肠蠕动。抑酸药西咪替丁和雷尼替丁通过阻断中枢 H2 受体而刺激 PRL 分泌。抗抑郁药物包括三环类(如阿米替林)或血清素再摄取抑制剂(如氟西汀)都增强中枢血清素的作用而达到药理效果,血清素作用的增强则刺激 PRL 分泌。一些常用的降血压药物也可引起 PRL 升高,利舍平耗竭儿茶酚胺,而后者可抑制 PRL 分泌;钙拮抗剂,如维拉帕米亦引起 PRL 增高,血管紧张素转换酶抑制剂可以减少血管紧张素Ⅱ的合成,因此能降低后者刺激 PRL 释放,但也有资料提示依那普利可导致高催乳素血症;中枢降压药 α-甲基多巴则能抑制多巴胺的合成。雌激素类避孕药刺激 PRL 水平升高,但更年期小剂量雌激素替代一般不会引起 PRL 的异常增高。鉴于引起 PRL 升高的药物在临床中使用广泛,在考虑病理性 PRL 升高之前应排除药物性 PRL 升高。

(三)病理性 PRL 升高

肿瘤或其他占位病变、浸润性疾病特别是炎症性肉芽肿、放射线等因素通过机械压迫或是直接破坏下丘脑多巴胺能神经元,或者压迫垂体柄,使垂体和下丘脑联系中断,均能使 PRL 抑制因子多巴胺减少,导致高 PRL 血症。

1. 下丘脑肿瘤

下丘脑肿瘤位于鞍膈之上,可引起多种内分泌功能异常。已知颅咽管瘤、Rathke 囊肿(此两者亦可发生于鞍内,但较少见,有时跨鞍膈呈哑铃形生长)、下丘脑错构瘤、生殖细胞瘤、胶质瘤及恶性肿瘤的转移均可产生多巴胺缺乏所致的高 PRL 血症。

2. 炎症和肉芽肿性疾病

结节病由 T 淋巴细胞异常浸润形成肉芽肿性结节,组织细胞增生症以嗜酸细胞浸润为主形成炎性肉芽肿,两者可在全身形成多个部位甚至反复发生的病变。在下丘脑垂体柄区域的炎症性肉芽肿病变,包括结核病,既可以破坏神经元,亦可压迫下丘脑神经元和垂体柄而使 PRL 释放抑制因子减少,导致 PRL 升高。

3. 颅内其他占位病变

起源于颅内其他细胞的肿瘤,在下丘脑垂体柄区域通过单纯的机械压迫,使垂体和下丘脑联系中断,多巴胺经门静脉到达垂体减少,PRL 升高。这些造成机械压迫的颅内起源的肿瘤包括:脑膜瘤(如起源于鞍膈附近的硬脑膜)、脑假瘤(局限性脑积水)、脑室囊肿(特别是第三脑室,其在下丘脑内部),以及颈内动脉血管瘤。空泡蝶鞍有时可致 PRL 升高,但较少见,垂体无功能瘤常表现为大腺瘤可压迫垂体柄,多引起 PRL 升高。如果 PRL 升高,垂体又发现明显占位,易误诊为功能性 PRL 瘤。此种无功能垂体瘤伴 PRL 升高为"假性 PRL 瘤",PRL 升高多为轻中度,一般不超过 200μg/L,偶尔可到 1000μg/L。

4. 颅面部外照射

颅面部肿瘤或颅内肿瘤的外照射治疗对下丘脑垂体柄亦具有破坏作用。白血病骨髓移植前进行的全身照射,特别是针对颅内浸润灶的照射,产生的破坏效果也能使 PRL 升高。

5. 垂体病变

垂体 PRL 释放瘤是病理性高 PRL 血症的最常见原因,占病理性高 PRL 血症的 80% 以上。垂体 PRL 释放瘤可以是单一 PRL 瘤,也可是双激素或多激素的 PRL 释放瘤。此外,如上所述,垂体无功能瘤和空泡蝶鞍也可引起 PRL 升高,一般不超过 200μg/L。而 PRL 释放瘤的血浆 PRL 水平可显著升高,多超过 200μg/L,甚至可达 10000μg/L 以上。

6. 其他病因

甲状腺功能减退症患者 TRH 升高可刺激不同程度的 PRL 升高;有 15%～40% 的多囊卵巢综合征患者有 PRL 升高,具体原因,可能在于中枢多巴胺能神经元和 GABA 神经元活性下降,且雌激素分泌不规则。胸壁刺激如外伤,特别是乳头、乳房区域的刺激通过传入神经逐级上传,由中枢 VIP、PHI-27 分泌增多,多巴胺分泌受抑而介导 PRL 的升高。慢性肾功能衰竭和肝硬化可有 PRL 释放的中枢调节异常,PRL 中度升高,但也不能排除肝肾功能不佳 PRL 在外周降解和排泄减少所致。

部分 PRL 异常升高不能发现任何原因,无垂体或下丘脑区域的占位,无全身病变和外照射病史等,被称为"特发性高 PRL 血症"。其原因或许是 PRL 分泌的中枢调节障碍,如结节漏斗区神经内分泌功能异常,也有可能是正在形成中的微腺瘤,尚无明显的影像学改变。

二、PRL 瘤的病理及分类

随着多巴胺激动剂在高 PRL 血症中的运用逐渐广泛,PRL 瘤的临床发病也有减少的趋势。这可能是由于多巴胺激动剂能够有效地促进亚临床肿瘤或微腺瘤的消失,使临床上影像学能检测到的占位病变减少。有调查显示,在应用多巴胺激动剂之前,PRL 瘤大约占垂体瘤的 30%,多巴胺激动剂投入临床使用后这一比率下降到 20%。尽管如此,在临床病理检查中 PRL 瘤仍然占垂体瘤的 50%～60%,仍是垂体瘤的主要类型。大腺瘤和微腺瘤在 PRL 瘤大体相等。大腺瘤可能是微腺瘤的晚期表现,或者是微腺瘤在雌激素刺激下扩大的结果。但是对微腺瘤的影像学随访却发现只有很少一部分(低于3%～7%)的微腺瘤向大腺瘤转变,说明PRL瘤的大小相对稳定,微腺瘤和大腺瘤可能有不同的生物学行为。PRL瘤的稳定性还表现在,如果PRL水平不是很高,如小于200μg/L,多数腺瘤PRL水平可多年维持不变,有1/3甚至恢复正常,只有不到1/5的患者PRL水平逐渐升高。多数PRL释放瘤为单纯PRL瘤,部分属于多激素腺瘤,尤以合并GH分泌为多见,可出现相应的激素过多症状,如库欣病、肢端肥大症、甲状腺功能亢进症等。儿童合并FSH/LH分泌的PRL瘤,可有性早熟。PRL瘤的大小和血浆PRL水平有正比关系,巨大腺瘤PRL可高达105μg/L,但有些在实验室检测到的PRL水平却不高,此时应警惕特高PRL血症的"假象效应",是由于抗原明显高于检测抗体导致的现象,对受检血清稀释后重查即可得出真实结果,此时应注意与无功能瘤的鉴别。

(一)临床分类

1. 微腺瘤

PRL瘤大约40%为微腺瘤。PRL细胞位于腺垂体侧翼,微腺瘤多位于一侧垂体,偏离垂体中线。肿瘤呈局限生长,同侧垂体变大、扩张,或见鞍膈受压局限性上突。垂体柄被挤向对侧,或者同侧海绵窦受挤压。鞍底亦可受累,变宽,骨质变薄。30%～40%的微腺瘤呈侵袭性,与周围的硬膜、骨质、海绵窦内的结构粘连生长,分界不清。

2. 大腺瘤

大腺瘤占PRL瘤的60%。大小可相差很大。较小者可局限在鞍内,较大者向周围组织压迫侵袭,如向上方可压迫视交叉和垂体柄,向侧方可压迫和侵袭海绵窦及其内结构(Ⅲ、Ⅳ、Ⅵ、Ⅴa、Ⅴb脑神经),向下方侵袭鞍底骨质结构,向后方压迫脑桥,巨大PRL瘤甚至通过压迫脑桥使导水管闭塞,导致脑水肿。

(二)病理分型

PRL释放瘤90%左右为嫌色细胞,不到10%为嗜酸细胞,少数同时存在嫌色细胞和嗜酸细胞,个别表现为嗜碱细胞瘤。小肿瘤表现为乳头状。

1. 疏松颗粒型

绝大多数PRL瘤表现为疏松颗粒型,细胞呈嫌色或者轻度嗜酸,分泌颗粒分布均匀,偶尔呈乳头状结构。瘤体内常见有钙化,这一点可以成为PRL的重要鉴别诊断特点。在颅内还有脑膜瘤和颅咽管瘤有钙化现象,但脑膜瘤和颅咽管瘤亦具有各自的特点。电镜下细胞呈多形性,形状不规则,中等大小。细胞核较大,核仁宽大、致密,粗面内质网和高尔基体发达。分泌颗粒大小为150～300nm,电子密度疏松,欠成熟,抗PRL组化染色阳性,可见胞溢现象。偶尔在高尔基体的扁平囊区域出现PRL组化阳性物质。

2. 致密颗粒型

为临床较少的类型,胞质明显嗜酸,粗面内质网和高尔基体不如疏松颗粒型发达,细胞内分泌颗粒多而致密,大小在200～700nm不等,分布在高尔基体内或胞质其他区域。胞吐现象活跃,为此型的重要特点。致密颗粒型多见于曾经使用多巴胺激动剂治疗的患者。部分患者细胞内有球状淀粉样蛋白质的沉积,为淀粉样肽积聚而成,PRL与之有34个相同序列的氨基酸残基,两者有一定的同源性,提示该淀粉样肽来自过度分泌的PRL的裂解和修饰。

3.分泌 PRL 的多激素腺瘤

(1)GH/PRL 腺瘤：GH 细胞和 PRL 细胞有共同的祖细胞，PRL 和 GH 的氨基酸系列具有 16% 的同源性，是分泌 PRL 多激素腺瘤中多见的类型。主要包括三种：①GH 细胞和 PRL 细胞混合腺瘤：腺瘤含有两种独立的细胞，两种细胞各自分泌自己的激素，GH 细胞多呈致密颗粒型，PRL 细胞多呈疏松颗粒型，这与它们的正常细胞结构相似。也可见到同一细胞分泌两种激素，免疫组化出现两种激素阳性，故为双激素分泌细胞。②泌乳生长细胞瘤：以分泌 GH 为主，临床多表现为肢端肥大症，PRL 一般仅轻度升高；细胞具有特大型的分泌颗粒，直径可达到 2000nm，是这类细胞类型的重要特点。③嗜酸干细胞瘤：主要分泌 PRL，可见细胞呈嗜酸细胞样改变，富有气球样巨型线粒体，且分布广泛，而高尔基体和粗面内质网显示不清，分化差。

(2)其他多激素腺瘤：与 PRL 合并分泌其他激素的腺瘤少见，但屡有报道。PRL 几乎可以和任何垂体激素在多激素分泌腺瘤中一同分泌，免疫组化可见两种激素阳性，如 ACTH/PRL、TSH/PRL、FSH 和 LH/PRL。有些随同分泌的激素表现为功能性，比如 ACTH 和 TSH，出现相应症状；有些为无功能性，如 FSH 和 LH。在儿童患者，FSH 和 LH 的分泌可致性早熟。

4.PRL 癌

PRL 癌极为罕见，迄今报道病例总共不过数十例，男性略多见。肿瘤往往巨大，生长快，侵袭性强，向周围组织扩张，产生压迫或粘连生长，如鞍底、海绵窦、视神经、后方的脑桥、导水管等均可受到压迫和侵袭。向远处转移是诊断 PRL 癌的重要条件，常转移到颅内或颅外的神经组织，少数转移到内脏。有报道一例 PRL 瘤术后出现脊髓肿瘤，经活检后者为 PRL 细胞来源。垂体瘤的生物学行为一般与形态学表现关系不大，PRL 癌的镜下表现与疏松颗粒型差别不大，出现转移的恶性 PRL 瘤多半核分裂象明显，良性 PRL 瘤则较少见。PRL 癌据认为与增殖细胞核抗原(PCNA)和与细胞周期调控有关的 Ki67 表达异常有关。

5.PRL 细胞增生

少见，PRL 细胞增生多见于甲状腺功能减退患者 TRH 的升高，后者刺激 PRL 细胞多克隆增殖；但甲状腺功能减退亦可有 PRL 瘤，瘤体形成和增生或许在甲状腺功能减退中合并存在，或者 PRL 瘤是在增生基础上形成。库欣病 ACTH 腺瘤周围往往有 PRL 细胞的增生，但其功能意义不明确。PRL 瘤周围可有 PRL 细胞增生，比如在甲状腺功能减退患者，可能是受到增生因子刺激的结果；也可出现萎缩，则可能是功能旺盛的瘤体细胞抑制了周围细胞的分泌活性。

(三)多巴胺激动剂治疗后的病理变化

多巴胺激动剂对 PRL 瘤的功能和形态具有明显的抑制作用。治疗后在瘤细胞内几乎不能见到免疫组化阳性成分，瘤细胞也明显缩小，呈异嗜性，核变得不规则，不居中，向一侧胞膜贴近，占细胞大部分面积，使另一侧呈现为明显的胞质区域，但胞质区比胞核区明显小，其中粗面内质网和高尔基体萎缩，仍可见数量不等的分泌颗粒和胞溢现象。有些肿瘤治疗后表现为部分细胞受到抑制，另一部分细胞仍有分泌活性，还有些细胞出现坏死。少数肿瘤对多巴胺激动剂不敏感，治疗后激素水平无明显下降，在形态学上变化也不明显。PRL 瘤细胞可有雌激素受体表达增加,多巴胺激动剂治疗后雌激素受体减少,这可以降低雌激素对 PRL 细胞的作用。多巴胺激动剂治疗还可以诱导 DA2 受体的表达,使肿瘤对药物的敏感性增强。对药物抵抗的肿瘤也可见 DA2 受体表达,不过其 mRNA 水平较低,提示其表达水平不高,对药物的抵抗可能在于多巴胺激动剂不能诱导 DA2 受体进一步表达,或者存在受体后抵抗。PRL 瘤常需要多巴胺类药物的长期治疗,停药后 2 周就可见到 PRL 细胞恢复瘤细胞形态,变大,功能增强,有些肿瘤在撤药后 1 个月才出现细胞肥大。长期的溴隐亭治疗可使瘤体出现明显钙化和淀粉样蛋白质的沉积,并有间质纤维的增生,使手术的难度增大。

三、PRL 瘤的发病机制

目前有充分的证据表明全部垂体瘤来源于单克隆细胞,对垂体细胞生长和功能有影响的刺激或抑制因子并不是瘤细胞转化的始动因素。多巴胺和雌激素是与 PRL 瘤生长密切相关的两种因素。PRL 细胞表面的 DA2 受体和 ERα 受体介导它们的作用。DA2 受体通过抑制性蛋白(Gi 蛋白)发挥作用,而 ERα 通过激活 Pit-1 增强 PRL 的合成。多巴胺缺乏或雌激素增多都可导致 PRL 细胞的增生和肥大。有少数报道多巴胺缺乏与肿瘤发生有关,至少发挥了"默许作用";然而多数 PRL 瘤患者由于 PRL 的升高激活了负反馈调节机制,下丘脑抑制性因子多巴胺和阿片类物质分泌往往增多,不存在多巴胺缺乏,也没有在这些患者发现有 DA2 受体和 Gi 基因的突变。部分患者对多巴胺激动剂治疗不敏感,可能 DA2 受体存在受体后的抵抗。目前不清楚 DA2 受体抵抗是否与 PRL 瘤发病有关,DA2 受体的编码基因位于染色体 11q,该区域一些抑癌基因的 LOH(杂合性缺失)与垂体瘤的发病有密切联系。几个实验研究发现,DA2 受体基因敲除小鼠可发生 PRL 瘤,如果是雌性动物或加用雌激素处理,PRL 瘤发生更快更严重。不过,目前还没有发现 DA2 受体的自然突变。PRL 受体敲除的纯合子 PRLr$^{-/-}$ 小鼠也可发生 PRL 瘤,其瘤体比 DA2 受体敲除的纯合子 DA2$^{-/-}$ 小鼠更大,PRL 水平更高;杂合子敲除 PRLr$^{-/-}$/DA2 小鼠具有累积效应。这说明 PRL 抑制 PRL 瘤不仅通过下丘脑多巴胺依赖的途径,也通过多巴胺非依赖的途径。雌激素在妊娠期可以诱导泌乳生长细胞向 PRL 细胞分化,有报道变性人雌激素替代诱发 PRL 瘤,原因在于雌激素亦能诱导垂体肿瘤转化基因(PTTG)活化,PRL 细胞发生转化。选择性雌激素受体调节剂如他莫昔芬和雷洛昔芬,以及抗雌激素制剂 ICI-82780 能够抑制 PRL 瘤表达 PTTG 并进而抑制肿瘤的生长。然而在妊娠期也只有少数患者出现肿瘤扩大,提示单纯雌激素对 PRL 瘤作用有限。总之,在少数患者多巴胺缺乏和雌激素增加能够促进 PRL 细胞向瘤细胞转化,但主要在瘤体增大、瘤细胞增殖过程中起一定的作用。甲状腺功能减退患者发生 PRL 瘤说明 TRH 能诱导瘤细胞转化。与 PRL 瘤发生有关的基因及其表达异常主要有 MEN-1 基因的 LOH、FGF-4(hst)、FGF-2、TGF-α 表达增高和 PTTG 的异常表达。白血病抑制因子、神经生长因子表达减少以及 BMP-4 和 HMGA2(高迁移组 A2)基因的过度表达也可能参与了 PRL 瘤的发病。Hras、p53 的突变和 RB 基因(13q14)或者其附近的 13q13 的 LOH、增殖细胞核抗原(PCNA)、K167 与 PRL 瘤的侵袭性与恶变有关。有两个研究发现 PRL 瘤存在 MEN-1 基因的 LOH,这种 PRL 瘤比散发型倾向于瘤体更大并具有侵袭性。FGF-4 为胚胎组织表达的生长因子,正常组织不表达,其基因也位于11q13，与MEN-1基因的位置很接近。FGF-4基因活化后表达FGF-4蛋白，后者增强PRL基因的转录和分泌，在人类的PRL瘤细胞已经发现FGF-4基因的异常表达。TGF-α在正常和肿瘤组织均能表达，通过与EGF受体结合发挥作用，动物研究表明TGF-α高表达能诱导PRL细胞增生并形成肿瘤。总之，目前认为PRL瘤是在单克隆细胞基因及其表达异常的基础上转化形成的，有关的生长调控因子可能具有促进瘤细胞的增殖作用。

四、病理生理

PRL的功能主要与妊娠和哺乳有关，其他还具有影响生殖和代谢的作用，与乳房发育、黑色素合成、觅水行为等有关。此外还是一个应激反应激素，一些炎症因子抑制PRL，可能与免疫调节有关。目前对PRL其他方面的功能还不完全清楚。高PRL血症主要直接或间接影响性腺功能轴的调节，患者主要出现性功能异常。

高PRL血症能够激活自身负反馈调节机制，增强下丘脑多巴胺能神经元和阿片能神经元的活性，使多巴胺和阿片类物质的分泌增多，两者增多抑制GnRH的分泌脉冲，进而使下游的内分泌腺体和细胞功能异常，性腺功能低下，排卵障碍。试验发现，使用阿片类受体阻断剂可以恢复患者的排卵，证明高PRL血症引起的下丘脑功能紊乱与性腺功能有间接联系。

PRL升高亦可直接阻断月经中期雌激素对LH的正反馈调节作用，使月经中期的LH分泌峰值消失，卵巢无排卵。同时高PRL血症还直接对性腺起作用，抑制卵巢17β-雌二醇和孕酮的合成，导致卵泡发育障碍。

在男性患者，高PRL血症同样可抑制LH的分泌脉冲，使睾丸类固醇激素合成减少，外周睾酮向双氢睾酮的转化亦减少，雄激素作用下降。体外试验发现，睾丸间质细胞对PRL呈双向反应，低剂量PRL对间质细胞的功能有促进作用，而大于30μg/L时可迅速抑制间质细胞的功能，包括细胞内cAMP浓度、游离Ca^{2+}水平、JAK2表达，特别是其LH和PRL受体的表达也下降。由于促性腺激素分泌的异常和雄激素水平的降低，睾丸曲细精管的生精功能下降，患者出现精子数量减少、不育，以及性欲下降和阳痿等症状。

乳腺泌乳需要多种激素协同作用，包括PRL、雌激素、糖皮质激素、甲状腺激素、生长激素等，中等程度的PRL升高泌乳较多见，特别高水平的PRL反而泌乳少见，这是由于特高水平的PRL伴有肿瘤较大，引起其他激素的分泌不足，以及高PRL直接抑制性腺功能，雌激素减少，不形成泌乳。男性患者也可出现溢乳，但少见。

五、临床表现

高PRL血症临床上主要表现为性腺功能低下，及其继发症状；垂体瘤患者可出现局部压迫症状；多激素腺瘤可伴有其他激素增高引起的临床表现。

（一）性腺功能障碍

1.女性

主要表现为闭经、溢乳和不育，大多数患者有月经周期的改变，出现不同程度的月经稀少，病程足够长者或激素水平较高者出现闭经；有少数患者出现月经过多，或者月经频率增加。月经正常者极为少见。在青春期前起病的患者，则为原发性闭经，结婚后有原发性不育。少数患者亦可无明显症状，仅有PRL升高。月经异常一般都无排卵，不能生育。大约30%～80%的患者出现自发性或触发性泌乳，常常伴有月经异常。长期泌乳者多半有月经紊乱，仅有长期泌乳而无月经异常者少见。一些患者PRL过高反而不出现泌乳，病程过长者也可以出现泌乳现象自行消退，而仅有闭经。由于月经异常，或者月经周期无排卵，多数患者表现为不育，有些患者即使成功受孕，但也易发生流产。对一组352例流产患者的统计发现，有18%的患者在妊娠前有PRL增高。经过治疗PRL下降后，受孕和分娩的成功率明显提高。国内一组对女性PRL瘤的分析发现，84例中有80例溢乳，其中自发性18例，触发性62例，单侧17例，双侧25例；总共有79例月经异常，继发性闭经69例，原发性闭经1例，月经少8例，月经过多1例；在76例已婚患者中，49例生育后发病，不育25例，另有流产后不育2例。

雌激素缺乏可引起一些继发性表现，如出现阴道萎缩，分泌物减少，性交疼痛、困难，间接引起女性性欲下降（上述国内资料中性欲下降51%）；长期雌激素缺乏还继发骨质疏松。与同一年龄组相比较，高PRL血症患者中有20%左右合并有骨质疏松，椎骨骨质每年丢失3%～8%，PRL和月经恢复正常后，骨质疏松则有明显改善。一些患者还可出现皮脂分泌过多，轻中度多毛，据认为是由于PRL增高能够促进肾上腺合成雄烯二酮和脱氢表雄酮。

2.男性

由于高PRL血症对男性性功能的影响不如女性明显，且症状特异性低，故临床上很容易被忽视以致漏诊。在就诊的患者中，男性PRL瘤患者远远少于女性。实际上，男性高PRL血症和女性一样，一般都有性功能异常，性激素减少，睾酮水平常低于$300\mu g/L$。大部分患者有性欲下降、阳痿、射精量和精子数量减少、不育。雄激素减少致一半以上的患者出现肌肉萎缩，同时伴有其他性腺功能低下的表现，比如胡须和体毛减少，脂肪增多，有69%的患者可出现肥胖。有些患者甚至出现睾丸肥大，质地松软。青春期前发病的男性患者，则出现原发性性腺功能低下，体格发育中止，睾丸容积小，不超过12mL。乳房肥大或女性化乳房可见于15%～33%的患者，这些患者中有一半以上可出现泌乳。

（二）其他症状

患者可有体重增加，四肢轻度水肿，在女性可能与水钠潴留有关，经治疗后症状可消退。PRL引起水钠潴留的原因还不清楚。男性患者体重增加则与肥胖、脂肪增多有一定关系。由于性功能低下，下丘脑功能异常，常有一些心理和行为异常，出现焦虑、抑郁、情绪不稳、情感障碍。

（三）垂体瘤的占位症状

女性患者以微腺瘤居多，有资料提示在女性90%的PRL属于微腺瘤；在男性则以大腺瘤居多，可达60%。头痛多见于大腺瘤，有63%的男性患者出现头痛症状。但微腺瘤和大腺瘤头痛的发生率相似，前者为50%～60%，后者为60%～70%，严重而持续的头痛多见于大腺瘤。经药物治疗肿瘤缩小后，头痛症状明显缓解。头痛的发作与PRL水平关系不大，但PRL下降到正常后，头痛也常常能得到缓解，这或许是肿瘤同时缩小的缘故。

大腺瘤压迫视交叉引起视野缺损可以是部分患者的首发症状,如果海绵窦受到侵袭,则出现眼球运动障碍,蝶窦和筛窦骨质破坏则可出现脑脊液漏,但脑脊液漏最常见于药物治疗后的肿瘤缩小。

大腺瘤压迫垂体其他功能性细胞可使其激素分泌功能下降,但主要还是通过压迫垂体柄使下丘脑和垂体联络中断,失去下丘脑激素调控,垂体其他细胞功能下降,出现相应靶腺功能低下。

(四)多激素瘤症状

如前所述,合并分泌 GH、ACTH、FSH/LH 的 PRL 混合激素瘤,可伴有这些激素增多引起的相应症状,出现靶腺功能的亢进。如库欣病、甲状腺功能亢进症、肢端肥大症等,儿童 FSH/LH 的分泌可诱发性早熟。合并 TSH 或 GH 分泌过多的 PRL 瘤,甲状腺功能亢进或肢端肥大症的临床表现往往比 PRL 增高的临床表现明显,此时 PRL 增多有可能被认为是垂体柄受压的缘故,其实还要考虑肿瘤同时释放 PRL。

六、PRL 分泌功能的检查

(一)基础 PRL 测定

在测定基础值时首先要求详细了解患者的病史,特别是药物治疗史。许多常用药物,如降压药、抗精神病药、促胃肠动力药、H_2 受体阻断型抑酸药,特别是目前越来越广泛使用的抗抑郁药都可以导致血浆 PRL 水平的升高。其次应当了解患者在检测取样时的生理状态,了解最近几小时甚至十几小时的精神及体力活动情况,运动、生物节律、失眠、应激、性交和乳头刺激等生理因素都与 PRL 升高有关。女性患者可能要排除早孕史,并了解月经周期、妊娠和分娩等状况。大腺瘤往往有特别高的 PRL 水平,可达每升数万微克,但在血液中能检测到的 PRL 可以不到 $200\mu g/L$,此即为"假象效应"。这种假象在抗原远远大于抗体时发生,多发生于特大 PRL 腺瘤。在检查时,如果怀疑低度升高的 PRL 水平为假象,只需将血浆稀释十到数十倍后再检查即可。少数患者存在 PRL 自身抗体,检测时这些与 PRL 结合的抗体会被计入 PRL 的重量,结果使 PRL 的水平升高,用克分子数作单位可避免这种假象,但目前临床仍然使用重量单位。无功能的大分子 PRL(50 000~60 000)在妊娠期增多,其与小分子 PRL 比例恒定,但在 PRL 瘤患者比例不一,肿瘤切除后大分子 PRL 消失。在正常人 PRL 升高也应注意大分子 PRL 的影响。基础 PRL 测定应当采取严格的方法,有时早晨空腹采血可出现多次 PRL 水平的升高,若不超过 $60\sim80\mu g/L$,很难断定其是否有病理意义。因此遵循严格的程序可排除生理性因素的影响,通过分析患者的病史、药物治疗史和活动状况的记录,可以帮助分析 PRL 升高的原因。一般主张从早晨苏醒后 1~2 小时开始取血,取血前半小时可先行静脉置管,在平静状态下,1 小时内取 3 次血检测。如果怀疑有病理性 PRL 升高,应当停止使用对 PRL 有影响的药物,在检查前交代患者应当避免有关影响 PRL 水平的活动。正常男性血浆 PRL 水平不超过 $15\mu g/L$,女性不超过 $20\mu g/L$,女性略高于男性。如果基础值大于 $200\mu g/L$,PRL 瘤的可能性极大,大于 $300\mu g/L$ 几乎可以肯定,在 $100\sim200\mu g/L$ 之间应当怀疑 PRL 瘤。生理因素刺激的 PRL 升高一般不超过 $100\mu g/L$。如果 PRL 升高但多次检查不超过 $60\mu g/L$,要慎重分析其原因。

(二) 多巴胺激动剂抑制试验

常用的多巴胺激动剂包括:溴隐亭、左旋多巴、多巴胺注射剂。使用左旋多巴亦可加用卡比多巴,因后者不能通过血脑屏障,可抑制前者在外周转变为多巴胺,即可减少外周不良反应,又可加强其中枢作用。偶尔使用多巴胺再摄取抑制剂,如诺米芬新,可刺激 PRL 释放。溴隐亭为长效制剂,口服 2.5mg 后要求观察 8 小时,每 2 小时测定 1 次 PRL。使用多巴胺注射液的注射剂量为 $4\mu g/(kg\cdot min)$,左旋多巴为 500mg 口服,均在 120 分钟内每 30 分钟采血 1 次。试验前应有 2~3 次基础值的测定,用药后谷值与基础值的平均值对照,下降 50% 为可抑制,试验为阴性。PRL 瘤患者有时不受多巴胺激动剂的抑制。

(三) 多巴胺受体阻断剂兴奋试验

常用的制剂为甲氧氯普胺(胃复安)、多潘立酮(吗丁啉)和舒必利。方法是:口服或静脉注射甲氧氯普胺 10mg,或者多潘立酮 10mg,静脉注射舒必利 50mg 后,在 120 分钟内每 15~30 分钟检查 1 次 PRL。与 3 次基础值的平均值比较,峰值超过基础值的 2 倍者为可兴奋,试验阴性;小于 2 倍者为不能兴奋,试验阳性。PRL 瘤的可兴奋性较差。

(四) TRH 兴奋试验

中枢性神经递质和神经内分泌物质中,血清素、VIP、乙酰胆碱、阿片类物质、TRH 等均可兴奋 PRL 的释放。TRH 对 PRL 细胞的刺激效果最为肯定,故为临床使用。方法是:TRH $500\mu g$ 静脉注射后,在 120 分钟内每 15 分钟测定 1 次 PRL,与此前的基础值相比较,刺激后的峰值大于基础值的平均值的 2 倍为正常反应,试验阴性;反之,则反应迟钝,试验阳性。有一半以上的 PRL 瘤患者 TRH 兴奋试验阳性。

七、影像学检查

高分辨力 CT 和 MRI 都可以发现直径 1.5mm 的小腺瘤。CT 可以观察骨质破坏情况,而 MRI 对软组织的相对位置变化更为敏感。微腺瘤在 CT 片上表现为圆形,密度低,上缘可见垂体呈局限性隆起,下缘可见到鞍底下陷,垂体柄有轻度向对侧移位。MRI 虽然骨性结构显影不佳,但病灶显影更清晰,甚至比碘造影剂增强 CT 效果更好,在 T_1WI 腺瘤呈等信号或高信号。两种方法对 PRL 瘤诊断的敏感性可达到 80%~95%。但 CT 诊断的特异性较差,一组 51 例的高 PRL 血症患者,CT 扫描有 85% 发现异常,但术后仅有 34% 发现肿瘤。同时在 PRL 正常者 CT 和 MRI 均有 16%~36% 的病灶信号,或许其中有些为意外瘤。一般不主张用 MRI 和 CT 作常规筛查。大腺瘤的患者,往往有蝶鞍结构的异常,蝶鞍 X 线平片可发现相应改变。

八、诊断与鉴别诊断

(一) 诊断

包括明确是否存在高 PRL 血症和确定引起高 PRL 的病因。

1. 确认高催乳素血症

根据临床表现和血清 PRL 水平 $\geq$1.37nmol/L(30ng/mL)可确诊为高催乳素血症。在正常育龄妇女通常至少须经二次严格按要求进行的测定,血清值均>1.37nmol/L(30ng/mL);PRL瘤患者的血清 PRL 水平往往超过 9.10nmol/L(200ng/mL),肿瘤大小与 PRL 水平呈正相关。垂体 PRL 瘤的典型特征是血清 PRL 水平明显升高,FSH、LH、雌激素和 LH/FSH 比值均降低;血 PRL 对 TRH、甲氧氯普胺等刺激无反应,亦不被左旋多巴或溴隐亭所抑制,结合鞍区影像学的改变可诊断。

2.确定病因

通过详细询问病史、相应的实验室检查、影像学检查等排除生理性或药物性因素导致的 PRL 水平升高,明确是否存在病理性原因。其中最常见的病因为垂体 PRL 腺瘤。

(二)鉴别诊断

应排除生理性和药物性引起的 PRL 升高。当 PRL 呈轻至中度升高(<9.10nmol/L 或 200ng/mL)时,必须与垂体非 PRL 瘤、下丘脑肿瘤或鞍区垂体外肿瘤、特发性高 PRL 血症等鉴别。

1.生理性升高

很多生理因素会影响血清 PRL 水平,而且在不同的生理时期有所改变。许多日常活动,如体力运动、精神创伤、低血糖、夜间、睡眠、进食、应激刺激、性交,以及各种生理现象,如妊娠、哺乳、产褥期、乳头受到刺激、新生儿期等,均可导致 PRL 水平暂时性升高,但升高幅度不会太大,持续时间不会太长,也不会引起有关病理症状。

2.药物性升高

药物引起的高 PRL 大多数是由于拮抗下丘脑催乳素释放抑制因子(PIF,多巴胺是典型的内源性 PIF)或增强兴奋催乳素释放因子(PRF)而引起的,少数药物可能对催乳素细胞也有直接影响。临床上引起 PRL 升高的药物种类较多,应用广泛,包括多巴胺受体拮抗药、含雌激素的口服避孕药、某些抗高血压药、阿片制剂及 H_2 受体阻滞药等。其中氯丙嗪和甲氧氯普胺的作用最强,如 25mg 氯丙嗪可使正常人血清 PRL 的水平增加 5~7 倍,因而用于 PRL 的动态试验以协助 PRL 瘤的诊断。

3.病理性升高

多见于下丘脑-垂体疾病,以 PRL 瘤最为常见,或含 GH、ACTH 等混合腺瘤。其他下丘脑或垂体柄病变,如肿瘤、浸润性或炎症性疾病、结节病、肉芽肿,以及外伤、放射性损伤等,均可使下丘脑 PIF 不足或下达至垂体的通路受阻所致。而由 PRL 释放因子(PRF)增多引起高PRL 的情况见于原发性甲状腺功能低下症、应激刺激和神经源性刺激。慢性肾功能衰竭时,PRL 在肾脏降解异常;肝硬化或肝性脑病时,假性神经递质形成,拮抗 PIF 作用引起 PRL 的升高。此外,在系统性红斑狼疮、类风湿性关节炎、干燥综合征等自身免疫性疾病中也可出现高 PRL,源于自身免疫相关细胞上存在催乳素受体,催乳素与受体结合调节细胞免疫功能。

4.特发性升高

临床上排除生理性、药物、垂体肿瘤或其他器质性病变(CT 或 MRI 无异常发现)所致的高 PRL 之后才能诊断,多因患者的下丘脑-垂体功能紊乱使 PRL 分泌增加。大多数 PRL 轻度升高(<4.55nmol/L 或 100ng/mL),病程较长但可恢复正常。临床上若无病因可循时,可考虑为特发性高 PRL 血症。但对部分伴月经紊乱而 PRL>4.55nmol/L 者,不能排除潜隐性垂体微腺瘤存在的可能,应密切随访以防漏诊。

5.垂体非 PRL 瘤

血清 PRL 一般不超过 9.10nmol/L,MRI 或 CT 检查可发现腺垂体内有占位病变,向鞍上扩展压迫垂体柄使 PIF 不能到达腺垂体。垂体激素检测还有另一种激素增高(无功能腺瘤除外),但其他腺垂体激素多减少。用溴隐亭治疗 PRL 可降至正常,但垂体瘤的大小变化不大。临床上此种情况以无功能性垂体腺瘤和 GH 瘤多见。

6.下丘脑肿瘤或鞍区垂体外肿瘤

虽然肿瘤类型不同,但共同点是血清 PRL 常＜200ng/mL;MRI 或 CT 检查未见垂体内占位病变;肿瘤多靠近垂体柄区域并压迫垂体柄造成门脉血流障碍,或者位于下丘脑内干扰多巴胺的合成和分泌。患者多有脑神经压迫、颅内压增高及尿崩症等症状。一般下丘脑-垂体区 MRI 或高分辨率 CT 检查可与 PRL 瘤鉴别。

7.原发性甲状腺功能低下症

TRH 的升高可刺激 PRL 分泌增加,一般情况下易与 PRL 瘤鉴别。但在少数患者因导致腺垂体增大,MRI 等检查误认为存在垂体腺瘤。

九、PRL 瘤的治疗

(一)治疗的目的和方法

治疗的目的是首先把 PRL 水平降低到正常范围,缓解临床症状特别是性功能障碍。其次对于 PRL 瘤患者特别是大腺瘤患者,要求缩小或去除肿瘤,解除局部压迫症状,缓解头痛、视野缺损、视力模糊或眼球运动障碍等。再次是最大限度保存垂体功能,在治疗过程中尽可能避免对垂体功能造成进一步损害;对于有其他激素分泌异常的多激素腺瘤,也应当使它们的水平下降到正常范围;由于肿瘤压迫使患者已经有其他内分泌功能低下者,要求给予适当的替代治疗。最后还应当维持疗效,避免肿瘤或高 PRL 血症的复发。

治疗的方法包括药物、手术和放射治疗。药物能够有效地降低 PRL 水平,缩小肿瘤,缓解高 PRL 血症的症状和解除局部压迫症状,且不损害垂体其他细胞的功能,耐受性良好,越来越多为临床所推崇。多激素腺瘤还可用生长抑素治疗,特别是伴有 GH 分泌的腺瘤。经额手术治疗可以一次性切除肿瘤,但可能造成垂体细胞的损伤或其他并发症。经蝶手术并发症的概率相对较小,且能避免患者终生或者长期用药,在有经验的外科单位,手术治疗仍然是一种较好的选择。传统的放疗的效果缓慢,不良反应和并发症多。近年兴起的放射外科方法如 X 刀、γ 刀,使用立体定向技术和射线聚焦技术,一次性大剂量对肿瘤进行照射,其不良反应可能低于常规外照射,但是引起垂体功能下降仍然比药物和手术治疗多见,临床一般不推荐使用放射疗法治疗 PRL 瘤。

对于高 PRL 血症的患者首先要针对病因进行治疗,尽可能去除引起 PRL 增高的因素。甲状腺功能减退患者应当给予适当的替代治疗;药物性 PRL 升高可根据具体情况进行权衡,一过性药物治疗产生的 PRL 增高在停药后可消退。一些需要长期服用的药物,如抗精神病药、抗抑郁药,如果 PRL 轻中度升高,且没有明显的临床症状可以进行观察。如果有明显症状,PRL水平升高,在不能停用药物的前提下则可能需要给予药物治疗。多巴胺激动剂治疗可能会降低抗精神病药物的疗效,临床需要酌情而定。对于一些原发病因不能去除,比如胸壁损伤,PRL持续增高,且有明显临床症状的患者,应当给予药物治疗。假性PRL瘤,即无功能垂体瘤合并PRL升高,一般应手术治疗,药物治疗可能由于无功能瘤DA2受体缺乏而疗效不佳,且其瘤体往往较大以致可能压迫垂体柄。对于多囊卵巢综合征合并PRL升高的患者,运用多巴胺激动剂治疗降低PRL,增加患者受孕的成功率。肝肾功能不全所致的PRL升高,重点是治疗原发病,由于患者的全身状况较差,PRL升高的症状往往被掩盖。总之,应当根据患者的PRL水平、临床症状,包括激素紊乱和局部压迫症状,以及患者的全身状况,对生育能力的要求,选择是否治疗,以及治疗方法和观察随访的方案。

在一些非肿瘤性高PRL血症、特发性高PRL血症(下丘脑功能紊乱)患者,甚至是一些微腺瘤患者,如果临床症状轻微,亦没有生育能力的要求,可以考虑不行治疗而单纯进行观察,有些患者可自行恢复。对一组70例非大腺瘤的高PRL血症患者的长达15年的随访观察发现,31例PRL明显下降,其中11例恢复正常且未有反复。有数个对微腺瘤的单纯观察随访也发现相似的结果,在这几个总数为172例、随访时间5年左右的微腺瘤单纯观察中,有63例PRL水平明显下降,82例维持不变,仅有27例PRL水平有所增加。因此高PRL血症和PRL微腺瘤有自行缓解的倾向。尸检发现垂体瘤的患病率高达22.5%,其中40%为PRL细胞来源,但这些人生前并无明显症状。因而,即使发现PRL增高,或者PRL微腺瘤,可以进行一定时间的观察而不急于治疗。高PRL血症自行缓解的机制可能在于:雌激素升高—PRL分泌增多—多巴胺和阿片类物质分泌—GnRH分泌下降—雌激素水平下降这样一条负反馈的机制能够发挥一定的作用。

(二)药物治疗

多巴胺受体激动剂能够有效治疗高PRL血症和PRL瘤,且耐受性良好,包括麦角碱类和非麦角碱类。麦角碱类最常用者为溴隐亭,1971年进入临床使用;其次还有培高利特、卡麦角林,这几个在国内已有使用。此外麦角碱类还有lisuride、lergotrile、metergoline、mesulergine、dihydroergocristine、dihydroergocrypine、terguride等。非麦角碱类主要是quinagolide(CV-205-502)(诺果宁),在国内也曾上市。这些药物作用于PRL细胞的DA2受体,通过Gi蛋白(抑制性G蛋白)偶联抑制腺苷酸环化酶活性,降低cAMP水平,K^+通道活化,细胞内游离钙离子减少,进而抑制PRL基因转录和细胞的有丝分裂。治疗后PRL细胞出现萎缩,胞质减少,合成PRL的亚细胞器退化,PRL分泌颗粒减少。但短期治疗停药后细胞迅速扩大,PRL合成增多,出现反跳。

1.疗效

溴隐亭治疗高PRL血症或PRL瘤可使60%～100%的患者PRL水平恢复正常,溢乳消失,月经和排卵恢复;男性患者在PRL正常之前性功能就有明显好转,女性的骨密度增高。不同的个体疗效有所差异,对切除肿瘤的病理分析表明,疗效取决于PRL细胞膜上DA2受体的数量及与多巴胺激动剂的亲和性,DA2受体数量多、亲和性高者,敏感性高,疗效好,反之,疗效差。在50%～100%的患者,服用溴隐亭2.5mg后9小时即有PRL的明显下降,持续用药可进一步降低PRL。一般PRL水平越高,下降到正常水平就越慢,需要治疗的时间越长,这可能与 PRL 瘤细胞的数量有关。溴隐亭对大腺瘤和微腺瘤的疗效没有明显的差别。有些侵袭性腺瘤或大腺瘤缩小后出现脑脊液漏,个别病例甚至出现视交叉脱垂,视力重新受损,均需要手术治疗。总体上,溴隐亭治疗 1 年或数年后可以使 75%～100% 的患者肿瘤变小,有些患者即使 PRL 水平无明显变化,也可以观察到瘤块缩小。其他药物与溴隐亭疗效类似。10%～25% 的患者对 PRL 出现耐药,尤其是巨大腺瘤和恶性 PRL 瘤患者,增加剂量效果也不明显。卡麦角林和诺果宁对溴隐亭抵抗者有效。

多巴胺阻断剂缩小 PRL 瘤的机制还不清楚。1980 年代的早期研究指出肿瘤缩小是由于 PRL 细胞的缩小。溴隐亭治疗数日后即可见到细胞 mRNA 和 PRL 合成的减少以及细胞复制的减少,提示其具有抑制增殖和促进凋亡的作用。光镜下可以看到 PRL 分泌颗粒显著减少,粗面内质网和高尔基体萎缩,胞质面积缩小。6 个月后,可见到细胞空泡样变及胶原沉积。这些形态学改变是可逆的,如果短期治疗后停药,肿瘤迅速复发,然而长程治疗后,肿瘤一般不会复发。对溴隐亭缩小大腺瘤的分析发现,80% 左右的肿瘤缩小 25% 以上,90% 的患者有不同程度的缩小。多巴胺阻断剂治疗后,肿瘤缩小迅速,最快 12 小时视力改善(此时影像学测量肿瘤不一定缩小);大腺瘤在 PRL 正常之前就已经明显减小,视力改善甚至可以发生在影像学检查到肿瘤缩小之前,说明视神经已经获得减压。肿瘤缩小最早可在 2～3 天出现,1 周后影像学就可观察到肿瘤缩小,最慢者需要治疗 1 年。一般 2～3 个月后明显缩小,大腺瘤的鞍外部分首先缩小,因此可以有效缓解压迫症状。一般而言,多数病例在 6 个月以内肿瘤缩小迅速,部分病例 1 年后仍可继续缩小,并维持数年。长程治疗停药不宜过快,应逐渐减量,定期复查,避免反跳;停药后也要密切跟踪复查,避免复发。就溴隐亭的长程治疗效果而言,一组病例分析发现,在经过中位数 47 个月的用药后,有 25.8% 的微腺瘤(共 62 例)和 15.9% 的大腺瘤(共 69 例)能维持 44 个月的 PRL 正常,PRL 是否正常且与年龄、性别、溴隐亭剂量、治疗时间、肿瘤大小、是否妊娠、是否进行过手术或放疗无关。另一些研究发现在经过 2～5 年的长程治疗后,有 6.6%～44% 的患者在 0.5～4 年的停药随访中能保持 PRL 正常。长程治疗的效果好于短程治疗,可能是由于长程治疗能杀死瘤细胞。

另外,PRL 瘤有部分能够自然缓解。有人在未用药的情况下观察了 26 例女性 PRL 瘤(18 例微腺瘤和 8 例大腺瘤)平均 11.3 年,结果发现 22 例月经稀少者 7 例恢复正常,19 例溢乳者 8 例完全缓解,只有 1 例患者蝶鞍轻度扩大,平均 PRL 水平从随访初期的 225ng/mL 下降到 155ng/mL,其他一些研究也发现,平均随访 3～5 年,1/3～1/2 的 PRL 瘤患者症状和 PRL 有不同程度的缓解,仅少数病例病情加重。

2.用法

一般可从小剂量开始,逐渐加大到最佳剂量。溴隐亭的常规剂量为 2.5mg 每日 3 次,部分患者需要剂量比较大;随着 PRL 的下降和肿瘤缩小,可减到每日 2 次。PRL 正常和肿瘤显著缩小后可以减到维持剂量,如每日 2.5mg 或 1.25mg。少数患者可能需要每日 20～30mg 的大剂量,但还没有明确的证据显示大剂量的疗效优于常规剂量。整个治疗过程中特别是初期不能中断治疗,否则 PRL 出现反跳。患者往往需要长期用药。关于是否需要终生用药的问题,一般认为,微腺瘤患者,如果 PRL 正常,瘤体消失,月经恢复,在维持 1 年或数年后可谨慎停药;但大腺瘤者肿瘤往往不能完全消退,停药后复发可能性大,主张终生用药治疗。其他药物的用法,培高利特,0.05mg 每日 1～2 次,可加量到 0.2mg 每日 2 次。卡麦角林为长效制剂,其代谢产物亦有药理作用,每周服用 1～2 次即可,每次 0.5～2.0mg。诺果宁 0.075～0.5mg,每日 1 次,睡前与食物同服可减少胃肠道反应。

3.不良反应

大多数患者对多巴胺激动剂耐受良好,常见的不良反应主要为胃肠道反应,如厌食、恶心、呕吐、腹胀等,部分患者出现鼻塞和体位性低血压。在治疗过程中这些反应会逐渐减轻,仅有少数患者不良反应持续存在,或者反应严重,需要停药。其他少见的不良反应还有感觉异常、嗜睡、精神萎靡、幻觉,偶尔有神志不清。乙醇可以加重或诱发不良反应的发生。诺果宁为非麦角碱类,不能耐受麦角碱类的患者可以改用诺果宁治疗。

4.耐药现象

PRL 瘤的耐药现象包括部分耐药和完全耐药两种。部分耐药指 PRL 下降但肿瘤体积不变,或者 PRL 不变而肿瘤体积缩小;完全耐药是指没有 PRL 明显下降,也无肿瘤体积的缩小。有 20% 左右的患者存在部分耐药,完全耐药比较少见。耐药现象多见于肿瘤体积较大,分化差,核分裂象多,以及恶性 PRL 瘤。值得注意的是,一些患者的耐药原因在于不按医嘱服药,或者服药不规律。有些患者对不同的多巴胺激动剂无交叉耐药现象,对溴隐亭不敏感者改用培高利特、卡麦角林、诺果宁有效。一般认为如果每日 10mg 溴隐亭疗效不明显,增大剂量也多半无益。耐药现象的机制还不清楚,瘤细胞 DA2 受体数量不足和受体后抵抗可能是主要原因。有报道表明耐药瘤的 DA2 受体仅为敏感肿瘤的 10%,还有些患者的瘤细胞体外与多巴胺激动剂培养,无 Gi 蛋白的激活,有的甚至出现 cAMP 水平的升高。因此 Gi 蛋白的偶联障碍也是原因之一。对于耐药患者,可适当加大剂量观察,无效应改用其他药物,及时考虑手术治疗。

(三) 手术治疗

手术治疗首先应当考虑肿瘤的大小,肿瘤越大,PRL 水平越高,全切的可能性越小。经蝶手术的总体成功率大约为 40%,严格掌握适应证可以治愈 70% 的患者。对于微腺瘤,治愈率可以高达 80%～90%,但复发率为 17%～50%;大腺瘤 PRL 控制率低于 50%,有的报道复发率可高达 90%。有一组研究对 409 例女性 PRL 瘤手术后随访至少 4 年,83% 平均随访 9.3 年,PRL 升高的复发率为 47%,术后当天 PRL<5μg/L 是远期 PRL 正常的唯一预报因子。这组患者中 88% 的患者在术后 1 年内受孕成功,但亦有 23% 的患者出现垂体功能低下。因此手术对于急于生育的女性,不失为一种有效疗法,但不良反应大。大腺瘤全切的成功率更低,复发率也更高。与药物治疗相比,手术疗效较差,且有一定的不良反应,如损伤垂体、垂体柄或视交叉、致尿崩症、脑脊液漏、颅内感染等,因此作为二线疗法为宜。其适应证主要是:对多巴胺激动剂抵抗患者,急于生育者,不愿意长期服药者,或者经济能力不能负担长期服药者。此外微腺瘤倾向于手术,大腺瘤 PRL 控制率较差。

为了增加手术治疗的效果,可以先用药物缩小肿瘤。但药物治疗时间过长会增加手术难度,使肿瘤变硬、纤维增生、粘连。对于大肿瘤,可以考虑 2～3 个月的药物治疗,此时药物已经能够明显缩小肿瘤,又不至于产生过多的纤维粘连。对于大腺瘤,有报道术前短期用药可以改善疗效。

针对大腺瘤术后PRL瘤的复发,可以考虑药物和手术的联合治疗。但是术后用药组与单纯用药组相比较,远期疗效并无差别,因此即使对于大腺瘤,也倾向于药物作为一线治疗。

(四)放射治疗

放射治疗仅限于极少数药物和手术治疗均不理想的病例(比如巨大腺瘤手术难度大同时伴有药物抵抗),或者作为药物和手术的辅助治疗。放射治疗垂体瘤起效慢,PRL下降和肿瘤缩小都不如药物治疗,且垂体功能低下的发生率比较高,远期观察可能还与颅内肿瘤的发生有关。近年兴起的放射外科治疗技术的疗效和不良反应可能都优于传统放疗,但还需更长期和大样本的观察。就PRL瘤治疗而言,放射治疗包括放射外科的疗效和不良反应均不如药物治疗。

(五)PRL癌

PRL癌占PRL瘤不到1%,但是在恶性垂体肿瘤中占40%。药物、手术和放疗对PRL癌疗效均不佳。尤其是药物帮助不大,可能是恶性肿瘤不能表达DA2受体。总体预后差,手术和放疗多为姑息治疗,使用生长抑素和化疗效果也不理想。

(六)随访

对于单纯观察的患者应每半年检查1次PRL,1年检查1次视野;2年后检查1次垂体MRI,若无明显变化,可在3~5年后复查。药物治疗的患者,起初每月检查1次PRL,以调整药物的最佳剂量。有部分抵抗或对药物不耐受的患者,或者有较轻的不良反应,复查时间可适当延长,如每6~12个月检查1次PRL,以诱导药物耐受。药物治疗的患者应在3~6个月复查视野,6个月后复查MRI,以后可每1~2年复查1次。手术患者要求当天检查PRL和尿渗透压,1~2周内检查甲状腺功能、游离皮质醇,术后3个月对垂体功能进行评估,确定有无垂体功能低下或PRL控制不佳,及时给予辅助治疗或替代治疗。3个月时同时检查MRI,以后视情况1~3年复查1次。

第四节 垂体瘤

垂体瘤或称垂体腺瘤,是指一组来源于腺垂体和后叶及胚胎期颅咽管囊残余鳞状上皮细胞的肿瘤。垂体瘤是常见的鞍区肿瘤,占颅内肿瘤的10%~20%,在普通人群,无论是尸检还是利用高分辨率CT或MRI证实垂体瘤的患病率为20%~25%。垂体瘤可起源于垂体内部的各种细胞,故临床表现多样化。

一、发病机制

目前并不完全清楚。垂体瘤的发病过程可分为起始和促进两个阶段。在疾病起始阶段,细胞出现单克隆基因异常;在促进阶段,下丘脑调控等因素发挥主要作用。即某一垂体细胞发生突变,导致癌基因激活和(或)抑癌基因失活,然后在体内外因素的促进下,单克隆的突变细胞不断增殖,逐渐发展为垂体瘤。

1.细胞的单克隆异常

(1)近年来,在基因学和遗传学研究中,利用重组DNA技术追踪X染色体灭活分析法作为一种细胞体系的指标来研究,发现大多数垂体瘤如 GH 瘤、PRL 瘤、ACTH 瘤及 NFPA 源于某个单一突变细胞的无限制增殖。单克隆扩增的其他佐证为:肿瘤切除后复发率甚低;大部分垂体瘤患者的下丘脑促激素或神经递质水平不高,甚而下降。另外,如一组细胞受外部促发因素(生长因子、下丘脑促激素)的刺激而增生,则形成克隆来源的垂体瘤。因此基因突变可能是肿瘤形成的最根本原因。已查明的主要原癌基因有 gsp,gip2,ras,hst 及垂体瘤转化基因(PTTG)等,抑癌基因有 MEN-1,p53,nm23 及 CDKN2A 等。

(2) gsp 基因及 gip2 基因的激活使内源性 GTP 酶活性受到抑制,于是 Gs 蛋白及 Gi2 蛋白的 α-亚基持续活化,从而激活腺苷酸环化酶,使肿瘤细胞的 cAMP 含量升高,进而通过 cAMP/PKA 途径使肿瘤细胞大量分泌 GH,并促使其细胞增生。PTTG 是一种肿瘤转化基因,能诱发肿瘤形成,现认为 PTTG 是垂体瘤是否具有侵袭性的一种生物学标记。

(3) 抑癌基因 MEN-1 基因位于 11 号染色体长臂 13 区(11q13)。在散发性垂体瘤中约有 20% 的肿瘤组织中存在 11q13 位点上的杂合子状态缺失,提示 11q13 区内的抑癌基因失活可能是 MEN-1 有关的遗传性和散发性内分泌肿瘤发生的原因。另外,视网膜母细胞瘤(Rb)基因、嘌呤结合蛋白(nm23)基因在垂体瘤发生中也发挥重要作用。

2.旁分泌与自分泌功能紊乱

下丘脑的促垂体激素和垂体内的旁分泌或自分泌激素可能在垂体瘤形成的促进阶段起一定作用。GHRH 有促进 GH 分泌和 GH 细胞有丝分裂的作用,长期的 GHRH 可以导致垂体 GH 细胞的增生和肥大。有些研究发现正常垂体本身或垂体瘤患者的垂体在局部释放 GHRH,且局部的 GHRH 可能促进肿瘤的生长速度。植入 GHRH 基因的动物可导致 GH 细胞增生,进而诱发垂体瘤。以上研究表明 GHRH 增多可以诱导垂体瘤形成。某些生长因子如胰岛素样生长因子(IGF)-1 和 2、转化生长因子(TGF)-α 和 β、PTH 相关肽(PTHrP)等在不同垂体瘤中有较高的表达。它们可能以自分泌或旁分泌的方式促进垂体瘤细胞的生长和分化。TGF-α 作为一种膜蛋白在正常垂体细胞和垂体瘤细胞中表达,利用 PRL 启动子定向过度表达 TGF-α 可以导致 PRL 瘤的形成,提示 TGF-α 在 PRL 瘤形成中的作用。

3.下丘脑调节功能紊乱

下丘脑抑制因子的作用减弱对肿瘤的发生可能也有促进作用。研究发现,在深入 PRL 细胞群而生长的新生血管中,多巴胺的浓度很低,因此,作为抑制因子的多巴胺作用不足可能与 PRL 瘤发病有关。肾上腺性 Cushing 综合征患者做肾上腺切除术后,皮质醇对下丘脑 CRH 分泌的负反馈抑制减弱,CRH 分泌增多,患者很快出现 ACTH 瘤。慢性原发性甲状腺功能减退症患者也常发生垂体 TSH 瘤。这些足以说明缺乏正常的靶腺激素负反馈调节机制及随后的下丘脑调节功能紊乱对垂体瘤可以起促进作用。

二、分类

1.按功能分类

根据肿瘤细胞有无合成和分泌具有生物活性激素的功能。将垂体瘤分为功能性垂体瘤和无功能性垂体瘤(NFPA)。功能性垂体瘤分泌相应的激素,使其血浆水平升高,导致靶腺功能亢进或出现激素过多的临床表现,以 PRL 瘤多见,占 50%~55%,女性患者可出现闭经、泌乳、不孕,男性患者可出现性功能减退等表现;其次为 GH 瘤,占 20%~23%,患者可出现肢端肥大症、糖尿病与高血压;ACTH 瘤为 5%~8%,患者可出现 Cushing 综合征表现;TSH 瘤与 LH/FSH 瘤较少见。

2. 按形态学分类

根据垂体瘤的生长解剖和影像学特点可分为微腺瘤(肿瘤直径<1cm)和大腺瘤(肿瘤直径>1cm)。根据瘤体大小和与周围组织的关系将垂体分为以下 5 级。Ⅰ级:垂体内微腺瘤,鞍区结构未受侵犯;Ⅱ级:垂体内微腺瘤,瘤体与蝶鞍接触,鞍壁局限性凸起;Ⅲ级:垂体内大腺瘤,蝶鞍弥漫性扩大,对周围结构无侵犯;Ⅳ级:大腺瘤,以及对周围结构的局限性侵犯和破坏;Ⅴ级:大腺瘤,以及对周围结构广泛侵犯。

3. 按术后病理学分类

是目前公认的比较合理的分类方法,该方法将垂体瘤分为 GH 瘤、泌乳生长细胞瘤(包括 PRL 和 GH 混合腺瘤)、PRL 瘤、嗜酸干细胞瘤、TSH 瘤、ACTH 瘤、GnH 瘤、零位细胞瘤(包括嗜酸细胞瘤)及多激素腺瘤 9 种。

三、临床表现

主要包含 3 方面:①肿瘤向鞍外扩展压迫邻近组织结构的表现;②因肿瘤周围正常垂体组织受压或破坏,引起不同程度的腺垂体功能减退的表现;③一种或几种垂体激素分泌亢进的临床表现。

1. 压迫症状

(1)头痛:见于 1/3~2/3 的患者,胀痛为主,间歇性加重。头痛部位多在两颞部、额部、眼球后或鼻根部。引起头痛的主要原因是鞍膈与周围硬脑膜因肿瘤向上生长而受到牵连所致;当肿瘤穿破鞍膈后,疼痛可减轻或消失;肿瘤压迫邻近的痛觉敏感组织如硬脑膜、大血管壁等,可引起剧烈疼痛,呈弥漫性,常伴有呕吐。垂体瘤梗死可出现剧烈头痛,伴恶心、呕吐以及意识改变。

(2)视神经通路受压:垂体肿瘤可引起以下 5 种类型视野缺损及视力减退:①双颞侧偏盲,最常见的视野缺损类型,约占 80%,因垂体肿瘤压迫视交叉的前缘,损害了来自视网膜鼻侧下方、继而鼻侧上方的神经纤维。患者视力一般不受影响。②双颞侧中心视野暗点,占 10%~15%,由于垂体瘤压迫视交叉后部,损害了黄斑神经纤维。③同向偏盲,较少见,因肿瘤向后上方扩展或由于患者为前置型视交叉导致一侧视束受压所致。患者视力正常。④单眼失明。见于垂体瘤向前上方扩展或患者为后置型视交叉变异,扩展的肿瘤压迫一侧视神经引起该侧中央视力下降甚至失明,对侧视野和视力正常。⑤一侧视力下降,对侧颞侧上部视野缺损,由于向上方扩展的肿瘤压迫一侧视神经近端与视交叉结合的部位。

因视神经受压,血液循环障碍,视神经逐渐萎缩,导致视力减退。视力减退与视野缺损的出现时间及病情程度不一定平行。

2. 垂体激素分泌减少的表现

(1)表现一般较轻,进展缓慢,直到腺体有 3/4 被破坏后,临床才出现明显的腺垂体功能减退症状。但在儿童患者中,垂体激素减少的症状可能较为突出,表现为身材矮小和性发育不全,有时肿瘤影响到下丘脑和神经垂体,血管加压素的合成和排泌障碍引起尿崩症。

(2)出现腺垂体功能减退症时,性腺功能减退约见于 3/4 的患者,其次为甲状腺功能减退症,但以亚临床型甲状腺功能减退症较为多见,如不出现严重应激,肾上腺皮质功能通常正常,但在严重应激时,由于垂体 ACTH 储备不足,可能出现急性肾上腺功能减退。

(3)通常面色苍白,皮肤色素较浅,腋毛、阴毛稀少,毛发稀疏、细柔,男性患者的阴毛可呈女性分布。女性患者闭经,月经稀少,性欲减退,男性除性欲减退、性功能障碍外,尚可出现生殖器官萎缩,睾丸较软。

(4)垂体瘤尤其是大腺瘤易发生瘤内出血,诱发因素多为外伤、放射治疗等。垂体瘤有时可因出血、梗死而发生垂体卒中,其发生率为 5%~10%。垂体卒中起病急骤,表现为额部或一侧眶后剧痛,可放射至面部,并迅速出现不同程度的视力减退,严重者可在数小时内双目失明,常伴眼外肌麻痹,尤以第Ⅲ对脑神经受累最为多见,也可累及第Ⅳ、第Ⅵ对脑神经。严重者可出现神志模糊、定向力障碍、颈项强直甚至昏迷。有的患者出现急性肾上腺皮质功能衰竭的表现。CT 或 MRI 示蝶鞍扩大。

3.垂体激素分泌增多的表现

由于不同功能腺瘤分泌的激素不同,临床表现各异,相应的垂体激素分泌增多。

4.其他症状

当肿瘤向蝶鞍两侧扩展压迫海绵窦时可引起海绵窦综合征(第Ⅲ、第Ⅳ、第Ⅴ及第Ⅵ对脑神经损害)。损害位于其内侧的眼球运动神经时,可出现复视。一般单侧眼球运动神经麻痹较少见,如发生则提示有浸润性肿瘤侵犯海绵窦的可能。第Ⅵ对脑神经因受颈内动脉保护,受损的机会较少。若肿瘤侵犯下丘脑,可出现尿崩症、嗜睡、体温调节紊乱等一系列症状。如肿瘤压迫第三脑室,阻塞室间孔,则引起脑积水和颅内压增高,头痛加剧。

四、辅助检查

1.实验室检查

可根据患者的临床表现选择相应的垂体激素基础值和动态试验。一般应检查 6 种腺垂体激素,当某一激素水平变化时应检查相应的靶腺或靶器官、组织的激素水平。

2.影像学检查

高分辨率 CT 和 MRI 可显示直径>2mm 的微腺瘤。极少数高度怀疑垂体瘤而 CT 和 MRI 阴性的病例,可以于岩下窦取血进行肿瘤相对定位。CT 的优点是对骨质显像清楚,能观察周围骨质受肿瘤侵犯和破坏的情况,也能发现肿瘤是否有钙化灶。CT 显示垂体瘤呈等密度或低密度表现,等密度肿瘤通常显影不佳,与正常垂体组织分界不清。MRI 对软组织显影良好,其能更好地显示肿瘤及其与周围组织的解剖关系,是垂体瘤影像学检查的首选。垂体微腺瘤在 MRI 检查 T_1 相多表现为低信号或等信号,在 T_2 相为高信号,直接征象为垂体内小结节,间接征象为垂体上缘隆起,垂体高度增加,垂体柄偏斜,鞍底塌陷。垂体大腺瘤在 T_1 相多为等信号,T_2 相呈等信号或高信号,向上生长的肿瘤可有明显的鞍隔切迹,肿瘤向上生长可压迫视交叉和垂体柄,向后上方可压迫脑干,向下可使蝶鞍加深、蝶窦受侵犯,向侧方压迫可浸润海绵窦,大腺瘤内可出现出血或坏死,呈 T_1 相高信号改变,与周围等信号或低信号形成鲜明对比。

3.视力、视野检查

可以了解肿瘤向鞍上扩展的程度。

五、诊断

诊断一般并不困难。根据临床表现、内分泌功能、实验室检查和影像学改变一般可做出诊断。但部分微腺瘤,激素分泌增多不显著,激素检测值高出正常范围上限不多,可能较难做出诊断。

六、鉴别诊断

1.颅咽管瘤

最常见的先天性肿瘤,可发生于任何年龄,以儿童和青少年多见,视野缺损不对称,往往先出现颞侧下象限缺损。诉头痛,可出现发育迟缓,性功能障碍,闭经,男性可有性欲减退。下丘脑损害者伴多种下丘脑功能紊乱的表现,如尿崩症、多食、发热、肥胖等。头颅 MRI 呈多种不同信号强度,实质性者 T_1 加权图像为等信号而 T_2 加权图像为高信号。

2.淋巴细胞性垂体炎

多见于妊娠或产后妇女,病因未明,可能是病毒引起的自身免疫性疾病。临床表现有垂体功能减退症和垂体肿块。确诊有赖于病理组织检查。

3.视神经胶质瘤

多见于儿童,尤以女孩多见,视力改变常先发生于一侧,视力丧失发展较快,无内分泌功能障碍。

4.异位松果体瘤

多见于儿童及青少年,患者可出现视力减退、双颞侧偏盲、口渴感消失、慢性高钠血症等下丘脑功能紊乱的表现。

5.其他

垂体腺瘤还需和另一些伴蝶鞍增大的疾病相鉴别,如空泡蝶鞍综合征、鞍上生殖细胞瘤、垂体转移癌等。

七、治疗

垂体瘤的治疗目标是:①抑制激素的自主分泌;②抑制肿瘤生长或摘除肿瘤;③纠正视力和脑神经缺陷;④恢复和保存垂体功能;⑤防止局部和全身并发症;⑥防止肿瘤复发。

(一)根据病情和个体需求制定治疗方案

垂体瘤的治疗应根据患者的年龄、一般情况、肿瘤性质、大小、扩展和压迫情况统筹安排。垂体瘤的治疗方法主要有手术治疗、药物治疗和放射治疗 3 种。

1. PRL 瘤

一般首选药物治疗，PRL 瘤女性经药物治疗恢复生育能力后，可安全怀孕，临床观察未发现溴隐亭对胎儿的不良反应和肿瘤增大。微腺瘤在妊娠后增大的危险性<2%，大腺瘤的危险性虽然>15%，但妊娠前做手术治疗使肿瘤缩小后再使用药物治疗恢复其生育能力，仍可安全怀孕。另一可选择方法为：妊娠后停用溴隐亭，待发现瘤体增大时重新给予溴隐亭治疗，并贯穿整个妊娠期。育龄妇女怀孕期间如发现 GH 瘤及其他垂体瘤，一般在分娩前不予以治疗。在众多的垂体瘤治疗药物中，疗效得到明确肯定的是多巴胺受体激动剂，已成为 PRL 瘤的首选治疗。此外，用奥曲肽或溴隐亭治疗 GH 瘤也取得一定疗效。

2. 非 PRL 瘤

大多数 GH 瘤、ACTH 瘤、TSH 瘤以及无功能大腺瘤首选手术治疗。术后血 GH、IGF-1 仍持续升高的 GH 瘤应给予奥曲肽生长抑素受体配体（SRLs）或多巴胺受体激动剂辅助治疗，其中以 SRLs 的疗效较好；对药物治疗效果不佳者可考虑放射治疗。ACTH 瘤、TSH 瘤及无功能大腺瘤手术效果欠佳者也可辅以放射治疗。ACTH 瘤可给予酮康唑或其他肾上腺皮质类固醇合酶抑制剂治疗。

（二）手术治疗垂体瘤

除 PRL 瘤外，其他垂体瘤的首选治疗仍为手术摘除，治疗目的在于彻底切除肿瘤，尽力保留正常的腺垂体组织，避免术后出现腺垂体功能减退症。如垂体瘤出现垂体激素分泌增多的临床症状和（或）脑神经及蝶鞍周围组织结构受压迫时需考虑手术治疗，出现垂体卒中必须立即手术治疗。GH 瘤或 GH/PRL 混合瘤应及早手术，而一时定位困难和缺乏症状的垂体微腺瘤或意外瘤一般先做定期追踪观察，不主张盲目手术。

1. 经蝶手术指征

主要是：①适合于鞍内微腺瘤和向鞍上膨胀性生长及向海绵窦内发展的大腺瘤。向鞍上扩展的大腺瘤还要进行术后辅助放疗，PRL 瘤术后辅以药物治疗。②鞍内腺瘤的膨胀性生长引起压迫性垂体破坏、垂体功能减退或垂体卒中。③术后复发或头颈部放疗所致的垂体瘤出血或脑脊液漏。④药物治疗无效或对药物不能耐受的垂体瘤。⑤近期内要求妊娠或需要对肿瘤做出病理诊断者。⑥在各种类型的垂体瘤中，GH 瘤、ACTH 瘤（包括 Nelson 综合征）和 TSH 瘤多选用经蝶手术，因这些肿瘤的药物治疗效果较差。⑦个人自愿选择。

侵犯蝶鞍硬膜的肿瘤复发可能性大，必须进行术后放疗。术中应用内镜经单侧鼻孔充分暴露内鼻腔及蝶窦进行垂体瘤选择性切除术的优点是手术视野暴露更充分，手术损伤较少，术后并发症较传统经蝶窦术式低，且住院日缩短。内镜经蝶窦术式不仅适合于微腺瘤，对于大腺瘤同样有良好疗效。术中应用 MRI 对肿瘤进行精确定位，使手术效果较以前明显提高。近年开展的立体定位放射手术具有更多优点。

2. 影响手术疗效的因素

手术治疗垂体瘤的疗效一般取决于以下 4 点：①医师的经验及水平；②肿块大小；③肿瘤是否侵犯骨骼或硬脑膜；④既往治疗情况。术前应尽量停用溴隐亭，如术前有明显垂体功能低下者，至少应在手术前 24 小时补充适当的氢化可的松，术后 3~4 天的糖皮质类固醇激素剂量应逐渐减少,检查垂体功能以决定是否需要激素补充/替代治疗或调整治疗方案。PRL 瘤用药物治疗的效果良好,但对多巴胺激动剂有抵抗时,需改用手术治疗或放疗。儿童垂体瘤多具有激素分泌功能,肿瘤细胞来源于单一细胞的 X 染色体的失活和突变,垂体瘤可分泌 ACTH、PRL、GH、TSH、LH 或 FSH,故多数需要手术治疗,但对儿童的生长发育、性腺功能和智力发育影响较大。

3.疗效评价

手术治疗的疗效评价标准是:①治愈:肿瘤全切,视力好转或无变化,内分泌功能好转或稳定,颅内高压症状消失。②好转:肿瘤部分切除,症状稳定,颅内高压症缓解,视力无明显变化。③未愈:肿瘤仅作活检,临床症状无改善。除了垂体瘤本身的质量疗效评价外,术后患者应定期追踪垂体功能变化。

4.手术并发症

经蝶手术难以避免术后急慢性并发症。急性并发症有尿崩症、SIADH、脑脊液鼻漏、蛛网膜炎、脑膜炎、急性肺栓塞、视力丧失、脑卒中或脑血管损伤、脑脓肿、眼球麻痹及腺垂体功能减退症。急性并发症多为一过性,少数可为永久性。慢性并发症的发生率在 10% 以下,主要有永久性尿崩症、脑脊液鼻漏、视力丧失、鼻中隔穿孔和腺垂体功能减退症等。与手术干预有一定关系的并发症有脑损伤、血管损伤、术后脑膜炎、脑脊液鼻漏、肺性脑病、急性心肺功能不全、麻醉意外等。

如果术后发生腺垂体激素缺乏,则需补充相应的靶腺激素,如甲状腺激素、糖皮质激素、性腺类固醇激素等。

(三)放疗用于手术/药物治疗的补充或特殊病例

垂体放射治疗可阻止肿瘤进一步生长并最终使增高的激素水平下降,但是放疗取得疗效所需的时间较长,并发症(如垂体功能减退症)多。放射治疗的类型较多,可选择常规 X 线放疗、直线加速器 X 刀、γ 刀以及放射源 ^{90}γ 或 ^{198}Au 作垂体内照射等。近年由于在照射部位、照射总量和单次剂量的精确估计、安排等方面都减少了误差,提高了放疗效果。用同等剂量的 γ 刀和直线加速器 X 刀毁损直径>1.5cm 的垂体瘤,其照射目标周围的剂量梯度很快减少,对周围组织损伤少。对于有侵犯视神经或视交叉的颅咽管瘤及听神经瘤来说,使用直线加速器 X 刀效果较满意,但仍存在并发症多和易复发等缺点。

γ 刀治疗垂体瘤的疗效明显优于常规 X 线放射治疗,前者的优点表现在以下 5 个方面:①常规放疗一般要每周照射 4~5 次,疗程共 6 周,而 γ 刀只需单次照射;②激素恢复正常的速度明显快于常规放疗;③放射线对周围正常组织的损伤小,很少出现继发性脑肿瘤及神经并发症;④可切除侵犯海绵窦的肿瘤;⑤常规放疗仅作为手术治疗后的辅助措施,而 γ 刀可作为首选疗法,用于拒绝或不适于经蝶窦手术者。一般只要照射到视觉神经系统的剂量<10Gy,γ 刀治疗是安全可靠的。

立体构象分层放疗(SCRT)明显提高了治愈率,肿瘤生长的控制率达 100%,对正常垂体和周围组织的损害可降到最低。如何提高单独放疗和术后放疗的疗效是避免复发的关键,因而 SCRT 应是放疗的发展方向。常规垂体放疗原则上应与手术或药物配合应用。

(四)长期追踪垂体瘤病情变化

垂体瘤一旦确诊,无论是功能性、无功能性,接受了治疗(药物、手术、放疗)或未接受治疗者,与垂体瘤和垂体功能相关的医学追踪应该是终生性的,以避免贻误早期治疗时机。无症状者可每年测定1次垂体激素,MRI 1~2年检查1次。有症状者应在这些基础检查的基础上,进一步确定病变的性质与程度,并及时采取相应的处置措施。

第五节 巨人症与肢端肥大症

肢端肥大症和巨人症是由于GH过度分泌所引起的内分泌代谢疾病,其主要原因为垂体GH瘤或垂体GH细胞增生,但也包括一些垂体外少见原因,如异位GH分泌瘤、GHRH分泌瘤等。发生在青春期后、骨骺已融合者表现为肢端肥大症;发生在青春期前、骨骺未融合者可表现为巨人症;而发生在骨骺融合前后的患者表现为巨人症;兼有肢端肥大症的外貌,称为肢端肥大性巨人症。

目前,美国肢端肥大症的患病率为每100万人群中有40~60例,且每年每100万人中新增3~4例,而我国尚无准确的流行病学调查资料。肢端肥大症起病相对隐匿,多发于30~50岁的中青年人,不少患者在经过7~10年的评估、随访后才被最终确诊,而其中只有40%是由内科医生发现并诊断的,大部分患者常因视觉障碍、牙齿不能咬合、月经紊乱、骨性关节炎等就诊于其他相关科室。肢端肥大症患者常合并不同程度的高血压、糖尿病、心肌病及睡眠呼吸暂停综合征等,其死亡率明显高于正常人。因此,早期发现、早期诊断及治疗对患者预后极为重要。

一、生理调节

GH细胞的发育和增殖主要取决于垂体转录因子-1(PIT_1)的先证基因,它在胚胎发育晚期编码PIT_1基因,而后者则与细胞核内GH启动子结合进行转录,转录后,GH大多以191个氨基酸残基的单体释放入血液循环,少部分则以176个氨基酸残基的单一肽链释放。GH的脉冲方式分泌主要受下丘脑GH释放激素(GHRH)和生长抑素(SS)的双重调节。另一方面,血液循环中的IGF-1和GH也对垂体GH分泌和下丘脑GHRH/GHIH分泌有反馈抑制作用或调控影响。近年研究发现,从小鼠和人胃组织中成功分离的生长激素释放肽,是生长激素促分泌素受体(GHS-R)的内源性配体,通过与GHS-R结合而刺激GH的分泌。

正常成年人基础状态下血清GH水平很难检测出(<0.2μg/L),但在低水平的基础上有间断出现的GH脉冲分泌,大多在夜间入睡后出现,且不受进食、血糖、类固醇激素、PRL和TSH等因素的影响,它的脉冲峰值可高达30μg/L。正常人空腹过夜,早晨醒后静卧时的GH基础水平常很低,起床后轻微活动可引起血清GH水平升高,所以活动后的空腹GH值高于基础值。大多数应激刺激引起GH分泌,如急性创伤、休克、麻醉、外科手术等。急性低血糖是GH分泌的强烈刺激,可使血清GH分泌,慢性、缓慢的血糖下降可能不出现GH分泌

增加。

二、病理特点

从 GH 腺瘤中分辨出不同亚型与激素分泌的不同模式和浸润特点,对确诊和疾病的预测是很有价值的。

90% 的肢端肥大症是由单克隆的良性垂体腺瘤所致。分泌致密颗粒的 GH 腺瘤生长缓慢,常患病多年也难于发现;而分泌稀疏颗粒的 GH 腺瘤生长迅速,易发生局部浸润。大约 25% 的 GH 腺瘤同时分泌 PRL,主要包括 GH 和 PRL 混合细胞腺瘤、促催乳生长激素细胞腺瘤(MS)以及嗜酸干细胞腺瘤。多激素分泌细胞腺瘤比较少见,以分泌 RPL、GH、TSH 及其他垂体糖蛋白激素为主。大多 GH 瘤为大腺瘤(直径>1cm),恶性比较少见,如肿瘤已向鞍外侵犯或出现转移,则考虑为垂体癌。

三、发病机制

1. GH 分泌异常

GH 分泌受下丘脑激素的双重调节,GH 释放激素(GHRH)刺激 GH 分泌,而生长抑素(SS)抑制其分泌。许多 GH 分泌性垂体腺瘤中存在 SS 受体(SSTRs)的表达。GH 瘤细胞的 SSTRs 密度与其在体内、外对 SS 类似物的分泌反应之间直接关联。目前已证实奥曲肽抑制 GH 分泌的作用与 SSTR 亚型有关。另外,相对于正常垂体,GH 分泌性垂体肿瘤中 SS 表达可能减少。

2. 分子生物学机制

垂体腺瘤形成的分子生物学机制至今仍不明确,目前主要有以下 2 种机制:

(1)GNAS1 基因:约 40% 的散发性 GH 腺瘤与 G 蛋白调节亚单位(GaS)发生点突变有关,GNAS1 为编码 GaS 的基因,一旦此基因发生突变,GaS 则被长期激活,腺苷环化酶处于持续兴奋状态,细胞内 cAMP 水平增高,通过 cAMP 使蛋白磷酸化及细胞生长和分化,导致 GH 腺瘤的发生。目前最常见的突变位点为 GaS 蛋白的 Arg201 和 Glu227 位点。

(2)PTTG 基因:从大鼠垂体 GH 分泌瘤中分离到一种垂体瘤转化基因(PTTG),它可编码一种含 199 个氨基酸残基的蛋白质。PTTG 在正常垂体组织中不表达,但在体内及体外均显示较强的肿瘤转化作用,这提示 PTTG 也可能导致 GH 分泌瘤的发生。

3. 异源性 GHRH 分泌综合征

胰腺、肺、肾上腺和神经节等部位的肿瘤患者常表现出肢端肥大症的症状和体征,而手术切除肿瘤后,GH 过度分泌状态以及由此产生的临床表现随之缓解。尽管垂体外肿瘤很少产生和分泌 GH,但大多数能分泌 GHRH。下丘脑神经节细胞瘤常分泌过量的 GHRH,而导致 GH 细胞增生,一些神经内分泌性肿瘤,如支气管类癌、小细胞肺癌、胰岛细胞瘤、肾上腺腺瘤、甲状腺髓样癌及嗜铬细胞瘤也能分泌过量的 GHRH,最终导致 GH 及 IGF-1 的过度分泌。

4. 家族性垂体腺瘤

多发性内分泌腺肿瘤 1 型(MEN-1)的垂体腺瘤患者在染色体 11q13 和 2p16~12 区域存

在杂合性缺失(LOH),而在散发性垂体腺瘤中并不常见。家族孤立性生长激素腺瘤(IFP)患者发病年龄较轻,一般在20岁之前,其中15%的患者存在芳香烃受体相互作用蛋白(AIP)基因突变,目前已有超过50个IFP家族的120名成员发病并被报道。

四、临床表现

1.GH过度分泌和GH瘤表现

(1)身高:由于GH的过度分泌,促进骨骼生长发育,长骨的纵向生长加速。GH瘤如发生于骨骺融合前,身高均明显高于同龄儿童,超过正常范围的2SD以上,一般至青春期发育完成后,达到1.8m(女性)及2.0m(男性)左右。

(2)五官:眶上嵴、颧骨及下颌骨增大突出,额骨增生肥大、前额斜度增长、眉弓外突、下颌突出、牙齿分开、咬合错位。

(3)胸骨及椎骨:胸骨突出,肋骨延长且前端增宽呈念珠状,胸廓前后径增大呈桶状胸。椎体延长、加宽、增厚,脊柱后弯或侧弯畸形。椎间孔四周骨质增生,可压迫神经根而致腰背痛。

(4)骨盆及四肢:骨盆增宽,四肢长骨变粗,手脚掌骨宽厚如铲状,手指(足趾)增宽,指端呈簇状,平底足。

(5)皮肤及软组织:皮肤改变以头面部最明显,颜面皮肤及软组织增厚,鼻甲肥大,鼻内组织增生可引起呼吸受阻。唇厚舌大、声带厚长、扁桃体、悬雍垂及软腭增厚,常导致患者声音变低沉,睡眠时出现鼾声。外耳肥厚、鼓膜增厚,可使咽鼓管阻塞,偶伴耳鸣、耳聋。皮脂腺增生及汗腺肥大。

(6)糖代谢:肢端肥大症患者常伴有糖代谢异常,但多数为轻度或中度的血糖异常,糖尿病酮症酸中毒及糖尿病高渗性昏迷极为少见,远期糖尿病并发症亦不多见,成功治疗GH瘤可使糖代谢紊乱明显改善或消失。

(7)心血管系统:心血管系统病变是肢端肥大症患者的最主要死因之一。主要表现为心肌肥厚、间质纤维化、心脏扩大、左心室舒张功能降低、动脉粥样硬化等。高血压主要与血浆肾素活性低、水钠潴留、细胞外容量增加、高胰岛素血症等因素有关,同时还与GH、IGF-1升高程度及病程长短密切相关。

(8)呼吸系统:肢端肥大症患者死于呼吸系统疾病者比普通人群高,这主要是由于患者存在呼吸功能障碍。早期无明显临床表现,仅有上呼吸道阻塞的肺功能改变;慢性上呼吸道阻塞,患者声音嘶哑,活动后呼吸困难;阻塞性睡眠呼吸暂停,患者白昼嗜睡、打鼾、憋气。

(9)生殖系统:外生殖器肥大,在疾病早期,男性性欲可增强,但以后多逐渐减退,发展成阳痿。女性性欲减退、不孕、月经紊乱、闭经,部分患者有溢乳。

(10)并发恶性肿瘤:在肢端肥大症中,肿瘤发生的危险性增加,其中结肠息肉及腺癌与肢端肥大症的关系最密切,长期高GH血症增加恶性肿瘤发生的机制,可能与GH和IGF-1对细胞促有丝分裂作用有关。

2.肿瘤压迫表现

(1)头痛:见于1/3~2/3的患者,初期疼痛常不剧烈,以胀痛为主,多在两颞部、额部、眼球后或鼻根部。引起头痛的主要原因是鞍膈与周围硬脑膜因肿瘤向上生长而受到牵拉所致。当肿瘤侵入下丘脑、第三脑室,阻塞室间孔可引起头痛加剧,并伴有恶心、呕吐、视盘水肿等颅内高压表现。

(2)视野缺损:最常见的缺损为双眼颞侧半盲、单眼颞侧半盲或全盲,久之便出现另一侧眼颞侧半盲、双眼同侧半盲等。

(3)眼底改变:当视神经持续被压时,视神经盘变浅苍白(单纯性视神经萎缩),不伴视神经萎缩的视盘水肿在垂体瘤患者中很少见。

(4)动眼神经麻痹:当垂体肿瘤增大向外上方扩展至海绵窦累及海绵窦外侧壁的第Ⅳ、第Ⅵ及第Ⅴ对脑神经的1、2支时,临床上表现为复视、斜视、眼球活动失灵、眼睑下垂、瞳孔散大或对光反应迟钝,一般仅在垂体卒中患者中见到。

3.下丘脑功能障碍

可出现食欲亢进、肥胖、睡眠障碍、体温调节异常、尿崩症及颅内压升高等。

五、辅助检查

1.随机 GH

人 GH 呈脉冲式分泌,具昼夜节律性,每日有 10 个左右分泌高峰,峰值可高达 30μg/L,峰谷多小于 0.2μg/L。正常人在运动、应激、急性低血糖时,GH 可明显升高。肢端肥大症患者的 GH 分泌丧失昼夜节律性,24 小时 GH 水平总值较正常人高 10～15 倍,GH 分泌脉冲数增加 2～3 倍,基础 GH 水平增加达 16～20 倍。许多新诊断的肢端肥大症患者,随机 GH 水平是持续增高的,但通常保持在 2～10μg/L,这就与正常人的 GH 脉冲式分泌难以区分。此外,在糖尿病控制不佳、肾功能衰竭、营养不良以及应激或睡眠状态下,基础 GH 水平也可增高。因此,随机 GH 水平不能作为肢端肥大症诊断的可靠依据。

2.血 IGF-1

IGF-1 是一种 GH 调节肽,在细胞生长和分化过程中起到重要的调节作用。正常人 IGF-1 水平与 24 小时平均 GH 浓度相关。肢端肥大症患者,血 GH 与 IGF-1 水平呈对数相关而非直线关系,当血 GH 水平高于 20μg/L 时,血 IGF-1 水平即达高峰平台期。血 IGF-1 可作为筛选、疾病活动及评价预后的指标。IGF-1 在疾病活动期增高,成功治疗后恢复至正常。此外 IGF-1 测定只需单次采样,这主要是由于 IGF-1 生物半衰期长,随机获得的 IGF-1 水平较单次随机 GH 水平更能代表整体 GH 水平。

不同性别、不同年龄的血 IGF-1 正常值范围不同,儿童的血 IGF-1 水平较高,老年人轻度肢端肥大症患者的血 IGF-1 水平可在正常值范围,因此需设定与年龄、性别相匹配的血 IGF-1 参考值。另外,糖尿病、营养不良、饥饿、肝功能异常、妊娠等均能影响 IGF-1 分泌,因此,在诊断时需除去其他影响因素,以免出现假阳性或假阴性结果。

3.口服葡萄糖抑制试验

口服葡萄糖耐量后 GH 抑制试验为临床确诊肢端肥大症和巨人症的金标准,亦为目前判断各种药物、手术及放射治疗疗效的常用指标。患者口服 82.5g 葡萄糖,分别于服葡萄糖前

30分钟,服葡萄糖后30、60、90和120分钟采血测GH浓度,多数肢端肥大症患者GH水平不被抑制,呈反向升高。目前最新的诊断标准是口服葡萄糖耐量后GH不能被抑制至<1μg/L。对于手术以后的患者,GH<1μg/L被用于评价疾病的活动性。

其他动态试验,如GHRH兴奋试验、TRH兴奋试验、多巴胺抑制试验、精氨酸抑制试验等对诊断肢端肥大症有一定价值,但均不如口服葡萄糖抑制试验。

4.颅骨X线

多数肢端肥大症患者蝶鞍显著扩大,鞍底呈双重轮廓,肿瘤巨大时可破坏鞍背和鞍底。

5.垂体MRI

MRI不但能发现垂体腺瘤,更能显示与周围组织的关系,如视交叉、海绵窦等是否受压,肿瘤是否侵犯邻近组织。垂体MRI组织分辨率高,能显示肿瘤内出血、坏死和囊性变,因此,常作为首选的影像学检查手段。

6.垂体CT

垂体CT对评价蝶鞍骨质破坏情况、发现病变内或周边的钙化灶较敏感,但在显示微腺瘤方面敏感性较差。

7.胸部和腹部CT

主要用于诊断或排除垂体外肿瘤。

8.其他影像学检查

必要时可用^{111}In标记的奥曲肽扫描,或正电子断层扫描(PET)等协助诊断和观察疗效。

六、诊断

主要根据辅助检查结果,结合临床表现综合分析判断。

七、治疗

治疗原则是:①去除或破坏肿瘤或抑制其生长,消除压迫症状;②使GH和IGF-1值降至正常,恢复对TRH和GHRH的正常反应;③减轻症状、体征及代谢改变;④消除并发症,预防肿瘤复发。

1.手术治疗

对肿瘤伴有视力下降、视野缺损或垂体卒中或伴脑积水、颅内压增高者,应及时手术治疗,可经蝶窦手术或经颅底手术。大多数患者可经蝶窦手术;瘤体较大,尤其是肿瘤向鞍上或鞍外生长,引起视神经严重受压和视力、视野改变等压迫症状时,选择经颅底手术。对伴有继发性肾上腺皮质功能低下的患者,手术前后应给予应激剂量的肾上腺皮质激素。术后基础血浆GH应<5μg/L,葡萄糖负荷后血浆GH应<2μg/L可作为治愈标准。

2.放射治疗

多用于身体状况不适合手术及手术未能将肿瘤全部切除的患者。放疗时配合奥曲肽治疗可提高疗效。

3.药物治疗

(1)多巴胺受体激动药:常用的多巴胺受体激动药有溴隐亭、长效溴隐亭、培高利特、麦角乙胺、卡麦角林。抑制GH分泌所需剂量大于抑制PRL,因此治疗肢端肥大症所需剂量大于泌乳素瘤,并且对GH及PRL水平同时增高者疗效较好。如溴隐亭每天总剂量可达60mg,培高利特每天剂量可达3.0mg。如与奥曲肽联合应用,则治疗效果更好。多数患者血GH下降50%,随之症状消失,出汗减少,软组织肿胀症状减轻,性功能可有所改善,糖耐量好转。部分患者的GH瘤体积缩小。溴隐亭只抑制GH的分泌,不破坏肿瘤,停药后GH可迅速上升,肿瘤增大,故建议应用溴隐亭治疗的同时给予放射治疗,每年停药一段时间,观察GH是否反跳,如无反跳出现,可考虑停药,然后继续观察。

(2)生长抑素类似物:奥曲肽,皮下注射的常用剂量为50~200μg,每天3次,以后根据血清GH浓度、临床症状、患者耐受性逐渐增加剂量,一般每4周增加50~100μg,最大总剂量不超过每天1.5mg。治疗1周后大多数患者的多汗、头痛、关节痛、疲乏无力及感觉异常等症状有不同程度缓解。皮肤增厚、软组织肿胀、肢端肥大也可改善,垂体大腺瘤可缩小。长效制剂可确保奥曲肽浓度持续维持在较高水平。每4周肌内注射20mg或30mg。一般肌内注射2~3次后,血清GH达到稳态。

(3)生长抑素类似物缓释药:生长抑素类似物缓释药兰乐肽较奥曲肽对GH有更高的选择性抑制作用,很适合肢端肥大症和巨人症。1次注射完后,起作用可维持2周。一般每2周肌内注射30~90mg,根据血清GH和IGF-1调整剂量。注射后药物释放速率和血药浓度恒定,停药后无反跳现象。醋酸奥曲肽(商品名善龙)是近年来应用于临床的更长效生长抑素类似物,可以每4周注射1次,起始量可用20mg,治疗3个月后剂量应当根据血清GH和IGF-1的浓度,以及临床症状和体征决定。如果3个月后临床症状和体征,以及生化参数(GH和IGF-1)尚未完全控制(GH>2.5μg/L),剂量应当增至30mg,每4周给药1次。如GH≤2.5μg/L,则继续使用20mg治疗,每4周给药1次。如果使用20mg治疗3个月后,GH的浓度持续低于1μg/L,IGF-1的浓度正常,以及临床上肢端肥大症的可逆症状和体征消失,本品的剂量可降至10mg。鉴于如此低的剂量,要密切观察监测血清GH和IGF-1的浓度,以及临床症状和体征。有研究对比醋酸奥曲肽比兰乐肽的患者耐受性好,但两者在缩小肿瘤体积和降低生长激素分泌方面没有显著差异。由于长效生长抑素类似物的研究进展,甚至有学者建议将生长激素类似物作为肢端肥大症的首选治疗。

对于不适合外科手术、放疗、多巴胺受体激动药治疗或治疗无效的患者,或在放疗发挥充分疗效前病情处于潜在反应阶段的患者,建议在开始使用本品治疗前,先短期使用皮下注射善宁以评估奥曲肽治疗的耐受性和疗效。

(4)衰退期并发腺垂体功能减退,可用激素替代治疗。

第二章 甲状腺疾病

第一节 单纯性甲状腺肿

一、主要特点

单纯性甲状腺肿，又称非毒性甲状腺肿，是由于缺碘、致甲状腺肿物质等环境因素或遗传及先天因素引起的代偿性甲状腺肿大，且不伴有明显的功能异常。本病为非炎症性、非肿瘤性疾病。病程缓慢持久，开始甲状腺为弥漫性肿大，称弥漫性甲状腺肿；腺体在代偿和增生过程中产生一个或多个结节，称为结节性甲状腺肿。

根据发病流行情况，分为地方性和散发性甲状腺肿。如果一个地区儿童中单纯性甲状腺肿的患病率超过 10%，称之为地方性甲状腺肿，其余均为散发性甲状腺肿。单纯性甲状腺肿的患病率在不同地区可有明显差异。国内最近一项大型(3385例)的流行病学研究显示长期轻度碘缺乏地区、碘缺乏基础上补碘至碘超足量、长期碘过量地区 5 年弥漫性甲状腺肿的累计发病率分别为 7.1%、4.4% 和 6.9%，结节性甲状腺肿的累计发病率分别为 5.0%、2.4% 和 0.8%，碘缺乏和碘过量均可使甲状腺肿的发病率增加。女性发病明显多于男性。年轻患者弥漫性甲状腺肿多，随年龄增加结节性甲状腺肿逐渐增加。

二、病因与发病机制

地方性甲状腺肿是由于地理环境缺碘而成群发病；散发性甲状腺肿可因遗传缺陷、自身免疫和食物等因素引起，但很多散发性甲状腺肿并无明确原因。引起甲状腺肿发病的相关因素较多。

(一)缺碘

正常人每天需碘量为 150μg，如果每人摄入碘量少于 50μg，就可能发生甲状腺肿，缺碘是引起地方性甲状腺肿的主要原因。此外，碘相对缺乏，如生长、发育、妊娠、哺乳期及寒冷、创伤、感染、精神刺激等因素，均可加重或诱发甲状腺肿，可能是由于在这些情况下人体需要甲状腺激素增加，使碘的供应相对不足。缺碘甲状腺肿与硒缺乏也有一定关系。体内存在针对甲状腺的自身免疫也可能促成甲状腺肿。

(二)致甲状腺肿物质

常见致甲状腺肿的食物有卷心菜、核桃、木薯及含钙或含氟过多的饮水等，药物如硫脲类、磺胺类、锂盐、钴盐、高氯酸盐等,这些物质可以抑制碘离子的浓集、有机化和酪氨酸碘化,而抑制甲状腺素的合成。孕期母亲服用抗甲状腺药物经胎盘影响胎儿甲状腺激素的合成,致新生儿散发甲状腺肿。由于母体 T_4 通过胎盘很少,此时母体服用 T_4 不能预防新生儿甲状腺肿。母亲误用锂和胺碘酮也可引起新生儿甲状腺肿。

(三)先天缺陷

甲状腺激素生物合成的先天缺陷,如缺乏过氧化酶、脱碘酶致甲状腺不能正常利用碘而影响甲状腺激素的合成;缺乏水解酶,则甲状腺激素从甲状腺球蛋白解离发生障碍,引起甲状腺代偿性肿大。

(四)高碘

也能引起甲状腺肿,可能是因为摄入过多的碘,占用过氧化酶的功能基,由于 Wolff-Chaikoff 效应,使甲状腺激素合成和释放减少,导致血液中甲状腺激素水平下降引起甲状腺代偿性增大,多为弥漫性轻中度肿大。

(五)其他因素

如遗传因素、甲状腺球蛋白基因突变、甲状腺激素受体缺陷、钠-碘同向转运蛋白基因突变、甲状腺细胞凋亡减少、甲状腺生长免疫球蛋白(TGIs)阳性、细胞因子、抗半乳糖抗体等原因,在不同环节阻碍甲状腺激素合成、分泌和利用。此时,机体通过代偿性增加 TSH 分泌,促使甲状腺滤泡上皮细胞增生,甲状腺功能增强,使甲状腺功能维持在正常水平,患者表现为甲状腺肿大和摄碘增强,但血中甲状腺激素水平正常。当甲状腺激素需要量增加时,甲状腺肿大更为明显。

三、病理特点

超微结构显示内质网扩张,线粒体数目增大,核糖体、溶酶体和微绒毛增多,说明细胞分泌功能增强;也可以是微绒毛和线粒体减少等分泌功能减退的表现。缺碘合成甲状腺原氨酸增多且存于滤泡中,因而滤泡内积聚大量胶质,形成胶性甲状腺肿。大量胶质形成巨大滤泡,上皮受压呈矮立方形或扁平形。随病情发展,滤泡不断增长与复旧。甲状腺组织从早期甲状腺弥漫均匀肿大,发展到晚期形成结节性甲状腺肿,开始可能只有一个结节,以后多为多发性结节。后期部分腺体继发出血囊性变化或纤维样变,较大结节压迫周围组织,部分纤维形成不完整的纤维包膜。后期还可能见功能自主的区域结节。

四、临床表现

(一)地方性甲状腺肿

多发生在离海较远、地势较高的山区。任何年龄均可发生。早期甲状腺呈弥漫性肿大,左右两叶对称,表明光滑,质地柔软,无压痛,与周围组织不粘连。病情缓慢进展,数年时间肿大加剧,并形成结节,常为多发性,甲状腺呈结节状,结节大小不等,软硬不一,称单纯性(非毒性)结节性甲状腺肿。患者早期无明显不适,随腺体增大,可出现对周围组织的压迫症状。如气管、食管受压,患者出现吞咽困难。压迫喉返神经引起声音嘶哑。胸骨后甲状腺肿可压迫上腔静脉,引起上腔静脉综合征,出现面部青紫、肿胀、胸前浅静脉扩张等。

(二)散发性甲状腺肿

是指散发于个别人或个别家族的单纯性甲状腺肿,不呈地方流行。可发生在非缺碘地区,也可发生在高碘的沿海地区。常在体格检查时发现,女性多发,常在青春期、妊娠期、哺乳期及绝经期发病或使病情加重。少数人在精神紧张或月经期有暂时性加重表现。临床表现与地方性甲状腺肿类似,腺体多为轻中度弥漫性肿大,很少有巨大者,质地较软,晚期可有结节。

五、辅助检查

(一)实验室检查

1.甲状腺功能测定

血清 T_3、T_4 及 rT_3 水平正常,TSH 也正常。可以合并甲状腺激素受刺激的特征:T_3、T_4 比值增高;T_3 生物活性明显高于 T_4,T_3 代偿性合成增多,TSH 的变化常与 T_4 负相关,一些单纯性甲状腺肿患者的 TSH 处于正常上限,可能反映甲状腺功能已呈亚临床减低。

2.尿碘测定

正常成年人尿碘排出量为 50~100μg/g 肌酐,24 小时尿碘排出量少于 50μg,说明有碘摄入不足,严重缺碘地区 24 小时尿碘少于 20μg。尿碘多用于评估人群碘营养情况,对个体碘营养评估尚无一致的标准。有学者提出,1 周内不同天的 2 次以上 24 小时尿碘平均值用于评估个体碘营养状况。目前较少应用。

3.甲状腺抗体

抗甲状腺球蛋白抗体和抗 TPO 抗体阴性。

(二)甲状腺摄^{131}I 率

正常或增高,但无高峰前移,且可被 T_3 抑制试验所抑制。

(三)甲状腺扫描(^{131}I 或 ^{99m}Tc)

早期放射性核素分布均匀,晚期不均匀,可见放射性局限于一个或几个结节,若有结节囊性变者表现为"冷结节"。

(四)B 超

能够较客观准确地反映甲状腺体积,并能发现较小结节及囊肿。

(五)X 线检查

颈胸部 X 线片可见气管移位、变窄,并可协助诊断胸骨后甲状腺肿。

(六)病理检查

细针穿刺细胞病理学检查可明确诊断。

六、诊断

(一)确定甲状腺肿

确定甲状腺肿的方法通常靠望诊和触诊。甲状腺肿可以分为 3 度:外观没有肿大,但是触诊能及者为Ⅰ度;既能看到,又能触及,但是肿大没有超过胸锁乳突肌外缘者为Ⅱ度;肿大超过胸锁乳突肌外缘者为Ⅲ度。B超是确定甲状腺肿的主要检查方法。

(二)辅助检查

血清 TT_4、TT_3 正常，TT_4/TT_3 的比值常增高，血清甲状腺球蛋白(Tg)水平增高，增高的程度与甲状腺肿的体积呈正相关。血清 TSH 水平一般正常。B超检查确定甲状腺结节大小、数量、囊性或实性。^{131}I扫描可确定结节的摄碘功能。细针细胞学病理检查可确诊。

七、鉴别诊断

由于单纯性甲状腺肿的异质性，常需与各种原因引起的甲状腺肿大和功能异常鉴别。

(一)甲状腺功能亢进症

尤其注意有些单纯性甲状腺肿可能发展为甲状腺功能亢进症，此时患者出现甲状腺功能亢进症的临床表现和体征，血 T_3、T_4 增高，TSH 降低。

(二)桥本病

早期可仅有甲状腺肿，呈橡皮样硬度，触之呈不均匀感，一般为轻中度肿大，亦无疼痛，不与周围组织粘连。早期甲状腺功能正常，甲状腺自身抗体 TgAb 和 TPOAb 阳性，甲状腺穿刺细胞学检查有助于鉴别。最后诊断靠病理诊断。

(三)亚急性甲状腺炎

病程进展较快，发热，甲状腺疼痛，可有暂时性甲状腺功能亢进症或甲状腺功能减退症的临床及实验室改变，发病初期血沉快，摄^{131}I率低为此期特点，病理为肉芽肿改变。

(四)无痛性甲状腺炎

临床改变及实验室检查均与亚急性甲状腺炎相似，唯无甲状腺疼痛。病理为局限性淋巴细胞浸润。

(五)甲状腺囊肿

扫描时不摄^{131}I，为"冷结节"。B型超声波检查为囊性结节。可因结节性甲状腺肿的结节坏死液化形成，也有些是甲状腺腺瘤出血坏死形成的。

(六)甲状腺腺瘤

多数为单发，生长缓慢，无症状。扫描时摄^{131}I与周围组织相同，为"温结节"。也可以发展为"热结节"，周围甲状腺组织受抑制而几乎不显影，称毒性腺瘤，临床有甲状腺功能亢进症的表现。腺瘤也可发生出血、坏死液化而囊性变呈"冷结节"。

(七)甲状腺癌

有结节者应与甲状腺癌鉴别。甲状腺癌早期除甲状腺结节外可无任何症状，此时与甲状腺肿尤其是结节性甲状腺肿鉴别困难。可做针刺或组织检查，尤其甲状腺穿刺对诊断意义较大。

八、治疗

目前仍缺乏足够大数量循证医学证据，治疗方法尚不一致。药物治疗后弥漫性甲状腺肿有可能恢复，结节性甲状腺肿一般不会逆转。

(1)青春发育期等轻度甲状腺肿并非生理性，但可以不用药物治疗，应多食含碘丰富的海带、紫菜等。

(2) 碘剂：早期的地方性甲状腺肿患者可口服碘化钾，每日 5～10mg 或复方碘溶液每日 3～5 滴，3～6 个月甲状腺肿可消失，也可服 4 周，间隔 4 周再服用，共 6～12 个月。结节性甲状腺肿补碘要慎重，以免诱发自主性结节发生明显的功能亢进，尤其 TSH 水平较低者。

(3) 甲状腺激素：20 岁以下年轻患者的单纯性弥漫性甲状腺肿，为了减小甲状腺肿大，应给予足量的甲状腺激素以抑制 TSH 分泌而又不引起甲亢。中度以上甲状腺肿大也宜用甲状腺激素治疗。可给予左甲状腺素每日 0.1～0.2mg [1.5～2.0～2.5μg/(kg·d)]，晨起顿服，或干甲状腺片每日 40～160mg，分 2～3 次口服，小剂量开始，逐渐加量，疗程一般为 3～6 个月。使甲状腺肿变小，但结节很难消失，对小的新生成的结节可能有效。停药后易复发，复发后可重复治疗。基线 TSH 大于 1mu/L 时则可应用甲状腺激素制剂，应使 TSH 维持在 0.5～1.0mu/L，有主张 TSH 应维持在 0.1～0.3mu/L。孕妇也可采用这一方法。对于有心血管疾病和老年患者，应少量应用，通常左甲状腺素（L-T_4）每日 L-T_4 50μg，可使 TSH 维持在 0.2～0.5mu/L。自主功能结节性甲状腺肿不能用 T_4 治疗，以免发生临床甲状腺功能亢进。

长程服用甲状腺激素主要顾虑是骨丢失，特别是绝经后妇女，需监测 FT_3 和 TSH 水平，达理想目标即可。

(4) 手术：以下情况应行甲状腺大部切除术。

① 巨大甲状腺肿及胸骨后甲状腺肿压迫气管、食管或喉返神经而影响生活和工作者。

② 结节性甲状腺肿继发功能亢进而药物疗效不好者，应手术治疗。但手术前应严格准备，先行药物治疗使甲状腺功能恢复正常，以减少手术合并症。

③ 结节性甲状腺肿疑有恶变者。

④ 有美容要求者。

术后仍可应用甲状腺激素治疗以预防复发。或有主张 L-T_4 与碘盐联合应用效果更好。

(5) 放射性^{131}I 治疗：可使甲状腺不同程度缩小，安全有效，也相对经济。年老不耐受手术者可以选用。由于结节吸碘功能不一，所用^{131}I 量应较大，也易发生永久性甲状腺功能减退。还可采用分次治疗，也能减少治疗过程中甲状腺激素大量释放所带来的危害（甲状腺危象和心脏缺血）。放射性^{131}I 治疗多数在 3 个月内可见减小，1～2 年甲状腺体积减小 40%～55%。多项研究均肯定放疗的效果，治疗后 1 年即有明显效果，3～5 年后甲状腺体积减小 50%～60%。大的纤维化的结节疗效较差，但可减轻气管压迫。结节性甲状腺肿继发功能亢进者，尤其老年人亦应采用这一治疗。最近报告甲状腺结节在^{131}I 治疗前应用人重组 TSH 可达更好疗效。有建议合并使用 T_4。

第二节 甲状腺炎

一、急性化脓性甲状腺炎

（一）主要特点

急性化脓性甲状腺炎（AST），又称感染性甲状腺炎，是临床较少见的甲状腺疾病。由血行播散或局部甲状腺囊肿继发感染,以及临床组织化脓性感染侵袭甲状腺所致。可发生于任何年龄。国外报道多见于20~40岁女性,且以前有甲状腺疾病,尤其有结节性甲状腺肿者易患本病。以发热、甲状腺肿痛为基本特征。

(二)病因与发病机制

AST是急性甲状腺炎中的主要类型:大多由化脓性细菌经血行或邻近感染蔓延到甲状腺所致,病原菌常见为葡萄球菌、链球菌或肺炎球菌等,亦据报道布鲁杆菌感染可引起本病。病原菌感染的途径有:①血源性。②附近组织炎症的直接侵犯。③淋巴管途径。④直接创伤。⑤通过残留的甲状腺舌骨炎症而来。梨状窝窦道瘘常伴有本病或引起本病反复发作。此外艾滋病患者感染机会概率显著增加,这类感染往往隐匿而迁延。

(三)病理改变

甲状腺急性炎症的特征性改变,甲状腺化脓可为局限性或广泛性,初期有大量多形核细胞和淋巴细胞浸润,常伴有坏死和脓肿形成。起病前已有结节性甲状腺肿者易产生脓肿,如甲状腺本来正常者,则广泛化脓多见。脓液可进入深部组织,甚至进入纵隔、破入气管和食管。愈合时具有大量纤维组织增生。

(四)临床表现

1.一般表现

本病发病急,伴发热、畏寒、寒战、心动过速。甲状腺邻近器官或组织感染的征象如肿胀,也有本病引起单侧声带麻痹的报道。

2.甲状腺表现

甲状腺肿大、疼痛、压痛,颈部后伸、吞咽时甲状腺疼痛加剧,疼痛可向两颊、两耳或枕部放射。甲状腺肿大多为单侧,偶可双侧,质硬。甲状腺脓肿形成时可有波动感,局部皮肤红、肿、痛。

(五)辅助检查

1.一般检查

可见末梢血白细胞计数升高,以多形核白细胞为主,血培养可能为阳性,血沉加快,C反应蛋白升高。

2.甲状腺检查

甲状腺功能大多在正常范围(TSH正常,血清T_3、T_4水平均在正常范围)。检测甲状腺摄^{131}I率正常,甲状腺扫描显像可见局部有放射性减低区。甲状腺穿刺可见大量脓液。甲状腺B超显示甲状腺肿大,可有液性暗区。

对反复发生本病或颈部脓肿的患者应排除是否有先天异常,应行食管吞钡或CT检查,有否来源于梨状窝的鳃囊窦道或梨状窝窦道瘘。

(六)诊断

根据伴抵抗力下降或感染疾病史;出现全身败血症表现,如高热、寒战、心动过速;甲状腺肿大、疼痛、压痛,颈部疼痛、放射痛及邻近组织感染及压迫症状;结合实验室检查,如白细胞总数及中性粒细胞增高、血沉明显增快等可确诊;必要时行甲状腺穿刺检查培养病原菌。

(七)鉴别诊断

1.亚急性甲状腺炎

亚急性甲状腺炎通常不侵犯颈部其他器官,疼痛相对较轻,血沉明显增快,早期有一过性甲状腺功能亢进症症状,以及血清 T_3、T_4 升高而甲状腺摄 ^{131}I 率降低的分离现象,甲状腺活检有多核巨细胞出现或肉芽肿形成。

2.甲状腺囊肿或肿瘤内出血

一般无全身败血症表现,稍有发热、寒战,血常规白细胞不高,血沉不快。甲状腺穿刺无脓性液体。

3.甲状腺癌

进行性恶性甲状腺肿瘤(AMTT)也可发生局部坏死,类似急性化脓性甲状腺炎,但其预后很差,死亡率高,可与之鉴别。如出现下列情况应高度怀疑为 AMTT,年龄较大,抗生素治疗无效,发音困难,甲状腺右侧叶受累,坏死范围大,有贫血,甲状腺针吸活检培养无菌生长。

4.疼痛性桥本甲状腺炎

起病较慢,没有全身败血症表现,血沉不快,甲状腺自身抗体阳性。甲状腺穿刺见大量淋巴细胞。

5.其他颈前炎性包块

包块不随吞咽上下移动,甲状腺区扫描或 B 超无相应病变。

(八)治疗

1.一般治疗

局部热敷,卧床休息。高热者可进行物理或药物降温。

2.抗感染治疗

合理使用抗生素,可根据脓液中细菌种类或血细菌培养结果选用抗生素。

3.引流

如局部已形成脓肿或非手术治疗不能使感染消退时,则应进行手术切开引流,也可进行针吸治疗。

4.手术

原有甲状腺疾病如肿瘤的患者,可以在抗生素治疗基础上,使化脓病变局限后行甲状腺部分切除术。如有梨形隐窝瘘管者,也应实行手术切除治疗。

(九)预防

积极控制全身感染和局部感染,增强机体抵抗力。切除梨形隐窝瘘,减少复发感染机会。艾滋病患者注意防治机会感染。

(十)预后

采用抗生素治疗后和引流手术等,可有效控制病情,预后良好,极少发生甲状腺功能减退症。真菌感染或艾滋病患者预后较差。

二、亚急性甲状腺炎

(一)主要特点

亚急性甲状腺炎(SAT,亚甲炎),又称(假)巨细胞性甲状腺炎、(假)肉芽肿性甲状腺炎、急性单纯性甲状腺炎、非感染性甲状腺炎、病毒感染后甲状腺炎、急性(或亚急性)非化脓性甲状腺炎、移行性或"匐行性"甲状腺炎、亚急性疼痛性甲状腺炎、亚急性甲状腺炎等。早在1825年已有描述。Fritz DeQuervain 于 1904 年详细描述了受累病例甲状腺巨细胞及肉芽肿的变化特点,因此称为 DeQuervain 甲状腺炎。亚甲炎临床常见,占甲状腺疾病的 5%,多发生于 20~50 岁女性,男女发病率比例为 1:(3~6)。通常于流感或普通感冒后 1~2 周发病,起病急,临床主要表现为发热、甲状腺肿痛及甲状腺功能异常。典型病例经历局限性非高功能甲状腺毒症、甲状腺功能正常和一过性功能减退三阶段。之后,绝大多数恢复正常甲状腺功能,少数患者遗留永久性功能减退。亚甲炎为自限性疾病,病程一般可持续 2~3 个月,少数患者可迁延至 1~2 年。

(二)病因与发病机制

多见于 HLA-B35 阳性妇女,炎症机制尚未明了。一般认为与病毒感染有关,由于病毒直接攻击甲状腺或由病毒感染诱发,引起甲状腺组织反应从而导致破坏病变。对白细胞相关抗原(HLA)的研究表明,具有多种病毒易感基因组者存在患病倾向。

1.病毒感染

如感染麻疹、柯萨奇、EB 病毒、腺病毒、艾柯、流感、流行性腮腺炎、风疹病毒,以及肠病毒、反转录病毒、巨噬细胞病毒等,一种或多种病毒同时感染后可发病。偶据报道注射流感疫苗后发病。以往报道,患者甲状腺滤泡上皮分离到病毒样颗粒、甲状腺组织活检标本中培养出病毒,以及患者血中高滴度病毒抗体的检出均提示本病与病毒感染有关。在病毒感染暴发期间本病聚集发病。但是也有学者根据甲状腺组织切片中很少找到病毒包涵体或培养出病毒,从而推测甲状腺本身的病变可能不是病毒直接侵袭所致。

2.非病毒感染

如 Q 热或疟疾之后发生本病也有报道。

3.遗传

1975 年,Nvulassy 等首先报道患本病的捷克斯洛伐克裔 HLA-B35 频率增加。以后的研究进一步证实本病的确具有 HLA 易感组型,但存在地理分布与种族差异。已证明多个民族的本病患者均与 HLA-B35 强烈相关,占 64%~87%,欧洲及北美甚至有高达 90% 的报道。HLA-B35 阳性是这些地区和民族 SAT 发病的强有力预测指标。日本患者中 71% 携带 HLA-B35,16% 与 HLA-B67 有一定相关性。而荷兰一组患者中仅 1 例/11 例携带 HLA-B35,5 例/11 例存在 HLA-B15/62。HLA 组型不同,临床表现及发病季节有所差异。孪生子先后患病的报道并非罕见,甚至有黎巴嫩三兄妹(均携带 HLA-B35)18 个月内相继患病的报道。

4.自身免疫

本病活动阶段,血中可测得多种抗甲状腺自身抗体,如甲状腺过氧化酶抗体(TPOAb)、甲状腺球蛋白抗体(TgAb)、TSH 受体抗体[TRAb,甲状腺结合抑制免疫球蛋白(TBII)]、甲状腺刺激抗体(TSAb),以及抗甲状腺抗原的致敏 T 淋巴细胞等。然而这些抗体多数仅呈低滴度存在,可能继发于甲状腺滤泡破坏后的抗原释放。目前认为,这些抗原的释放并不足以使适量 T 淋巴细胞致敏,因此难以构成致病因素。即这些自身免疫现象在本病的存在是非特异的、短暂的,常发生于疾病活动阶段,是对炎症期间受损甲状腺抗原释放的反应,而非特异的原发性甲状腺自身免疫疾病。有些患者患病后长期保留甲状腺自身免疫证据,少数患者于本病前后发生甲状腺自身免疫疾病。其机制尚未十分明了。

5.其他

①细胞因子：多种生长因子对 SAT 的临床过程可能存在影响。②凋亡：本病发生、发展过程中存在凋亡现象。

（三）病理改变

甲状腺组织病理改变不均一，光镜下滤泡完整性丧失。受累区域滤泡上皮细胞显著、广泛破坏，单核/巨噬细胞、组织细胞浸润。胶质部分或完全消失。典型病变为多核巨细胞包绕以胶质为核心（胶质吞噬）的滤泡损害，进一步形成肉芽肿。间质存在炎性反应。随着时间的推移，呈现不同程度纤维化及滤泡区域再生。电镜下可见基底膜褶皱、断裂。疾病过后，组织学可完全恢复正常，或残留少量纤维化。在同一标本中，有时可同时存在不同阶段病理表现。

细胞病理学特征：多种炎性细胞浸润，嗜中性粒细胞、淋巴细胞、组织细胞（单核及双核）、单核/巨噬细胞、离散或成簇状滤泡细胞及多核巨细胞混合存在。上皮样细胞多成片出现。恢复阶段往往难以获得满意的细胞学标本。

动态超声定位细胞学显示，嗜中性粒细胞、巨噬细胞于 1 个月消失。之后以退行性滤泡细胞簇及淋巴细胞为主。2～3 个月后淋巴细胞也可消失，恢复期出现受累区域纤维化。

随着疾病好转，上述病理变化可完全恢复。

（四）临床表现

多在病毒感染后 1～3 周发病。有关季节发病趋势的报道不完全一致，存在地域差别，并受病毒流行趋势的影响。我国有学者报告春季及秋末患病率较高。日本大系列的研究显示夏季至早春高发。起病形式及严重性不一。

1.上呼吸道感染前驱症状

常有肌肉疼痛、疲倦、咽痛；发热（占 2/3）：体温一般轻度、中度升高，少数达 40℃；第 3～4 天呈现高峰，1 周左右消退。

2.甲状腺区域疼痛

为本病特征，可先累及一叶，然后扩大或转移到另一叶，疼痛多较剧烈，有时难以忍受，少数可呈隐痛，易误认为咽喉炎。疼痛可逐渐出现或突然发生，因转颈或吞咽等动作而加重，放射到耳、下颌角、颏、枕、胸背部等处；可伴声音嘶哑甚至声带麻痹，吞咽困难。不典型或程度较轻病例甲状腺无疼痛，仅有耳鸣、耳痛、失音，或首先表现为孤立无痛的硬性结节即所谓"寂静"型，易误诊为其他类型甲状腺疾病，终经手术病理或细胞学检查确诊为本病；有作者提出将"无痛性巨细胞甲状腺炎"作为一种临床亚型。

3.甲状腺肿大、结节

弥漫或不对称轻、中度甲状腺肿较多见（达正常的 2～3 倍），可一叶显著，伴或不伴结节；质地硬；典型病例触痛明显；同样可先累及一叶后扩大或转移至另一叶；局部皮肤较温暖，有时轻度发红；病情缓解后可完全消退，也可遗留轻度甲状腺肿或较小结节。少数结节性甲状腺肿、甲状腺腺瘤或慢性淋巴细胞性甲状腺炎患者可伴发本病。合并存在时，先有的甲状腺病史往往超过 3 年，治疗后 SAT 缓解，原有病变持续存在。

(五)临床分期

1. 急性发作期

即甲状腺毒症期(3～6周以上)。在发病最初几周,因腺体破坏,甲状腺激素释放入血,50%～60%的患者出现一过性甲状腺毒症。临床表现如体重减轻、焦虑、震颤、怕热、心动过速等与一般甲状腺功能亢进症相似;但容易被甲状腺疼痛或触痛所掩盖;高碘摄入地区更多经历这一阶段。偶有出现严重并发症如周期性瘫痪的报道。血沉快,血清TSH降低,T_3、T_4升高,与甲状腺摄^{131}I率下降呈分离现象。

2. 缓解期

即甲状腺功能"正常"期(或过渡期)。炎症消退,甲状腺局部肿痛减轻,部分患者出现甲状腺功能低下症。临床出现短时间无症状的功能正常期,甲状腺摄^{131}I率恢复正常。

3. 恢复期

即甲状腺功能减退症期(数周至数月)。随着甲状腺滤泡上皮细胞破坏加重,储存激素殆尽,在消耗的甲状腺激素补足之前,约25%的患者进入功能减退阶段,可出现水肿、怕冷、便秘等典型症状。在碘摄入相对较低地区,短暂甲状腺功能减退症的发生率较高。多数患者甲状腺滤泡上皮细胞短期内可以修复、再生,并恢复正常甲状腺功能。整个病程4～6个月以上。个别病例反复加重,有迁延达2年之久的报道。永久性功能减退者一般报道不足10%。甲状腺摄^{131}I率回升,TSH、T_3、T_4多在正常范围,血沉无异常或仅轻度增快。

4. 复发期

在轻症或不典型病例中,甲状腺仅略增大,疼痛和压痛轻微、不发热,全身症状轻微,临床上也未必有甲状腺功能亢进症或甲状腺功能低下症表现。病程长短不一,可有数周至半年以上,一般为2～3个月。病情缓解后,尚可能复发。本病完全恢复后的年复发率约2%,复发病例的临床表现及实验室检查结果较初发病例为轻,病程持续时间也较短。

(六)辅助检查

1. 实验室检查

(1)血常规:血白细胞计数轻度至中度增高,中性粒细胞正常或稍高,偶可见淋巴细胞增多。

(2)血沉:明显增快,多≥40mm/h,可达100mm/h,少有<40mm/h;呼吸道病毒抗体滴度增高,6个月后逐渐消失。

(3)其他:C反应蛋白在急性期常常有显著升高。免疫球蛋白可明显高于正常;轻度贫血。

(4)甲状腺功能检查:急性发作期由于甲状腺滤泡细胞破坏,原储存的T_3、T_4漏入血液循环,使得血中T_3、T_4升高,反馈抑制垂体分泌TSH,失去TSH刺激,甲状腺摄碘功能减退。血清TT_3、TT_4、FT_3、FT_4升高,TSH分泌受抑制,甲状腺摄^{131}I率低,呈现所谓的"分离现象"。炎症损害了滤泡细胞摄碘功能,甲状腺功能亢进症期甲状腺摄^{131}I率可低至测不出。缓解期患者血清TT_3、TT_4、FT_3、FT_4减低,TSH升高,甲状腺摄^{131}I率可反跳性升高。恢复期TT_3、TT_4、FT_3、FT_4和TSH均在正常范围。

2. 彩色多普勒超声检查

在急性阶段,受累增大的甲状腺组织没有血供增加,彩色多普勒超声示低回声区;而在恢复阶段,超声显示为伴轻微血供增加的等回声区。一般1年以后血供恢复正常。彩色多普勒超声是一种无创且快捷的检查方法,常用于鉴别诊断及对本病的评价与监测。

3.甲状腺放射性核素扫描(摄^{131}I率低时,放射性核素碘不能用于扫描)

可见图像残缺或显影不均匀、不显影或冷结节,一叶肿大者常见无功能结节或一叶残缺。随着病情缓解,结节小时,甲状腺图像恢复正常。

4.甲状腺活检

显示典型的受累滤泡淋巴细胞与多核巨细胞浸润,胶质逐渐减少或消失,并有多核巨噬细胞出现或肉芽肿样改变。

(七)诊断

主要依据典型临床表现及过程与实验室检查。

1.典型病史

上呼吸道感染后1~3周发病。

2.临床表现

颈部转移性、放射性疼痛伴甲状腺肿大、结节及疼痛和全身症状。

3.辅助检查

典型甲状腺功能衍变过程。血沉增快,血清T_3、T_4升高而甲状腺摄^{131}I率降低,呈分离现象。甲状腺细针穿刺或活检有多核巨细胞或肉芽肿改变。

(八)鉴别诊断

1.桥本甲状腺炎

也可伴轻微甲状腺疼痛、触痛,但较少见,一般不伴明显的碘代谢紊乱和血沉加速,TgAb或TPOAb显著升高。

2.亚急性淋巴细胞性甲状腺炎

不伴甲状腺疼痛或压痛,反复发作者可达10%~15%;无病毒感染前驱症状,很少有病毒抗体滴度改变,血沉大多正常,活检示淋巴细胞性甲状腺炎。

3.甲状腺囊肿或腺瘤样结节急性出血

常见于用力活动后骤然出现疼痛,甲状腺局部有波动感,血沉正常,甲状腺功能正常,超声包块内有液性暗区。

4.甲状腺癌

亚急性甲状腺炎的甲状腺可以很硬,10%的患者甲状腺部分肿大,且无明显症状,扫描可为冷结节,需与甲状腺癌鉴别。但本病的疼痛可自行缓解或迅速波及对侧,血沉快,摄^{131}I率低,应用泼尼松治疗疗效显著,可资鉴别。必要时可做甲状腺穿刺活检。

5.侵袭性纤维性甲状腺炎

病理检查可鉴别侵袭性纤维性甲状腺炎及甲状腺结核肉芽肿。

颈前包块伴有疼痛者除本病外,可见于甲状腺囊肿或腺瘤样结节急性出血、甲状腺癌急性出血、急性化脓性甲状腺炎、迅速长大的甲状腺癌、疼痛性桥本甲状腺炎、甲状舌骨导管囊肿感染、支气管鳃裂囊肿感染、颈前蜂窝织炎等,需注意鉴别。

(九)治疗

1. 一般治疗

症状较轻的患者不需特殊处理,可适当休息,保持情绪稳定,发热者采用物理或药物降温。

2. 非甾体类抗感染治疗

适用于多数轻型或复发患者缓解症状。阿司匹林 0.5~1.0g 或吲哚美辛 25mg,每天 3~4 次。

3. 糖皮质激素

全身症状较重、持续高热、甲状腺肿大、压痛明显者,可采用肾上腺糖皮质激素治疗。其主要是通过抑制细胞介导的延迟超敏反应而抑制炎症过程。首选泼尼松 20~40mg/d,治疗后数小时即可出现疼痛缓解,甲状腺肿大开始缩小,用药 1~2 周后逐渐减量,以后根据症状、体征及血沉的变化缓慢减少剂量,疗程 1~2 个月以上。过快减量、过早停药可使病情反复,应注意避免。甲状腺摄 ^{131}I 率持续低水平预示炎症继续,复发危险性较高,应继续应用糖皮质激素。但停药后部分患者可能反复(10%~20%),再次用药仍然有效。亦可合用非甾体类消炎镇痛药。

有关糖皮质激素治疗与长期甲状腺功能低下症之间是否存在联系,在几项较大系列随访研究中结果不完全一致。病变甲状腺低回声区范围及恢复程度可能与预后相关。由于少数患者缓解后发现乳头状甲状腺癌,故有学者建议,对缓解后超声检查仍存在持续低回声的 1cm 以上病灶进行定期监测,以早期发现不良病变。

4. 治疗甲状腺功能亢进症

甲状腺功能亢进症表现是由于甲状腺腺体破坏,甲状腺激素释放入血出现一过性甲状腺毒症增加所致。一般症状较轻,不需服用抗甲状腺药物、放射性碘或手术治疗,有些患者可给予小剂量普萘洛尔 10~20mg,每天 3 次;阿替洛尔 25~100mg,每天 2 次;美托洛尔 12.5~100mg,每天 2 次。

5. 治疗甲状腺功能低下症

少数患者出现一过性甲状腺功能减退症,如症状明显,可考虑加服左甲状腺片每天 40~120mg,或左甲状腺素每天 100~150μg,直到功能恢复正常为止(一般为 3~6 个月)。5%~10%永久性甲状腺功能低下症患者需长期服药。

(十)预防

1. 预防发病

增强机体抵抗力,积极防治病毒感染是预防发病的关键所在。

2. 预防糖皮质激素依赖

临床上应严格掌握激素使用的适应证,足量、足疗程治疗。切不可频繁变换或小剂量长时间维持治疗。

(十一)预后

亚甲炎是病毒引起的变态反应性炎症而非细菌感染,属于自限性疾病,一般预后良好。可复发,复发率 1.6%~4%,年复发率 2.3%。研究显示,复发者病情较初次发作者轻,治疗时间短。血沉是否恢复或甲状腺碘摄取率恢复情况可作为判断复发的指标。有一过性甲状腺功能亢进症症状,不需要抗甲状腺药物、放射性碘、手术治疗,否则可能导致永久性甲状腺功能低下症。有5%~10%的患者发生永久性甲状腺功能低下症,需长期甲状腺激素替代治疗。

三、慢性淋巴细胞性甲状腺炎

(一)主要特点

慢性淋巴细胞性甲状腺炎(CLT),又称自身免疫性甲状腺炎(CAT)。1912年,由旅居德国柏林的日本外科医师Hashimoto首先报道,故又称桥本甲状腺炎(HT)。CLT包括2个临床类型,即桥本甲状腺炎(HT)和萎缩性甲状腺炎(AT)。两者有相同的甲状腺自身抗体和变化的甲状腺功能,不同点为前者甲状腺肿大,后者甲状腺萎缩。后者可能是前者终末期,但是有些现象提示,HT与AT是两种独立的疾病。CLT是一类常见的自身免疫性甲状腺疾病(AITDs),也是原发性甲状腺功能减退症最主要的原因。患病率在1%~10%。世界范围内,HT的每年发病率是0.3‰~1.5‰。我国在此领域尚缺乏确切的研究数据,但有资料表明,HT可占所有甲状腺疾病的20%~25%。90%以上发生于女性,男女比例大约为1:4,但也据报道可达1:(15~20)。以生育期女性发病为多见。

(二)病因与发病机制

CLT是由遗传和环境因素共同作用而引起的器官特异性自身免疫性甲状腺疾病,其发病机制尚未彻底阐明。目前认为其属于多基因遗传病,可与其他自身免疫性疾病如恶性贫血、干燥综合征、慢性活动性肝炎、系统性红斑狼疮等同时并存。

1. 遗传因素

家族性聚集及单卵双胞胎疾病共显率明显高于双卵双胞胎的现象,提示遗传因素在其发病机制中起重要作用。CLT的遗传易感性与HLA复合体某些等位基因,尤其是HLA-Ⅱ类抗原具有多态性的某些等位基因密切相关。国内学者证实,HLA-DR9、DRB1*0301、DQA1*0301、DQA1*0501可能是CL-T发病的易感基因;DQA1*0201、DQB1*0602可能是其保护性基因。另外,细胞毒性T淋巴细胞相关抗原4(CTLA-4)、维生素D受体(VDR)基因等基因可能也与HT的发病有关。

2. 环境因素

随碘摄入增加,CLT发病率显著增加。高碘首先导致甲状腺上皮细胞损伤,以后再致免疫性损伤而诱发HT。高碘可引起甲状腺内碘有机化障碍,形成过量自由基使甲状腺细胞破坏。摄碘量过多可使隐性HT转变为显性HT,并可促进HT甲状腺功能低下症的发生,故安全剂量范围内供碘是当前值得重视的问题。另外,肠道病原中的Yerslnla细菌的小肠结肠感染、应激、情绪、吸烟可能与本病的发生也有关系。

3. 自身免疫因素

特异的甲状腺抑制T细胞功能异常是本病的基本病因,而且CLT与Graves病有共同的免疫学异常特征。实验证实,在异常遗传背景下,环境因素能增强甲状腺滤泡、淋巴细胞等免疫细胞的活性,激活各种细胞因子(CK)有关DNA结合蛋白,导致CK基因表达,促使甲状腺成为自毁性靶器官。通过CK与免疫细胞共同作用导致CLT与GD的发生。甲状腺免疫反应所致组织损伤的机制可能与下列因素有关：①以 Fas 为介导的细胞凋亡。②细胞损伤性 T 细胞的攻击。③抗体依赖性细胞介导的细胞毒作用（ADCC）。患者体内有多种自身抗体产生：抗甲状腺球蛋白抗体（TgAb）、抗甲状腺过氧化物酶抗体（TPOAb）、抗钠碘同向转运体（NIS）抗体、抗甲状腺素和三碘甲状腺原氨酸抗体和其他抗甲状腺抗体。其他抗甲状腺抗体有：Ⅱ类胶质抗原抗体、甲状腺生长刺激免疫球蛋白（TGI）和甲状腺生长抑制免疫球蛋白，以及甲状腺刺激性抗体（TSAb）、甲状腺刺激阻断抗体（TSBAb）等。其他非甲状腺特异的自身抗体也可以检测到，如抗 DNA 抗体、抗钙调蛋白抗体、抗神经节苷脂抗体。

（三）病理改变

1. 大体标本

（1）甲状腺弥漫性对称性肿大，少数病例可不对称，体积可较正常大 4~5 倍。包膜完整、增厚、与周围组织少有粘连，一般表面光滑。

（2）切面无胶质，灰白色或灰黄色，或略呈分叶状肉样，质韧如橡皮；也可呈结节状，边缘清晰，包膜完整，无粘连。

2. 镜检

（1）可见病变甲状腺组织中淋巴细胞和浆细胞呈弥散性浸润。腺体破坏后，一方面代偿地形成新的滤泡，另一方面破坏的腺体又释放抗原，进一步刺激免疫反应，促进淋巴细胞的增殖，因而，在甲状腺内形成具有生发中心的淋巴滤泡。

（2）甲状腺上皮细胞出现不同阶段的形态学变化，早期有部分滤泡增生，滤泡腔内胶质多；随着病变的进展，滤泡变小和萎缩，腔内胶质减少，上皮细胞肿胀增大，胞质呈明显的嗜酸染色反应，称为 Askanazy 细胞或 Hurthle 细胞，进而细胞失去正常形态，滤泡结构破坏，间质有纤维组织增生，并形成间隔，但包膜常无病变累及。

（四）临床表现

1. 甲状腺肿大

一般而言，当患者出现甲状腺肿时，平均病程已达 2~4 年。甲状腺呈弥漫性、质地硬韧的、无痛的轻度或中度肿大（为正常甲状腺的 2~4 倍），发展慢，可不对称，随吞咽活动，表面常不光滑，可有结节，质硬，尤其在老年人易误诊为恶性疾病；甲状腺肿大压迫食管、气管和喉返神经者，非常罕见，常有咽部不适感。由于此病甲状腺局部一般无疼痛，所以主要是甲状腺增大较明显时才被患者发现。偶有甲状腺发生迅速增大，伴有疼痛和局部压痛，应与亚甲炎鉴别。甲状腺肿大非对称性，在甲状腺功能正常者，易误诊为孤立性或多结节性甲状腺肿。

2. 甲状腺功能减退症

相当部分患者以甲状腺功能减退症就诊，80% 的患者甲状腺功能可保持正常相当一段时间，中晚期则由于免疫反应对甲状腺组织的持久破坏出现功能低下。可有甲状腺功能低下症的临床表现，如怕冷、心动过缓、便秘甚至黏液性水肿等典型症状及体征。本病进展为甲状腺功能低下症的速度同下列因素相关：①女性比男性进展快，女性进展速度是男性的 5 倍。②45 岁以后进展快。③最初甲状腺抗体滴度高预示进展快。④最初 TSH 升高者进展快。另外，亚临床型甲状腺功能低下症的 CLT，如 TSH>20mU/L，每年有 25% 进展到临床甲状腺功能低下症，而 TSH 轻度升高者可以恢复正常。

3.甲状腺功能亢进症

本病也可以发生甲状腺功能亢进症,成为桥本甲状腺毒症。可兼有 HT 和 Graves 病的组织学及临床症状与体征和实验室检查结果:①具有甲状腺功能亢进症高代谢综合征:怕热、多汗、细震颤、心动过速、体重减轻等。②甲状腺肿大可有血管杂音。③部分患者有浸润性突眼、胫前黏液性水肿等。④高滴度 TPOAb、TgAb,可有 TSAb 阳性。⑤甲状腺摄 ^{131}I 率增高,不被 T_3 抑制试验所抑制,TRH 兴奋试验不能兴奋。⑥血中存在高滴度甲状腺刺激抗体(TSAb),部分患者有胫前黏液性水肿及突眼。功能亢进症症状与 Graves 病类似,自觉症状可较单纯 Graves 病时轻,需正规抗甲状腺治疗。本病原因可能与自身免疫性甲状腺炎使甲状腺破坏,甲状腺激素的释放增多有关,也可因存在有 TSAb,刺激尚未受到自身免疫炎症破坏的腺体组织,使甲状腺激素增加;由于腺体组织的不断被破坏,或由于 TSH 阻断性抗体的影响,治疗中易发生甲状腺功能低下。部分患者呈一过性甲状腺功能亢进症,为炎症破坏了正常甲状腺滤泡上皮,使原储存的甲状腺激素释放入血所致。TSAb 阳性,甲状腺摄 ^{131}I 率正常或降低,TRH 兴奋试验可兴奋,甲状腺功能亢进症症状可短期内消失,不需 ATD 治疗,或对症给小量普萘洛尔即可。短期功能亢进症过后出现持久功能低下或功能正常;部分患者开始无甲状腺功能亢进症,仅有典型的桥本病的病理学改变或伴功能低下,经甲状腺激素治疗后或未经治疗,若干时间后出现明显突眼及甲状腺功能亢进症;有的患者先发生典型的 Graves 病,治疗中或治疗停止后一段时间出现典型的 HT 伴或不伴功能低下。

4.特殊表现

本病的临床表现往往并不典型,或与其他甲状腺疾病或自身免疫性疾病合并存在。

(1)浸润性突眼:本病可伴发浸润性突眼,其甲状腺功能正常、减退或亢进。眼外肌间质有大量淋巴细胞、浆细胞浸润,成纤维细胞分泌黏多糖增多,胶质合成活跃,眼外肌水肿,体积增大,病变常先累及下直肌和内直肌,原因未明。

(2)自身免疫性多内分泌腺病综合征Ⅱ型:如 Addison 病、AITD、TIMD、性腺功能减退症的表现之一。

(3)儿童:约占儿童甲状腺肿的 40% 以上,多见于 9~13 岁,其甲状腺肿大及甲状腺结节均较成年人少。甲状腺自身抗体如 TPOAb 和 TgAb 滴度也较成年人低,抗体阴性病例也有报道。很少发生临床甲状腺功能低下症。病理类型以淋巴细胞型多见;易误诊为非毒性或青春期甲状腺肿。对儿童甲状腺肿需随访观察,必要时行甲状腺细针穿刺检查。

(4)老年人:因本病起病缓慢,老年人并存疾病多,机体反应差,患桥本甲状腺炎临床表现缺乏特异性,临床上易误诊。老年人甲状腺组织逐渐萎缩、纤维化,因而质地较硬,又是癌症的好发人群,易误诊为甲状腺癌。老年人发现甲状腺肿大或甲状腺不肿大但有甲状腺疾病的相关症状应提高警惕,及时筛查,必要时行形态学及病理检查以便确诊。

(5)合并甲状腺肿瘤桥本甲状腺炎患者中甲状腺癌肿的检出率较高。原发性恶性淋巴瘤或淋巴瘤可由桥本甲状腺炎恶变而来。下列情况应想到合并癌或淋巴瘤的可能而做穿刺或切开活检:①甲状腺疼痛明显,甲状腺激素治疗和一般对症处理无效。②甲状腺激素治疗后甲状腺不见缩小反而增大。③甲状腺肿大伴邻近淋巴肿大或有压迫症状。④腺内有冷结节,不对称,质硬,单个者。桥本甲状腺炎合并乳头状癌最为常见,也可伴甲状腺滤泡癌、髓样癌,甚至演变为鳞状细胞癌。对可疑患者应当随诊,必要时应行甲状腺穿刺活检,依靠组织学检查确定是否癌变。

(6)桥本脑炎:又称自身免疫性甲状腺炎相关的糖皮质激素敏感性脑病。临床表现可为:①血管炎型:以脑卒中样发作反复出现为特征。②弥漫性进展型:可出现意识障碍、精神错乱、嗜睡或昏迷。脑脊液检查异常,表现为蛋白含量升高,单核细胞增多。甲状腺激素水平一般正常或偏低。脑电图可出现异常。本病严重而且罕见,其病因有争论但与自身免疫有关,其最具特征性改变是高滴度抗甲状腺抗体,特别是 TPOAb,同时有神经精神症状,比如,伴有局部症状的卒中样发作震颤、肌阵挛、癫痫发作、锥体外系症状,以及小脑失调、神经痛或脱髓鞘性周围神经病;或出现进行性痴呆及精神症状,包括意识障碍(发生频率最多);意识模糊、精神症状、幻觉、幻听、躁动;智能障碍:智能低下、认知差、记忆力差、定向力异常、进行性痴呆。本病对糖皮质激素治疗效果佳。

(7)桥本甲状腺炎与妊娠:妊娠后半期因母体组织容受性增强,桥本甲状腺炎病情缓解,但分娩后病情将会加重或复发。产后甲状腺炎(PPT)和桥本甲状腺炎都属于自身免疫甲状腺炎。妊娠时的 TPOAb 阳性、亚临床型甲状腺减低和低甲状腺素血症都可以影响胎儿的神经发育,引起后代智力水平低下。桥本甲状腺炎妇女妊娠应检查 TPOAb 和 TSH,并追踪观察,必要时尽早干预治疗。

(五)辅助检查

1. 自身抗体

(1)抗甲状腺抗体:抗甲状腺抗体测定对诊断本病有特殊意义,是本病实验室检查最突出的表现。患者血中 TgAb 及 TPOAb 滴度明显升高,可持续较长时间,甚至可达数年或十多年。关于血中 TgAb 和 TPOAb 的认识,近年已证明,TPO 是过去认为的抗甲状腺线粒体抗体(MCA)的抗原,能固定补体,有"细胞毒"作用;已证实 TPOAb 通过激活补体、抗体依赖细胞介导的细胞毒作用和致敏 T 细胞杀伤作用等机制引起甲状腺滤泡损伤,另外,TPO 为甲状腺激素合成过程中的关键酶。TPOAb 可直接与 TPO 结合,抑制其活性。两种抗体联合测定,其诊断价值增高,并且在甲状腺功能不同的桥本甲状腺炎患者之间无明显差别。

(2)甲状腺刺激抑制性抗体(TSBAb)或 TSH 结合抑制性免疫球蛋白(TBII):在 10% 的 HT 及 20% 的 AT 患者血循环中存在。TSBAb 阳性的成年人甲状腺功能低下症,以 T_4 治疗,当 TSBAb 自然消失后,停止 T_4 治疗,甲状腺功能恢复正常者只有 40%,且观察到 TSBAb 仅在 5%~10% 的慢性自身免疫性甲状腺炎的甲状腺功能低下症中起作用。

2. 甲状腺功能

多数患者甲状腺功能正常,约 20% 的患者有甲状腺功能低下症表现,有甲状腺功能亢进症表现者不到 5%,桥本甲状腺炎合并甲状腺功能亢进症的发生与患者存在 TSAb 有关,当 TSAb 占优势时,临床可表现为甲状腺功能亢进症。本病为慢性进行性,最终随甲状腺破坏而出现甲状腺功能低下症。甲状腺功能检测结果与本病的病程相关。

(1)早期:通常在疾病的早期,甚至最初的数年内,甲状腺功能测定的结果均是正常的。即血清 TSH、FT_4、FT_3 均正常。部分患者在疾病的早期可有甲状腺破坏而出现一过性甲状腺毒症,TSH 正常或降低,血清 FT_4、FT_3 升高。

(2)中期:随着疾病的发展,血清 TSH 升高,血清 FT_4、FT_3 仍能维持正常,表明已发生了甲状腺功能失代偿,出现亚临床型甲状腺功能减退症。

(3)后期:最后血清 TSH 升高,血清 FT_4、FT_3 降低,进入临床甲状腺功能减退症阶段,并伴随相应临床表现。

3.过氯酸钾排泌试验

60%患者阳性,提示碘的有机化障碍。

4.甲状腺扫描

甲状腺显像表现为放射性核素分布不均,为不规则的稀疏与浓集区,边界不清或表现为冷结节。甲状腺显像在本病中无特异诊断价值。

5.甲状腺摄 ^{131}I 率

在疾病的不同时期可不同,早期可正常,中晚期低于正常或高于正常,多数患者在正常水平。此检查无特异性。对甲状腺具有损伤性,已经不作为诊断本病的必须检查。

6.甲状腺超声

甲状腺弥漫性肿或结节性肿,回声不均匀,常见低回声,表现为各种由小(增生)到大(甲状腺肿)的颗粒状物或散在的结节状物,有时可显示出较丰富的血流信号。部分患者在甲状腺的低回声还可见到网络样索状强回声改变,此改变为桥本甲状腺炎所特有的超声改变,有助于诊断。腺体表面不规则。

7.甲状腺细针穿刺细胞学检查(FNAC)

FNAC 在国外已广泛开展,是甲状腺疾病确诊率最高的诊断方法。国外资料显示与术后病检符合率达95%以上,并可取代放射性核素扫描,作为首选检查方法。国内此项检查开展尚不普遍,用于临床上可疑的疑难病例或怀疑并发肿瘤者。桥本甲状腺炎镜下可见中度或大量淋巴细胞浸润,可形成淋巴和生发中心,甲状腺细胞体积轻度增大且胞质丰富,呈嗜酸性红染(称为 Hurthle 细胞或 Askanazv 细胞),通常无或仅轻度纤维化;嗜酸性红染细胞为本病较特征性的改变。有时需要反复多次穿刺。

FNAC 诊断 HT 的标准:①滤泡上皮细胞多形性;②腺上皮细胞间有丰富的或中度的淋巴细胞浸润,以成熟淋巴细胞为主,少量未成熟细胞。③有的有嗜酸性滤泡细胞、浆细胞和网状细胞等。

(六)诊断

容易漏诊或误诊。据报道误诊率在75%～100%,平均85%以上。自1975年 Fisher 提出5项诊断指标以来,国内外相继提出数种 HT 诊断条件或标准,如 Fisher 标准、森田陆标准、Peter 标准等,以及国内白耀教授提出的4条诊断条件,内容均大同小异。相同之处主要是弥漫性坚硬的甲状腺肿大和自身抗体阳性,借此70%～80%可获确诊;典型者也无需做 FNAC。值得注意的是,约10%的 HT 患者血清 TgAb 或 TPOAb 可呈阴性,而1%～10%的正常人可呈阳性;部分 Graves 病患者亦呈阳性。所以,自身抗体对诊断 HT 只有相对专一性,应警惕假阳性和假阴性的可能。其他血清免疫学研究成果如白介素-4(IL-4)等尚未能在临床上普及,诊断中应灵活应用这些指标。

1.确诊参考标准

(1)甲状腺肿大、质地韧,有时峡部大或不对称,或伴结节均应疑为本病。

(2)凡患者具有典型的临床表现,只要血中 TgAb 或 TPOAb 阳性,就可诊断。

(3)临床表现不典型者,需要有高滴度的抗甲状腺抗体测定结果才能诊断,即 2 种抗体用放射免疫法测定时,连续 2 次结果≥60％以上。

(4)同时有甲状腺功能亢进症表现者,上述高滴度的抗体持续存在半年以上。

(5)必要时考虑做 FNAC 或手术活检。甲状腺穿刺活检方法简便,有确诊价值。

(6)超声检查对诊断本病有一定意义。

2.桥本脑病

是与桥本甲状腺炎相关的以神经系统症状为主要表现的疾病,呈急性或亚急性起病,出现癫痫发作、震颤、肌阵挛、共济失调、精神病等表现,有复发及缓解交替过程。桥本脑病患者有高滴度的抗甲状腺抗体,甲状腺功能正常或异常,脑脊液蛋白质含量升高,脑电图呈弥漫性慢波,大部分影像学检查无异常,少数出现白质 T_2 加权像弥漫性信号增强。有学者提出如下诊断标准。

(1)不能解释的复发性肌阵挛发作、全身癫痫样发作、局灶性神经功能缺失或精神异常。

(2)伴有以下 5 项中的 3 项以上:①脑电图异常。②甲状腺自身抗体阳性。③脑脊液蛋白含量和(或)寡克隆带增高。④对糖皮质激素反应良好。⑤脑部 MRI 异常。

(七)鉴别诊断

1.亚急性甲状腺炎

桥本甲状腺炎亚急性起病较急,甲状腺肿大较快,可伴疼痛,需与亚甲炎鉴别:但无 T_3、T_4 升高而甲状腺摄^{131}I 率降低的分离现象,无发热等全身症状,抗甲状腺抗体阳性,后期出现甲状腺功能低下症。

2.Riedel 甲状腺炎

又称慢性侵袭性甲状腺炎,1896 年由 Riedel 首先报道 2 例而命名,因病变甲状腺质地坚硬如木,故又称为木样甲状腺炎。本病罕见,见于 30～60 岁中老年女性,男女发病率为 1∶3。病因不清。呈良性经过,进展缓慢,病程数月到数年,可自行停止发展。甲状腺不同程度的肿大,可为正常轮廓,累及一叶或整个腺体,质坚如石、不痛,与皮肤粘连,不随吞咽活动,周围淋巴结不大。甲状腺结构破坏被大量纤维组织取代,病变常超出甲状腺,侵袭周围组织,如肌肉、血管、神经甚至气管,产生邻近器官的压迫症状,如吞咽困难、呼吸困难、声嘶、喉鸣等。压迫症状与甲状腺肿大程度不成正比。本病常伴有其他部位纤维化,如纵隔、腹膜后、泪腺、胆囊等纤维化。白细胞计数、血沉、T_3、T_4、TSH 和 ^{131}I 摄取率大多正常。抗甲状腺抗体阴性或滴度很低。甲状腺扫描未受累部分正常,受累部位无放射性核素分布。当病变侵犯甲状腺两叶时,甲状腺组织完全被纤维组织取代后,可发生甲状腺功能低下症。本病确诊依赖甲状腺活检。

3.Graves 病

桥本甲状腺炎与 Graves 病关系密切,两者均有甲状腺自身抗体存在,甚至有人认为,两者是同一疾病的不同表现。HT 以产生 TgAb 和 TPOAb 为主,而 Graves 病以产生 TSH 受体抗体为主。Graves 病通常肿大的甲状腺质地较软,抗甲状腺抗体滴度较低。两者区别常较困难,必要时需靠 FNAC 或手术活检进行鉴别。

4.甲状腺癌

文献报道,桥本甲状腺炎合并甲状腺癌的发生率为 11.5%～17.7%,高于一般甲状腺疾病合并甲状腺癌的比率。因此,对桥本甲状腺炎患者需长期随访,如患者出现甲状腺明显疼痛,增长快,扫描呈冷结节,颈部淋巴结大,甲状腺激素治疗无效时应做病理细胞学检查。

5.甲状腺恶性淋巴瘤

文献报道,桥本甲状腺炎并发恶性淋巴瘤的发生率为 16%～50%。也有人认为,重度慢性淋巴细胞性甲状腺炎可向恶性淋巴瘤转变。但多数甲状腺恶性淋巴瘤的肿块增大迅速,颈淋巴结大,很快出现压迫症状,甲状腺扫描为冷结节,两者鉴别并不困难。然而,HT 合并恶性淋巴瘤,尤其是无肿块的甲状腺恶性淋巴瘤的区别较难,需做病理学检查。

6.无痛性甲状腺炎

特征为伴自发缓解性甲状腺功能亢进症,甲状腺大小正常或轻度肿大,可有结节,甲状腺无压痛,血清 T_3、T_4 均升高,而甲状腺 ^{131}I 吸收率常明显下降,血沉正常或轻度升高,半数患者 TgAb、TPOAb 滴度低或中度升高,病理检查为弥漫性或局灶性淋巴细胞性甲状腺炎改变,但组织纤维化及 Hürthle 细胞却很少见,无肉芽肿变表现。本病为良性自限性疾病,一般 2～8 个月病情自行缓解。

7.结节性甲状腺肿

桥本甲状腺炎患者的甲状腺有时可呈结节状,需与非毒性甲状腺肿相鉴别。前者血清中甲状腺自身抗体的滴度显著升高,多伴甲状腺功能减退症。后者甲状腺自身抗体阴性或滴度不高,一般不发生临床甲状腺功能低下症。FNAC 可确诊,但通常不是必需的。

(八)治疗

目前尚无根治的方法,因本病发展缓慢,其临床表现可多年无明显改变,轻度弥漫性甲状腺肿又无明显压迫症状,不伴有甲状腺功能异常者无须特殊治疗,可随诊观察。治疗的主要目的是纠正甲状腺功能异常和解除甲状腺肿大的压迫症状。本病一般不宜手术治疗,不适当的切除将促使甲状腺功能减退症提前发生。但为明确诊断(恶性)或减轻压迫症状,部分患者需采用手术治疗,如施行甲状腺峡部、部分或次全切除术。若合并甲状腺癌或恶性淋巴瘤则行根治性手术。

1.甲状腺功能异常

(1)甲状腺功能减低症:无论表现为亚临床型甲状腺功能低下症还是临床甲状腺功能低下症,均应给予甲状腺激素替代治疗。亚临床型甲状腺功能低下症在替代治疗前,需要在 2 周至 3 个月内复查 TSH,需要 2 次 TSH 升高,方可考虑给予甲状腺激素制剂。对于 TSH 轻度升高者,需权衡利弊,根据患者的年龄与心血管疾病的风险,确定是否给予替代治疗。治疗剂量宜小,甲状腺功能恢复后可减量或停用。多数患者需要长期服药。多用甲状腺片或左甲状腺素($L-T_4$)替代治疗。一般从小剂量开始,甲状腺片 $40～60mg/d$,或 $L-T_4$ $50～100\mu g/d$,逐渐增量分别至 $120～180mg/d$ 或 $100～200\mu g/d[>1\mu g/(kg \cdot d)]$,直到腺体开始缩小,TSH 水平降至 $0.3～3.0mU/L$。临床上,要因人而异逐渐调整到维持量。老年人或有缺血性心脏病者,$L-T_4$ 从 $12.5～25\mu g/d$ 较小剂量用起,增加剂量应缓慢,间隔 4 周,以便 TSH 在变动剂量后能达到一个稳定浓度。对于年龄<50 岁,而又没有心血管疾病风险的患者,开始即可以使

用全部替代剂量[1.6~1.8μg/(kg·d)]。妊娠期患者应增加 L-T$_4$ 剂量 25%~50%。季节一般不影响甲状腺激素的给药量。新生儿甲状腺功能低下症者,L-T$_4$ 的起始剂量较大,0~6 个月:8~10μg/(kg·d)(25~50μg/d);6~12 个月:6~8μg/(kg·d)(50~75μg/d);1~5 岁:5~6μg/(kg·d)(75~100μg/d);6~12 岁:4~5μg/(kg·d)(100~150μg/d)。甲状腺激素以空腹或睡前服用具有更高的生物利用度,要避免与钙剂、铁剂等同时服用。

(2)甲状腺功能亢进症:合并 Graves 病者,治疗可以给予硫脲类或咪唑类抗甲状腺药物,一般剂量宜小,避免出现甲状腺功能低下症;不宜用 ^{131}I 治疗及手术治疗,否则出现甲状腺功能减退症。病情较轻者有自限性,可单纯给予 β 受体阻滞药如普萘洛尔等来控制症状。一过性甲状腺功能亢进症者,甲状腺功能亢进症为症状性,只用 β 受体阻滞药对症处理即可。

2.甲状腺肿

(1)限制碘摄入量:适用于无明显临床症状、血 TSH 水平正常且甲状腺肿大不显著者(大多数患者均属于这种情况),通常不需要药物治疗。限制碘摄入量在 MUI 100~200μg/L 可能有助于抑制病情进展。

(2)甲状腺激素制剂:如果甲状腺肿大有压迫症状或影响到美观,可用 L-T$_4$ 治疗。经数月治疗后,甲状腺肿可以明显减轻,年轻患者较老年患者反应更早且明显。无 L-T$_4$ 可用甲状腺素治疗。TSH 水平>1.5mU/L,效果较好。

(3)糖皮质激素:尽管本病为器官特异性的自身免疫性疾病,因为用药后的不良反应,以及停药后易再发等原因,一般不用糖皮质激素治疗。当亚急性起病、甲状腺疼痛、肿大明显时,可加用泼尼松 20~30mg/d,好转后逐渐减量,用药 1~2 个月。

(4)中药:中医药在治疗本病方面积累了丰富的临床经验,有一定的实用价值。近年来,由于中医药对桥本甲状腺炎的良好疗效,也促进了医药界中药实验研究,使中药治疗桥本甲状腺炎的机制进一步明确。

3.免疫调节

硒、白细胞介素 10(IL-10)、干扰素 α-2b、甲状腺内 CD4$^+$ 细胞单克隆抗体、环孢素 A(CsA)、糖皮质激素、他汀类药物等免疫调节疗法,在桥本甲状腺炎基础研究或初步临床观察中取得一定的疗效,但其远期疗效目前尚缺乏循证医学的依据。因此均不能替代目前最主要使用的甲状腺激素替代的治疗策略。

(九)预防

本病病程缓慢,有发展为甲状腺功能低下症的趋势。如有血清学证据,而甲状腺功能正常时,应注意定期随访复查,及时发现是否存在甲状腺功能低下症。另外,HT 患者可合并甲状腺癌,故需长期随诊。

(十)预后

根据病情需要,给予充分的甲状腺激素替代治疗,HT 的预后较好。现已证实,HT 并非完全不可逆转,部分患者可自行缓解,有不少患者肿大的甲状腺可以缩小或消失,原来查到的甲状腺结节随诊中消失或缩小,硬韧的甲状腺可能变软,不必终身替代治疗。影响预后的因素如下。

1.年龄

有学者认为,年轻 HT 患者甲状腺功能及免疫紊乱易于恢复,可能与机体良好的自我调节有关。

2.遗传因素

有家族史的 HT 患者,经过一段时间的替代治疗后,其甲状腺功能较无阳性家族史者易于恢复正常,且可保持长期缓解,说明 HT 阳性家族史可能是患者不需终身替代治疗的一项参考指标。

3.碘摄入量

饮食中的含碘量及有无应用含碘药物也是影响 HT 预后的一个重要因素。高碘饮食,尤其是在富碘地区,可促进 HT 的发生与发展。含碘药物如胺碘酮诱发 HT 甲状腺功能低下症的报道也屡见不鲜。因此,HT 患者应严格控制碘的摄入量,既可使部分患者的甲状腺功能恢复正常,又可使甲状腺炎得到明显改善。所以,控制碘的摄入可以改善 HT 的预后。

4.甲状腺摄^{131}I 率

对判断 HT 的预后有意义。高摄^{131}I 率的 HT,组织学上提示为局灶性甲状腺炎,甲状腺内存在大量有功能的甲状腺滤泡,易于恢复正常甲状腺功能。而 HT 伴严重不可逆甲状腺功能低下症者,甲状腺摄^{131}I 率低,这类患者往往需要长期应用甲状腺激素替代治疗。

5.甲状腺肿大程度

一般而言,甲状腺肿大越明显,对替代治疗的效果越好,甲状腺功能越易于恢复正常,停药后保持长期缓解的可能性越大。而伴甲状腺萎缩的 HT,常伴有 TSBAb,预后相对较差。

6.甲状腺抗体

TSH 受体抗体在 HT 发病机制中起重要作用。其 2 种亚型 TSAb 和 TSBAb 的相互消长决定着 HT 的甲状腺功能状态,TSBAh 阳性的患者,其甲状腺功能较难恢复;TSBAb 阴性则有利于疾病的缓解。另外,当患者体内同时存在 TSAb 和 TSBAb 时,若 TSAb 滴度升高而 TSBAb 滴度下降,则患者 HT 甲状腺功能低下症可向甲状腺功能亢进症转化。因此,动态观察 TSAb 和 TSBAb,有助于预测 HT 的甲状腺功能,对其预后判断具有重要价值。

7.TSH

观察 HT 患者血清 TSH 水平有助于了解 HT 预后。研究发现 TSH 明显升高的 HT 甲状腺功能低下症患者,经甲状腺激素替代治疗后,甲状腺功能易于恢复正常,且可长期维持。而 TSH 升高不明显者,HT 甲状腺功能低下症长期缓解的可能性较小。因此,TSH 水平是判断 HT 预后的良好指标。

8.桥本脑病

少数患者可自然缓解,类固醇治疗后几天或几周内迅速好转,约 55% 的患者停用类固醇后可复发,再用类固醇症状又可缓解。极少数病例可以死亡。

四、慢性纤维性甲状腺炎

慢性纤维性甲状腺炎,又称纤维性甲状腺炎或 Riedel 甲状腺炎,是一种病因未明而罕见的甲状腺疾病,发病率为 0.06%~0.3%。本病由 Riedel 1896 年首先描述,好发于成年女性,以甲状腺广泛纤维化、甲状腺功能减退和明显的压迫症状等为基本特征。

(一)病因和发病机制

病因尚未阐明。可能系一种自身免疫性甲状腺疾病,或者与病毒、细菌感染或药物等有关。本病可伴有纤维性胆道炎、腹膜后纤维化、局灶性肺纤维化、眼眶周围或眼眶后纤维化以及纵隔纤维化等。一般认为，Riedel甲状腺炎是全身纤维化的一部分，而与甲状腺本身并无特殊关系。

（二）病理

病变可从甲状腺内部或表面开始，向其他部位广泛扩散，最后累及甲状腺和甲状腺周围组织。但在甲状腺内，仍可见正常的甲状腺组织。1/3的病例病变局限于一叶甲状腺或甲状腺峡部。

甲状腺呈块状，质地坚硬，可见广泛的纤维组织浸润。有时可累及周围的肌肉、血管、气管和食管。镜检发现甲状腺内炎性细胞积聚，也可有淋巴组织存在，但远不及自身免疫性甲状腺炎显著。在甲状腺内，可见正常的甲状腺组织，被致密的纤维组织包围。有些正常组织呈增生现象，在间质内及滤泡细胞间可见组织细胞、上皮细胞和巨细胞浸润。部分细胞有透明变性。甲状腺内血管稀少，大多合并血管内膜炎，有时可见灶性出血。

（三）临床表现

1. 病情演变特点

起病隐匿，进展缓慢，往往先有无症状性甲状腺肿，然后再发展为典型的甲状腺及其周围纤维化的表现。

2. 甲状腺肿大

发病初期，甲状腺仅轻微肿大，无明显疼痛。病变一般多从一叶开始，以后向另一叶发展。随着病情的加重，甲状腺变得十分坚硬，且与周围组织广泛粘连，但甲状腺肿大并不是十分显著，也无局部淋巴结肿大现象。

3. 局部浸润和压迫症状

多数患者出现明显的压迫症状。气管压迫可引起呼吸困难；食管压迫则有吞咽障碍；喉返神经受累，可表现为声音嘶哑；血管受压可见颈部和头部静脉怒张。有时，甲状旁腺受到浸润，产生甲状旁腺功能减退。

4. 甲状腺功能减退

由于甲状腺的广泛纤维化，导致30%的患者出现甲状腺功能减退。

5. 其他部位的纤维化

30%的患者有后腹膜和纵隔纤维化，有时可见局灶性肺纤维化和纤维性胆道炎等。

（四）实验室和特殊检查

1. 一般检查

多为非特异性改变。可见血沉增快和白细胞升高。

2. 甲状腺功能检测

甲状腺激素多在正常范围，部分甲减者有TSH升高和FT_3、FT_4降低。甲状腺摄碘功能可正常或降低。

3. 影像学检查

甲状腺B超可见甲状腺肿大；CT或MRI见周围组织粘连。

4.甲状腺穿刺活检

可见典型的组织纤维化和不同程度的细胞浸润。

(五)诊断和鉴别诊断

1.诊断

(1)甲状腺肿大,无疼痛或压痛,质地坚硬如石,与周围组织粘连固定。

(2)明显的颈部组织受压症状。

(3)无局部淋巴结肿大和全身表现。

(4)甲状腺功能大多正常,少数呈甲减的表现。

(5)甲状腺穿刺活检可见典型的甲状腺纤维化。

2.鉴别诊断

(1)甲状腺癌:也可有明显的压迫症状,但临床表现与甲状腺受累和肿大程度相平行,且常常有淋巴结肿大。鉴别困难时应做甲状腺穿刺或手术活检。

(2)亚急性甲状腺炎:有病毒感染病史,病变大多为双侧性,血沉明显升高,有甲状腺激素和甲状腺摄^{131}I率分离现象等。

(3)桥本甲状腺炎:好发于中年女性,一般为双侧甲状腺受累,甲状腺周围组织大多正常,甲状腺特异性抗体强阳性等可资鉴别。

(六)治疗

1.手术

本病无行之有效的治疗方法,手术解除压迫症状是明智而可行的策略。由于纤维化明显,手术行甲状腺大部分切除常常无法实施。当一叶受累时,可切除病变叶和峡部,如为两叶病变,则仅能行切除峡部切除术。

2.免疫抑制或免疫调节剂

糖皮质激素对本病有一定的治疗效果,可使甲状腺质地变软,血沉减慢,眼眶等部位纤维化减轻等。效果欠佳时可加用硫唑嘌呤、环磷酰胺、环孢素等制剂。

3.抗雌激素治疗

他莫昔酚可以减少 TGF-β 的生成,从而抑制组织的增生,对本病有一定治疗作用。

4.甲减的治疗

对于发生甲减者,需要使用甲状腺激素替代治疗。

(七)预防和预后

1.预防

本病发病机制不清,目前无有效的预防措施。

2.预后

本病系慢性进行的病变,一旦出现症状,尤其是局部压迫症状,提示预后不良。

第三节 甲状腺功能亢进症

甲状腺功能亢进症(简称甲亢)是一种十分常见的内分泌疾病。它是由于体内甲状腺激素

(TH)合成或分泌过多而引起的以神经、循环、消化等系统兴奋性增高和代谢亢进为主要表现的一组疾病的总称。甲亢不是一种单一的疾病,许多疾病都可以引起甲亢。

(一)患病率

甲状腺功能亢进症是内分泌疾病中较为常见的一种,按住院患者数统计,上海瑞金医院(本组)收治率较高,占同期住院患者的0.54%,占同期内分泌住院患者的8.55%,实际上有更多的甲状腺功能亢进患者采用口服药物治疗而未住院,在门诊治疗、随访。

甲状腺功能亢进症是较为常见的一种疾病。按美国第3次健康与营养调查(NHANES Ⅲ,1988—1994)及英国 Wickham 社区20年随访调查(发表于1995年),甲状腺功能亢进症,主要是 Graves 病的患病数于女性为1%~2%,男性患病数约为女性的1/10。20年中,女性此病发生率估计为每1000人每年1例。美国对主要自身免疫疾病患病数研究的 meta 分析估计总的 Graves 病的患病数约为1%,为最常见的自身免疫疾病之一。

在临床型甲状腺功能亢进症的发病中,女性与男性之比为4∶1~8∶1。

(二)甲状腺功能亢进症的分类

甲状腺功能亢进症按病因不同,可分为许多类型。最常见的是伴弥漫性甲状腺肿的甲亢(Graves病,Basedow病),按本组统计,此型占全部甲亢患者的88%;其次是多结节性甲状腺肿伴甲亢(毒性多结节性甲状腺肿,Plummer病);单一性甲状腺结节伴甲亢(毒性甲状腺腺瘤)。还有其他一些类型比较少见,但也需注意识别,因为这些少见类型甲亢的治疗和一般的甲亢有所不同。

一、Graves 病

(一)病因

目前认为,Graves 病是自身免疫性甲状腺疾病。大约15%的 Graves 病患者有明显的家族遗传易感性,中国人本病发生与人白细胞相关性抗原(HLA)-B_{46}明显相关。环境因素,如感染、应激和性腺激素等的变化可能是本病的诱因。

(二)发病机制

自身免疫改变是本病的重要特征。血清中有抗甲状腺过氧化物酶抗体(TPOAb),抗甲状腺球蛋白抗体和 TSH 受体抗体(TRAb 和 TSHAb),甲状腺中有淋巴细胞浸润。迄今研究提示,促甲状腺激素受体抗体是引起 Graves 病的主要的、直接的原因。Graves 病患者血中 TRAb 包括甲状腺刺激抗体(TSAb 或 TSI)及促甲状腺激素结合抑制免疫球蛋白(TBII)。甲状腺刺激抗体直接作用在甲状腺细胞膜上的 TSH 受体,刺激甲状腺的生长并使其功能亢进。研究发现在未治疗的 Graves 病患者绝大多数 TSI 和 TBII 阳性,提示由不同的 B 淋巴细胞产生的这两种抗体对 Graves 病的发病有重要的作用。

(三)临床表现

主要由血液循环中甲状腺激素过多引起,其严重程度与病史长短、激素升高的程度和患者年龄等因素有关。高代谢综合征为典型症状。

1.高代谢综合征

易激动、烦躁失眠、心悸、乏力、怕热、多汗、体重下降、食欲亢进、大便次数增多或腹泻,女性月经稀少。心动过速、颤抖、出汗、眼睑迟滞及凝视等症状可能与机体对儿茶酚胺呈过强反应有关,或是心脏儿茶酚胺受体对甲状腺激素介导作用增强所致。可伴周期性瘫痪(亚洲的青壮年男性多见)和近端肌肉进行性无力、萎缩,以肩胛骨和骨盆带肌群受累多见,多伴血清钾降低。伴重症肌无力的不足1%,临床表现为晨轻暮重的进行性肌疲劳无力,新斯的明试验阳性。少数老年患者表现为高代谢综合征不典型,反而表现为乏力、心悸、厌食、抑郁、嗜睡、体重明显减少,称为淡漠型甲状腺功能亢进症。

2.甲状腺肿

Graves病大多数患者有不同程度的甲状腺肿大。甲状腺肿为弥漫性,质地偏软至中等(病史较久或食用含碘食物较多者可较坚韧),无压痛。甲状腺上、下极可触及震颤,闻及血管杂音。少数患者甲状腺不肿大。

3.心血管系统改变

心率增快,心脏扩大,心律失常(心房颤动等),脉压增大等。

4.黏液性水肿

见于少数病例。多见于下肢,表现为胫骨前皮肤粗糙,肿胀,非凹陷型,呈橘皮状。

5.眼部表现

主要包括:①突眼度不超过18mm。②Stelling征:瞬目减少,双眼炯炯发亮。③上睑挛缩,眼裂增宽。④vonGracfc征:双眼向下看时由于上眼睑不能随眼球下落,出现白色巩膜。⑤Joffroy征:眼球向上看时,前额皮肤不能皱起。⑥Mobius征:双眼看近物时,眼球辐辏不良。浸润性突眼也称Graves眼病(GO),现亦为甲状腺相关性眼病,与眶周组织的自身免疫炎症反应有关。

(四)辅助检查

1.促甲状腺激素(TSH)

甲状腺功能改变时,TSH的波动较甲状腺激素更迅速且显著,是反映下丘脑-垂体-甲状腺轴功能的敏感指标。临床上一般检测TSH和FT_4便可初步评估甲状腺疾病。1995年美国国家临床生物化学家协会提出TSH作为一线测试项目(Front-line Test),游离甲状腺素(FT_4)作为主要的后续项目。检测技术的改进使TSH检验敏感度明显提高。目前检测血清TSH常用的方法有免疫放射法(IRMA)(灵敏度0.1~0.2mU/L),免疫化学发光法(ICMA)(灵敏度0.01~0.02mU/L)。血清TSH可用于甲状腺功能亢进症筛查,一般甲状腺功能亢进症患者TSH<0.1mU/L,但垂体性甲状腺功能亢进症TSH正常或升高。采用ICMA测定的敏感TSH(sTSH)为国际公认的诊断甲状腺功能亢进症的首选指标。

2.甲状腺激素

包括游离甲状腺素(FT_4)、游离三碘甲状腺原氨酸(FT_3)、总甲状腺素(TT_4)和总三碘甲状腺原氨酸(TT_3)。甲状腺功能亢进症时,血清游离T_4(FT_4)、游离T_3(FT_3)、总T_4(TT_4)和总T_3(TT_3)水平升高。血清FT_4和FT_3水平不受甲状腺结合球蛋白(TBG)的影响,较TT_4、TT_3测定能更准确地反映甲状腺的功能状态。但TT_3、TT_4指标稳定,可重复性好,在不存在TBG影响情况下,临床上测定TT_3、TT_4同样能反映甲状腺功能。影响TBG的因素包括妊娠、服用雌激素、肝病、肾病、低蛋白血症、使用糖皮质激素等。有研究提示,Graves病和毒性结节性甲状腺肿等合成激素过多的甲状腺疾病中,T_3的合成比T_4相对多,总T_3和总T_4的比值(ng/μg)多>20,而无痛性或产后甲状腺炎总 T_3 和总 T_4 的比值常<20。对于存在甲状腺扫描和摄碘检查禁忌证(如怀孕和哺乳期)的患者,该比值或有助于评价甲状腺功能亢进症的病因。

3.甲状腺自身抗体

理论上,甲状腺刺激抗体(TSAb)阳性提示 Graves 病,也作为判断 Graves 病预后和抗甲状腺药物停药的指标。但是 TSAb 的测定条件较复杂,临床开展尚不普及。在甲状腺功能亢进症状态下,甲状腺受体抗体(TRAb)可作为诊断 Graves 病的替代检查。甲状腺刺激性免疫球蛋白(TSI)、第 2 代的 TSH 结合抑制性免疫球蛋白(TBII)、甲状腺过氧化物酶抗体(TPOAb)和甲状腺球蛋白抗体(TgAh)阳性是甲状腺自身免疫病因的佐证。

4.甲状腺^{131}I 摄取率和功能试验

甲状腺^{131}I 摄取率可用于甲状腺毒症的病因鉴别诊断,但已不作为甲状腺功能亢进症诊断的常规指标。除非最近暴露于碘,甲状腺本身功能亢进时,^{131}I 摄取率增高,摄取高峰前移。Graves 病患者通常对放射碘摄取增加,图像多呈弥漫性,而毒性结节性甲状腺肿放射碘摄取为正常或偏高。单独毒性腺瘤的表现为灶性碘摄取增加而其周围和对侧的甲状腺组织的碘摄取受到抑制。毒性多结节性甲状腺肿常表现为多区域的灶性增加,存在比较广泛的自主性结节时则难以与 Graves 病相鉴别。在破坏性甲状腺毒症,如亚急性、无痛性或产后甲状腺炎,或人为摄取甲状腺激素,或过量的碘摄取等情况下,^{131}I 摄取率降低,甚至接近零。^{131}I 摄取率也用于^{131}I 治疗时计算放射剂量。目前 T_3 抑制试验已基本被摒弃。

5.甲状腺放射性核素静态显像

锝(^{99}Tc)闪烁显像是利用高锝酸盐在甲状腺停留而获得的甲状腺功能性显像,但无器官特异性。^{99}Tc 或^{123}I 闪烁显像均可用于甲状腺结节的甲状腺功能亢进症的病因诊断,对鉴别毒性多结节性甲状腺肿和自主高功能腺瘤的意义较大。

6.甲状腺 B 超

当放射碘检查为禁忌,如怀孕、母乳喂养或新近有碘暴露时,彩色多普勒提示甲状腺增大,血流增加对诊断甲状腺高功能有一定帮助,甲状腺炎症时有特征性改变,颈部淋巴结可增大。

(五)诊断

1.病史采集和体格检查

包括脉率、血压、呼吸和体重,评估甲状腺体积,是否有触痛、腺体的对称性和结节情况、肺、心脏和神经、肌肉功能、外周水肿、眼部症状、胫前黏液性水肿等情况。

2.辅助检查结果

(1)血清激素:TT_4、FT_4、TT_3、FT_3 增高,TSH 降低(一般<0.1mU/L)。T_3 型甲状腺功能亢进症时仅有 TT_3、FT_3 增高。符合上述特点可诊断临床甲状腺功能亢进症。若合并 TRAb 阳性,甲状腺弥漫性肿大考虑为 Graves 病。

(2)T_3 型甲状腺毒症:是指仅血清 T_3 升高而 TT_4 和 FT_4 正常,TSH<0.01mU/L,通常出现在疾病早期或甲状腺自主高功能腺瘤。

(3)其他:甲状腺功能亢进症症状的严重程度与血清游离甲状腺激素水平的升高部分相关,但年龄对甲状腺症状的发生和严重程度的影响更为明显。甲状腺体积、梗阻症状、Graves

眼病等临床表现可能与甲状腺功能亢进症症状或严重程度不一致。对年龄较大的患者,宜密切关注是否合并心血管并发症,超声心动图、心电图、24小时动态心电图或心肌灌注等检查有助于评估。

(六)鉴别诊断

1. 破坏性甲状腺炎

在大部分患者,亚急性和无痛性甲状腺炎的鉴别并不困难。亚急性甲状腺炎常伴有疼痛,触诊腺体质中到硬,红细胞沉降率(ESR)几乎总大于>50mm/h甚至>100mm/h。无痛性甲状腺炎患者多有家族史或甲状腺自身免疫抗体阳性。

2. 人为使用甲状腺激素

可通过询问病史了解是否摄入了过量的甲状腺激素,检查可见放射^{131}I摄取率极低和甲状腺球蛋白降低。

(七)治疗

抗甲状腺药物(ATDs)、^{131}I治疗(放射碘)或甲状腺切除术均是治疗甲状腺功能亢进症和Graves病相对安全的初始选择。目前,在甲状腺功能亢进症治疗方式的选择上存在不同的地域文化差异,如在我国、英国和大部分亚洲地区,医师最常选择ATDs和(或)外科手术治疗;而在美国,更多医师倾向于放射碘治疗。然而,研究发现Graves病患者随机分配至以上任一种治疗后,其长期预后是大致相仿的。因此,宜在充分考虑后选择合适的治疗方案。

1. 抗甲状腺药物(ATDs)治疗

抗甲状腺药物应用于临床已有60余年。治疗目标是使患者尽可能快速、安全地达到甲状腺功能正常。药物治疗并不能直接"治愈"Graves甲状腺功能亢进症,其主要的作用是减低甲状腺激素的合成和在疾病自发缓解前维持甲状腺功能正常状态,但合适的剂量可有效地控制甲状腺功能亢进症,并可能带来有益的免疫抑制作用。

(1)适应证:患者缓解可能性较大(尤其是病情较轻的女性,甲状腺体积较小和TRAb阴性或低滴度);老年患者有并发症时手术风险增加或期望寿命有限;既往颈部手术或外照射治疗;无法行甲状腺大部分切除术患者;中到重度活动性GO。

(2)禁忌证:存在长期ATD治疗禁忌,如已知既往对ATDs有严重不良反应者。

(3)抗甲状腺药物的种类和疗程:甲巯咪唑(MMI,他巴唑)和丙硫氧嘧啶(PTU)是常用的抗甲状腺药物,卡比马唑是MMI的前体。卡比马唑在体内快速转换为MMI(10mg的卡比马唑转换成6mg的MMI),MMI和卡比马唑的作用方式是相同的。

MMI和卡比马唑每天1次给药即可,在开始予MMI治疗时,建议先予较高的剂量(10~20mg/d)以使甲状腺功能恢复正常水平,接着再把剂量滴定至维持剂量(通常5~10mg/d),儿童、青少年MMI给药的经典剂量是每天0.2~0.5mg/kg。PTU的作用时间较短,根据甲状腺功能亢进症的严重程度,常需每天2~3次给药,起始剂量每次50~150mg,每天3次。维持量为50mg,每天1~2次。

MMI顿服的依从性优于PTU的多次给药方案(83% vs. 53%)。Graves病的ATD治疗中首先考虑MMI。在妊娠前3个月、甲状腺危象、对MMI治疗反应小且拒绝行放射碘或手术治疗的患者应考虑使用PTU。

有学者提出,"阻断和替代治疗",即在抗甲状腺药物维持量治疗的基础上加用左甲状腺素。但近期研究提示"阻断和替代法"可能增加与抗甲状腺药物剂量相关的并发症的发生率,建议尽量避免使用。

使用 ATDs 的患者整个疗程需 12~18 个月。起始治疗期每 4 周需监测血清游离 T_4 和 T_3 水平,根据结果调整剂量。在治疗后数月内血清 TSH 都有可能处于抑制水平,故 TSH 并不是监测治疗效果的良好指标,但当甲状腺功能亢进症症状缓解后同时监测血清游离 T_4 和 TSH 是必需的。减量期每 4~8 周监测甲状腺功能,在甲状腺功能完全正常后的维持量期,可每 2~3 个月评估 T_3、T_4 和 TSH。在停用抗甲状腺药物前,建议复查 TRAb 水平,结果如正常提示缓解的概率更高。

(4)治疗前准备:部分 Graves 病患者由于自身免疫损害易发生血白细胞减少,肝酶升高也较常见,因此,建议在抗甲状腺药物治疗前检查白细胞分类计数,胆红素和转氨酶,如中性粒细胞计数<$0.5×10^9$/L 或肝转氨酶升高大于正常高限的 5 倍是采用抗甲状腺药物治疗的禁忌证。

(5)不良反应:抗甲状腺药物常见的不良反应有过敏皮疹、肝脏损伤、黄疸、关节痛、腹痛、恶心、疲乏、白细胞减少、发热和咽炎等。

服用 PTU 或 MMI 都有出现白细胞减少,甚至粒细胞缺乏症的可能,但循证依据显示 PTU 和低剂量 MMI 出现的概率相对较少些。建议服用抗甲状腺药物的患者定期监测白细胞计数,有助于早期发现粒细胞缺乏症。当出现发热和咽炎时应检查白细胞分类计数,如出现粒细胞缺乏症应立刻终止用药。有学者认为,MMI 或 PTU 的不良反应风险存在交叉,其中一种药物如发生粒细胞缺乏症,不建议更换为另一种药物。

研究指出,PTU 引起肝脏损伤的发生率高于 MMI。致命性暴发性肝坏死是严重的不良反应,如不能早期发现,会导致肝衰竭甚至死亡,报道中以 PTU 引起为主。在 PTU 使用过程中如出现皮肤瘙痒、黄疸、恶心或疲乏、腹痛或腹胀、食欲减退、大便颜色变浅、尿色加深、关节痛等临床表现时,应检查肝功能,以便及时处理。如转氨酶水平达到正常上限的 2~3 倍(无论是在治疗初期、偶然发现或临床检查),且在 1 周内复查无改善者,不宜继续使用 PTU。MMI 肝毒性常见表现为胆汁淤积症,肝细胞损伤较少见,所以有学者提出,如 PTU 诱导的肝毒性不严重,可考虑改用 MMI 以控制甲状腺毒症。

据报道,MMI 和 PTU 可引起关节病和狼疮样综合征。PTU 偶尔会引起抗中性粒细胞胞质抗体(ANCA)相关性的小血管炎,这种发生风险是随着用药时间延长而增加的。轻微的过敏反应,如局限的小皮疹在使用 MMI 或 PTU 的患者中发生率为 5%。联用抗组胺药物可改善症状,如症状持续则需考虑停药,改用其他的治疗方式。

停用 ATDs 治疗 1 年后,血清 TSH、FT_4 和 T_3 水平正常的患者可认为疾病缓解。欧洲一项长期研究显示药物治疗 5~6 年后缓解率仍可达到 50%~60%。影响缓解率的因素有男性、吸烟者(尤其男性)和甲状腺肿较大(≥80g),TRAb 持续高水平,彩色多普勒提示甲状腺血流丰富。如 Graves 病患者在口服抗甲状腺药物疗程结束后再次出现甲状腺功能亢进症,建议采用放射碘或甲状腺切除术治疗,若仍复发,则倾向于再次使用药物治疗,但维持量期应延长。

2.β受体阻滞药治疗

可减缓心率、降低收缩压、缓解肌无力和震颤,改善易怒、情绪不稳和运动耐量等甲状腺功能亢进症症状。常用制剂有普萘洛尔、阿替洛尔、美托洛尔。非完全特异选择 $β_1$ 受体的β受体阻滞药禁用于合并有支气管哮喘的患者。不能耐受β受体阻滞药患者可以选用口服钙离子通道阻滞药控制心率。在β受体阻滞药治疗的基础上,特殊的心血管治疗应用于针对并发的心肌缺血、充血性心力衰竭或房性心律失常而进行处理,在心房纤颤患者有必要行抗凝治疗。

3.放射性碘治疗

迄今,^{131}I 治疗应用于甲状腺功能亢进症已有 60 余年,临床证实有良好的疗效,主要不良反应为远期甲状腺功能减退症。建议在有监护条件的医院开展。

(1)适应证:老年患者,外科手术风险较高患者,既往曾手术治疗或颈部外照射治疗,无法行甲状腺大部分切除术患者或有 ATD 使用禁忌的患者。

(2)禁忌证:妊娠和哺乳期妇女,合并或怀疑甲状腺癌,不能遵循放射安全指引的患者,计划在 4~6 个月内怀孕的女性患者。根据全身、低水平射线暴露的肿瘤风险与年龄有关,因此 Graves 病儿童或青少年建议慎重选择。

(3)术前准备:放射碘治疗前 7 天以上应避免过量的碘摄入,包括不能服用含有碘的多种维生素。低碘饮食有助于提高甲状腺对放射碘的摄取。术前控制心血管并发症,改善肝肾功能和代谢异常可减少碘治疗的不良反应。研究提示并发甲状腺功能亢进症性心脏病的患者应用放射碘治疗作为单一方案治疗并不使心脏症状加重,但需加强心脏功能的监护。生育年龄的妇女在放射碘治疗前 48 小时内应进行妊娠试验。

如甲状腺功能亢进症症状严重或游离甲状腺激素的水平高于正常值 2~3 倍,^{131}I 治疗时并发症的风险可能增加,建议可以采用抗甲状腺药物和β受体阻滞药进行预治疗。预治疗的患者须在放射碘治疗前 3~5 天停用抗甲状腺药物,且在术后 3~7 天才能再次起用,并在其后 4~6 周内随着甲状腺功能恢复正常而逐渐减量至停用。

(4)剂量和选择:^{131}I 治疗甲状腺功能亢进症是非常有效的治疗手段。Graves 病患者的 ^{131}I 治疗通常单次进行,也可以根据病情分次进行。

固定 ^{131}I 剂量的方案,虽然实施简便,但治疗后甲状腺功能减退症发生率高。证据表明,$10mC_i$(370MBq)剂量在 1 年内使 69% 的患者出现甲状腺功能低下(表示治愈),$15mC_i$(450MBq)剂量 6 个月的甲状腺功能低下发生为 75%。

^{131}I 治疗计算剂量需明确以下 3 点:放射碘的摄取能力、甲状腺体积和每克甲状腺接收到的射线暴露剂量($μC_i$ or Bq)〔(如活性($μC_i$)=腺体重量(g)×$150μC_i/g$×1/24h 摄取剂量%)〕,通常摄碘能力是按 24 小时计算,腺体大小可通过触诊或超声检查明确。推荐的 ^{131}I 剂量可能会存在较大的差异(即介于 $50~200μC_i/g$)。

(5)注意事项:实施应遵循国家和地方的涉及放射碘治疗的放射安全守则。放射碘治疗应由有资格的医师提供和操作,同时接受碘治疗的患者应了解放射安全防范的基本内容,如果患者不能遵循该安全防范应选择其他治疗方式。

(6)不良反应:①原发性甲状腺功能减退症。发生率与 ^{131}I 治疗剂量有密切关系,当剂量>$150μC_i/g$,发生甲状腺功能低下症的概率非常大。②放射性甲状腺炎。碘治疗后 1 周,有部分患者(<10%)会有轻度的甲状腺触痛,使用对乙酰氨基酚或非甾体类抗炎药可缓解。③甲状腺危象。多见于放射碘治疗前甲状腺激素水平明显升高的患者,口服抗甲状腺药物预治疗可以减少其发生。④性腺生殖系统。部分男性患者在 ^{131}I 治疗后会出现睾酮与黄体生成素(LH)比值的轻度下降,虽然研究发现这种改变是亚临床和可逆的,但是建议 ^{131}I 治疗后 3~4 个月才考虑生育。女性患者应在 ^{131}I 治疗后 4~6 个月明确了甲状腺功能正常且平稳才开始受孕。当甲状腺功能恢复正常后,患者(不分性别)生育能力和其后代的先天异常与正常人群无明显差异。

(7)随访:放射性碘治疗后的患者应终身随访。随访的内容包括甲状腺功能检查、临床症状和体格检查等。大多数患者在接受放射碘治疗后 4~8 周内甲状腺功能的检查和临床症状可恢复正常。如治疗后 1~2 个月内仍为甲状腺功能亢进症,应随后每 4~6 周持续监测甲状腺功能。TSH 水平会持续受抑制至 ^{131}I 治疗后 1 个月甚至甲状腺功能亢进症复发,出现持续的 TSH 水平抑制和总 T_3 和游离 T_4 正常情况暂不需重复治疗,但需密切监测以明确是否甲状腺功能亢进症复发或发展至甲状腺功能减退症。甲状腺功能减退症最常见发生于治疗后 2~6 个月内,也有治疗后 4 周便出现。甲状腺功能低下症患者采用左甲状腺素(L-T_4)替代治疗。Graves 病患者 ^{131}I 治疗后 6 个月持续甲状腺功能亢进症,可以考虑重复放射性碘治疗。多次 ^{131}I 治疗后甲状腺功能亢进症仍难以控制的患者,可考虑手术治疗。

4.手术治疗

(1)适应证:①有压迫症状或甲状腺肿大明显(≥80g)。②放射碘相对低摄取。③证实或怀疑有为甲状腺恶性肿瘤(如细胞学检查怀疑或不能定性)。④大的无功能或低功能结节。⑤合并甲状旁腺功能亢进症需要手术治疗的。⑥女性患者 4~6 个月内计划怀孕(如在选择放射碘治疗后 4~6 个月内甲状腺激素无法恢复正常)的。⑦中到重度活动性 GO。

(2)Graves 病甲状腺结节:Graves 病患者的甲状腺癌发生率并不多见,约为 2% 或更低。但对直径>1~1.5cm 的甲状腺结节应进行评估,如果放射碘扫描下为无功能或低功能结节,恶性的可能性相对较高,建议行甲状腺细针穿刺行细胞学检查,如细胞学检查不确定(可疑)或诊断为恶性,建议在 ATDs 治疗甲状腺功能恢复后应行外科手术治疗。甲状腺超声有助于甲状腺结节性质的评估。

(3)相对禁忌证:合并心肺疾病、晚期肿瘤、严重虚弱的患者、妊娠。Graves 病合并妊娠患者在需要快速控制甲状腺功能亢进症和抗甲状腺药物不能使用的情况下可以手术治疗,但需考虑麻醉和早产的风险。

(4)术前准备:尽可能使用抗甲状腺药物使甲状腺功能正常后再行甲状腺切除术,术时停用抗甲状腺药物。在术前应予碘化钾、饱和碘化钾溶液(SSKI)或无机碘预处理以减少甲状腺血流、血管分布和术中出血。应在术前 10 天开始使用碘化钾,碘化钾有 Lugol 溶液(每滴含 8mg 碘),给药方法每次 5~7 滴(0.25~0.35mL),每天 3 次;或者 SSKI(每滴 50mg 碘),给药方法每天 1~2 滴(0.05~0.1mL),每天 3 次,可混入水或果汁服用。患者甲状腺功能未达正常,但又对抗甲状腺药物过敏或遇需紧急行甲状腺切除术,需在术前充分使用 β 受体阻滞药和碘化钾治疗,使用糖皮质激素有利于紧急手术的快速准备。

(5)手术并发症:①甲状腺危象。常见原因包括手术应激、麻醉或甲状腺操作诱发,采用

ATDs 预治疗可能有一定的预防作用。②甲状旁腺损伤或甲状旁腺功能减退。次全切除术或全切除术后最常见的并发症,表现为短暂或永久的甲状旁腺损伤所致的低钙血症。建议行血清钙和甲状旁腺激素测定,给予口服钙和 1,25-二羟维生素 D 治疗。在全甲状腺切除术后即出现 iPTH 降低($<10\sim15$ng/L),预示可能会发生症状性低钙血症且需补充钙剂和 1,25-二羟维生素 D。甲状腺手术的并发症还有暂时或永久性喉返神经或喉上神经损伤、术后出血和麻醉相关并发症。

(6) 术后管理:甲状腺切除术后宜长期随访甲状腺功能,每年监测 1 次或根据临床表现进行监测。建议在术后 6~8 周监测血清 TSH 水平,根据甲状腺功能滴定甲状腺激素的补充量。

二、亚临床型甲状腺功能亢进症

(一)主要特点

亚临床型甲状腺功能亢进症(SH)是一种特殊类型的甲状腺功能亢进症,血清游离三碘甲腺原氨酸(FT_3)、游离甲状腺素(FT_4)正常,促甲状腺激素(TSH)低于正常,可以看作是程度轻微的甲状腺功能亢进症。在某些亚临床型甲状腺功能亢进症患者可出现心血管系统病变和骨密度降低,亦可能出现轻微甲状腺功能亢进症症状或认知改变。亚临床型甲状腺功能亢进症对死亡率的影响仍存在争议,但每年不治疗的 SH 进展为显性甲状腺功能亢进症的风险为 0.5%~1%。亚临床型甲状腺功能亢进症在普通人群发病率约为 1%。

(二)病因

在老年人,多结节性甲状腺肿可能是 SH 最常见的病因,其他的内源性病因包括 GD、孤立性自主功能性结节和多种甲状腺炎。某些健康的老年人可能会出现血清 TSH、游离 T_4 和 T_3 的水平在正常低值,排除了甲状腺或垂体疾病,考虑是由垂体-甲状腺轴的"调定点"发生改变所致。其他能引起 TSH 降低而游离 T_4 和 T_3 的水平正常的常见情况有糖皮质激素治疗、中枢性甲状腺功能减退症和甲状腺炎(急性或亚急性)的恢复期。

(三)治疗时机

一旦发现亚临床型甲状腺功能亢进症,建议在 3 个月或 6 个月内重复测定血清 TSH。亚临床型甲状腺功能亢进症患者血液中甲状腺受体抗体(TRAb)和甲状腺过氧化物酶抗体(TPO)等滴度升高,考虑与甲状腺自身免疫疾病相关,如 Graves 病。若 B 超和放射性核素扫描等影像学检查发现甲状腺结节,结合抗体滴度水平不高,则考虑结节性甲状腺肿引起的可能性较大。

部分由 Graves 病引起的亚临床型甲状腺功能亢进症可自行缓解,对仅持续低 TSH 的患者可密切随访,不必立即启动干预治疗。

对亚临床型甲状腺功能亢进症采用干预治疗的主要目的是预防终点事件。国外指南提出以下亚临床型甲状腺功能亢进症患者可以考虑治疗:若 TSH 持续<0.1mU/L,年龄≥65 岁患者、未行雌激素或双膦酸盐化合物治疗的绝经女性患者、存在心脏危险因素、心脏病或骨质疏松症,或有甲状腺功能亢进症症状的患者。治疗前应排除甲状腺炎。治疗通常可以采用小剂量的抗甲状腺药物,β 受体阻滞药可以用于控制症状,改善亚临床型甲状腺功能亢进症患者的

心血管相关死亡率,尤其与心房纤颤相关性的心血管事件。结节性甲状腺肿所致亚临床型甲状腺功能亢进症且合并压迫症状或考虑为恶性时,是外科手术的适应证。

三、淡漠型甲状腺功能亢进症

(一)主要特点

淡漠型甲状腺功能亢进症,又称为隐蔽型甲状腺功能亢进症,为甲状腺功能亢进症的特殊类型。患者无甲状腺功能亢进症的典型症状,表现为消瘦、精神萎靡、抑郁,缺乏其他高代谢综合征及神经应激性增高症状。临床上较为罕见,以老年女性居多,易漏诊或误诊,使病情严重而易发生甲状腺功能亢进症危象。

(二)病因

至今未阐明,有提示与典型的 Graves 病相似,其中自身免疫功能紊乱是关键因素。也有研究提示与组织对儿茶酚胺的感受性降低有关。

(三)临床表现

起病隐袭,中年以上多见,老年居多,其中以老年女性患者为主。高代谢综合征表现不典型,无怕热多汗。时而表现为畏寒,皮肤干燥、弹性差,暗淡无光;时而伴有色素沉着;时而表现为明显消瘦,皮下脂肪较少,肌肉萎缩;时而表现为恶病质状态;缺乏交感神经兴奋症状,表现为表情淡漠,苍老,对周围事物漠不关心,懒言少动,精神思维活动迟钝,反应迟缓,有些患者表现为抑郁症。常见一侧或两侧眼睑下垂,无肢体震颤,腱反射减弱。可发生甲状腺功能亢进症性肌病、骨质疏松,以及自发生骨折等。心血管及消化系统症状表现突出,胸闷、心悸常见,常伴房颤、心脏扩大,或有充血性心力衰竭。消化系统表现为食欲缺乏、恶心,顽固性呕吐者多见,亦有表现为便秘、便秘与腹泻交替,或腹泻。多无突眼。甲状腺一般不大,不易扪及,亦可触及一个或多个结节。

(四)辅助检查

血清甲状腺激素(TT_3、TT_4、FT_3、FT_4)水平升高,有些表现为 T_3 型甲状腺功能亢进症,或 T_4 水平升高,而 T_3 正常。甲状腺扫描呈热结节,摄 ^{131}I 率常升高,也可以在正常范围。有甲状腺结节者需进一步明确结节性质,排除甲状腺肿瘤。

(五)诊断

有典型甲状腺功能亢进症症状,为减少漏诊和误诊比率,建议遇到上述临床表现的患者应疑诊本病,进一步检测甲状腺功能,明确诊断。

(六)治疗

基本原则与 Graves 病相同。建议加强营养支持治疗,可给予高热量、高蛋白、高维生素饮食,纠正机体耗竭状态。多数学者主张采用抗甲状腺药物治疗,但用药量宜偏小,密切观察肝功能等,避免药物不良反应,给药疗程同一般甲状腺功能亢进症。也可以采用放射性碘治疗,但病情较重、并发症较多的患者放射性碘治疗前可先予以抗甲状腺药物治疗。除非有明显的甲状腺结节或疑诊肿瘤者,一般不宜采用手术治疗。

第四节 甲状腺功能减退症

一、主要特点

甲状腺功能减退症,简称甲状腺功能低下症,是较常见的内分泌疾病。由于各种原因引起的甲状腺激素合成、分泌或生物效应不足,以致机体代谢和多系统功能减退为表现的一组综合征。按起病年龄可分为 3 型:功能减退始于胎儿或新生儿者称呆小病;起病于青春期发育前儿童者,称幼年型甲状腺功能低下症;起病于成年者,称为成年型甲状腺功能低下症。重者可引起黏液性水肿,更为严重者可引起黏液性水肿昏迷。本病女性较男性多见,男女比例为 1:4,且随年龄增加,其患病率逐渐上升(1‰~3‰)。

二、病因

甲状腺功能低下症病因较复杂,临床上根据其起源分为 3 类:因甲状腺本身疾病引起的功能减退症称为原发性甲状腺功能低下症,占甲状腺功能低下症的 90%~95%;因垂体及下丘脑病变导致甲状腺功能低下症称中枢性或继发性/三发性甲状腺功能低下症;因促甲状腺激素(TSH)或甲状腺素免疫所致的称为受体性或周围性甲状腺功能低下症。在各型甲状腺功能低下症中,成年型和幼年型甲状腺功能低下症既可原发于甲状腺本身病变,也可继发于垂体或下丘脑。呆小症主要属于原发性甲状腺功能低下症。

三、发病机制

1.原发性甲状腺功能减退症

因先天性或后天因素致甲状腺组织本身病变,最终使甲状腺激素合成障碍、分泌减少,功能减退。

(1)先天性因素:地方性甲状腺肿流行区,因母体缺碘,供应胎儿的碘缺乏,以致甲状腺发育不全和激素合成不足,此为地方性呆小症。此型甲状腺功能低下症对迅速生长的胎儿神经系统特别是大脑发育危害极大,以不可逆性神经系统损害为特征。呆小症分为地方性和散发性两种。散发性见于各地,病因不明。母亲既不缺碘又无甲状腺肿等异常,主要因母体患有自身免疫性甲状腺疾病(AITD)、接受放射性治疗或孕期宫内受到有毒物质、病毒的影响、胎儿自身 TSH 分泌减少或发育过程中甲状腺下降异常,导致胎儿甲状腺发育不全、异常或缺如及甲状腺激素合成障碍(碘摄取、碘有机化障碍、甲状腺球蛋白异常、碘酶缺陷),从而引起甲状腺功能低下症。

(2)后天因素:甲状腺破坏或甲状腺激素合成障碍,如甲状腺肿瘤、炎症、浸润性病变、自身免疫性疾病、药物、毒物,以及医源性的手术或放射治疗都可造成甲状腺组织部分或全部受损,甲状腺激素合成分泌减少。

2.中枢性甲状腺功能低下症

有继发性和三发性之分。主要是由于肿瘤、炎症、缺血、浸润性病变、外伤、手术或放射治疗等导致垂体病变,TSH 分泌减少引起的甲状腺功能减退症,称之为继发性甲状腺功能低下症;累及下丘脑,促甲状腺激素释放激素(TRH)减少,导致垂体 TSH 分泌不足的,称之为三发性甲状腺功能低下症;继发甲状腺功能低下症或三发性甲状腺功能低下症又称为中枢性甲状腺功能低下症。

3.TSH 或甲状腺激素免疫

是由于甲状腺对 TSH 不敏感而引起的一种少见的甲状腺功能低下症,可能与遗传缺陷有关,即 TSH 受体基因失活突变或 TSH 信号传导途径异常。甲状腺激素免疫主要是甲状腺激素受体(TR)基因,尤其是 TRβ 基因突变所致,具有家族发病倾向,呈常染色体显性或隐性遗传。

四、病理改变

根据甲状腺功能低下症病因不同,甲状腺可表现为缩小、缺如或肿大。

1.甲状腺的萎缩性病变

多见于慢性淋巴细胞性甲状腺炎(CLT),早期腺体有大量淋巴细胞、浆细胞等炎症性浸润,久之腺泡受损毁代之以纤维组织,残余滤泡变得矮小,滤泡萎缩,上皮细胞扁平,泡腔内充满胶质。呆小病者除由于激素合成障碍致腺体增生肥大外,一般均呈萎缩性改变,发育不全或缺如。甲状腺肿大者,早期见甲状腺滤泡细胞增生肥大,胶质减少或消失。而后期伴大小不等的多结节者常见于地方性甲状腺肿,由于缺碘所致。后期也可伴有结节。药物所致者的甲状腺可呈代偿性弥散性肿大。

2.原发性甲状腺功能低下症

(1)由于甲状腺激素减少,对垂体的反馈抑制减弱而使 TSH 细胞增生肥大,嗜碱性细胞变性,久之腺垂体增大,甚或发生腺瘤,或同时伴高泌乳素血症。垂体性甲状腺功能低下症患者的垂体萎缩,但亦可发生肿瘤或肉芽肿等病变。

(2)全身组织间隙有黏性蛋白(酸性黏多糖如透明质酸酶、硫酸软骨素和蛋白质)沉着,全身组织细胞核酸与蛋白质合成、代谢及酶系统的活力均减弱,浆膜腔积液。严重者影响小儿生长发育,骨骼骨化及骨骺融合延迟、牙齿晚出、皮肤角化、真皮层有黏多糖沉积、PAS 染色阳性、形成黏液性水肿。内脏细胞间质中有同样物质沉积,严重病例有浆膜腔积液。骨骼肌、平滑肌、心肌均有间质水肿,横纹消失,肌纤维肿胀断裂并有空泡。脑细胞萎缩、胶质化和灶性蜕变。肾小球和肾小管基膜增厚,系膜细胞增生。胃肠黏膜萎缩,以及动脉粥样硬化等。

五、临床表现

在成年人,甲减常隐匿发病,典型症状经常在几个月或几年后才显现出来。这是由于甲状腺的低功能发展缓慢和甲状腺彻底衰退的临床表现发展缓慢两者造成的。甲减早期症状多变且不特异。

1.能量代谢

基础体温的降低反映了能量代谢和产热量的减少。蛋白质合成和分解都会减少,而分解减少更明显,所以机体通常处于轻度正氮平衡。蛋白质合成的减少影响了骨骼和软组织的生长。

微血管对蛋白质的通透性增加是大量蛋白漏出和脑脊液中蛋白质水平升高的原因。另外,因为白蛋白分解的减少与其合成减少相比更明显,所以白蛋白水平增加。葡萄糖在骨骼肌和脂肪组织的利用减少、糖异生减少。通常,这些改变的总体效应是甲减对血糖影响轻微。胰岛素的降解减慢,并且对外源性胰岛素的敏感性可能会增强,所以,已患糖尿病的甲减患者对胰岛素的需求可能减少。

甲状腺激素一方面促进肝脏胆固醇的合成,另一方面促进胆固醇及其代谢产物从胆汁中排泄。甲状腺激素不足时,虽胆固醇合成降低,但其排出的速度更低,血中总胆固醇浓度增加。久病者出现明显的脂质代谢紊乱,如高胆固醇血症、高β-脂蛋白血症、高低密度脂蛋白胆固醇(LDL-C)血症。C反应蛋白升高。所有这些异常改变都可通过治疗而缓解。甲状腺激素替代治疗后,LDL-C的减少程度一般取决于最初的LDL-C和TSH水平,初始水平越高,LDL-C的减少越明显,一般情况下会在初始水平上减少5%～10%。

几项研究表明,甲减是动脉粥样硬化和心血管疾病的一个危险因素,但其他研究没有表明这种关联。在鹿特丹的研究中,对1149名TSH大于4.0mU/L而且FT_4正常的荷兰绝经期妇女进行前瞻观察。主动脉粥样硬化(比值比,1.7;可信区间,1.1～2.6)以及心肌梗死(比值比,2.3;可信区间,1.3～4.0)患病率增加,在血脂水平和体重调整之后仍有相关性。一项日本的前瞻性研究表明:亚临床甲减的男性而不是女性,其缺血性心脏病的风险增加。惠克姆研究对亚临床甲减的患者进行20多年的随访,结果发现,亚临床甲减患者的心血管发病率没有增加。一项美国的前瞻性研究,对65岁以及65岁以上的男性和女性进行了10年以上的随访,没有显示临床或亚临床型甲减与心血管疾病产生或发病相关。

脂肪细胞因子在代谢调节中越来越受关注。啮齿类动物的甲减与其瘦素的减少及抵抗素的增加有相关性。在脑室中注入瘦素可以改变甲减所致的某些代谢异常,包括改善糖代谢和减少骨骼肌脂肪。然而在对人类的研究中,还未发现甲减时脂肪细胞因子的这种改变。

2.皮肤及附属器

黏液水肿,这个词以前用来作为甲状腺功能减退的同义词,指的是患者在严重的甲减的状态下,皮肤和皮下组织的表现。这种严重的甲减现今已十分少见,但是仍然保留黏液水肿这个词用来描述皮肤的体征。

皮肤黏液水肿为非凹陷性,见于眼周、手和脚的背部以及锁骨上窝。黏液性水肿面容可以形容为虚肿面容、表情呆板、淡漠,呈"假面具样",鼻、唇增厚。舌大而发音不清,言语缓慢,音调低哑。由于表皮血管收缩,皮肤苍白且凉。贫血可以导致皮肤苍白;高胡萝卜素血症使皮肤呈蜡黄色,但不会引起巩膜黄疸。汗腺和皮脂腺分泌减少,导致皮肤干燥和粗糙。皮肤伤口愈合的趋势缓慢。由于毛细血管脆性增加,皮肤易擦伤。头发干且脆,缺少光泽,易脱落。眉毛常颞侧脱落,男性胡须生长缓慢。指甲脆且生长缓慢,表面常有裂纹。腋毛和阴毛稀疏脱落。

3.神经系统

甲状腺激素对中枢神经系统的发育十分重要。胎儿期或者出生时的甲状腺激素缺乏会影响神经系统的发育,如果这种缺乏没有在出生后及时补足会导致不可逆的神经损害。成年人出现的甲状腺激素缺乏往往表现为反应迟钝,理解力和记忆力减退。嗜睡症状突出,在老年患者中由此造成的痴呆可能被误诊为老年痴呆症。精神混乱可以是躁狂型和抑郁型的,从而引起焦虑、失眠。经常会有头痛的症状。血液循环所致的大脑缺氧可能诱发癫痫性发作和晕厥,这种发作可能持续时间较长或者导致木僵或休克。上述症状更容易发生在寒冷、感染、创伤、通气不足造成的二氧化碳潴留和服用抗抑郁药物的患者。

夜盲是由于缺乏合成暗适应所需的色素。感觉性耳聋多是由于第Ⅷ对脑神经黏液水肿和浆液性中耳炎,也可能不是甲减本身引起的。行动缓慢并且动作笨拙,而且可能会出现小脑共济失调。四肢骨骼的麻木和刺痛常见,这些症状可能是由于黏多糖沉积在腕管正中神经及其周围(腕管综合征)造成挤压而造成的。腱反射变化具有特征性,反射的收缩期往往敏捷,而松弛期延缓,跟腱反射减退,大于350ms有利于诊断(正常为240~320ms)。这种现象是因为肌肉收缩和舒张频率减慢而不是神经传导延迟。膝反射多正常。

脑电图变化包括慢波活动和广泛的波幅丢失。脑脊液中蛋白质的浓度增加,但是脑脊液的压力正常。

4.肌肉和关节

肌肉松弛无力,主要累及肩、背部肌肉。肌肉僵硬和疼痛,寒冷时加重。由于间质的黏液水肿,肌块会渐渐增大,并且变硬。缓慢的肌肉收缩和舒张导致活动迟缓和腱反射延迟。还可能有肌痉挛。肌电图可能是正常的或显示杂乱的电释放、高易激性和多相动作电位。关节也常疼痛,活动不灵,有强直感,受冷后加重。发育期间骨龄常延迟,骨质代谢缓慢,骨形成与吸收均减少。

5.心血管系统

由于每搏量减少和心率减慢,静息时心排血量降低,外周血管阻力增加,血容量减少。这些血流动力学的改变导致脉压减小,循环时间延长以及组织血供减少。由于组织耗氧量和心排血量的减低相平行,故心肌耗氧量减少,很少发生心绞痛和心力衰竭。但是,甲减患者在应用甲状腺激素治疗中心绞痛会出现或者加重。严重的原发性甲减心脏轮廓扩大,心音强度减弱,这些表现大多是富含蛋白质和黏多糖的心包液渗出的结果,同时心肌也会扩张。但是甲减所致的心包积液很少能达到引起心脏压塞的程度。10%患者伴有血压增高。久病者易并发动脉粥样硬化。

心电图改变包括窦性心动过缓,P-R间期延长,P波和QRS波群低电压,ST段改变,T波低平或倒置。严重的甲减患者,心包积液很可能是低电压的原因。超声心动图显示静息左心室舒张期功能障碍。这些表现在甲减治疗后可恢复正常。

甲减患者,血清同型半胱氨酸、肌酸激酶、天冬氨酸转氨酶和乳酸脱氢酶水平增高。同工酶的构成表明肌酸激酶和乳酸脱氢酶的来源是骨骼肌,而不是心肌。治疗后所有酶的水平会恢复正常。

心脏扩大、血流动力学、心电图的改变以及血清酶的变化,这些联合起来称为黏液水肿性心脏病。在经甲状腺激素治疗后,如没有并存的器质性心脏病,可纠正黏液水肿性心脏病的血流动力学、心电图以及血清酶的改变,同时使心脏大小恢复正常。

6.消化系统

食欲减退,体重增加,潴留在组织里的亲水白蛋白导致体重增加,但是增长幅度不会超过体重的 10%。肠道蠕动减慢和进食减少常导致便秘,偶尔会导致黏液水肿性巨结肠或麻痹性肠梗阻。甲减通常不会引起腹水。1/3 的患者抗胃壁细胞抗体阳性,从而导致胃黏膜萎缩。50% 的患者胃酸缺乏或无胃酸。12% 的患者有恶性贫血。恶性贫血和诸如原发性甲减在内的其他自身免疫病同时存在,说明自身免疫在这些疾病发病机制中起着重要作用。肝脏功能检查通常正常。氨基转氨酶升高可能是因为清除功能障碍。胆囊运动减慢和扩张,甲减与胆结石的关系尚不明确。

7.呼吸系统

可有胸腔积液,只在极少情况下才引起呼吸困难。肺容量通常正常,但最大换气量和弥散量减少。严重的甲减,呼吸肌黏液性水肿、肺泡换气不足和二氧化碳潴留,会导致黏液水肿性昏迷。阻塞性睡眠呼吸暂停比较常见,而且在甲状腺功能恢复正常后是可逆的。

8.生殖系统

不论男性还是女性,甲状腺激素都会影响性腺的发育及功能。婴儿期甲减如果不及时治疗将会导致性腺发育不全。幼年期甲减会造成无排卵周期、青春期延迟。但是,在少数情况下,甲减也可能引起性早熟,这大概是由于过高的 TSH 分泌刺激了 LH 受体的原因。

在成年女性,重度甲减可能伴发性欲减退和排卵障碍。由于 LH 分泌不足和(或)分泌频率及幅度紊乱,致使孕酮不适当分泌和子宫内膜持续性增生,可造成月经周期紊乱和经血增多。继发性甲减可能导致卵巢萎缩和闭经。即使大多数甲减患者会成功妊娠,然而总体上生育率下降,自然流产和早产概率增加。原发性卵巢功能衰竭作为自身免疫内分泌疾病的一部分也可发生于桥本甲状腺炎患者。男性甲减可致性欲减退、阳痿和精子减少。

9.内分泌系统

长期甲减可引起腺垂体肥大,在影像学上可看到垂体凹变大。垂体增大影响其他垂体细胞的功能并引起垂体功能低下或视野缺损。重度甲减患者由于受高水平的血清 TRH 分泌的刺激可有催乳素水平升高,且部分患者可有泌乳现象。甲状腺激素替代治疗可使催乳素和 TSH 水平降至正常,并使泌乳现象消失。

在啮齿类动物,甲状腺激素直接调节生长激素的合成。而在人类,甲状腺激素不直接对生长激素进行调节,但甲状腺激素会影响生长激素轴。甲状腺功能减退的儿童生长发育迟缓,而且生长激素对刺激的反应可能是低下的。

由于肝 11-β-羟基固醇脱氢酶-1(11-β-HSD-1)的减少导致的皮质醇代谢速度减慢,24 小时尿皮质醇和 17-羟皮质类固醇水平也相应下降,但由于外源性促肾上腺皮质激素和美替拉酮的作用使血浆 17-羟皮质类固醇常在正常水平或者也可能下降。血皮质醇对胰岛素诱导的低血糖的反应可能会受损。如本病伴特发性肾上腺皮质功能减退症和 1 型糖尿病属多发性内分泌腺自身免疫综合征的一种,称为 Schmidt 综合征。醛固酮的代谢率可下降,血管紧张素 II 的敏感性也可能减低。交感神经的活性在甲状腺激素缺乏时降低,胰岛素降解率下降且患者对胰岛素敏感性增强。

10.泌尿系统及水电解质代谢

肾血流量、肾小球滤过率以及肾小管最大重吸收量和分泌量都会减少,尿量减少。也有可能出现轻微的蛋白尿,血尿素氮和血肌酐水平正常,尿酸水平可能会升高。尽管血浆容量减少,但是,肾排水功能受损,以及组织中亲水物质引起的水潴留都会导致体内水的增加,这就解释了偶然发现的低钠血症。血清钾水平通常正常,血清镁浓度可能会增加。

11.血液系统

由于需氧量减少以及促红细胞生成素生成不足,红细胞的数量减少,发生大细胞性和正色素性贫血。临床和亚临床型甲减患者伴有恶性贫血的患病率分别为12%和15%。由于吸收不良或者摄入不足所致叶酸缺乏也可能引起大细胞性贫血。频繁的月经过多和因胃酸缺乏导致铁吸收不足将会引起小细胞性贫血。

白细胞总数和分类计数通常正常,尽管血小板黏附功能可能会受损,但是血小板的数量正常。血浆凝血因子Ⅷ和Ⅸ浓度下降,加之毛细血管脆性增加以及血小板黏附功能下降,都可以解释发生的出血倾向。

12.骨骼系统和钙磷代谢

骨骼正常的生长和成熟需要甲状腺激素。甲状腺激素在青春期前对骨骼的成熟起着重要作用。婴幼儿期甲状腺激素的缺乏会引起发育异常,骨化过程中次级骨化中心有斑点状的表现(骨骼发育不全)。线性生长受损导致侏儒。持续一段时间的甲减患儿即使得到了恰当的治疗,也不会达到根据父母身高计算出来的高度。

随着肾小球滤过率的变化,尿钙排泄减少,但是肠道钙磷排泄不变。血清中钙磷的水平通常正常,有时可能会轻微升高。钙的排泄更新速度减慢反映了骨形成和吸收的减慢。血清甲状旁腺激素和$1,25-(OH)_2$-胆钙化醇常升高。婴幼儿和青少年中碱磷酶积分常降低,骨密度可能会增加。

六、辅助检查

1.甲状腺激素测定

血清总T_3(TT_3)、总T_4(TT_4)、游离T_3(FT_3)、游离T_4(FT_4)及反T_3(rT_3)水平降低。其中以FT_4变化最敏感,TT_4变化其次。正常老年人的血T_4、T_3及FT_4水平均较成年人低,而TSH较成年人的数值高,在分析结果时应加以考虑。

2.TSH测定

TSH分泌有昼夜节律,午后最低,入睡后最高,但均在正常范围内波动。原发甲状腺功能低下症者TSH升高为最早的改变。血清基础TSH水平在原发性甲状腺功能低下症均明显升高,周围性甲状腺功能低下症患者血清TSH一般高于正常范围,但T_3、T_4也显著升高。FT_4降低而TSH正常或偏低,属于继发性甲状腺功能低下症。有资料显示,在继发性和三发性结节者,40%的TSH在正常范围,35%的TSH低于正常,25%的TSH稍高于正常。

3.甲状腺自身抗体测定

甲状腺球蛋白抗体(TgAb)及甲状腺过氧化物酶抗体(TPOAh)测定,以确定是否有慢性淋巴细胞性甲状腺炎引起甲状腺功能低下症的可能。自身免疫性甲状腺炎患者血清TgAb、TPOAb阳性率为50%～90%,阻断性TSH受体抗体(TBAb)阳性率为20%～30%。亚临床型甲状腺功能低下症患者存在高滴度的 TgAb 和 TPOAb,预示为 AITD,进展为临床型甲状腺功能低下症的可能性大,50%~90%的 GD 患者亦伴有滴度不等的 TgAb 和 TPOAb。同样,持续高滴度的 TgAb 和 TPOAb 常预示日后发生自发性甲状腺功能低下症的可能性大。

目前,血清 Tg 测定主要用于甲状腺癌术后的追踪观察,同时也可用于新生儿期或围新生儿期先天性甲状腺功能低下症、甲状腺功能亢进症伴甲状腺^{131}I 摄取率下降等的诊断依据之一。

4.其他检查

基础代谢率低。甲状腺功能低下症患者血红蛋白及红细胞有不同程度降低;所有心肌酶如 AST、LDH、CPK、CK-MB 等均可升高。血糖正常或偏低,而总胆固醇、三酰甘油、低密度脂蛋白胆固醇的含量升高或改变不明显;低血钠;甲状腺功能低下症患者由于 T_3、T_4 缺乏,氨基酸的代谢异常也很明显,其中最有诊断意义的是血浆同型半胱氨酸增高。T_3 缺乏时,肝脏的再甲基化酶活性下降,使 Hcy 蓄积于血浆中,但用 T_3 替代治疗并不能完全纠正高同型半胱氨酸血症;基础代谢率降低;血胡萝卜素增高,尿 17-酮类固醇、17-羟皮质类固醇降低;糖耐量试验呈扁平曲线,胰岛素反应延迟。

5.过氯酸钾排泌碘试验

此试验适应于诊断酪氨酸碘化受阻的某些甲状腺疾病,阳性见于:①TPO 缺陷所致甲状腺功能低下症。②Pendred 综合征。

6.TRH 兴奋试验

即静脉注射 TRH 200~500μg 后,观察血清 TSH 的变化。垂体性甲状腺功能低下症者 TSH 无反应,下丘脑性甲状腺功能低下症则可呈正常反应或迟发反应;而原发性结节的患者,TSH 本已升高,此时可呈过度反应。值得注意的是,TRH 试验的临床价值有一定的局限性,采用单次注射法一般很难鉴别下丘脑和垂体性甲状腺功能低下症。一组研究表明,在下丘脑-垂体性甲状腺功能低下症病例中只有 31%的 TSH 对 TRH 刺激的反应减低,而所有 TSH 反应减低者中只有 59%是下丘脑-垂体性甲状腺功能低下症,还有 41%属于正常甲状腺功能者。

7.甲状腺摄碘功能测定

一般均降低或明显减低。但在垂体性甲状腺功能低下症一般仅轻度降低或升高。

8.基因检测

在先天性甲状腺功能低下症的诊断中占有重要的位置。如碘转运异常者,可以通过检测钠碘同向转运体基因,发现其突变位点。甲状腺激素免疫的患者可以检测甲状腺受体 β 基因异常。

9.心电图和超声心动图

心电图表现为低电压,窦性心动过缓,P-R 间期延长,T 波低平,可有完全性房室传导阻滞等。超声心动图示室间隔不对称性肥厚,心脏收缩间期,尤其射血前间期延长,并且可显示心包积液及其严重程度。

10.影像学检查

(1)甲状腺 B 超:一般来说,对甲状腺功能低下症诊断的临床价值有限。有时,可以发现甲状腺血流减少,对甲状腺结节可鉴别囊性和实质性。对桥本甲状腺炎或亚急性甲状腺炎者可见低回声征象,有时伴有单个或多发性结节。

(2)甲状腺放射性核素扫描:对有甲状腺肿大的甲状腺功能低下症,观察甲状腺放射性核素的分布有一定的临床价值。例如,桥本甲状腺炎的甲状腺放射性核素摄取分布不均匀。甲状腺放射性核素扫描检查对发现和诊断异位甲状腺(舌骨后、胸骨后、纵隔内甲状腺、卵巢甲状腺等)和甲状腺缺如有确诊价值。先天性一叶甲状腺缺如者的对侧甲状腺因代偿而显像增强。

(3)X线检查:心影常呈弥散性双侧增大,可伴心包积液或胸腔积液。甲状腺功能低下症骨骼的 X 线特征有:成骨中心出现和成长迟缓[骨龄延迟,骨骺与骨干的愈合延迟,骨化中心不均匀呈斑点状(多发性骨化灶)]。95%的呆小病患者蝶鞍的形态异常。7 岁以上患儿蝶鞍常呈圆形增大,经治疗后蝶鞍可缩小;7 岁以下患儿蝶鞍表现为成熟延迟,呈半圆形,后床突变尖,鞍结节扁平。骨骺的出现及融合延迟,骨龄落后于年龄(1 岁以内婴儿按年龄大小依次选择胸骨、足、膝、肩、腕、肘部摄片,胸骨、距骨、跟骨、股骨远端骨骺生后即应出现,肱骨头在出生至 3 个月、股骨在出生至 6 个月、头骨及钩骨均在 2~10 个月、肱骨小头在 3~8 个月、股骨头在 5~10 个月、第 3 楔骨在 6~12 个月出现。1 岁以上幼儿应选择膝、踝、手、足、腕及肱骨近端摄片,7 个月至 2 岁出现的骨骺有肱骨大结节、桡骨远端、胫骨近端、腓骨远端,诸掌、指骨骨骺在 1~3 岁出现,诸跖、趾骨骨骺在 3~6 岁出现)。如在某一年龄阶段有多个应出现的骨骺未出现或一个骨骺的出现明显晚于平均时间即应判断为骨龄延迟。长骨,尤其是股骨头部骨骺细小,呈点状或颗粒状,股骨头变扁、颈变短、颈干角变小。骨骺边缘毛糙、硬化性骨骺、假骨骺、锥形骨骺对克汀病亦有重要的诊断价值。管状骨短粗、临时钙化带增宽、致密,管状骨干骺端出现多条高密度的横行生长障碍线具有参考诊断价值。骨盆狭窄、髋臼变浅。颅骨骨板增厚、颅底短小、囟门闭合延迟、缝间骨多、鼻窦及乳突气化不良。脊椎椎体发育不良并可楔形变、胸腰段脊椎呈后突畸形。

(4)脑电图检查:轻度甲状腺功能低下症患者即可有中枢神经系统的功能改变。35%的患者有脑电图改变,以弥散性背景性电波活动为最常见。甲状腺功能低下症患者的睡眠异常主要表现在慢波的减少,发生黏液水肿性昏迷时可出现三相波,经替代治疗后可恢复正常。呆小病者脑电图有弥散性异常,频率偏低,节律不齐,有阵发性双侧 Q 波,无 α 波。

(5)CT 或 MRI:甲状腺功能低下症患者不必常规进行 CT 或 MRI 检查。对于下丘脑-垂体性甲状腺功能低下症可适当施行头颅或蝶鞍影像学检查,以期明确病因。

11.甲状腺穿刺病理学检查

在定位技术设备帮助下行粗针或细针穿刺检查,通过组织学或细胞学检查对自身免疫性甲状腺炎等的诊断有一定的参考价值,尤其是针对桥本甲状腺炎和亚急性甲状腺炎具有较大的价值。

七、诊断

1.定性诊断

甲状腺功能低下症的病因不同,病史特点各异。自身免疫性甲状腺疾病可以有阳性家族史。由于病程和严重程度不同,甲状腺功能低下症患者的临床表现并不完全相同。一般而言,甲状腺激素减少可引起机体各系统功能减低及代谢减慢,病情较严重时,出现典型的甲状腺功能低下症临床征象。此外,不同病因的甲状腺功能低下症临床综合征也有较大差异。有些患者以特殊表现为主,临床上应高度重视。

(1) 原发性甲状腺功能低下症:具有甲状腺功能低下症临床表现,血清 FT_4 降低,FT_3 正常或降低,血清 TSH 升高。TRH 兴奋试验,TSH 呈过度反应,要考虑原发性甲状腺功能低下症可能。临床上无甲状腺功能低下症表现,但 TSH 升高,伴 FT_4 正常,排除下丘脑和其他全身疾病,才可诊断为亚临床型甲状腺功能低下症。老年人 TSH 轻度升高并不一定表示亚临床型甲状腺功能低下症,可能只是反映正常老化。应用多巴胺及糖皮质激素治疗的重病患者,TSH 可受到抑制,疾病恢复时 TSH 又会回升,甚至超过正常,但少有 >20mU/L。

(2) 中枢性甲状腺功能低下症:血清 TSH、T_3、T_4 同时下降,部分患者 TSH 正常,甚至轻度升高。TRH 兴奋试验,TSH 无反应者为垂体性甲状腺功能低下症(继发甲状腺功能低下症);延迟反应者为下丘脑性(三发性)甲状腺功能低下症。如仍不能确诊,可做定期追踪或做甲状腺功能低下症的有关病因诊断检查(如 T_3 受体基因、NIS 基因、TSH 受体基因、TRH 受体基因分析等)。但单凭 1 次的血清 TSH 测定不能诊断为甲状腺功能低下症,必要时可加做 FT_4、FT_3 等指标,对临界性 TSH 值要注意复查。皮下注射奥曲肽、口服贝沙罗汀,对神经性厌食患者 TSH 均可有不同程度抑制,诊断时应注意。

(3) 新生儿甲状腺功能低下症(CH):诊断标准与临床型甲状腺功能低下症的诊断标准不同,测定足跟血 TSH(试纸法)是较可靠的筛查方法。TSH 20~25mU/L 为疑似病例。对疑似病例进一步测定血清 TSH 和 T_4。CH 诊断标准是:新生儿 1~4 周期间,TSH>7mU/L,TT_4<84nmol/L(6.5μg/dL)。采集标本时间应当在产后进食 3 次后,3~5 天内。采血过早,受到新生儿 TSH 脉冲分泌的影响,出现假阳性。筛查过晚则要延误启动治疗的时间,影响治疗效果。需要追踪复查至少 2 年。

(4) 妊娠甲状腺功能低下症:孕妇与普通人群血清 TSH 和 FT_4、TT_4 正常参考范围不同。因此,妊娠期甲状腺功能低下症患病率文献报道差异较大。一般来说妊娠期临床甲状腺功能低下症患病率为 0.3%~0.5%,亚临床型甲状腺功能低下症为 2%~3%。妊娠期甲状腺功能减低(妊娠期甲状腺功能低下症)包括临床型甲状腺功能低下症(OH)、亚临床型甲状腺功能低下症(SH)和低甲状腺素(T_4)血症 3 种情况,通常将亚临床型甲状腺功能低下症和低 T_4 血症归为轻度甲状腺功能低下症。轻度甲状腺功能低下症没有或仅有轻微临床症状,易与妊娠反应混淆,妊娠期特异诊断标准不健全,易漏诊。临床型甲状腺功能低下症患者生育能力减低。妊娠期母体甲状腺功能低下症与妊娠高血压、胎盘剥离、自发性流产发生率增加有关,并损害后代的神经智力发育,增加早产、流产、低体重儿、死胎等,必须给予治疗。妊娠期亚临床型甲状腺功能低下症增加不良妊娠结局和后代神经系统发育损害的风险。

妊娠期临床型甲状腺功能低下症的诊断标准是:血清 TSH>妊娠期参考范围上限(97.5th),血清 FT_4<妊娠期参考范围下限(2.5th)。如果血清 TSH>10mU/L,无论 FT_4 是否降低,按照临床甲状腺功能低下症处理。妊娠期亚临床型甲状腺功能低下症的诊断标准是:血清 TSH>妊娠期特异参考值的上限(97.5th),血清 FT_4 在参考范围之内妊娠期参考下限(2.5th~97.5th)。

(5)明确甲状腺功能低下症后,还必须对患者有一个全面的评估,以了解有无甲状腺功能低下症心脏病等的严重并发症。

2. 定位诊断

根据典型的临床表现及实验室检查,甲状腺功能低下症的诊断并不困难,明确诊断后,需进一步确定甲状腺功能低下症的类型,必要时进行 TRH 兴奋试验及头颅或蝶鞍影像学检查,方可确定甲状腺功能低下症类型是原发性、中枢性还是 TSH 或甲状腺激素免疫。

3. 病因诊断

确诊甲状腺功能低下症的存在,并明确其类型后,应尽量查找甲状腺功能低下症的病因。排查是否缺碘、药物、毒物所致或其他系统疾病、缺血、肿瘤、炎症等引起。如为 TSH 不敏感综合征,其临床表现不均一,可从无症状到严重甲状腺功能低下症不等。对无临床表现的患者,诊断则很困难,除非在新生儿中进行筛选。对 TRH 兴奋试验 TSH 有过分反应但无血清 T_3、T_4 升高者,应怀疑本综合征可能。肯定病因应做有关分子生物学检查。甲状腺激素不敏感综合征除了甲状腺弥散性肿大、血清 TSH 明显升高外,临床表现与实验室检查结果不相符还需要明确甲状腺激素受体数目和(或)亲和力不正常。

八、鉴别诊断

甲状腺功能低下症的临床表现缺乏特异性,轻型甲状腺功能低下症易被漏诊,有时临床型甲状腺功能低下症也常被误诊为其他疾病。

1. 症状鉴别

如贫血,易误诊为恶性贫血、缺铁性贫血或再生障碍性贫血。但甲状腺功能低下症引起者的血清 T_3、T_4 降低和 TSH 升高可资鉴别。水肿、肥胖症患者因伴有不同程度水肿,基础代谢率偏低,而易误诊为甲状腺功能低下症,但 T_3、T_4、TSH 均正常。

2. 病因鉴别

即区别原发性、中枢性和甲状腺激素免疫综合征。

3. 与其他系统性疾病鉴别

如青春期延迟、垂体性侏儒、冠心病和垂体瘤等;慢性肾炎、肾病综合征的临床表现似黏液性水肿,特别是由于甲状腺结合球蛋白减少,血清 T_3、T_4 均减少,尿蛋白可为阳性,血浆胆固醇也可增高,易误诊为甲状腺功能低下症。但甲状腺功能低下症患者尿液正常,血压不高,肾功能大多正常。

4. 与低甲状腺激素综合征鉴别

肾上腺皮质醇功能减退及非甲状腺疾病综合征或正常甲状腺病态综合征(ESS)。ESS 也称为低 T_3 综合征。本征非甲状腺本身病变,它是由于严重疾病、饥饿状态导致的循环甲状腺激素水平减低,是机体的一种保护性反应。这类疾病包括营养不良、饥饿、精神性厌食症、糖尿病、肝脏疾病等全身疾病。某些药物也可以引起本征,如胺碘酮、糖皮质激素、丙硫氧嘧啶(PTU)、普萘洛尔、含碘造影剂等。ESS 的发生机制是Ⅰ型脱碘酶(D1)活性抑制,Ⅲ型脱碘酶(D3)活性增强。因为Ⅰ型脱碘酶负责 T_4 外环脱碘转换为 T_3,所以 T_3 产生减少,出现低 T_3

血症。Ⅲ型脱碘酶有两个功能,一个是 T_4 转换为 rT_3,另一个是 T_3 脱碘形成 T_2。本征 T_4 向 rT_3 转换增加,所以血清 rT_3 增加。临床没有甲状腺功能低下症的表现。实验室检查的特征是血清 TT_3 减低,rT_3 增高,TT_4 正常或者轻度增高,FT_4 正常或者轻度增高,TSH 正常。疾病的严重程度一般与 TT_3 减低的程度相关。严重病例可以出现 TT_4 和 FT_4 减低,TSH 仍然正常,称为低 T_3-T_4 综合征。患者的基础疾病经治疗恢复以后,甲状腺激素水平可以逐渐恢复正常。但是在恢复期可以出现一过性 TSH 增高,也需要与原发性甲状腺功能低下症相鉴别。本征不需要给予甲状腺激素替代治疗。甲状腺激素治疗不适当地提高机体代谢率,可能带来不良反应。

九、治疗

1.一般治疗或对症治疗

甲状腺功能低下症患者应注意休息,给予高蛋白质和高热量饮食。去除或治疗诱因。感染诱因占 35%。有贫血者可以补充铁剂、维生素 B_{12} 和叶酸等,胃酸低者应补充稀盐酸,但必须与甲状腺激素合用才能取得疗效。自身免疫性贫血者宜限制碘的摄入。

2.病因治疗

大多数甲状腺功能低下症缺乏有效的对因治疗方法,对缺碘引起的甲状腺功能低下症,需要及时补充适量的碘剂。药物所致的酌情停用相关药物。

3.激素替代治疗

(1)治疗目标:用最小剂量纠正甲状腺功能低下症症状和体征而不产生明显不良反应。疗效观察应以血 TSH 水平调整至正常范围,成年人一般需要 3~4 个月调整到最佳替代剂量,少儿则应在 3~6 周内达标。孕妇最好在妊娠 8 周内达到 TSH<2.5mU/L。足量用药后 2~3 周开始利尿,体力增加,皮肤湿润,直至黏液性水肿完全消失。一般 T_3、T_4 水平于 2~3 周恢复,TSH3~4 周恢复。T_4 半衰期较长,调至满意剂量需要一定时间,在调节药量过程中应每 4~6 周测定 T_4 及 TSH。治疗中注意一些桥本甲状腺炎患者由于抗体类型转变,可有甲状腺功能低下症转为甲状腺功能亢进症。

(2)常用制剂:甲状腺激素制剂有甲状腺片、左甲状腺素(L-T_4)、左旋三碘甲状腺原氨酸(L-T_3),以及 L-T_3/L-T_4 的混合制剂,后两者作用强,持续时间短,但目前使用有争议。

(3)用药方法

①甲状腺片:药物可以很快吸收 2~4 小时产生高于生理的 T_3。由于该药的甲状腺激素含量及 L-T_3/L-T_4 比例不恒定,治疗效果差异,但因其来源丰富、价格低廉等优点,目前仍为国内使用最多的制剂。剂型每片 40mg,开始作用时间为 4 天,作用持续时间为 10 天左右。一般开始用量宜小。重症或伴心血管疾病者及年老患者尤其要注意从低剂量开始,每天 10~20mg,逐渐加量,直至满意为止,维持剂量一般为每天 40~120mg。

②L-T_4:比较稳定,价格较便宜。需在 20~25℃储存,避光防潮。剂型有 50μg 和 100μg 两种,L-T_4 在体内可转变为 T_3,故血中 T_3 亦可升高。作用较慢而持久,服药后 1 个月疗效明显。半衰期约 7 天,生物利用度为 80%,每天早餐前 30~60 分钟或晚饭后 4 小时(睡前)口服

1次,不必分次服。起始剂量为 $25\sim50\mu g/d$。$1\sim2$ 周后每 4 周增加 $25\sim50\mu g$,临床症状缓解后需长期维持治疗,其剂量一般为每天 $1.4\sim1.7\mu g/kg$,即 $75\sim200\mu g$。

③L-T_3:作用快,持续时间短,需要每天多次服药,且血中波动较大,一般不用于常规替代治疗。可以用于黏液性水肿昏迷的抢救。甲状腺癌及手术切除甲状腺的患者,需定期停药扫描检查者以 L-T_3 替代较为方便。对于 NYHAⅢ级和Ⅳ级心力衰竭低 T_3 患者使用可能获益,但需在临床内分泌医师评估患者后才能开始用甲状腺激素治疗。

在替代过程中,必须重视个体的临床表现,要根据患者的生活、工作具体情况而定,必要时可做血清 TSH、T_3、T_4、血脂等的复查。

(4)其他治疗:目前没有证据证实饮食补充可以帮助已经开始用甲状腺激素替代治疗的甲状腺功能低下症患者。甲状腺激素类似物目前尚在研究中。美国 ATA 不推荐 TRIAC 用于原发性及中枢性甲状腺功能低下症,C 级证据。硒用于治疗和预防自身免疫性甲状腺炎导致甲状腺功能低下症的证据尚不充分。美国 ATA 不推荐任何碘制剂或含碘食物用于治疗碘充足地区的甲状腺功能低下症治疗,C 级证据。

4.特殊情况用药

(1)新生儿:治疗原则是早期诊断,足量治疗。甲状腺激素治疗启动得越早越好,必须在产后 $4\sim6$ 周之内开始。随访研究发现,如果在 45 天内启动治疗,患儿 $5\sim7$ 岁时的智商(IQ)与正常儿童相同,延迟治疗将会影响患儿的神经智力发育。治疗药物选择左甲状腺素(L-T_4)。L-T_4 起始剂量为 $10\sim15\mu g/(kg \cdot d)$。治疗目标是使血清 TT_4 水平尽快达到正常范围,并且维持在新生儿正常值的上 1/3 范围,即 $10\sim16\mu g/(kg \cdot d)$。为保证治疗的确切性,达到目标后要再测定 FT_4,使 FT_4 维持在正常值的上 1/3 范围。血清 TSH 值一般不作为治疗目标值。因为增高的 TSH 要持续很长时间,这是因为下丘脑-垂体-甲状腺轴的调整需要时间。一过性新生儿甲状腺功能低下症治疗一般要维持 $2\sim3$ 年,根据甲状腺功能的情况停药。发育异常者则需要长期服药。

(2)老年人:老年人足量替代用量比中年人少 $20\%\sim30\%$,平均 $1.4\mu g/(kg \cdot d)$,且治疗目标 TSH 不必替代到完全正常,以缓解症状,TSH 不超过 10mU/L。注意个体化治疗。患者有吸收不良,使用抗酸药物含铝制剂、硫酸亚铁、洛伐他汀或糖皮质激素、利福平、卡马西平等,甲状腺激素需要适当增加剂量。50 岁以上的患者,以及合并冠心病者更应慎重,以免发生心律失常、心绞痛或急性心肌梗死。增加剂量过程中相隔时间不宜过短及增加剂量不宜过大。一旦出现心绞痛、心律失常或心电图有缺血加重,应给予相应治疗,并可减回原剂量,必要时暂停使用甲状腺激素。

(3)孕妇(ATA、AACE、TES):主张对孕妇做 TSH 常规筛查,我国的指南建议对危险因素患者应在妊娠开始即筛查甲状腺功能。2012 年中国妊娠和产后甲状腺疾病诊治指南明确了孕早期 TSH 参考范围为 $0.1\sim2.5mU/L$,孕中期为 $0.2\sim3.0mU/L$,孕晚期为 $0.3\sim3.0mU/L$。一旦确定临床甲状腺功能低下症,立即开始治疗,尽早达到上述目标。达标的时间越早越好(最好在妊娠 8 周之内)。临床甲状腺功能低下症治疗选择 L-T_4 治疗,不推荐给予 T_3 或其类似物及甲状腺片治疗。妊娠前已经确诊的甲状腺功能低下症,需要调整 L-T_4 剂量,使血清 TSH<2.5mU/L,再考虑怀孕。妊娠期间,L-T_4 替代剂量通常较非妊娠状态时增加 $30\%\sim$

50%。妊娠前半期(1~20周)甲状腺功能的监测频率是每4周测定1次,在妊娠26~32周至少检测1次血清甲状腺功能。产后L-T$_4$剂量降至孕前水平,并需要在产后6周复查甲状腺功能。对于亚临床型甲状腺功能低下症且TPOAb阳性孕妇,推荐给予L-T$_4$治疗;TPOAb阴性孕妇的干预的前瞻性研究正在数个国家进行,目前尚无一致的治疗意见。

(4)甲状腺癌术后:甲状腺癌术后甲状腺功能低下症患者,甲状腺激素替代治疗目标依据患者甲状腺癌不同风险情况而定,一般替代治疗后TSH<0.1mU/L,以免肿瘤复发,强调追踪复查。

(5)中枢性甲状腺功能低下症伴有皮质功能不全时用药应该先补充糖皮质激素,3~5天后在开始甲状腺激素替代治疗,以免诱发肾上腺危象。

十、预防

1. 呆小病及缺碘

广泛开展新生儿先天性甲状腺功能低下症及其他疾病的筛查工作以来,呆小病已不多见。先天性呆小病和缺碘性甲状腺功能低下症是可预防性疾病。1986年,国际碘缺乏病控制理事会和NGO(非官方组织)与WHO/UNICEF(联合国儿童基金会)一起发起全球用碘化食盐根除碘缺乏性脑损害的防治计划(至2000年止),1996年有83个发展中国家(占56%的人口)已实行碘化食盐制度。地方性克汀病、孕妇及胚胎期缺碘是发病的关键原因。因此,地方性甲状腺肿流行区和孕妇应供应足够碘化物,妊娠最后3~4个月每天可加服碘化钾20~30mg。推行碘缺乏流行地区的补碘预防已使地方性呆小病的发病率显著下降,居民的神经-运动系统发育质量提高。妊娠合并GD用硫脲类药物治疗者,应尽量避免剂量过大,并同时加用小剂量甲状腺制剂。妊娠合并甲状腺功能亢进症时禁用^{131}I治疗,诊断用的示踪剂不能口服,但可做体外试验。胎儿、新生儿甲状腺功能低下症的预防主要依赖于大力推广现代筛查诊断方法。进行宫内或出生后的早期诊治,将明显减少新生儿先天性甲状腺功能低下症的发生,改善其不良预后。

2. 成年人

不少是由于手术切除或使用^{131}I治疗甲状腺功能亢进症引起的,手术时必须留足甲状腺组织或正确使用^{131}I用量,避免切除过多和剂量过大所致的医源性甲状腺功能低下症。美国ATA推荐≥35岁人群每5年筛查TSH,流产妇女需要筛查甲状腺功能低下症,住院患者筛查甲状腺功能低下症推荐用TSH;AACE推荐老年人尤其是妇女常规筛查TSH;美国家庭医师协会推荐常规筛查60岁以上无症状人群;英国只推荐妊娠女性筛查甲状腺功能低下症。对确诊为甲状腺功能低下症的成年人来说,终身替代治疗的目的是维持正常或基本正常的甲状腺功能,病情观察指标除T$_3$、T$_4$、TSH外,还必须定期追踪血脂和心功能变化、预防心血管疾病的发生。老年人的替代剂量宜偏小,防止发生心绞痛和合并的冠心病心力衰竭。垂体性甲状腺功能低下症患者也可考虑用重组的人TSH(thTSH)治疗。

3. 妊娠期(ATA、AACE、TES)

主张对孕妇做TSH常规筛查,以及时发现和治疗临床甲状腺功能低下症和亚临床型甲状腺功能低下症。育龄妇女亚临床型甲状腺功能低下症的患病率在5%左右。一些学者主张对可能患甲状腺功能低下症的高危人群做妊娠前的筛查。甲状腺功能低下症的高危人群包括具有甲状腺疾病个人史和家族史者;具有甲状腺肿和甲状腺手术切除及^{131}I治疗史者;有自身免疫性疾病个人史和家族史者,如系统性红斑狼疮、类风湿关节炎、1型糖尿病、既往发现血清TSH增高或者血清甲状腺自身抗体阳性者等。对已患甲状腺功能低下症的育龄妇女,要加强有关甲状腺功能低下症对妊娠和胎儿脑发育影响方面的教育。

十一、预后

因其病因不同而有差异,通常大部分减低患者在补充甲状腺激素后,甲状腺功能低下症症状消失,机体代谢恢复正常,预后良好。其中,一过性甲状腺功能低下症患者有可能在临床症状缓解后停药,甲状腺功能低下症症状和体征不再复发。但是,大部分甲状腺功能低下症患者需要终身服用甲状腺激素制剂,以维持甲状腺功能在正常水平。假如患者同时合并心血管疾病,会对生长发育和性成熟产生不良影响。克汀病的预后较差,患儿往往出现严重的智力障碍,并有体质和性腺发育的异常,但早期发现,及时治疗可使患者的总体发育水平接近正常。如果甲状腺功能低下症患者未能及时诊断,合并有各种诱发因素,如感染、寒冷、麻醉或应用镇静催眠药物,则可能进一步加重甲状腺功能低下症症状,甚至发展为黏液性水肿昏迷,病死率高达50%。

第五节 甲状腺肿瘤

一、流行病学

甲状腺肿瘤是内分泌系统最常见的肿瘤,占头颈部肿瘤的首位。临床上,常按其组织发生学、细胞分化程度和生物学特性分为甲状腺良性肿瘤和恶性肿瘤两大类,其中大多数为良性肿瘤,少数为癌,肉瘤罕见。甲状腺癌占所有恶性肿瘤的2.3%。甲状腺癌发病率在世界范围内呈上升趋势,近10年来发病人数急剧增加,并因国家或地区而异,女性明显高于男性。2010年美国甲状腺癌新发病例数为4.467万,占内分泌恶性肿瘤的95%,年平均死亡患者约1700例。我国的流行病学资料也显示甲状腺癌的发病率在逐年上升,2004年上海市女性甲状腺癌的发病率为10.49/10万,较1987年上升了3.75倍。

根据起源于滤泡细胞或滤泡旁细胞,可将原发性甲状腺癌分为滤泡上皮癌和髓样癌(MTC)两类。而滤泡上皮癌又可分为乳头状癌(PTC)、滤泡状癌(FTC)及未分化癌(ATC),前两者为分化型甲状腺癌。其中,乳头状癌最常见,分化程度高,恶性程度最小,占全部甲状腺癌的80%,其次是滤泡状癌占15%;发病率最低的是未分化癌占2%;髓样癌约占所有甲状腺癌的3%。

二、病因与危险因素

甲状腺癌的病因及发病机制尚不清楚。与甲状腺癌发病有关的病因可分为细胞生长、分化的刺激因素和细胞生长、分化的突变因素,这两种因素单独或共同作用于甲状腺细胞,使其由正常的细胞转变为肿瘤细胞。生长刺激因素通过 TSH 导致良性肿瘤,因而往往具有 TSH 依赖性;突变因素在生长因素被抑制时,单独作用难以形成肿瘤,但如两者同时合并存在,则致肿瘤作用显著增强。

1. 电离辐射

电离辐射与甲状腺癌的发生显著相关,是迄今为止甲状腺癌最明确的危险因素之一。甲状腺癌的发病率与辐射剂量线性相关,辐射时间越长,年龄越小,发病率越高。发生在 1986 年 4 月 26 日的乌克兰切尔诺贝利核泄漏事故导致该地区儿童的甲状腺乳头状癌急剧增加,核事故后处理核废料的工作人员的甲状腺癌发病率也有所上升,提示儿童甲状腺对放射线更敏感。此外,职业接触电离辐射如使用 X 线,甲状腺癌发生率也将明显升高,尤其在女性。

2. 缺碘与高碘

碘与甲状腺癌的关系目前仍存在争论。早在 20 世纪初,即有人提出有关缺碘可致甲状腺肿瘤的观点。1935 年 Hellwig 以低碘饮食饲鼠,成功诱发了甲状腺肿瘤。其后较长时期,缺碘一直被认为与甲状腺肿瘤发生有关,其所诱发的甲状腺癌以 FTC 为主。高碘饮食亦是甲状腺癌高发的诱因,高碘地区(如挪威、冰岛、夏威夷等地)的 PTC 发病率明显高于其他地区。我国东部沿海地区是高碘饮食地区,亦是我国甲状腺癌高发地区(主要以 PTC 为主)。致病原因可能是缺碘而引发的甲状腺滤泡过度增生而致癌变;或由于长期的高碘刺激甲状腺上皮致突变而产生癌变。

3. 遗传和基因改变

甲状腺癌与遗传有关。遗传方式与基因所在染色体有关,既可能是常染色体显性遗传,也可能是常染色体隐性遗传,亦有多基因遗传。大多数 PTC 是散发性的,但家族性 PTC 占所有 PTC 患者的 5%,并且可能提示其更具侵袭性。家族聚集性分析显示 PTC 患者的一、二级亲属和一般人群的患病率均有统计学差异,存在一级亲属>二级亲属>一般人群的规律。此外,许多动物及人类肿瘤的发生与某些基因的过度表达、出现激活性突变或缺失有关。目前已发现如 Ras 基因、Ret 基因、Trk 基因、c-myc 基因、c-fos 基因及 c-erB 基因等在某些甲状腺癌尤其是 PTC 中出现了重排、转录、突变和激活。编码跨膜酪氨酸激酶受体 Ret 和 Trk 的染色体的重排被认为与这些肿瘤发生的早期阶段有关。Ret-PTC 的基因变异在成人和儿童 PTC 中分别发现有 40% 和 60%。活化型 Ret 基因重排可能是电离辐射的结果,并且是切尔诺贝利相关的甲状腺癌中最常见的突变。其他潜在的致病因素包括钠碘共转运体基因启动子区域 DNA 的甲基化,以及通过 Ras 基因的活化性突变所致的 MAPK 的持续激活,后者在 PTC 中更常见。鼠类肉瘤滤过性毒菌致癌同源体 B1(BRAF)突变已确定在临床上约 45% 或更多明确诊断的 PTC 和 18% 的甲状腺微小癌中出现。已证实 BRAF 突变导致的肿瘤更容易出现浸润性生长。p53 是一种典型的抑癌基因,突变的 p53 不仅失去正常野生型 p53 的生长抑制作用,而且能刺激细胞生长,刺激肿瘤生长,分化型甲状腺癌组织中 p53 基因蛋白呈高表达现象。

4.性别与女性激素

甲状腺癌发病性别差异较大,女性生育期甲状腺癌的发病率明显高于男性,青春期前和绝经后与男性的发病率大致相同,而且绝经后发病率呈明显下降趋势,提示雌激素对甲状腺癌的发生有一定作用。研究表明,甲状腺癌组织中有雌激素受体(ER)的表达,体外实验发现随雌激素的增加,ER 阳性的 PTC 原代培养细胞发生增殖反应增强。

5.其他因素

长期的饮食结构不合理、不良的生活习惯、工作压力和不良情绪等因素造成身体的过度酸化,人体的整体机能下降,促使一些正常细胞改变染色体采取主动变异,使肿瘤性状得以表达。月经不调、首次怀孕年龄早、口服避孕药、子宫切除和卵巢切除都可使甲状腺癌的发生风险增高。有研究报道,吸烟、饮酒及绝经后超重亦可使甲状腺肿瘤的发病率增加。吸烟可刺激甲状腺激素转化,抑制外周脱碘酶活性,直接刺激垂体等,使 TSH 水平增高进而导致肿瘤的发生,但目前饮酒对甲状腺肿瘤影响的具体机制尚未阐明。此外,甲状腺癌的发病率增加与环境内分泌干扰物的作用有关,防晒霜、日用化妆品等均含有不同类别的内分泌干扰物,可影响甲状腺功能,促进甲状腺自身免疫异常,导致甲状腺癌发病率增加。

三、临床病理分类

甲状腺癌的病理类型较多,临床生物学特性差异很大,低度恶性的甲状腺癌有时可自然生存 10 年以上,有的甚至有肺转移时还能带瘤生存 5 年以上,但高度恶性的甲状腺癌可以短期内死亡。绝大多数甲状腺癌的发生来自滤泡上皮细胞,少数可以来自滤泡旁细胞,极少数来自甲状腺的间质。甲状腺除了有原发癌以外,还可以有继发癌。目前国内外多采用以下分类:①乳头状癌(隐癌、腺内型、腺外型);②滤泡样癌(包膜血管轻微或可疑浸润,包膜中度或明显浸润),包括 Hurthle 细胞癌;③髓样癌(家族遗传型、散发型)MEN-2A 或 MEN-2B;④未分化癌(包括鳞状细胞癌);⑤恶性淋巴瘤;⑥转移癌;⑦其他。

四、TNM 分类与临床分期

根据 UICC 制定的国际 TNM 分类及分期如下。

(一)分类

T 原发肿瘤;

T_x　无法对原发肿瘤作出估计;

T_0　未发现原发肿瘤;

T_1　肿瘤限于甲状腺,最大直径≤2cm;

T_2　肿瘤限于甲状腺,最大直径>2cm,≤4cm;

T_3　肿瘤限于甲状腺,最大直径>4cm,或者微小甲状腺外侵犯(如胸骨甲状肌、甲状腺周围软组织);

T_{4a}　肿瘤已侵犯甲状腺包膜外,肿瘤侵犯皮下软组织、喉、气管、食管、喉返神经;

T_{4b} 肿瘤侵犯椎前筋膜,纵隔血管或颈总动脉。

注:以上各项可再分为:①孤立性肿瘤;②多灶性肿瘤。

N 区域淋巴结转移;

Nx 未确定有无淋巴结转移;

N_0 未发现区域淋巴结转移;

N_1 区域淋巴结转移;

N_{1a} 肿瘤转移至Ⅵ区淋巴结(气管前、食管前、喉前及 Delphian 淋巴结);

N_{1b} 肿瘤转移至一侧、双侧或对侧颈或纵隔单个或多个淋巴结转移。

M 远处转移;

Mx 未确定有无远处转移;

M_0 无远处转移;

M_1 有远处转移。

(二)分期

乳头状或滤泡状癌:

<45 岁　　　　　　　　　≥45 岁

Ⅰ期	任何 T 和 N;M_0	T_1	N_0	M_0
Ⅱ期	任何 T 和 N;M_1	T_2	N_0	M_0
Ⅲ期		T_3	N_0	M_0
		$T_{1,2,3}$	N_{1a}	M_0
Ⅳ期 A		$T_{1,2,3}$	N_{1b}	M_0
		T_{4a}	任何 N	M_0
B		T_{4b}	任何 N	M_0
C		任何 T	任何 N	M_1

髓样癌:

Ⅰ期	T_1	N_0	M_0
Ⅱ期	T_2	N_0	M_0
Ⅲ期	T_3	N_0	M_0
	T_4	N_0	M_0
	任何 T	N_{1a}	M_0
Ⅳ期 A	任何 T	N_{1b}	M_0
	T_{4a}	任何 N	M_0
B	T_{4b}	任何 N	M_0
C	任何 T	任何 N	M_1

未分化癌(任何未分化癌均为Ⅳ期):

Ⅳ期 A	T_{4a}	任何 N	M_0
B	T_{4b}	任何 N	M_0
C	任何 T	任何 N	M_1

五、乳头状癌

乳头状癌是一种分化好的甲状腺癌,也是最常见的一种。某肿瘤医院头颈外科40年来共治疗甲状腺恶性肿瘤2700例,其中乳头状癌2218例,约占82%。国外文献报道为75%～85%。病灶一般是单发,亦可以发生在两叶、峡部或锥体叶,体积大小不等。最大直径≤0.5cm称之为微癌;直径≤1cm以下称为隐性癌。常在尸检中发现。国外文献报道为6%～34.5%,国内报道为2.1%～4.3%。隐性癌可较长时间保持隐性状态,而不发展成临床癌。

近年,对甲状腺乳头状癌的病理组织学诊断标准,多数人已逐步取得较为一致的意见,即乳头状癌病理组织中,虽常伴有滤泡癌成分,有时甚至占较大比重,但只要查见浸润性生长且具有磨砂玻璃样核的乳头状癌结构,不论其所占成分多少,均应诊断为乳头状癌。因本病的生物学特性,主要取决于是否有乳头状癌成分的存在。

(一)病理

1.大体形态

微小病变,往往硬而坚实,大者可以超过10cm,硬韧或呈囊性,囊变者可见到囊壁有弯弓簇样结节突入囊腔。腔内贮有棕褐色液体或陈旧血水。肿瘤一般无包膜,仅5%有不完整包膜。肿瘤常伴有钙化,故切割时可闻磨砂音。少数病例腺体内可见1个以上的病灶,故有多中心性的说法。

2.甲状腺乳头状癌的组织学特征

甲状腺乳头状癌的乳头由中央为纤维血管轴心,表面衬覆一层肿瘤性上皮所构成。典型的乳头较长,有复杂的分支。有些乳头细而直,平行排列,有些乳头短而粗,乳头中央为疏松结缔组织和大小不一薄壁血管所形成的纤维血管轴心。衬覆在乳头表面和肿瘤性滤泡的上皮细胞具有特征性改变。细胞较大,互相重叠在一起。核圆形或卵圆形,核边缘不太规则,呈锯齿状或有皱褶。核染色质常平行排列,聚于核内膜下,致使核膜增厚。核淡,透明水样,或呈毛玻璃样,核仁小,不明显,核分裂象罕见或无。在乳头纤维血管轴心中,淋巴管内,实性上皮成分之间和肿瘤性滤泡之间的间质中常存在同心圆层状结构的砂粒体,砂粒体不出现在滤泡腔内。

3.甲状腺乳头状癌组织学变型

甲状腺乳头状癌是一种显示滤泡细胞分化,以形成特征性乳头和(或)一组核改变的恶性上皮性肿瘤。肿瘤内乳头和滤泡的数量不一,当滤泡中细胞核特征与乳头状癌细胞核特征相同,肿瘤中无论乳头多少,其生物学行为与乳头状癌相同,应归为乳头状癌。除典型的乳头状癌外,有许多形态学变型,它们的临床特点、病理改变、治疗后预后均有差异,认识这些变型无论在诊断、治疗和预后判断上都具有十分重要意义。

(1)乳头状微小癌:直径≤1cm的乳头状癌,临床可发生颈淋巴结转移,但很少发生远处转移,无论有无淋巴结转移,预后均极好。

(2)有包膜变型:有包膜的乳头状癌预后极好,5年生存率几近100%。

(3)滤泡性变型:常呈多中心生长,易发生颈淋巴结转移而非血道转移,转移灶中常出现典型的乳头状结构。当肿瘤中滤泡大,超过50%时,称为巨滤泡变型。此时常误认为是结节性甲状腺肿或巨滤泡性腺瘤,但细胞核的改变有助于做出正确诊断,预后同典型乳头状癌。当滤泡弥漫于整个甲状腺而没有明显结节形成时,称为弥漫滤泡性变型,此型好发于青少年,肿瘤全部或大部分为滤泡结构。弥漫滤泡性变型乳头状癌易发生肺与骨转移,预后较差。

(4)弥漫硬化性变型:肿瘤弥漫累及双侧或一侧甲状腺。好发于青年女性。颈淋巴结转移率很高,可发生远处转移(尤其肺),预后比典型乳头状癌差。

(5)嗜酸细胞型:少数具有典型乳头结构的肿瘤完全由嗜酸细胞组成。生物学行为与典型乳头状癌相似。

(6)高细胞变型:30%~70%瘤细胞的高度超过宽度2倍的乳头状癌,定义为高细胞变型。此型好发于中老年人,肿瘤体积较大,半数以上病例有甲状腺外浸润,局部复发和远处转移常见,病死率可高达25%,预后比典型乳头状癌差。

(7)柱状细胞变型:一种由高柱状细胞组成的乳头状癌。肿瘤好发于中老年男性,呈浸润性生长,易发生局部淋巴结和远处转移,预后较典型乳头状癌差。

(8)窦性/小梁状变型:70%~100%瘤细胞形成窦性区或小梁状排列的乳头状癌称为窦性/小梁状变型,其生物学行为与典型乳头状癌相似。

(9)透明细胞型:一种由于糖原积聚或空泡形成致使瘤细胞胞质透明的乳头状癌,少见,预后较好。

(10)结节性筋膜炎样间质变型:少数乳头状癌的间质高度增生,似结节性筋膜炎,肿瘤被大量间质分隔成小叶状。因此,在甲状腺的任何纤维组织增生的病变中,应仔细寻找有无乳头状癌。此型预后较好。

(11)Warthin瘤样变型:一种形态上类似涎腺Warthin瘤的乳头状癌。预后较好。

(12)筛状-桑椹状变型:一种最近新认识的乳头状癌变型,少见。此型好发于青年女性,肿瘤常呈多灶性,临床上常伴有家族性结肠腺瘤性息肉病,此型预后与典型乳头状癌相同。

(13)去分化变型:乳头状癌伴有低分化或未分化癌的成分称为去分化乳头状癌,此型为高度恶性,预后很差。

(二)临床表现

甲状腺乳头状癌可发生在任何年龄,男女都可发生,但最常见于中、青年女性。某医院头颈外科2218例甲状腺乳头状癌中,男女之比为1:3,发病者以21~40岁的妇女最多见。

患者因多无自觉不适,且生长缓慢,故一般就诊较晚,从发病到就诊为期10个月至30余年,约2/3在2年内,约1/3在3~10年。

大部分的病例除甲状腺区有一无痛性肿块外很少有其他症状。一般活动度尚好,仅约1/10与气管固定。瘤体较小者,可小于1cm,多坚硬且难以触及,常以颈淋巴结转移为主诉而来就诊。瘤体较大时,直径可达10cm以上或更大,常伴有囊性改变,穿刺可吸出浅棕色、黄色液,容易误诊为囊肿。晚期可累及周围软组织或气管软骨而使肿瘤固定,或累及喉返神经而致音嘶,少数合并不同程度的呼吸困难。

典型的甲状腺乳头状癌常伴有同侧颈部淋巴结转移,其转移率为50%~70%,根据经验,即使临床检查颈淋巴结阴性,术后颈部淋巴结标本病理检查,仍有10%为阳性。转移的淋巴结第一站往往是喉返神经区或气管前,亦称中央区淋巴结,然后转移至颈侧区,大多在颈内静脉结,很少转移至颌下淋巴结,但也可进一步转移至颈后三角或纵隔淋巴结。有时虽然淋巴结转移灶很广泛,但癌肿仍局限在淋巴结包膜内,若活动度好,一般仍可手术彻底清除。颈部淋巴结转移灶可以穿破淋巴结包膜,互相融合成块或浸润至邻近的血管、神经和周围软组织,影响手术彻底性,约4%的病例可以转移至对侧颈部淋巴结。

(三)治疗

甲状腺乳头状癌目前仍主要采用外科治疗,在治疗过程中涉及两个问题,一是对于疑为癌的甲状腺结节如何正确处理,二是对已经确诊的甲状腺癌应该采用何种最佳治疗方案。

甲状腺孤立结节在临床上比较常见,其中有腺瘤、亚急性甲状腺炎和甲状腺癌等。有时病史和临床检查都难以明确其性质。为了不遗漏一个癌肿,有人主张对甲状腺孤立结节一律做手术探查,这样未免扩大了手术指征,做了一些不该作的手术,给患者带来不必要的手术痛苦。有学者在临床工作中常采用以下方法进行筛选,根据病史、体检疑有癌变者,结合超声检查,提示肿瘤无包膜,周围血流丰富,伴有细小钙化辅以核素检查提示"凉结节"或"冷结节"者,应实施手术探查。细针穿刺细胞学检查是最为方便的筛选方法,有条件的单位可以常规使用。

1.原发病的外科治疗

原发病手术治疗的外科术式尚不统一。

(1)癌限于一侧腺叶:目前所采用的术式有三种。

①肿瘤局部切除术:临床实践证明,该术式不能保证完全切除原发癌,不宜采用。行此术后,再行患侧甲状腺腺叶切除术,标本病理检查20%~60%仍可查见残余癌,故多见术后复发,常造成不良后果。

②全或近全甲状腺切除术:多年来国外有不少人主张施行此术。如美国Mayo Clinic自1955年以来,平均66%采用近全甲状腺切除术,22%行全甲状腺切除术,8%行两侧次全切除术,仅4%行患侧腺叶切除术。认为作为靶器官,双侧甲状腺应该为一个整体,应予全部切除,同时甲状腺乳头状癌常呈多灶性生长,行全甲状腺切除术,有利于日后 ^{131}I 检测及采用 ^{131}I 治疗甲状腺以外部位的复发或转移灶。但是,近年来对此手术方法提出了不同意见,认为此术无助于改善预后,而且手术并发症较多,不宜常规施行。某肿瘤医院资料提示,一侧甲状腺腺叶切除,对侧发生甲状腺癌仅2%。应根据患者的个体具体情况而选择此方法,具体作法:组织学证实为多灶,术时发现对侧有肿瘤或颈部有放疗史者,可以施行该术式。

③患侧腺叶合并峡部切除术:国内多数人主张当单侧甲状腺乳头状癌临床尚未证实有多灶癌存在时,以本术式较为合适。其根据为:本病虽病理检查常为多灶性,但病理检出原发癌以外的多灶癌常处于隐性状态,临床常无任何表现;其次对侧腺体出现病变,再次手术并不影响预后;单侧腺叶切除术与全甲状腺切除术相比,其远期疗效并无统计学差异。但全甲状腺切除术后并发甲状旁腺功能不足的发生率较高,也给患者带来永久性痛苦,仍须力求避免发生。

(2)双侧腺叶受累或有多发病灶:此种情况多属施行全甲状腺切除术的适应证,术中要注意对甲状旁腺的保护。

(3)癌变位于峡部:此种情况一般主张做扩大的甲状腺峡部切除术加气管前淋巴结清扫术。

(4)癌变累及甲状腺外组织:甲状腺乳头状癌累及腺外组织并不少见,往往给手术带来很大困难,是影响预后的重要因素之一。在现代外科条件下,多数已非手术禁忌证,不可轻易放弃手术治疗。由于本病很少血行转移,如能将局部肿瘤与受累组织一并彻底切除,一些患者仍有可能获得较长期或长期生存。

①累及气管的晚期甲状腺癌处理原则:颈段气管受累占分化性甲状腺癌的1%~3%,我院处理141例气管受累甲状腺癌的经验,可将其分为三型:外壁型,肿瘤仅侵及气管外层软骨膜;软骨受侵型,肿瘤已侵犯气管软骨,未侵入腔内;腔内侵入型,肿瘤已入气管,前两型占95%,故大多数患者可以在气管表面锐性切除,镜下残留者可辅以放射治疗,其10年生存率仍可达85%以上,仅对腔内侵入型需行气管切除术。

②累及喉返神经的处理原则:侵犯一侧喉返神经可以术中与原发肿瘤一并切除,仅对双侧喉返神经侵犯者,双侧喉返神经切除将要做永久性气管造瘘术,故要谨慎处理,可保留则尽量保留,辅以放疗也能得到较好的疗效。

③累及食管的处理原则:大多数仅侵犯肌层,术中应仔细分离,如术中发现食管黏膜层切破,要仔细缝合,一般不需切除食管。

④侵犯前上纵隔的晚期甲状腺癌的处理原则:国外文献报道其发生率为7.6%。常见有甲状腺癌手术史者,造成淋巴回流改变,或肿瘤沿着颈内静脉向下或沿着喉返神经向下发展,或肿瘤侵犯颈淋巴结导致改变了淋巴回流途径改变,经气管前或气管旁转移至对侧颈内深淋巴结,随着肿瘤向下发展,形成前上纵隔转移。笔者常采用胸锁关节切除术,或经前上纵隔入路切除病灶,取得了较好的疗效。

2.颈淋巴结转移癌的外科治疗

主要根据以下两种情况而制定治疗方案。

(1)颈淋巴结阳性:临床上已出现颈淋巴结转移,而且原发灶可以切除时,一般均主张行甲状腺原发病灶与转移病灶联合根治切除术。目前采用功能性颈淋巴结清扫术,即保留颈内静脉、副神经、胸锁乳突肌,更有甚者保留颈丛神经、肩胛舌骨肌等,均取得了较好的疗效。但要掌握手术指征,对已侵出包膜外的颈淋巴结,不能单纯追求保留组织而放弃了彻底清除肿瘤的原则。

如为双颈淋巴结转移,一般宜分期施行颈淋巴结清扫术,要求尽可能保留一侧颈内静脉。

(2)临床颈淋巴结阴性:对此类患者颈淋巴结的处理,意见分歧较大,一部分作者认为,甲状腺乳头状癌,颈淋巴结的转移率可高达72.62%,故主张对大多数临床N_0的颈淋巴结行功能性颈清扫术。有学者总结了181例临床颈淋巴结阴性的甲状腺癌患者,随访10年以上者,颈侧出现颈淋巴结异常肿大实施手术者仅12例,其中有转移灶10例,所以学者意见对临床颈淋巴结阴性的甲状腺乳头状癌采用腺叶切除术加中央区淋巴结清扫术(气管前加上气管旁淋巴结清扫术)。不做颈侧区淋巴结清扫术,在以后随访中,即使出现颈侧淋巴结转移,再实施手术,并不影响预后,但患者的生活质量却大大提高。

3.外放射治疗

甲状腺乳头状癌对放射线敏感性较差,而且甲状腺邻近组织,如甲状软骨、气管软骨、食管以及脊髓等,均对放射线耐受性较低,大剂量照射常引起严重并发症,一般不宜采用。尤其作为常规术后辅助放疗更属错误,仅对镜下或肉眼有残留者,可以辅以放疗。常用放疗剂量为

50～60Gy,有姑息治疗的效果。

4.^{131}I 治疗

主要用于治疗甲状腺癌的远处转移。一般需先行全甲状腺切除术,以增强转移癌对碘的浓集。癌组织的吸碘能力与其病理组织结构有关,一般癌组织中含滤泡结构愈多,愈完整,胶质愈多,其浓集碘的能力愈高,癌组织分化愈差,吸碘愈少,未分化癌几乎不吸碘,滤泡样癌吸碘较多,次之为乳头状癌。关于用药的剂量,意见不一,有的主张小量多次,每次 30～50mCi,每隔 4～5 天给药 1 次,此法比较安全,反应亦较轻,适用于晚期患者,尤其广泛转移,全身情况较差者。另有主张一次大剂量法,使癌细胞蒙受致死剂量,每次给药 75～150mCi 甚至 200mCi,半年后根据病情需要,考虑是否重复给药,适用于转移较少、全身情况较好者。本疗法可并发骨髓抑制、生殖功能抑制或黏液性水肿等,肺转移者常并发放射性肺炎,弥漫性肺转移者可致肺纤维化,少数可并发再生障碍性贫血或白血病。

5.内分泌治疗

甲状腺素可抑制脑垂体前叶促甲状腺激素的分泌,从而对甲状腺组织的增生起到抑制作用,但是否可以抑制肿瘤的复发,目前尚无有力的证据证实,目前使用的 L-Thyroxine 或甲状腺片,仅起替代作用。常用剂量 L-Thyroxine 50～100μg/d,或甲状腺粉片 40～80mg/d。

6.化学药物治疗

由于甲状腺组织具有天然的多药耐药基因(MDR)产生 P-糖蛋白高表达现象。故对甲状腺乳头状癌敏感性很差,目前主要用于不能手术或远处转移的晚期癌,常用药物多柔比星 50mg 加顺铂 100～120mg 为一个疗程,有时可以起到姑息作用,但不作为常规术后化疗。

(四)特殊类型的甲状腺乳头状癌

1.青少年甲状腺乳头状癌

青少年甲状腺乳头状癌是一种特殊类型的甲状腺癌,一般指年龄小于 20 岁的青少年甲状腺癌患者,约占甲状腺癌发病率的 5%。有学者总结了某院 70 例青少年甲状腺癌,以女性为多见,累及双侧甲状腺组织占 34%,临床淋巴结阳性者占 61%,经治疗 15 年生存率达 96%。青少年甲状腺癌具有病期晚、预后好的特点,所以手术既要彻底清除病灶,又要尽可能保留外观与功能,减少术后并发症,尽可能避免致残手术。

2.甲状腺微小癌

指病灶最大直径≤1cm 的甲状腺癌,临床不易发现,常因其他甲状腺疾病行手术治疗或出现颈部肿大淋巴结转移而确诊。甲状腺微小癌临床并不少见,学者总结了某院 135 例甲状腺微小癌,占某院同期甲状腺癌的 10.6%,以女性为多见,以乳头状癌为主占 85%,颈淋巴结转移为首发症状占 57%。经治疗 10 年生存率达 87.5%,其中以甲状腺结节手术最终明确诊断的 10 年生存率达 100%,而以颈淋巴结转移为首发症状的 10 年生存率仅 81.25%($P<0.05$)。作者根据甲状腺微小癌的临床生物学行为曾建议将其分为两型:Ⅰ型,甲状腺其他疾病手术发现的微小癌,其生物学行为与尸检发现的微小癌一样,大多可伴随终身而无临床表现,其预后极好。Ⅱ型,以颈淋巴结转移为首发症状,男性多于女性,瘤体相对较大,其预后相对较差。

3.家族性甲状腺乳头状癌

甲状腺乳头状癌中一部分患者具有家族性,有文献报道其发病率占甲状腺乳头状癌的

5%～10%。目前，国际上家族性甲状腺乳头状癌诊断仍没有统一标准，Thomos 提出一个参考标准，主要条件：①在一级亲属中有 2 个和 2 个以上甲状腺乳头状癌患者。②在一级亲属中有 1 个甲状腺乳头状癌患者和 3 个结节性甲状腺肿或子代中有 3 个结节性甲状腺肿患者。次要条件：①患者的年龄<33 岁。②多发或双侧甲状腺乳头状癌。③T_4 病灶。④有淋巴结转移或远处转移。⑤家族中有多个青春性甲状腺疾病患者。满足 2 个主要条件或者是 1 个主要条件和 3 个次要条件即可诊断为家族性甲状腺乳头状癌。在所有的病例中必须排除家族性息肉病和家族性多发性内分泌肿瘤等。家族性甲状腺乳头状癌不一定是遗传性甲状腺乳头状癌。发病相关基因定位工作正在进行，但目前无统一结果。大多数报道的家族性甲状腺乳头状癌为一种外显率降低的常染色体显性遗传，实际可能是一种异源基因、多基因遗传和基因与环境相互作用的复合状况。根据经验，我们举荐以下原则：①在所有甲状腺乳头状癌的患者中有 5%～10% 是家族性甲状腺乳头状癌，所以在该病患者中要仔细询问和检查一级亲属。②流行病学研究发现在家族性甲状腺乳头状癌中一级亲属（父母、子女、兄弟姐妹）患病是普通人群的 5～8 倍。当 1 个家族中有 2 个或 2 个以上甲状腺乳头状癌患者时，一级亲属和二级亲属都要定期仔细检查甲状腺，如果发现有结节，应适当放宽手术指征，及时处理。③家族性甲状腺乳头状癌双侧病灶者近一半以上，所以术前应仔细检查对侧甲状腺情况，了解是否存在双侧病灶。④由于至今家族性甲状腺乳头状癌没有统一的金标准，和家族性大肠腺瘤综合征中甲状腺乳头状癌很难区别，所以要注意家族中是否有大肠肿瘤。

（五）预后

甲状腺乳头状癌与其他内脏器官癌相比，预后一般较好。有些因素可以影响预后。

1. 性别与年龄

女性预后一般比男性好，年龄小于 45 岁的预后比年龄大于 45 岁的为好。小于 20 岁时，虽然临床表现较晚期，但经合理治疗，甚少死亡。

2. 病理分级

近年来一些报告指出，甲状腺的病理组织学分级与预后密切相关。即分化良好较分化差者预后明显为佳，可以作为单独指标来判断预后。

3. 随访年限

由于本病具有生长缓慢的特点，术后复发约 20% 出现在 10～15 年后，因此，术后 5 年总结疗效，显然为期不足，10 年以上随访较能反映实际情况。

六、滤泡状癌

滤泡状癌与乳头状癌统称为分化性甲状腺癌，但较乳头状癌显著少见，约占甲状腺癌的 10.6%～15%，根据 WHO 组织病理分类，将嗜酸细胞癌归入滤泡状癌中，其占滤泡状癌的 15%～20%。

（一）病理

1. 大体形态

局部侵犯不明显时，大体多不易与腺瘤区别。病体大小不一，切面呈肉样，褐红色，常被结缔组织分隔成大小不等的小叶。常见纤维化或钙化,较大的肿瘤常合并出血、坏死或静脉内瘤栓。

2.镜检

本型以滤泡状结构为主要组织学特征。无乳头状形成,无淀粉样变。瘤细胞一般分化良好,似正常甲状腺组织。常见包膜、淋巴管侵犯,癌组织在包膜外浸润性生长。

(二)临床表现

此病可以发生在任何年龄,患病年龄以30~50岁多见,多以颈前肿块就诊。一般病程较长,病期数月或数年,生长缓慢,常缺乏明显的局部恶性表现,多为单发,少数可多灶性或双侧,较少发生淋巴结转移,一般仅20%,主要是血行转移,主要转移至肺、骨。转移癌组织可分化良好,有"良好转移性甲状腺肿瘤"之称。

(三)诊断

本病主要依靠病理来确诊,最近应用单克隆抗体MoAb-47对标本进行甲状腺过氧化物酶免疫组化检查,有助于滤泡状腺瘤与癌的鉴别。

(四)治疗

原发病灶的治疗原则基本与乳头状癌相同。因本型较少发生淋巴结转移,所以除临床上已出现颈淋巴结转移时行颈淋巴结清扫术,一般不做选择性清扫术。由于滤泡样癌具有吸碘功能,所以即使证实有远处转移,可以将原发病灶切除,其远处转移灶可留待以后做^{131}I治疗。

(五)预后

较之乳头状癌,滤泡状癌的预后相对较差,以嗜酸细胞癌的预后最差,据Zidan报道82例滤泡状癌外科治疗20年随访结果,生存率为65%,其中小于40岁者为96%,大于50岁者仅33%。

七、髓样癌

髓样癌为发生自甲状腺滤泡旁细胞,亦称C细胞的恶性肿瘤,其发病、病理及临床表现均不同于一般甲状腺癌,独成一型。C细胞为神经内分泌细胞,亦属APUD(摄取胺前体及脱羧反应)系的细胞,因而本病为APUD瘤之一。C细胞的主要特征为分泌降钙素及多种物质包括癌胚抗原,并产生淀粉样物等。本病占甲状腺癌的3%~10%,目前发病有增高的趋势,临床主要为散发型,少数为家族性。

(一)病理

1.大体形态

散发性病变多为单发,家族性病变常为双侧,瘤体可以大小不一,呈实质性,局限而硬,包膜多不完整,偶见钙化。

2.镜检

癌细胞多排列成实体性团块,偶见滤泡,不含胶样物质。胞质有嗜酸颗粒,深染,间质有多少不等的淀粉样物质,有时可见淀粉样物质引起的异物质细胞。淀粉样物质为肿瘤细胞产生的降钙素沉积,有时见于癌细胞内和转移癌内。常见侵犯包膜与气管。

(二)临床分型

本病根据临床特征可分为散发型及家族型两大类。散发型约占全部甲状腺髓样癌的80%以上。其临床表现基本同一般甲状腺癌。家族型又可分为多发性内分泌瘤2A型(MEN-2A)、MEN-2B型及不伴内分泌症的家族性髓样癌(FMTC)。

1.MEN-2A型

1961年Sipple首次描述此综合征。本征较多合并单侧或双侧嗜铬细胞瘤及甲状旁腺亢进症,多出现于有家族史的患者。采用五肽胃泌素检测法或钙剂和五肽胃泌素联合法,检测血清降钙素,在C细胞增生阶段即可早期检出髓样癌的存在。

嗜铬细胞瘤常为双侧(>50%)。甲状旁腺功能亢进症仅10%~20%出现典型症状。本型可合并皮肤苔藓淀粉样病变,多发生于家族性患者,可作为预示髓样癌发生的标志物。

2.MEN-2B型

1966年Williams首次描述为甲状腺髓样癌合并嗜铬细胞瘤及多发性神经节瘤综合征,本征包括舌背或眼结膜神经瘤,唇变厚,Marfanoid体型(体型瘦长,皮下脂肪甚少,肌肉发育差,股骨骺发育迟缓,上下肢比例失调及漏斗胸等)及胃肠道多发性神经节瘤,家族性患者,可在儿童期出现肠梗阻或腹泻。本征为常染色体显性遗传的表征之一。

甲状腺髓样癌合并MEN-2B型,一般较2A型进展为快,易于早年发病,常较早出现转移。原发癌多为双侧,约半数出现双侧嗜铬细胞瘤。除上述综合征外,甲状腺髓样癌患者尚可见到一些其他与内分泌有关的症状,如腹泻及库欣综合征等。本病患者20%~30%有顽固性腹泻,发生转移者合并腹泻可多达40%以上。多为水泻,含有未消化食物。每日数次及至十数次。腹泻时可伴面部潮红、心悸等,颇似类癌综合征。肠吸收功能障碍一般多不明显,无脂痢,维生素B_{12}及糖的吸收不受影响,严重时仅见轻度脱水及电解质丢失。腹泻与肿瘤生长情况有明显关系,癌彻底切除后,腹泻可消失。复发或转移时,腹泻又复出现。腹泻可能由于髓样癌分泌前列腺素、血管活性肠肽或5-羟色胺等所引起。髓样癌细胞能产生降钙素,在原发癌、转移灶以及血浆内的浓度可以很高,但血钙降低现象临床很少表现,可能由于甲状旁腺代偿所致。

(三)临床表现

本病除合并内分泌综合征外,一般临床表现与其他类型甲状腺癌基本相似。主诉主要为颈前肿物,多数生长缓慢,病程较长,80%~90%为散发型,10%~20%为家族型。前者多为50岁左右,病变以单发为主;后者发病年龄较幼,常在20岁左右或以前发病,病变常两侧多发。颈淋巴结转移较多见,据Moley报道淋巴结转移率>75%。且易发生前上纵隔淋巴转移倾向。

(四)诊断

本病合并内分泌综合征为临床表现特点,但就国内所见病例,合并内分泌综合征者尚属少数,多数病例初诊时,与其他类型甲状腺癌并无明显差异,多数需依靠病理组织学检查以确诊。降钙素为本病具有诊断性的标志物。对临床考虑为本病的散发病例及有家族史者,均需进行降钙素检测,以提前明确诊断。对于术后患者,观察体内降钙素动态,具重要的参考价值。

1.降钙素放免测定

一般采用激发测定,目前常用五肽胃泌素检测法,该方法有较高的敏感性及特异性,但也有以下不足:五肽胃泌素常合并一定的全身反应,使检查者不愿接受;其次体内肿瘤细胞必须达到相当量后,胃泌素刺激才能释放出足够的降钙素,而使血浆中降钙水平升高。

2.RET癌基因测定

1987年MEN-2A基因被定位在10号染色体长臂,它是RET原癌基因突变,编码一种酪氨酸激酶受体蛋白,从而导致遗传性MTC,如MEN-2A、MEN-2B以及家族性非MEN性甲状腺髓样癌的发生。检查此基因突变,就能发现MTC患者,而且比胃泌素刺激试验能较早发现病变。据Leayoyd报道,通过对有RET突变的26个MEN家系164例患者的筛查结果,突变阳性56例,其中52例进行甲状腺切除术,47例(90%)被证实为甲状腺髓样癌,5例为C细胞增生;突变阴性108例均未发生甲状腺髓样癌。

3.血管内皮生长因子(VEGF-C)、CD44V6的检测

黄彩平报道VEGF-C、CD44V6的高表达,提示区域淋巴结有较高的转移概率。

4.癌胚抗原(CEA)

甲状腺髓样癌常伴有CEA升高。

(五)治疗

对于原发病灶处理原则如同甲状腺乳头状癌,但由于甲状腺髓样癌有较高的颈淋巴结转移率,且易发生纵隔淋巴结转移,故对选择性颈淋巴结清扫术的指征应适当放宽。伴有嗜铬细胞瘤者在甲状腺手术以前首先要处理嗜铬细胞瘤,否则在做甲状腺手术时会激发严重的血压升高,造成生命危险。

(六)预后

一般认为,本病以家族性MEN-2B型恶性度较高,预后最差;而MEN-2A型最好,散发型居中,根据我院治疗53例甲状腺髓样癌资料分析,总的5、10、15年生存率各为66%、59.9%、53.2%。单因素分析示:原发灶累及双侧,原发灶>4cm,病灶外侵及甲状腺包膜,腹泻症状,远处转移,手术彻底程度影响预后。多因素分析示:手术彻底程度是影响甲状腺髓样癌生存的独立预后因素。

八、未分化癌

是临床高度恶性肿瘤,大多数首次就诊时病灶已广泛浸润或已有远处转移,大多不宜手术治疗,或仅能做活检明确诊断。此类癌占甲状腺癌的3%~7%。在此类癌中,大细胞癌最为多见,常有多年甲状腺肿块病史,近期急骤增大,一般认为此型较多发生自分化好的甲状腺癌,小细胞未分化癌常需与甲状腺淋巴瘤相鉴别,后者经化疗,常能得到长期缓解。

(一)临床表现

本病患者好发于高龄男性。发病前常有甲状腺结节。肿块可于短期内急骤增大,发展迅速,形成双侧弥漫性甲状腺巨大肿块,硬、固定,广泛侵犯邻近组织,患者常以呼吸困难就诊,常伴疼痛、音哑或吞咽不畅、表皮红肿等。

(二)治疗

本病甚难控制,目前尚无较为满意的治疗方法,大多数患者来诊时已经局部晚期,难以彻底切除。唯有对病灶较小适宜手术的还应积极争取做根治性手术,术后辅以放疗,亦可取得一定的疗效。也有少数报道用化疗加放疗有一定的效果。

(三)预后

本病预后极差,一般多在治疗后数月内死亡,仅有少数来自分化好的甲状腺癌的早期未分化癌有较好的疗效。

九、甲状腺其他恶性肿瘤

(一)恶性淋巴瘤

甲状腺淋巴瘤是一种临床较少见的恶性肿瘤,约占全身淋巴瘤的2%,占甲状腺恶性肿瘤的2%~8%。临床上甲状腺恶性淋巴瘤早期难以与其他甲状腺肿瘤相鉴别,故而有相当一部分患者首诊在外科。

甲状腺原发恶性淋巴瘤,常同时伴有淋巴细胞性甲状腺炎,可以表现为单侧或双侧肿块。常侵犯周围组织,细针穿刺有助于诊断。肿瘤的病理类型即恶性程度是影响治疗结果和预后的最重要指标之一。黏膜相关型低度恶性淋巴瘤的预后明显好于弥漫大B细胞型等其他类型的甲状腺恶性淋巴瘤。

甲状腺恶性淋巴瘤主要采用以CHOP方案为主的全身化疗,辅以甲状腺区及颈部的局部放疗的综合治疗。外科手术的地位已基本被取代。根据某院22例患者治疗的结果,5年生存率为60%。

(二)其他肉瘤

其他肉瘤甚为罕见,少数报道包括纤维肉瘤、血管肉瘤、骨软骨肉瘤及恶性血管外皮瘤等。这些必须经反复切片、仔细检查后方可确诊。本病恶性程度高,患者多为老年,主要采用手术治疗。预后较差。

(三)甲状腺转移性癌

甲状腺较常见转移性癌,多数来自乳腺癌、肺癌、恶性黑素瘤等,恶性淋巴瘤死亡者中,约20%伴有甲状腺受累。肾癌亦常转移至甲状腺,须与甲状腺透明细胞癌鉴别。临床常可见胸段食管癌甲状腺侵犯,常转移至气管前甲状腺后包膜处,在CT图像表现中凡甲状腺被肿瘤推向前方,而气管前呈肿瘤表现时,要注意检查食管,以免误诊。

(四)甲状舌管癌

甲状舌管癌是一种极为少见的恶性肿瘤,1927年由Owen首先描述,它的发生率<1%,多见于女性,以乳头状癌最为多见,占90%以上。生长缓慢,可以侵犯至带状肌,颈淋巴结的转移率为8%左右,约5%为鳞状细胞癌。要注意与甲状腺癌舌骨前淋巴结转移相鉴别,治疗以手术为主,预后很好。

第六节 甲状腺相关性眼病

一、概述

甲状腺相关性眼病(TAO),又称Graves眼病(GO)、内分泌突眼等,发生时间与Graves病有一定关联,既有同时出现,也有在之前或之后者。部分可见于慢性淋巴细胞性甲状腺炎和甲状腺功能正常者。国外调查发现甲状腺相关性眼病发生率为4.9%～7.1%,数项回顾性队列研究和前瞻性随机研究提示了甲状腺功能亢进症治疗后其发生或进展的风险为15%～33%,其中放射碘治疗后的风险为15%～33%,而口服抗甲状腺药物者为3%～10%,外科手术为16%。

二、病因与发病机制

(一)发病率

TAO发生率的统计受多种因素影响,例如,突眼度测定方法的敏感性,是否将仅有眼睑变化的患者统计在内等。TAO确切的发病率文献报道不多,Bartley等做了TAO的流行病学调查,每年年龄匹配的Graves眼病的总发病率为女性16/10万,男性2.9/10万。我国目前尚未见TAO的流行病学资料。据统计Graves病女性的发病远高于男性,女/男之比为4∶1～8∶1。但TAO中女/男比率下降,为1.8∶1～2.5∶1。Bartley等报道TAO的诊断年龄最小为8岁,最大88岁,平均43岁。Dallow等报道,TAO的发病年龄在15～86岁(平均52岁)。女性高发年龄段为40～45岁和60～64岁,男性高发年龄段为45～49岁和65～69岁。我们统计分析了2002—2004年间在某医院内分泌科和眼科共同诊治的381例TAO患者,女性221例,男性160例,女男比例为1.38∶1。平均年龄41.0±13.1岁(12～76岁)。男性组平均年龄42.50±12.87岁,女性组平均年龄39.85±13.15岁,随着年龄的增加,男性患者的比例增加。

文献统计90%的TAO患者伴发Graves病(GD),其中22.2%出现于甲亢诊断前,20.3%与甲亢同时诊断,57.4%出现在甲亢诊断后。本组381例TAO患者中,眼病与甲状腺功能异常同时发生的有191例(50.13%)。甲状腺功能异常先于眼病的有144例(37.80%),间隔期为18.8±28.3月(1～168月);眼病发生早于甲状腺功能异常的有46例(12.07%),间隔期为15.6±30.7月(1～192月)。此外,眼病伴有甲亢(或亚临床型甲亢)329例,占86.35%;伴甲状腺功能减退(或亚临床型甲减)12例,占3.15%;甲状腺功能正常40例,占10.50%。

(二)病因和发病机制

1. TAO的研究背景

TAO并非简单地作为甲亢的一个临床表现,因为无论在动物或人,给予中毒剂量的外源性甲状腺素都不能复制出这种综合征。但给猪和鱼粗制TSH制剂时可诱发出与人类TAO相似的变化。这些动物的眼部脂肪和肌肉组织的变化在大体标本和显微镜下的表现均与人类突眼相似。用完整TSH或TSHα-亚单位片段也可诱发豚鼠眼眶类似人类TAO的变化。尽管有这些发现,研究者们仍然认为TSH或TSH片段不可能与TAO的发生直接相关。因为内源性TSH水平升高并不引起TAO,垂体切除的人仍可发生TAO,更重要的是未经治疗的Graves病患者内源性TSH是被抑制的。

在20世纪70年代,研究的焦点集中在甲状腺球蛋白(TG)在眼病中的致病作用。体外模型研究发现TG和抗TG免疫复合体选择性地与眼肌膜结合;眼外肌存在免疫介导的损伤,杀伤(K)细胞与表面结合的免疫复合体反应,T淋巴细胞也与表面结合的TG反应。Mullin及其同事发现正常眼肌表面存在TG,并报道该物质可引起TAO患者T淋巴细胞发生延迟型过敏反应并分泌移动抑制因子。Kriss提出TAO发病机制的假说:增生甲状腺滤泡上的TG渗漏至区域淋巴管,随后转运至颈淋巴结,TG与TG抗体(TGAb)形成的免疫复合体及致敏淋巴细胞可到达眼眶并黏附至眼外肌,引起局部组织损伤导致眼病。该假设未得到随后研究的支持,至今未被接受。

2.目前对甲状腺相关眼病发病机制的认识

目前认为TAO为一种自身免疫性疾病。绝大多数TAO患者伴有明确的自身免疫性甲状腺疾病。引起TAO的特异性抗原目前仍未确定,但逐渐增加的证据表明在眶周的前脂肪细胞或成纤维细胞上有TSH受体(TSHR)的表达。活动期Graces甲亢伴眼病的患者循环中几乎均有TSH受体抗体(TRAb)、TGAb和甲状腺过氧化物酶抗体(TPOAb)。TAO也可发生于典型桥本甲状腺炎、甲状腺功能正常或甲状腺功能减退的患者。某些甲状腺功能正常的含TAO患者,常规检查血清中可无任何一种甲状腺自身抗体存在,但在随访过程中可出现与自身免疫相关的甲状腺疾病。

TAO有三种主要病理变化:①眼球后间隙中脂肪组织和结缔组织水肿、浸润、体积增大;②眼外肌肌炎,表现为淋巴细胞浸润,肌纤维水肿、断裂、坏死,眼外肌体积增大;③球后组织体积和眼外肌体积增大使眼球向前移位,眼球突出。眼球凸出是缓冲球后压力增加的一种适应性变化,但其缓冲能力又受眼外肌和眶膈的限制。眼睑肌和眼外肌的增大及纤维化使眼肌自身活动存在障碍,引起睑挛缩和复视。睑挛缩和眼球凸出共存,促使暴露性角膜炎的发生和发展。球后组织增生肥大,压力增高,最终压迫视神经引起视神经病变。眼眶局部炎症及眶神经引流障碍,引起球结膜水肿和眶周水肿。

TAO的发病机制除与遗传易感性[HLA-DPB1 * 201及细胞毒性T淋巴细胞抗原(CTLA)4基因多态性]和某些环境因素(吸烟等)相关外,与以下几方面机制有关。

(1)TAO中甲状腺组织与眼球后组织中存在着共同的靶抗原,而这些靶抗原的抗体可引起自身免疫反应。TSHR是TAO重要的自身抗原,眼眶内组织中存在TSHR转录本;免疫组化证实,在眶内组织的成纤维细胞中存在TSHR免疫反应;采用原位杂交和Northern印迹技术也证实了TAO患者眶周脂肪组织中有TSHR转录本。研究还发现,TAO患者的眼眶内前脂肪细胞分化为成熟的脂肪细胞后,其TSHR的表达量增加。TRAb或对TSH受体肽段敏感的Th1或Th2细胞与成纤维细胞结合,激活抗体介导的细胞免疫反应过程,并释放细胞因子,破坏成纤维细胞或肌细胞,引起炎症和水肿;刺激成纤维细胞黏多糖的合成,刺激成纤维细胞的增殖及向脂肪细胞的分化。最近研究表明有两种眼肌膜蛋白抗原与TAO的发生有关,一种分子量为 55 000,即 G2s 蛋白(也存在于甲状腺滤泡细胞膜上);另一种分子量为 64 000,即黄素蛋白(Fp)。G2s 在甲状腺和眼肌都有表达,对这两种组织中共同表位的免疫反应性可以较好地解释自身免疫性甲状腺病和 TAO。Fp 在眼肌纤维损伤和线粒体破裂后产生,其抗体是免疫介导的眼肌坏死的敏感标志。有研究发现抗成纤维细胞 23 000 蛋白抗体在 TAO 发病中有一定作用,眼眶成纤维细胞膜上有胶原Ⅷ,抗胶原Ⅷ抗体阳性是活动期 TAO 的新标志。

尽管在 TAO 发病过程中发现了不少新的自身抗原和抗体,但它们在 TAO 致病机制中可能起不同的作用,主要致病抗原还有待于确认。根据目前研究资料推测,成纤维细胞和脂肪细胞很可能是原发性致病细胞,而眼肌细胞可能是自身免疫反应所造成的继发性结果。目前对 TSHR 是 TAO 致病的交叉抗原已基本达成共识。

(2)从 TAO 患者球后组织可分离出自身抗体:将 TAO 患者球后组织移植给严重联合免疫缺陷(SCID)小鼠(无成熟的 T、B 淋巴细胞),在大多数移植小鼠血浆中可检测到甲状腺兴奋性抗体(TSAb),而移植非 TAO 患者球后组织的对照小鼠的血浆中则未能检测到 TSAb。TAO 患者血清中含有直接抗球后组织成分的抗体,包括抗成纤维细胞和抗眼外肌抗体。球后炎症过程可随着细胞损伤后成纤维细胞或肌细胞抗原物质的释放,以及全身或局部产生的自身抗体的活性增加而加强。TAO 患者血清中的抗体包括与眼肌细胞及肌质膜反应的抗体、对眼肌细胞有细胞毒作用的抗体、刺激眶内成纤维细胞黏多糖及蛋白质的合成并刺激细胞增殖的抗体。但这些抗体的重要性尚不清楚,它们的产生可能仅为组织损伤的结果,而非引起组织损伤的原因。

(3)TAO 患者眼外肌间质中和球后结缔组织中有淋巴细胞浸润:大多数是 T 淋巴细胞,少数是 B 淋巴细胞。这些细胞产生多种细胞因子,刺激眶内成纤维细胞增殖并合成大量黏多糖。此外,细胞因子可刺激眶内成纤维细胞表达多种免疫调节蛋白[细胞间黏附分子 1 (ICAM-1),72 000 热休克蛋白],引起自身免疫炎症反应的局部扩散,最终导致眼病特征性组织学、解剖学和临床学表现。

TAO 不同活动度和眼病的不同阶段,$CD4^+$ 和 $CD8^+$ T 细胞的数量和比例不同,表明 TAO 中球后组织 T 细胞亚型依赖于疾病发展的阶段,而不依赖于组织来源。$CD4^+$ T 细胞亚型 Th1、Th2 分别产生不同的细胞因子,前者主要介导细胞免疫,后者主要通过激活 B 细胞参与体液免疫,在 TAO 发展的急性期和慢性期有重要作用。在 TAO 早期,以 Th1 型细胞因子干扰素 γ(IFN-γ)、白介素 1(IL-1)、IL-2、转化生长因子 β(TGF-β)或肿瘤生长因子 α(TNF-α)等产生为主。INF-γ 可刺激人成纤维细胞氨基葡聚糖(GAG)的产生,并刺激人 HLA-DR 表达。IL-1 不仅刺激眼成纤维细胞产生 GAG,并可诱导氧自由基产生和诱导热休克蛋白 72 (HSP-72)及 ICAM-1 等黏附分子的表达,导致水肿和最终的纤维化。在疾病的发展过程中,优势的 T 淋巴细胞会发生改变。晚期阶段则以 Th2 型细胞免疫占优势,产生 IL-4、IL-5、IL-10 等细胞因子。IL-4 可激活信号转导转录激活因子(STAT)6/JAK3 途径,抑制 Th1 型细胞因子(包括 IFN-γ)的产生,改善急性炎症损伤;也可刺激 TSH 依赖的 cAMP 产生,并刺激活性 B 细胞和抗体的生成,通过体液免疫使靶细胞数量下降,介导了晚期球后组织的纤维化。IL-6 是 B 细胞和 T 细胞的激动剂,通过刺激眼脂肪/结缔组织中 TSHR 的表达,在 TAO 的发病中起重要作用。IL-10也可抑制Th1型细胞因子的产生,改善急性炎症损伤,并抑制巨噬细胞功能和细胞介导的免疫刺激作用,在TAO的慢性阶段起重要作用。

简言之,TAO致病机制如下:自身免疫反应性T淋巴细胞($CD4^+$)识别甲状腺、眶内组织及眼球外的自身抗原,并与其抗体相结合而被激活,从而产生各种黏附分子和细胞因子,并激活$CD8^+$T淋巴细胞或B细胞,最终产生各种自身抗体。眶周浸润的Th1型和Th2型淋巴细胞分别分泌IL-1、IL-2、IFN-γ、TNF-α、IL-4、IL-5、IL-10等细胞因子,可诱导人HLA-2型抗原、HSP-72和ICAM-1的表达;刺激成纤维细胞合成和分泌过多高渗亲水性的GAG,使眶周组织及眼外肌水肿;并刺激成纤维细胞增殖、分化为成熟的脂肪细胞,使眶后脂肪组织容量增加,最终导致突眼。

三、病理

TAO导致眼窝组织的异常,包括眼外肌、球后脂肪、泪腺和间质结缔组织。

1. 眼外肌大体观察

眼外肌肿大增粗,以肌腹增粗为主;坚硬,质地如橡皮样。

2. 显微镜下观察

病变眼外肌组织被淋巴细胞、浆细胞、巨噬细胞和肥大细胞浸润。肌细胞间隙增宽,间质水肿。晚期眼病呈现纤维化及眼外肌浸润同时存在。眼外肌受累大多不对称,内直肌较上直肌或外直肌更常累及。与早期的发现不同,后来的文献报道,在活动期眼病者球后脂肪的密度和容量无明显异常。泪腺常显示轻度单核细胞浸润和间质水肿,无纤维化发生。眼部组织特征性的间质水肿,是因眶成纤维细胞在激活的淋巴细胞刺激下增加黏多糖合成所致。

四、临床表现与分级

TAO在伴有甲状腺功能亢进或减退的患者中,常合并甲亢或甲减引起的全身症状和体征。

(一)临床表现

TAO的症状主要有:畏光、流泪、异物感、眼痛、复视、视力模糊、下降或失明等。TAO眼部体征在不同患者或同一患者的双眼可表现不一,大多双眼受累,也可单眼受累。主要体征如下。

1. 眼睑征

眼睑征是TAO最早出现的主要体征之一。主要包括眼睑挛缩、眼睑迟落和眼睑肿胀。

(1)眼睑挛缩:多为上眼睑挛缩,也可上下眼睑或仅下眼睑挛缩,可为单眼或双眼。正常成年人,上睑缘的位置在瞳孔上缘和角膜上缘之间,约角膜缘下1~2mm,下睑缘正好覆盖角膜下缘。当上睑缘在角膜缘处或上方,下睑缘在角膜下缘下1~2mm时,可诊断为眼睑挛缩。患者表现为睑裂增大(Dalrymple征),睑缘和角膜之间露出白色巩膜,巩膜可见部分增加和眼睛发亮或眼球突出的表现,但是测定突眼度并无真正突出。

(2)眼睑迟落:眼睑迟落表现为瞬目减少,凝视,眼球向下转动时上睑不能跟随下转(von-

Graefe征)。由于瞬目减少,泪液不能均匀分布于角膜表面,角膜干燥,可有异物感。

(3)眼睑肿胀:属于软组织炎症,表现为眼睑水肿和眼睑前隆。是因眼眶内压增高、静脉回流受阻、眶内脂肪堆积使眶隔前移所致。

某医院的资料显示上睑挛缩(34.77%)的发生率高于眼睑迟落(11.83%),73.6%存在眼睑肿胀。

上眼睑挛缩在疾病早期是因Miler肌对肾上腺素能反应增强而呈痉挛收缩,为可逆性眼睑挛缩;晚期多因提上睑肌炎、纤维化或下直肌纤维化所致,眼球突出亦可增加眼睑挛缩,很难完全逆转。下眼睑挛缩的原因与上眼睑挛缩相似,但常随眼球突出程度的变化而改变,可伴有球结膜水肿和流泪。严重眼球突出,可因提上眼睑肌松弛或完全断裂引起眼睑下垂,应与重症肌无力鉴别。

眼睑征在TAO的诊断上是有价值的,尽管对外观带来不良影响,但对眼的功能不造成威胁。这些表现随甲亢的控制而得到纠正,仅需随访而无需治疗。

2.眼部软组织炎症

眼部软组织炎症的主要症状有畏光、流泪、异物感和眼眶疼痛等。体征有眼睑水肿、泪阜水肿、泪腺肿大、结膜充血及水肿等。眼睑特征性肿胀和肥厚,肿胀的眼睑硬而压之无凹陷。球结膜水肿,巩膜充血。水肿的结膜可突出在眼裂之外。软组织炎可引起TAO患者感觉不舒适和容貌受损,在评估TAO活动程度中具有重要价值,应予重视。眼部充血水肿是因上直肌肥大和(或)眼眶内脂肪增加使静脉回流受阻所致,若行眼眶减压术使静脉回流障碍得到缓解,可迅速改善症状。

3.眼球突出

眼球突出是指眼球突出度>18mm或两眼相差≥2mm或以上。若用Leudde或Hertel突眼计测量突眼度超过正常范围2mm或3mm即表示存在真性突眼(正常范围与种族相关)。当做检查时,常常指压眼球不能向后移动,感觉球后组织坚硬而固定。泪腺增大。严重眼球突出可使眼球从眼裂脱垂,眼睑落在眼球后方。

在Graves病中眼球突出的发生率为20%~30%。本组资料显示TAO中70.0%有眼球突出,眼球突出度平均(17.9±2.83)mm(12~28mm)。眼球突出的主要原因为眼眶内组织中葡萄糖胺聚糖的聚积,导致眼眶内脂肪组织水肿及眼外肌肥厚。

个体间眼球突出度存在着差异,在判断患者是否眼球突出时要考虑发病前的眼球突出度和两眼球突出度的差值,以免漏诊眼球突出度已增加但仍在正常范围内的患者,或将某些高度近视、眼球突出度高于正常上限的患者误诊为TAO。TAO者的眼球突出随病情发展及治疗会有所改善,但较难完全恢复至发病前。突眼引起角膜的暴露,如果患者睡觉时眼睑不能完全闭合,可发生角膜溃疡等严重并发症。

4.眼外肌受累

眼外肌受累是仅次于眼睑征和软组织炎症的常见临床表现,可致眼外肌功能障碍。据文献统计TAO中眼外肌受累患者达90%以上。眼外肌受累在临床上主要表现为凝视、复视和眼球活动受限。患者可单条眼外肌受累,亦可多条眼外肌受累。根据受累眼外肌的条数及程度临床表现不同。疾病早期出现的复视往往是可变的,且持续的时间较短;随着病变的发展,逐渐变成持续性。某些患者因多条眼外肌同时受累,且双侧眼外肌受累的程度相似,即使眼球不能活动也可无复视症状。因此,不能仅根据复视来判断眼外肌是否受累及受累程度,应仔细检查患者的眼部体征并结合眼部超声、CT 或 MRI 等影像学检查做出诊断。

某医院 381 例 TAO 资料中,复视者占 38.71%,眼球活动受限者占 28.71%。行 CT 检查的 111 例患者中,仅 7 例双眼无 1 条肌肉增粗(6.31%)。眼球活动障碍表现为上转受限为多,其次为下转受限,少数患者眼球位置固定,活动不能。某个方向的运动受累多表明其拮抗肌存在病变,如上转不足多提示下直肌受累为主。本组资料显示眼外肌中下直肌增粗最常见。眼外肌肿胀发生频数依次为下直肌、内直肌、上直肌和外直肌,与其他学者报道相同。本组资料中单眼有 2 条以上眼外肌受累者 71.17%,单一眼肌肥大者仅 18.02%,表明多条眼外肌增粗且双眼受累是 TAO 突出的 CT 检查特征之一。

眼球运动受限的原因早期主要由于炎性细胞的浸润、成纤维细胞的增殖和水肿,晚期则因进展为纤维化出现限制性眼肌病变。

对就诊时甲状腺功能无异常而仅有眼病症状和体征,尤其是单眼发病者,要注意鉴别诊断。影像学提示眼外肌肿大,应与眶内炎性假瘤、动-静脉血管畸形、肿瘤、血肿等相鉴别。眶内炎性假瘤是以眶内肿块为临床特征的非特异性炎症,在影像学上常表现为单条眼外肌受累,多侵犯肌肉止点,呈球形肿胀,肌腹和肌腱均增粗,极少累及眼睑。颈动脉海绵窦瘘:由于眼眶静脉压增高,使眼眶软组织充血,可见多条肌肉肥大,但多有搏动性眼球突出,眼上静脉扩张,无眼睑挛缩及迟落的体征。肿瘤、血肿等也可引起眼外肌增厚,应结合 CT 征象、MRI 信号特点及临床资料加以区别。此外,还要与脑血管病、脑肿瘤、多发性神经炎等引起的第Ⅲ、Ⅳ、Ⅵ对脑神经麻痹所表现的眼球运动障碍相鉴别。

5. 眼内压升高

我国正常人眼内压为 10~21mmHg,眼内压升高指眼内压测值大于 21mmHg。1897 年 Brailey 等首次报道了 TAO 可引起眼内压升高。Cockerham 等对 500 例 TAO 患者进行统计分析,24% 的患者有眼内压升高,大多数高于 22mmHg,但低于 30mmHg。本组 381 例资料显示 TAO 患者的眼压范围在 7.8~39.3mmHg[平均(16.941±4.1263)mmHg]。至少一眼眼压高于 21mmHg 的患者有 45 例(14%),双眼高眼压的有 22 例(5.8%)。与正常眼压组比较,高眼压组年龄偏大,复视发生率高,突眼程度重。

TAO 发生眼压升高主要有两方面的因素。①水肿增粗的眼外肌对眼球壁可产生直接压迫,而当发生限制性眼肌病变时,眼球在向眼肌运动受限的对侧转动时又可加重其对眼球壁的压迫。一些学者认为,若 TAO 患者眼球向下或向上凝视时眼压上升 4mmHg 即提示存在限制性眼肌病变。因此应注意观察不同视野眼压的变化。②眼肌及眼眶内结缔组织肥大、水肿,致使眶压增加。眶压增加到一定程度可导致上巩膜静脉压升高,使房水流出阻力增加而致眼压升高。

TAO 患者的眼压升高有其独特的临床特点,应与原发性青光眼相鉴别。临床上一般不必治疗,但需要密切观察,定期随访眼内压的变化,以避免对视功能的损害。大部分患者经过对 TAO 的积极治疗(如激素或放疗),眼内压可下降。对于眶压升高、眼球高度突出、角膜暴露的高眼压患者,则应先行眶减压术。

6.角膜受累

TAO角膜受累通常为暴露性角膜炎,是由于角膜暴露和缺乏泪膜维持的结果。患者有明显的畏光、异物感等主诉症状及眼球突出、兔眼、眼睑迟落和睑裂增大等体征。多数TAO患者可见角膜的点状病变,但严重的角膜病变如溃疡和穿孔较少见。临床上可通过裂隙灯结合荧光素染色等检查评估患者角膜受累的程度。

7.压迫性视神经病变

视神经病变是TAO中最严重的并发症,在TAO中的发生率可达5%～10%。视神经病变的患者多为双眼(占65%～85%),年龄偏大且男性多见。患者的视网膜可因静脉充血或出血而受损,偶可发生视野缺损、乳头水肿。若视神经受累,预示恶化的重要体征是视盘苍白及中心视力下降或缺失。目前认为TAO视神经病变主要是由于眼外肌肿大和眼眶结缔组织体积增加导致眶尖拥塞、压力增大的结果。对怀疑视神经病变的患者做CT或MRI检查有预测价值,CT或MRI显示有眶尖拥挤,明显的眼球突出,眼外肌直径增大,眼上静脉扩张和泪腺前移等表现时提示有视神经病变存在的可能,有必要进行物理和电生理等检查以便明确视神经病变的诊断。

(二)TAO分级

1969年Werner最早提出TAO眼部改变的分级,后在美国甲状腺协会委员会等建议和修改下,1977年提出较完整的0～6级的分级法。为了方便记忆,1981年将该分级法的每一级第一个英文字母缩写成NOSPECS,0和1级为非浸润性,2～6级为浸润性(SPECS)。Werner又将每一级再分为无(0),轻度(a),中度(b)和重度(c)。NOSPECS分级是目前应用最广泛的分级方法,其优点是表明了TAO的损害范围和程度,缺点是评价的客观标准不完全,尚不能反映疾病的活动性程度和缺乏对治疗的指导意义。

五、TAO活动性评价

(一)活动期的概念

TAO病程历经两个阶段:早期为活动期,患者表现眼部充血、疼痛、肿胀、眼睑挛缩,进行性出现眼球突出、眼球运动障碍和视力减退。患者的临床症状从无到有或原有症状逐渐加重。活动期主要病理变化为眼部淋巴细胞浸润、水肿和成纤维细胞的活化。晚期为非活动期,患者眼部充血、疼痛、肿胀等症状逐渐消退,尽管仍有明显的眼球突出、眼球运动障碍和视力减退的症状,但相对于活动期而言,病情已经不再进展。TAO非活动期组织病理改变是由于胶原纤维增生取代淋巴细胞浸润和组织的水肿,组织纤维化形成和脂肪沉积。研究发现,在活动期或非活动期病例,眼眶不同区域可能表现出不同阶段的病理改变,均可有淋巴细胞浸润、纤维细胞增生、胶原纤维形成及脂肪的沉积。但早期活动期以淋巴细胞浸润和组织水肿为主,而没有纤维组织形成;后期非活动期则出现大量胶原纤维和脂肪形成,而细胞浸润减少;此外还可见到介于活动期和非活动期之间的过渡期病变。

(二)活动性评价的意义

TAO疾病活动期的概念对选择患者治疗方案有重要意义。早期活动期病变,主要为淋巴细胞浸润、水肿和成纤维细胞活化，糖皮质激素、免疫抑制剂及球后放射治疗能有效抑制早期的炎症病理过程，从而改善患者的临床症状并阻断病程的进展。在疾病晚期，患者眼部已出现纤维化改变和脂肪积聚，而一旦形成纤维硬化后则对药物或放射治疗均不敏感，此时药物或放射治疗的疗效甚微，而不良反应可能会超过疗效，即意味着患者失去了药物和放射治疗的机会。

某些晚期病例可采取手术治疗，如对视神经眶尖部受压，引起视神经病变威胁视力的患者，手术可减轻眶内容积和压力，不仅减轻对视神经的压迫，又可减少眼球突出程度，避免暴露性角膜炎。对因肌纤维化，使眼球运动受限或固定引起严重复视的患者，可行斜视手术改善症状和体征。但手术治疗需要病情处于静止阶段才能实施，否则会影响手术效果。由此可见治疗方法的选择，决定于疾病的两个阶段和其严重程度，活动期的患者可以应用免疫抑制剂或放射治疗，而眼部症状处于非活动期且症状明显者，则考虑手术治疗。如果患者疾病的活动期和稳定期判断明确，则容易确定治疗方案。然而TAO眼病的病程表现是多种多样的，活动期和稳定期有时很难区别。因此寻找一些方法来评判眼病的活动性，对治疗时机的选择和预后的估计有重要意义。

（三）TAO活动性评价方法

1. 临床活动性评分（CAS）

1989年Mourist根据TAO典型的炎症症状和体征如红、肿、痛的基础上提出了一个临床活动性评分（CAS）方法，共10项，每一项计1分，共计10分。他发现CAS评分（≥4/10）有80%的阳性预测值，但只有64%的阴性预测值。1992年AdHOC委员会推荐了7分法的临床活动性评分标准。主要从眼睑、结膜、泪阜等方面进行评价，评分越高，活动性越强。在临床应用中，7分法较10分法更为简便易行。但2种评分方法都受主观因素的影响，缺乏客观的评分指标。

2. 辅助评判方法

（1）A超检查：A超可以根据眼外肌回声强度判断TAO活动性。眼肌反射率（EMR）是指所测量的眼肌前后肌鞘之间所有反射波的平均高度与前巩膜峰的比值。在TAO活动期，由于眼肌的水肿和淋巴细胞浸润，EMR数值较低，而纤维化的眼肌显示的EMR较高。Gerding等对56例中、重度TAO患者的研究发现，EMR≤30%时对治疗反应的阳性、阴性预测值分别是85%和60%，而EMR和CAS评分之间未发现关联，可能是由于EMR反映眼肌的炎症，而CAS评分反映整个眶组织的炎症。研究表明若将眼病病程（<18月）与CAS评分（≥4/10）联合应用，可以提高眼眶A超的阴性预测值，有利于发现那些不能从免疫抑制治疗获益的患者，以避免不必要的治疗。

（2）磁共振成像（MRI）检查：脂肪和含水组织在MRI的T_1、T_2加权显像上显示高信号，常被用来探测眼外肌的水肿和炎症情况。但眼眶的背景基质主要是由脂肪组成，在常规MRI成像上也表现高信号，可干扰对眼肌水肿的判断。短T反转顺序MRI（STIR）技术能够选择性抑制眼部脂肪组织高信号表达。Sillaire等比较了37例TAO患者在免疫抑制治疗前后MRI的变化，发现活动性TAO患者MRI的T_2加权像多表现高信号，在免疫抑制治疗后信号减弱或消失，而MRI的T_2加权表现非高信号的患者有70%处于非活动期。Mayer等在对22

例 TAO 患者的回顾性分析中发现,利用 STIR 技术获得的信号强度比值(SIR)与 CAS 评分有很强的关联性,SIR 值可作为判断眼病活动性及监测疗效的有效指标。

(3)眼眶核素扫描:用于反映眼眶部炎症程度的核素扫描有 3 种类型。①奥曲肽扫描:眼眶部的炎症反应来源于淋巴细胞与成纤维细胞的激活。这些细胞的细胞膜表达的生长抑素受体能够与奥曲肽结合。因此利用放射性核素标记的奥曲肽,就能显示其与眼眶各组织受体的结合情况。Burggasser 等的研究发现活动性 TAO 患者眼眶部 ^{99}Tc-P829-奥曲肽摄取率显著高于非活动性患者($P<0.01$),摄取率和 CAS 评分也有强的相关性。② ^{67}Ga 扫描:由于炎症导致毛细血管通透性增加,^{67}Ga 能以镓转铁蛋白复合物的形式透过毛细血管壁,被炎症区中性粒细胞和乳铁蛋白摄取,并可在体外扫描中显像。^{67}Ga 扫描已在临床中广泛应用于炎症性病变的检测和严重程度的评价。Konuk 等对 46 名 TAO 患者和 8 名正常人进行 ^{67}Ga 柠檬酸盐眼眶扫描,并对其中 8 例双侧活动性 TAO 患者给予激素治疗,比较各组及治疗前、后眼眶部 ^{67}Ga 摄取率。结果显示治疗前活动性 TAO 患者组的摄取率显著高于非活动组及对照组。治疗后随着眼征改善,摄取率也显著降低。眼眶部 ^{67}Ga 摄取率和 CAS 评分也有很好的相关性。③ ^{99m}Tc 标记人免疫球蛋白 C(^{99m}TcHIG)扫描:Durak 等在 23 例 TAO 患者中进行 ^{99m}TcHIG 眼眶部扫描,结果发现 ^{99m}TcHIG 扫描的分级与 TAO 的活动性有很好的关联性。Ortapamuk 等的研究也发现了 TAO 的临床活动性和放射活性分级显著相关($P<0.01$)。提示该技术在 TAO 活动性评判中有广泛应用前景。

(4)免疫调节分子测定:细胞间黏附分子 1(ICAM-1)是免疫球蛋白超家族成员之一,可介导不同状态下细胞与细胞之间的黏附,在淋巴细胞移出、定位及与靶细胞黏附的过程中起重要作用。因此测量这些进入血流的分子的可溶形式已用于评价眼病的活动性。Kulig 等发现活动性 TAO 患者较没有眼病或稳定眼病的患者,血中 sICAM-1 的水平明显升高,并在激素治疗后随炎症改善呈平行下降。DeBellis 等在对没有临床眼病的甲亢患者进行长达 2 年的随访中发现,在临床眼病出现之前,sICAM-1 的升高可以提示眼眶组织炎症的亚临床改变,对 sI-CAM-1 的监测有助于及时发现并评价活动性 TAO。L 选择素也属于黏附分子一类,最近 Mysliwiec 等发现活动性 TAO 患者血清中 L 选择素增高,对激素治疗缺乏反应者血 L 选择素较低,提示 L 选择素可能对免疫抑制治疗效果有预测价值。

(5)自身免疫抗体测定:目前研究认为眼外肌参与了 TAO 的发病。利用 Western 检测可以发现 TAO 患者血清中存在抗眼外肌抗体,分子量分别为 55 000、64 000 和 95 000。G2s 蛋白是 Gunji 等用 TAO 患者 55 000 抗体免疫筛选人眼外肌文库获得的 55 000 的特异性抗原片段。最近 DeBellis 观察了重度活动性 TAO 患者进行激素静脉治疗前后眼外肌抗体(EMAb)和 G2sAb 的变化,发现治疗无效者 EMAb 和 G2sAb 水平不降低,治疗有效者降低,而在眼征复发时 EMAb 和 G2sAb 浓度在降低后再次升高,提示 EMAb 和 G2sAb 可以作为激素治疗效果及疾病复发的预测指标。

至今为止的临床观察及研究表明,没有一种单一的评价 TAO 的方法能十全十美地用于疾病活动期或非活动期的判断,以预测免疫抑制剂、放射治疗或手术治疗的疗效。因此主张应根据临床评分及其他辅助检测方法联合评价,指导临床医师对患者治疗的选择。

六、TAO 的诊断和鉴别诊断

(一) TAO 的诊断标准

国外的诸多学者曾提出过不同的 TAO 的诊断标准，1995 年 Bartly 等综合了各种 TAO 的诊断标准的特点后，提出了较为全面的 TAO 诊断标准。

1. 眼睑挛缩

原位注视时，上睑缘在角巩膜缘或以上，并合并以下之一：①甲状腺功能异常或调节异常；②眼球突出（在正常上限，一般≥20mm）；③视神经功能障碍（包括视力、瞳孔反射、视野或色觉异常，无原因可解释）；④眼外肌受累（限制性眼肌病变或影像学显示眼外肌肥大）。以上眼部体征可为单眼或双眼，在排除其他原因时可做出诊断。

2. 无眼睑挛缩

诊断 TAO 必须有甲状腺功能异常或调节异常，并合并有眼球突出或功能障碍，或眼外肌受累之一，并排除其他引起类似体征的原因。

(二) TAO 的鉴别诊断

1. 眼睑挛缩的鉴别诊断

主要有神经源性、肌源性或机械性原因疾病所致眼睑挛缩，有时需要与神经科、眼科及内科医生共同讨论以明确诊断。

上眼睑挛缩主要与神经源性疾病，如中脑疾病、脑积水、Parinaud 综合征、第三脑室神经损伤或神经动脉瘤、Marcus-Gunn 综合征；使用拟交感神经药物；先天性异常；上睑下垂手术或眼睑重建手术后异常等鉴别。

下眼睑挛缩主要与脑神经病变、老年性下眼睑皮肤松弛、外伤性损伤、炎症后病变、先天性异常、眶骨骨折修复后及特发性下眼睑挛缩鉴别。

2. 眼球突出的鉴别诊断

主要与眼眶内和鼻窦的各种肿瘤、感染和非感染性炎症、血管异常、先天性或全身性疾病鉴别，这些疾病均有其自身的特点，可伴有眼球突出或眼肌肥大，但无眼睑挛缩，根据病史和体征可鉴别。

3. 眼外肌肥大的鉴别

主要与颈动脉海绵窦瘘、眼眶肌炎和炎性假瘤、眼眶感染、眼肌本身病变、眶内肿瘤（淋巴瘤、白血病、转移癌、横纹肌肉瘤等）、Wegener 肉芽肿等鉴别。这些疾病可引起眼外肌肥大和眼球突出，但临床有原发病的症状、体征、病理、实验室检查指标和影像学特征，且无眼睑挛缩和迟落等 TAO 体征，应详细分析病史，仔细体检做出鉴别诊断。

七、TAO 的治疗

(一) TAO 治疗原则

大多数 TAO 患者（约 60%）仅有轻微的、非进展性眼征，其中 2/3 常有自发性缓解趋势，可不必给予特殊处理，仅 15% 的 TAO 患者病情可进一步加剧，需给予必要的治疗。临床上目前一般依据 TAO 的严重度分级和临床活动性评分来判断 TAO 是否需要治疗,并选择治疗方法。

1. 非重度活动性 TAO 患者(CAS<4 分)

一般只需对症治疗,不需要进一步药物或手术治疗。

2. 活动性 TAO 患者(CAS≥4 分)

则需药物治疗(包括糖皮质激素)和(或)眼眶放疗。

3. 重度非活动性 TAO 患者

眼球活动严重受限或严重突眼引起视功能障碍,药物治疗或眼眶放疗疗效甚微或几乎无效,此时需行手术治疗(眼眶减压术或整复手术)。

(二)TAO 患者甲亢的治疗

TAO 患者若同时存在甲亢,药物、^{131}I 和手术治疗虽各有优劣,但此时治疗的选择备受关注的是各种治疗对突眼的影响。一般认为,对活动性 TAO 患者,甲亢的治疗应以抗甲状腺药物为首选,对避免 TAO 加重,甚至促进 TAO 的改善是最好的治疗。在 TAO 时,TSH 应维持在正常低水平,FT_4 在正常高水平,以减少 TSHR 等抗原从甲状腺组织中释放。

长久以来一直认为^{131}I 治疗 TAO 患者的甲亢可使眼病加重。某些研究表明与抗甲状腺药物比较,^{131}I 治疗更容易使眼病加重。而另有一些前瞻性研究未发现 3 种治疗方式(药物、^{131}I 和手术)在治疗后原有眼病的加重或改善、新发眼病的发生率等方面的差别。但有关^{131}I 治疗对突眼影响的争论仍然存在。一项前瞻性的研究评价了泼尼松预防有轻度眼病或无眼病患者^{131}I 治疗后的突眼发生。16 例轻度眼病未用泼尼松治疗者中 9 例在^{131}I 治疗后眼病加重,6 例无变化。21 例轻度眼病者在^{131}I 治疗后用泼尼松治疗[0.4~0.5mg/(kg·d),1 个月后减量,3 个月停药],11 例眼病改善,10 例无变化。而原无眼病者两组均无眼病发生。该研究作者认为甲亢合并轻、中度眼病者用^{131}I 治疗甲亢,应该采用糖皮质激素预防性治疗以避免眼病恶化。

(三)一般治疗

TAO 的治疗包括局部抗炎、糖皮质激素、免疫抑制、眶放疗、减压手术、血浆置换及甲状腺去除。

TAO 患者依病情需要,除了药物、放疗、手术治疗外,也需要加强局部对症治疗,以改善眼部症状,使病情稳定。症状处理包括:①配戴墨镜;②睡觉时应取仰卧位,头高脚低;③戴遮护镜或眼罩(伴角膜炎或角膜溃疡时);④遮盖复视眼;⑤人工泪液、抗生素眼液或眼膏;⑥β肾上腺能阻滞剂滴眼液。

(四)药物治疗

1. 脱水和利尿剂

利尿剂对于缓解局部水肿有一定的作用,如果患者眼部水肿明显,眼压高,或采用糖皮质激素治疗中出现水钠潴留,可使用利尿剂或脱水剂以减轻水肿并降低眼内压。应用利尿剂时应注意其对电解质平衡的影响,一般为间断用药,多采用氢氯噻嗪及螺内酯联合治疗。脱水剂能明显减轻眼部水肿和降低眼内压,如果 TAO 患者伴有高眼压,可采用脱水剂。常用的脱水剂有甘露醇、甘油果糖等。

2.糖皮质激素

糖皮质激素治疗是最经典的治疗 TAO 的方法。糖皮质激素具有抗炎和免疫抑制作用，可抑制 T、B 淋巴细胞功能，减少中性粒细胞、单核细胞、巨噬细胞在炎症部位的聚集，抑制免疫活性细胞的功能及细胞因子等介质的释放，从而减轻局部炎性细胞的浸润和成纤维细胞增生；糖皮质激素还可抑制眼眶成纤维细胞 GAG 的合成和分泌，减轻眶内水肿。糖皮质激素在炎症早期主要抑制炎性细胞向炎症区域移动、液体渗出、吞噬反应和分泌炎性介质，减轻组织水肿；在炎症后期则主要抑制毛细血管、成纤维细胞增生和肉芽组织的形成，减少粘连和瘢痕形成。

(1)方法：糖皮质激素用药途径：口服、静脉、局部注射（球后、结膜下）。

①口服给药：口服使用糖皮质激素的方法简便，疗效确切，费用低廉，是临床上应用最广泛的方法。一般采用大剂量、长疗程的方案。初始常用剂量一般为泼尼松 60～100mg/d。待临床症状明显改善或使用 1 个月后逐渐减少剂量，首次减量以不超过原用剂量的 1/3 为宜，以后根据病情可每 1～2 周减量 1 次，每次减量 5mg 直至停药。可每日分次服用，亦可每日清晨 1 次服用。也有主张初始泼尼松剂量 40mg/d[或 0.8mg/(kg·d)]，分次服用，直至获得疗效。如果治疗无效或视力受损明显者，可调整剂量至 60～200mg/d 短期治疗，有利于对小剂量治疗无效者。一旦视力有改善，4～12 周内将泼尼松剂量逐渐减少，并转为隔日服药，最后以 5～10mg/d 维持治疗直至停药。泼尼松治疗可缓解急性期症状，但若减量或停药过快，许多患者症状有反复，因此疗程常需半年以上。多数报道认为只要给予足量的糖皮质激素口服，其疗效可达 60% 左右。

②静脉给药：近年来对静脉滴注大剂量甲基泼尼松龙作为治疗 TAO 的手段进行了尝试。研究表明静脉注射甲基泼尼松龙治疗能有效缓解重度突眼，降低 TRAb 浓度，静脉用药效果优于口服用药，其有效率超过 70%，但现有研究的病例数较少，多为非随机对照研究，影响因素较多。有研究比较了口服泼尼松和静脉注射甲基泼尼松龙治疗的效果，静脉用药：甲基泼尼松龙 15mg/kg×4 个周期，7.5mg/kg×4 个周期，每个周期用药 2 次，隔日用，2 个周期之间的间隔为 2 周。口服用药：泼尼松 100mg/d，逐渐减量，总疗程 5 个月。结果静脉给药治疗有效率为 88%，口服给药治疗有效率为 63%，静脉给药疗效优于口服给药，而不良反应相似。

目前静脉用药的剂量、疗程均未统一，静脉单独用药多采用甲基泼尼松龙冲击治疗，剂量在每日甲基泼尼松龙 0.5～1.0mg/d[或 15mg/(kg·d)]，每周用药 1～3 次，而后剂量递减，总疗程在 3～4 个月左右。但目前较多采用甲基泼尼松龙静脉冲击，随后泼尼松口服，或冲击治疗间隔期口服泼尼松治疗；亦有静脉甲基泼尼松龙联合球后放射治疗，疗效可达 70% 以上。

③局部给药：局部糖皮质激素治疗，如球后或结膜下注射甲基泼尼松龙 40mg，不良反应小，用于严重突眼的活动期和全身糖皮质激素治疗有禁忌的患者有一定的疗效。

糖皮质激素是治疗 TAO 的基本方法，对于活动期眼病，它能减轻疏松组织炎症反应，对缓解眼部肿胀、充血、视神经病变等有明确疗效，亦可部分改善眼球突出和恢复眼外肌功能（眼外肌已纤维化者除外）。全身性用药效果优于局部用药。

(2)不良反应：应用糖皮质激素可导致明显的不良反应，应明确用药的适应证和禁忌证，关注药物的不良反应。长期大剂量应用糖皮质激素可引起以下不良反应。

①医源性库欣综合征：表现为向心性肥胖、多血质、皮肤菲薄、痤疮、多毛、高血压、浮肿、月经紊乱、体重增加等；以及低钾血症、肌无力、糖代谢异常，可诱发类固醇性糖尿病或加重原有糖尿病。

②消化系统：刺激胃泌素和胃酸的分泌，可使原有胃、十二指肠溃疡加重，甚至引起胃出血和穿孔。还应警惕诱发急性胰腺炎的可能。

③中枢神经系统：糖皮质激素对中枢神经系统有明显的兴奋作用，可导致失眠、妄想、行为异常等。对于有精神疾病家族史或既往精神病史者尤其要注意。

④骨骼肌肉系统：可促进肌蛋白分解，引起肌肉萎缩。促进骨钙丢失，引起骨质疏松，严重者可发生股骨头或股骨颈无菌性坏死。

⑤眼部并发症：可引起眼内压增高，甚至出现青光眼。

⑥免疫系统：由于免疫抑制使抗感染能力降低，易继发感染。对于结核病及有其他慢性感染的患者要慎重使用。

⑦急性严重肝损害：意大利研究组报道了约800例严重、活动性Graves眼病患者用静脉注射醋酸甲基泼尼松龙冲击疗法过程中或结束后7例发生急性严重肝损害，其中3例死亡。这些患者在糖皮质激素冲击疗法前并无已知明显肝病，大多数患者(6/7)用^{131}I治疗甲亢，1/7为甲状腺切除术。死亡的3例起病急骤，有黄疸、乏力、食欲减退、腹泻、肝酶及胆红质显著增高。其中2例立即停止了静脉激素治疗，但症状及全身状况迅速恶化，约7周内因急性肝功能衰竭死亡。第3例在另一家医院做了肝移植，继而因肾脏并发症死亡。另4例患者并无临床肝损害症状，但肝酶显著升高，在9～22周后肝酶恢复正常。研究者查到文献中有3例与糖皮质激素相关的急性肝损害致死的病例，其中1例为Graves眼病，另2例是非器官特异性自身免疫病。糖皮质激素冲击疗法致急性重度肝损害的可能机制为：a.直接毒性作用，7例患者累计甲基泼尼松龙剂量为4～15g，其中6例多于7g，做过肝超声检查的2例有脂肪肝；b.免疫抑制促发病毒性肝炎；c.免疫抑制过后，免疫系统骤然活化而引起自身免疫性肝炎。

2008年发表的欧洲Graves眼病研究组(EUGOGO)对Graves病治疗的共识声明中有关静脉注射泼尼松龙冲击疗法的建议包括：适用中、重度及活动性Graves眼病，需在有经验的医疗中心进行，累积总剂量不超过8g，在治疗前需先检查有无肝功能异常、肝炎病史、脂肪肝，有无溃疡病史，有无糖尿病、青光眼、尿路感染。在治疗过程中需密切观察激素的不良反应，及时发现并积极处理。

⑧停药反应：使用中等剂量糖皮质激素(如泼尼松20～30mg)1周以上，若突然停药，可产生急性肾上腺皮质功能不全，或原有的症状复发、加重。

(3)禁忌证：严重的器质性精神病、活动期消化性溃疡或胃肠道出血、严重高血压、糖尿病、青光眼或感染等是大剂量糖皮质激素治疗的禁忌证。

3.免疫抑制剂

TAO是自身免疫性疾病，故免疫抑制剂可能对其有效。

(1)环孢素：最为常用，可抑制细胞毒性T细胞的激活及单核细胞和巨噬细胞的抗原递呈，激活抑制性T细胞，抑制多种细胞因子的产生和分泌，对早期、活动性TAO较为有效。环孢素单独使用时有效率仅20%左右，与泼尼松相比疗效较差，两者联合使用的效果均比单药为好。目前推荐对于单用环孢素无效或放疗禁忌者,给予联合糖皮质激素和环孢素治疗。

环孢素的剂量不宜过大,一般 3~5mg/(kg·d),大剂量应<7.5mg/(kg·d)。

药物不良反应:Klebsiella 肺炎,高血压,肝酶升高,多毛症,感觉异常,停药后症状可消失。

(2)甲氨蝶呤:是一种较强的免疫抑制剂,为抗叶酸类抗代谢药物。通过抑制二氢叶酸还原酶,阻断 DNA 的合成和细胞增殖,从而抑制 T 淋巴细胞和 B 淋巴细胞的免疫应答所致的炎症反应。在一项研究中,选取了 16 例 TAO 患者(甲状腺功能正常,先前联合口服泼尼松 60mg/d×3 个月和眼眶放疗 2Gy×10 次,但无效果),给予甲氨蝶呤(15mg 静脉推注,每周 1 次,共 6 次,然后 15mg 口服,每周 1 次,共 20 次,给药时常规口服叶酸 5mg)治疗,结果表明 16 例中 12 例效果较好。不良反应有轻度一过性恶心、肝细胞毒性、脱发等。

(3)环磷酰胺:为烷化剂类免疫抑制剂,主要杀伤增殖期淋巴细胞,抑制受免疫刺激的 B 淋巴细胞和 T 淋巴细胞转化为淋巴母细胞,作用强且持续时间长,但抗炎效果稍差。文献报道用于治疗 TAO,临床疗效明确,如配合糖皮质激素使用,远期疗效也较为满意。但该药物可导致骨髓抑制、胃肠道反应、出血性膀胱炎、心脏毒性等,不作为 TAO 治疗的首选药物。

4.生长抑素类似物

Krenning 等 1993 年通过骨扫描发现 TAO 患者眼眶组织中存在生长抑素受体,且反映 TAO 的活动性。Chang 等首次将生长抑素类似物奥曲肽用于治疗 TAO。在 Krassas 的前瞻性研究中,药物用量 0.1mg,皮下注射,一日 3 次,连续 3 个月,结果提示:12 例患者中 6 例双眼症状均好转,1 例单侧眼部症状好转。由于奥曲肽的半衰期较短,一日需多次重复注射,近年研制出长效生长抑素类似物 lanreotide 等。Krassas 比较奥曲肽(0.1mg 皮下注射,一日 3 次,连续 3 个月)和 lanreotide(30mg 肌内注射,每 2 周 1 次,连续 3 个月)的治疗效果(奥曲肽眼眶扫描阳性者),结果提示:治疗效果无明显区别。生长抑素类似物的价格十分昂贵,对其疗效的研究结果也不一致,目前缺乏长期临床应用的经验,临床尚难推广。

5.静脉注射免疫球蛋白(IVIGs)

在一些自身免疫性疾病中,大剂量 IVIGs 有一定效果,但其机制尚不完全清楚。免疫球蛋白可以结合多种抗体,并抑制免疫相关细胞释放细胞因子。可能通过抑制 Fc-gamma 受体下调免疫活性细胞,抑制细胞因子释放,调节细胞因子受体,溶解免疫复合物而发挥作用。

在一项比较 IVIGs 和口服糖皮质激素治疗 TAO 效果的研究中,19 例 TAO 患者 IVIGs 1g/kg,连续 2 天,每 3 周 1 次,连续 20 次,结果提示:IVIGs 组有效率 62%,糖皮质激素组有效率 63%,两者无明显差异,但 IVIGs 组抗自身甲状腺抗体滴度明显下降且不良反应少。

免疫球蛋白用于 TAO 治疗,有主张采用大剂量静脉输注,每日 0.4~1g/kg 体重,连续治疗 3 周以上。但临床症状的改善与使用糖皮质激素治疗无明显差异。治疗费用较贵,而且随着目前临床对血液制品安全性的重视,这种治疗方法会受到一定限制。

6.抗细胞因子治疗

TAO 是自身免疫性疾病,IFN-γ、TNF-α、IL-1 等刺激 GAG 合成,促使 ICAM-1 分泌,从而导致纤维母细胞增生、增殖。细胞因子拮抗剂通过与 TNF-α、IL-1、IFN-γ 等相应受体结合,而阻断成纤维细胞分泌 GAG,从而减轻炎症反应和局部水肿,或通过抑制免疫细胞反应而影响 TAO 的发生、发展过程。Tan 等研究发现 IL-1 受体(IL-1R)拮抗剂可有效抑制纤维母细胞活性,抑制 GAG 合成。Balazs 等发现先给予己酮可可碱静脉注射,200mg/d,共 10 天,后改口服 1800mg/d,连续 4 周,1200mg/d 维持,12 周后 10 例患者中 8 例眼部症状有所改善。有报道称,抗细胞因子治疗可以增加淋巴瘤、感染、抗核抗体的产生。其治疗可靠性目前仍在进一步研究中。

7.秋水仙碱

此药通过抑制巨噬细胞的吞噬作用,降低多形核淋巴细胞的趋化性,降低 IL-2R 的表达,抑制免疫球蛋白的分泌,刺激 PGE 释放,从而起到有效抗炎作用,故可用于 TAO 的治疗。有研究报道,在秋水仙碱(1.5mg/d,共 3 个月)与泼尼松(0.75mg/kg,共 1 个月,渐减量后 2 个月)的疗效比较中发现,前者 10/10 缓解优于后者 8.5/10,且几乎无不良反应。该治疗目前仍处于研究中,但为 TAO 的治疗提供了一条新的途径。

(五)血浆置换法

有报道,血浆置换法通过清除有致病作用的免疫球蛋白、免疫复合物,降低血黏度及补体成分,从而改善 TAO 症状。对血浆置换法的治疗效果报道不一致。同时,由于血浆置换法常合并糖皮质激素和免疫抑制剂治疗,故给疗效的判断带来了一定困难。但若 TAO 患者其他治疗均无效时,可以尝试血浆置换法。

(六)放射治疗

TAO 放疗的原理是非特异性抗炎作用,利用眼眶部淋巴细胞对放射治疗的高敏感性,抑制淋巴细胞的浸润和增殖及减少细胞因子的产生,抑制眼眶部成纤维细胞增殖及 GAG 合成,从而减轻眼眶的炎症反应、水肿及纤维化。

眼眶放射治疗 TAO 已有 50 年的历史,1973 年 Donaldson 首次运用高电压直线加速器治疗了 23 例全身激素治疗效果差的严重 TAO 患者,其中 15 例(65%)取得较好效果。此后经数十年的临床研究和实践使该技术得到发展,眼眶放疗已成为治疗 TAO 有效的方法之一。目前常用的方案是采用直线加速器,照射总量为 20Gy,在 2 周时间内分 10 等份的剂量照射。一般在放疗后 1~8 周发挥效应,3~6 个月达到最大效应。

眼眶放射治疗有效率的关键在于治疗的时期,选择早期活动期病变的患者有较好疗效,而在晚期非活动期病变的患者对放射治疗的反应差。因此目前主张眼眶放射应在 TAO 疾病的早期,尤其是疾病的活动期以及进展期施行。若患者临床表现虽并不严重,但疾病处于活动期(主要体征包括软组织炎症和视神经病变)或进展期,也主张及早治疗;相反,若患者虽有严重的眼球突出或眼外肌病变,但病情处于静止期则不主张治疗,因为即使治疗也不可能取得明显的效果。

单独眼眶放射治疗 TAO 的总有效率约 63%。对活动性眼眶炎症和充血水肿等软组织炎症的治疗效果最好,有效率为 75%~85%;对视神经病变的疗效约为 65%~85%,症状越严重视功能的改善越明显;对突眼的疗效较差,突眼度的回缩平均仅有 1~2mm;而对眼外肌病变特别是复视的改善,效果不明显。

与糖皮质激素治疗相比,单独眼眶放射治疗的优点是:①并发症较少;②无全身免疫抑制作用;③治疗时间较短,一般可在门诊进行;④除糖尿病视网膜病变外无明显的禁忌证,特别适合于糖皮质激素不能耐受的患者。其主要缺点是:①治疗1周内可因局部放射性炎症损伤,造成患者眼部症状加重或感觉不适;②起效缓慢,对严重视神经病变的患者不如糖皮质激素疗效迅速。目前主张TAO眼眶放疗联合糖皮质激素全身治疗,或联合局部眼眶注射糖皮质激素治疗。联合治疗的优点是:①提高疗效;②减轻放射性炎症所致眼眶和结膜的水肿;③缩短起效时间;④减少糖皮质激素治疗的持续时间和停药后的复发率。

放疗可引起白内障、放射性视网膜病,若本身因糖尿病存在全身微血管病变,其危险性大大提高,故为禁忌证。到目前为止,没有引起继发性肿瘤的报道。

总之,眼眶放射是治疗TAO安全和有效的方法之一,若联合糖皮质激素治疗,则疗效增加,并可减少放疗和糖皮质激素的不良反应,有条件可作为治疗TAO的首选方法。

(七)外科治疗

对于甲状腺相关眼病的外科手术治疗,其目的通常是改善患者眼部症状、保护视力及改善容貌。常用的治疗TAO的手术有眼睑退缩矫正术、眼肌手术及眼眶减压术。

甲状腺相关眼病的显著特征之一就是眼睑退缩,尤其是上眼睑退缩。眼睑退缩矫正术的最常见的指征就是上眼睑退缩,伴有上眼睑闭合不全并影响容貌。当眼睑显著退缩>1mm且两侧不对称时推荐手术。眼眶间脂肪增加也可作为手术指征。行眼睑退缩矫正术需注意辨别是真性眼睑退缩还是由下直肌纤维变形导致的假性退缩。

当眼外肌受累导致眼球运动受限甚至出现复视时,可以考虑行眼肌手术。TAO患者眼外肌受累时,还可因为斜视而出现异常的头部姿势,这也是手术指征之一。为了改善患者容貌,眼肌手术也可考虑。

眼眶减压术是TAO患者治疗常用的手术之一。保守的眼眶减压术只切除脂肪组织,若效果不佳,可采用切除部分骨性眼眶,有不同的进入术式如经眶式、经窦式、经颅式等。其手术指征是:眼球前突导致的角膜炎或角膜溃疡;眼外肌肥大及脂肪增加压迫视神经导致的视神经病变、视野缺损、视力下降等;患者难以接受外貌改变时;严重的浸润性突眼。

八、预后和预防

(一)预后

TAO具有自限和自愈的趋向,一般在起病后3~5年内病情能够自行稳定。约50%眼睑挛缩的患者可得到不同程度的改善;结膜水肿、眼睑肿胀等软组织病变及其相关症状则相对持续时间较短;眼肌病变极少能迅速缓解,约30%~40%的患者可有所改善,有些反而加重;严重眼球突出很少自发性改善,即使改善也很难恢复到正常。多数患者发展到最大的程度后能够保持稳定,仅少数患者可发展为严重威胁视力的眼病,应积极治疗以防失明。

对TAO病情发展的预测,确定是否治疗和治疗方案的选择都相当困难,目前仍无一种理想的方法可治愈本病。若对眼病的活动性进行认真评估,及时采取免疫抑制剂或放射治疗等措施,可防止患者病情的发展、保存视功能、减轻痛苦和改善容貌。

（二）预防

根据长期积累的经验，TAO 的预防措施是戒烟和积极纠正甲状腺功能的紊乱。对甲亢伴急性期或严重 TAO 的患者，应首选抗甲状腺药物治疗，避免放射性碘治疗。药物治疗使甲状腺功能趋向正常后及时加用左甲状腺素（L-T$_4$）对眼病的发生有一定的预防作用。对需要放射碘治疗的甲亢患者可口服泼尼松预防恶性突眼的发生。放射碘治疗甲亢后及时复查甲状腺功能，及时补充 L-T$_4$ 以纠正甲减，预防 TAO 发生或加重。对原有甲减的 TAO 患者，积极控制甲减。对甲状腺功能正常的 TAO 患者，应定期随访甲状腺功能，若发现甲状腺功能异常立即予以纠正。在 TAO 疾病活动性早期，采取必要的治疗措施以防止严重眼病的发生。

第三章 甲状旁腺疾病

第一节 原发性甲状旁腺功能亢进症

甲状旁腺功能亢进症简称甲旁亢,可分为原发性、继发性、三发性和假性。原发性甲状旁腺功能亢进症(PHPT)是由于甲状旁腺组织本身的异常导致甲状旁腺素(PTH)的不适当分泌,血清 PTH 水平的不适当增高,导致了肾脏过量的重吸收钙、尿磷排泄及 1,25 二羟维生素 $D_3[1,25-(OH)_2-D_3]$ 合成,并增加骨吸收。PTH 的上述作用产生了高钙血症、低磷血症、高尿钙症和高尿磷症的不同临床表现。PHPT 有腺瘤、增生和腺癌三种病理改变,以腺瘤为最常见。继发性甲旁亢是由于低钙血症刺激甲状旁腺分泌过多的 PTH 引起,可见于肾功能不全、骨软化症等。三发性甲旁亢是在继发性甲旁亢基础上,由于腺体受到持久、强烈的刺激,部分增生组织功能自主,分泌过多的 PTH,产生高钙血症。假性甲旁亢是由于某些器官的恶性肿瘤分泌类似甲状旁腺素的多肽物质引起血钙水平升高。

一、发病率

PHPT 在欧美多见,20 世纪 70 年代以来随着血清钙水平筛查的广泛进行,PHPT 的发现率明显提高,目前在内分泌疾病中仅次于糖尿病和甲状腺功能亢进症。1983—1992 年间美国的一项流行病学调查资料显示 PHPT 的年发病率为 20.8/100 000,北美地区每 1000 例门诊患者中有 1 例 PHPT 患者。意大利 Silvano A 等 2002 年报道在 55~75 岁的妇女中 PHPT 患病率为 21/1000,整个人群患病率为 3/1000。本病在我国较少见,自然发病率无确切数据。PHPT 的发病率随年龄增加而增加,多见于中年,儿童及青少年少见。成年患者中以女性居多,男女之比为 1:2~1:4。

二、病因

目前已经清楚地知道甲状旁腺腺瘤或腺癌为单克隆性的新生物。单克隆性反映了在一个甲状旁腺细胞中的原癌和(或)抑癌基因发生了足够数量的改变从而使该细胞获得了选择性的生长优势,最终形成临床可见的细胞群。过去 10 年中对于甲状旁腺肿瘤发生的分子生物学机制的研究有了较大的进展。

细胞周期蛋白 D1(cyclinD1,或 PRAD1)基因是最早被确认的甲状旁腺原癌基因,位于人类染色体11q13。在部分腺瘤中细胞周期蛋白D1被肿瘤特异的DNA与PTH基因的重排激活。该重排将PRAD1基因插入PTH基因上游调节区域中的肿瘤特异的增强子元件中,激活PRAD1的转录及过度表达。PRAD1基因编码一个35000的蛋白质,是细胞周期从G1期(位于有丝分裂期之后)向S期(与DNA合成有关)转化的重要调节因子,在许多恶性肿瘤中发生突变或扩增。在不同的甲状旁腺腺瘤中,染色体11q13上的插入点可位于PRAD1基因内或其上游300kb甚至更远的区域。插入位点如此大的变异性意味着基因重排很容易被传统的检测方法(如Southern blotting)遗漏,因此缺少甲状旁腺腺瘤中具有PRAD1激活性重排的确切比例。文献报告有20%~40%的甲状旁腺腺瘤中证实有PRAD1的过度表达,其中的20%~40%发现了PRAD1的基因重排。因此很可能有其他的分子学机制引起PRAD1过度表达,如基因放大、与甲状旁腺细胞中其他的增强子/启动子重排转录活化,从而使细胞获得选择性优势。通过将PRAD1基因转基因至PTH调节区域,模拟人类DNA重排引起的PRAD1过度表达,由此构建的转基因小鼠模型(PTH-细胞周期蛋白D1小鼠)中,PRAD1的过度表达确实能够刺激甲状旁腺细胞的过度增殖,动物表型与PHPT患者非常类似。

目前已证实参与散发性甲状旁腺腺瘤发生的另一个基因是MEN-1肿瘤抑制基因。MEN-1的胚系突变引起家族性多发性内分泌腺瘤病。MEN-1是经典的肿瘤抑制基因,通过突变或大片段丢失引起的完全失活导致细胞的选择优势。在12%~20%的散发性甲状旁腺腺瘤中发现了MEN-1的双等位基因获得的失活性的缺失,发现染色体11q的等位基因缺失的腺瘤大约为上述数值的2倍,因此可能在11q上存在其他的肿瘤抑制基因。MEN-1的体细胞突变不仅见于散发性甲状旁腺肿瘤,也可见于散发性的胃泌素瘤、胰岛素瘤、肺类癌、血管纤维瘤等。MEN-1基因产物menin为610个氨基酸残基构成的蛋白质,参与转录调节,与转化生长因子β(TGF-β)通路中的Smad3、核因子κB(NF-κB)蛋白等相互作用。menin可抑制NF-κB蛋白的转录活性,而后者可与细胞周期蛋白D1启动子结合增强其转录活性。目前尚需要进一步研究menin功能的失活是否可改变NF-κB蛋白通路的活性,从而将这两种甲状旁腺生长的重要调节因子联系起来。具有MEN-1缺陷小鼠模型的表型包括甲状旁腺细胞增生,但无甲状旁腺功能亢进症的生化表现;并可观察到其他内分泌肿瘤的表现。

根据基因定位、在家族性疾病中的作用、表达方式及生物学功能等,还有一些其他的候选基因可能参与了散发性甲状旁腺肿瘤的发生。但在甲状旁腺肿瘤中未检出病理性的突变,因此这些基因在散发性甲状旁腺肿瘤发生中可能没有明确的作用,但其中一些基因对甲状旁腺功能亢进的表型有重要的影响。

在经典的家族性低尿钙性高钙血症(FHH)中钙敏感受体(CASR)基因的轻度胚系缺陷并不引起甲状旁腺的明显增生,但新生儿严重甲状旁腺功能亢进症中的重度胚系缺陷可引起甲状旁腺增生。在散发性肿瘤中尚未发现CASR基因的失活性突变,但在甲状旁腺腺瘤中已观察到CASR表达的减少,这在肿瘤对细胞外钙离子水平敏感性降低中起着重要的作用。

RET基因胚系突变引起的MEN-2A患者具有甲状旁腺功能亢进的易感性,但在散发性甲状旁腺肿瘤中未发现RET基因的体细胞突变。

$1,25-(OH)_2-D_3$能在细胞培养中抑制甲状旁腺细胞的增殖,但未在散发性甲状旁腺腺瘤或继发性、三发性甲状旁腺功能亢进症中发现维生素D受体(VDR)的肿瘤特异性的突变。临床观察提示维生素 D 缺陷可影响甲状旁腺肿瘤的增殖表型,甲状旁腺腺瘤中也发现 VDRmRNA 及蛋白质表达减低。VDR 基因的胚系多态性可能与甲状旁腺肿瘤发生的易感性有关,但不同研究结果不一致。VDR 基因对于散发性甲状旁腺功能亢进症的遗传作用尚需进一步研究。

研究还证实了一些候选基因与散发性甲状旁腺腺瘤的发生无关,包括 HRAS、p53、细胞周期蛋白依赖的激酶抑制因子 p18 及 p16、RAD51、RAD54、Gsa 等。

三、病理生理

甲状旁腺功能亢进症的主要病理生理改变是甲状旁腺分泌 PTH 过多,PTH 与骨和肾脏的细胞表面受体结合,骨钙溶解释放入血,肾小管回吸收钙的能力增强,并增加肾脏 $1,25\text{-}(OH)_2\text{-}D_3$ 的合成,后者作用于肠道增加饮食钙的吸收,导致血钙升高。当血钙上升超过正常水平时,从肾小球滤过的钙增多,致使尿钙排量增多。PTH 可强烈抑制磷在近端和远端小管的重吸收,从数量上说对近端小管的作用更为重要。磷通过跨上皮通路重吸收,从肾小球滤过进入细胞的转运过程通过特异的钠-(无机)磷(NaPi)共转运系统介导。细胞内的低钠水平驱动钠和磷的共转运过程,其中磷逆电化学梯度转运。在 PTH 的作用下,NaPi 共转运系统迅速(15 分钟)被顶膜下的胞饮泡捕获,运输至溶酶体降解,从而降低钠-磷共转运的 Vmax。尿磷排出增多,血磷水平随之降低。临床上表现为高血钙、高尿钙、低血磷和高尿磷。

PTH 过多加速骨的吸收和破坏,长期进展可发生纤维性囊性骨炎的病理改变,伴随破骨细胞的活动增加,成骨细胞活性也增加,故血碱性磷酸酶水平增高。骨骼病变以骨吸收增加为主,也可呈现骨质疏松或同时并有骨软化/佝偻病,后者的发生可能与钙和维生素 D 摄入不足有关。由于尿钙和尿磷排出增加,磷酸钙和草酸钙盐沉积而形成肾结石,肾结石者易有尿路感染、肾功能损害,晚期发展为尿毒症,此时血磷水平升高。血钙过高可导致迁移性钙化,钙在软组织沉积,可引起关节痛等症状。高浓度钙离子可刺激胃泌素分泌,胃壁细胞分泌胃酸增加,形成高胃酸性多发性胃、十二指肠溃疡;激活胰腺管内胰蛋白酶原,引起自身消化,导致急性胰腺炎。

PTH 还可抑制肾小管重吸收碳酸氢盐,使尿液呈碱性,不仅可促进肾结石的形成,还可引起高氯血症性酸中毒,后者可增加血游离钙,加重高钙血症,同时增加骨盐的溶解,加重骨吸收。

四、病理及病理分型

正常甲状旁腺分上、下 2 对,共 4 个腺体。在胚胎发育期由第三和第四对鳃囊与咽不分离下降而成。第三对鳃囊随胸腺下降为下甲状旁腺,第四对鳃囊发育为上甲状旁腺。腺体的数量、重量和部位可有不同。Wang 等报道 160 例尸检材料:4 个甲状旁腺者 156 例,5 个者 3 例,6 个者 1 例。腺体为 5mm×3mm×1mm(最大 12mm×2mm×1mm,最小 2mm×2mm×1mm)。每个腺体的重量平均为 35~40mg(10~78mg)。呈黄色、红色或棕红色。其位置多数在甲状旁腺背侧,2%~20% 异位,见于纵隔,少数包埋在甲状腺内,偶见于心包。

甲状旁腺功能亢进症(甲旁亢)的甲状旁腺病理类型有腺瘤、增生和腺癌三种。①腺瘤：近期国内文献报道占78%～92%，大多单个腺体受累，少数有2个或2个以上腺瘤。瘤体一般较小，肿瘤重量0.4～20g不等。②增生：一般4个腺体都增生肥大，也有以一个增大为主，主细胞或水样清细胞增生，有间质脂肪、细胞内基质的量增多，与正常甲状旁腺组织移行，常保存小叶结构，但尚没有公认的区分腺瘤和增生形态的标准。③腺癌：少见，国外文献报告不足1%，国内文献报道占3%～6%，一般瘤体较腺瘤大，生长较慢，颈部检查时常可以扪及，切除后可再生长，细胞排列成小梁状，被厚的纤维索分割，细胞核大深染，有核分裂，有包膜和血管的浸润、局部淋巴结和远处转移，转移以肺部最常见，其次为肝脏和骨骼。

五、临床表现

1. 症状

欧美国家血钙水平筛查普及后，无症状的高钙血症患者被早期发现，PHPT的临床谱发生了较大变化，在美国，无症状性PHPT患者的比例由1930—1965年的0.6%逐渐增加至1984—2002年的80%。但国内文献报道大多数原发性甲旁亢患者均有明显的临床表现。其临床表现主要包括高血钙、骨骼病变及泌尿系统病变等三组症状。国内文献报道以骨骼病变受累为主者占52%～61%，以泌尿系统受累为主者占2%～12%，骨骼系统与泌尿系统均受累者占98%～36%。

(1) 高血钙症状：血钙水平增高引起的症状可影响多个系统。神经肌肉系统的表现包括淡漠、嗜睡、性格改变、智力迟钝、记忆力减退、肌张力减低、易疲劳、四肢肌肉(尤其是近端肌肉)乏力等。消化系统方面，高血钙使神经肌肉兴奋性降低，胃肠道平滑肌张力减低，胃肠蠕动减慢，表现为食欲缺乏、恶心、呕吐、腹胀、腹痛、便秘、反酸等；高血钙刺激胃泌素分泌，胃酸分泌增多，可引起消化性溃疡；高血钙可激活胰蛋白酶，引起急、慢性胰腺炎。

(2) 骨骼病变：临床上主要表现为广泛的骨关节疼痛及压痛，多从下肢和腰部开始，逐渐发展至全身，可出现活动受限、卧床不起。骨密度减低，严重者可有骨畸形，如肩关节下垂、驼背、身高变矮、肋骨和骨盆塌陷伴"鸡胸"及骨盆三叶草畸形。

(3) 泌尿系统症状：长期高血钙可影响肾小管的浓缩功能，尿钙和尿磷排出增多，患者常可出现多饮、多尿。发生反复的泌尿系统结石或肾脏钙化，表现为肾绞痛、血尿、尿砂石等，易合并泌尿系统感染，病程较长不能得到及时正确诊断的患儿可发生肾功能不全。

(4) 其他：软组织钙化影响肌腱、软骨等处，可引起非特异性关节痛，累及手指关节，有时主要在近端指间关节。皮肤钙盐沉积可引起皮肤瘙痒。重症患者可出现贫血，可能是由于PTH介导的骨髓纤维化以及促红细胞生成素合成的减少所致。还可具有一些神经精神系统、心血管系统等非特征性的表现。近期研究提示高钙血症及高PTH血症是此类患者心血管疾病发病率和病死率的独立危险因素，也有多项研究均提示在PHPT患者中糖脂代谢异常、胰岛素抵抗及肥胖的发生率增高，亦为心血管疾病(尤其是缺血性心脏病)的危险因素。

2. 体格检查

少数患者颈部可触及肿物。骨骼有压痛、畸形、局部隆起，可有身材缩短等。心电图示心动过速，Q-T间期缩短，有时伴心律失常。肾脏受损者可合并继发性高血压。

六、辅助检查

1. 生化指标

(1)血清钙:正常人血清总钙值为 2.2~2.7mmol/L(8.8~10.9mg/dL),血游离钙值为 (1.18 ± 0.05) mmol/L。甲旁亢时血清总钙值持续性或波动性增高,少数人可正常,需要多测几次;血游离钙水平测定更为敏感和准确。

(2)血清磷:甲旁亢时血清磷水平降低,肾功能不全时血清磷水平可正常或增高。

(3)血清碱性磷酸酶:成年人正常值为 34~120U/L,儿童骨骼生长活跃,其正常值较成年人高 2~3 倍。原发性甲旁亢时,排除肝胆系统病变后,血清碱性磷酸酶增高反映骨骼病变的存在,骨骼病变愈严重,血清碱性磷酸酶水平愈高。

(4)血清甲状旁腺素(PTH):测定血清 PTH 水平可直接了解甲状旁腺功能,目前多采用测定全分子 PTH(1~84)的免疫放射法或免疫化学发光法。原发性甲旁亢患者血清 PTH 水平增高,血清 PTH 升高的程度与血钙浓度、肿瘤大小相平行。

(5)24 小时尿钙排量:原发性甲旁亢患者尿钙排出增加,儿童患者 24 小时尿钙>0.1~0.15mmol/kg(4~6mg/kg)。

(6)24 小时尿磷排量:增高,但受饮食因素影响较大。

(7)骨转换指标:反映骨吸收的指标包括血清Ⅰ型胶原羧基末端肽、抗酒石酸酸性磷酸酶、尿Ⅰ型胶原氨基末端肽、吡啶啉、脱氧吡啶啉和羟脯氨酸排泄量等。由于 PTH 促进骨的吸收,骨转换增加,上述骨转换指标水平可增高。

2. X 线检查

表现为普遍性骨量减少、骨质稀疏,常为全身性,以胸腰椎、扁骨、掌骨和肋骨最常见,显示密度减低,小梁稀疏粗糙;特征性的骨膜下骨吸收,以指骨桡侧最为常见,外侧骨膜下皮质呈不规则锯齿样,可进展为广泛的皮质吸收;骨囊性变,常为多发,内含棕色浆液或黏液,易发生在掌骨、肋骨骨干的中央髓腔部分或骨盆,可进展并破坏表面的皮质;"棕色瘤",由大量多核破骨细胞("巨细胞")混杂基质细胞、基质组成,常发生在下颌骨、长骨、肋骨的小梁部分;以及病理性骨折。颅骨在影像上可表现为有细小斑点的、"砂粒样"改变,内外板界限消失。典型的齿槽相表现为牙槽板由于骨膜下骨吸收而受侵蚀或消失,经常发展至邻近的下颌骨。

3. 骨密度测定

原发性甲旁亢是引起继发性骨质疏松的重要原因之一。PTH 持续性大量分泌对皮质骨有强的促进骨吸收的作用,如桡骨远端 1/3 处;当 PTH 间歇性轻度分泌增多时对于小梁骨为主的部位还有一定的促进合成作用,如腰椎和髋部。因此在原发性甲旁亢患者中桡骨远端 1/3 部位的骨密度降低较腰椎和髋部更为明显。部分原发性甲旁亢患者可仅有骨密度的减低。常用的骨密度测量方法有单光子吸收法、双能 X 线吸收法、定量计算机断层扫描测量法等。

4. 定位检查

(1)颈部超声检查:简便快速,无创伤。

(2)放射性核素检查:采用 ^{99m}Tc-MIBI(^{99m}Tc 甲氧基异丁基异腈)甲状旁腺扫描,可检出直径 1cm 以上病变。

（3）颈部和纵隔 CT 扫描：对颈部的病变甲状旁腺定位意义不大，对手术失败的病例可用于除外纵隔病变。

（4）选择性甲状腺静脉取血测 PTH：血 PTH 峰值点反映病变甲状旁腺的位置，增生和位于纵隔的病变则双侧甲状腺上中下静脉的 PTH 值常无明显差异。此方法有创伤，费用高，仅在临床高度怀疑、其他定位诊断技术结果阴性时才被采用。

七、诊断及鉴别诊断

原发性甲旁亢诊断分定性诊断和定位诊断两个步骤。具有骨骼病变、泌尿系统结石、高血钙的临床表现，血钙、PTH 及碱性磷酸酶水平升高，血磷水平降低，尿钙和尿磷排出增多，X 线片提示骨吸收增加等均支持甲状旁腺功能亢进症的诊断。典型的原发性甲旁亢临床诊断不难，轻型早期病例需测定血游离钙、钙负荷甲状旁腺功能抑制试验和骨密度等。定性诊断明确后，可通过超声、放射性核素扫描等有关定位检查了解病变甲状旁腺的部位。

鉴别诊断包括：

1. 多发性骨髓瘤

可有局部和全身骨痛、骨质破坏、高钙血症，有特异性的免疫球蛋白增高、血沉增快、血尿轻链增高、尿本周蛋白阳性，骨髓象可找到瘤细胞，血清碱性磷酸酶正常或轻度升高，血清 PTH 水平正常或降低。

2. 恶性肿瘤引起的高钙血症

可见于肺、肝、甲状腺、肾、肾上腺、前列腺、乳腺和卵巢肿瘤。恶性肿瘤通过骨转移破坏或分泌体液因素（包括 PTH 相关蛋白、前列腺素和破骨细胞刺激因子等）引起高血钙，临床上有原发肿瘤的特征性表现，血 PTH 水平正常或降低。

3. 结节病

有高血钙、高尿钙、低血磷和碱性磷酸酶增高，但无普遍性脱钙，有血浆球蛋白增高，血清血管紧张素转化酶水平升高，胸部 X 线片有相应改变，血 PTH 水平正常或降低。

4. 维生素 A、维生素 D 过量

有明确用药史，皮质醇抑制试验有助于鉴别。

5. 甲状腺功能亢进

过多的甲状腺激素使骨吸收增加，20％的患者可有轻度高钙血症，尿钙增多，伴骨质疏松。临床上有甲状腺功能亢进的相应表现，血 PTH 水平正常或降低。

6. 原发性骨质疏松症

血清钙、磷及碱性磷酸酶水平正常，X 线无甲旁亢特征性的骨吸收增加的改变。

7. 佝偻病

血清钙、磷正常或降低，血清碱性磷酸酶、PTH 水平增高，尿钙、磷排量减少。X 线片在儿童有尺桡骨远端干骺端增宽、杯口状、边缘不齐呈毛刷样改变，成年人有椎体双凹变形、假骨折或骨盆变形等特征性表现。

8.肾性骨营养不良

骨骼病变有纤维性囊性骨炎、骨硬化、骨软化和骨质疏松 4 种,血钙水平降低或正常,血磷水平增高,尿钙排量减少或正常,有肾功能损害。

八、治疗

1.手术治疗

唯一有确切效果的治疗方法是手术切除甲状旁腺肿瘤或增生,因此,原则上采用手术治疗。

(1)有下列情况者建议手术:①血清钙明显增高(>2.8~3mmol/L);②既往有威胁生命的高血钙发生者;③其他原因不能解释的肌酐清除率降低到正常值 70% 以下;④有肾结石;⑤尿钙明显升高(>400mg/24h);⑥骨量持续下降(低于同年龄、同性别、同种族组 2SD);⑦年轻患者(年龄<50 岁,尤其是绝经前妇女)。另外,对于要求手术治疗者、不能长期随访监测者,以及合并其他疾病不适宜内科治疗者,也应考虑外科治疗。

(2)无症状性原发性甲状旁腺功能亢进症患者有以下一个或多个条件时可考虑手术治疗:①血清钙高于正常范围高值 1.0mmol/L 以上;②肾小球滤过率<60mL/min;③任何部位的骨密度 T 值<-2.5,或既往有脆性骨折史者;④年龄<50 岁以下者。

(3)术前需控制血钙在安全范围,一般在 3.5mmol/L 以下,改善营养,纠正酸中毒。注意补充中性磷酸盐以增加骨盐沉积,缩短术后骨病和血生化恢复时间。择期手术者可口服阿仑膦酸钠 70mg,每周 1 次,若合并高胃酸或严重消化不良反应,可静脉滴注唑来膦酸 5mg 加于生理盐水中,20~30 分钟滴完,静脉滴注前注意充分饮水、利尿。

(4)术中可根据腺瘤切除后 0.5 分钟、10 分钟、15 分钟静脉采血测 PTH 判断病灶是否完全切除,若 PTH 降低不足 50% 或未降低,提示还存在分泌 PTH 的腺瘤,需继续寻找病灶。术中注意预防高钙危象。

(5)同时需低钙饮食,严重时可血液透析,紧急情况下可用氢化可的松或地塞米松静脉滴注。

(6)术后监测并防治低钙血症及高 PTH 血症。术后出现低钙血症的原因:①骨饥饿和骨修复,切除病变组织后,血 PTH 骤降,大量钙和磷迅速沉积于骨;②剩余甲状旁腺组织由于长期高血钙抑制而功能减退,多为暂时性;③部分骨骼或肾脏对 PTH 作用抵抗,多见于合并肾衰竭、维生素 D 缺乏、肠吸收不良综合征或严重低镁血症;低钙血症开始于术后 24 小时内,最低值出现在术后 2~3 天,可持续 1~2 天,甚至 3~4 个月。大部分患者在 1~2 个月内血钙可恢复至 2mmol/L 以上。出现低钙血症时,可补充钙剂(1.5~3.0g/d)并同时补充维生素 D。严重者可静脉缓慢推注 10% 葡萄糖酸钙 10~20mL。术后完全恢复骨矿化需 1~2 年,应持续补充钙剂及适量维生素 D 至骨密度正常。如果低钙症状持续 1 个月以上,提示永久性甲状旁腺功能减退症。

2.急性高钙血症的处理措施

(1)积极补液及维持电解质平衡,24 小时内输注生理盐水 2~6L,并补充钾盐及镁盐。

(2)利尿:呋塞米 20～40mg 肌内注射或 40～100mg 静脉注射。

(3)抑制骨吸收,降钙素降血钙起效快,但作用短暂,一般临时使用,可用鲑鱼降钙素 4～8U/kg,肌内注射,每 6～12 小时 1 次或用密盖息 50～100U/次,肌内注射,每天或隔天 1 次。双膦酸盐作用较慢持久,多用于严重高钙血症者,尤其适用于恶性肿瘤引起的高钙血症。唑来膦酸 5mg,静脉滴注 30 分钟或帕米膦酸 60～90mg,静脉滴注 3 小时。

3.随访观察或内科治疗

(1)对那些血清钙仅轻度升高、无任何症状和器官损害的患者可随访观察或内科治疗。①每 6～12 个月临床随访 1 次,测定血钙、血肌酐和 PTH 水平,每年检测松质骨和皮质骨密度;②日常多饮水;③避免使用噻嗪类利尿药和锂盐类药物;④避免长期卧床或不活动;⑤每天钙摄入量<1000mg,但避免过分低钙饮食,以免进一步刺激 PTH 的分泌;⑥可适当选用口服双膦酸盐、雌激素等药物。一般而言,约 25% 这类患者的病情呈进展性。

(2)对病情较重,但一般情况不佳,年老、体弱,未确诊等无法进行手术的患者,可以选用降钙素肌内注射、双膦酸盐口服或静脉注射、雌激素等,以暂时缓解症状。

(3)对于那些有严重或急性高血钙(≥3.5～4.0mmol/L)、临床症状明显患者,应迅速静脉应用大量生理盐水、髓襻利尿药(呋塞米等)、双膦酸盐和降钙素,必要时可行透析治疗。病情稳定后手术治疗。

4.药物治疗

根据药物作用机制,内科治疗药物可分为:①抑制骨钙动员药物:包括双膦酸盐、降钙素和雌激素等;②促进尿钙排泄药物:如髓襻利尿药等;③抑制 PTH 分泌药物:如钙敏感受体激动药等;④PTH 受体阻滞药;⑤维生素 D 受体阻滞药。

钙敏感受体激动药通过与甲状旁腺细胞膜上钙敏感受体结合,抑制 PTH 分泌,可有效治疗原发性或继发性甲状旁腺功能亢进症;PTH 受体阻滞药抑制 PTH 对骨、肾等靶组织的生理作用;维生素 D 受体阻滞药抑制肠道钙的吸收。但这 3 类药物尚仍在临床试验阶段,未开始临床应用。目前临床治疗药物主要是双膦酸盐、降钙素、雌激素和髓襻利尿药等。

(1)双膦酸盐:为焦磷酸盐类似物,基本分子结构为 P-C-P(磷-碳-磷),两个侧链(R_1、R_2)与碳分子相连,是其物理化学和生物活性作用的基础,R_1 侧链为 OH 基时,有较高的骨矿亲和力,R_2 侧链基团起抑制骨吸收的作用。现有药物除双氯双膦酸盐外,R_1 侧链均为 OH 基,仅 R_2 侧链不同。其中,R_2 侧链上含氨基或含 N 环形结构基团的药物,称为含氮双膦酸盐,分属第 2 代、第 3 代双膦酸盐,抗骨吸收效果较强。

双膦酸盐在血中与血浆蛋白结合,人体内没有分解双膦酸盐的酶,以原样从尿中排出。血内半衰期很短,均在 6 小时以内清除。骨内半衰期为几个月到几年,阿仑膦酸钠在骨内存留时间>10 年。双膦酸盐进入体内后选择性浓聚在骨表面,和钙化的骨基质及羟磷灰石晶体紧密结合,使之不易被破骨细胞破坏。同时,可抑制破骨细胞的形成、激活和寿命,阻碍破骨细胞活性,从而抑制破骨细胞介导的骨吸收,缓解骨痛,降低骨转换速率,减少骨溶解;另外,有不同程度的抑制骨矿化,致骨软化的作用。

临床上主要用于治疗骨质疏松、Paget 骨炎、多发性骨髓瘤和骨转移肿瘤等溶骨性病变引起的高血钙、疼痛等。可增加骨密度,减少骨折,对抑制肿瘤骨转移、缓解疼痛、改善生活质量有良好的作用。

国际上已有多种双膦酸盐药物。国内可见的有：氯膦酸盐、依替膦酸盐、帕米膦酸钠、阿仑膦酸钠、利塞膦酸钠、伊班膦酸盐和唑来膦酸盐。第1代的双氯双膦酸盐和依替膦酸盐抑制骨矿化的相对效能较高，第2代的阿仑膦酸钠等几乎没有抑制骨矿化作用，抑制骨吸收与抑制骨矿化的相对效能约为1000：1，第3代的伊班膦酸盐和唑来膦酸盐抑制骨吸收效能更高。

双膦酸盐多可口服或静脉给药。口服可能通过肠壁细胞旁路吸收，吸收率为1%～5%，食物可减少吸收率，肠道内钙可与药物结合而明显影响吸收。因此，一般要求空腹给药，服药后1小时才能进食，不能用牛奶和饮料送服。双氯双膦酸盐和依替膦酸盐抑制骨矿化作用较强，可用于抗异位钙化和骨化的治疗，用于抑制骨吸收时，宜小量间歇给药，如依替膦酸盐，200mg，每天2次，连续2周后停11周，然后重新第2个疗程。阿仑膦酸钠等抑制骨矿化作用弱，抑制骨吸收和缓解骨痛效果较强，可连续每天或每周用药。一般而言，口服双膦酸盐对于高血钙的急性期或长期治疗效果不甚理想。

静脉用药起效较快，作用时间长，主要用于绝经后骨质疏松症、急性高血钙、骨肿瘤的治疗。可用的包括双氯双膦酸盐、帕米膦酸钠、伊班膦酸盐和唑来膦酸盐。用药1～2天后可见血钙降低，效果可持续1～6周，以后可再次给药。需要说明的是根据药物结构及机制不同，目前唑来膦酸主要临床应用有所差异，择泰、卓莱、艾瑞宁等为不含氮的唑来膦酸盐，其作用时间相对短，主要应用恶性肿瘤引起的高钙血症，一般用法为4mg用0.9%氯化钠或5%葡萄糖溶液100mL稀释，进行不少于15分钟的静脉输注，可单次使用或每3～4周使用1次。国外研究显示，在中度至重度的恶性高血钙（≥3.00mmol/L）患者，单剂量5分钟静脉推注不含氮的唑来膦酸盐4～8mg，约50%病例在4天后血钙恢复正常，88%在10天后完全缓解，效果持续30～40天。而密固达为含二氮的唑来膦酸盐，与骨表面结合力强，且脱离率低，另外对法尼基焦磷酸（FPP）合成酶有强大抑制作用，使破骨细胞作用减弱凋亡，有强大的抗骨吸收作用，且其可循环再吸附，作用时间长，目前主要用于绝经后骨质疏松及Paget病患者。HORIZON-PFT研究显示3年内每年1次注射密固达可以有效降低椎体、非椎体、髋部等部位骨折风险，同时提升骨密度。其用法为：5mg/100mL不少于15分钟静脉滴注，使用前需检测肾功能（肌酐清除率＞35mL/min）、纠正低钙血症、心电图除外严重房颤人群，用药前充分水化，日常注意补充钙剂和维生素D，1年注射1次，连续使用3年。

双膦酸盐药物有较好的耐受性，常见的不良反应包括发热、感冒样症状、头痛、皮疹、贫血、结膜炎、恶心、呕吐、厌食、食管刺激或损害、骨关节痛、肾功能损害、血肌酐、尿素氮升高和低血磷等。不同的药物其不良反应的多少和程度，有一定的差异。一般发热、头痛、流感样症状可通过OCT解热镇痛药缓解。由于人体内没有分解双膦酸盐的酶，药物以原样从尿中排出，肾功能不全患者须慎用，肌酐清除率＜35mL/min的患者不宜使用或须减量。

（2）降钙素（CT）：是由甲状腺滤泡旁细胞（C细胞）所分泌的含32个氨基酸的多肽。CT与PTH、1,25(OH)$_2$维生素D一起构成钙调节激素，共同维持正常骨代谢和血钙浓度，其分泌受血钙浓度调节。自然界存在多种降钙素，有共同的结构特征：氨基端第1个与第7个氨基酸残基（Cys）通过二硫键相连组成环状结构，羧基端为脯氨酸。但不同种属的降钙素生物学效价有明显差异，鲑鱼降钙素的降血钙能力是人和猪降钙素的20～40倍。降钙素在血浆中的半衰期很短，人和猪 CT 半衰期少于 15 分钟，主要在肾脏（人、鲑鱼、鳗鱼）和肝脏（猪、牛、羊）灭活。

通过与特异性受体结合，降钙素的生理作用包括：①抑制破骨细胞活性和数量，直接抑制骨吸收，并调节成骨细胞活性而促进骨形成过程；②与肾组织特异性受体结合，激活腺苷酸环化酶，抑制近端肾小管对钙、磷重吸收，尿钙、磷排泄增加；③小剂量抑制、大剂量促进肠道钙吸收，一般作用不明显；④可能通过与下丘脑疼痛调控系统中的降钙素受体结合，增加内啡肽浓度或作用，起中枢性止痛作用。临床上使用的降钙素如下。

①人工合成的鲑鱼降钙素（密盖息）：皮下或肌内注射 0.5～1 小时后达血浆浓度高峰，半衰期为 70～90 分钟。有针剂（50,100U/amp）和鼻喷剂（约 700U/2mL，50U/次）2 种剂型。可经皮下、肌内、静脉注射和鼻喷 4 种途径给药。适应证和用量：高血钙危象：5～10U/(kg·d)，加入生理盐水 500mL 缓慢静脉滴注（6 小时或以上），或分 2～4 次缓慢静脉推注。慢性高钙血症：5～10U/(kg·d)，1 次或分次肌内注射；或每天 200～400U，分次鼻喷。其他适应证包括骨质溶解所引起的骨痛、Paget 骨病、各种原因的骨质疏松症和神经营养不足症（50～200U/d，每天或隔天皮下、肌内注射、静脉滴注或鼻喷）。另外，对急性胰腺炎有一定辅助作用（300U，24 小时静脉滴注，连续 6 天）。

②鳗鱼降钙素衍生物：将合成鳗鱼降钙素结构中的二硫键用烯键取代。生物学效价比鲑鱼降钙素高 2 倍。对光和热稳定，可室温保存。半衰期皮下注射为 1.5 小时，肌内注射 4.8 小时。剂型为针剂（10,20U/amp）。限于皮下、肌内注射。高钙血症：原则上 40U/次，早、晚各 1 次，肌内注射，根据血钙和年龄适当增减。其他适应证包括骨质疏松性骨痛、Paget 骨病，根据症状，通常 10～20U/次，肌内注射，2 次/周。

降钙素治疗高钙血症起效迅速，降钙作用与血钙水平正相关，可在 2～4 小时内降低血钙 0.25～0.5mmol/L，但可短时间内（3～4 天）出现耐药性，可能与受体的饱和结合有关，暂时停药一段时间，或合用糖皮质激素（泼尼松，30～60mg/d），治疗反应可恢复。长时间应用少数患者可能产生抗体。故常作为联合用药，在双膦酸盐等药物起效前短期应用。

不良反应主要包括恶心、呕吐；脸部、手掌潮红、热感；心悸；头痛、眩晕、耳鸣等，多与剂量有关。有建议睡前用药或用药前口服抗呕吐药物可减少不良反应。极少病例可有全身过敏性反应。过敏体质者须做皮试。

（3）雌激素：对于 PTH 介导的骨吸收有拮抗作用，可改善 PHPT 的骨损害，而 PTH 水平下降并不明显。绝经妇女，如无雌激素使用的禁忌证如子宫和乳腺疾病，使用较大剂量雌激素（每天 0.625～1.25mg 雌激素＋5mg 甲羟孕酮；或 30～50mg 乙炔雌醇）治疗，血钙平均可下降 0.5～1.0mg/dL（0.125～0.25mmol/L）。适用于血钙轻度升高、症状轻微的绝经妇女患者。

（4）依普黄酮（IP）：7-异丙氧基异黄酮，为异黄酮衍生物。在人体内没有雌激素活性，但能协同雌激素促进降钙素分泌，增加雌激素活性；可通过降低成骨细胞对 PTH 的反应性，抑制前破骨细胞的募集、分化和成熟破骨细胞分化，表现抗骨吸收作用。另外，可刺激胶原蛋白表达，促进骨基质矿化沉积，表现刺激骨形成作用。此药主要用于绝经后妇女和老年性骨质疏松的治疗。但有研究表明，口服 1200mg/d，可有效降低尿钙和羟脯氨酸分泌。可试用于血钙轻度升高、症状轻微的绝经妇女患者。此药餐后服用，可提高药物吸收。

(5)光辉霉素:为抑制 RNA 合成的肿瘤化疗细胞毒作用药物。可快速抑制破骨细胞活性。每天 $15\sim25\mu g/kg$,部分患者可在 12~24 小时内有效降低血钙,疗效持续 1~3 周。可用于高血钙的长期治疗。但骨髓抑制、肾功能和肝脏损害等不良反应限制了其临床应用,已被双膦酸盐类药物所取代。

(6)硝酸镓:通过吸附和减少骨基质中羟磷灰石溶解性抑制骨吸收。$200mg/m^2$,连续输注 5~10 天,可在 1~2 天内逐步降低血钙,6~10 天内达到正常范围。主要不良反应为肾毒性,肾功能不全和肌酐$>2.5mg/dL$ 患者不宜使用。

(7)阿米福汀:美国 FDA 1996 年批准上市的第 1 个广谱选择性细胞保护剂。通过直接与烷化剂、铂类化疗药物的活化代谢产物结合而解除毒性,清除放疗和化疗中产生的自由基,松解拓扑异构酶引起的 DNA 超螺旋结构,与 DNA 核蛋白质结合,改变染色质核小体间的结构而不易被降解等机制,减少正常组织细胞凋亡。能在放疗和化疗中选择性保护正常组织,对多种化疗药物如顺铂、环磷酰胺等引起的正常组织损伤具有保护作用,明显改善患者对化疗、放疗的耐受性,提高其生活质量。

本药具有直接抑制 PTH 分泌、抑制溶骨性骨吸收,以及减少肾小管钙重吸收的作用。但作用短暂,需连续静脉滴注以维持降低血钙的疗效。目前用于治疗高钙血症的临床经验不多。

本品为无菌冻干粉末,可溶于水。每小瓶含无水 amifostine 375mg 或 500mg,静脉注射前先分别以 7.3mL 或 9.7mL 的无菌生理盐水配制。不良反应较少,相对安全。不良反应包括:a.恶心、呕吐:用药前可给予地塞米松 5~10mg 静脉滴注及 5-HT_3 受体拮抗药;b.一过性的血压轻度下降,多在 5~15 分钟内可缓解,用药期间及用药后 15 分钟需采用平卧位,如滴速过快可发生低血压;c.头晕、乏力,多可耐受。少数患者可出现轻度嗜睡、打喷嚏、面部潮热感等。以上症状均可短时间内缓解。

(8)磷酸盐:口服或静脉应用磷酸盐可有效控制高血钙,作用机制包括抑制破骨细胞活性和促进骨矿物沉积。常用口服剂量为元素磷 1000~1500mg/d,分次使用,最大量不超过 3000mg/d,静脉用量不超过 1000mg/d。须密切监测电解质和肾功能。血钙磷乘积超过 40 可导致软组织异位钙化,因此,血钙水平超过 3mmol/L 不宜长期应用,肾功能不全者忌用。另外,磷酸盐治疗可能增加肾结石危险,须多饮水。

(9)髓襻利尿药:促进钠和钙的排泄。常用于急性高血钙危象。须在充分水化,血容量正常或恢复的基础上使用。应注意大量利尿药可以使钾离子和镁离子排泄增多,低钾可诱发心律失常,低镁可以促进 PTH 的释放。一般使用呋塞米 20~40mg,每天 3~4 次。禁忌使用噻嗪类利尿药,该药减少肾对钙离子的排泄而加重高钙血症。

(10)西咪替丁:可阻止 PTH 生成和释放,可用作术前准备或轻至中度患者的内科治疗。每天 200mg,6 小时 1 次,可有效降低血钙。但停药后可出现反跳。肾功能不全患者慎用。

必须强调的是,上述内科药物治疗只是对症治疗,仅适合于无症状或症状轻微,血钙轻至中度升高的病例的长期应用,或重症病例的短期治疗。双膦酸盐和降钙素对原发甲状旁腺功能亢进的治疗效果,比其他原因(如肿瘤)引起的高钙血症的治疗效果差;雌激素可增加甲状旁腺功能亢进症绝经后妇女的骨密度,但对血清钙浓度影响不大。钙敏感受体激动药抑制 PTH 分泌,可有效治疗原发或继发性甲状旁腺功能亢进症,但尚未开始临床应用。因此,一旦诊断明确、症状明显,外科手术治疗仍是原发性甲状旁腺功能亢进治疗最根本、有效的治疗方法。

5.血液透析

一般很少用透析来治疗PHPT,但是如果患者出现急性血钙升高或肾功能衰竭,手术前为暂时稳定病情可采用低钙和无钙的透析液进行透析。

第二节 甲状旁腺功能减退症

甲状旁腺功能减退症(简称甲旁减)是指甲状旁腺素分泌过少和(或)效应不足引起的一组临床综合征。其特点是手足抽搐、癫痫样发作、低钙血症和高磷血症。临床常见类型有特发性甲状旁腺功能减退症、继发性甲状旁腺功能减退症、低血镁性甲状旁腺功能减退症,少见类型包括假性甲状旁腺功能减退症等。

一、病因

从PTH的合成、释放入血,与靶细胞受体结合,到产生生理效应的过程中,任何一个环节的障碍都可引起甲旁减。病因分类如下。

(一)甲状旁腺被破坏
被破坏50%以上的病变才会有临床症状。

1.颈前部手术

甲状腺功能亢进手术的并发症是甲旁减最主要的原因,为术后0～33%,由于出血,局部水肿,在术后1～2天内出现症状,治疗可渐渐恢复。甲状旁腺切除后,存留的甲状旁腺因长期被高血钙抑制,功能未能立刻恢复,术后几日至半年恢复正常;也可有1%～2%遗留永久性甲旁减。

2.^{131}I治疗甲亢,或前颈部放射线治疗的并发症偶有发生

3.浸润破坏性疾病

如代谢性病的铜沉积所致肝豆状核变性、含铁血黄素沉积所致血色病,以及淋巴肉瘤、转移癌、结节病、粟粒性结核等。

4.药物损害

如抗癌药天冬酰胺酶可使甲状旁腺细胞坏死。

(二)可逆性的PTH生成或分泌不足

1.胎儿发育受影响

高血钙孕母胎儿的甲状旁腺发育被高血钙抑制,低体重儿或早产儿的甲状旁腺发育未成熟。

2.长期血液透析的肾病患者

透析液钙浓度过高,超过3mmol/L,会抑制PTH分泌;透析器械所含铝与铁结合后,容易侵入甲状旁腺细胞,抑制PTH分泌。

3.低血磷

近年发现长期低血磷也会抑制 PTH 分泌,发生甲旁减。

4.镁缺乏

慢性腹泻,肠吸收不良综合征;先天性肾小管回吸收镁缺陷,大面积烧伤渗出液,都会丢失镁;长期酗酒者镁摄入不足,加上酒精直接损害甲状旁腺,会致低镁血症。镁离子是 PTH 分泌及激活靶细胞腺苷酸环化酶、产生 cAMP 发挥 PTH 生理效应所必需的,所以,镁低可引致甲旁减;甲旁减 PTH 缺乏时,肾小管回吸收镁也减少,从而加重镁缺乏。在体内,低镁与甲旁减形成恶性循环。

5.药物

光辉霉素、降钙素、安磷啶(amifostine,是放疗或化疗时一种新的细胞保护剂),均可抑制 PTH 分泌。氨基糖苷类抗生素偶可引起甲旁减。

(三)体液中存在拮抗 PTH 作用的物质

PTH 抗体、降钙素、糖皮质激素。

(四)先天或遗传性甲状旁腺不发育

PTH 分子结构异常或缺乏。

(五)特发性甲旁减

病因尚未确定的 PTH 缺乏性甲旁减。随着分子生物学进展,会发现很多这类患者属于基因变异。

(六)假性甲旁减

PTH 正常,其靶细胞受体不反应,或受体后细胞内作用障碍。

二、病理

手术后残存的,或萎缩的,或纤维化的甲状旁腺;或找不到甲状旁腺;或淋巴细胞等免疫细胞浸润的甲状旁腺。异位磷酸钙可沉积在关节周围的皮下、血管、颅内基底节,以及小脑、额、顶叶。眼晶状体低钙性白内障。骨组织中成骨细胞、破骨细胞数减少,骨基质中溶骨和骨形成的组织学指标提示骨基质新旧转换的速度减慢。先天性甲旁减者可伴多种畸形。

三、病理生理

1.低血钙、高血磷及尿钙、磷

(1)低血钙与低尿钙:低血钙由于:①骨细胞和破骨细胞溶解吸收骨矿物质的功能,由于缺乏 PTH 激活,不能从钙的骨库中把骨钙释出,补充血液循环中的钙离子量;②肾远曲小管回吸收钙减少;③1α-羟化酶缺少 PTH 的激活作用,结果是有生理活性的 1,25-$(OH)_2$ 维生素 D_3 生成不足,从而肠吸收钙减少;④肾近曲小管排泌 HCO_3^-、钠减少,潴留体液中,血 pH 升高而偏碱性,Ca^{2+} 不易形成。

这几方面导致了血钙和钙离子低。尿钙低是血钙水平低的结果。

(2)高血磷与低尿磷:高血磷是由于肾近曲小管排泌磷的功能降低,磷潴留而血磷升高,尿磷低。高血磷更降低血钙。高血磷携带钙离子向软组织及骨沉积,造成异位钙化、骨化。

2.骨矿化障碍

骨转换慢,骨密度可稍高。幼年长期甲旁减者可呈佝偻病样骨矿化障碍。

3.低血钙使神经肌肉兴奋性增高

横纹肌和平滑肌细胞容易痉挛。症状发作与血钙下降速度的关系比低血钙水平更密切,因之,部分长期低钙血症患者,可以不发生手足搐搦。

4.细胞内钙离子不足而多种器官的生理功能减退

5.水、钠潴留

可因肾排钠减少而致血中钠、水潴留,加上低血钙所致的血管渗透性增加,可发生水肿,可有颅内压升高,视盘水肿。

四、临床表现

(一)神经肌肉症状

1.手足搐搦

神经肌肉兴奋性增高,常感口周、肢端麻木,皮肤蚁行感或不定位的疼痛,肌肉发紧,膝腱反射亢进;有时心悸,或有口角抽动,腓肠肌痉挛。显性手足搐搦可被很多微小刺激诱发,例如,寒冷、劳累、饥饿、深呼吸、心情不好等。月经期、妊娠期或合并症时易发作。手足搐搦发作时的典型表现是手足肌肉强直性收缩,拇指内收,其他手指并紧,指间关节伸直,掌指关节屈曲,所谓助产士手式。进一步发展是腕及肘关节屈曲、上臂内收、紧靠前胸。由肢体远心段向近心段发展,双侧对称;下肢较少发生,发作时双下肢伸直,足内翻,足背跖曲成拱形。面肌收缩,不能咧嘴。全身疼痛、恐惧感。病重者内脏的平滑肌痉挛,出现喉鸣,哮喘,胆绞痛,腹痛,尿急感;动脉痉挛时有偏头痛、心绞痛或肢端雷诺现象,称内脏型或血管型搐搦。发作持续数分钟到数小时,自发缓解或需注射钙剂。持续发作患者可因呼吸窒息或心、脑缺血缺氧死亡。成人在手足搐搦发作期,神志清楚是特点,可与癫痫鉴别。

手足搐搦不发作期间,潜隐的低血钙使神经肌肉兴奋性增高,可以用两种试验帮助诊断低血钙。

(1)Chvostek征(缺钙弹指征)阳性:叩击患者耳垂前方2cm处的面神经干分支处,可引发同侧口轮匝肌、鼻翼肌和眼轮匝肌三处中2处以上肌肉抽动。单纯口轮匝肌抽动意义不大,可见于25%正常人,小儿更多见。

(2)Trousseau征(缺钙束臂征)阳性:是用血压带束臂,加压到收缩压与舒张压之间,保持3分钟,可诱发测试肢体手足搐搦发作。

少数慢性患者血钙水平低而没有低血钙症状体征,可能是长期适应之故。

2.神经精神症状

幼儿常没有手足搐搦发作,而是角弓反张、躁动或癫痫。

颈前手术所致甲旁减急性低血钙的成人,精神症状可很突出,而手足搐搦不明显,出现不安、躁狂,或幻听、幻视似重度精神病症状。

慢性低钙血症者头疼,全身发紧,举步困难,口吃,肌张力高,记忆力下降,智力减退,性格改变;焦虑或抑郁,易激动;可有颅内压增高、视神经乳头水肿,易误诊为脑瘤,低血钙纠正后视神经乳头水肿也逐渐消失。

基底节钙化可引起震颤麻痹。小脑性共济失调、舞蹈病、癫痫,与颅内钙化相关,是不易逆转的病变。这些症状可因服用奋乃静等吩噻嗪类药物诱发。

(二)外胚层器官营养障碍性病变

与微血管痉挛供血不足有关。皮肤粗糙、脱屑、表皮皲裂、色素沉着、湿疹或牛皮癣,甚至发生剥脱性皮炎。爪甲薄脆易裂,有横沟。头发干,易脱落,偶见斑秃或全秃。小儿的牙萌出晚,牙根短钝,牙釉质剥脱,脱牙。低钙性白内障在此类慢性患者中的发生率为50%以上,裂隙灯检查可早期发现。

(三)心脏病变

心悸,心率常较快,心律失常,可有传导阻滞。心收缩无力,心电图 Q-T 间期长,T 波低、小。可呈现扩张性心肌病、心衰,洋地黄治疗无效,补钙可好转。

(四)消化道表现

胃酸缺乏。肠吸收不良,腹痛、腹泻。

(五)骨

身高增长停滞,儿童期发病者可伴发佝偻病。关节周围组织可有异位的钙化、骨化;赘生骨可引起腰背、肢体关节痛,骨痛。

(六)先天性甲旁减伴先天性或遗传性缺陷的特殊表现

1. 甲状旁腺发育缺陷

(1)甲状旁腺发育不成熟:早产,低体重,或孕母甲旁亢或糖尿病患者的新生儿,出生24~48小时发生低钙血症,哭喊、角弓反张,可抽搐,癫痫发作。较轻的患儿于出生后7天内发病,由于喂食含磷高的牛奶或米粉诱发。补钙治疗,几日至几个月可愈。

(2)甲状旁腺不发育:母系隐性遗传,X 染色体26~27区基因缺陷,男性从幼年到30岁发病,病情轻重不一。

2. 单一甲旁减

染色体 11p15 基因异常,不伴其他内分泌腺或发育缺陷。家族性或散发性,2岁到成人发病,女多于男。甲状旁腺被淋巴细胞浸润,或脂肪变性,或萎缩。注射有活性的 PTH 可纠正低血钙及高血磷。可能检出甲状旁腺细胞抗体。

3. 甲旁减伴其他发育缺陷

(1)DiGeorge 综合征(DGS):染色体 22q32~34区基因缺失或移位,已知20多个位点可发生变异。甲状旁腺和胸腺不发育,面容畸形——眼距宽,眼外角下斜,人中短,鱼嘴样口形,双耳位低而不对称。念珠菌病,出生后发病,胸腺 T 细胞介导的免疫力低,反复感染,幼年死亡。

(2)CATCH22 综合征:22q11 基因突变,心血管发育异常,面容不正常,胸腺不发育,腭裂,甲旁减综合征。

(3)HDR 综合征:10p13~14区 GATA3 突变或缺失,胚胎期听神经及肾发育不良,常染色体显性遗传。甲旁减、神经性耳聋和肾发育缺陷,常有 DGS 的外表。

(4)染色体 1q42~43 区基因变异:Kenney-Caffey 综合征表现为甲旁减,身材矮,眼病变,骨硬化,基底节钙化。Sanjad-Sakate 综合征更有智力低。

(5)甲旁减伴发钩鼻、小下颌、短指趾畸形、二尖瓣脱垂,易患淋巴瘤。

4.先天性或遗传性自身免疫性甲旁减

体内有甲状旁腺和(或)相关器官的细胞抗体。

(1)1 型自身免疫多腺体病(APS1):是常染色体隐性遗传,自身免疫调节器(AIRE)外显子 8 上的基因突变所致。甲旁减,肾上腺的 21-羟化酶不足。幼年发病,典型三联征是甲旁减、肾上腺皮质功能低下、皮肤黏膜念珠菌病(HAM),可不完全出现或先后出现。

(2)2 型自身免疫性多内分泌腺念珠菌病外胚层营养障碍(APECED)综合征:是染色体 21q22·3 区 AIRE 基因变异,除上述 APS1 病变外,还有多种内分泌腺病,如性腺不发育或早衰、自身免疫性甲状腺炎或甲亢、1 型糖尿病等;皮肤、毛发、爪甲等病损。

某医院曾报道 1 例 23 岁女患者:原发无月经,甲旁减,因伤寒死亡,病理解剖没找到甲状旁腺;肾上腺皮质萎缩,束状带尤为显著;卵巢皮质萎缩,间质纤维化,无始基或各级卵泡。

(3)APECED 伴其他器官自身免疫性疾病:如恶性贫血、慢性活动性肝炎、慢性角膜炎等。

5.甲旁减伴线粒体病

线粒体 RNA 上的基因变异,氧化磷酸化作用受损,ATP 生成不足。甲旁减伴 MELAS-线粒体性脑病、卒中样发作、眼病、乳酸性酸中毒综合征。

其中 Kearns-Sayre 综合征(KSS)是进行性眼外肌麻痹、色素性视网膜病变、心肌病或传导阻滞、甲旁减。

6.PTH 合成或分泌缺陷

(1)合成 PreProPTH(前 PTH 原)的基因异常:染色体 11p 外显子 2 上基因突变,不能生成正常的 PTH 或 PTH 在甲状旁腺细胞内降解,不能释出。常染色体显性遗传。部分患者血中不能测出 iPTH;部分患者血 PTH 正常或升高,但没有生物活性。注射外源活性 PTH 可矫正钙、磷异常,称为假性特发性甲旁减。

(2)钙敏感受体(CaSR)基因突变:常染色体显性遗传。甲状旁腺、肾小管上皮、骨细胞的 CaSR 基因,发生了功能获得型突变。因此,体液中正常或低浓度的钙离子,都会引起与高浓度钙离子相同的刺激作用:细胞的内质网中钙释出,形成细胞内高浓度钙,结果是 PTH 合成及分泌少、血 PTH 低;骨钙释出少;尿钙回吸收被抑制,尿钙排泄多,血钙降低。易发生肾结石或肾钙化,如果用维生素 D 或钙治疗低血钙,更易发生肾结石。

(3)遗传性肾丢失镁:染色体 11q23 区或 9q12~22·2 区基因异常,常染色体显性或隐性遗传,低血镁继发 PTH 分泌不足及生理功能减低。

五、实验室检查

血清钙低,总钙测值低于 2mmol/L,游离钙低于 1mmol/L;血清无机磷高,成人大于 1.5mmol/L,儿童大于 1.8mmol/L,少数患者血磷正常。24 小时尿排出钙、磷少,肾小管对磷的回吸收率大于90%。

可有血清镁低,尿镁排出多。骨转换生化标志物(见前测定章)测不出或偏低。

放射免疫法测血中 PTH(iPTH):甲旁减患者测值很低或测不出,PTH 对肾小管作用产物的尿 cAMP 排出减少。血 $1,25\text{-}(OH)_2\text{-}D_3$ 低。

Ellsworth-Howard 试验:结果可助鉴别甲旁减的病因是 PTH 缺乏,或所生成的 PTH 无活性,或 PTH 靶细胞不敏感。结合 iPTH 测值评估,可得到较正确的病因诊断。

六、X 线

骨密度正常或稍高;青少年发病的患者,可因血钙低和维生素 D 的 1α 羟化缺陷,新骨形成慢、类骨钙化不良的佝偻病或骨软化症 X 线特征。病程长、血磷较高的患者常有颅内钙化斑,先侵犯脑基底节,两侧对称,X 线侧位平片在蝶鞍上 3~5cm 处。钙化斑还可见于额叶、枕叶、小脑齿状核,CT 摄像较 X 平片容易发现。对颅内这些部位钙化患者的病因,应多考虑甲旁减。关节滑膜、周围皮下可异位钙化或骨化。腰、膝关节骨赘生成。

七、诊断

特有的手足搐搦症状和体征,血清钙低,血磷高,尿钙、磷低,血 iPTH 测不出或低,假性甲旁减 iPTH 高。

Ellsworth-Howard 试验鉴别不同病因的甲旁减。

八、鉴别诊断

(一)其他病因的低血清钙手足搐搦

1.低血钙、血磷正常或低

维生素 D 缺乏,或无活性,或受体不反应所致的佝偻病、骨软化病患者,血 iPTH 高,骨 X 线有特征可助鉴别。

2.肾功能

衰竭血清钙低、磷高,但常伴酸中毒,故少有手足搐搦,多有肾病的其他特征。

(二)血钙正常的手足搐搦

低钾碱中毒,由于腹泻,呕吐,失钾性肾小管病。

(三)钙离子降低的手足搐搦

癔症患者由于呼吸过度,血 pH 升高;癫痫发作后。血总钙正常、Ca^{2+} 低。

九、治疗

目的是纠正低血钙,减轻症状和消除手足搐搦发作,预防长期低血钙的慢性并发症。

(一)补钙

1.增加食物钙和维生素 D 的含量

做到每日摄入钙元素 1000~2000mg,不足数量用药物钙补足,长期坚持。部分患者单纯应用大量钙(1000~2000mg 钙元素)摄入,可获疗效。

2. 含钙制剂的补充

碳酸钙、氯化钙、乳酸钙、葡萄糖酸钙中,分别含钙元素 40%、35%、13%、9.3%。补充 1000mg 钙元素需分别给 2.5g、3.0g、7.7g、11g。市售钙尔奇,每片含钙元素 600mg。

3. 定期监测血、尿钙水平

调整剂量,以保持血清钙 2mmol/L 左右,不发生抽搐,避免高血钙。保持尿钙浓度 30mg/dL 以下,24 小时低于 400mg,以免发生肾结石。重症患者如果需要静脉推注或滴注钙,可用葡萄糖酸钙或氯化钙。滴注前用 5% 葡萄糖液或生理盐水稀释,滴注钙的速度每小时应低于钙元素 4mg/kg 体重。葡萄糖酸钙对血管刺激性较小。

(二)维生素 D

少数患者单纯补钙就可以,但绝大多数患者需要维生素 D,才能矫正低血钙。由于缺少 PTH 的作用,摄入的维生素 D_2 或 D_3 不能被活化以促进肠钙的吸收,需每日用药理剂量维生素 D 1 万~30 万 u,并且需 7~14 天才能在体内活化,然后才能升高血钙。活性维生素 D 有 $1,25-(OH)_2-D_3$ 和 $1\alpha-(OH)-D_3$,每日的生理剂量是 $0.25\mu g$,药理剂量是 $1~3\mu g$,1 天内就能得到促肠吸收钙的疗效。肝功能正常的患者可用 $1\alpha-(OH)-D_3$。

(三)降血磷

减少肠磷吸收可口服氢氧化铝胶体,但肠钙吸收也因此减少,临床已很少应用。

(四)减少尿钙排出

治疗中,常见尿钙已超过正常范围,但血钙仍很低。从钙、磷平衡试验得知:甲旁减患者尿钙清除率高出肌酐清除率很多,说明肾回吸收钙功能太弱。双氢克尿噻(氢氯噻嗪)有减少尿钙排出的作用,口服 25mg,每日 3 次,可以升高血钙,应注意可能引起的低血钾,及时补服氯化钾。

(五)补镁

钙和维生素 D 治疗,疗效不佳时,应测血清镁,需要时补镁。氯化镁或硫酸镁可以口服,每日 3 次,每次 5g,或肌内注射。

(六)癫痫

长期用抗癫痫药治疗的患者,应增加维生素 D 的剂量。

第四章 肾上腺疾病

第一节 皮质醇增多症

皮质醇增多症即库欣综合征。1912年Harvey Cushing报告1例23岁女性,表现为肥胖、多毛和月经紊乱。1932年即20年后经手术发现垂体嗜碱细胞瘤,被命名为Cushing综合征。但当时还不知促肾上腺皮质激素(ACTH)和皮质醇。1934年有人报告了肾上腺肿瘤引起的皮质醇增多症。1962年有人报告了异位ACTH综合征。所以,皮质醇增多症是由多种病因引起的,是由于肾上腺皮质长期分泌过量皮质醇引起的复杂的症候群,称为自发性库欣综合征。长期应用外源性糖皮质激素可引起类似库欣综合征临床表现,称为医源性库欣综合征。忧郁症、神经性厌食和长期大量饮酒等也可引起下丘脑-垂体-肾上腺皮质功能紊乱,导致假性库欣综合征。

一、病因和病理

皮质醇增多症的病因可分ACTH依赖性和非ACTH依赖性两大类。ACTH依赖性是指垂体或垂体以外的某些肿瘤组织分泌过量ACTH,使双侧肾上腺皮质增生并分泌过量皮质醇,皮质醇的分泌过多是继发性的。非ACTH依赖性是指肾上腺皮质自主地分泌过量皮质醇,其原因是肾上腺皮质腺瘤、肾上腺皮质腺癌,也可以是双侧肾上腺皮质大结节增生、原发性色素结节性肾上腺皮质病。

1. 垂体性库欣综合征

垂体性库欣综合征即库欣病,因垂体分泌过量ACTH引起双侧肾上腺皮质弥漫性和(或)结节性增生,束状带和网状带明显增宽,皮质醇分泌显著增加。库欣病患者占库欣综合征患者总数的60%~70%。库欣病的发病率在美国为每百万人口每年5~25例。我国尚无确切的流行病资料。男女性别之比为1:(3~8),男女差别极为显著,原因尚不明。库欣病可发生在任何年龄,以25~45岁为多见。

垂体过量分泌ACTH大致可归纳为以下几种原因。

(1)垂体ACTH腺瘤:库欣病患者在经蝶窦垂体探查时,有85%~90%患者存在垂体ACTH腺瘤。垂体ACTH腺瘤摘除后,有大部分患者获得了临床和内分泌功能的完全缓解,而且其中多数患者还会出现暂时性的垂体-肾上腺皮质功能低下。垂体ACTH腺瘤周围的正常垂体组织中的 ACTH 分泌细胞呈透明变性退化,此种细胞称为 Crooke 细胞。近年有人还证明库欣病患者外周血及脑脊液中促皮质素释放激素(CRH)浓度低于正常人。这些事实对垂体 ACTH 腺瘤具有自主分泌能力提供了有力的证据。然而,另有一些事实却难以用"自主性"来解释,如库欣病患者在注射外源性 CRH 后,血 ACTH 及皮质醇的上升幅度比正常人还高;大剂量地塞米松抑制试验能抑制库欣病患者 ACTH 及皮质醇的分泌至 50% 以下;最近有人观察了库欣病患者 ACTH 血浓度的昼夜节律变化,发现库欣病患者不仅 ACTH 脉冲的波幅增大,而且脉冲频率及整体水平都增加,从而认为其中包含了下丘脑也有异常的因素。所以,垂体 ACTH 腺瘤的病因和发病机制仍然不很清楚,但一般认为是垂体依赖性的。

垂体 ACTH 瘤可能存在着若干不同的类型。Lamberts 认为,来源于垂体前叶 ACTH 细胞或来源于残存的垂体中叶细胞的 ACTH 瘤各有特点。Nelson 认为,双侧肾上腺切除术后会出现 Nelson 综合征的垂体 ACTH 瘤和不会出现 Nelson 综合征的垂体 ACTH 瘤本来就不是同一类型。

垂体 ACTH 腺瘤中微腺瘤的比例高达 90%,而且其中直径≤5mm 的占多数,大腺瘤只有约 10%。垂体瘤没有明确的包膜。有的有假包膜,有的连假包膜都没有。垂体 ACTH 瘤的局部浸润倾向明显大于其他垂体瘤,可以向邻近的海绵窦、蝶窦及鞍上池浸润。

(2)垂体 ACTH 腺癌:罕见。早期难以与良性的腺瘤鉴别,病理改变也很相似,只有它向颅内其他部位及远处转移时或显微镜下发现瘤栓时才能肯定。

(3)垂体 ACTH 细胞增生:在库欣病中的比例各家报道不一,从 0~14% 不等。某医院病理科对经蝶窦切除的 136 例库欣病患者的垂体标本进行了检查,仅发现 11 例(8.1%)为垂体 ACTH 细胞增生。垂体 ACTH 细胞增生可为弥漫性、簇状或形成多个结节,还有一些在增生的基础上形成腺瘤。增生的原因尚不清楚。有些可能为下丘脑 CRH 分泌过多。有报道艾迪生病(Addison 病)可发生垂体 ACTH 瘤,这是因肾上腺皮质功能低下,使下丘脑 CRH 细胞及垂体 ACTH 细胞增生及分泌亢进,垂体 ACTH 腺瘤是在 ACTH 细胞增生的基础上形成的。这种情况极为罕见。有些垂体 ACTH 细胞增生是因为下丘脑以外的肿瘤异位分泌 CRH 所致。也有很多垂体 ACTH 细胞增生找不到明确的原因。

2.异位 ACTH 综合征

垂体以外的肿瘤组织分泌过量有生物活性的 ACTH,使肾上腺皮质增生并分泌过量皮质醇,由此引起的皮质醇增多症为异位 ACTH 综合征。

Brown 于 1928 年报道 1 例皮质醇增多症伴有非内分泌肿瘤。到 1962 年 Meador 等证实了皮质醇增多症可以由非内分泌肿瘤分泌 ACTH 引起,于是就有了异位 ACTH 综合征(EAS)的名称。此后此类病例报道增多。目前可以看到的大宗库欣综合征病因分析中,异位 ACTH 综合征占 10%~20%。某医院自 1986 年诊断第 1 例因支气管类癌引起的异位 ACTH 综合征以来,已诊断治疗异位 ACTH 综合征 70 余例,约占库欣综合征同期总病例数的 12%。很多学者认为,仍然有相当大量的异位 ACTH 综合征未被诊断,因而已经报道的数字仍然是个低估的数字。

异位分泌 ACTH 的肿瘤可分为显性和隐性两种。显性肿瘤瘤体大,恶性程度高,发展快,肿瘤较易被发现,但常常因病程太短,典型的皮质醇增多症的临床表现尚未显现患者已死亡。

隐性肿瘤瘤体小，恶性程度低，发展慢，在影像检查时不易被发现，这类患者有足够的时间显现出典型的皮质醇增多症的临床表现，临床上难以和垂体性皮质醇增多症鉴别。

早期的报道中，引起异位 ACTH 综合征的最常见原因为肺癌，尤其是小细胞性肺癌，约占 50%，其次为胸腺瘤（10%）、胰岛肿瘤（10%）、支气管类癌（5%），其他还有甲状腺髓样癌、嗜铬细胞瘤、神经节瘤、神经母细胞瘤、胃肠道肿瘤及性腺肿瘤等。20 世纪 80 年代以后报道的系列中，类癌的比例增大，占异位 ACTH 综合征的 36%～46%，而小细胞肺癌只占 8%～20%。其原因可能为，人们对肺癌引起的异位 ACTH 综合征不再感到新鲜而报道减少，而对病程较长，临床表现和垂体性库欣综合征相似的类癌比较重视有关。某医院 20 世纪 90 年代初报告的 20 例异位 ACTH 综合征中，支气管类癌、胸腺类癌和肺癌分别占 25%、40% 和 15%，有 1 例右鼻腔顶部肿瘤和 1 例大腿内侧软组织肿瘤。最近有人统计：小细胞肺癌 50%，非小细胞肺癌 5%，胰腺肿瘤（含类癌）10%，胸腺肿瘤（含类癌）5%，肺类癌 10%，其他类癌 2%，甲状腺髓样癌 5%，嗜铬细胞瘤及相关肿瘤 3%，其他肿瘤 10%。

垂体以外的肿瘤能分泌 ACTH 的发病机制是什么？研究证明，人体各脏器的所有真核细胞内都存在着 ACTH 基因即 POMC（阿黑促皮素原）基因。在正常情况下，垂体外组织内 POMC 基因可以有微量表达，所以这些组织内可以检测到微量的 ACTH 或 POMCmRNA。当这些组织出现肿瘤性生长时，POMC 基因表达增多，mRNA 及 ACTH 及其相关肽含量增加。垂体外肿瘤合成并释放入血的主要分子形式是 ACTH 前体 POMC 及大分子中间产物，没有生物活性，而具有生物活性的 ACTH1-39 的比例较低。当肿瘤能合成足够数量的有生物活性的 ACTH 时，患者才会出现异位 ACTH 综合征的临床表现。垂体外肿瘤 POMC 的 mRNA 主要存在两种长度，即 800 及 1400 个碱基对，以 800bp 为主，而垂体前叶 ACTH 分泌细胞内 POMC mRNA 主要是 1200 个碱基对一种长度。这种差别可能是垂体外肿瘤释放高比例无生物活性 POMC 肽的原因。

异位 ACTH 分泌瘤的细胞类型主要是 APUD 细胞即神经内分泌细胞，来源于胚胎外胚层神经嵴。APUD 肿瘤可分泌一种或几种肽类激素，如 ACTH、胰岛素、降钙素、血管加压素、胃泌素、胰高血糖素和胰泌素等。还可以合成一种或几种生物胺，如组胺、血清素及儿茶酚胺等。APUD 肿瘤细胞胞浆内有分泌颗粒。常见的 APUD 肿瘤有小细胞性肺癌、胰岛细胞瘤、胰腺肿瘤、胆管癌、各种类癌、甲状腺髓样癌、胸腺瘤等。APUD 肿瘤引起的异位 ACTH 综合征约占该病的 80%。有 5% 的异位 ACTH 分泌瘤为过渡性细胞瘤，也来自外胚层神经嵴，如嗜铬细胞瘤、神经母细胞瘤、神经节旁瘤、神经节瘤等。另外 15% 的异位 ACTH 分泌瘤为非 APUD 细胞瘤，如腺癌、鳞癌及未分化的肿瘤等。有一类肿瘤主要来自中胚层，如肝癌、黑色素细胞瘤等，这类肿瘤也可合成和分泌多种肽类激素，如 PRL、GH、TSH、FSH、LH、PTH 及某些肿瘤抗原如 α-FP、CEA，但一般不分泌 ACTH 及其相关肽。

肿瘤异位分泌 ACTH 一般是自主性的，不受 CRH 兴奋，也不被糖皮质激素抑制。但支气管类癌分泌 ACTH 与众不同，多数可被大剂量地塞米松抑制。有人认为一些支气管类癌除异位地分泌 ACTH 外，还同时分泌 CRH。有人报道，个别病例原发肿瘤不分泌 ACTH，而转移瘤却分泌。

肿瘤异位分泌 CRH，有单分泌 CRH，也有 CRH 和 ACTH 同时分泌。这些病例临床诊断都很困难,要通过手术或尸检获得的肿瘤(原发灶或转移瘤)经过免疫组织化学检查等方法获得证实。

3. 肾上腺皮质肿瘤

分泌皮质醇的肾上腺皮质肿瘤有良性的腺瘤和恶性的腺癌之分。国外腺瘤和腺癌的比例相仿,分别占库欣综合征的 6%～10%。在中国,腺瘤的比例显著高于腺癌。某医院早年报告的 274 例库欣综合征中,肾上腺皮质腺瘤和腺癌分别为 55 例(20.1%)及 7 例(2.6%)。沈阳中国医科大学报告的 234 例中,肾上腺皮质腺瘤和腺癌分别为 76 例(32.5%)及 7 例(2.9%)。

不论是肾上腺皮质腺瘤还是腺癌,其皮质醇的分泌都是自主性的,因而下丘脑 CRH 及垂体 ACTH 细胞都处于抑制状态。肿瘤以外的肾上腺组织,包括同侧和对侧,都呈萎缩状态。

肾上腺皮质腺瘤是由单克隆细胞株发展而来,体积一般较小,多数直径为 2～3cm,重 10～40g,呈圆形或类圆形,有完整包膜。腺瘤一般为单个,肾上腺左右侧发现腺瘤的概率大致相等。偶有双侧同时发现腺瘤。腺癌比较大,重量多数超过 100g。某医院报告过 4 例,重量为 511～2500g,平均 1226g。腺癌的形状不规则,呈分叶状,瘤内常有出血、坏死及囊性变。肿瘤周围血管或血栓中常有瘤细胞。肾上腺皮质腺癌早期转移的可能性很大,骨、肺、肝及淋巴结是常见的转移部位。

肾上腺皮质腺瘤细胞种类单一,主要分泌皮质醇。腺癌组织除分泌大量皮质醇外,还分泌一定数量肾上腺弱雄激素,如去氢表雄酮及雄烯二酮等。

随着 CT、MRI、超声等影像诊断技术的进步,有不少肾上腺意外瘤被发现。所谓肾上腺意外瘤是指在常规体检或在检查非肾上腺疾病时通过影像检查发现肾上腺有占位性病变。Ross NS 报告影像检查肾上腺意外瘤的发现率为 1.3%～8.7%。这些肿瘤大小不等,一般没有明显的临床症状,但常常存在一定数量的某种激素的分泌,包括皮质醇、醛固酮和儿茶酚胺等。应当进行相关的特殊功能试验,以诊断或排除某种亚临床的肾上腺疾病,包括亚临床库欣综合征。

4. 肾上腺皮质大结节样增生(AIMAH)

AIMAH 是一种少见的库欣综合征,约占库欣综合征患者总数的 1%。Kirschner 于 1964 年首次报告。开始以为是 ACTH 启动了肾上腺皮质增生,慢慢地结节样增生具备了自主分泌能力,后来证明本病一开始就是 ACTH 非依赖性的。自 20 世纪 90 年代起 AIMAH 已定为库欣综合征的一种独立病种。表现为双侧肾上腺腺瘤样增生,多个结节融合在一起,成分叶状。结节间的肾上腺组织是增生的。CT 显示密度较低且不均。大量的研究提示 AIMAH 肾上腺细胞膜上有多种异位受体表达,包括胃抑多肽、加压素、血清素、血管紧张素、LH 和肾上腺素等,这些受体的异常表达与本病的病因有关。本病皮质醇的分泌有很强的自主性,垂体 ACTH 分泌被严重抑制。

5. 原发性色素结节性肾上腺皮质病(PPNAD)

PPMD 是一种较罕见的库欣综合征。发病年龄平均 18 岁,多见于青少年。50% 的病例为散发性,其余为家族性。家族性发病通常与 Carney 复合征相关联。Carney Complex 是一个多种疾病的复合体,包括皮肤病变(80%):色素斑、蓝痣和皮肤黏液瘤;心脏黏液瘤(72%);PPNAD(45%);双侧乳腺纤维腺瘤(女性患者 45%);睾丸肿瘤(56%);垂体瘤(10%)与内分泌系统有关的还有生长素瘤。PPNAD 的临床表现可轻可重。一般有较典型的皮质醇增多症的临床表现。肾上腺皮质病理特点为总重量不大,在萎缩的肾上腺皮质背景上分布有多个黑色或棕色的小结节,结节直径多<4mm。PPNAD 患者皮质醇分泌过量,大剂量的地塞米松不能将其抑制,有时用药后血尿皮质醇水平反而升高。血 ACTH 水平低于最小可测值。血 ACTH 及皮质醇对 CRH 兴奋试验无反应。研究证明,本病可能为编码蛋白激酶 A(PKA)调节亚单位 1-A 型的基因突变所致。

6.异位肾上腺皮质瘤

罕见。肾上腺皮质在胚胎发育时有一个迁徙的过程。少数肾上腺皮质细胞在此过程中会散落在途中,这些散落的肾上腺皮质细胞有可能发展为肿瘤。这种肿瘤的行为与肾上腺皮质肿瘤相同,但定位很困难。文献上有报道在盆腔发现分泌皮质醇的肿瘤,临床表现与肾上腺皮质腺瘤相同。

7.McCune-Albright 综合征(MAS)

这也是一种先天性疾病,是由于与腺苷环化酶有关的刺激 G 蛋白 α 亚单位的编码基因发生突变引起。临床表现为纤维萎缩和皮肤色素沉着,常伴有垂体、甲状腺和性腺功能亢进,因此,性早熟和 GH 分泌过多很常见。MAS 合并皮质醇增多症也屡有报告。基因突变后的 G 蛋白具有 ACTH 样作用,持续不断地刺激皮质醇的分泌。

二、临床表现

典型的 Cushing 综合征病例表现为向心性肥胖、满月脸、多血质、紫纹等;但并非所有的患者都有典型的 Cushing 综合征病例表现,这与皮质醇增高的持续时间和严重程度有关。少数病例呈周期性或间歇性,称为周期性 Cushing 综合征,多见于垂体性 ACTH 分泌性腺瘤,也可见于异位 ACTH 综合征、肾上腺瘤或结节性肾上腺增生。

1.向心性肥胖

常出现体重增加和脂肪分布改变,也有只有脂肪分布改变而体重没有增加,甚或体重下降,尽管体重增加,但极度肥胖者罕见。脂肪主要堆积于中心性部位(躯干和腹部),而外周(四肢)脂肪减少。脂肪堆积于面部,脸变圆,称为"满月脸";脂肪堆积于颈后部,形成"水牛背";脂肪堆积于腹部,同时皮肤弹性差,造成腹部下垂,形成"悬垂腹";脂肪堆积于锁骨上窝(锁骨上窝脂肪垫)可使锁骨上窝消失。由于四肢脂肪减少,同时可伴肌肉萎缩,故四肢瘦小。体脂增多和分布异常主要是由于皮质醇增多诱导脂肪堆积于躯干和腹部,而外周脂肪分解增加,因外周脂肪对糖皮质激素作用敏感性高于胰岛素;而中心性部位刚好相反。

2.皮肤改变

由于过度糖皮质激素分泌导致分解代谢增高,患者皮肤萎缩。皮肤薄而透明,皮下血管易于见到;面部红润,呈多血质外貌;由于皮肤萎缩,弹性纤维断裂,可出现紫纹。紫纹主要位于腹部和肋部,也可见于上下肢和肩部,典型紫纹宽>1cm;年轻患者更为多见。微血管脆性增加,轻伤即可引起瘀斑;可在取血样部位出现瘀斑或血肿。一些患者可出现花斑癣,为真菌感染所致。皮肤色素沉着多见于异位 ACTH 综合征患者,但也见于 10% 的 Cushing 综合征患者。由于雄激素增高,可见痤疮、多毛、额秃发。

3. 肌肉骨骼改变

50%～80%的患者出现肌无力。下肢较上肢明显,近端甚于远端。骨盆带肌受累比肩带肌更早和更严重;患者抱怨由坐位站起和爬楼梯困难,症状逐步加重,以后出现手举过头部也有困难。严重者可因呼吸肌受累而出现呼吸衰竭。患者出现不同程度骨质疏松;可发生骨折,如椎骨、肋骨骨折。椎骨骨折多见于胸椎和腰椎,可引起背痛、驼背和身材变矮;偶见股骨头无菌性坏死。

4. 心血管系统改变

心血管并发症是Cushing综合征的主要死亡原因。其主要危险因素包括高血压、肥胖、糖尿病、血脂异常和高凝状态等。80%的成年患者和47%的儿童患者出现高血压;在异位ACTH综合征最为常见,95%的患者有高血压。大多数为轻到中度高血压,但约17%的患者高血压严重。多种因素导致血压升高,包括皮质醇具有盐皮质激素活性,肾素-血管紧张素系统激活,心血管对血管收缩物质如儿茶酚胺、血管加压素和血管紧张素Ⅱ等反应性增强,β肾上腺素能受体对儿茶酚胺敏感性增高,一氧化氮合成酶、前列环素和激肽释放酶等血管扩张系统受抑制,心排出量增加,外周血管抵抗等。病程长患者可出现心肌病和心功能衰竭。

5. 性功能障碍

(1) 女性:由于肾上腺雄激素产生过多,以及过度分泌糖皮质激素抑制垂体促性腺激素和下丘脑GnRH分泌,患者性欲下降;月经异常见于70%～80%的患者,表现为月经减少、不规则或停经;难于受孕。少数患者可出现明显多毛,以及阴蒂肥大等明显男性化,提示可能为肾上腺癌。

(2) 男性:由于过度糖皮质激素抑制垂体促性腺激素分泌,并抑制下丘脑GnRH产生和睾丸功能,患者出现性欲下降,阴茎缩小,睾丸变软。

6. 糖代谢异常

约70%的患者出现糖耐量异常,20%～50%为糖尿病。糖皮质激素过多可直接和间接引起糖耐量异常和糖尿病;直接作用包括促肝脏糖异生,降低肝脏和肌肉胰岛素敏感性,胰高血糖素升高等;间接作用包括蛋白质分解和脂肪分解增加,这导致胰岛素抵抗产生和葡萄糖产生增加,糖异生底物增多。中心性肥胖可加重胰岛素抵抗。此外,糖皮质激素过多也可损害β胰岛素分泌。

7. 其他

易疲劳、失眠、记忆力下降、注意力不集中;也可出现抑郁、躁狂、焦虑、谵妄等,其中以抑郁最为常见,见于50%～80%的患者;慢性高皮质醇血症可抑制下丘脑GHRH分泌和垂体GH的合成,同时生长激素诱导的IGF产生也减少,可引起儿童生长停滞。过度增加的皮质醇可抑制免疫和炎症反应,故患者可出现严重的免疫缺陷,增加感染机会。一些患者可出现高钙血症和尿道结石,少数患者由于眼部脂肪增多,可出现突眼。由于糖皮质激素的盐皮质激素活性,钾排出增多;患者可出现低钾血症性碱中毒,其最常见于异位ACTH综合征,也可见于10%的Cushing综合征患者。脂类动员可引起血脂异常,表现为血三酰甘油升高,总胆固醇和低密度脂蛋白胆固醇也升高,而高密度脂蛋白胆固醇下降。由于处于高凝状态,因子Ⅷ、纤维蛋白原和vonWillebrand因子等凝血因子增加而纤溶活性下降,患者可出现静脉血栓形成。

三、辅助检查

1.定性检查

(1)皮质醇昼夜分泌节律:在正常人体内,皮质醇呈脉冲式分泌,且具有昼夜节律,即在早上 6:00—8:00 血清皮质醇水平达到高峰而在正常睡眠的前半期最低。在 Cushing 综合征患者,皮质醇昼夜节律消失;其中最突出的表现是午夜皮质醇低谷消失。午夜皮质醇水平是诊断 Cushing 综合征的一个敏感指标。在睡眠状态下,0:00 时血清皮质醇以 49.68nmol/L 为切点,敏感性 100%,特异性 20%。若切点提高至 207nmol/L,则特异性增至 87%;在清醒状态下,血清皮质醇以 207nmol/L 为切点,敏感性>96%,特异性>87%。必须指出的是,午夜血皮质醇水平易受各种应激因素如情绪、静脉穿刺或感染等的影响,故检测时必须尽量避免各种影响因素,如在入院 2 天后才取血,取血前不要告知患者,以免影响患者的睡眠,在患者睡眠 1 小时后取血,同时提前进行静脉置管,以提高午夜血皮质醇检测的准确性。

(2)24 小时尿游离皮质醇(UFC):正常情况下,血浆中 10% 的皮质醇未与皮质类固醇结合球蛋白(CBG)结合,这些游离状态皮质醇具有生理活性;游离皮质醇可通过肾脏滤出,但大多数被肾小管重吸收,由尿中排出的游离皮质醇较恒定。在 Cushing 综合征患者,皮质醇分泌增多可导致尿游离皮质醇排出增多。24 小时 UFC 反映的是体内 24 小时内皮质醇整体分泌水平。由于检测的是游离皮质醇,引起 CBG 水平变化的疾病或药物(如口服避孕药)并不影响 24 小时 UFC 检测结果。其对 Cushing 综合征的诊断的敏感性可达 95%,但在一些早期、轻症患者或处于非活动期的周期性 Cushing 综合征患者,24 小时 UFC 水平可以正常。中、重度肾功能不全患者 24 小时 UFC 可明显降低。一些药物如卡马西平、非诺贝特等应用可导致 24 小时 UFC 增高。因 24 小时 UFC 在 Cushing 综合征患者变异很大,故至少应该检测 2 次 24 小时 UFC。准确收集 24 小时尿量是保证 24 小时 UFC 检测质量的前提。在生理学尿量时(500~2500mL/24h),24 小时 UFC 与尿量并不相关;但当饮水量过多(≥5L/d)、尿量增多时可使肾小管对游离皮质醇的重吸收减少,导致 24 小时 UFC 增高,故检查期间应避免过多饮水。目前一般应用的是基于抗体的检测方法(如放射免疫法或 ELISA),检测的皮质醇与其他类固醇存在交叉反应,若应用高效液相色谱法或串联质谱法可提高 UFC 的特异性。

(3)午夜唾液皮质醇:唾液中只存在游离状态的皮质醇,并与血中游离皮质醇浓度平行,且不受唾液流率的影响,故唾液皮质醇水平的昼夜节律改变和午夜皮质醇低谷消失是 Cushing 综合征患者较稳定的生化改变。而且,唾液在室温或冷藏后仍能稳定数周。在成年人(>18岁),午夜唾液皮质醇对 Cushing 综合征诊断的敏感性>92%,特异性>96%。由于唾液皮质醇检测方法包括免疫分析(如 RIA、ELISA、化学发光法)和高效液相色谱法或串联质谱法,不同检测方法唾液皮质醇切点不同。由于可在家中采集标本,而且有较高敏感性,午夜唾液皮质醇已被作为 Cushing 综合征的一线筛查方法。此外,午夜唾液皮质醇在监测 Cushing 综合征患者垂体瘤手术失败,以及术后是否复发也非常有价值。甘草或烟草中含有 11β-羟基类固醇脱氢酶 2 抑制药——甘草酸,可使唾液皮质醇水平假性升高,因此采集唾液前要避免吸烟。

(4)地塞米松抑制试验:正常人外源性糖皮质激素可抑制下丘脑-垂体-肾上腺轴(HPA

轴),而在 Cushing 综合征患者,由于皮质醇自主分泌,对这种负反馈减弱或消失。1960 年,Liddle 首次描述了小剂量地塞米松抑制试验(LDDST 2mg/d,48 小时)。1965 年,Nugent 提出 1mg 过夜地塞米松抑制试验(1mg-DST);以后也有研究者将地塞米松剂量改为 1.5mg 或 2mg,但后者对 Cushing 综合征诊断似乎没有优势。经典 LDDST 操作较烦琐,但特异性较 1mg-DST 的高。1mg-DST 操作简单,更适合在门诊进行 Cushing 综合征的筛查。在 1mg-DST,若以服药后次日晨 8:00—9:00 血清皮质醇水平切点值定为 140nmol/L,特异性＞95%;切点值 50nmol/L,敏感性＞95%,特异性约 80%,故应用 1mg-DST 来进行筛查时,为保证有足够高的敏感性,目前主张将服药后 8:00—9:00 血清皮质醇水平切点值定为 49.68nmol/L。必须注意的是,多种因素可影响地塞米松的吸收和代谢,这可影响 DST 的结果。一些药物如苯巴比妥、苯妥英钠、卡马西平、利福平等可通过 CYP3A4 诱导肝酶加速清除地塞米松而降低其血浓度;肝、肾功能衰竭患者的地塞米松清除率降低;妊娠和口服避孕药等影响 CBG 的情况也可出现假阳性或假阴性。

(5)地塞米松-CRH 试验:1993 年,Yanovski 等首次提出以地塞米松-CRH 试验来鉴别轻症 Cushing 综合征和假性 Cushing 综合征。其主要机制是,在由肿瘤分泌 ACTH 或皮质醇引起的皮质醇增多症患者,由于对糖皮质激素负反馈作用减弱,因此在小剂量皮质类固醇作用之后,仍能对 CRH 刺激产生反应;相反,如果患者的皮质醇增多并非肿瘤分泌 ACTH 或皮质醇增生引起的(如假性 Cushing 综合征),由于糖皮质激素的负反馈作用,小剂量皮质类固醇作用之后对 CRH 的反应迟钝。该试验方法为先进行 48 小时,2mg/d DST,在最后 1 剂地塞米松 2 小时后静脉注射 CRH,15 分钟后测定血清皮质醇,最初认为地塞米松-CRH 试验对鉴别轻症 Cushing 综合征和假性 Cushing 综合征具有较高的价值,但随后的研究显示其并不优于 LDDST。美国内分泌学会的临床指南推荐地塞米松-CRH 试验适用于 UFC 结果可疑的患者;在给予 CRH 时应测定地塞米松浓度以排除假阳性结果,血清皮质醇测定在低水平时必须非常准确。

2.病因学检查

(1)ACTH:通过测定血 ACTH 水平可鉴别 ACTH 依赖性和 ACTH 非依赖性 Cushing 综合征。如 8:00—9:00 的血 ACTH＜10ng/L(2pmol/L)提示为 ACTH 非依赖性 Cushing 综合征;如 ACTH＞20ng/mL(4pmol/L)则提示为 ACTH 依赖性 Cushing 综合征;如 ACTH 浓度为 10～20ng/L(2～4pmol/L)时,则需行 CRH 兴奋试验来协助诊断。在 ACTH 非依赖性 Cushing 综合征,因 ACTH 分泌受抑制,外源性 CRH 并不能使 ACTH 升高;相反,外源性 CRH 刺激 ACTH 升高提示为 ACTH 依赖性 Cushing 综合征。尽管异位 ACTH 综合征患者血 ACTH 水平高于 Cushing 综合征,但 30% 异位 ACTH 综合征和 Cushing 综合征患者血 ACTH 水平存在重叠,故 ACTH 测定难以区分这两种疾病。

(2)大剂量地塞米松抑制试验(HDDST):应用于鉴别 Cushing 综合征和异位 ACTH 综合征的主要机制是,在大部分的垂体 ACTH 分泌腺瘤,尽管对地塞米松的负反馈作用减弱,但仍得以保留,而异位 ACTH 分泌肿瘤对地塞米松的负反馈作用消失。常用方法包括口服地塞米松 2mg,每 6 小时 1 次,服药 2 天,于服药前和服药后第 2 天测定 24 小时尿 UFC 或尿 17-OHCS;单次口服 8mg 地塞米松的过夜大剂量 DST,于用药前、后测定血清皮质醇水平进行比较。前者较为烦琐,但更为准确。以次日晨血皮质醇水平被抑制超过对照值的50%为标准,HDDST对异位ACTH分泌肿瘤的假阳性率为10%～30%,对垂体ACTH分泌腺瘤的假阴性率为20%。故单独以HDDST难于做出可靠的诊断。

(3) CRH兴奋试验:CRH由下丘脑分泌,通过与垂体ACTH分泌细胞的特异受体作用,刺激ACTH的产生与释放。在ACTH依赖性Cushing综合征,大部分的垂体ACTH分泌腺瘤表达CRH受体,对CRH刺激能分泌ACTH,而异位ACTH分泌肿瘤不表达CRH受体,故对CRH刺激无反应,这是CRH兴奋试验鉴别Cushing综合征与异位ACTH综合征的机制。目前不同研究使用的CRH类型(人或羊CRH)不同;采血时间点(15分钟或30分钟)、用于判断的指标(ACTH或皮质醇)及其升高幅度(ACTH较基线升高35%～50%,皮质醇较基线升高14%～20%)也不同。总的来说,CRH兴奋试验是ACTH依赖性Cushing综合征病因诊断中较有价值的鉴别方法,绝大部分Cushing综合征患者在CRH刺激后出现阳性反应;但少数异位ACTH综合征患者对CRH也有反应,即存在假阳性。有认为CRH兴奋试验结合HDDST可提高诊断的准确性。

(4) 去氨加压素兴奋试验:去氨加压素是人工合成多肽类物质,为加压素的类似物,可通过血管加压素受体V_2和V_3(V1b)发挥作用。由于大部分的垂体ACTH分泌腺瘤表达V_2和V_3受体,而不少异位ACTH分泌肿瘤不表达这些受体,故去氨加压素兴奋试验可应用于Cushing综合征与异位ACTH综合征的鉴别。该试验是CRH兴奋试验的替代试验,因相对于CRH,DDAVP则容易获得且价格便宜。但由于多达20%～50%的异位ACTH综合征患者对去氨加压素有反应,故该试验对Cushing综合征与异位ACTH综合征的鉴别诊断价值有限,只有在不能获得CRH的情况下才进行该试验。

(5) 双侧岩下窦静脉采血:在1977年,Corrigan等报道从岩下窦静脉采血可鉴别ACTH依赖性Cushing综合征。目前认为,双侧岩下窦静脉采血是鉴别Cushing综合征和异位ACTH综合征的金标准。一侧腺垂体引流静脉血从同侧海绵窦回流至岩下窦,再进入颈静脉。经股静脉和下腔静脉插管至双侧岩下窦后,可应用数字减影血管成像术证实插管位置是否正确和岩下窦解剖结构是否正常。在静脉注射CRH前和后于双侧岩下窦、外周静脉同时取血,测定ACTH;岩下窦(IPS)与外周(P)血浆ACTH比值在基线状态≥2和CRH刺激后≥3提示为Cushing病,反之,则为异位ACTH综合征。BIPSS诊断Cushing综合征的敏感性为95%～99%,特异性为95%～99%,假阴性为1%～10%,这与技术、静脉引流系统解剖变异等多种因素有关。双侧岩下窦静脉ACTH差值>1.4提示垂体瘤偏侧生长,手术并发症以腹股沟皮下血肿最为常见,严重并发症如深静脉血栓、肺栓塞或脑干血管损伤很少见。近年也有于海绵窦或颈静脉进行采血,或以去氨加压素代替CRH刺激ACTH分泌,但其有效性与安全性仍有待于进一步研究加以证实。

3.影像学检查

(1) 垂体:对于ACTH依赖性Cushing综合征,垂体影像学检查必不可少。MRI对垂体瘤诊断的敏感性高于CT,前者为50%～60%,后者为40%～50%,故CT检查通常应用于MRI有禁忌证或没有MRI检查。大多数垂体ACTH分泌腺瘤在MRI表现为低信号,对比剂Gd-DPTA不能使其增强,但约5%的微腺瘤呈等信号。动态MRI和薄层(1mm)MRI具有更高分辨率。必须注意的是,在正常人群中 MRI 检出垂体瘤的比例亦有 10%。

(2)肾上腺:对于 ACTH 非依赖性 Cushing 综合征,通常以薄层 CT 或 MRI 对肾上腺进行检查。CT 可检测出直径>5mm 的肾上腺肿块。肾上腺瘤通常直径>2cm,应用 CT 较易检测到,但 CT 可低估肾上腺大小。肾上腺癌直径>5cm。CT 显示肿瘤同侧和对侧肾上腺萎缩。CT 显示 AIMAH 患者双侧肾上腺明显增大,有单个或多个大小不等的结节;或双侧肾上腺弥漫性增大、单侧肾上腺大结节等;半数 PPNAD 患者肾上腺大小形态正常,典型病例的 CT 表现为串珠样结节改变。ACTH 依赖性 Cushing 综合征的双侧肾上腺呈现不同程度的弥漫性或结节样增粗增大。[131]I-6-碘甲基-19-去甲胆固醇(NP-59)是一种肾上腺显影剂,其被摄取后储存于肾上腺细胞内脂滴中。正常肾上腺在摄入 NP-59 5 天后显影,而摄入 NP-59 后 5 天内出现单侧肾上腺显影提示为功能性皮质类固醇分泌性腺瘤。

(3)异位分泌 ACTH 肿瘤:胸腹部 CT 或 MRI 检查有助于发现异位分泌 ACTH 肿瘤。大部分异位分泌 ACTH 肿瘤如小细胞肺癌、支气管类癌和胸腺类癌位于胸部,故胸部 CT 扫描可发现胸部肿瘤,但对<1cm 的类癌,仍难于诊断。很多异位 ACTH 综合征肿瘤表达生长抑素受体,故生长抑素受体显像可用于异位 ACTH 综合征的肿瘤定位,但[111]In-喷曲肽生长抑素受体显像对异位分泌 ACTH 肿瘤定位的敏感性只为 33%~80%。[18]F-FDG PET 可发现 35%的异位分泌 ACTH 肿瘤,但当 CT 或 MRI 检查未能发现肿瘤时,[18]F-FDG PET 通常也未能发现病灶,故[18]F-FDG PFT 检查并不优于 CT 或 MRI 扫描检查。

4.特殊人群的检查

(1)孕妇:正常孕妇,血清皮质醇存在昼夜节律,但血皮质醇和唾液皮质醇水平增高;妊娠早期 24 小时 UFC 正常,而妊娠中后期可增高至正常上限的 3 倍。孕期地塞米松对血清和尿皮质醇的抑制作用减弱,故小剂量地塞米松抑制试验有较高的假阳性。在孕妇 Cushing 综合征的诊断中,唾液皮质醇水平切点尚不明确。地塞米松抑制-CRH 试验在妊娠 Cushing 综合征诊断中的作用研究很少,而且,妊娠期间 ACTH 和皮质醇对 CRH 反应减弱。故妊娠期 Cushing 综合征的诊断较难。对于孕妇的 Cushing 综合征的筛查,推荐使用 24 小时 UFC;在妊娠中后期,24 小时 UFC 高于正常上限的 3 倍提示 Cushing 综合征。在妊娠期 Cushing 综合征患者中,40%~50%为肾上腺瘤,30%为 Cushing 综合征。在病因诊断方面,由于胎盘 CRH 分泌,血 ACTH 水平随着妊娠进展而增高,而肾上腺瘤引起的 Cushing 综合征,ACTH 分泌可不受抑制;但如果 ACTH 分泌受抑制,提示为 ACTH 不依赖性 Cushing 综合征,可行肾上腺超声和 MRI 平扫(对比剂 Gd-DPTA 对胎儿影响尚不能肯定)。若血 ACTH 水平增高,可行 HDDST;CRH 兴奋试验对妊娠期 Cushing 综合征的病因鉴别诊断价值尚不清楚。BISPP 检查中产生的电离辐射可危害胎儿,故应谨慎使用。

(2)儿童:由于标本收集方法简单,午夜唾液皮质醇在儿童患者应用更具优势。午夜血清皮质醇也具有较高敏感性。24 小时 UFC 必须以体表面积校正。在体重≥40kg 的儿童,标准 2mg 地塞米松试验可如成年人一样进行,但体重<40kg 者,则按 $30\mu g/(kg \cdot d)$ 计算。在<10 岁儿童,ACTH 非依赖性 Cushing 综合征常见;而在较大儿童,Cushing 综合征常见,约占 Cushing 综合征的 75%~80%,而异位 ACTH 综合征少见。尽管如此,在垂体 MRI 扫描阴性者,可行 BIPSS 检查。

(3)其他：抗癫痫药物如苯妥英钠、苯巴比妥和卡马西平可通过 CYP3A4 诱导肝酶对地塞米松的清除而导致 DST 假阳性，对于服用此类药物的患者不推荐使用地塞米松抑制试验，而代以血清、唾液或尿皮质醇测定。在严重肾功能衰竭的患者，由于皮质醇经肾脏排泄减少，而皮质醇昼夜分泌节律存在，在筛查时建议应用 1mg 过夜地塞米松抑制试验而不是 24 小时 UFC。对于怀疑周期性 Cushing 综合征的患者推荐使用 UFC 或午夜唾液皮质醇而不是 DST。肾上腺意外瘤患者多为亚临床 Cushing 综合征，UFC 可能正常，而午夜皮质醇水平增高，地塞米松试验不受抑制，故对肾上腺意外瘤患者 Cushing 综合征筛查，建议使用 1mg DST 或午夜皮质醇，故应选择 1mg DST 或午夜血清或者唾液皮质醇。

四、诊断

有典型临床表现和明显生化异常者，Cushing 综合征较易诊断。但一些患者特别是轻症、早期的患者，临床表现不典型，较易漏诊。

1. 筛查指征

美国内分泌协会和中国内分泌协会《专家共识》推荐对以下人群进行 Cushing 综合征的筛查。

（1）年轻患者出现骨质疏松、高血压等与年龄不相称的临床表现。

（2）具有 Cushing 综合征的临床表现，且进行性加重，特别是有典型症状如肌病、多血质、紫纹、瘀斑和皮肤变薄的患者。

（3）体重增加而身高百分位下降，生长停滞的肥胖儿童。

（4）肾上腺意外瘤患者。

2. 初始检查

美国内分泌协会推荐初始检查选用 24 小时 UFC（至少测定 2 次）、午夜唾液皮质醇（至少测定 2 次）、过夜或经典小剂量地塞米松抑制试验的至少一项试验；如有一项高敏感性的检查结果异常，推荐采用上述另一项所推荐的试验做进一步检查；如果最初的检查结果正常但在临床上高度可疑，应采用另一种试验进行检查。在特殊情况下进行地塞米松-CRH 试验或午夜血清皮质醇测定。中国内分泌协会《专家共识》推荐对高度怀疑 Cushing 综合征的患者，应同时进行 24 小时 UFC（至少测定 2 次）、午夜唾液皮质醇（至少测定 2 次）或血清皮质醇昼夜节律中的至少两项试验；当初步检查结果异常时，则应进行过夜或经典小剂量地塞米松抑制试验来进行 Cushing 综合征确诊。

3. 病因诊断

确诊为 Cushing 综合征患者，应进一步进行病因诊断。通过 ACTH 水平判断为 ACTH 依赖性 Cushing 综合征和 ACTH 非依赖性 Cushing 综合征。对于 ACTH 依赖性 Cushing 综合征患者，进行 HDDST、CRH 兴奋试验，以及垂体影像学等检查；对临床表现典型及各项功能试验均支持 Cushing 综合征诊断的患者，如检出垂体病灶（>6mm），通常可诊断为 Cushing 综合征；但需注意，但在正常人群中 MRI 检出垂体瘤的比例亦有 10%。ACTH 依赖性 Cushing 综合征患者如临床、生化、影像学检查结果不一致或难以鉴别 Cushing 综合征或异位

ACTH 综合征时,可行 BIPSS 以鉴别 ACTH 来源。对于考虑为异位 ACTH 患者,应行胸、腹 CT 或 MRI 扫描检查进行定位诊断。对 ACTH 非依赖性 Cushing 综合征,应行肾上腺 CT 或 MRI 扫描检查,以协助病因诊断。

五、鉴别诊断

Cushing 综合征与假性 Cushing 综合征有时很难鉴别。假性 Cushing 综合征是指具有轻的 Cushing 综合征的临床表现与生化特点,但在引起这些改变的疾病治愈后,Cushing 综合征的表现和生化异常消失。可出现假性 Cushing 综合征的疾病包括肥胖症、酗酒、抑郁症等。

1.肥胖症

可有高血压、糖耐量减低、月经异常等。由于皮质醇清除增加,HPA 轴被激活;过度胰岛素分泌与高胰岛素血症也与 HPA 轴被激活有关。5% 的患者可出现尿游离皮质醇增高,2%~13% 的患者地塞米松抑制试验不受抑制;也对肾上腺对外源性 ACTH 反应增高,但血清皮质醇昼夜节律保持正常。地塞米松抑制试验(0.5mg/次,每 6 小时 1 次,2 天)、地塞米松-CRH 试验和去氨加压素试验可能有助于鉴别。

2.酗酒者

可出现中心性肥胖、多血质和外周肌肉萎缩等表现;尽管皮质醇分泌昼夜节律仍存在,但血清皮质醇处于高水平;尿游离皮质醇也增高;由于肝脏对地塞米松清除增加,40% 的患者小剂量地塞米松抑制试验不受抑制。在戒酒 2~3 个月后,临床表现和生化异常可减轻。

3.抑郁症状

Cushing 综合征常出现抑郁症状,而抑郁症患者可出现 Cushing 综合征生化异常。抑郁症患者 HPA 轴活性增高,这与中枢神经系统盐皮质激素受体(MR)和糖皮质激素受体(GR)表达不平衡有关;患者海马 MR 活性增高,而下丘脑 GR 数目减少或活性下降。抑郁症患者血清和尿皮质醇增高,皮质醇分泌昼夜节律异常,小剂量地塞米松抑制试验不受抑制,ACTH 对 CRH 刺激反应下降;肾上腺可增大。抑郁症无 Cushing 综合征的临床表现;抑郁症缓解之后,上述生化异常也正常。对于一时难于鉴别的 Cushing 综合征与假性 Cushing 综合征,可进行随访;Cushing 综合征患者往往病情进展迅速,而假性 Cushing 综合征患者,其表现通常不随时间变化而加重。

六、治疗

1.Cushing 综合征的治疗

(1)手术治疗:经蝶窦垂体手术是首选方法。微腺瘤和大部分的大腺瘤可经此方法进行多形性腺瘤摘除术。Cushing 综合征多数由单个 ACTH 分泌瘤引起,但也据报道同时存在多个 ACTH 分泌瘤者,故腺瘤切除后应对剩下的垂体组织进行检查,以排除多个腺瘤可能。在部分 Cushing 综合征患者,手术期间未发现腺瘤的,一些外科医师根据 BIPSS 的检查结果,将岩下窦静脉 ACTH 水平较高的一侧垂体予以切除。少数垂体瘤(如主要位于鞍上的肿瘤)需开颅手术。

经蝶窦垂体手术病死率为 0.9%～1.9%。其他并发症包括暂时性或永久性尿崩症(3%～46%)、性腺功能减退症(14%～53%)、甲状腺功能减退症(14%～40%)、脑脊液漏(4.6%～27.9%)、严重生长激素缺乏(13%)、出血(1.3%～5%)、脑膜炎(0～2.8%)。术后应密切观察病情,若出现并发症应给予相应的处理。

在经蝶窦垂体手术者,术后缓解率除主要与术者经验、肿瘤大小以及侵袭程度有关。此外,术前 MRI 检查发现明确微腺瘤、术后组织学检查证实为 ACTH 分泌腺瘤、术后皮质醇水平低或长期出现肾上腺皮质功能减退症者,术后缓解率高。微腺瘤术后缓解率为 65%～90%,大腺瘤为 33%～65%。但对于评估术后缓解的标准,包括检查方法、检查时间点、指标的切点等,目前尚无共识。可用于评估术后病情缓解的方法包括血皮质醇测定、血 ACTH 测定、24 小时 UFC、唾液皮质醇测定、LDDST 和 CRH 兴奋试验等;其中以血皮质醇和 24 小时 UFC 较为常用。有以术后 2～3 天上午血皮质醇<138.0nmol/L 和 24h UFC<70μg/dL(或 80μg/dL)(建议换算成法定计量单位)为缓解标准。但根据这一标准,有 5.6%的患者在平均术后 38 天(4～180 天)出现缓解,即所谓的"延迟缓解",尽管这些患者复发率相对较高。

由于术前长期高皮质醇血症抑制了垂体正常组织 ACTH 分泌,在垂体瘤完全摘除之后,患者血皮质醇水平将迅速下降,可出现糖皮质激素撤除症状。对此,经典的处理方法是在手术时和术后以应激剂量的糖皮质激素治疗。比如,在手术时静脉输注氢化可的松 50mg 或 100mg,以后每 6～8 小时静脉输注 50mg 或 100mg,共 24～48 小时,随后改为口服氢化可的松;若患者处于应激状态,氢化可的松剂量为 60mg(起床前 40mg,下午 6:00 前 20mg);1～2 周后改为 30mg(起床前 20mg,下午 6:00 前 10mg)。术后 6～8 周,患者停用氢化可的松 2～3 天后,测定皮质醇和 24 小时 UFC 等,以评价手术效果。这种方法较为安全,可预防术后肾上腺皮质功能不全,但延迟手术效果的评估和患者的康复。目前多采用如下两种方法:其一是在术后即给予低剂量的地塞米松(0.5～1.0mg),同时检测血皮质醇水平等以评估手术效果。采用这一方法者认为,低剂量的地塞米松并没有抑制 HPA 轴,也不影响皮质醇的检测。在证实患者病情缓解后,将地塞米松改为生理替代剂量泼尼松或氢化可的松。这种方法多用于术后 24～72 小时出院的患者,术后评估将在门诊进行。其二是手术时和术后不用糖皮质激素治疗;术后每 6 小时检测 1 次血皮质醇水平;成功摘除腺瘤者,血皮质醇水平多于 24～48 小时内下降;血皮质醇水平下降后,患者可出现头痛、恶心、疲乏等;若血皮质醇水平<55.2nmol/L,即开始予糖皮质激素替代治疗;静脉滴注氢化可的松 50mg 或 100mg,同时给予口服氢化可的松(起床前 40mg,下午 6:00 前 20mg),1～2 周后改为 30mg(起床前 20mg,下午 6:00 前 10mg);术后 6～8 周于门诊检测血皮质醇和 ACTH 水平;检测前 2～3 天停用氢化可的松;若血皮质醇水平仍低,改用氢化可的松剂量为 15mg(起床前 10mg,下午 6:00 前 5mg);以后每 2 个月评估 1 次。这种方法可及早评估手术效果,同时避免肾上腺皮质激素替代治疗对术后效果评估的潜在影响。但上述方法需要在术后数天密切监测病情,并在取血样后 1～2 小时内检测血皮质醇,以保证患者安全。

在术后缓解的患者,糖皮质激素撤除症状将逐步减轻;Cushing 综合征表现多于术后数月后明显好转或消失。由于受抑制的 HPA 轴术后恢复缓慢,一般需要 6～12 个月皮质醇才能达到正常水平,故糖皮质激素(泼尼松、泼尼松龙或氢化可的松)替代治疗通常需要 6～12 个月;在此期间同时应监测血皮质醇、血 ACTH,以及 24 小时 UFC。如果基础或刺激后血皮质醇水平在 497nmol/L 以上,可停止替代治疗。

微腺瘤复发率 5 年为 5%～10%、10 年为 10%～20%;大腺瘤复发率较微腺瘤高(12%～45%),而且复发时间更早,微腺瘤术后平均复发时间为 49 个月,而大腺瘤为 16 个月。术后检测不到血皮质醇或血皮质醇水平很低,或血 ACTH 水平低,或需要较长时间(>1 年)的糖皮质激素替代治疗者,复发率较低;相反,术后血皮质醇水平正常,或 1mg 地塞米松试验 HPA 轴不受抑制,或对 CRH 刺激呈过度反应等,提示复发率高。由于存在潜在复发风险,所有患者均应终身随访。

对于 Cushing 综合征患者术后持续不能缓解,特别是术后病理学检查没有见到垂体瘤组织的,可考虑再次手术治疗。在术后早期没有出现缓解者,可考虑立即再次手术;需注意的是,如上所述,少数患者可出现"延迟缓解"。但对于垂体大腺瘤特别是已侵袭海绵窦或蝶骨者,再次手术可能无益。对术后复发者,也可再次手术治疗。在再次手术治疗者,缓解率只有 50%～65%,同时,垂体功能减退症等并发症发生率增高。

(2)放射治疗:是 Cushing 综合征的第二线治疗方法。垂体分泌 ACTH 腺瘤患者不能行手术治疗,或经蝶窦手术治疗失败、术后复发,或具有高 Nelson 综合征风险的患者,可选择放射治疗。放射治疗技术包括传统放疗技术和立体定向放射外科治疗技术。由于传统放疗并发症发生率高,已为立体定向放射外科治疗所代替。在立体定向放射外科技术中,伽马刀应用最广泛。伽马刀治疗剂量通常为 18～25Gy;30～50 个月的缓解率约为 50%;4 年后垂体功能减退症发生率为 11%～22%。放射治疗数月到数年后才出现病情缓解,故在未缓解之前,需考虑药物治疗;应定期随访,若出现垂体功能减退症,及时给予治疗。

(3)药物治疗:适用于病情严重(如感染、严重肌无力或精神症状)、需控制病情再行手术治疗,或已行垂体放射治疗但尚未显效的 Cushing 综合征患者。此外,对病因不明的 Cushing 综合征患者,或因感染不能控制、心脏功能不全而不能手术者,也可应用药物治疗,用于 Cushing 综合征的药物包括肾上腺类固醇合成抑制药、作用于中枢药物和糖皮质激素受体拮抗药 3 类药物。但目前尚没有有效而安全的药物。对于以药物治疗的患者,应定期随访,根据临床表现和实验室检查结果,调整药物剂量。

①肾上腺类固醇合成抑制药:这类药物通过抑制肾上腺皮质醇合成而发挥作用。其可控制高皮质醇血症,但对垂体瘤的大小无作用。在一些患者,由于"逃脱现象",即药物对肾上腺皮质醇分泌抑制作用导致负反馈作用减弱,垂体腺瘤分泌 ACTH 增多,可出现继发性失效。a.酮康唑:通过抑制肾上腺皮质 11β-羟化酶和 C17-20 裂解酶使皮质类固醇产生量减少,可使患者皮质醇下降 70%～80%。开始时 200mg,每天 2 次;以后可逐渐增加至 300mg,每天 4 次。治疗过程中需观察肝功能,少数患者可出现严重肝功能损害。由于睾酮的合成减少,男性患者可出现女性化、性欲下降。b.美替拉酮(也称甲吡酮):通过抑制肾上腺皮质 11β-羟化酶而抑制皮质醇的生物合成。可使 75%～80%的患者血皮质醇水平降至正常水平。可与其他类型药物合用,以增加疗效而提高对药物耐受性。该药物起效快、作用强,每天 0.4～4g,分 3～4 次口服。此药不良反应可有肠胃不适、头痛、眩晕、皮疹、高血压、低钾血症等。用此药后,由于血 11-脱氧皮质醇明显增高,其与血、尿皮质醇有交叉反应,可影响对患者疗效的评估。c.米托

坦(双氯苯二氯乙烷):可通过阻断胆固醇侧链的裂解和抑制 11β-羟化酶而抑制皮质醇的生物合成。能长期有效控制大多数 ACTH 依赖性 Cushing 综合征患者的症状,但药物起效慢,有消化和神经系统的不良反应,食欲不振、恶心、嗜睡、眩晕、头痛、乏力等;这种作用呈剂量依赖性;须严密监测药物浓度。米托坦主要用于肾上腺癌,也应用于非恶性肿瘤如 Cushing 综合征,剂量应小,每天 4g,这可减轻药物不良反应,但可出现高胆固醇血症。由于停用后 2 年内该药仍可存储于脂肪内,对于 5 年内要生育的女性,不能服用该药。d.氨鲁米特:可通过阻断胆固醇侧链的裂解抑制皮质醇、雌激素和醛固酮的生物合成。初始治疗时常见不良反应是昏睡、头晕、共济失调和皮疹,局限其使用,随着时间推移,不良反应逐渐降低。e.依托咪酯:可通过阻断抑制 11β-羟化酶、17-羟化酶和 C17-20 裂解酶,以及阻断胆固醇侧链的裂解而抑制皮质醇的生物合成。其快速控制 Cushing 综合征的过度皮质醇分泌,可应用于对其他治疗无明显效果的严重 Cushing 综合征患者,不良反应为肌痉挛、嗜睡、低血压,应用时需仔细监测,同时,其只能静脉用药而不能口服。

②作用于中枢药物:垂体 ACTH 分泌受多种神经递质如乙酰胆碱、血清素、GABA 等的调节。在 Cushing 综合征患者,垂体瘤 ACTH 分泌也可受外源性 CRH 和糖皮质激素等影响:目前发现,一些药物可通过多巴胺、生长抑素或 PPARγ 等受体而调节垂体瘤 ACTH 分泌,有潜在治疗 Cushing 综合征作用。a.多巴胺受体激动药:已应用于催乳素瘤和生长激素瘤的治疗,其也可降低 ACTH 的分泌,但作用机制是通过下丘脑还是垂体尚不清楚。单一剂量溴隐亭可降低 Cushing 综合征患者约 50% 的 ACTH 水平,但长期应用效果欠佳。近年发现,卡麦角林具有希望应用于 Cushing 综合征治疗,一项对 20 例的研究显示,40% 的患者对卡麦角林有反应;另一项对 30 例的研究显示,30% 的患者对卡麦角林有反应。但这些研究应用的剂量较高,通常应用的剂量为每周 0.5~2.0mg,而应用于 Cushing 综合征患者的剂量为每周 1~7mg。据报道高剂量卡麦角林治疗帕金森病可引起心脏瓣膜病,故应用过程应定期进行心脏超声检查。b.生长抑素类似物:以往的研究发现,奥曲肽对治疗 Cushing 综合征的作用有限。但新近的研究显示,帕瑞泰可有效控制 Cushing 综合征患者病情。与奥曲肽不同,帕瑞泰通过多种生长抑素受体包括 SSR1、SSR2 和 SSR5 发挥作用,而 SSR5 表达于 ACTH 分泌垂体瘤。在一个为期 2 周的研究中,帕瑞泰可使 29 例 Cushing 综合征患者中的 22 例血皮质醇水平下降,其中 16% 的患者生化水平正常。常见不良反应是消化道症状和高血糖,后者可见于 1/3 患者。一个三期临床试验正在进行。c.其他一些药物如赛庚啶、丙戊酸钠和 PPARγ 受体激动药等作用有限或无效。

③糖皮质激素受体拮抗药:米非司酮(RU486)是一种强的糖皮质激素受体阻断剂,其适用于包括 Cushing 综合征在内的各种病因引起的 Cushing 综合征。每天剂量 5~22mg/kg,长期应用可致血 ACTH 水平升高,少数患者发生类 Addison 病样改变,男性患者出现阳痿、乳腺增生。

(4)双侧肾上腺手术切除:适应于垂体手术治疗失败的患者,尤其是对其他治疗方法如药物或垂体放射治疗耐受性差或治疗效果欠佳者。此外,对于年轻的、有生育要求的患者,因垂体放射治疗可引起垂体功能减退症而影响生育,双侧肾上腺手术切除可避免垂体放射治疗引起垂体功能减退症的风险。该方法几乎对所有患者都有效,且能迅速使病情得到缓解。近年多使用腹腔镜进行手术,与较传统开腹手术相比,其具有住院时间短、并发症少、康复快的特点。双侧肾上腺手术切除的缺点是永久性肾上腺皮质功能减退症,患者需要终身替代治疗。此外,Nelson综合征发生率为8%～38%。Nelson综合征指双侧肾上腺切除后因垂体肿瘤生长所致,表现为增大的肿瘤压迫周围垂体致垂体功能减低,以及ACTH分泌增多而产生的皮肤色素沉着等症状。双侧肾上腺切除术后1年内血浆ACTH水平＞1000ng/L则有可能预示ACTH瘤发展。故双侧肾上腺切除术后,应行垂体放射治疗;如影像学发现垂体肿瘤则应手术切除,同时应补充肾上腺皮质激素治疗。

2.肾上腺瘤的治疗

手术切除可获根治,近年于有经验的中心经腹腔镜切除一侧肿瘤可加速手术后的恢复。肾上腺性Cushing病患者手术时给予氢化可的松100～200mg,加入5%葡萄糖盐水500～1000mL中缓慢静脉滴注;至肿瘤或肾上腺切除后加快滴注速度;如发生血压下降、休克或皮质危象等情况时,应及时给予对症及急救治疗,并立即加大氢化可的松用量,按应激处理,直至病情好转。术后治疗的常规是:术后第1天,氢化可的松静脉滴注量共200～300mg,有休克者常需加量至300～500mg以上;术后第2～3天,氢化可的松100～200mg/d静脉滴注或醋酸可的松50mg肌内注射,每8小时1次;术后第4～5天,氢化可的松50～100mg/d静脉滴注或醋酸可的松50mg肌内注射,每12小时1次;术后第6～7天及以后,氢化可的松改为口服维持量,氢化可的松20mg或泼尼松5mg,每天3次,以后逐渐减至维持量。减药期间维持6～12个月,减药期间应观察血压、电解质、24小时UFC或24小时尿17-OHCS及血皮质醇浓度等以调节药物剂量。

3.肾上腺癌的治疗

肾上腺癌的治疗包括手术、药物治疗和放疗。根据肿瘤分期而进行不同治疗。WHO首次提出肾上腺癌的UICC分期系统:StageⅠ期为局部肿瘤＜5cm,Ⅱ期局部肿瘤＞5cm,Ⅲ期有局部侵犯或有淋巴结转移,Ⅳ期为侵犯邻近器官或有远处转移。

(1)手术治疗:通过外科手术将肿瘤切除是目前治愈肾上腺癌的唯一方法。对分期为Ⅰ～Ⅲ期患者,应尽可能将病灶完整切除。对于肿瘤切除是采用开腹手术还是腹腔镜手术,目前仍有较大争议。以往认为以腹腔镜手术者较开腹手术复发率高、生存期短。而近年一些研究显示,开腹手术与腹腔镜手术效果相似;但这些研究只局限于肿瘤直径＜10cm,或分期为Ⅰ～Ⅱ期患者。原发肿瘤或转移灶不能完全切除的,尽可能多地切除肿瘤组织可减少皮质醇分泌,减轻压迫症状。对术后复发者,也可再次进行手术治疗。

(2)药物治疗:主要包括米托坦和(或)化疗药物。

①米托坦:米托坦用于治疗肾上腺癌已有50多年的历史。通常剂量在4g/d以上,也有采用较低剂量,1～3g/d。为避免不良反应,从低剂量(0.5～1.0g/d)开始,根据病情需要逐步增加。血浆药物浓度14～20μg/mL为治疗性;但最适治疗剂量仍不清楚。若出现肾上腺皮质功能减退症,首选氢化可的松替代治疗,也可选用泼尼松,但不用地塞米松。米托坦可应用于不能手术治疗的肾上腺癌患者,也可作为肾上腺癌术后的辅助治疗。在不能手术治疗的肾上腺癌患者,24%(13%～33%)的患者出现完全或部分缓解。由于手术复发率高,故米托坦也被广泛应用于肾上腺癌术后的辅助治疗;但其疗效仍有争议。2008年,一个国际专家组建议对手

术切除后可能存在残留肿瘤组织或病理检查发现 Ki-67 阳性>10%的患者,术后以米托坦治疗。

②化疗:单独化疗或与米托坦联合治疗可应用于高度侵袭性或预后差的肾上腺癌患者,特别是肿瘤不能外科手术切除或已有转移者。可应用的药物包括顺铂、链脲佐菌素、阿霉素、长春新碱、依托泊苷和氟尿嘧啶等。据报道顺铂和依托泊苷联合化疗显效率为 46%,但也有报道显效率只有 11%。

③化疗和米托坦联合治疗:肾上腺癌细胞广泛表达 P-糖蛋白,后者可诱导产生对化疗药物抗药性。与米托坦联合可减轻化疗药物的这种抗药性。目前方案包括顺铂与米托坦,或链脲佐菌素与米托坦,或阿霉素、长春新碱、托泊苷与米托坦(EDP/M)联用。一个 EDP/M Ⅱ 期临床试验(共 72 例)的结果显示,有效率为 48%。最近,FIRM-ACT 研究显示,EDP/M 治疗方案的疗效高于链脲佐菌素与米托坦联合治疗方案,但总的生存率并没有不同。

(3)放射治疗:肾上腺癌对放射治疗并不敏感,同时,肾上腺邻近器官如小肠、肾脏、脊髓等对射线较为敏感,这局限了放射治疗在肾上腺癌的应用。目前,放射治疗作为手术辅助治疗仍有争议。在已有转移特别是骨转移的患者,可采用放射治疗,放射治疗可使 57% 的患者转移灶缩小、减轻症状。

七、预后

Cushing 综合征患者的死亡率较正常人群高 2~3 倍;但当高皮质醇血症缓解后,死亡率与年龄匹配的普通人群相当。经有效治疗后患者病情可望在数月后逐渐好转,生活质量明显改善,但精神和认知功能改善缓慢。Cushing 综合征预后与病因有关。肾上腺腺瘤如早期切除,预后良好。Cushing 综合征患者治疗后的疗效不一,应定期观察有无复发和(或)有无肾上腺皮质功能不足。异位 ACTH 综合征与组织学类型和高皮质醇血症能否缓解有关;小细胞肺癌和胸腺类癌预后较差,而分化好的内分泌肿瘤预后相对较好。肾上腺癌预后较差,Ⅰ期 5 年生存率为 82%,Ⅱ 期为 58%,Ⅲ 期为 55%,Ⅳ 期为 18%。

第二节 肾上腺皮质功能减退症

肾上腺皮质功能减退症按病程可分为慢性和急性两种。慢性肾上腺皮质功能减退症多见于中年人;急性肾上腺皮质功能减退症多继发于 Sheehan 综合征,或是慢性肾上腺功能不全患者在应激、手术、感染、创伤等情况下诱发。肾上腺皮质功能减退症按病因可分为原发性和继发性,原发性又称 Addison 病,是由于自身免疫、结核等原因破坏了 90% 以上的肾上腺所致,其中结核性者以男性多见,自身免疫性者多见于女性;继发性是指垂体、下丘脑等病变引起 ACTH 不足所致,以继发于垂体疾病多见,而继发于下丘脑 CRH 和其他促 ACTH 释放因子不足者又称为三发性肾上腺皮质功能减退症。本症为一少见病,在欧美白种人群中,Addison 病患病率为每百万人口 93~140 人,发病率为(4.7~6.2)/(100 万人·年);在国内 20 世纪 90

年代,国内五家医院共报道 285 例,占同期内科住院病例的 0.5‰～2.6‰。虽然本病发病率低,但若不重视会危及生命,而其一旦被及时诊断并给予适量的糖皮质激素补充治疗,患者的生活质量将大为改善,预防并及时诊治急性肾上腺皮质功能减退症是本病的关键。

一、病因与发病机制

(一)原发性肾上腺皮质功能减退症

1. 自身免疫性肾上腺炎

随着结核病在全球的控制,自身免疫性肾上腺炎成为 Addison 病的首位病因,占 70%～90%,可为孤立性肾上腺受累(约占 40%,男性略多)或为自身免疫性多内分泌腺病综合征(APS)的一部分(约占 60%,女性多见)。APS-1 型又称自身免疫性多内分泌病变-念珠菌病-外胚层发育不良(APECED),是由于自身免疫调节因子(AIRE)基因突变所致,呈常染色体隐性遗传,儿童期起病,常伴有原发性甲状旁腺功能减退征(89%)、皮肤黏膜念珠菌病(75%)、肾上腺皮质功能减退征(60%)、卵巢功能早衰(45%)、恶性贫血、慢性活动性肝炎、吸收不良综合征和脱发等;APS-2 型又称 Schmidt 综合征,较 1 型多见,呈常染色体显性不完全遗传,与 HLA-DR3 和细胞毒性 T 淋巴细胞抗原 4(CTLA-4)强相关,成年期起病多见,可伴肾上腺皮质功能减退(100%)、自身免疫性甲状腺疾病(70%)、1 型糖尿病(50%)、卵巢功能早衰(5%～50%)、白癜风(4%)、恶性贫血、脱发和重症肌无力等。

2. 感染性疾病

(1)结核:肾上腺结核目前相对少见,占 7%～20%,活动性结核出现肾上腺浸润发生率约为 5%。在结核病发生率仍高的国家和地区,肾上腺结核仍然是 Addison 病的重要原因。近年结核病发病率在我国有所上升,因此应引起重视。

(2)HIV 感染:随着获得性免疫缺陷综合征(AIDS)在全球尤其是发展中国家的蔓延,HIV 感染患者引起肾上腺皮质功能减退的风险应引起关注。HIV 感染患者常因巨细胞病毒、非典型分枝杆菌或隐球菌感染和 Kaposi 肉瘤侵犯肾上腺出现肾上腺皮质功能减退。尽管起病较隐匿,但约 10% AIDS 患者的快速 ACTH 兴奋试验示皮质醇反应降低。外周糖皮质激素抵抗也可能是 AIDS 患者发生肾上腺皮质功能减退的原因,一些治疗 AIDS 机会性感染的药物如酮康唑(抑制皮质醇合成)或利福平(促进皮质醇代谢)都可能诱发肾上腺皮质危象。

(3)深部真菌感染:如组织胞浆菌病、球孢子菌病、牙生菌病、隐球菌病和酵母菌病等均可引起肾上腺皮质功能减退。

3. 遗传病

(1)肾上腺脑白质营养不良症(ALD)和肾上腺髓质神经病(AMN):两者都是性连锁隐性遗传病,是因位于 X 染色体上编码过氧化物酶膜蛋白的 ABCD1 基因突变,导致极长链脂肪酸(大于 24 个碳原子)不能氧化而在细胞内堆积引起细胞死亡而致病。临床表现为肾上腺皮质功能减退和白质脱髓鞘引起的神经损伤。ALD 幼年起病且进展迅速,以严重的中枢性脱髓鞘病变为特征,在男性中患病率为 1/50 000～1/25 000,在原发性肾上腺皮质功能不全的男性患者中约占 13%;AMN 青年期起病且进展缓慢,以局限性的脊神经和外周神经脱髓鞘病变为特征,但少数患者可在神经损害前仅有肾上腺皮质功能减退的表现。

(2)先天性肾上腺发育不全:发病率为1/12500新生儿。可以以下四种先天性原发性肾上腺皮质功能减退症中的任一形式出现:①散发性,合并垂体发育不全;②常染色体隐性遗传型;③X-连锁巨细胞型,合并低促性腺素性功能减退症;④X-连锁型,合并甘油激酶缺陷(精神运动障碍),大部分还伴肌营养不良症。X-连锁型为X染色体断臂(Xp21)的DAX1(核受体超家族成员)基因突变,或DAX1基因和近着丝点甘油激酶基因缺失。另外,SF-1是调控CYP类固醇羟化酶基因表达的转录因子,SF-1与DAX1基因的5'端的增强反应元件相同,因此SF-1是肾上腺皮质发育的重要因子,SF-1基因突变(NR5A1)也会引起肾上腺皮质功能减退并伴XY性反转。

(3)ACTH不敏感综合征:是少见的常染色体隐性遗传病,以糖皮质激素和雄激素缺乏并对ACTH无反应,血中ACTH水平高且盐皮质激素多为正常为特征。包括两种表型:1型又称家族性糖皮质激素缺乏症,为ACTH受体(MC2R)突变引起,可表现为身材高大、前额突出,可能与ACTH本身对软骨和骨的作用过度有关;2型又称Allgrove综合征或"3A"综合征,除糖皮质激素缺乏临床表现外,还有无泪、贲门失迟缓症和神经系统损害如耳聋等,为编码WD-重复蛋白的"3A"基因(AAAS)突变所致。部分ACTH不敏感综合征可能仅存在受体后的缺陷。

(4)胆固醇代谢缺陷症:由于大部分皮质醇来源于循环中LDL产生的胆固醇,因此,缺乏LDL的患者(如先天性β脂蛋白缺乏症)或LDL受体缺乏(如纯合子家族性高胆固醇血症)者,尽管基础皮质醇正常,无肾上腺皮质功能减退的临床表现,但ACTH兴奋试验示皮质醇反应减退。

(5)先天性肾上腺羟化酶缺乏症:是一组常染色体隐性遗传病,伴有性征发育异常或同时有高血压等。

4.其他病因

如肾上腺转移癌、原发肾上腺淋巴瘤、先天性肾上腺皮质淀粉样变、血色病、肾上腺出血、肾上腺放疗和手术以及药物如利福平、酮康唑、氨鲁米特、依托咪酯等均可造成肾上腺皮质功能减退。

5.急性肾上腺皮质功能衰竭(肾上腺危象)

常由急性肾上腺出血、坏死或栓塞引起。新生儿可因难产、窒息及在剧烈的复苏手术过程中,引起创伤性出血。儿童期,发生肾上腺出血可见于假单胞菌属败血症或脑膜炎球菌血症。在成人,抗凝治疗或凝血功能障碍可导致双侧肾上腺出血;另外出血还可见于妊娠期间、特发性肾上腺静脉血栓形成后以及静脉造影后的并发症(如腺瘤梗死)。

(二)继发性肾上腺皮质功能减退症

1.垂体性肾上腺皮质功能减退症

(1)全垂体功能减退症:如垂体巨大肿瘤、颅咽管瘤、肉芽肿病(结核、结节病、嗜酸性肉芽肿)、淋巴细胞性垂体炎、垂体转移癌或外伤等都可破坏正常的垂体组织引起垂体性肾上腺皮质功能减退,常伴其他垂体激素的缺乏。

(2)选择性ACTH缺乏症:少见且不易被诊断,可以发生在淋巴细胞性垂体炎患者,还有可能的原因是使 POMC 转化为 ACTH 的激素原转化酶缺陷,或是 POMC 基因突变导致 ACTH 产生不足。

(3)急性垂体性肾上腺皮质功能衰竭(垂体危象):产后大出血引起垂体坏死(Sheehan 综合征)、垂体瘤卒中和垂体柄损伤可引起急性继发性肾上腺皮质功能减退。

2.下丘脑 CRH 分泌不足

肿瘤、外伤、结节病或头部放疗等均可引起下丘脑 CRH 分泌不足导致继发性肾上腺皮质功能减退症及其他垂体激素不足的表现。

3.血中糖皮质激素浓度长期升高

致下丘脑和垂体功能抑制如 Cushing 综合征、垂体 ACTH 瘤和功能性肾上腺肿瘤,医源性糖皮质激素过度应用均可抑制下丘脑-垂体-肾上腺轴,手术后未及时补充糖皮质激素或突然停药将出现继发性肾上腺皮质功能减退症,甚至诱发急性肾上腺皮质功能减退。

二、临床表现

原发性和继发性肾上腺皮质功能减退症所共有的表现为乏力、虚弱和抑郁、纳差和体重减轻、头晕和直立性低血压、恶心、呕吐和腹泻、低钠血症、轻度正细胞贫血、淋巴细胞和嗜酸性粒细胞增多。原发性肾上腺皮质功能减退特有的表现是皮肤黏膜色素沉着、高血钾、皮肤白斑以及其他自身免疫性疾病的表现。继发性肾上腺皮质功能减退的表现为无明显贫血但肤色苍白,女性闭经,腋、阴毛稀少,男性阳痿和睾丸小。同时出现其他垂体激素缺乏的表现,如继发性甲状腺功能减退、青春期延迟、尿崩症、视力视野改变等。

1.Addison 病

Addison 病发病隐匿,病情逐渐加重。主要临床表现多数兼有糖皮质激素及盐皮质激素分泌不足所致的症状群,少数可仅有皮质醇或醛固酮分泌不足的表现。Addison 病(原发性)和继发性慢性肾上腺皮质减退症共同的临床表现是乏力、倦怠、纳差、体重减轻、头晕和直立性低血压等。Addison 病最特征的表现是皮肤黏膜色素沉着。继发性肾上腺皮质功能减退症的患者无皮肤黏膜色素沉着现象。

(1)发病缓慢:可能在多年后才引起注意。有部分病例,是在感染、外伤、手术等应激而诱发肾上腺危象,才被临床诊断。

(2)色素沉着:为 Addison 病特征性的改变。皮肤和黏膜的色素沉着多呈弥漫性,以暴露部位,受摩擦部位以及指(趾)甲根部、瘢痕、乳晕、外生殖器、肛门周围、牙龈、口腔黏膜、结膜为明显。正常情况下有色素沉着的部位,如乳晕、腋部、脐部、会阴部及原有雀斑的色泽变深。此外,头发和指甲亦可变黑,指甲可出现黑色细条纹。少数特发性 Addison 病患者有散在分布的皮肤白斑。经适当补充肾上腺皮质激素后,色素沉着可于数日至数月减轻或逐渐消退,指甲色素沉着消退时间更长,而原瘢痕的色素沉着一般很难消退。色素沉着产生的原因可作如下解释:促肾上腺皮质激素(ACTH)、黑色素细胞刺激素(MSH)及 β-促脂激素(β-LPH)均来自于一个共同的前体物促阿片-黑素细胞皮质素原(POMC),ACTH 及 β-LPH 结构中含 MSH,糖皮质激素减少时,对垂体的负反馈抑制作用减弱,致上述 3 种含 MSH 的物质增多,对皮肤和黏膜黑色素细胞刺激增强,色素加深,一部分患者可有片状色素脱失区。继发性肾上腺皮质功能减退症患者的 MSH 和 ACTH 水平明显降低,故皮肤和黏膜均无色素沉着现象。

(3)乏力:程度与病情轻重程度相平行,轻者仅劳动耐量减退,重者卧床不起。乏力主要是因为皮质醇和醛固酮减少造成蛋白质代谢紊乱和水盐代谢紊乱以及血糖降低、糖的利用不足等引起。

(4)胃肠道症状:半数左右的患者可伴有胃肠道症状,如食欲缺乏、恶心、呕吐,胃酸过少,消化不良,少数患者有腹泻和腹痛,甚至误诊为急腹症而行外科手术。值得注意的是明显胃肠道症状的出现往往提示病情已属较晚期,近期症状明显加重或明显呕吐与腹痛往往预示危象出现的可能,胃肠道放射学检查除胃排空减慢外,并无特征性改变。胃肠道症状产生的原因不明,部分症状可能由于小肠黏膜酶的活力减低所致。

(5)低血压:由于皮质醇缺乏,对儿茶酚胺的升压反应减弱,患者缺钠,脱水,血容量降低。约 90% 的患者可出现低血压(收缩压及舒张压均下降),心率减慢,心音低钝。初期往往表现为直立性低血压,严重病例如急性危象时可出现卧位低血压甚至休克。高血压患者可表现为血压正常。

(6)低血糖表现:由于体内胰岛素拮抗物质缺乏,使糖异生作用减弱,肝糖原损耗,加上胃肠功能紊乱,患者血糖经常偏低。但因病情发展缓慢,多能耐受,症状不明显。仅有饥饿感、头痛、软弱、不安。严重者可出现震颤、视物模糊、复视、精神失常,甚至抽搐、昏迷。本病对胰岛素特别敏感,即使注射很小剂量也可以引起严重的低血糖反应。

Addison 患者低血糖有下列特点:①成年人中低血糖可于空腹时间延长或糖类进食后数小时出现。②儿童与婴儿患者中低血糖发生率较高。③患者对低血糖的耐受性较强,往往不表现出低血糖症状。④急性感染、创伤、饥饿等情况诱发低血糖。

(7)消瘦:由于食欲差,胃肠功能紊乱,肌肉和脂肪组织的消耗和失水,Addison 病患者几乎均有体重减轻,迅速而进行性体重减轻往往预示危象可能。

(8)其他表现:久病或重病者多数出现程度不等的精神神经症状,包括记忆力减退、智力下降,甚至出现思维混乱和木僵。20%~40% 表现为抑郁、易激动或对事物判断失误。部分患者伴性功能障碍。肾上腺皮质分泌雄激素的功能丧失,女性因其雄激素主要源自肾上腺皮质,因此,更容易出现临床症状。常见依赖于雄激素的(女性)腋毛和阴毛可稀少或缺如,性功能减退,月经紊乱等,皮肤干燥和瘙痒。很多患者常被误诊为慢性疲劳综合征或神经性厌食,这些症状在皮质类固醇替代治疗后能够缓解。应该提醒患者,因其对麻醉药、镇静药比较敏感,小剂量即可致昏睡或昏迷,使用时应注意。

(9)原发病表现:注意结核病,各种自身免疫性疾病及腺体功能衰竭综合征的各种症状。考虑到有自身免疫性多内分泌腺病综合征的可能时,应该仔细查找其他自身免疫性内分泌病的表现,如甲状腺功能减退、卵巢早衰或白斑等。

2.继发性肾上腺皮质功能减退症

临床表现与 Addison 病相类似,但有两点不同:①由于 ACTH 和其他 POMC 多肽(如 β-LPH)水平降低,即缺乏黑色素细胞刺激素,故肤色苍白,无色素沉着。这是鉴别原发性肾上腺皮质功能减退的要点之一。②由于单纯性 ACTH 缺乏,主要表现为糖皮质激素生成障碍,而盐皮质激素分泌基本正常。因此,临床主要为糖皮质激素缺乏的表现,如软弱无力、易疲劳、淡漠、食欲缺乏等。而常常缺乏低血压、脱水、电解质紊乱等盐皮质激素缺乏的表现。有的患者是以低血糖为突出表现。此外还可发现下丘脑、垂体肿瘤和其他病变的局部和全身表现。患者可表现甲状腺和性腺功能的减退,怕冷、便秘、闭经、腋毛阴毛稀少、性欲下降、阳痿和小睾丸。在青少年患者常表现生长延缓和青春期延迟。下丘脑或垂体占位可表现头痛、尿崩症、视力下降和视野缺陷。注意询问有无长期服用肾上腺皮质激素史等其他证据。

3.肾上腺危象

急性肾上腺皮质功能减退症或 Addison 危象是一种临床急症,表现为低血压和急性循环衰竭。患者往往是未明确诊断的慢性肾上腺皮质功能不全,因遭受各种生理性或病理性应激后诱发。常见严重感染、创伤、外科手术、分娩、过度劳累、大量出汗、呕吐、腹泻、精神因素等。也可因肾上腺急性广泛破坏所致。此外,长期较大剂量补充肾上腺皮质激素的患者突然停药可诱发肾上腺危象。在 Addison 病基础上发生的危象尚可见到皮肤黏膜色素沉着。

原发性肾上腺皮质功能减退出现危象时,病情危重。大多数患者有感染而发热,体温可达40℃以上。直立性低血压(卧位的血压通常是正常的,但是几乎毫无例外的是站立位血压会下降),低血容量休克,心动过速,四肢厥冷。极度虚弱无力、萎靡淡漠和嗜睡,甚至昏迷,也可表现为烦躁不安和谵妄惊厥。消化功能障碍,厌食、恶心、呕吐和腹泻。伴腹痛时可被误诊为急腹症,尽管可有肌紧张和深部压痛,但多缺乏特异性定位体征。两侧肾上腺梗死或广泛出血引起的急性肾上腺危象可表现为突然发生的低血压或休克,腹部两侧或背部、下胸部疼痛,发热或低血糖以及精神神经症状。

继发性肾上腺皮质功能减退症由于肾素-血管紧张素-醛固酮系统相对正常,低血容量少见,一般很少引发危象。一旦出现低血糖昏迷较原发性肾上腺皮质功能减退者更常见,可有低钠血症。患者常伴其他垂体前叶激素缺乏的症状。若为垂体肿瘤致垂体卒中,患者有剧烈的头痛,可有急剧的视力下降和视野缺损。如 ACTH 急剧下降,合并感染、创伤、手术等诱因,亦可出现低血压和休克。

具有以下临床和实验室检查表现时应警惕肾上腺皮质危象:①与当前疾病的严重程度难以匹配的脱水、低血压或休克。②体重下降和厌食的基础上出现恶心和呕吐、腹痛或急腹症。③难以解释的低血糖。④难以解释的发热。⑤低钠血症、高钾血症、氮质血症、高钙血症或嗜酸性粒细胞增高。⑥色素过度沉着或白癜风。⑦其他自身免疫性内分泌腺功能减退,如甲状腺功能减退或性腺功能减退。

三、辅助检查

非特异性实验室检查,如低血糖、低钠血症、高钾血症、高钙血症、贫血、淋巴及嗜酸性粒细胞增多、TSH 升高等。

1.激素测定

(1)血浆肾上腺皮质激素测定:血浆皮质醇(F)水平常<82.8nmol/L,但血浆 F 以脉冲式释放,约每小时释放一个脉冲,而每个脉冲的幅度相差很大,随机抽样测定,结果不一致。一般

认为,如血浆 F<82.8nmol/L 可确诊。但在正常范围内,也不能排除本症。

(2)血浆基础 ACTH 测定:对诊断及鉴别诊断具有重要意义。原发性者,血浆 ACTH 值明显增高,常≥55pmol/L(100pg/mL),继发性者 ACTH 水平常偏低,早晨 8:00 常<4.5pmol/L(20pg/mL)。

(3)24 小时尿游离皮质醇(UFC)、17-羟皮质类固醇(17-OHCS)和 17-酮类固醇(17-KS)测定:本症的 24 小时尿游离皮质醇(UFC)、17-羟皮质类固醇(17-OHCS)和 17-酮类固醇(17-KS)通常都低于正常。

(4)血或尿醛固酮、血浆肾素测定:原发性者血或尿醛固酮水平可为低值或正常低值,而血浆肾素活性(PRA)或浓度升高;而在继发性者,则血或尿醛同酮水平都正常。

2.ACTH 兴奋试验

(1)一次性快速 ACTH 兴奋试验:原发性肾上腺皮质功能减退症由于内源性 ACTH 长期处于高水平,已经最大限度地兴奋肾上腺分泌皮质醇,因此外源性 ACTH 不能进一步刺激皮质醇分泌。试验前,原血浆总皮质醇基础值低于正常或为正常低值,静脉给予 0.25mg Cosyntropin(合成的 ACTH 类似物),在 45 分钟后取血测血浆 F,原发性者血浆 F 无明显上升。继发性者,因内源性 ACTH 长期低下,肾上腺皮质长期处于低功能状态,因此 ACTH 刺激,血浆 F 也很少上升。所以,本试验不能用于鉴别原发性和继发性皮质功能减退症。

(2)连续 ACTH 兴奋试验:可用于鉴别原发性与继发性肾上腺皮质功能减退症。采用 ACTH 48 小时持续滴注法即每 12 小时滴注 40U 的 ACTH(稀释于 500mL 的 5% 葡萄糖盐水或生理盐水中),共 48 小时。继发性肾上腺皮质功能减退症,原已萎缩的肾上腺,可在持续的 ACTH 缓慢刺激下,逐渐恢复分泌皮质醇的功能,使血皮质醇水平缓慢地升高。而对原发性者,原肾上腺已大部分或完全破坏,继发性 ACTH 分泌也早已达最大值,故再持续刺激也无法使血皮质醇分泌有所增加。但应注意,糖皮质激素替代治疗可影响试验结果,故应用地塞米松替代之。

3.CRH 兴奋试验

可鉴别垂体或下丘脑性肾上腺皮质功能减退症,促肾上腺皮质激素释放激素(CRH)可直接刺激垂体 ACTH 分泌。静脉滴注 CRH 0.4μg/kg 后,每 10 分钟采血测 ACTH,垂体性者,无明显 ACTH 升高;而下丘脑性者,ACTH 可呈过度或延迟性升高。

4.影像学检查

肾上腺 X 线片、B 超、CT 和 MRI 可示:肾上腺增大(感染、出血、转移性肿瘤者)及钙化(结核性者),而自身免疫性肾上腺炎所致者,肾上腺不增大。蝶鞍 CT 和 MRI 可示:下丘脑和垂体占位等病变(继发性者)。B 超或 CT 引导下,肾上腺细针穿刺活检,可有助于肾上腺病因诊断。

5.肾上腺自身抗体测定

采用间接免疫荧光法等,证实患者血清中存在针对肾上腺细胞的自身抗体,则提示病因为自身免疫性反应。

6.其他检查

包括血常规、血电解质和酸碱平衡指标等,本症可出现正色素性、正细胞正色素性贫血、嗜酸性粒细胞,以及淋巴细胞增多,轻微的代谢性酸中毒和不同程度的氮质血症、低钠高钾血症

（原发性者）或低钠血症（继发性者）。

四、诊断

1.临床症状诊断

当临床出现明显乏力且呈进行性加重，特别是伴有皮肤和黏膜广泛的色素沉着，尤其出现某些特征性部位色素沉着的典型表现，伴随有低血压、消化系统等症状时，应考虑 Addison 病可能。尤其上述几种表现同时存在时，更应高度怀疑并进一步给予实验室检查明确。

Addison 病需要与其他色素沉着性疾病相鉴别。如黑变病、血色病等；也要鉴别肝硬化，异位 ACTH 综合征，药物（重金属类如砷、汞和氯丙嗪等）所致的色素沉着。有皮肤改变时应结合全身症状，主要鉴别如下。

（1）黄褐斑：本病较常见，多见于女性。患者面部呈对称性黄褐色或褐色斑，边界清楚或模糊，大小不一，不突出皮肤，多数分布于额部、两颊（可呈蝶形分布）、唇周、鼻梁等处，日晒常可使之加重。有时乳晕及外生殖器色素也可加深。但黏膜无色素沉着。

（2）瑞尔黑变病：本病色素位于额、面、耳后及颈部，不累及口腔黏膜。呈褐色或黑褐色，越近面部中心色素越少，为本病特点之一。色素沉着有时也可见于两前臂、手背、腋窝、脐周等处。色素斑中心可有点状或网状色素脱失。

（3）焦煤黑变病：本病可见于焦油作业时间较长者。色素沉着先发生于手背及前臂伸侧，以后逐渐扩至上臂、颈部、躯干及全身，色素斑点呈黑褐色，大小不一，直径 3～5mm，在黑褐斑中常杂有散在分布的色素脱落及皮肤萎缩斑。

（4）血色病：本病系由体内铁质代谢障碍所致，皮肤色素沉着为其主要特征之一。皮肤呈灰棕色或古铜色，初期常出现于颜面、颈部、前臂等暴露部位，腋窝、乳头、脐周、外生殖器等处色素较深，晚期可遍及全身，但黏膜多不受累。此外，尚可有肝大、糖尿病及性功能减退。皮肤活检，血清铁及含铁血黄素检查有助诊断。

（5）黑色素斑胃肠息肉病：本病特点为局限性黏膜、皮肤色素沉着和胃肠多发性息肉。色素沉着多分布于口周、上下唇与颊黏膜等处，为圆形、卵圆形或不规则的棕色至黑色斑点，直径 1～5mm 或更大。同样的色素沉着也可发生于鼻孔或眼眶周围。胃肠道息肉可做胃镜和纤维结肠镜检查以助诊断。

原发性与继发性（垂体性与下丘脑性）肾上腺皮质功能减退症的鉴别，除截然不同的皮肤特征之外，确诊主要依靠肾上腺皮质激素测定、兴奋试验和病因检查。识别慢性肾上腺皮质功能减退症并不困难，然而，一定数量的患者存在有限的储备功能，外表健康，当受到应激时出现急性肾上腺皮质功能不足，休克和发热可以是唯一症状。诊断完全明确之前，治疗应立即开始。

2.肾上腺皮质危象诊断

对于急症患者有下列情况时应考虑肾上腺皮质危象：所患疾病不太重，却有严重的循环系统改变，如脱水、休克、衰竭。不明原因的发热以及低血糖，难以解释的恶心、呕吐、腹泻，有时候甚至腹痛。体检时发现色素沉着、白癜风、体毛稀少。对原有体质衰弱，慢性消耗现象者应考虑肾上腺皮质危象。可以给予含糖盐水和糖皮质激素,待病情好转后再作检查。肾上腺出血的急诊患者通常表现为低血压、腹部、胁腹或下胸部疼痛、厌食以及呕吐。这种情况很难诊断,对有潜在出血的证据(血红蛋白快速下降)、进行性的高钾血症以及休克等表现时,临床医师应警惕肾上腺皮质功能衰竭的存在。

五、鉴别诊断

实验室检查是肾上腺皮质功能减退的主要诊断和鉴别诊断依据。

1. Addison病

主要依据为通过实验室检查证实肾上腺皮质对ACTH无反应或反应低下,也即在血中存在高水平ACTH情况下,仍然不能维持血皮质醇的正常水平,血皮质醇值<5μg/dL为肾上腺皮质醇功能减退症的诊断依据。

(1) 低皮质醇高ACTH:血ACTH水平44pmol/L(200pg/mL)以上,有时可高达800pmol/L,同时血皮质醇水平低(≤10μg/dL),应考虑Addison病。

(2) ACTH兴奋试验:最具诊断价值。Addison病者滴注ACTH后血皮质醇水平或尿游离皮质醇含量无明显增多,甚至反而降低即可确诊。

(3) 排除诊断法:ACTH 25U静脉或肌内注射后30~60分钟血皮质醇>20μg/dL可基本排除Addison病。

2. 继发性肾上腺皮质功能减退

血浆ACTH水平,可作为初步筛查。本症中ACTH水平降低或在正常低水平范围。与Addison病不同的是一般无盐皮质激素缺乏的表现。ACTH兴奋试验同时测定醛固酮水平可作两者的鉴别。延长ACTH兴奋试验可区分正常者、原发性及继发性肾上腺皮质功能减退症。继发性肾上腺皮质功能减退症患者已萎缩的肾上腺可逐渐恢复分泌皮质醇的反应,是与Addison病鉴别的关键。CRH兴奋试验可鉴别继发于垂体病变或下丘脑病变的肾上腺皮质功能减退症,前者ACTH无反应,不增高,后者CRH刺激后ACTH水平升高。

3. 病因的鉴别

原发性和继发性肾上腺皮质功能减退症诊断后,还应确定其病因,以指导治疗。

Addison病患者询问有无其他自身免疫性内分泌疾病史或抗凝治疗病史,对病因鉴别有一定意义。进行肾上腺CT或MRI检查有助于病因诊断,如有肾上腺增大或钙化则提示肾上腺感染、出血、转移癌和少见的淋巴瘤侵犯,一般可排除自身免疫性肾上腺病变可能。结核致肾上腺皮质功能减退者通常有结核病史。胸片、尿结核分枝杆菌培养和结核菌素试验有助于结核病的确诊。血中测到抗肾上腺抗体,则为特发性Addison病的可靠诊断依据。其他内分泌腺功能障碍的检查有助于诊断原发性自身免疫性肾上腺皮质功能减退症。如发现血钙低,应进一步检测血甲状旁腺激素的水平;若有月经稀少或闭经,应测定FSH和LH。对增大的肾上腺行CT引导下经皮细针穿刺抽吸术可明确病因。继发性肾上腺皮质功能减退症行垂体CT或MRI可明确垂体的病变性质和部位。

在病因方面还应明确有无APS存在,鉴别糖皮质激素不敏感综合征(GHIS)、先天性肾上腺皮质增生、X-性连锁先天性肾上腺发育不良症(AHC)等特殊的肾上腺皮质功能减退症。

六、治疗

对肾上腺皮质功能减退症的治疗包括应激危象时的紧急治疗和激素的替代治疗以及病因治疗。Addison病患者应进食糖类、高蛋白、富含维生素易消化吸收的饮食。每日食盐摄取量10g左右,如有大汗、腹泻等情况时应酌情增加。防止过度劳累,预防感染或肾上腺危象的发生。糖皮质激素替代治疗以氢化可的松最符合生理要求。醋酸可的松、泼尼松需经肝脏转化后发挥作用。

1.肾上腺皮质危象的治疗

急性肾上腺皮质危象是危及生命的急症,不应等到确诊后才开始治疗。当临床高度怀疑急性肾上腺皮质危象时,在取血标本送检ACTH和皮质醇后应立即开始治疗。包括静脉给予大剂量糖皮质激素,纠正低血容量和电解质紊乱,全身支持疗法和去除诱因。

(1)补充皮质激素:先给静脉注射氢化可的松100mg,然后氢化可的松50~100mg加入生理盐水或5%葡萄糖盐水静脉滴注,每6小时1次,第1天总量为300~400mg。多数患者病情24小时内得到控制。第2、3天可将氢化可的松减至300mg,分次静滴。如病情好转,继续减至每日200mg,继而100mg。若有严重疾病同时存在仍应静脉滴注给药,直至病情稳定后逐渐减量。呕吐停止,可进食者,可改为口服。开始口服氢化可的松片剂20~40mg或泼尼松5~10mg,每日3~4次。注意病情反复。病情稳定者在第4~7天后减至维持量。当氢化可的松用量在50~60mg/24h以下时常常需要盐皮质激素,口服9α-氟氢可的松0.05~0.2mg/24h。不主张用肌内注射醋酸可的松,因起效缓慢,吸收不均匀,其血浓度比氢化可的松低得多。

(2)纠正脱水和电解质紊乱:一般认为肾上腺危象时脱水很少超过总体液量的10%,第1天内静脉补充葡萄糖生理盐水2000~3000mL。补液量应根据脱水程度、患者的年龄和心脏情况而定。如有明显低血压情况可适当补充低分子右旋糖酐500~1000mL或辅用升压药。注意观察电解质和血气分析情况,高血钾可在利尿扩容后纠正。补液多者应注意防止低血钾的发生。应同时注意预防和纠正低血糖。

(3)消除诱因和支持疗法:应积极控制感染及其他诱因。病情控制不满意者多半因为诱因未消除或伴有严重的脏器衰竭或肾上腺皮质危象诊断不确切。应给予全身性的支持疗法。

2.慢性肾上腺皮质功能减退症替代治疗

绝大多数患者必须终身进行皮质激素替代治疗。对患者进行必要的教育,了解疾病的性质,坚持终身激素替代治疗,包括长期生理剂量的替代和短期应激剂量调整。平日补充适当的生理需要量,如发生并发症或施行手术等应激状态时,必须增量3~5倍或更高剂量。

替代治疗应遵循以下原则:①长期坚持;②尽量替代个体化,但是激素用量应合适,以达到缓解症状为目的,避免过度增重以及骨质疏松等激素不良反应;③对原发性肾上腺皮质减退症患者必要时补充盐皮质激素;④应激时应增加激素剂量,有恶心、呕吐不能进食时应静脉给药。

生理剂量替代治疗时,补充激素应模拟其昼夜分泌的生理规律。

(1)替代治疗:通常采用氢化可的松或泼尼松口服。常用量氢化可的松每日 20～30mg(可的松 25～37.5mg/d),早晨服全日量的 2/3,下午服 1/3。其潴钠作用较轻,重者需和盐皮质激素合用,补充适量食盐疗效更佳。日常生理替代用泼尼松为 5～7.5mg/d,即上午 8 时前 5mg,下午 3 时前 2.5mg。儿童患者用量不足时易发生危象,用量过大则引起发育延迟。一般开始量为每日 $20mg/m^2$,并按疗效加以调整。

判断替代剂量治疗是否适当,主要依靠患者的症状和体征。过量常表现为体重过度增加;而剂量不足则表现乏力、皮肤色素沉着。血 ACTH 水平不能作为剂量合适的标志,当与利福平和巴比妥类药物合用时,由于后者能诱导肝微粒体酶的活性使氢化可的松代谢加快,而出现氢化可的松不足的表现。正常血压、血钾和血浆肾素活性提示盐皮质激素替代适量。过量则引起高血压和低血钾;而剂量不足则表现倦怠、直立性低血压、低血钠、高血钾。

(2)盐皮质激素:已服适量糖皮质激素并充分摄取食盐后还不能获得满意疗效,患者仍感头晕、乏力、血压偏低等,则需加用盐皮质激素。常用有:①9α-氟氢可的松,每天上午 8 时口服 0.05～0.15mg。②醋酸去氧皮质酮(DOCA)油剂,每日 1～2mg 或隔日 2.5～5.0mg 肌内注射,适于不能口服的患者。③去氧皮质酮缓释锭剂,埋藏于腹壁皮下,潴钠作用持续约 8 个月至 1 年。④去氧皮质酮三甲基酸,每次 25～50mg 肌内注射,潴钠作用持续 3～4 周。⑤中药甘草流浸膏,每日 20～40mL,稀释后口服,也有潴钠作用,无上述药物或病情较轻者可试用以此替代。若盐皮质激素过量,患者可出现水肿、高血压,甚至发生心力衰竭。故肾炎、高血压、肝硬化和性功能不全者慎用。继发性肾上腺皮质功能不全者一般不需要盐皮质激素替代。

(3)雄激素:具有蛋白质同化作用,可改善周身倦怠、食欲缺乏和体重减轻等症状。孕妇、充血性心力衰竭患者慎用。目前临床上应用较多的有:①苯丙酸诺龙,10～25mg,每周 2～3 次,肌内注射。②甲睾酮,5.0mg,每日 2～3 次,舌下含服。

(4)外科手术时的皮质激素治疗:Addison 病患者须外科手术时应检查评估肾上腺皮质功能,并根据手术大小给予不同处理。局麻下的小手术无须调整皮质激素的用量。大手术时可于手术麻醉前静脉注射 100mg 氢化可的松。接着 8 小时后再给同样剂量,手术第 1 天需 200～300mg,次日剂量减半,第 3 天剂量再减半,逐渐恢复口服用药。

(5)病因治疗:因肾上腺结核所致的 Addison 病需要抗结核治疗。肾上腺结核可以是陈旧的,也可以是活动的,而且一般都伴有其他部位的结核病灶。特别是在皮质激素治疗后可能使旧结核病灶活动或使活动结核扩散。因此,在 Addison 病伴有结核,尽管无活动结核证据,也主张抗结核治疗半年。自身免疫性肾上腺炎引起的 Addison 病,如合并其他内分泌腺体或脏器受累时,应予以相应的治疗。

继发性肾上腺皮质功能减退症常常同时伴有其他腺垂体功能减退,如性功能和甲状腺功能减退,应予以相应的治疗。甲状腺素的替代治疗应至少在糖皮质激素治疗 1～2 周后开始,以免甲状腺素加重皮质醇缺乏而诱发肾上腺危象。

第三节 原发性醛固酮增多症

一、概述

醛固酮是肾上腺皮质球状带分泌的盐皮质激素,是体内最主要的盐皮质激素,在维持机体钠、钾平衡中起着十分重要的作用,其作用于肾脏远曲小管和集合管,增加 Na^+ 的重吸收,并促进 K^+、H^+ 的排泄,酸化尿液。因肾上腺皮质腺瘤或增生,分泌过多的醛固酮,导致水、钠潴留,体液容量扩增性血压升高,反馈抑制血浆肾素活性,部分伴有低钾血症,称为原发性醛固酮增多症(简称原醛症)。原醛症属于不依赖肾素-血管紧张素的盐皮质激素过多症,与继发性醛固酮增多症不同。

二、流行病学

原醛症是一种继发性高血压,以前认为其患病率不高,在高血压人群中为 0.5%～2%,但是随着筛选方法的进步,近年来国外学者提出原醛症已成为继发性高血压中最常见的形式。该病的发病年龄高峰为 30～50 岁,女性多于男性,男女之比为 1:(1.2～1.5),国外有的文献报道为 1:2.3。

以前的文献报道原醛症在轻到中度高血压患者中的患病率<1%,并将低钾血症作为诊断条件。目前报告原醛症在高血压人群中的患病率至少>10%,美国 Mayo Clinic 近 5 年诊治的原醛症患者已增加 10 倍,我国的原醛症患者量也明显增加。最早报告原醛症并以他的名字命名为 Conn 综合征的 Conn 教授早在 1965 年就曾提出,20% 的原发性高血压患者可能就是原醛症,而诊断出的已经伴有低钾血症的原醛症却实际上是发展到该病晚期的患者。最近的研究也显示仅有 9%～37% 的患者出现低钾血症,而其中仅有 50% 的腺瘤和 17% 的增生患者血钾<3.5mmol/L。因此,低钾血症可能只存在于较严重的病例中,如果将低钾血症作为诊断原醛症的标准,其敏感性、特异性和诊断阳性率则均很低。但遗憾的是,Conn 对 1955 年由他首次报道的"高血压、低血钾"的这段重要修正并未得到大家足够的重视,直到 20 世纪 90 年代后期才逐渐有较多的学者报道原醛症在高血压人群中的患病率>10% 及有正常血钾水平的原醛症。目前由于对原醛症认识的提高及检测技术的发展,已将此病的诊断大大提前。

在美国内分泌学会原醛症指南中指出在美国 JNC6 定义的 1 期(140～159/90～99mmHg)、2 期(160～179/100～109mmHg)和 3 期(>180/110mmHg)高血压患者中的患病率分别为 2%、8% 和 13%;在定义为用 3 种降压药治疗后的高血压患者其收缩压和舒张压仍分别高于 140/90mmHg 的抵抗性高血压患者中,原醛症患病率高达 17%～23%。

三、病因及病理亚型

原醛症的主要类型为特发性醛固酮增多症(特醛症)与醛固酮瘤(Conn 综合征),其他少见类型包括原发性肾上腺皮质增生、肾上腺醛固酮癌、异位分泌醛固酮的肿瘤及家族性醛固酮增多症(Ⅰ型及Ⅱ型)。

(一)醛固酮瘤(APA)

即 Conn 综合征,占原醛症的 35%,以单一腺瘤最多见,双侧或多发性腺瘤仅占其中 10%,一侧腺瘤合并另一侧增生则罕见。醛固酮瘤体积一般较小,肿瘤包膜完整,富含脂质。切面呈金黄色,直径多<3cm,平均为 1.8cm 左右。边界清楚,腺瘤于光镜下呈现球状带细胞、网状带细胞或致密细胞,可见大小不一的混合型细胞。此类细胞可具球状带和束状带细胞特征。导致库欣综合征的肾上腺腺瘤以外的同侧及对侧肾上腺皮质萎缩,而醛固酮瘤同侧或对侧的肾上腺可以正常、增生或伴微结节及大结节,亦有见对侧皮质萎缩者。

醛固酮瘤患者其生化异常及临床症状较其他类型原醛症明显,多为 ACTH 反应型瘤,血醛固酮浓度与 ACTH 的昼夜节律相平行。少数为肾素反应型腺瘤(APRA),APRA 患者取站立位后可引起血浆肾素变化,从而导致血醛固酮升高。

(二)特发性醛固酮增多症(IHA)

特醛症病理变化为双侧肾上腺皮质球状带增生,可为弥漫性或局灶性。增生的皮质可见微结节和大结节,光镜下可见结节由充满脂质的细胞组成,类似于正常束状带细胞。患者对肾素-血管紧张素的反应增强,醛固酮分泌不呈自主性。取站立位时,血肾素的轻微升高即可使血醛固酮增多。静脉滴注血管紧张素Ⅱ后,患者醛固酮分泌增多的反应较正常人和醛固酮瘤患者为强。

(三)单侧肾上腺结节增生性原醛症

单侧性肾上腺增生(UNAH)所致原醛症于 1980 年由 Ganguly A 等首先报道。以后陆续有个案或小样本报告。其特点为单侧肾上腺结节样增生,手术治疗效果良好,已被认为是原醛症的单独病因。随着影像学检查普及,尤其是肾上腺静脉插管采血(AVS)分测两侧肾上腺醛固酮开展以来,此型特醛症的诊断率提高,受到重视。

UNAH 在原醛症中所占百分率,不同报道差别较大,此可能与各研究中心的患者来源不同有关。Mayo Clinic 内分泌高血压研究中心 203 例原醛症患者中 8 例诊断为 UNAH (3.9%),Novisky 等报道腹腔镜肾上腺切除术中占 31%(15/47)。某医院 2000—2004 年收治的 145 例原醛症中,经手术证实的 UNAH 为 14 例,占 9.7%,醛固酮瘤及双侧肾上腺增生分别为 76 例及 55 例。UNAH 临床特点为其病情(血压、血钾、血、尿醛固酮、左心室肥厚发生率等)介于醛固酮瘤组及双侧肾上腺增生组之间。CT 检查准确率为 50%(7/14),AVS 准确性为 85.7%(12/14)。手术后全部患者血钾、血醛固酮恢复正常,血压于半数患者恢复正常,半数显著改善。效果与醛固酮瘤手术后相近。

(四)家族性醛固酮增多症(FH)

分为Ⅰ型即糖皮质激素可治性醛固酮增多症和Ⅱ型家族性醛固酮增多症。

1.糖皮质激素可治性醛固酮增多症(GRA)

即家族性醛固酮增多症Ⅰ型,1966 年由 Sutherland 首先报道。多青年起病,肾上腺呈结节性增生。多为常染色体显性遗传疾病,发病机制为第 8 号染色体 11β-羟化酶基因和醛固酮合成酶基因形成一融合基因,融合基因的 5'端为部分 11β-羟化酶基因,3'端为部分醛固酮合成酶基因,因此编码的蛋白质具有醛固酮合成酶的活性。正常时醛固酮合成酶在肾上腺皮质球状带表达,而 11β-羟化酶在束状带表达,融合基因的形成导致醛固酮合成酶在束状带异位表达,并受 ACTH 的调控,所以患者醛固酮分泌可被糖皮质激素抑制。

2.家族性醛固酮增多症 II 型

1992 年由 Stowasser 首先报道。病情轻重不一,病理类型可为肾上腺腺瘤或增生,抑或同时存在。凡同一家系中出现两个以上确诊的原醛症患者,且醛固酮不能被地塞米松抑制试验所抑制,基因学检查无融合基因存在,即可确诊为家族性醛固酮增多症 II 型。

(五)原发性肾上腺皮质增生症(PAH)

约占原发性醛固酮增多症的 1%。原发性肾上腺皮质增生症在病理形态上与特醛症一致,表现为双侧肾上腺球状带增生,但其生化改变与醛固酮瘤更相似,而与特发性醛固酮增多症不同。本症对螺内酯治疗反应良好,肾上腺单侧或次全切除疗效显著。

(六)分泌醛固酮的肾上腺癌

此型少见,约占原醛症的 1%。肾上腺癌仅有 2.5% 的肿瘤分泌醛固酮,临床上表现为原发性醛固酮增多症。其特点为:①肿瘤体积大,直径大于 3cm。②除醛固酮外,常同时分泌糖皮质激素、性激素。③明显高醛固酮血症伴严重低血钾和碱中毒。④肿瘤切除后易复发。如有上述特征,应高度怀疑癌肿,病理上细胞学检查往往难以做出肯定诊断,诊断的最可靠依据还赖于肿瘤的远处转移。

(七)异位分泌醛固酮肿瘤

极少见,可发生于肾内的肾上腺残余肿瘤或卵巢肿瘤,也有发生于睾丸肿瘤的报道。

四、病理生理

原醛症一系列的病理生理变化均由超生理需要量的醛固酮所致,主要为高血压、低血钾及碱中毒、肾素-血管紧张素系统受抑制。

醛固酮为潴钠排钾激素,主要生理作用是促进肾远曲小管钠离子重吸收及钾离子排泄。原醛症者分泌大量醛固酮,使肾远曲小管 Na^+ 重吸收增加,尿钠排出减少,体钠潴留,血容量增加。患者钠摄入量大于排出量,钠代谢呈正平衡。但当体内钠滞留至一定程度时,往往可见患者尿钠排泄增加,钠代谢接近于平衡状态。肾小管这种摆脱醛固酮影响,不再继续潴钠的现象称为"脱逸"现象。目前认为脱逸现象的发生与心钠素代偿性分泌增多有关。心钠素是心房肌细胞产生和分泌的一种排钠、利尿、降血压的循环激素,钠负荷、血容量增加、右心房压力增高等因素均会刺激心房肌释放心钠素。20 世纪 80 年代中期,某医院于 20 例醛固酮患者证实其血浆心钠素值为正常对照值的 3 倍,血浆心钠素与血浆醛固酮、收缩压、舒张压皆呈正相关;手术切除分泌醛固酮的腺瘤后,血浆心钠素下降至正常范围,与血压的下降一致,提示心钠素增多是原醛症中的继发性反应。当原醛症患者钠潴留及血容量增多至一定程度时,即刺激心房内压力感受器,使心钠素分泌增多,心钠素抑制肾近曲小管钠重吸收,使到达远曲小管的钠离子增加,超过醛固酮作用下远曲小管重吸收钠的能力,尿钠排泄增加,即产生"脱逸"现象。"脱逸"现象在原醛症的病理生理中起重要作用,心钠素的参与,避免了钠的继续潴留,从而使机体在血容量轻度增多、血压升高的条件下,达到了平衡状态,很大程度上避免了浮肿、心衰的发生。此外,心钠素可抑制肾小球旁细胞肾素的分泌及肾上腺皮质醛固酮的分泌,并能对抗 AT-Ⅱ(血管紧张素Ⅱ)的缩血管作用,是拮抗肾素-血管紧张素-醛固酮系统的重要内分泌激素。

醛固酮的排钾作用与其钠重吸收作用密切相关。当远曲小管腔内 Na^+(阳离子)被重吸收后,肾小管腔内液的电离子呈负性状态,此时小管细胞内的阳离子 K^+ 和 H^- 即随着电化学梯度被分泌至小管腔内液中而随尿排出。原醛症由于大量醛固酮促进肾远曲小管钠重吸收增加,故钾的排泄亦增加,造成机体严重缺钾。醛固酮促进肾远曲小管排钾的作用受到达肾远曲小管 Na^+ 浓度的影响,远曲小管内 Na^+ 含量越高,尿 K^+ 排泄越多。反之,肾远曲小管内 Na^+ 含量减少,K^+ 分泌减少,尿 K^+ 排出亦减少。所以当钠摄入减少,使到达远曲小管的钠减少时,醛固酮的排钾作用即明显减弱。此外,原醛症中钾的排泄不受钠"脱逸"的影响而减少,这是由于钠"脱逸"是在心钠素作用下,近曲小管钠重吸收减少,而并非远曲小管中钠重吸收减少所致,故远曲小管中钠重吸收及 Na^+-K^+ 交换不变,钾仍不断丢失。

生理条件下,肾素-血管紧张素系统是调节醛固酮分泌的最主要因素。肾素-血管紧张素系统活性增高可刺激醛固酮分泌。肾素分泌受体液容量和钠离子浓度影响,当细胞外液容量减少,肾动脉压下降或肾小管腔内 Na^+ 浓度降低时,肾小球旁器分泌肾素增加,继而肾素-血管紧张素系统兴奋醛固酮分泌,促进钠重吸收和容量扩张。相反,当细胞外液容量扩张或肾小管腔内 Na^+ 浓度增高时,肾素分泌受抑制,醛固酮分泌减少,尿钠排泄增多,使高钠和高容量得以纠正,体内代谢维持平衡。原醛症时醛固酮分泌增多,体内钠增多,血容量增加,抑制肾素-血管紧张素系统,形成特征性的高血压、高醛固酮、低肾素综合征。原醛症尤其是醛固酮瘤患者,不仅基础肾素-血管紧张素活性降低,在兴奋肾素-血管紧张素诸因素(如直立,低盐饮食,应用排钾利尿剂等)的作用下,其肾素-血管紧张素系统的活性亦不像正常人那样升高。

原醛症患者在大量醛固酮作用下,尿中长期大量失钾,细胞外液中 K^+ 浓度降低,细胞内 K^+ 相继逸出,于是细胞内 K^+ 含量降低。与此同时细胞外液的 Na^+ 和 H^+ 进入细胞内,且从细胞内排出的能力降低,细胞内 Na^+ 和 H^+ 增加,引起细胞内酸中毒和细胞外碱中毒,血 pH 上升,血浆重碳酸盐增高。此外,正常人,当由于肠道失钾等因素所致体内低钾时,肾小管上皮细胞内 K^+ 含量减少,于是远曲小管内 Na^+-K^+ 交换减少,Na^+-H^+ 交换增加,尿呈酸性。而在原醛症中,尽管严重失钾,但由于大量醛固酮的潴钠排钾作用,远曲小管中 Na^+-K^+ 交换仍被促进,Na^+-H^+ 交换则被抑制,肾小管细胞泌氢减少,故尿不呈酸性,可呈碱性或弱碱性。因此,细胞内液酸中毒,细胞外液碱中毒及碱性尿为原醛症的特征。

五、临床表现

(一)高血压

为原醛症患者最早和最常出现的症状,血压多为中度升高,也可呈难治性高血压,少数表现为恶性高血压,亦有极少数患者血压可完全正常,但此时,往往呈相对高血压,即与患病前相比,血压明显升高。以往认为原醛症是相对良性的高血压,血管并发症的发生率比较低。但近年来报道的研究结果并非如此,原醛症患者与年龄、性别、高血压病程、血压升高程度相匹配的原发性高血压患者相比较,心血管事件发生率及死亡率皆增高。患者很少出现水肿,这与钠离子的"脱逸"现象有关。常规降压药物治疗往往效果不佳,因而难治性高血压者应怀疑原醛症可能并做必要的筛查试验。另外,还应注意到如用氢氯噻嗪等排钾利尿剂可导致低血钾加重或原来血钾不低者出现低血钾。不同的亚型,原醛症的高血压程度亦有差别,醛固酮瘤者的血压高于特醛症。目前,已经逐渐把醛固酮看成心血管系统疾病的一个独立的危险因素。

(二)低血钾

为原醛症的另一重要症状。早有研究发现,低血钾和严重钾丢失是原醛症这一存在已久的活动性疾病的后期表现。以往由于诊断时间较晚,故低血钾的发生率较高,但近年随着诊断水平的提高,原醛症的确诊时间明显提前,甚或相当多的特醛症是在高血压人群中筛选出来的,因而低血钾发生率明显降低,大约50%的醛固酮瘤和仅17%的特醛症患者出现低血钾。低血钾可仅表现为疲乏无力,也可为典型的周期性麻痹。通常先累及双下肢,导致肌无力或肌麻痹,严重者四肢均受累,甚至影响吞咽、呼吸;肌麻痹的发生与低血钾的程度及细胞内外钾离子的浓度梯度差有关。长期低钾由于致细胞内外钾浓度梯度差减少,因而症状可较轻,但可累及心脏,心电图表现为 U 波明显、ST-T 变化、Q-T 间期延长等低钾图形,另可有早搏、心动过速甚至室颤等心律失常表现。长期低钾还可使肾小管上皮细胞呈空泡样变性,导致肾脏浓缩功能减退,表现为多尿、夜尿增多、口干、尿比重低。

(三)其他

原醛症患者糖代谢紊乱的患病率升高。原醛症患者醛固酮分泌增多,直接作用于胰岛素受体,从而使胰岛素敏感性降低;醛固酮通过下调其自身受体,抑制前单核细胞胰岛素受体 mRNA 的表达及胰岛素结合作用;醛固酮可使丝裂原活化蛋白激酶及蛋白激酶 B(Akt)失活,从而阻断胰岛素信号转导通路;此外,细胞内失钾可损害胰岛 B 细胞功能,致胰岛素释放减少和作用减弱,引起糖耐量受损甚或糖尿病。另外,不仅是糖代谢紊乱,而且血脂紊乱及腹型肥胖在原醛患者中的患病率较同年龄的正常人群升高。儿童患者由于长期缺钾等代谢紊乱,可出现生长发育迟缓。原醛症患者因细胞外碱中毒,游离钙减少,血镁降低等因素,易出现手足搐搦和肌肉痉挛。但症状的发生常与血钾浓度有关,低钾明显时,由于神经肌肉兴奋性降低,不易出现手足搐搦等症状。而一旦补钾后,神经肌肉兴奋性提高,易出现手足搐搦。

六、诊断

原醛症的诊断可分为两种情况,一是在临床所见高血压患者中将处于不同条件下的原醛症患者敏锐地识别出来,包括血钾正常的高血压患者(如难治性高血压),有轻度低血钾或利尿剂等诱因所致间歇性低血钾,以及已有明显低血钾的患者;另一种情况是主动对高血压患者,尤其是原醛症发病较高的群体进行筛查。

美国内分泌学会于 2008 年组织国际知名专家讨论并发表了原发性醛固酮增多症病例检出、诊断、治疗的指南。该指南将原醛症的诊断分为三个步骤:检出(习惯称为筛查)试验、证实试验和分型试验。

(一)检出试验

目前血浆醛固酮/肾素比值(ARR)[醛固酮 ng/dL,肾素活性 ng/(mL·h)]已被证实是最佳的检出试验。下述情况原醛症患病率较高,推荐作筛查试验:①美国高血压检出,评估及治疗联合委员会第6次报告(JNC Ⅵ)的2期(＞160～179/100～109mmHg)和3期(＞180/110mmHg)高血压者;②难治性高血压,即三药联合治疗未能控制血压者(收缩压＞140mmHg,舒张压＞90mmHg);③自发性或利尿剂诱导出现低血钾的高血压患者;④发现肾上腺意外瘤的高血压患者;⑤有早发高血压(＜20岁)或年轻(＜40岁)脑血管病变家族史的高血压患者;⑥所有原醛症患者的患有高血压的一级亲属。高血压患者如用一般降压药物效果不好,尤其伴自发性低血钾及周期性麻痹,或用利尿剂等药物易发生低血钾者,应怀疑原醛症可能,需做进一步检查以确诊或排除。

ARR作为筛查试验是在1981年提出的,以后美国MayoClinic、澳大利亚Brisbane高血压研究所等单位即开始在临床应用ARR从高血压患者中筛查原醛症。按一项含欧(意大利)、亚(新加坡)、澳、北美(美国)、南美(智利)的5个专业化高血压研究中心的回顾性汇聚报道,5个中心在ARR初筛为可能原醛症后,皆经证实试验确诊,筛查前后相比,发现筛查后原醛症的检出率增加了5～15倍;在系统采用肾上腺静脉采血样(AVS)的4个中心,醛固酮瘤占原醛症中的28%～50%,而于未做此检查者为9%。由此可见高血压患者中筛查原醛症的效果。另几项对不同分期高血压患者通过ARR筛查原醛症的研究中,发现2期高血压中原醛症的检出率为8%,3期高血压中原醛症的检出率为13%,而难治性高血压中有高达17%～23%的原醛症患者。因此,在高血压患者中筛查原醛症患者显得尤为重要。目前ARR被推荐为最有价值和最可信的原醛症筛查指标。但对ARR在原醛症筛查中的切点尚缺乏一致的意见,大多研究者以20～50为切点,若以50为切点,ARR对原醛症诊断的敏感性为92%,特异性达100%。上海瑞金医院高血压科于65例原发性高血压及45例证实的原醛症(腺瘤或增生)患者作ARR测定(立位2小时),分别为10.0±4.8及69.9±21.3,由ROC曲线所得切割值为24。其敏感性为93.33%,特异性为93.85%,以此切割值于178例高血压患者中检出15例原醛患者。

有研究将ARR与血浆醛固酮(PAC)结合起来作为原醛症筛查指标,并有助于原醛症的分型。按Mayo Clinic的经验,当ARR切割值定于20,同时PAC水平至少为15ng/dL,90%以上为手术证实的醛固酮瘤(该院PAC15ng/dL处于正常值的高范围,正常值高限为21ng/dL)。另一报道将ARR切点定为30,同时要求PAC达到20ng/dL,对醛固酮瘤诊断的特异性为91%,敏感性为90%。不过,对ARR同时要求较高的PAC值会降低对总体原醛症诊断的敏感性。

试验方法:ARR应在早晨起床2小时后进行,时间为8:00～10:00为佳,抽血前应坐位5～15分钟,试验前不应限制盐的摄入量。血浆醛固酮和肾素活性测定血标本应使用同时采集的标本。为了取得可靠、较稳定的结果,受试者需接受以下准备:①补充钾盐,使血钾达正常范围(大约4.0mmol/L),因低血钾时醛固酮分泌受抑制。②影响醛固酮及(或)血浆肾素活性药物的调整。一些药物可影响ARR测定的结果,盐皮质激素受体拮抗药如螺内酯、以普利酮以及保钾利尿剂阿米洛利需在测ARR前停用至少6周。其他对ARR测定有影响的药物包括血管紧张素转换酶抑制剂、血管紧张素Ⅱ受体阻滞剂、β肾上腺素能受体阻滞剂、钙离子通道阻滞剂、利尿剂、雌激素、非甾体类抗炎药。对于轻度高血压患者,可视情况暂停上述有关降压药,对中重度高血压,停药有一定危险性,可将原用降压药改为对 ARR 影响小的非二氢吡啶类钙离子通道阻滞剂,如维拉帕米缓释片,单药治疗或在必要时联用 α 肾上腺素能受体阻滞剂。

需注意在出现肾功能减退时 ARR 可呈假阳性结果。由于 ARR 的数值高度依赖肾素的检测值,因此,应建立本实验室血浆肾素活性(PRA)测定或肾素浓度(DRC)的正常值范围、批间和批内变异度,肾素测定的敏感性应低至 $0.2 \sim 0.3$ng/(mL·h)(DRC 2mu/L),延长孵育时间可提高 PRA 的敏感性,因而也不建议血标本在抽血后冰浴保存。血浆醛固酮水平测定可采用放免或化学发光等方法。

测定值间的换算:由于不同实验室采用的测定方法和单位不同,往往会导致理解的混乱。但可用经验公式换算,一般情况下,1ng/dL 醛固酮相当于 27.7pmol/L,而肾素则为 1ng/dL/h [12.8pmol/(L·min)]的 PRA 相当于 8.2mu/L(5.2ng/dL)的 DRC。

(二)证实试验

对于已出现低血钾,并明确系由肾失钾所致,血、尿醛固酮高于正常,血浆肾素活性及血管紧张素Ⅱ受抑制,ARR 明显高于切割值,原醛症诊断已成立者,不必再做证实试验,可直接进行分型鉴别的有关检查。对不伴低血钾的高血压患者,有上述疑似原醛症特点的患者,ARR 超过切割值,血醛固酮轻度升高或在正常范围者,可做证实试验。主要是在给予钠负荷造成高容量状态后观察血醛固酮是否能如常被抑制,如抑制值不够达标则提示原醛症。

至今尚无任何金标准试验可单独作为确诊试验,常用的 4 项试验为:口服钠负荷试验、静脉生理盐水试验、氟氢考的松抑制试验和卡托普利激发试验。4 项试验的敏感性、特异性、可靠性相互之间并无差异,试验的选择一般根据患者的耐受能力、经济承受能力、医生的经验及试验习惯进行选择。在行证实试验时应避免干扰试验准确性的抗高血压药物,并且需在补钾后血钾正常的条件下进行。

1.口服钠负荷试验

将每日钠摄入量增加至 218mmol(相当于 12.8g 氯化钠),共 3 天。在此高钠试验的第 3 日测定 24 小时尿钠、醛固酮和肌酐含量。肾功能正常者在此条件下,24 小时尿钠大于 200mmol,醛固酮被抑制在 $<10\mu$g/24h,如尿醛固酮$>12\mu$g/24h(亦有认为需$>14\mu$g/24h),则表示有自主性醛固酮分泌状态,符合原醛症。此试验不可用于未得到控制的严重肾功能减退、心衰、心律失常及重度低血钾患者。如患者在试验前已经是摄入高盐(12g/d),则无必要进行此试验。按 2004 年 10 月公布的《中国居民营养与健康》调查结果,城乡居民合计每日摄入食盐量 12g,酱油 9g,属于高盐饮食,故不需做此试验。

2.静脉生理盐水试验

在过夜空腹后,静卧位下经静脉在 4 小时内输入 2000mL 生理盐水,并于输液开始和结束时分别采血测定血浆醛固酮水平。试验过程中应检测血压和心率。正常人血醛固酮水平应抑制到 5ng/dL 以下,而原醛症患者则在 10ng/dL 以上,在 $5 \sim 10$ng/dL 之间者,高度怀疑,但不能确诊,应行其他试验进一步证实。此试验的禁忌证与口服钠负荷试验相同。

3.氟氢考的松抑制试验

醋酸氟氢可的松 0.1mg,q6h,连用 4 天,同时每日三餐食物中各增加 2g 氯化钠(注:按前述中国居民摄入高盐饮食,如行此试验,不必另增加氯化钠摄入量)。试验期间每日测定血钾浓度,并补充足量的钾以维持血 K^+ 正常。用药后第 4 日上午 10:00 站立 10~15 分钟后取血。原醛症患者血浆醛固酮水平在 6ng/dL 以上,而肾素活性小于 1ng/(mL·h)。于上午 7:00 及 10:00 还需采血测皮质醇,10:00 测值需低于 7:00 方可排除 ACTH 的干扰因素。有文献报道在氟氢考的松试验时可出现 Q-T 间期延长,伴有心室功能减退。目前,此试验在临床中应用逐渐减少。行此试验时则应严密观察受试者生命体征。有前述二试验中禁忌证者也不宜行此试验。

4.卡托普利激发试验

正常生理情况下,卡托普利可通过抑制血管紧张素Ⅰ(AT-Ⅰ)向 AT-Ⅱ的转换,而抑制醛固酮分泌,增加肾素水平。受试者在取坐位或站立位至少 1 小时后,服卡托普利 25mg,在服药前及服药后 1 或 2 小时,采血测血浆肾素活性、醛固酮及皮质醇。试验期间受试者取坐位。正常人血浆醛固酮被抑制(>30%),肾素活性升高,而原醛症(尤其是醛固酮瘤)患者血浆醛固酮仍保持在高水平,肾素活性仍处于抑制状态。少数特醛症患者血浆醛固酮可有下降。此试验尤适用于存在盐负荷试验有禁忌证的患者。在试验过程中患者可能出现血压降低,因而需密切监测血压变化。有报道此试验有不少的假阴性或模棱两可的结果。

(三)分型试验

临床上确诊的、筛查中经 ARR 及证实试验诊断的原醛症患者需进行分型以明确病因,为治疗决策。

1.CT 扫描

肾上腺高分辨力 CT 检查的特异性高,对诊断醛固酮瘤有重要价值,在患者感受、安全性、费用等方面有优势,一般多认为首选检查。肾上腺的 CT 征象的常见描述有:正常肾上腺、一侧腺瘤(直径>1cm)、单侧或双侧肾上腺增粗、一侧微腺瘤(直径≤1cm)、双侧大腺瘤或微腺瘤等。最常见的醛固酮瘤的 CT 征象为一侧较小的低密度腺瘤,通常直径<2cm。而特醛症患者 CT 则可表现为正常、双侧增粗或双侧结节样增粗。但皮质癌则更多表现为占位病变,直径>4cm,且边缘不规则;但偶尔皮质癌也可较小,而此时若仅根据 CT 征象则易误诊。肾上腺 CT 在分型诊断中也有不足之处,例如,小醛固酮瘤由于 CT 表现为正常或类似结节而被误诊为特醛症,而结节样肾上腺增生又难以与醛固酮瘤鉴别,而一旦误诊会导致不必要的手术。还应注意到,在 40 岁以上者,单侧无功能腺瘤并非罕见,仅依靠 CT,很难与醛固酮瘤鉴别。MRI 在肾上腺影像学中并不优于 CT,MRI 对醛固酮瘤的敏感性高,而特异性略差,有时可出现假阳性结果,可使双侧肾上腺增生的原醛症及原发性高血压伴无功能性肾上腺腺瘤误诊为醛固酮瘤。

2.肾上腺静脉插管采血(AVS)

可鉴别醛固酮过度分泌是单侧来源还是双侧来源,对原醛症的分型诊断、治疗方式选择和疾病转归及预后非常重要。若能确定是单侧腺瘤或增生,手术治疗可使所有患者的低血钾正常,高血压改善,使 30%~60%的高血压治愈。而影像学检查在鉴别醛固酮瘤和特醛症、无功能腺瘤和醛固酮瘤方面有一定局限性。因此,目前,AVS 越来越多地应用于上述情况的鉴别,并成为各种指南推荐的首选鉴别方法。但也必须指出,AVS 为一创伤性检查,且费用昂贵,因而,在确诊原醛症后在需要的情况下进行此试验。

方法:①插管在过夜空腹并静卧至少8小时后进行,于上午8:00～9:00开始,11:30前结束。整个过程在数字减影(DSA)引导下进行。患者保持卧位,将导管自右侧股静脉插至下腔静脉、左右肾上腺静脉内,推注少量造影剂(2%泛影葡胺)证实后,先抽弃导管内残留液体,然后采样送检,检测血醛固酮及皮质醇。所有插管操作应由有经验的医师完成。②在静脉注射人工合成ACTH(250μg,静脉推注)前后,分别采血检测血醛固酮和皮质醇;或是在静脉输注人工合成ACTH(50μg/h,静脉输注,在插管前30分钟开始,试验过程结束后终止)的同时,采血测定血醛固酮和皮质醇。目前,较为推崇的方法是在静脉输注人工合成ACTH的同时采血。

由于一般情况下双侧肾上腺皮质醇分泌是相当的,为能准确评估双侧肾上腺醛固酮分泌,消除由于插管位置等因素可能造成的误差,因而,以皮质醇校正的醛固酮值(即醛固酮/皮质醇比值)作为双侧肾上腺醛固酮比较的指标较单纯比较两侧醛固酮之比更为可靠。

结果的判断:①在静脉输注人工合成ACTH时,将优势侧与对侧的比值的切点定为4:1,提示优势侧为醛固酮瘤或单侧增生,但若小于3:1则提示无优势侧,即为双侧肾上腺增生。若在3:1与4:1之间,则不能确定优势或均势分泌,需要结合其他临床指标及CT等辅助检查确定优势侧,或随访一段时间(3～6个月)后复查。②在未用人工合成ACTH刺激的情况下,确定优势侧的切点为2:1,低于1.5:1则为均势分泌,而在1.5:1和2:1之间,则不能确定优势或均势分泌。③也有学者认为,可用肾上腺静脉皮质醇校正的醛固酮值与外周血测值比较,若一侧大于2.5,但对侧比值不高于外周血,则可确定大于2.5侧为优势分泌。

AVS在诊断单侧醛固酮分泌的敏感性和特异性分别为95%和100%,明显优于肾上腺CT,后者分别为78%和75%。而且,CT可将双侧肾上腺增生的单侧结节误诊为肾上腺腺瘤因而导致不适当的手术治疗。但是,AVS对操作者的要求较高,尤其是成功准确地在右侧肾上腺静脉采样更难,对47项报道的综述发现,仅74%的操作可成功在右侧肾上腺静脉采样。但对有经验的操作者来讲,成功率可提高到90%～96%,且并发症的发生率亦低,通常小于2.5%,并发症主要是出血,此可通过造影确定导管位置等方法避免。

如果AVS失败或结果难以判定,首先,可在相隔一定时间后再次行AVS;也可以采取药物,以醛固酮受体拮抗剂为主治疗,继续随访;或根据CT等影像学资料,结合体位试验或同位素检查等以明确分型。

有关单侧结节肾上腺增生性原醛症的诊断:对于病情较重(低血钾及高血、尿醛固酮),CT表现为单侧肾上腺>1cm结节患者,单侧结节肾上腺增生性原醛症的可能性较大;而CT示单侧肾上腺≤1cm结节及多结节患者中,AVS对诊断单侧肾上腺增生性原醛症甚为重要。

3. ^{131}I胆固醇肾上腺扫描

目前已很少用于临床。胆固醇是皮质激素合成原料,因而在肾上腺皮质浓聚,尤其是腺瘤及增生组织时,可用^{131}I标记胆固醇后显示浓集部位。如一侧肾上腺放射性浓集,提示该侧有腺瘤。一般腺瘤在1cm以上者,90%可正确定位。如两侧均有放射性浓集,提示为双侧增生,符合率为70%。据某医院报道,140例行此检查者,其中126例腺瘤,定位正确者115例,错误及不能肯定者11例,准确率为91.3%;增生14例,诊断不符者5例,准确率为64.3%;该法总的诊断符合率为89.6%。

4. 肾上腺B超

临床使用方便且无创伤,可作为辅助检查,在有经验的医生操作下,此检查亦有独特价值。文献报告认为直径>1.3cm的醛固酮瘤均可显示,小腺瘤难与特发性增生鉴别。

5. 体位试验

多数APA患者醛固酮分泌有一定的自主性,不受肾素-血管紧张素Ⅱ的影响,由卧位改取站立位后血醛固酮不像正常人及原发性高血压患者上升;而特醛症肾上腺增生患者醛固酮分泌呈非自主性,且对肾素-血管紧张素Ⅱ的反应增强,站立位时此系统活性的轻微升高即可使血醛固酮分泌增多。受试者于过夜平卧后,于上午8:00卧位取血测醛固酮、皮质醇,然后站立4小时(可稍行动或短暂取坐位)后再取血测两激素浓度。正常人8:00卧床至中午12:00,血醛固酮水平下降,与血皮质醇水平下降相一致。如由8:00从卧位改为站立位至中午12:00,则血醛固酮水平上升,表明体位的作用大于ACTH作用。特醛症患者基础血浆醛固酮仅轻度升高,站立4小时后则明显上升,至少超过8:00测值的33%,这是由于患者站立后血浆肾素水平升高所致。醛固酮瘤患者基础血醛固酮明显增高,多超过20ng/dL,站立后血醛固酮不增高或反而下降。这是由于醛固酮瘤患者醛固酮大量分泌,血容量明显扩张,强烈抑制肾素-血管紧张素系统的活性,即使站立4小时也不足以兴奋肾素的释放。同时由于腺瘤ACTH依赖明显,随着ACTH下降,血醛固酮反见降低,故醛固酮不增高甚至降低提示醛固酮瘤。据16篇报道中246例经手术证实APA患者体位试验的综合分析,其准确性为85%。糖皮质激素可治性原醛症(GRA)行此试验时,站立后血醛固酮也不上升,反而下降。因为患者血醛固酮的分泌主要受ACTH的调节。试验同时应取血测皮质醇,如8:00～12:00皮质醇浓度下降,提示ACTH正常节律存在,如此期间血皮质醇和醛固酮均增高,则试验无意义。

6. 赛庚啶试验

赛庚啶为5-羟色胺拮抗剂,而5-羟色胺可调节醛固酮分泌。一次口服赛庚啶8mg,并于服药前及服药后每30分钟抽血1次,历时2小时,测血浆醛固酮。原发性醛固酮增多症的腺瘤型患者醛固酮分泌呈自主性,不受血清素调控,血浆醛固酮服药前、后无明显变化;特醛症者血浆醛固酮下降0.11mmol/L(4ng/dL)以上,或较基础值下降30%以上;多数患者在服药后90分钟下降更明显,平均下降约50%。赛庚啶抑制试验现已不常用。

7. 血浆18-羟皮质酮测定

晨8:00正常值为(10.1±6.5)ng/dL,醛固酮瘤患者>100ng/dL,而特醛症患者低于100ng/dL。这是由于醛固酮瘤患者血钾严重降低,使醛固酮合成的最后步骤18-羟皮质酮脱氢变为醛固酮的速度减慢,使18-羟皮质酮增高;而特醛症患者缺钾相对较轻,此影响较小。此试验的准确性不到80%,还不能据之以指导原醛症分型。

8. 糖皮质激素可治性原醛症(GRA)相关检查

有研究认为在早发高血压病(发病年龄小于20岁),尤其是病情重,难治性者并有早发高血压及(或)年轻发生卒中家族史者(小于40岁),应怀疑GRA并行基因检查。GRA又称家族性原醛症Ⅰ型(FH-Ⅰ),为常染色体显性遗传,占原醛症的不到1%。由于多为融合基因突变导致,因而基因检测的方法可选用Southern杂交和PCR产物直接测序。家族性原醛症

Ⅱ型,也为常染色体显性遗传,与FH-Ⅰ型不同的是其高醛固酮血症不能被糖皮质激素抑制,同时GRA基因检测阴性,其发生率并不确切,但有报告认为高达原醛症患者的7%,其分子基础至今不清。

ACTH兴奋试验和地塞米松抑制试验:原醛症患者发病年龄小,高血压可轻可重,低血钾症状较轻,肾上腺B超及CT检查正常,而体位试验时血浆醛固酮水平无明显升高,应考虑糖皮质激素可治性醛固酮增多症,可行ACTH兴奋试验。本病患者在滴注ACTH后,醛固酮分泌呈过度反应。地塞米松抑制试验,每日给患者口服地塞米松2mg,数日后血醛固酮可降至正常水平,高血压和低血钾的表现在服药10天内得到改善,甚而恢复正常。此后给予患者小剂量地塞米松(0.5mg/24h)治疗,可使患者维持于正常状态。醛固酮瘤及特醛症患者的血浆醛固酮水平也可一过性地被地塞米松所抑制,但一般不能降至正常水平,而且能被抑制的时间较短,服药2周后,醛固酮的分泌不再被地塞米松所抑制,血醛固酮再度升高。

9.原发性肾上腺皮质增生性原醛症的特点

原醛症患者如肾上腺CT检查示增生或正常,体位试验时血浆醛固酮变化水平与醛固酮瘤相仿,呈下降趋势,且地塞米松不能抑制醛固酮分泌,则应考虑此种类型的原醛症。

10.产生醛固酮的肾上腺癌

临床很少见,肿瘤分泌醛固酮及其前体物,血及尿醛固酮明显增高,不受体位、钠负荷及ACTH影响,肿瘤往往同时分泌多种类固醇激素,兼有脱氧皮质酮、皮质酮、皮质醇和雄激素的临床和激素水平的异常。B超、CT检查显示巨大肿块,而^{131}I胆固醇扫描可因在瘤体内过度分散或癌细胞对其摄取减少而不易显像。

七、鉴别诊断

由高血压患者中检出原醛症的过程见前文。此处主要叙述原醛症与其他伴高血压、低血钾疾病的鉴别。

(一)伴高血压、低血钾、肾素被抑制的疾病

此类疾病在病理生理上与原醛症的主要区别为醛固酮分泌不高,反而降低,可由于:①具盐皮质激素活性的去氧皮质酮产生过多;②盐皮质激素受体(MR)被皮质醇激活;③上皮细胞钠通道(醛固酮-MR的作用靶点)基因突变使通道处于激活状态所致。

1.去氧皮质酮(DOC)过多所致盐皮质激素过多综合征

(1)先天性肾上腺皮质增生症:由于合成肾上腺皮质激素所需酶系统缺陷导致中间产物DOC堆积。

①$P450_{c11}$(11β-羟化酶)缺陷:11β-羟化酶是11-去氧皮质酮和11-去氧皮质醇转化为皮质酮和皮质醇的关键酶。该酶缺乏,皮质酮和皮质醇的合成障碍,11-去氧皮质酮和11-去氧皮质醇堆积,此两种物质,尤其是前者有潴钠排钾活性,引起血容量增加、血压增高、低血钾、肾素被抑制等与原醛症类似的临床表现,其与原醛症的区别在于:a.该病引起潴钠排钾的物质主要是11-去氧皮质酮,而不是醛固酮。b.由于皮质醇合成障碍,对垂体ACTH的反馈抑制减弱,ACTH分泌增多,引起患者皮肤黏膜色素增加。肾上腺雄激素的合成不需要11β-羟化酶,由

于前体物质的大量增加(17-羟孕酮),使雄激素的产生增多,临床引起女性男性化,男性性早熟等性征异常。c.11-去氧皮质醇及其代谢产物都有和四氢皮质醇相同的侧链,在 17α 位上有羟基,故尿中 17-羟皮质类固醇增高;又由于雄激素增多,尿 17-酮类固醇排量亦增多。鉴于 11β-羟化酶缺陷者以上临床和生化特点,对高血压、低血钾者,可以根据伴男性化及血皮质醇降低,ACTH 增高,尿 17-羟皮质类固醇及 17-酮类固醇增高,血、尿醛固酮降低等特征与原醛症相鉴别。

②$P450_{c17}$(17α-羟化酶)缺陷:肾上腺皮质合成激素的过程中,孕烯醇酮转变为 17α-孕烯醇酮,孕酮转变为 17α-孕酮均需要 17α-羟化酶,该酶缺陷时:a.孕酮不能转化为 17-孕酮,致使皮质醇合成障碍,而孕酮、脱氧皮质酮、皮质酮产生增加,而后两种物质具有潴钠活性,因而引起高血压、低血钾。b.孕烯醇酮和孕酮不能转变为 17α-孕烯醇酮和 17-羟孕酮,致使脱氢异雄酮和雄烯二酮明显减少,最终导致雄激素和雌激素均减少。由于雄激素不足,男性性器官分化差,呈男性假两性畸形;由于雌激素不足,女性无青春期呈原发性闭经。c.皮质醇不足,ACTH 增高,性激素不足,则 LH、FSH 增高。

对高血压、低血钾,同时双侧肾上腺增生患者应检查其性分化、发育、性腺功能状态,了解有无雄激素过多或性幼稚的表现,需要时做核型检查。

(2)肾上腺分泌去氧皮质酮的肿瘤:肾上腺肿瘤可产生 DOC 而造成盐皮质激素过多综合征,伴高血压、低血钾及肾素被抑制。此类肾上腺瘤多为体积大的恶性肿瘤,除 DOC 外往往同时分泌雄激素及雌激素,可致女性患者男性化,男性患者女性化。醛固酮的分泌明显受到抑制,血浆 DOC 明显升高,尿中四氢去氧皮质酮排量显著增多。肾上腺 CT 示巨大肿瘤。治疗最好能将肿瘤完全切除。

(3)全身性糖皮质激素抵抗综合征:此病是由于糖皮质激素受体基因发生突变所致。由于皮质醇对下丘脑-垂体 ACTH 释放素(CRH)及 ACTH 的反馈抑制减弱,ACTH 分泌增加,刺激肾上腺皮质三类激素产生过多。血皮质醇及尿游离皮质醇增多,但临床上并无库欣综合征的表现。盐皮质激素主要去氧皮质酮、皮质酮增多,临床表现为高血压、低血钾、肾素-血管紧张素被抑制,醛固酮分泌减少。大量皮质醇在肾小管上皮细胞中超越了 11β-羟类固醇脱氢酶 2 型(11-HSD2)将其转变为无活性皮质素的能力,而作用于盐皮质激素受体也可为出现高血压、低血钾的原因。雄激素分泌增多于女性引起多毛及男性化,于男孩则引起性早熟。此病诊断线索为盐皮质激素及雄激素增多的症状,皮质醇增多但无库欣综合征的表现。

2.11β-羟类固醇脱氢酶缺陷

致使皮质醇作用于盐皮质激素受体(MR)而引起此类综合征。分为先天性及继发性。

(1)表象性盐皮质激素过多综合征:表象性盐皮质激素过多综合征(AME)是一种临床少见的常染色体隐性遗传性疾病,其病因为先天性 11β-HSD2 缺陷。见于儿童和青少年。该病的临床表现与原醛症十分相似,高血压、低血钾性碱中毒,血浆肾素活性极低,螺内酯可拮抗高血压和低血钾,提示有盐皮质激素的作用存在。而与原醛症不同的是,患者体内醛固酮及所有已知的盐皮质激素水平均极低甚至缺如,无盐皮质激素过多的实验室依据。盐皮质激素过多的症状可被小剂量地塞米松所抑制,提示该病中发挥锂盐激素作用的物质是皮质醇。当青少年有明显盐皮质激素过多症状出现时,排除 11β-羟化酶和 17α-羟化酶缺陷,尿 17-羟皮质类固醇排量降低,应高度疑及该综合征的可能性。

(2)服用甘草、生胃酮所致高血压、低血钾:甘草含甘草次酸,而生胃酮则为甘草次酸的衍生物,服用大量甘草及其衍生物,可引起潴钠排钾。这是由于甘草及其衍生物阻滞 11β-羟类固醇脱氢酶的作用,使皮质醇向皮质素转化障碍,同时又阻滞皮质醇 A 环还原,其后果相同于表象性盐皮质激素过多综合征,引起潴钠排钾、高血压等表现。患者的服药史及低醛固酮水平可提供鉴别诊断的依据。

(3)库欣综合征:重型库欣综合征,主要是异位 ACTH 综合征、肾上腺癌所引起者,常伴明显高血压、低血钾。以往认为与盐皮质激素(皮质酮、去氧皮质酮)分泌过多有关,目前增加的解释为皮质醇的产生量过多,超越了肾中 11β-羟类固醇脱氢酶 2 型将其转变为皮质素的能力,从而盐皮质激素受体被激活,皮质醇/皮质素代谢物比值升高可作佐证。

3.Liddle 综合征

为一遗传性疾病,由于肾小管上皮细胞钠通道基因突变使其处于激活状态,导致钠潴留、高血压、低血钾、碱中毒,肾素受抑制,但血、尿醛固酮不高,反而降低,同时对螺内酯无反应,而对氨苯蝶啶加低钠饮食反应良好,因而与功能性盐皮质激素过多症有别。

(二)肾素活性过高伴高血压、低血钾的疾病

此类疾病的特点为肾素活性过高而导致高血压、低血钾。

1.肾素分泌瘤

该瘤是一种起源于肾小球旁细胞的肿瘤,分泌大量肾素引起高血压。发病年龄轻,高血压严重,由于继发性醛固酮增多,可伴低血钾。患者浆血肾素活性高,血管造影可显示肿瘤。

2.肾性高血压

肾动脉狭窄性高血压及恶性高血压,均因肾缺血引起肾素-血管紧张素产生增多,导致继发性醛固酮增多,出现低血钾。恶性高血压患者的血压较原醛症为高,舒张压往往可达17～19kPa(130～140mmHg),病情进展快,迅速出现视网膜损害,肾功能减退,氮质血症及尿毒症。肾动脉狭窄者可在上腹中部、肋脊角区听到血管杂音。放射性肾图、静脉肾盂造影(IVP)可显示一侧肾功能减退,病侧肾脏缩小,输尿管壁有蚯蚓状表现,肾动脉造影能证实狭窄的部位、程度和性质。肾性高血压者肾素-血管紧张素系统的活性增高,对与原醛的鉴别诊断有重要的意义。

八、治疗

原发性醛固酮增多症的治疗取决于病因。醛固酮瘤应选择手术治疗,单侧肾上腺切除术多可治愈。原发性肾上腺增生症单侧或次全切除术亦有效。特发性醛固酮增多症需用盐皮质激素受体拮抗剂为主的药物治疗。如临床难以确定是腺瘤还是增生,可用药物治疗并随访其发展。

(一)手术治疗

单侧原醛症(醛固酮瘤和单侧肾上腺结节性增生),手术治疗是首选的治疗手段,目前腹腔镜切除术是首先推荐的疗法。单侧原醛症手术有效率(即血压和血钾改善)接近100%;若以

术后血压在未用降压药时低于 140/90mmHg 为治愈标准,则醛固酮瘤单侧肾上腺切除的治愈率为 50%(35%~60%);若以低于 160/95mmHg 为治愈标准,则提高到 56%~77%。若在原醛症以前已有高血压或老年患者、高血压病程长者(>5年)等,手术对高血压的效果较差,低血钾可纠正或改善。与开放手术相比,腹腔镜手术有并发症少、住院时间短的优点,由于 AVS 只能确定哪侧肾上腺为优势侧,但不能确定优势侧的哪一部分更自主分泌,且有报道切除肾上腺中 27% 包含多发结节,故应做患侧肾上腺全切除术,如仅摘除腺瘤,并保留余下的患侧肾上腺,则治愈率将明显降低,因而现已不推荐此种方法。长期看来,对于单侧原醛症,手术治疗较药物治疗效果为佳。研究也表明,诊断的延迟导致 APA 手术治疗太迟,将影响高血压症状的改善及预后。

对不能手术的醛固酮瘤患者,可药物治疗。首选盐皮质激素受体拮抗剂如螺内酯或保钾利尿药阿米洛利。大多数患者需要联合螺内酯及其他降压药。

术前准备:手术前应对患者做适当的准备,纠正电解质代谢紊乱,使血钾恢复正常,心电图低钾表现消失,并适当降低血压。对血压特别高,低钾严重者宜用低盐饮食,每日钠摄入量限制在 80mmol 左右,补充氯化钾 4~6g/d,分次口服,或用螺内酯 80~100mg,日服 3~4 次,待血钾恢复,血压下降后改为 40~60mg,日服 3~4 次。如同时补钾并用螺内酯,两者皆减量。在手术前 1~2 天,宜停用螺内酯,单补钾,由于螺内酯半衰期较长,如此可避免腺瘤切除后发生的醛固酮减少症。术前螺内酯的降压效果常可预测手术的疗效,螺内酯降压效果好者,术后疗效亦较佳。

术后处理:手术后应尽早测定血浆醛固酮水平和肾素活性,腺瘤切除当日,即应停止外源性钾的补充,停用螺内酯,其他降压药的应用酌情减少或停用。此由于肿瘤对侧肾上腺被优势侧过量醛固酮分泌抑制,因而术后可有一过性的醛固酮减低症的可能,术后应给予一定的生理盐水补充。除非血钾低于<3.0mmol/L,一般在补液中不加氯化钾,待可进食后则给予足量盐供应,一般 1 周后改为正常饮食。多数患者术后血压可在数月内逐渐下降至正常或接近正常,但也有长至 1 年血压继续下降者;部分患者血压降至正常或接近正常后又升高,虽低于术前且易用降压药物控制,但复发的可能性大,应密切观察;少数患者血压无明显改善,其原因可能是同时有原发性高血压病,或年老、高血压病程久。

(二)药物治疗

因双侧肾上腺病变导致的原醛症应首选药物治疗。双侧肾上腺病变主要为特醛症,偶为双侧腺瘤,还包括 GRA。特醛症以往曾做手术治疗,但长期随访资料显示,切除单侧或双侧肾上腺治疗仅 19% 的高血压可治愈,因而建议药物治疗为首选。

1. 螺内酯

特发性醛固酮增多症的首选治疗为螺内酯,也可选用依普利酮。螺内酯已在临床应用 40 余年。螺内酯可与醛固酮竞争性地结合盐皮质激素受体,从而抑制醛固酮作用,致使潴钾排钠。纠正低血钾,改善高血压。作为特醛症的长期使用药物,为尽可能减少其不良反应,开始时应采用小剂量,每日 12.5~25mg,按需缓慢、逐渐增加,以探索最小有效剂量。最高剂量限于 100mg/d,必要时联合应用其他类型降血压药。由于螺内酯还可阻断睾酮的合成以及拮抗雄激素、孕激素的作用,故可产生一些不良反应,包括阳痿、性欲减退、男性乳房发育或女性月经紊乱。男性乳房发育的发生是剂量依赖性的,有报道认为,每日小于 50mg 的螺内酯服用半年,发生率为 6.9%,但若每日大于 150mg,则发生率高达 52%。

当患者出现严重肾功能减退时,则不能用螺内酯,因可引起高血钾。需避免同时服用水杨酸盐,因其可降低螺内酯的效果。螺内酯可延长地高辛的半衰期,当两药合用时需适当减少地高辛用量。

2.依普利酮

为一新的无抗雄激素和孕激素作用的选择性醛固酮受体拮抗剂,相对于螺内酯,使用此药可以减少内分泌系统不良反应。已于 2002 年和 2003 年获美国 FDA 批准用于原发性高血压和心力衰竭的治疗。此药可降低急性心梗后心力衰竭的发生率及病死率。此药结构特点是以甲酯基取代螺内酯的 7α-乙酰硫基并增加了 9α,11α-环氧桥键,前者是增加该药醛固酮受体亲和力的主要部分,基团改变后,依普利酮和雄激素受体的亲和力仅为螺内酯的 0.1%,与孕酮受体的亲和力不到 1%,男性乳房发育的发生率仅为 0.5%,因而是治疗原醛症较理想的药物。依普利酮的起始剂量为 25mg/d,美国 FDA 批准用于治疗高血压的最大剂量为 100mg/d。其药效(等 mg 比较)大约为螺内酯的 60%,也有认为相仿者,其半衰期较短,需每日 2 次用药。依普利酮一般耐受性较好,但价格较贵,其治疗原醛症的长期临床效果尚有待积累更多的证据。与应用螺内酯相同,在用依普利酮时也需要监测血钾和血清肌酐。血钾>5.5mmol/L,血清肌酐男性>2.0mg/dL,女性>1.8mg/dL,已有糖尿病伴微量蛋白尿皆为依普利酮的禁忌证。依普利酮也不可与强 CYP3A4 抑制剂(如酮康唑)、保钾利尿剂(阿米洛利、氨苯蝶啶)合用。依普利酮的不良反应包括眩晕、头痛、乏力、腹泻、高甘油三酯血症和肝酶升高。

3.阿米洛利

对螺内酯不能耐受的患者可选择阿米洛利(又称氨氯吡咪)。此药可阻滞肾远曲小管和集合管的上皮细胞钠通道,从而促进钠和氯的排泄,降低钾的排出,起到排钠、排尿和保钾的作用;但不能拮抗过多醛固酮对器官的损害效应,且对原醛症的降压作用也弱于螺内酯。氨氯吡咪的初始剂量为 10～20mg/24h,必要时可给予 40mg/24h,分次口服。患者服药后血钾多能恢复正常。对特醛症患者,尽管均能不同程度地降低血压,但单用本药仅能使 30%～40% 的患者血压恢复至正常水平。不良反应包括头痛、乏力、阳痿、胃肠不适及血尿酸增高。

4.氨苯蝶啶

与阿米洛利作用类似,抑制远曲小管钠重吸收,同样具有排钠潴钾作用,但不拮抗醛固酮作用。对不能耐受螺内酯的患者,可用于治疗原醛症。多与噻嗪类利尿剂联合应用。

5.钙拮抗剂

多种调节因素可刺激醛固酮产生,钙离子是各条通路的最终交汇点,因而钙拮抗剂治疗原醛症是合理可行的途径。它们不仅抑制醛固酮分泌,而且抑制血管平滑肌收缩,减少血管阻力,从而降低血压。

6.血管紧张素转换酶抑制剂及血管紧张素受体阻断剂

特醛症对血管紧张素敏感性增强,因而血管紧张素转换酶抑制剂可减少特醛症的醛固酮的产生,但对醛固酮瘤此作用不明显。理论上,血管紧张素受体阻断剂亦具有治疗原醛症的作用,但报道显示原醛症在接受氯沙坦治疗后,血压下降,但肾素和醛固酮水平未改变。

7.醛固酮合成酶抑制剂

在研发过程中,将来可能是一类具潜力的原醛症治疗药物。

8.糖皮质激素可治性醛固酮增多症

用最小剂量地塞米松抑制 ACTH 分泌,以使病情缓解,避免药源性库欣综合征。

第五章 性腺疾病

第一节 男性性早熟

一、主要特点

男性性早熟,指男孩青春期发育出现过早,一般指 9 岁前出现青春期发育者。性早熟可分为真性(又称为中枢性完全性)性早熟和假性(又称为周围性不完全性)性早熟两类:真性性早熟指下丘脑-垂体-性腺轴不适当地过早活跃,导致青春期发育提前出现,其表现与正常的发育期相同,第二性征与遗传性别一致,能产生精子,有生育能力。假性性早熟为性腺中枢以外因素引起的性激素增多,只有第二性征发育,但生殖细胞并未同步成熟,无生育能力;临床上真性性早熟比假性性早熟多见;性早熟总发病率 0.5%～1.3%;男:女约为 1:4。

二、病因与分类

性早熟的病因很多,一般有两种分类方法,各有优缺点。临床上以女性 GnRH 依赖性性早熟较常见。另外,性教育的普及和书刊影视中性场景的泛滥,使青春期发育提前启动,也是儿童性早熟发生率增高的原因之一。

三、发病机制与临床表现

青春期前已建立了下丘脑-垂体-性腺间的反馈联系,而且相互的调节作用非常敏感,未成熟的性腺分泌少量的性激素即足以有效抑制促性腺激素释放激素(GnRH)、促黄体生成素(LH)和促卵泡激素(FSH)的分泌。至青春期,性腺调节中枢的敏感性下降,导致促性腺激素和性激素的分泌相应增加,达到更高水平上的负反馈平衡。

kisspeptin 及其受体(kiss1r)是调节生殖功能的关键因子,kiss1 和 kiss1r 突变引起严重的 HH,说明 kiss1/kiss1r 介导了 GnRH/LH 的分泌。青春期前性发育被抑制的机制丢失引起真性性早熟。

(一)脑部病变或不明因素引起中枢性性早熟

1.特发性中枢性性早熟

在真性性早熟的男性患者中,约 40% 为特发性。一般为散发性,少数可呈家族性(可能属常染色体隐性遗传)。家族性特发性性早熟主要累及男性成员,有一些家族数代均有发病,极端的例子甚至在出生时已存在性成熟的体征。遗传方式限于男性的常染色体显性遗传。导致性成熟的原因是睾丸功能的激活,促性腺激素分泌没有出现青春期的变化。特发性性早熟的发病机制未明,可能由于某些原因使下丘脑对性腺发育的抑制失去控制(如下丘脑后部对下丘脑前部的阻遏作用失去),GnRH 及垂体促性腺激素过早分泌,导致下丘脑-垂体-性腺轴的超前启动而引起性早熟。性早熟可开始于性发育前的任何年龄,性征发育的次序与正常儿童一样,但发育提前、速度加快。男性先有睾丸和阴茎增大,继之阴囊皮肤皱褶增加伴色素加深,阴茎勃起增加,甚至有精子生成,肌肉增加,皮下脂肪减少。同时生长加速,骨龄提前,最终使骨骺过早融合,到成年时身材反而矮于正常人。患儿性心理成熟早,有些可有性交史。血清 LH、FSH 增高,伴性激素增高。如连续多次采血,可发现 LH 呈脉冲式分泌。

特发性性早熟的预后良好,但其最终身材矮于正常人;早期治疗外周性性早熟的原发疾病可预防继发性中枢性性早熟。

2.继发性中枢性性早熟

包括肿瘤(如下丘脑星形细胞瘤、神经胶质瘤、神经管母细胞瘤、错构瘤、松果体瘤和畸胎瘤等)、感染(如结核性肉芽肿、脑炎和脑脓肿等)、囊肿、脑积水、脑外伤或放射治疗等。这些因素可通过浸润、瘢痕和肿瘤压迫等影响下丘脑的功能,引起性腺轴功能提前启动。其确切机制仍不清楚。但已发现错构瘤本身可分泌 GnRH,松果体瘤、畸胎瘤也可分泌具有促性腺激素的活性物质,松果体瘤还可因褪黑素减少或分泌 HCG 而致性早熟。CNS 疾病所致性早熟的发育经过与特发性相似。两型区别在于后者不能查出相应的器质性疾病,而前者能找出器质性颅内病变。中枢神经系统疾病所致性早熟的预后取决于颅内病变的性质和病情。

3.原发性甲减伴性早熟

幼儿由于甲减,骨龄明显落后,严重者伴有生长和智力障碍。但有些患者却可出现性早熟,外生殖器提前发育,皮肤色素沉着。其机制可能为甲状腺激素降低,对下丘脑的负反馈作用减弱,使下丘脑 TRH 分泌增多。而 TRH 不仅刺激垂体分泌 TSH,还可刺激垂体的 LH、FSH 和 PRL 分泌增多。这些激素作用于性腺和乳腺导致性早熟现象。男性患儿睾丸增大而无男性化表现,因为只有曲细精管增大,Leydig 细胞没有成熟变化。本症在用甲状腺激素治疗后可逆转性早熟和垂体增大。

(二)G 蛋白 α 突变/LH/HCG 受体突变/先天性肾上腺皮质增生症/肿瘤/外源性性激素引起外周性性早熟

外周性性早熟与下丘脑-垂体的性腺中枢无关,不是中枢神经系统 GnRH 脉冲发生器激活的结果,而是由于下丘脑 GnRH 和垂体促性腺激素以外的雄性激素刺激引起,包括促性腺激素(分泌 LH 或 HCG 的肿瘤)或性激素(先天性肾上腺皮质增生症、肾上腺或性腺肿瘤)异常分泌,或影响性激素产生的基因突变所致。这类性早熟属于不完全性。

1.G 蛋白 α 亚基突变

经典病例有多发骨纤维发育不良、躯干皮肤有边缘不规则的棕色色素斑,同时还常伴有性早熟和其他内分泌腺的功能亢进,即 McCune-Albright 综合征"三联征"。但有些患者也可只有上述两种或一种临床表现。本病女孩多见,男孩极少。性发育不按正常次序,与真性性早熟有区别。

病因学研究表明,本病患者细胞内广泛存在鸟苷酸结合蛋白中的刺激 G 蛋白 α 亚基突变。McCune-Albright 综合征伴有的性早熟和其他内分泌腺的功能亢进有自愈趋势,对药物治疗也有较好反应。

2.LH/HCG 受体活化性突变

睾丸毒症于 1981 年首先报道,多为家族性,散发罕见,家族中只限于男性患病,患儿的阴茎增大,有时出生后即有肥大阴茎。本症的病因已基本查明,由于 LH/HCG 受体活化性突变而使 Leydig 细胞和生殖细胞受到过分而长期的刺激,因而发生性早熟。LH/HCG 受体为 80~90kD 大小的糖蛋白,是 G 蛋白偶联受体家族中的成员。受体基因位于 2p21,目前已有至少 10 多种错义的活化性突变类型,主要发生于 542~581 区段。睾丸活检发现 Leydig 细胞、Sertoli 细胞成熟提前并有精子生成,有时伴 Leydig 细胞增生。纵向生长和骨龄提前,肌肉发达,血 LH 和 FSH 的基础水平和经 GnRH 兴奋后水平如同青春期发育前,一般无 LH 的脉冲分泌特点,但血睾酮显著升高,可达到成人水平。本症的特点是用 GnRH 激动剂治疗无效,不能抑制 Leydig 细胞和生殖细胞的成熟与增生,睾酮的分泌亦不受抑制。如不治疗,当骨龄发育达到临界水平后,可发生继发性 GnRH 依赖的真性性早熟。一些成人患者的精子生成障碍,血 FSH 升高。

3.先天性肾上腺皮质增生症

21-羟化酶缺陷或 11β-羟化酶缺陷引起先天性肾上腺皮质增生,皮质醇合成受阻,ACTH 分泌增加,刺激肾上腺分泌雄激素增加,引起血雄激素增加。先天性肾上腺皮质增生引起的性早熟为假性性早熟,LH/FSH 降低而睾丸不同步发育为其特点。男性非 GnRH 依赖性性早熟患者应考虑睾丸细小的 Leydig 细胞瘤可能,这种肿瘤的特点是细胞伴有体细胞性 LH 受体突变。

4.HCG/LH 分泌瘤

HCG 或 LH 样物质促使性激素分泌增多。由于只产生一种促性腺激素,不能造成真性性早熟。这类患者几乎都是男性。分泌 HCG/LH 的绒癌与畸胎瘤和其他肿瘤患者的外生殖器发育增大,但无生育能力。睾丸 Leydig 细胞瘤产生过多雄激素时也出现类似表现。

5.外源性性激素

外源性性激素是非 GnRH 依赖性性早熟的常见原因,儿童通过饮料、食品、药物或化妆品摄入性激素可引起非 GnRH 依赖性性早熟。

四、诊断与鉴别诊断

男性儿童和青少年的乳腺增大一般提示为病理性,但首先要排除感染、创伤和囊肿可能。性早熟的诊断包括两个步骤,首先要确定是否为性早熟;其次是判断性早熟属于中枢性或外周性性早熟(表 5-1-1)。

表 5-1-1 性早熟的鉴别

	促性腺激素	性腺激素	性腺	其他
真性性早熟	LH 脉冲(睡眠时)	达青春期发育时水平	青春期发育大小	排除中枢肿瘤或 Albright 综合征

续表

	促性腺激素	性腺激素	性腺	其他
男性假性性早熟				
分泌 HCC 肿瘤	HCC↑、LH↓	达青春期发育时浓度	睾丸增大（不规则）	排除 HCG 性肿瘤
男性 Leydig 细胞瘤	↓	睾酮↑	睾丸不规则增大	
家族性睾酮中毒	↓	睾酮达青春期发育水平	睾丸增大但低于青春期发育成熟容积	家族发病，LH 受体突变
先天性肾上腺皮质增生	青春期前水平	DHEA↑,雄烯二酮↑	睾丸无增大	肾上腺双侧增大
雄性化肾上腺肿瘤	青春期前水平	DHEA↑s,雄烯二酮↑	睾丸无增大	单侧肾上腺肿瘤
肾上腺皮质功能初现提前	青春期前水平	睾酮和 DHEAS 为青春期前水平，尿 17-KS 常↑	睾丸无增大	6 岁后发病，头颅创伤
女性假性性早熟				
粒层细胞瘤	↓	E↑↑	卵巢增大	卵巢增大伴囊肿
卵泡囊肿	↓	不定,E_2 可明显↑	卵巢增大	月经不规则或伴乳腺发育
肾上腺妊娠肿瘤	↓	E_2↑↑,DHEAS↑	青春期发育前大小	单侧肾上腺肿瘤
乳腺发育提前	青春期前水平	正常或轻度↑	无卵巢增大	3 岁前发病
肾上腺皮质功能初现提前	青春期前水平	E_2 正常,DHEAS 正常,尿 17-KS↑	无卵巢增大	肾上腺无增大,6 岁后发病，脑外伤
迟发性肾上腺皮质增生	青春期前水平	17-OHP↑	无卵巢增大	常染色体隐性遗传
男性和女性性早熟				
McCune-Albright 综合征	↓	正常或↑	卵巢增大；睾丸增大	骨纤维增生不良
原发性甲减	FSH↑或正常	E_2 可↑	卵巢囊肿，睾丸增大	TSH↑、PRL↑、T_4↓

注：↓:下降；↑:升高；↑↑:显著升高；17-KS:17-酮类固醇；DHEAS:硫酸去氢异雄酮；E:雌激素；17-OHP:17-羟孕酮；E_2:雌二醇

（一）根据促性腺激素增高/GnRH 兴奋试验确立中枢性性早熟诊断

当 9 岁以前男孩出现性征发育时，除相关的体格检查外，首先应摄 X 线腕骨片确定骨龄，测定血 LH、FSH 和睾酮水平等明确是否为性早熟。男性性早熟多为器质性疾病所致，要仔细寻找原发病因,对于一时找不到病因者要定期追踪病情变化。当患儿出现性早熟的临床表现时,外周血单次测定睾酮几乎100%增高,但不足以证明性早熟是否为中枢性。证明性早熟为中枢性应包括以下3个特点。

1. 睾丸增大

男孩睾丸容积>4mL,并随病程延长进行性增大。线性生长加速和骨龄超前不是诊断中枢性性早熟的特异性指征,病程短和发育进展慢的患儿骨龄提前可能不明显,而外周性性早熟同样亦有可能呈现骨龄超前;性激素的升高亦然,它不能分辨中枢性和外周性性早熟。确定性早熟为中枢性后,最后应运用CT或MRI扫描了解患儿是否存在CNS器质性病变,如能排除,可诊断为特发性性早熟。但仍需继续追踪观察,有条件的,应排除LH受体基因活化性突变可能。

2. 促性腺激素增高

单次测定外周血FSH和LH增高的概率分别为80%~100%和20%~70%,这可能与LH分泌呈脉冲方式有关,因此应多次测定才能做出正确判断。如进行GnRH兴奋试验,性早熟患儿LH的分泌反应比同龄性未发育儿童高,LH激发峰值>5U/L,FSH峰值>0.6~1.0。GnRH激发试验方法:GnRH $100\mu g/m^2$ 或 $2.5~3.0\mu g/kg$ 静脉注射,于即刻、30分钟、60分钟和90分钟分别采血测FSH和LH浓度。GnRH刺激试验仍是判断CPP的"金标准"。如就诊时病程很短,则GnRH激发值有时可达不到以上诊断值。对此类病例应进行随访,必要时在数月后复查以上检测。

3. GnRH兴奋试验

单纯性乳腺发育提前和(或)阴毛早现被称为部分性中枢性性早熟,患儿无骨龄增速或性激素增高。经GnRH激发后FSH明显升高,LH升高不显著(多数<5U/L,FSI/ULH>1)。但PICPP会转化为中枢性性早熟,而且无临床先兆信号,故需密切随访,必要时重复激发试验。

(二)根据LH/FSH降低/睾丸体积不增大/无精子生成确立周围性性早熟诊断

排除性早熟为中枢性后,要考虑性早熟为周围性。应积极寻找病因。其病因主要在性腺和肾上腺。因分泌过量性腺激素所致,但必须注意,有些性腺肿瘤也和下丘脑错构瘤一样,可自主合成和分泌促性腺激素。由先天性肾上腺皮质增生或肾上腺皮质肿瘤所致者,除男性第二性征发育外,阴茎明显增大,但睾丸体积无增大,无精子生成。由11β-羟化酶缺陷所致者,血皮质醇降低,11-脱氧皮质醇及17-羟孕酮升高,24小时尿17-酮类固醇(17-KS)增高;由21-羟化酶缺陷引起的男性患者,有多毛、阴茎肥大及色素沉着。血皮质醇和11-脱氧皮质醇均降低,而17-羟孕酮升高明显,24小时尿17-KS增高;由肾上腺皮质肿瘤所致者,则血皮质醇及24小时尿17-KS明显升高。上述3种情况中,血LH和FSH都降低。由睾丸肿瘤引起的,患儿血睾酮或尿HCG增高,但血LH和FSH降低。

原发性甲减伴性早熟在用甲状腺激素治疗后可逆转。

(三)根据第二性征发育一致性及GnRH依赖性鉴别中枢性与周围性性早熟

男性性早熟在诊断确定后,主要是要进行中枢性性早熟和周围性性早熟的鉴别以及病因间的鉴别。鉴别要点是:①GnRH依赖性:中枢性性早熟为GnRH依赖性,而周围性性早熟为非 GnRH 依赖性,LH/FSH 脉冲性分泌有助于两者的鉴别。②睾丸发育(体积):男性中枢性性早熟的睾丸发育(体积)与其他性征的发育一致,而周围性性早熟的睾丸体积明显落后于性征发育。③第二性征发育:中枢性性早熟正常,而周围性性早熟不正常且不一致。④血 LH 和 FSH:中枢性性早熟基础水平和 GnRH 兴奋后,血 LH 和 FSH 明显升高,而 PPP 血 LH 和 FSH 基础水平下降,GnRH 激发试验中,血 LH 不出现过度反应。GnRH 激发试验基本上已能鉴别中枢性性早熟和外周性性早熟。⑤LH 分泌:中枢性性早熟者睡眠时的 LH 为脉冲性分泌,而周围性性早熟为非脉冲性分泌。⑥精子生成和生育能力:有为中枢性性早熟,无则为周围性性早熟。⑦原发疾病:中枢性性早熟可无原发疾病,而周围性性早熟可发现肿瘤或其他器质性疾病。

五、治 疗

性早熟所带来的医疗问题主要有 3 方面:①引起骨骼的线性生长加速和骨骺的过早闭合,导致儿童期高身材和成年期矮身材,使其身高一般不超过 155cm。②性早熟患儿的性器官达到成人成熟水平,但思维方式和能力与实际年龄不一致,带来性行为监护问题。③器质性病变所致性早熟需及时诊断和处理,特别是恶性肿瘤。因此,一旦明确诊断后,应积极治疗。由于病因多样,故要尽可能明确病因,并进行正确的性教育和避免书刊影视中性场景的泛滥。

一般可以通过下列治疗达到治疗目的:①终止性发育直至正常青春期启动年龄,并使已出现的第二性征消退;②抑制过快的骨骼生长速度,使最终的身高能达到正常范围;③治疗中枢神经病变;④最大限度地消除患儿的心理障碍;⑤防止性侵害行为发生。

(一)针对病因治疗真性性早熟

CPP 的病因是多方面的,在确定 CPP 后应排除中枢神经病变。对于非特发性 CPP,应强调同时进行病因治疗(如鞍区肿瘤的手术治疗)。特发性 CPP 可考虑首选 GnRH-A 治疗,但应合理掌握应用指征,治疗中应监测和判断疗效以及把握生长和成熟的平衡,才能达到改善成年身高的目的。

1.GnRH 类似物/激动剂 GnRH-A)

垂体在外源性 GnRH 类似物(激动剂,GnRH-A)的大剂量持续非脉冲刺激下产生受体降调节,LH 和 FSH 在短暂释放增加后分泌受到抑制,且受体后的负反馈机制的激活通路被阻断,从而抑制下丘脑-垂体-性腺轴功能。GnRH-A 能有效抑制 LH 分泌,使性腺暂停发育,性激素分泌回落至青春前期状态,从而延缓骨龄增长和骨骺融合,延长生长年限,改善最终身高。GnRH-A 是治疗 CPP 的理想药物。目前,国际上主要有曲普瑞林如达菲林、亮丙瑞林如抑那通,见表 5-1-2。注射用 GnRH-A 在体内的半衰期为天然 GnRH 的 3~10 倍。男性 CPP 的 GnRH-A 应用指征是:①中枢性 GnRH 依赖性性早熟的诊断肯定,GnRH 兴奋试验示 LH 和睾酮能到达青春期水平;②骨龄:男孩≤12.5 岁,骨龄大于年龄 2 岁或以上;预测成年身高男孩<160cm;③骨龄/年龄>1,骨龄/身高年龄>1,或以骨龄判断的身高的标准差积分(SDS)≤-2;④发育进程迅速,骨龄增长/年龄增长>1.2。应用方法:首剂 80~100μg/kg,2 周后加强 1 次,以后每 4 周 1 次,剂量 60~80μg/kg,根据性腺轴功能抑制情况(包括性征、性激素水平和骨龄进展)而定,抑制差者可参照首剂量,最大量 3.75mg/次。

表 5-1-2　用于治疗中枢性性早熟的 GnRH 激动剂比较

	效应	用法	剂量
布舍瑞林	20	皮下注射	每天 10～40μg/kg
地洛瑞林		鼻喷	每天 1.2～1.8μg/kg
戈舍瑞林	150	皮下植入	每天 4～8μg/kg
	100	每月植入	3.6mg/28 天
组胺瑞林		每季度植入	每天 10.8mg/3 个月
亮丙瑞林	210	皮下植入	每天 50mg/12 个月
	20	皮下注射	每天 20～50μg/kg
		每月植入	7.5～15mg/28 天
		每月植入	3.75mg/28 天
		每季度植入	11.25μg/3 个月
曲普瑞林	35	每月植入	3.75mg/25～28 天
		每季度植入	11.25mg/3 个月

注:各种 GnRH 激动剂的效应以天然 GnRH 为 100% 计算

GnRH 激发试验显示 LH 值处于青春前期水平,说明剂量合适,复查基础血清睾酮浓度以判断性腺轴功能抑制状况。治疗过程中,每 2～3 个月测量身高以及检查第二性征,每半年复查骨龄。为确切了解骨龄进展的情况,应对治疗前后的骨龄进行评定和对比。为改善成年身高,GnRH-A 的疗程至少需要 2 年。一般在骨龄 12～12.5 岁时可停止治疗。对年龄较小开始治疗者,在年龄已追赶上骨龄,且骨龄已达正常青春发动年龄时可停药,使其性腺轴功能重新发动。治疗结束后第 1 年内应每半年复查身高、体重和第二性征。用新的曲普瑞林长效皮埋制剂(11.25mg)治疗 CPP 的效果满意。有学者报道每 6 周皮下注射曲普瑞林 3.75mg,可与 4 周肌内注射疗法同样有效地改善临床症状和抑制性激素的水平,且 6 周皮下注射方案在延缓骨龄增长,提高预测成人期身高方面优于 4 周肌内注射。Tanaka 等用亮丙瑞林治疗 13 例男性 CPP 患儿 4.1 年±2.5 年,并随访了 2.6 年±1.1 年,结果:90.9% 患儿达到成年身高,全部患儿的血浆睾酮恢复到成人水平,对生殖功能恢复无不良作用。

GnRH-A 应用的反指征:①骨龄:男孩≥13.5 岁;②男孩遗精后 1 年;③因性发育进程缓慢(骨龄进展不超越年龄进展)而对成年身高影响不大的 CPP,但需定期复查身高和骨龄变化。

2.甲羟孕酮或氯地孕酮

可直接抑制下丘脑 GnRH 脉冲发生器和垂体促性腺激素的释放,抑制性腺合成性激素。此外,可能对靶组织的性类固醇受体也有抑制作用,能抑制性早熟患儿的第二性征发育,尤其对女性患儿疗效较好。其缺点是对骨龄发育加速无作用,不能改变患儿的最终身高;长期应用可导致性类固醇的靶器官萎缩,停药后月经恢复慢。甲羟孕酮或氯地孕酮的治疗剂量相同,4～10mg/次,一般小剂量开始,根据治疗反应逐渐增加剂量。由于此药有类皮质激素作用,可引起体重增加、高血压和类 Cushing 综合征。

3.环丙孕酮

环丙孕酮(赛普龙)为孕激素的衍生物,既能与 AR 结合,在受体水平阻断睾酮和二氢睾酮的作用,又能竞争性地阻断垂体的 GnRH 受体,抑制促性腺激素的合成与释放。口服每日剂量 70~100mg/m^2,或肌内注射 100~200mg/m^2 体表面积,每 2~4 周 1 次。对性器官成熟有明显抑制作用,对骨龄加速的抑制作用不肯定。不良反应除可有头痛、疲乏、失眠和恶心外,对 ACTH 的分泌也有抑制作用,因而长期用药要观察肾上腺皮质功能的变化。

4.17,20 裂解酶抑制剂

酮康唑可用于男性特发性 CPP 用 GnRH-A 治疗无效者。该药主要影响类固醇 17,20 裂解酶,从而干扰睾酮生成。200~600mg/d,分 2~3 次口服。比卡鲁胺和阿那曲唑的不良反应较少,效果更佳。

5.芳香化酶抑制剂

骨龄的进展决定于雌激素对骨生长板的作用。在男孩中,睾酮在芳香化酶的作用下转化为雌二醇。在 GH 缺乏所致的矮小症中,骨龄进展是 GH 替代治疗的主要障碍,它阻碍了躯体长高。芳香化酶抑制剂可分为 3 代,第 3 代药物可抑制体内 98% 的芳香化酶活性,可阻止睾酮向雌二醇,雄烯二酮向雌酮及 16 羟-雄烯二酮向雌三醇的转换,其不良反应较轻。第 3 代芳香化酶抑制剂福美坦 25~50mg/d,达峰 1 小时,半衰期 8.9 小时,最大抑制使雌二醇下降 62%±14%。可用于治疗体质性青春期发育延迟、特发性矮小症和生长激素缺乏症的治疗。初步研究报道,第 3 代芳香化酶抑制剂来曲唑联合抗雄激素药物可延长生长板的生长期,使躯体的线性生长和青春期发育延迟。此外,亦可用于 McCune-Albright 综合征、睾丸毒症和先天性肾上腺皮质增生所致的矮小症的治疗。治疗过程中应追踪 BMD 和血脂变化。该类药物对精子生成是否有影响尚无定论。

对于 Albright 综合征患者,目前认为并非是由于性腺中枢提早启动的真性性早熟,用上述药物无效。此外,家族性男性性早熟用 GnRH-A 无效,可用螺内酯(安体舒通)和睾内酯(一种芳香化酶抑制剂)联合治疗。

(二)病因治疗和对症治疗假性性早熟

由于是非依赖 GnRH 的性早熟,故用 GnRH-A 治疗无效。可依据病情选用甲羟孕酮、睾酮内酯、螺内酯(安体舒通)、酮康唑等。在正常的青春期发育中,男性的身材发育和骨成熟依赖于雄激素的作用。Feuillan 等主张用睾酮内酯结合抗雄激素药物螺内酯治疗。

由先天性肾上腺皮质增生症引起者应使用糖皮质激素同时辅以必要的矫形治疗如肥大阴蒂缩小术等。睾丸、肾上腺及其他部位肿瘤所致者应行手术或放射治疗。

第二节 男性乳腺发育症

一、概述

男性乳腺发育症(GYN)是男性乳腺基质和腺管异常增多,乳腺外形增大,临床上可以触及乳晕下的乳腺组织,直径>2cm。在男性乳腺包块中,85%～90%是男性乳腺发育症。但是,男性乳腺发育症必须与局部脂肪组织堆积鉴别,乳腺腺管组织含有丰富的纤维索条样结构,质地实韧。男性乳腺发育症较常见,健康男性的患病率为30%～50%,既可见于某些生理状态,也可为病理性。

二、发病机制

目前认为GYN主要是由于血循环中性激素水平紊乱而引起,性激素水平紊乱基本有两种情况:一种是雌激素增多,另一种是雌激素/雄激素比例增高。一方面升高的雌激素可以促进男性乳腺生长发育,另一方面雌激素/雄激素比值的增加还能刺激性激素结合蛋白(SHBG)的合成,SHBG与雄激素的亲和力远比雌激素的大,因此,血液中有生物活性的游离雌激素/雄激素比值增高,促发乳腺增生。此外,有观点认为GYN的发生亦与乳腺局部的雌激素/雄激素比例以及乳腺对激素的反应有关。在某些情况下,乳腺局部的芳香化酶活性增强,使更多的雄激素转变为雌激素,局部出现雌激素过多而导致GYN。有时血循环中性激素水平虽然正常,但乳腺组织对激素的反应发生了改变,如雄激素受体(AR)对睾酮不敏感或雌激素受体(ER)对雌二醇敏感性增加,雄激素作用减弱,而雌激素作用相对增强而造成乳腺增生。有学者报道,GYN患者血清雌二醇和睾酮水平与对照组比较无明显差异,而AR结合容量显著低于对照组,认为GYN是由于AR降低,使睾酮的生物学作用不能正常发挥所引起。

近期关于GYN的发生机制亦有新的发现。Pensler等研究了34例伴有Klinefelter综合征的青春期GYN患者,其乳腺组织的ER和孕激素受体(PR)表达增高,提示GYN的发生与乳腺局部激素受体的表达有关。应用免疫组织化学法检测25例GYN患者乳腺组织中热休克蛋白70(HSP70)的表达情况,发现HSP70的阳性率为72%,与乳癌组织中的表达率相似,提示GYN的发生与细胞增殖密切相关。有学者认为GYN实际是一种靶器官(乳腺组织)在雌激素刺激下或其他因素影响下引起的一种慢性炎症反应(非感染性),采用醋酸泼尼松龙混悬液局部注射封闭疗法可达到较好治疗效果。

三、分类

临床上根据病因不同,GYN可分为生理性、病理性和特发性3类。

1. 生理性GYN

包括新生儿期、青春期和老年期GYN。

(1)新生儿期GYN:其发生率为0～90%,表现为出生时乳房结节增大,这是由于母体或胎盘的雌激素进入胎儿循环,作用于乳腺组织引起的。通常在1～3周内消退,偶见可持续数月甚至数年,如持续时间过长需警惕内分泌及遗传性疾病。

(2)青春期GYN:男性青春期阶段可出现一过性乳腺增大,发生率为30%～60%,通常从10～12岁开始,13～14岁达到高峰,持续时间短则几个月,长则2年,多数能够在1年内自行恢复到正常状态,不足5%的青春期男性GYN表现为持续性。多数男孩两侧乳腺增生的程度不对称,一侧较另一侧大,两侧乳腺增生出现的时间也可不一致,可伴疼痛,无红肿。青春期

GYN 的确切原因还不清楚,目前认为可能是青春期性激素分泌旺盛,垂体前叶促性腺激素刺激睾酮和雌激素的产生,睾丸在分泌大量睾酮之前合成大量的雌激素,从而引起血清中雌激素/雄激素比值升高而产生一过性男性乳腺发育增殖。研究发现男孩血浆睾酮达到成人水平之前,血浆雌二醇浓度已达到成人水平,因而雌激素/雄激素比值增高。而且伴乳腺增生症的男孩平均血浆雌二醇水平较高。此外,青春期阶段乳腺局部的芳香化酶作用增强,局部雌激素形成增多,导致青春期乳腺增生。还有研究认为可能是由于乳腺组织对生理水平的游离雌激素敏感性增加所致。

(3)老年期 GYN:以 50～80 岁最为常见。老年男性大多伴有不同程度的睾丸功能下降,雌激素和雄激素的代谢已发生变化,包括血浆总睾酮水平下降,血浆游离睾酮水平降低,SHBG 水平升高。此外,老年人身体组织中脂肪含量增高,使外周组织的芳香化酶作用增强,上述变化足以使血浆和乳腺组织中雌激素/雄激素比例升高,使乳腺组织增生,并且这种现象随着年龄的增长而增加。但对于老年人首先要排除器质性疾病可能,如分泌雌激素的肿瘤、心血管疾病、肝病、肾病或者常服用多种药物,这些情况也可能引起乳腺增生。

2.病理性 GYN

(1)雌激素水平增高。①睾丸肿瘤:有些睾丸肿瘤(如绒癌、畸胎瘤及少数精原细胞瘤)能产生绒毛膜促性腺激素(HCG),可使睾丸残存组织合成睾酮和雌二醇增加。同时由于癌组织中芳香化酶浓度升高,可使雄激素过多地转化成雌激素。睾丸肿瘤产生雌激素增加,反馈抑制促性腺激素分泌,导致雄激素分泌继发性减少。雌激素分泌增多对睾酮合成酶也有影响,进一步使睾酮合成减少,导致雌激素/雄激素比例明显失调,出现乳腺增生症。②肾上腺肿瘤:某些肾上腺癌能产生大量的雌激素或其前体——雄烯二酮等物质,这些前体又可在周围组织内被芳香化酶转化成雌二醇。同时垂体促性腺激素分泌被反馈抑制,睾酮分泌减低,导致雌激素/雄激素比例升高。③肝硬化、乙醇中毒:肝功能减退时雌激素降解减弱,同时芳香化酶作用增强,使雄激素向雌激素的转化相对增多。④其他:真两性畸形、先天性肾上腺皮质增生患者睾丸分泌雌激素增多。一些少见的基因突变和常染色体显性遗传病芳香化酶活性可增强,导致雌激素生成相对或绝对的增多。

(2)雄激素分泌过少:原发性或继发性的睾丸功能低下,如 Klinefelter 综合征、无睾症、睾丸炎等患者,睾丸功能减退,雄激素分泌减少;同时促性腺激素反馈增高,刺激 Leydig 细胞分泌睾酮,其中部分在外周转化为雌激素;促性腺激素也能增强 Leydig 细胞芳香化酶活性,使睾丸产生雌激素增加,以上变化的最终结果为雌激素/雄激素比值增高,导致 GYN。

(3)雄激素受体不敏感:睾丸女性化患者虽然血循环中性激素水平正常,但因雄激素受体对睾酮不敏感,因而在乳腺局部形成了雌激素/雄激素作用比率失调,雄激素作用减弱而雌激素作用相对增强导致乳腺增生。

(4)核型异常:有些男性乳腺发育是由于克隆核型异常所致,如 12p 缺失、9、17、19 和 20 号染色体单体,有些患者伴有乳腺的良性或恶性肿瘤。

(5)其他疾病:①甲状旁腺功能亢进症:约有 10% 的男性甲状旁腺功能亢进症患者有乳腺发育,但其原因未明,可能是由于患者甲状腺激素升高,使血浆 SHBG 浓度增高,结合睾酮增多,从而使游离雌激素/雄激素比例升高引起,经抗甲状旁腺功能亢进症药物治疗后可消失。

此外,甲状旁腺功能亢进症可使Leydig细胞功能下降造成雌激素/雄激素比值增高。②甲状旁腺功能减退症:甲状旁腺功能减退症伴GYN可能与泌乳素(PRL)分泌过多,雌激素不足等有关。③慢性肾衰竭:有毒物质堆积可抑制睾丸功能,睾酮水平降低,同时垂体促性腺激素和PRL水平升高。④营养不良:可致雄激素合成下降,垂体促性腺激素合成和分泌受抑制,当营养改善后,这种抑制作用消失。

(6)药物:除了雌激素及其类似物、绒毛膜促性腺激素、雄激素拮抗药等导致乳腺增生以外,以下药物亦有报道可以导致乳腺增生:西咪替丁、螺内酯、雄激素、异烟肼、利舍平、白消安(马利兰)、钙拮抗药、ACE抑制药、苯妥英钠、三环类抗抑郁药、青霉胺、地西泮(安定)、大麻、海洛因等,这些药物均可引起雌激素/雄激素比例升高,但具体作用机制尚不明确。

3.特发性GYN

约有一半或一半以上的男性乳腺增生症找不到明确的原因,各种激素测定均正常,称为特发性GYN,但要注意其中一些患者可能曾经有过短暂的致女性化的因素,就诊时这些因素已不存在。他们可能在工作和生活环境中接触过少量雌激素或抗雄激素物质或曾经有过轻度的内分泌功能障碍。有学者认为该症可能与环境污染有关,环境污染物中有一些是类雌激素样化合物,如有机氯农药、二噁英类化合物等,可进入人体内产生性激素样作用。

GYN的病因分类见表5-2-1。在上述各种原因引起的GYN患者中,血浆PRL水平通常是正常的,因此,PRL在本病的发生中不起直接作用。男性垂体PRL瘤患者绝大多数不会发生乳腺增生症,少数出现乳腺增生的往往是因为垂体肿瘤压迫刺激或高PRL水平直接影响促性腺激素的分泌,出现继发性睾丸功能减退症而引起。有些乳腺增生症患者PRL水平可轻度增高,但这是高雌激素血症的后果。

表5-2-1 男性乳房发育症的病因分类

生理性
新生儿期乳腺发育
青春期乳腺发育
老年期乳腺发育
病理性
血清雌激素升高
芳香化作用增强
Sertoli细胞增生或癌
性索肿瘤
生殖细胞瘤
Leydig细胞增生或癌
两性畸形
高HCG血症(绒癌、肺癌、肝癌、肾癌等)
肥胖、甲状旁腺功能亢进症

续表

　　肝脏疾病

　　饥饿后再进食

　　睾丸女性化

　　雌激素从SHBG中释出（螺内酯等）

　　高PRL血症（垂体PRL瘤、特发性高PRL血症等）

睾酮合成减少

　　原发性睾丸功能低下（先天性）

　　　　Klinefelter综合征

　　　　Kallmann综合征

　　　　两性畸形

　　　　遗传性睾酮合成缺陷

　　原发性睾丸功能低下（后天性）

　　　　睾丸炎、睾丸切除后或其他病变

　　继发性或三发性睾丸功能低下

　　AR缺陷

　　乳腺组织对雌激素过敏

药物性

　　雌激素或其类似物

　　　　雌二醇、避孕药、洋地黄等

　　促进雌激素合成药物

　　　　促性腺激素、氯米芬等抑制睾酮合成或作用的药物白消安、乙硫异烟胺、钙通道阻滞药、三环类抗抑郁药、甲基多巴、青霉胺、异烟肼、海洛因等

特发性

其他

　　HIV感染慢性全身性疾病

　　胸壁外伤或脊髓损伤

　　GH治疗中

　　心理应激

四、病理学

GYN的组织病理学与女性乳腺不同，无分泌乳汁的乳腺小叶，仅有乳管的增生和囊状扩张，同时伴有纤维脂肪组织的增生。不同病因引起的GYN具有相同的组织学改变。早期的特点是腺管系统增生，腺管变长，出现新的管胞和分支，基质的纤维母细胞增生。晚期（数年

后)上皮增殖退化,渐进性纤维化和透明变性,腺管数目减少,并有单核细胞浸润。当病情发展至广泛的纤维化和透明变性阶段时,乳腺很难完全消退。

依据乳腺组织中乳腺实质与脂肪组织的增生程度不同,Cohan 将其分为以下 3 型。腺体型:增大的乳房以乳腺实质增生为主;脂肪型:增大的乳房以脂肪组织增生为主;腺体脂肪型:增大的乳房中乳腺实质和脂肪组织均有增生。Bannayan 和 Hajdu 根据乳房间质和乳腺导管组织的增生程度不同将 GYN 患者的乳房增大分为 3 型。旺炽型男性乳腺增生:病程在 4 个月以内,特点是腺管上皮增生明显,间质为大量的成纤维细胞,内含脂肪组织,伴有毛血管增生的轻度淋巴细胞浸润;纤维型或硬化型男性乳腺增生:病程在 1 年以上,特点是病变主要由胶原纤维构成,内有散在的扩张乳腺管,伴有轻度或中度上皮细胞增生;中间型男性乳腺增生:病程在 5~12 个月已开始间质纤维化,是介于以上两型之间的中间阶段。大多数学者认为这 3 型再现了乳房增生持续的时间及与其症状相关联的男性乳腺发育疾病的演变过程。

五、临床表现

主要表现为乳房增大,可以是单侧或双侧,有时可伴有乳头和乳晕增大。局部可感到隐痛不适或触痛,少数患者在挤压乳头时可见少量白色分泌物溢出。乳房查体非常重要,患者取仰卧位,检查者把拇指和示指放在乳房的底部,然后缓慢合拢。可触及圆盘状结节或弥漫性增大,质地较韧,呈橡胶感的组织,如按 Tanner 分期多为 3~5 期。器质性疾病引起的病理性 GYN 还有原发疾病的临床表现。

六、辅助检查

1. 性激素测定

需测定促黄体生成激素(LH)、促卵泡生成素(FSH)、雌二醇、睾酮、HCG、PRL(特别是有溢乳时)。睾丸或非性腺的生殖细胞肿瘤或是分泌异位 HCG 非滋养细胞肿瘤,常伴 HCG 水平升高;原发性睾丸功能减退时,LH 水平升高并伴睾酮水平降低;下丘脑或垂体异常导致的继发性睾丸功能减退时,睾酮和 LH 水平均降低;睾丸或肾上腺的肿瘤分泌雌激素时,血浆雌二醇水平升高并伴有 LH 水平正常或受抑制。

2. 影像学检查

乳腺超声是首选的检查,其典型表现为以乳头为中心的扇形低回声区,与周围组织分界清楚,内可见细小管腔,腺体组织厚,有时可见条状强回声向乳头方向汇聚,不伴有淋巴结肿大,血流不丰富。亦可行乳房钼靶 X 线检查,其典型表现是乳晕下类圆形、结节状或片块状均匀致密影,肿块直径多在 2~4cm,边缘光滑或有毛刺,极少数有分叶状改变,在增生的乳腺组织内或周围有时可见细沙样钙化,血管结构清晰,与周围组织分界清楚,一般无乳头内陷及皮肤组织增厚。对于 HCG 升高的患者还需做脑部、胸部、腹部 MRI 或 CT 以及睾丸 B 超排除有无分泌 HCG 的肿瘤。若硫酸脱氢表雄酮升高,需做肾上腺 B 超检查。

3. 染色体检查

若阴茎短于 3cm 或是睾丸容积<6mL,需做染色体核型分析,排除 Klinefelter 综合征。

同时染色体核型检测亦可以排除由于核型异常导致的 GYN。

4.其他

必要时检查肝肾功能、甲状腺功能,排除是否这些慢性病导致了乳房发育。

七、诊断

临床上通常认定腺体组织＞0.5cm 为该病的诊断标准。诊断 GYN 首先要区分真性 GYN 和假性 GYN。假性 GYN 是指由于脂肪沉积而非腺体增生造成的乳房增大。这种情况的患者多为全身性肥胖,并且无乳房疼痛或触痛。二者的鉴别可以通过乳房触诊得出,真性 GYN 患者可触及有弹性的或坚实的盘状组织,以乳头为中心向四周延伸,并且手指合拢可感觉到阻力,而假性 GYN 手指合拢时无阻力感。如果查体无法区别时可进行乳房超声检查,其可直观地显示乳腺大小、形态和内部回声,同时还可直观地显示乳房中是否有肿块以及肿块的性质、部位、大小、形态、边界及血流信号等,对真、假性 GYN 的鉴别准确可靠,准确率几乎达到 100%。其次,需与乳腺癌相鉴别。GYN 组织质地韧且有弹性,患者多为双侧,少有乳头溢液;而男性乳腺癌多见于老年男性,常为单侧乳房内孤立肿块,肿块质地坚实,边界不清,常无触痛,可出现乳晕皮肤粘连及腋窝淋巴结肿大,多有乳头溢乳、凹陷或偏离等皮肤改变。如局部出现溃疡或邻近淋巴结肿大则是晚期乳腺癌表现。如果单纯的临床检查无法对 GYN 和乳腺癌做出鉴别时则应该进行乳房钼靶 X 线检查,其鉴别乳腺良、恶性病变的敏感性和特异性可达 90%。乳腺癌 X 线检查显示肿块多位于乳腺外上 1/4 部位,呈偏心性,边缘不清,呈毛刺状伸展。乳房超声检查对鉴别乳腺良、恶性病变的敏感性和特异性亦可达 90% 以上。超声显示乳腺癌肿块常偏离乳晕,边界欠清,后方多有衰减。对于高度怀疑乳腺癌患者,应尽早做细针穿刺细胞学检查和病理切片检查确诊。

在做出 GYN 的临床诊断之后,应当通过详细地询问病史、体格检查以及相关的激素检测来确定其病因。第二性征、睾丸容积、体型、性激素和促性腺激素测定有助于诊断原发性或继发性睾丸功能减退症。促肾上腺皮质激素、皮质醇、17α-羟孕酮、17-酮类固醇和 17-生酮类固醇测定可协助先天性肾上腺皮质增生症的诊断。HCG 和性激素的测定有助于判断肿瘤的存在,当 HCG 水平升高则提示分泌 HCG 的睾丸肿瘤、生殖细胞肿瘤或异位非滋养细胞肿瘤的存在,应进一步行睾丸超声、腹部和胸部 CT 等检查。当血浆雌二醇水平升高并伴有 LH 浓度正常或降低则考虑分泌雌激素的睾丸或肾上腺肿瘤。此外,应仔细询问有无肝脏、肾脏病史和甲状腺功能亢进症及减退症病史,必要时进行肝和肾功能检查、甲状腺功能检查。可询问其是否有服用性类固醇激素及其前体、抗雄激素药物、抗溃疡药物,如西咪替丁、癌症化疗药物特别是烷化药;心血管药物,如螺内酯、精神药物及滥用药物等。如上述检查结果均正常,则可诊断为特发性 GYN。

八、治疗

GYN 的治疗应根据其病因、病史长短、有无伴随症状、乳房大小等做出合理的选择。首先应该针对病因进行治疗。一般情况下,多数患者都有明显的发病因素,对于具有确切发病因素的患者,在去除原发病后乳房增生症状会消退。药物引起者,应停服有关药物,多可自行恢复。大多数 GYN 可自行消退(最常见的是青春期一过性 GYN),所以多数并不需要治疗,向患者耐心细致的解释后单纯临床观察即可。但是,对临床上伴有乳房疼痛或触痛,较大的乳房发育持续存在,影响患者的形体美容和心理者,则需要给予临床干预。GYN 的常用治疗方法有药物治疗和手术治疗。

1.药物治疗

在 GYN 的快速增殖期(发病初期),组织学上显示导管上皮增殖、炎性细胞浸润、基质成纤维细胞增多及血管分布增多,临床上常常伴有乳房疼痛或触痛,此时药物治疗不仅可以缓解症状,而且可促进发育乳房的消退。另外对于直径在 5cm 以内或限于乳晕下硬结,可行药物治疗。常用的药物有以下几种。

(1)雄激素制剂。①睾酮:对有睾丸功能减退的患者疗效良好。常用的有庚酸睾酮,可提高体内睾酮水平,同时不被芳香化酶转化为雌二醇。一般用 200mg,每 3~4 周肌内注射 1 次。有研究报道,治疗 3 个月后乳腺缩小 67%~78%,治疗期间血浆双氢睾酮升高,而 LH、FSH、睾酮和雌二醇水平受抑制,停药 2 个月后恢复正常,随访观察 6~15 个月,病情无反复。②双氢睾酮庚烷盐:直接作用于靶细胞,不受芳香化酶的作用,疗效较好。

(2)他莫昔芬(三苯氧胺):为雌激素拮抗药,能与靶组织的 ER 结合,阻断雌激素的作用。常用剂量为每日口服 20mg。有报道称,服药 1 个月后乳腺即有明显缩小,效果不明显者可适当提高剂量。文献报道口服他莫昔芬,每日 20mg,连续 3 个月,80%的男性乳房发育部分消退,60%的患者完全消退,他莫昔芬有效的患者 1 个月内乳房疼痛或触痛减轻。

(3)氯米芬(克罗米酚):为抗雌激素药物,作用明显,可减轻中年人的乳房发育,但本身亦可导致乳房发育,不良反应较大。每日口服 50~100mg,约 70%的患者有不同程度的疗效。

(4)芳香化酶抑制剂:①睾酮内酯:可阻断睾酮在外周转化为雌二醇。有研究用每日 450mg,分次口服,有较好疗效,未发现不良反应。服药后雄烯二酮(AD)水平显著增高,睾酮、脱氢表雄酮和雌激素总量(E_0)轻度增高,AD/E_0 比值增大,LH、PRL 和 E_2 水平无明显变化。②阿那曲唑:一种新型的芳香化酶抑制药,曾治疗绝经后乳腺癌患者,现临床证实用其治疗男性乳房发育也安全、有效。此药抑制组织雌激素分泌,减少雌激素生成,但不抑制垂体功能。剂量由每天 1mg 逐渐加量到每天 10mg。不良反应有面色潮红、毛发稀疏、胃肠道反应(厌食、呕吐、腹泻)等。

(5)达那唑:为抗绒毛膜促性腺激素药,剂量为 200mg,每日 3 次,疗程 3~9 个月,对成人和青春期乳腺增生均有效,可减轻疼痛和乳房发育的程度,但有水肿、恶心、脂溢性皮炎、体重增加等不良反应。

2.手术治疗

如果药物治疗一段时间后仍无效或是乳房已增生多年而且成为患者感到极为烦恼的精神负担时,或者较大的男性乳房发育或疑有癌变者则需通过外科手术切除增生肥大的乳房腺体组织。适应证包括:①处于青春期末期或已过青春期仍有乳房发育的男性,乳腺直径>4cm,药物治疗无效;②严重影响美观者;③疑有恶性变者。

Simon 分类和 Rohrich 分类为 GYN 手术方式的选择提供了重要的临床依据,外科医师术前在选择手术方式时,不仅要考虑到患者的发病原因、乳房的大小、肥大乳房的组织构成、有无多余皮肤等情况,而且还要考虑到患者对形体美观的要求。第一个报道采用手术治疗男子乳腺发育的外科医生是 Paulus Aegineta,1933 年 Menvill 首次从整形外科原则考虑手术治疗男子乳腺发育。现代的乳腺整形术大体可以分为 3 种,即脂肪抽吸术、开放式切除术以及脂肪抽吸联合开放式切除术。一般采用环晕入路切除乳晕下乳腺组织。近年腔镜技术的应用提高了手术的安全性,国内某学者采用腔镜技术对 65 例男性乳房发育患者行皮下腺体切除术,认为全腔镜乳房皮下腺体切除手术并发症少、美容效果好,是大多数男性乳房发育的最佳手术方法。但一侧乳房切除术后,另一侧乳房也可以再出现发育,因此,要注意随访观察,及时发现。如另一侧乳房出现发育,药物治疗是有效的,不能消退时也可以再次手术切除。

3.其他

近年来有报道显示放射治疗可以作为 GYN 的治疗选项之一,最有说服力的是斯堪的纳维亚随机临床试验,其数据显示预防性放射治疗可以显著减少抗雄激素所引起的 GYN 及乳房疼痛的发生率。但目前尚缺乏更多的临床证据。

综上所述,关于 GYN 的治疗需注意两点:①尤其是青春期 GYN,绝大多数患者可以自行消退;②药物治疗(包括中医、中药)往往在疾病早期,腺体增生活跃时期最有效,一旦腺体增大超过一定时间(通常是 12 个月),腺体将发生间质的玻璃样变、组织纤维化,对药物的反应性会明显降低。

第三节　多囊卵巢综合征

多囊卵巢综合征(PCOS)是育龄妇女常见的内分泌代谢异常综合征,以雄激素过多及长期无排卵为特征,常伴有高血脂、糖尿病、心血管疾病和心理障碍。此外,由于长期受雌激素刺激而无孕酮的周期性调节,PCOS 妇女的子宫内膜高度增生,内膜癌变的概率较正常妇女高出 4 倍以上。因此,PCOS 已经成为影响妇女身心健康和生命质量的最常见和最重要的疾病之一。PCOS 可能源于胚胎时期宫内发育迟缓或过期妊娠,出生后长期伴随着妇女,因此,需要长期甚至终生医疗和保健。PCOS 的病因尚未阐明,随着基础研究和临床实践的深入,目前认为 PCOS 是一种多基因遗传性疾病,并受多种环境因素的影响而临床表现多样化,且趋于复杂化。

PCOS 存在多种近远期健康风险,涉及生育、内分泌和代谢失调、心血管疾病风险、慢性炎症、肿瘤防控以及心理健康调整等多学科问题,对社会经济发展影响很大。以美国为例,每年为 PCOS 及其相关疾病治疗支付的费用高达 43 亿 6 千万美元,因此,要加强对 PCOS 早期诊治和相关疾病的预防研究。当今对 PCOS 处理的策略已从以往主要针对某个阶段、某个方面进行治疗,发展到对生殖和健康问题做全程追踪和防治。

现代医学对 PCOS 的认识已有百余年的历史,大致可分为 3 个阶段。1884 年 Chereau 对硬化囊性卵巢进行了描述。1935 年 Stein 和 Leventhal 两位学者发现双侧卵巢呈多囊改变的妇女临床表现多为功能失调性子宫出血、闭经或月经稀发、不孕、多毛和肥胖等,并将其称为

Stein-Leventhal病,后来称其为Stein-Leventhal综合征,这是第1个阶段,这一阶段诊断依据集中在多囊卵巢的特征上。此后,1962年Goldzicher和Green分析了有关PCOS的研究报道,提出了多囊卵巢综合征的概念和诊断标准,即黄体生成素/卵泡刺激素(LH/FSH)>3,雄激素水平上升,卵巢体积>6mL,卵巢被膜下有10个以上直径<10mm的卵泡呈串珠状排列。1970年Yen对PCOS的发病机制提出肾上腺初现过度学说,PCOS研究出现高潮,重现了性腺轴变化和PCOS的关系,这是第2个阶段。1980年后至今为第3个阶段,随着胰岛素抵抗学说的日益形成,Burghen等提出PCOS患者中存在胰岛素抵抗(IR)和高胰岛素血症(HI)者,促排卵药效果不明显。1990年美国国立卫生研究院(NIH)听证会提出PCOS的主要诊断是临床和生化方面显示高雄激素性月经失调,69%出现HI/IR,62%起病于初潮,而LH/FSH比值升高者和多囊卵巢者各占55%和50%。会议提出了PCOS的NIH诊断标准。2003年鹿特丹会议美国生殖医学会(ESHRE)和欧洲人类生殖医学会(ASRM)进一步提出了PCOS的ESHRE/ASRM诊断标准。

一、流行病学

国外的资料显示PCOS在育龄妇女中的发病率一般为5%~12%,不同地域、民族、人种、年龄的发病情况和临床表现并不相同。研究显示,当年龄、身高、体重均相匹配时,拉丁美洲的PCOS患者比其他种族的IR严重,生活在英国的印度和巴基斯坦妇女的PCOS和IR发生率比其他种族的发生率高。环境对同一人种的发病率也有影响,据报道墨西哥妇女PCOS发病率为6.0%,而美籍墨西哥妇女则高达12.8%。青春期PCOS的临床表现主要为月经异常和高雄激素,而育龄期PCOS女性主要就诊原因为不孕。

PCOS在我国有着庞大的患者群,不育群体的PCOS患病率报道为30%~40%,但仅见个别有关群体患病情况的报道,因此,有必要进行全国性、多中心、标准化的循证研究以及流行病学调查,总结中国人的发病特点,提出适合于中国人的诊断标准。根据2006年中国卫生统计提供的数据,推算全国范围内仅25~34岁患PCOS妇女可能高达430万~1300万人。对某地区汉族育龄妇女PCOS患病情况的研究显示:汉族女性PCOS的发病率为6.46%,临床表现以卵巢多囊和稀发排卵为主,而肥胖及多毛的发生率及程度均明显低于欧美国家。

PCOS患者肥胖发生率为40%~60%,肥胖可能加剧患者的临床症状。近年来国内超重和肥胖人群明显增多,儿童肥胖亦呈现流行趋势,数据显示目前国内大城市中超重率和肥胖率分别为30%和12.3%,使PCOS的发病进一步增加。

随着年龄的增长,PCOS患者的月经情况有所改善,周期逐渐缩短,但远期并发症逐渐发生,可出现2型糖尿病、心血管疾病、高血压及子宫内膜癌等。需要指出的是多囊卵巢(PCO)与PCOS是两个不同的概念,PCO只是一个形态上的特征,而不是中枢或局部的特异性疾病,提示卵巢对慢性无排卵的反应,起因于卵泡发育不充分或排卵失败。PCO也可出现于青春期的早、中期阶段,正常妇女中约20%有PCO症。据报道,妇女单纯PCO发生率为20%~25%,而PCO中仅5%~10%可发展为临床所见的PCOS。只有PCO而无月经紊乱或雄激素过高症的妇女表现虽然与正常妇女相似,但她们在人工助孕,如体外受精和宫腔内人工授精周期中表现出对促性腺激素存在过度反应。

二、病因学

PCOS的病因迄今未明,目前认为其发病与遗传、环境因素均有一定的关系。

1. PCOS发病的发育起源学说

研究表明,青春期表现出的卵巢多囊性改变和高雄激素血症(HA)可能起源于儿童时期甚至胎儿时期,基于临床观察和动物实验的结果,有学者据此提出了遗传与环境因素相互作用的发育起源学说,认为PCOS乃因青春期或青春期之前由遗传决定的卵巢雄激素分泌过多所引起。HA引起下丘脑-垂体轴释放过多的LH,并导致中心性肥胖,进而诱发IR。HI和IR的程度又进一步受到遗传因素和环境因素尤其是肥胖的影响。这一学说同时认为,尽管PCOS是一种复杂的高度异质性的内分泌紊乱性疾病,但其绝大部分临床和生化的特征可基于雄激素生成的发育障碍来解释。胎儿雄激素过多负反馈作用于下丘脑-垂体轴,影响LH的生成,进而影响内脏脂肪的分布,在成年后出现PCOS的临床症状。其他次要的遗传学和环境因素与这一连续性过程相互作用,使PCOS表现出高度的异质性。

2. PCOS的遗传学因素

许多报道指出PCOS患者有明确的家族聚集性,提示该病具有遗传易感基础。尽管现有文献倾向于PCOS有常染色体显性遗传的部分特征,并且受到环境因素的影响,但目前仍无一种完善的说法用于解释PCOS的遗传模式。由于PCOS诊断标准的不同,不同种族和地域间发病率的差异,典型临床特征的缺乏,研究的设计和样本量大小的差异以及环境因素对表型的影响等,难以获得一致的研究结果。大量细胞遗传学分析未能证实PCOS存在普遍的核型异常,因此,总体上认为染色体的数量和结构与PCOS的发病关联不大。对PCOS相关基因的研究主要是基于对候选基因的连锁分析。目前PCOS涉及的候选基因有70多种,这些候选基因反映了对PCOS病因学的认识现状,主要包括以下基因:①与甾体激素合成和作用相关的基因,如胆固醇侧链裂解酶11A1基因(CYP11A1)、CYP17A1基因、CYP21A2基因等;②与性腺激素作用和调节相关的基因,如LH及其受体基因、卵泡抑素基因、FSHB基因、雄激素受体(AR)基因、性激素球蛋白结合(SHBG)基因等;③与胰岛素作用相关的基因,如胰岛素(INS)基因的VNTR序列、胰岛素受体(INSR)基因的D19S884区域、胰岛素受体底物(IRS)基因、钙蛋白酶(CAPN-10)基因、脂联素基因、抵抗素基因等;④主要组织相容性位点基因及炎症相关基因,如HLA-DQA基因、TNF-α及其受体Ⅱ基因、IL-6基因等。虽然尚未发现确切的PCOS致病基因,但这些研究工作为寻求PCOS的致病基因提供了依据。考虑到PCOS可以累及多种细胞类型,因此,一些在细胞信号途径中广泛表达的基因可能是最合适的候选基因。

3. PCOS的环境因素

PCOS患者高度变异的临床表型及内分泌特征提示:除遗传因素外,其他因素也可能对PCOS的形成产生作用,这些因素可能包括环境影响,如肥胖、精神紧张和(或)激素暴露等情况。Abbott曾提出假设:PCOS是一种遗传学决定的卵巢功能失调状态,以雄激素过多为特征,其异质性以这种失调与其他基因或环境间的相互作用为基础。肥胖在北美及北欧 PCOS 患者中非常多见,在其他地区及种族背景则相对少见。目前仍不明确肥胖与 PCOS 的因果关系。一般认为肥胖通过加剧 IR、糖耐量异常(IGT)及高脂血症等使得 PCOS 的临床表现复杂化。脂肪组织可产生瘦素、脂联素等激素,不仅对下丘脑、垂体有作用,对卵巢也可能有直接影响。然而在体重指数相近的前提下,PCOS 患者的瘦素水平并不比正常妇女高,因此,无法单纯用瘦素来解释 PCOS 患者卵巢的变化。目前 PCOS 的保守治疗主要强调通过可耐受的饮食调整及加强运动来减轻体重。据报道,生活方式的改变可缓解 IR,提高自发性或诱导性的排卵率,降低流产率,获得更好的妊娠结果。已有文献详细阐述了肥胖对 PCOS 的影响,并证实了控制体重的好处。此外,生活方式中的其他因素,如吸烟、饮酒、社会心理压力等,对于 PCOS 的长期治疗也非常重要。

近年的研究表明,人类暴露于环境中的内分泌干扰物(EED),可导致妇女 PCOS 的发病率增加,尤其是二英及双酚 A 与 PCOS 的发病密切相关。EED 对免疫系统的影响主要是抑制 T 淋巴细胞的成熟,未成熟的 T 淋巴细胞可能攻击自身细胞而引发自身免疫性疾病。EED 还可作用于下丘脑-垂体-性腺轴中的任何环节,干扰机体内自然激素的合成、分泌、转运、结合、作用和消除等过程,表现出拟自然激素或抗自然激素的生理学作用,打破机体内雌激素和雄激素间的平衡,从而影响 PCOS 的发生。在工业化程度越来越高的今天,EED 充斥在生活的每一个角落,与人类的生活密不可分,人们应对 EED 的污染高度警惕。

三、病理生理

PCOS 的病理生理机制尚不清楚,但 HA、IR 和促性腺激素(Gn)动力学变化是基本的病理生理改变。在大多数女性,HA 与 HI 可以两种相对独立的表现形式共同存在于同一种综合征中。

1.胰岛素抵抗

研究显示 PCOS 患者循环血中胰岛素与胰岛素原、32 及 33 裂解胰岛素原比值正常,说明 PCOS 患者胰岛具有足够的储备功能。患者空腹胰岛素浓度及 OGTT 后胰岛素反应浓度均明显升高,但并未达到外周胰岛素抵抗引起代偿性增加应有的高度,其 B 细胞产生胰岛素反应也较迟钝。PCOS 妇女的 IR 主要是胰岛素在肝脏、肌肉、脂肪等组织的葡萄糖转运与利用、抗脂质分解作用的障碍。这种不足导致代偿性的 HI,从而引起一些胰岛素敏感组织的其他作用放大。PCOS 的肝脏 IR 表现为肝糖原合成增加和胰岛素清除率下降,这一现象与 PCOS 患者是否肥胖有关,消瘦的患者常无此异常。肝糖原增加可加快机体在 IR 状态下对血糖调节的失代偿,导致高血糖及 2 型糖尿病。肝脏对胰岛素代谢清除率下降是肥胖加重 PCOS 的 IR 和 HI 的重要机制。胰岛素在肝脏可以抑制性激素结合球蛋白(SHBG)和胰岛素样生长因子结合蛋白 1(IGFBP-1)的合成,使得相应底物的生物利用度增大。而外周组织 IR 则表现为 PCOS,无论肥胖与否,均存在不同程度的 IR。已有学者发现,大多数 PCOS 妇女的外周组织,包括骨骼肌和脂肪组织,均存在 IR,可继发引起 HI。2006 年 Jean 提出假说:认为 PCOS 是卵巢局部雄激素合成途径对胰岛素选择性和组织特异性的过度敏感综合征。PCOS 妇女 IR 的分子机制仍不很清楚,目前认为这种异常可能发生在受体后水平。因为对患者的脂肪细胞、骨骼肌细胞、皮肤成纤维细胞、卵巢颗粒细胞的研究表明,胰岛素对靶细胞受体的结合能力正常,并且在这些细胞中仅发现代谢途径异常,而胰岛素的促有丝分裂作用并未受损,同时发现胰岛素受体的自磷酸化作用减弱。有研究在培养的 PCOS 皮肤成纤维细胞中发现,胰岛素受体酪氨酸激酶的活性下降,而丝氨酸磷酸化的比例增大,从而终止与代谢相关的信号进一步转导。近期研究表明,PCOS 肥胖女性存在胰岛素生物效应与 DCI-肌醇磷酸甘油酯介导的胰岛素分泌偶联损害,这可能会导致 IR。另有学者报道,血管紧张素转化酶基因缺失亦可能与 PCOS 妇女的 IR 形成有关。此外,还有研究发现年轻非肥胖 PCOS 患者血浆抵抗素无增高,而脂联素则明显升高,故认为在非肥胖或不合并 IR 患者中,循环抵抗因素不是主要致病因素。

2.高雄激素血症

PCOS 妇女过高的雄激素主要来源于卵巢。膜细胞在 LH 的作用下生成雄激素,这一过程同时受到一系列局部生长因子、激素及细胞因子的旁分泌/自分泌调节。除雄激素生成过多之外,雄激素的敏感性提高、效应性增强、清除率下降也可导致 PCOS 患者出现功能性的雄激素过高,已有报道指出,PCOS 患者可有 5α-还原酶和芳香化酶活性的异常而非表达水平的异常,而雄激素受体(AR)异构体的多态性与组织对雄激素的敏感性改变也有一定关系。设想可能通过一种依赖雄激素的途径在卵巢水平直接影响雄激素分泌,或者在下丘脑或垂体水平干扰 LH 的分泌从而间接影响雄激素合成。近期研究发现,睾丸间质细胞可分泌的一种蛋白质即胰岛素样因子 3(INSL3),是一种新型的与卵巢雄激素合成相关的激素。卵巢卵泡内膜和黄体也可分泌少量该激素,属于胰岛素/松弛素超家族成员。PCOS 妇女血清中 INSL3 水平明显升高。与总睾酮、游离睾酮、LH 水平以及卵泡数目呈正相关。

HA 与 IR 的关系曾经是争论的焦点,到底是 IR 导致 HA? 还是 HA 引起了 IR? 或者是两者相互影响? 从目前的临床研究看来更支持 IR 导致 HA。例如,使用二氮嗪使胰岛素浓度降低,可导致循环中雄激素浓度降低;而减轻体重或用胰岛素增敏剂后循环中也出现雄激素浓度降低,尤其是睾酮和雄烯二酮降低。然而用促性腺激素释放激素激动剂(GnRHa)后,能降低卵巢分泌雄激素,但对 IR 无影响。

3.促性腺激素动力学改变

(1)促性腺激素释放激素(GnRH)脉冲释放异常:研究显示灵长类动物的 LH 是脉冲式释放的,并因此提出存在 GnRH 脉冲发生器。主要包括 3 个级联组成部分,即信号发生器,中枢神经系统-下丘脑联合体,负责 GnRH 的脉冲释放;信号传递者,GnRH 作用于垂体促使 LH 合成释放;信号调节器,LH 进而调节卵巢周期性释放类固醇激素。PCOS 患者的 GnRH 脉冲频率可能加速。

(2)LH 水平异常:PCOS 无论胖瘦均有 LH 脉冲频率及幅度的增加,导致 LH24 小时平均浓度升高,LH/FSH≥2～3。PCOS 患者的 LH 作用于卵泡膜细胞产生雄激素,参与了高雄激素血症形成。研究显示,用 GnRHa 抑制 LH 后循环中的睾酮和雄烯二酮水平降低。然而,LH 在卵巢高雄激素血症中的作用是允许性的而非病因性的。例如,单纯 FSH 缺乏的妇女会因缺少 E_2 的负反馈抑制而使 LH 明显升高,但是不会发展成卵巢高雄激素或 PCO。此外,PCOS 患者非周期性雌酮(E_1)明显增加,E_1/E_2 比值增高,可造成对 LH 的正反馈和对 FSH 的负反馈抑制,加重了 LH/FSH 比例的失调。

(3)单纯促卵泡激素假说:尽管上升的 LH 加剧了 PCOS 患者的雄激素水平,而高雄激素与无排卵有关,但还是有学者认为导致无排卵的最直接原因是 FSH 不足,又称之为 FSH 假说。PCOS 患者的卵泡不能充分成熟,被俘获的卵泡其颗粒细胞数量少,芳香化酶活性低导致 E_2 合成减少,大部分维持在稍高于卵泡早期的水平 70~80pg/mL,抑制 FSH 分泌,无法达到触发 LH 峰的水平。临床上发现注射外源性的 FSH 后能逆转上述情况,提示只要有足够的 FSH 刺激,PCOS 患者卵巢颗粒细胞功能还是完善的。

4.卵巢及子宫异常

PCOS 患者无排卵可能根源于卵泡发育早期异常,卵泡发育早期卵母细胞与颗粒细胞间正常协调关系改变,出现颗粒细胞异常增殖与卵母细胞生长不对等。PCOS 也可起源于肾上腺疾病,当机体受到强烈刺激时其网状带分泌过多雄激素,在卵巢外转化为雌激素,并反馈性地引起促性腺激素释放激素-促性腺激素(GnRH-GnH)释放节律紊乱,使得 LH/FSH 比值升高,继发引起卵巢雄激素生成增多,从而导致 HA。HA 引起卵巢被膜纤维化增厚、抑制卵泡发育和排卵,造成多囊卵巢和无排卵。有学者认为,PCOS 患者的卵巢颗粒细胞和卵泡膜细胞的血管内皮生长因子(VEGF)的表达增加,而 VEGF 的升高可能与 LH 脉冲式分泌的增加有关。VEGF 在卵巢内异常高表达、分泌并释放入血,可能是 PCOS 的发病机制之一,推测这些发现可能是卵巢间质血管化增加的基础。由于长期的雌激素刺激和慢性不排卵,子宫内膜可出现不同程度的增生,包括单纯性增生、复杂性增生,甚至不典型增生,从而增加了子宫内膜癌的发病率。

目前尚缺乏一个综合的病理生理机制能囊括上述的发现或学说,但可以认为遗传因素是各种相关异常机制的基础或者遗传给予了易患 PCOS 的体质,在多种因素的引发下出现 PCOS。

PCOS 的主要组织学改变为多发性滤泡囊肿,包膜增厚纤维化。典型的病理表现为卵巢对称性增大,多为正常的 2~5 倍,卵巢表面多隆起,凹凸不平,呈灰白色,质稍硬。切面可见卵巢白膜明显增厚,一般为均匀性增厚,卵巢内有多个大小不等的囊腔,囊壁较薄,内含清亮液体。显微镜下可见白膜纤维化,白膜下有可见许多闭锁卵泡和处于不同发育期的卵泡。卵泡膜内层细胞显著增生,黄素化,一般无黄体,白体较多,无成熟卵泡生成及排卵迹象。用免疫组化方法可鉴定出卵泡膜内层细胞可产生大量雄激素。包膜增厚程度与患者血清 LH 水平及男性化程度呈正相关。PCOS 的另一个明显特征是窦前卵泡和窦状卵泡数目比正常卵巢多 2~3 倍。近期研究显示,抗缪勒管激素(AMH)可引起患者卵泡数目增多。AMH 是生长中的窦前或小的窦状卵泡颗粒细胞的唯一分泌产物,可能对卵泡的成熟过程起抑制作用。有报道称,体外培养的无排卵 PCOS 患者的 AMH 的分泌比正常妇女高 75 倍。

四、临床表现

(一)症状

1.发病

发病较早,有时自初潮开始就有月经紊乱,一般在青春期均可以诊断。

2.月经紊乱

以月经稀发最多,其中 2/3 为无排卵,其次为继发闭经和功能性子宫出血,偶见原发闭经及规则的无排卵月经。功能性子宫出血患者也常于血止后表现为闭经或月经稀发。月经紊乱表现为育龄期不孕。无排卵性不育患者中 PCOS 约占 1/3。

3.高雄激素症状

主要为多毛症与痤疮。

(1)多毛症:PCOS 患者有 2/3 表现为多毛症,分布于面部与躯体表面。上唇毛增多,臀及腿毛增长,偶见下颌、乳周、下肢正中等处有毛增加。眉色加浓有时呈"一"字形,即二眉间有浓黑毛相连。多毛症一般用 Ferriman-Gallwey 评分法,以 7 分以上为多毛症。雄激素在毛囊转变为双氢睾酮,刺激体毛生长加快而形成。但多毛症程度与雄激素高低并不平行。

(2)痤疮:由于皮肤处双氢睾酮刺激皮脂腺,使之分泌过旺,加上感染,呈慢性毛囊皮脂腺炎症而形成。痤疮多见于前额、面颊部,甚至胸、背、肩部,可由细小丘疹发展为小脓疱、结节、瘢痕等。

(3)其他:肌肉发达、声音低沉,偶见喉结与阴蒂略增大。

4.肥胖

PCOS 患者半数为肥胖,BMI>25,体重可达 80kg 以上。

5.黑棘皮症

颈后、腋下、外阴、腹股沟等皮肤皱褶处呈片状角化过度并有皮肤色素加深。黑棘皮症为胰岛素抵抗的一种皮肤变化,PCOS 患者中约 1% 有此表现。

(二)实验室表现

实验室可见睾酮增高>3.5ng/dl(80ng/dL)。睾酮前身雄烯二酮增高,>230ng/dL 者占 60% PCOS 患者。游离睾酮增高 2 倍多。由于雄激素增高抑制肝性激素结合球蛋白(SHBG)的生成,SHBG 降低 50%。DHEAS 为肾上腺分泌的雄激素。1/3 PCOS 患者(>8.1μmol/L 即 300μg/dL)DHEAS 升高。

PCOS 卵泡期 LH≥10u/L,形成 LH/FSH 比增加至 2~3。E_2 有时偏低,或在早卵泡期水平。雄激素在外周脂肪组织中转变为雌酮,雌酮水平可持续在较高水平,使雌酮/雌二醇>1。

胰岛素在 45% 患者中增高。空腹胰岛素增高与增高的睾酮和雄烯二酮呈正相关。葡萄糖耐量试验中,血胰岛素反应高亢,曲线下面积增加,但血糖反应正常。

其他有卵巢分泌的肾素及血管紧张素增高,使促性腺激素促排卵中易于引起卵巢过度刺激综合征(OHSS)。抑制素 B 增高。

(三)B 超

典型的多囊卵巢超声特征为卵巢增大,有 2~8mm 直径的小卵泡约 8 个以上,分布于皮质区,沿周边排列,间质回声增强增大,多囊卵巢的表现与雄激素增高呈正相关。以卵巢体积与卵泡直径两项作鉴别多囊卵巢与正常卵巢的指标,敏感性为 92%,特异性为 97%。最近又提出以卵巢间质面积与卵巢最大平面积比(S/A)为诊断依据。S/A 比与雄激素水平相关。以 S/A>0.34 为参考值,其灵敏度为 100%。

（四）两种类型

临床发现经典的 PCOS 除有 LH 升高外，还存在一组肥胖的 PCOS 亚组。Barbiera 也认为 PCOS 有以 LH 升高为主与高胰岛素血症为主两种类型。LH 升高型较为多见，不肥胖，LH 升高，FSH 不升高，LH/FSH 增加，GnRH 频度增加，胰岛素抵抗少。高胰岛素血症者，肥胖，有胰岛素抵抗。但两组均有高雄激素血症。在高胰岛素血症组中，有少数患者有胰岛素抵抗并有黑棘皮症，称为高雄激素抵抗黑棘皮综合征（HAIR-AN），有多囊卵巢并有严重的胰岛素抵抗，系胰岛素受体基因突变所致。

（五）远期并发症

PCOS 月经紊乱无排卵可致不孕，但其远期并发症渐受到重视。

1.肿瘤

PCOS 长期闭经无排卵，雌酮/雌二醇值升高，无孕激素对抗，使子宫内膜增生，长期可以形成子宫内膜癌变。PCOS 患者长期雌/孕激素比例失调，可使良性乳腺增生。PCOS 与乳腺癌关系尚未确定。

2.糖尿病

PCOS 肥胖及高胰岛素血症患者，有胰岛素抵抗，胰岛 B 细胞功能不良，虽然糖耐量正常，但长期可发展为糖尿病患者。Dunaif 发现 PCOS 患者 40 岁时 40% 有糖耐量受损（IGT）或糖尿病。在一组前瞻性对照的大样本中，14～44 岁 PCOS 患者 38.6% 有未诊断的 IGT（31.1%）或糖尿病（7.5%），而对照组只 14% IGT，而无糖尿病，糖尿病发生率 7 倍于正常人群。由于糖尿病患者易发生微血管病变，应当早期诊断、早期预防。对此高危人群，按世界卫生组织 2000 年的要求，应当每 3 年查 1 次空腹血糖，若 ≥6.1mmol/L 应加以处理。PCOS 患者怀孕后妊娠糖尿病也增加。

3.高血压和高脂血症

PCOS 患者与正常人群对照，血中甘油三酯及极低密度脂蛋白胆固醇、低密度脂蛋白胆固醇升高，高密度脂蛋白胆固醇（HDL-C）降低。甚至没有胰岛素抵抗及非肥胖的 PCOS 患者亦有 HDL-C 的下降。

PCOS 肥胖患者收缩压比非肥胖患者及相同年龄的健康对照者明显高。在一组荷兰人群中经问卷调查，高血压的患者在 PCOS 组比同年龄其他女性人群多 2.5 倍。对 22～31 年前行卵巢楔切术 PCOS 患者进行调查，高血压患病率较同年龄对照组高 4 倍。

高胰岛素是刺激动脉硬化斑块形成的重要生长因子，它使血管周围平滑肌细胞增殖，增强低密度脂蛋白受体活性，增加冠心病发病的危险性。但在一组 1970 年楔形切除术的 PCOS 患者与正常人群的队列研究中，虽然糖尿病死亡较多，但无心血管病死亡率增高，这可能是 PCOS 患者雌激素不缺乏，得到雌激素的保护所致，但长期密切的随访仍很重要。

五、治疗

PCOS 病因尚未阐明，目前尚难根治。由于 PCOS 患者不同的年龄和治疗需求，临床表现的高度异质性，因此临床处理应根据患者主诉、治疗需求、代谢改变，采取个体化的对症治疗措施,以达到缓解临床症状、满足生育要求、维护健康和提高生活质量的目的。

PCOS患者无论是否有生育要求,首先均应进行生活方式调整,主要为控制饮食、运动和戒烟、戒酒。肥胖患者通过低热量饮食和耗能锻炼,降低全部体重的5%或更多,就有可能改变或减轻月经紊乱、多毛、痤疮等症状并有利于不孕的治疗。减轻体重至正常范围可以改善胰岛素免疫,阻止PCOS长期发展的不良后果,如糖尿病、高血压、高血脂和心血管疾病等代谢综合征。PCOS主要的治疗原则是调整月经周期、降低高雄激素的表现、恢复排卵解决生育问题、尽早预防远期并发病的发生发展。

(一)调整月经周期

目的是保护子宫内膜,减少子宫内膜癌的发生。

1. 周期性孕激素治疗

对无明显雄激素水平升高的临床和实验室表现,且无明显胰岛素免疫的无排卵患者,可周期性应用孕激素对抗雌激素的作用,诱导人工月经,预防子宫内膜增生。常用的孕激素制剂及用法有:地屈孕酮10~20mg/d,10天;微粒化黄体酮200mg/d,10天;醋酸甲羟孕酮4~6mg/d,10天。用药的时间和剂量应根据患者月经紊乱的类型、体内雌激素水平的高低、子宫内膜的厚度决定。若为长期用药,每周期应至少用药10天。孕激素治疗的优点是对卵巢轴功能不抑制或抑制较轻,更适合于青春期患者,对代谢影响小。

2. 低剂量短效口服避孕药

短效口服避孕药不仅可调整月经周期,改善子宫内膜状态,预防子宫内膜癌的发生,还可使高雄激素症状减轻,适用于有避孕要求或为改善临床治疗效果做预处理的患者。常规用药方法为在用孕激素撤药出血的第5天开始服用,每天1片,共服21天;停药撤血的第5天起或停药第8天起重复。应用口服避孕药前须对PCOS患者的代谢情况进行评估。排除使用口服避孕药的禁忌证。有重度肥胖、糖耐量受损的患者长期服用口服避孕药可能加重糖耐量损害程度。强调改善饮食结构、增加运动量,必要时可与胰岛素增敏剂联合使用。

(二)缓解高雄激素症状

PCOS是一种高度异质性的疾病,可累及多个年龄段的妇女,高雄激素血症是其代表性的内分泌病理生理特征,持续的高雄激素血症,一方面,可导致多毛、痤疮、脱发、男性化改变等;另一方面,高雄激素的状态抑止卵泡的发育,与无规则排卵或促排卵结果差有关。针对患者不同年龄段以及不同的诊治诉求,应制定不同的诊疗策略:对于无生育要求的妇女或者青春期少女,其治疗目的应当以恢复月经周期,调整内分泌状态,改善多毛、痤疮症状,缓解心理压力,预防远期并发症为目的;而对于以生育为目的来诊者,则应在改善内分泌环境的基础上,施以进一步的促排卵治疗,以达到受孕的目的。

对于PCOS高雄激素血症的治疗,可以分为生活方式的改变、药物治疗、物理治疗改善多毛症状以及痤疮的治疗四个部分。

各种短效口服避孕药均可用于高雄激素血症的治疗,其可通过抑制下丘脑-垂体LH分泌抑制卵泡膜细胞高水平雄激素的生成,改善多毛和粉刺,治疗痤疮,一般用药3~6个月可见效,治疗多毛,服药至少需6个月后才显效,这是由于体毛的生长有其固有的周期。停药后雄激素水平升高的症状可能复发。

(三)胰岛素免疫的治疗

由于认识到胰岛素免疫在PCOS病理生理变化中有关键的作用,诞生了用胰岛素增敏剂治疗PCOS的新疗法。由于胰岛素敏感性增高,血胰岛素水平降低;PCOS患者的高雄激素状态随之而减轻,月经及排卵得以恢复。不仅如此,胰岛素增敏剂还能纠正与胰岛素免疫相关的某些代谢紊乱。药物有二甲双胍、噻唑烷二酮类(罗格列酮)、D-chiro-inositol等。

1.二甲双胍

适用于伴胰岛素免疫的PCOS患者。二甲双胍通过增强周围组织对葡萄糖的摄入、抑制肝糖原产生,并在受体后水平增强胰岛素敏感性,减少餐后胰岛素分泌,改善胰岛素免疫,预防代谢综合征的发生。为减少胃肠道反应,可选择渐进式:0.5g晚餐中服,持续1周;0.5g早、晚餐中各1次,持续1周;0.5g早餐、中餐、晚餐中各1次,持续服用。每3~6个月随诊1次,记录月经,定期监测肝肾功能、血胰岛素和睾酮水平,必要时测基础体温或血清孕酮观察排卵。二甲双胍可长期服用。最常见的不良反应是胃肠道症状如腹胀、恶心、呕吐及腹泻,可适当补充维生素和叶酸;严重的不良反应是可能发生肾功能损害和乳酸性酸中毒。二甲双胍为妊娠B类药,原则上孕期应停药或加强监测。

2.噻唑烷二酮类(TZD)

胰岛素增敏剂包括曲格列酮、罗格列酮和吡格列酮类。胰岛素增敏剂是过氧化物酶体增殖剂激活受体(PPAR)γ高度选择性和强力的激动剂,能通过结合PPAR-γ,引起调节胰岛素效应有关的多种基因的转录,如增加IRS-2、GLUT-4、脂蛋白酯酶的表达以及降低肿瘤坏死因子α(TNF-α)和瘦素的表达,从而提高了胰岛素的敏感性。第一个TZD类药物——曲格列酮曾被用于治疗PCOS的研究,显示可使胰岛素、LH、雄烯二酮(A_2)下降,与氯米芬合用提高了排卵率。但因对肝有毒性引起死亡已于1999年退出市场。同年,比较安全的罗格列酮被批准在美国上市。罗格列酮也可纠正脂代谢紊乱,保护血管内皮细胞,预防动脉粥样硬化、糖尿病、心血管事件的发生。Rouzi AA等的研究发现应用罗格列酮3个月可以显著降低PCOS患者的空腹胰岛素、总T、游离T、LH、DHEAS和IGF-1水平,增加血清SHBG和IGFBP-1浓度。联用罗格列酮和CC(枸橼酸氯米芬)组排卵率显著高于联用二甲双胍和CC组,前者妊娠率也较高但无统计学意义,还需大样本研究进一步证实。Lam PM等的RCT研究纳入了70例中国PCOS患者,结果发现应用罗格列酮12个月可以显著改善患者的月经情况,但对痤疮及高雄激素表现并无明显作用。罗格列酮不适用于肝功能不良、2型糖尿病或酸中毒和心功能不良水肿患者。TZD类属于C类药物,动物实验能使胎儿发育延迟,故妊娠哺乳妇女及18岁以下患者不推荐服用。不良反应有轻-中度贫血和水肿,与二甲双胍合用贫血率更高,故不建议合用。

3.D-chiro-inositol

为人工合成的肌醇磷脂酰聚糖,1988年Larner首先描述能激活非经典的胰岛素信号系统。早年用于治疗糖尿病时发现能提高胰岛素的敏感性。有RCT研究表明肥胖PCOS患者应用D-chiro-inositol治疗6~8周,其游离睾酮及甘油三酯水平显著低于安慰剂组,排卵率显著提高。但其降胰岛素及血压方面的疗效并不显著,还需大样本RCT进一步确定。目前该药尚未上市。

虽然胰岛素增敏剂的以上效果令人鼓舞,但在推荐作为临床一线治疗前,仍然需要进行多中心更大样本的前瞻性随机对照研究,以进一步确认其疗效、适应证及安全性。

(四)促排卵治疗

经过前述的调整月经周期、肥胖和胰岛素免疫的一系列治疗后,有部分患者能恢复排卵或成功受孕,有较好的疗效。但很多患者仍不能自发排卵,还需要进行促排卵治疗。

1.枸橼酸氯米芬(CC)

CC 仍然是 PCOS 诱导排卵的首选促排卵药,其安全性和有效性已得到充分证明。平均每周期的临床妊娠率是 22%,累计 6 个周期的妊娠率是 50%,累计 9 个周期的妊娠率是 75%。CC 的促排卵机制为其具有较强的抗雌激素和较弱的雌激素双重作用,能与内源性强雌激素-雌二醇竞争结合靶器官雌激素受体,解除其对下丘脑垂体的负反馈抑制,促使下丘脑 GnRH 及垂体 FSH、LH 的分泌,进而刺激卵泡发育。因此,在一个高雌激素环境中氯米芬有抗雌激素作用,相反,在低雌激素环境中氯米芬却有雌激素样作用。

用法:常规首次剂量为 50mg/d,在月经周期第 3~5 天或孕激素/口服避孕药(如妈富隆或达英-35 等)撤药出血的第 3~5 天起共用 5 天,排卵多发生在停药 7~10 天,于停药后的 2~3 天开始进行系列 B 超或尿 LH 定性检查,同时测 BBT,检出排卵日应嘱患者及时性交争取妊娠。B 超、尿 LH 和 BBT 严密监测有无排卵,也有助于发现早期妊娠,以便及时保胎,避免误用其他药物或流产。若 BBT 无双相或 B 超监测无优势卵泡发育,根据月经周期可用黄体酮、安宫黄体酮或地屈孕酮撤退出血的第 5 天起再递加至 100~150mg/d,共 5 天,以观察疗效。国外文献报道,CC 对大部分 PCOS 患者的最有效剂量为 100~150mg/d,其排卵率大于 75%。国外也有加至 250mg/d 或延长疗程者。可按最低有效剂量连服 3 个周期。若用 3 个周期或用至最大剂量 250mg/d 仍无排卵,可作为耐 CC 者。

一般情况下不主张应用大剂量 CC,因不良反应也大。用高于 150mg/d 的剂量时,仅 26% 的患者偶然有排卵,200~250mg/d 时 11.8% 排卵。

用药前应了解患者的雌激素水平,行孕激素撤药试验以除外妊娠。若雄激素过高,CC 的治疗效果较差,可以先给抗雄激素或口服避孕药治疗 3 个月,再给 CC,疗效较好。

2.芳香化酶抑制剂

芳香化酶抑制剂,如来曲唑(LE),近年来也广泛用于促排卵,但其安全性尚未完全证实,因此多用于氯米芬免疫的患者。LE 最早主要用于绝经期乳腺癌的治疗,自 1997 年有学者研究 LE 在动物促排卵中的应用,自 2000 年 Mitwally 与 Casper 首次在 CC 促排卵失败的病例中应用 LE 促排卵治疗获得成功以来,国内外很多生殖医学中心进行 LE 的临床研究也肯定了其促排卵疗效。

LE 的促排卵机制尚不清楚,可能与以下几方面有关:①在中枢:LE 通过抑制芳香化酶活性,可阻碍卵巢内雄激素转化为雌激素,降低体内雌激素的水平,因此,LE 在早卵泡期应用可解除雌激素对下丘脑-垂体-性腺轴的负反馈作用,增加内源性的促性腺激素的分泌,从而达到促进卵泡的发育并激发排卵的目的。②在外周:LE 通过阻碍卵巢内雄激素转化为雌激素,使卵巢内积聚雄激素,卵巢内高浓度的雄激素可使 FSH 基因表达增加,从而使卵泡对 Gn 的敏感性提高。此外,卵泡内聚集的雄激素可刺激卵泡内胰岛素样生长因子 1(IGF-1)及其他细胞因子,协同 FSH 促进卵泡生长。因为芳香化酶抑制剂的作用机制、半衰期较短和作用部位也不同,与氯米芬相比,其优点在于对子宫内膜的影响较小,单卵泡发育的倾向较大,而卵泡持续生长不破裂的情况较少,多胎妊娠率降低。

3. 促性腺激素

适用于耐枸橼酸氯米芬的无排卵性不孕患者或卵泡发育仍不能获得妊娠者。常用制剂:①尿促性腺激素(HMG)是 Lunenfeld 等于 1962 年首先应用从绝经后妇女尿液中提取的 Gn 制剂(商品名为 Pergonal,Humegun,有国产品,每支含尿 LH 和 FSH 各 75IU、150IU)促排卵成功。②尿促卵泡素 FSH(商品名为 Metrodin)是用含抗 hCG 抗体的凝胶柱吸附而得到纯 FSH。每支含 75IU 的 FSH 和 <1IU 的 LH。Peronal 和 Metrodin 必须肌内注射。Metrodin 中含有 95% 尿杂蛋白。而且,由于纯化步骤繁多,不同批制剂间质量的恒定性较差。③高纯 FSH(即 Metrodin HP)是用含 FSH 单克隆抗体的层析柱行免疫层析而获得,FSH 纯度 > 90%,含 LH < 0.001IU,尿杂蛋白 5%。批间质量一致性增强,并可皮下注射。④重组 DNA 技术产生人 FSH 制剂(商品名为果纳芬,gonal-F),与尿 FSH 制剂等效。于 1997 年 3 月 9 日在伦敦诞生了第一个用基因重组 LH、FSH 和 hCG 用于促排卵并获妊娠分娩的男婴。

常用方案:低剂量逐渐递增的 FSH 方案和 FSH 逐渐减少的方案。FSH 低剂量递增方案诱导排卵已证明具有良好的妊娠率和相对较高的单胎率,但需要有经验的医师仔细地掌控和监测,且与氯米芬相比,多胎妊娠和卵巢过度刺激综合征(OHSS)的风险仍然较高。

4. 腹腔镜下卵巢打孔术(LOD)

近年来,随着微创概念的提出和微创器械的不断发展,腹腔镜手术为治疗 PCOS 提供了新的治疗策略。此方法治疗 PCOS 有很多优点:①由于腹腔镜手术的微创性,不仅损伤小,术后粘连相对少,恢复快,价格适中,而且见效快,无需繁琐的监测及随访;②疗效与促排卵药物相仿,无多胎妊娠和 OHSS 的发生;③腹腔镜的放大作用,手术视野更清晰,更容易发现盆腔内隐匿部位微小的病灶,使手术治疗更加准确、全面、安全、彻底。

腹腔镜手术治疗 PCOS 的机制尚不明确,可能与如下因素有关:①手术破坏了 PCOS 患者异常增厚的白膜,形成局部薄弱环节,使得卵子易于排出;②手术破坏了卵巢间质,降低卵巢内雄激素水平,使抑制促性腺激素物质如抑制素等减少,解除了对卵泡发育的抑制,从而诱发排卵;③卵巢体积缩小,对垂体的过度敏感性减低;④手术降低了卵巢表面张力,不再挤压卵巢组织,改善血液循环,间质水肿消失,恢复了卵巢功能;⑤手术部位的局部炎症,可引起巨噬细胞、淋巴细胞等聚集,使多种具有促排卵作用的细胞因子和物质释放。

腹腔镜下卵巢打孔虽然具有如上优点,但毕竟是一个有创的操作,特别是对卵巢有直接的损伤,因此应该慎用,在操作时也应尽量避免卵巢皮质和卵巢血供的损伤。PCOS 手术治疗的常见适应证包括:①CC、LE 和 Gn 促排卵治疗失败者;②CC 免疫,而又不愿或不能使用 Gn 治疗者,如易发生 OHSS 或经济困难的患者;③为寻找不孕原因行诊断性腹腔镜手术或因其他疾病需要剖腹探查或腹腔镜检查者,既经济又方便;④随诊条件差,不能作促性腺激素治疗监测者;⑤不愿接受辅助生殖技术助孕者;⑥建议选择体重指数(BMI)<34,LH>10mIU/mL,游离睾酮高者作为治疗对象。

(五)辅助生殖技术的应用

体外受精-胚胎移植(IVF-ET)是有生育要求 PCOS 患者的有效治疗方案选择之一,常常是因为同时合并其他 IVF 指征,极少数患者仅仅因为 PCOS 的排卵障碍而选择 IVF 治疗。因为 PCOS 患者多个卵泡的促性腺激素阈值很接近,在常规促排卵治疗下容易发生卵巢过度刺激综合征。因此,促卵前的预处理和促卵方案的选择要慎重,如预防性口服二甲双胍、降低促性腺激素的剂量、采用 GnRH 激动剂激发卵母细胞成熟、新鲜周期全部胚胎冷冻、Coasting 方案等预防并发症的发生。对 OHSS 高风险的 PCOS 患者,目前的选择还有应用微刺激和未成熟卵母细胞体外成熟(IVM)技术,可避免大剂量和长时间促性腺激素的刺激,提高卵母细胞的质量,几乎不会发生卵巢过度刺激综合征的不良反应。

PCOS 为影响女性一生的内分泌和代谢性疾病,因其发病人群广泛、病因复杂不明、临床表现的异质性等,导致对其的临床诊断和治疗长期存在争议,再加上种族地域和生活习惯的差异,很难在国际上形成真正统一的标准。对 PCOS 的治疗根据国内外指南及共识,首先要改善生活方式,控制体重,继而进行恢复排卵的促生育治疗。

第四节 功能失调性子宫出血

一、概述

功能失调性子宫出血(DUB)简称功血,以严重月经紊乱为特征的异常性子宫出血,分为无排卵型子宫出血(AUB)和排卵型子宫出血(NUB)两种。月经紊乱主要表现为月经周期或经期长短异常、月经流血量异常或伴发某些其他异常表现,可由器质性病变或月经调节机制异常引起。月经过多系指每次月经量超过 80mL 和(或)时间延长至 7 天以上者。月经过多常与月经频发并存。后者指月经周期短于 21 天者,可伴或不伴有排卵。

DUB 多发生于生育年龄的高峰期,<20 岁者占 3.9%、20～30 岁占 22.5%、31～40 岁为 34.3%、41～50 岁为 37.3%、>50 岁为 1.6%。无排卵型者占 80%～90%,多见于青春期及更年期妇女。

二、子宫出血的机制

(一)正常子宫出血(月经)的机制

正常有排卵的妇女在一个卵巢周期末,如所排出的卵子未受精,则黄体退化,血雌、孕激素水平下降,出现子宫出血,临床上表现为月经。正常月经有规律的周期性,周期长度为 21～35 天,经期出血时间持续 3～7 天,每次失血量为 20～60mL。经血液化而不凝,含有子宫内膜碎片及组织液。出血停止后宫腔内不留瘢痕。正常月经出血的过程包括子宫内膜功能层的崩解、脱落、修复。雌、孕激素水平的降低如何引起子宫出血,其机制尚未完全阐明。

1.血管痉挛学说

(1)缺血-再灌注:将兔子宫内膜移植于雌性猕猴眼前房内的经典研究是人们对经前、经期子宫内膜微血管改变与出血机制认识的基础。实验发现经前 2～5 天血雌、孕激素水平下降后,腺体分泌耗竭及间质水肿消退,子宫内膜厚度减少,血管受压引起血流淤滞、血管扩张,内膜缺血缺氧。在出血前 4～24 小时,内膜螺旋动脉节段性地痉挛性收缩,导致血流灌注更加不足,缺氧及局灶性坏死;当血管扩张及血流再灌注时,引起血细胞外渗,先形成小血肿;在内膜基底层与功能层之间形成裂隙,随后上述改变广泛化,内膜组织遂崩解脱落;小动脉断裂引起出血。但基底层保留,以备出血后再生。

(2)前列腺素及溶酶体:较长时间以来,子宫内膜局部生成的前列腺素(PGs),主要为 $PGF_{2\alpha}$,是公认的引起螺旋动脉节段性收缩的物质。在雌、孕激素序贯作用下,子宫内膜能生成许多水解酶,储存于溶酶体内;当溶酶体的脂蛋白包膜完整时,上述酶无活性。黄体退化后血雌二醇(E_2)、孕酮水平下降时,溶酶体膜失去稳定性,释放大量蛋白水解酶、胶原酶及磷脂酶 A_2,前两者促使子宫内膜崩解,后者能增加 PG 前身物——花生四烯酸的释放,进而合成大量 $PGF_{2\alpha}$。孕酮水平的下降还能抑制子宫内膜 15-羟前列腺素脱氢酶的活性,从而延长了 $PGF_{2\alpha}$ 的生物半衰期。$PGF_{2\alpha}$ 引起子宫内膜螺旋动脉痉挛性收缩。有报道,经期内膜及经血 PGs 浓度高于分泌期内膜;分泌期内膜 PGs 浓度高于增生期内膜。若对黄体期的妇女滴注 $PGF_{2\alpha}$ 后,月经可提前来潮。这些都支持 $PGF_{2\alpha}$ 参与了经期出血。

(3)子宫内膜内皮素:内皮素(ET)是首先从血管内皮细胞中分离确认的一种强缩血管物质,含 21 个氨基酸残基,包括 ET_1、ET_2、ET_3 三种异构体,以 ET_1 的生物活性最强。ET 对平滑肌及纤维母细胞有促分裂的作用。后来发现人子宫内膜腺上皮及间质细胞也能表达 ET_1 前体 mRNA 及 ET、ET 受体,血管平滑肌有 ET 受体。孕酮的撤退和转化生长因子 $β_1$(TGF-$β_1$)促进 ET 的合成,抑制 ET 的降解。月经周期中 ET_1 mRNA 的表达以经前期最高。研究还显示,一种使 ET 失活的中性内肽酶(NEP)由子宫内膜间质细胞生成,孕激素刺激其生成及活性,在早、中黄体期最高,晚黄体期最低。Marsh、Casey 等提出 ET 可能是月经前期使子宫内膜血管收缩的物质,月经后期可能促使内膜基底层小动脉收缩,有助于出血的停止,对子宫内膜修复及再生也有重要作用。

(4)酸性黏蛋白聚糖:子宫内膜的崩解、脱落主要是由于血管收缩引起缺氧的继发改变。曾观察到子宫内膜间质存在一种浓缩聚合的酸性黏蛋白聚糖(AMPS),对子宫内膜及其血管壁起重要的支架作用。雌激素促进 AMPS 的生成和聚合,孕激素则抑制之,并促使其降解,使内膜间质减少,血管壁通透性增加,有利于营养与代谢产物的交换及孕卵的着床、发育。当雌、孕激素水平降低时,溶酶体释放水解酶,AMPS 进一步解聚,子宫内膜易于破坏脱落。

2.组织破坏学说

20 世纪 90 年代有作者提出细胞外基质的降解造成血管与宫腔上皮的破坏可能是月经出血的首发事件。

(1)基质金属蛋白酶:基质金属蛋白酶(MMP)是一族降解间质与基膜细胞外基质成分的酶。研究表明,它们在月经周期子宫内膜间质、血管、腺上皮、粒细胞(中性、巨噬、嗜酸性)中有特异的表达谱。生长因子、细胞因子、类固醇激素等调节其表达。上皮及间质中还有特异的组织型 MMP 抑制物($TIMP_1$、$TIMP_2$、$TIMP_3$)可使 MMP 灭活。Salamonsen 的研究显示孕酮通过许多细胞因子,抑制 MMP 的表达。经前孕酮水平降低,内膜 MMP_1、MMP_{10}、MMP_9 mRNA 的表达增强,功能激活,即可使内膜降解或脱落,并不与血管收缩相关。$TIMP_1$ 表达也增高,可限制 MMP 功能不致过度。

(2)白细胞移行-炎症反应:1986 年 Finn 首先提出将月经视为一个炎症过程。临近月经前子宫内膜间质内多种白细胞(包括中性多形核粒细胞、巨噬细胞、嗜酸性粒细胞、颗粒淋巴细胞、肥大细胞)急剧增多,它们生成许多细胞因子及蛋白水解酶(包括某些 MMP、类胰蛋白酶等),影响血管壁的通透性与血管内皮细胞的完整性,引起内膜崩解。上述白细胞的移行受到类固醇激素的调控。孕酮水平的降低可能通过局部化学因子等介导,促进白细胞的移行。

(二)正常月经出血停止的机制

月经期子宫内膜、血管的修复与再生于出血 24 小时即开始,第 5~6 日完成。首先是血管内血栓形成,要求血小板黏附及聚集、凝血及基底层血管收缩功能正常。其次,雌、孕激素贯序共同作用时,内膜各部的变化同步,结构结实,无不规则脱落;雌、孕激素水平同时下降后,内膜功能层在 2~3 天内脱落干净,然后在雌激素、ET 及众多生长因子的影响下,内膜及血管上皮再生,修复创面而止血。Li 和 Ahmed(1996)报道子宫内膜间质、腺上皮有血管紧张素Ⅱ(ANGⅡ)蛋白表达,晚分泌期其表达以血管周围的间质细胞最强,子宫内膜有Ⅱ型 ANG 受体,经前子宫内膜肾素浓度也升高。ANGⅡ能促进细胞增殖、血管新生及收缩。因此,子宫内膜肾素-血管紧张素系统可能调节正常月经停止。

(三)异常子宫出血的内分泌机制

1.雌激素撤退性出血

对卵巢切除妇女给予适当剂量及疗程的雌激素后停药,或将雌激素量减少一半以上,即会发生子宫出血,被称为"雌激素撤退性出血"。但是,如所给的雌激素剂量过低,疗程过短,或雌激素减量的幅度过小,也可无子宫出血。这是因为子宫内膜增生必须达到一定厚度,有的学者设想为"内膜的出血阈值",超过这一阈值后,再将雌激素的刺激减到阈值以下,即会出现子宫出血。同样,内源性雌激素水平波动较大时也可发生雌激素撤退性出血。

2.雌激素突破性出血

相当浓度的雌激素长期作用,无孕激素的对抗影响,可造成子宫内膜过度增殖或不同程度的增生。无对抗雌激素的刺激通过直接作用于血管,减低血管张力,刺激间质血管内皮生长因子(VEGF)表达,减少 $PGF_{2\alpha}$、血管紧张素(Ang)Ⅱ的生成,促进一氧化氮(NO)、PGE_2、前列环素(PGI_2)生成等途径引起血管扩张、血流增加,或由于内膜间质、血管、腺体发育不同步,溶酶体发育过度而不稳定,释放水解酶,引起出血增多或持续不断,被称为"雌激素突破性出血"。

3.孕激素突破性出血

体内孕激素与雌激素浓度比值过高,不能维持分泌期内膜的完整性而引起出血。Fraser 等综合应用单一孕激素类避孕药后出现突破性出血的机制研究认为,孕激素突破性出血的临床特点为不规则持续少量出血;有持续孕激素作用的同时,也有持续低水平雌激素的影响;子宫内膜呈抑制的分泌相或萎缩相,有局灶性剥脱;宫腔镜检查可见到浅表血管扩张、血管壁薄、微血管密度及脆性增加,出现瘀斑;血流动力紊乱、白细胞浸润增多等。这些改变对自然发生的排卵性功血有参考价值。还有研究提示,局部 MMP 表达增加、血管内皮细胞功能异常、血管新生因子或移行白细胞功能改变,皆可能与此类出血有关。

三、无排卵性功能失调性子宫出血

(一)无排卵的病因

1.青春期

青春期功血患者血 E_2 水平在育龄妇女正常范围内,但无周期中期的血 LH/FSH 峰,提示下丘脑-垂体对雌激素的正反馈反应异常。已知月经初潮的 1 年内,80% 的月经是无排卵性月经。初潮后 2~4 年内无排卵性月经占 30%~55%,初潮 5 年时可能仍有不到 20% 的月经周期尚无排卵,有 1/3 的周期为黄体不足。这是由于卵巢轴正反馈调节更为复杂精细。如果此时受到内、外环境因素的干扰,如过度劳累、应激、肥胖、胰岛素抵抗等,就有可能引起功血或其他月经病。

2.绝经过渡期

此时卵泡对促性腺激素敏感性或下丘脑-垂体对性激素正反馈调节的反应性降低,可出现黄体功能不足,间断或不规则排卵,最终停止排卵。卵泡仍有一定程度的发育,但缓慢、不充分,退化不规则,所分泌的 E_2 水平不足以诱导 LH/FSH 峰的形成。孕酮水平则不足或缺乏。

3.育龄期

可因内、外环境的某种刺激,如劳累、应激、流产、手术或疾病等引起短暂的无排卵。亦可因肥胖、多囊卵巢综合征、高催乳素血症等长期存在的因素引起持续无排卵。

(二)病理生理改变

虽然少数无排卵妇女可有规律的月经,临床上称为"无排卵性月经",但多数无排卵妇女的月经紊乱,其卵巢内卵泡有不定时、不同程度的发育,持续分泌不等量的雌激素,无优势卵泡及黄体形成,不能诱导血 LH 峰,孕酮水平低下,使子宫内膜持续增殖甚至增生。由于卵泡发育与退化无规律,血雌激素水平也呈不规律的波动,子宫内膜不规律地脱落,即脱落的部位、深度、范围及时机皆不规律,发生雌激素撤退性或突破性出血。

Fraser 等对子宫内膜增生的患者行宫腔镜检查,见到子宫内膜血管结构不正常,浅表迂曲,血管壁变薄易破,螺旋动脉发育差,静脉血管增加,并有静脉窦形成。其他的研究还显示子宫内膜血流有不同程度的增加,局部 $PGF_{2\alpha}$ 生成减少或 PGE_2 合成增多,NO 及纤溶活性增高。

(三)临床表现

主要症状是月经完全不规则,间隔时间可由数日至数月,可误认为闭经。出血类型决定于血清雌激素水平及其下降的速度、雌激素持续作用子宫内膜的时间及内膜的厚度。量可少至点滴淋漓,也可多至有大血块造成严重贫血。持续时间可由 1~2 天至数月不等。可有贫血表现、多毛、肥胖、泌乳、不育等。一般不伴有痛经。盆腔检查除子宫稍丰满及软外,余皆正常。

辅助检查可见:基础体温(BBT)曲线呈单相型;阴道涂片雌激素水平呈轻度至中度影响;血清 E_2 浓度维持在中、晚卵泡期水平;孕酮浓度低于 3ng/mL;单次 LH 及 FSH 水平正常或 LH/FSH 比值过高,周期性高峰消失;子宫内膜活检病理检查可呈增殖、单纯增生、复合增生、息肉或非典型增生,无分泌期表现,偶可并发子宫内膜腺癌。

(四)诊断与鉴别诊断

诊断的关键是排除非生殖道(泌尿道、直肠肛门)及生殖道其他部位(宫颈、阴道)的出血、全身或生殖系统器质性疾病引起的出血及医源性子宫出血。

1. 全身系统性疾病

(1)血液病:青春期功血患者中血液病约占3%。最常见的是血小板减少性紫癜,其他如再生障碍性贫血、白血病等。

(2)内分泌病:如甲状腺功能减退症、肾上腺皮质功能异常及糖尿病等引起的持续无排卵。

(3)肝病:影响了雌激素代谢或凝血因子的合成等。

(4)肾功能衰竭透析治疗后。

(5)红斑狼疮:由于损伤血管功能或血液抗凝抗体作用而引起。

2. 生殖系统疾病

(1)妊娠并发症:各种流产、异位妊娠、葡萄胎。

(2)肿瘤:子宫肿瘤,如子宫肌瘤(肌间、黏膜下)、宫颈癌、子宫内膜癌或肉瘤、绒毛膜上皮细胞癌;卵巢肿瘤,尤其是分泌雌激素的性索-间质瘤;输卵管癌。

(3)炎症:一般或特异性(结核、性病)子宫内膜炎。

(4)子宫肌腺症、子宫内膜异位症。

(5)其他:子宫内膜息肉、生殖道创伤、异物、子宫动静脉瘘、子宫内膜血管瘤。

3. 医源性出血

放置宫内节育器后(尤其是带铜宫内节育器)、使用激素类避孕药后(包括口服药、肌内注射制剂、埋植剂)、宫颈电熨后、服抗凝药(水杨酸类、非甾体消炎类)后、抗纤溶药过量、性激素服用不当等。

鉴别诊断需依靠详细的月经及出血史、全身体检及盆腔检查、血常规检查,酌情选择凝血功能,血 hCG、LH、FSH、PRL、E_2、T、P测定,甲状腺功能,诊断性刮宫或子宫内膜活检病理,子宫输卵管造影,宫颈刮片等手段。但有报道上述诊断方法对小型宫腔内病变(如息肉、黏膜下肌瘤)漏诊率达17%~38%。

经阴道超声检查发现器质性疾病的敏感性较盆腔检查显著增高。可发现小型卵巢囊肿,鉴别有无多囊卵巢综合征,内膜有无占位性病变。宫腔内注射生理盐水行声像造影增加了对比度,敏感性与特异性可与宫腔镜媲美。超声检查并不能鉴别病变的性质,不能代替病理检查。宫腔镜检查已成为鉴别子宫出血原因不可缺少的手段,较子宫输卵管造影敏感。宫腔镜检查及直视下选点活检敏感性较盲刮高。

有时本症还可与某些器质性疾病同时存在,如子宫肌瘤、卵巢分泌雌激素肿瘤等。诊断时也应想到。

(五)处理及预后

无排卵性功血患者应对内分泌治疗有效。具体方案应根据患者年龄、病程、血红蛋白水平、既往治疗效果、有无生育或避孕要求、文化水平、当地医疗及随诊条件等因素全面考虑。总的原则是:出血阶段应迅速有效地止血及纠正贫血,血止后应尽可能明确病因,选择针对性的方案控制月经周期或诱导排卵,预防复发及远期并发症。

1. 止血

(1)诊断性刮宫:显效迅速,还可行内膜病理检查,除外恶性情况。诊刮时了解宫腔大小、有无不平感也有助于鉴别诊断。对于病程较长的已婚育龄期或绝经过渡期患者,应常规使用。但对未婚患者及近期刮宫已除外恶性病变的已婚患者,则不必反复刮宫。

(2)孕激素内膜脱落法:即药物刮宫。针对无排卵患者子宫内膜缺乏孕激素影响,给患者以足量孕激素使增殖或增生的内膜转变为分泌期,停药后2~3天内膜规则脱落,出现为期7~10天的撤退性出血,然后在内源性雌激素的影响下,内膜修复而血止。常用的方案为肌内注射黄体酮20mg/d,连续3~5天;或口服微粒化黄体酮——安琪坦200~300mg/d,连续3~5天;或甲羟孕酮(MPA)6~10mg/d,连续7~10天。本法效果确实可靠,缺点是近期内必有再次出血,若累积于宫腔的内膜较厚,则撤退性出血的量会很多,故只能用于血红蛋白高于70g/L的患者。为了减少撤退性出血的量,可配伍使用丙酸睾酮,每日25mg(青春期患者)或50mg(绝经过渡期患者),但总量应低于200mg。在撤退性出血量多时,可卧床休息,给一般止血剂,必要时输血,此时不用性激素。若撤退性出血持续10天以上不止,应怀疑器质性疾病的存在。

(3)雌激素内膜生长法:只适用于青春期未婚患者及血红蛋白低于70g/L时。原理是以大剂量雌激素使增殖或增生的子宫内膜在原有厚度基础上,修复创面而止血。不同患者有效止血的雌激素剂量与其内源性雌激素水平的高低呈正相关。原则上,应以最小的有效剂量达到止血目的。一般采用苯甲酸雌二醇肌内注射,剂量可从3~4mg/d开始,分2~3次注射。若出血量无减少趋势,逐渐加至8~12mg/d。也可从大剂量开始,止血收效较快。同时积极纠正贫血,输血及加用一般止血药。血止2~3天后可逐步将苯甲酸雌二醇减量,速度以不再引起出血为准。直至每日1mg时即不必再减,维持至用药20天左右,血红蛋白已高于80g/L时,再改用黄体酮及丙酸睾酮使内膜脱落,结束这一止血周期。故内膜生长法的用意是为争取时间纠正重度贫血。对血红蛋白极度低下的患者,应注意有无凝血因子及血小板的过度稀释,单纯增加雌激素剂量仍可能无效,此时应请血液科检查血小板及凝血功能,必要时补充新鲜冰冻血浆或血小板。

近年上市的结合雌激素(倍美力)针剂为25mg/支,以无菌注射用水5mL溶解后缓慢经静脉推注,多数患者在6小时内止血;6~12小时后视出血情况可重复1次,但应注意肝肾功能。次日起应给予口服结合雌激素(倍美力)3.75~7.5mg/d,并逐渐减量,持续20天,第11日起加用MPA 10天。

大剂量雌激素用于止血为权宜之计,不宜频繁使用。对此类患者应重在预防再一次发生严重的出血。

(4)高效合成孕激素内膜萎缩法:适用于血红蛋白<70g/L,近期刮宫已除外恶性情况的育龄期或绝经过渡期患者,以及病情需要月经停止来潮的血液病患者。

方法为采用大剂量高效合成孕激素,如左炔诺孕酮每日2~3mg,炔诺酮(妇康)每日5~10mg,醋酸甲地孕酮(妇宁)每日8mg,醋酸甲孕酮(安宫黄体酮)每日10mg等,连续22天。目的是使增殖或增生的内膜蜕膜化,继而分泌耗竭而萎缩。血止后亦可逐渐减量维持。同时积极纠正贫血。停药后内膜亦脱落而出血。合成孕激素,尤其是 19-去甲基睾酮的孕激素制剂,尚有不同强度的雄激素活性,因此剂量不宜过大,尤其是在治疗多囊卵巢综合征引起的功血患者时。血液病患者则应视血液病的病情需要,决定是否停药或持续用药。

(5)一般止血治疗:在本病的治疗中可起辅助作用。常用的有:①维生素 K_4 每次 4mg,每日 3 次口服;或维生素 K_3 每次 4mg,肌内注射,每日 1~2 次,有促进凝血的作用。②酚磺乙胺(止血敏,止血定)能增强血小板功能及毛细血管张力,剂量为 0.25~0.5g,肌内注射,每日 1~2 次;或以 5% 葡萄糖液配成 1% 溶液静脉滴注,每日 5~10g。③通过抗纤溶而止血的药物有氨甲苯酸及氨甲环酸。前者剂量为 0.2~0.4g,以 5% 葡萄糖液稀释后静脉注射,每日 2~3次;后者为 0.25~1.0g,同法稀释后静脉滴注,每日总量 1~2g,或口服 1~2g/d。④维生素 C 及卡巴克络能增强毛细血管张力。前者可口服或静脉滴注,每日 300mg 至 3g;后者 5~10mg 口服,每日 3 次,或 10~20mg 肌内注射,每日 2~3 次。⑤巴特罗酶是经过分离提纯的凝血酶,每支 1U,可肌内注射或静脉注射,每日 1 次,连续 3 天。注射 20 分钟后,出血时间会缩短 1/3~1/2,疗效可维持 3~4 天。

2.诱导排卵或控制月经周期

出血停止后应继续随诊,测量 BBT。择时检查阴道涂片或血清生殖激素浓度。根据患者不同的要求,制订诱导排卵或控制周期的用药方案,以免再发。

对有要求生育的患者应根据无排卵的病因选择促排卵药物。最常用的是氯米芬,首次剂量为每日 50mg,从月经周期第 5 日起,连服 5 天,同时测定 BBT,以观察疗效,以后可酌情增加至 100~150mg/d。某医院 119 例共 924 周期氯米芬治疗本病的结果,65.8% 出现排卵,15% 虽无排卵但月经规律,19.2% 无效。若因高催乳激素血症所致无排卵,则应选用溴隐亭,剂量为 5~7.5mg/d,需定期复查血清 PRL 浓度,以调整剂量。对要求避孕的患者可服各种短效避孕药控制出血。对未婚青春期或氯米芬治疗无效的患者,可周期性用孕激素,使内膜按期规则脱落,控制周期。对体内雌激素水平低落者则应用雌、孕激素序贯替代治疗,控制周期。青春期未婚患者偶可服氯米芬,但疗程不宜过长。对绝经过渡期患者可每隔 1~2 个月用孕激素配伍丙酸睾酮或醋酸甲羟孕酮(MPA),使内膜脱落 1 次。若用药后 2 周内无撤退性出血,则估计体内雌激素水平已低落,只需观察随诊。

若有子宫内膜非典型性增生时,应根据病变程度、患者年龄、有无生育要求,决定治疗方案。病变轻、年轻有生育要求者可用:己酸孕酮每周 500mg,左炔诺孕酮 2~3mg/d,氯地孕酮 2~4mg/d,醋酸甲地孕酮 4~8mg/d 等。一般 3 个月后需复查子宫内膜,根据对药物的反应决定停药、继续用药或改手术治疗。若病变消失,则改用促排卵药争取妊娠。据报道,妊娠率为 25%~30%,但产后还可能复发。病变重、年龄 40 岁以上、无生育要求者,可手术切除子宫。文献报道,子宫内膜非典型性增生的癌变率为 10%~23%,癌变时间平均为 4 年(1~11 年)。

对血液病所致子宫出血则应详细检查,明确其类型,根据不同预后选用长期内膜萎缩治疗或手术切除子宫或子宫内膜。

总之,尽可能用最小的有效剂量达到治疗目的,方案力求简便,最好指导患者理解掌握用药,适时随诊。用药 3~6 个月后可试停药,观察有无自然调整之可能,若症状复发则及早再用药,亦有把握控制。

青春期功血患者最终能否建立正常的月经周期与病程长短有关。病程长者较难自然痊愈,可能为多囊卵巢综合征。育龄期患者用促排卵药后妊娠生育可能性很大,但产后多数仍为无排卵,月经可时而不规则或持续不规则;个别患者可发生内膜非典型性增生或腺癌;即使月经恢复正常的患者亦易于复发。绝经过渡期功血患者病程可长可短,皆以绝经而告终,在除外恶变后可观察等待。

某医院52例青春期无排卵性功血患者1~40年随诊结果:已婚46例中,妊娠22例(47.8%)34次;切除子宫18例(34.6%),指征为本病者11例(21.1%),子宫肌瘤者3例,子宫内膜非典型性增生者3例,并发再生障碍性贫血者1例。

四、排卵性功能失调性子宫出血

(一)分类

排卵性功血多见于育龄妇女,与无排卵性功血在病理生理改变、处理方面有很大的不同,因此临床上鉴别此两者是很有必要的。排卵性功血患者的月经虽有紊乱,但常常仍有规律可循,因此,详细询问出血的起止时间及出血量将有助于鉴别。此外,测BBT,择时做内膜或血孕酮测定即可基本确诊。临床上以出血时间与BBT曲线对照,将本症分为月经量多与经间出血两类。后者又进一步分为围排卵期出血、经前出血及月经期长三种情况。

(二)月经量多

患者月经间隔时间及出血时间皆正常,唯一异常的是月经出血量多。经碱性正铁血红蛋白法测定,每个周期失血量多于80mL者为月经量多。有报道,主诉月经量多的患者中仅40%经客观测量符合本症。

1.发病机制

近年的研究有阳性发现的发病因素有以下几方面。

(1)内膜PG组分失衡:已知不同PG对血管舒缩及血小板功能有不同的作用。前列环素(PGI_2)能扩张血管,抑制血小板聚集;血栓素A_2(TXA_2)却使血管收缩,促进血小板聚集。PGE_2及$PGF_{2\alpha}$皆能促进血小板活性,但前者使血管扩张,后者使血管收缩。有研究显示,月经量多的患者子宫内膜生成$PGE_2/PGF_{2\alpha}$的比值增高,PGI_2及TXA_2各自的代谢产物——6酮$PG1\alpha/TXB_2$的比值也升高。此两者对PG产生量失衡,导致血管扩张、血小板聚集功能受抑制,引起月经量多。

(2)内膜纤溶功能亢进:有研究显示,月经量多者内膜组织型纤溶酶原激活物(t-PA)活性升高早于正常,内膜及经血t-PA及Ⅰ型纤溶酶原激活物抑制剂高峰活性高于正常,且与月经失血量有强的正相关关系。由于内膜t-PA活性过高,使纤溶系统功能亢进,引起止血的血栓不稳定或再通,细胞外基质胶原及黏附蛋白降解加剧,内膜剥脱广泛持久。

(3)其他:卵泡期子宫内膜血流增加,ET释放、bFGF受体减少、VEGF或NO增高、粒细胞浸润增多。

2.诊断与鉴别诊断

关键是排除器质性疾病。Fraser报道316例月经量多的患者行宫腔镜、腹腔镜检查,49%

有器质性疾病。以子宫肌瘤、子宫内膜异位症、子宫内膜息肉、子宫肌腺症最为常见。血液学及凝血功能检查十分重要。罕见的有子宫动静脉瘘、血小板无力症。Wilansky 对 67 例甲状腺功能正常的月经量多患者行 TRH 刺激试验。15 例（22%）TRH 刺激后 TSH 峰值过高，其中 8 例服甲状腺片后，TSH 值下降，T_4 值上升，随诊 1~3 年月经正常。结论是，亚临床的原发性甲状腺功能减退症可能是月经量多的原因之一。

3. 处理

(1) 药物治疗

① 抗 PG 合成药：氟芬那酸 0.2g，每日 3 次；甲芬那酸 0.5g，每日 3 次。据报道可减少月经量 25%~35%。应注意胃肠道不良反应。

② 抗纤溶药：如氨甲环酸，可减少月经量 50%。制剂与用法同前。也可有胃肠道不良反应，无栓塞的报道。

③ 内膜萎缩治疗：常用的有：a.19-去甲基睾酮衍生物：口服途径可减少 20% 失血量。左炔诺孕酮宫内释放系统（LNG-IUS，商品名为曼月乐），每 24 小时宫腔释放 LNG20μg，有效期 5 年。药物直接作用于内膜使其萎缩变薄，月经减少，20%~30% 出现闭经；对全身的不良反应少，血 E_2 水平不低，12%~30% 可有小的卵泡囊肿，停用 1 个月后作用消失，但最初 6 个月内可能发生突破性出血。b.丹那唑：为 17α-乙炔睾酮的衍生物，它能抑制 GnRH-Gn 分泌及性激素生成，200mg/d，可减少失血量 60%，但应注意皮疹、肝损、雄性化的不良反应。c.GnRH 增效剂：抑制卵巢功能效果肯定，因有低雌激素所致的不良反应，只能短期应用或试用反相添加性激素。

(2) 手术治疗：对药物治疗无效、持久不愈、年长、无生育要求的患者，可手术切除子宫。经宫颈子宫内膜切除（TCRE）术是经宫腔镜在 B 型超声检查的监视下，采用激光、微波或电凝的方法，破坏子宫内膜功能层及部分基底层，使其失去对卵巢性激素的反应，从而减少月经失血量。此种手术时间短、创伤小、恢复快，可适用于不宜或不愿切除子宫且无生育要求者，还可同时剜除小的黏膜下肌瘤。术前先用 GnRH 增效剂萎缩内膜。有报道 TCRE 术随诊 1~6.5 年的结果：23%~60% 术后闭经，有月经的患者中 86% 月经减少，总满意率 80%~90%；总并发症发生率 1.25%~4.58%，其中子宫穿孔 0.65%~2.47%，罕见的有术后肺水肿、子宫内膜炎等；需二次手术者约占 7%，其中 2%~21% 术后需再行子宫切除术；个别报道术后 5 年有发生子宫内膜癌者。因此，术前应仔细检查除外恶性情况，术后应随诊观察远期效果。此外，子宫动脉栓塞术可用于由于子宫动静脉瘘所引起的月经量多者。

（三）经间出血

1. 分类、病因与诊断

按出血时间与月经的关系可分为以下三种情况，但并不一定与病因相关。

(1) 围排卵期出血：指经期不长于 7 天，但出血停止数日后又有出血者。

(2) 经前出血：即黄体期出血。在 BBT 下降前即有少量出血，持续天数不等，BBT 下降后出血量增多如月经并按时停止。

(3) 月经期长：即卵泡期出血。指 BBT 下降或行经 7 天以上仍不停止者。

排卵性经间出血常见于器质性疾病及医源性出血，前者可为轻度盆腔炎、宫腔息肉、子宫内膜异位症、宫颈病变、血液病等；后者最常见的是放置宫内节育器后，因异物刺激使内膜发生炎性反应，或生成 PG 过多，纤溶亢进。因此，首先应除外上述原因。至于功能失调所引起者，具体是哪类失调？某学者分析了某医院 40 例主诉为持续月经期长、月经频发或经间出血，BBT 双相患者。对照 BBT 检查及血激素测定，发现 70% 为功能性病因。主要为稀发排卵及黄体功能不足，且两者可同时存在。稀发排卵者卵泡期较长，先有一批发育中的卵泡夭折，引起血雌激素波动导致出血（可在围排卵期），而后另一批卵泡又发育，最终排卵。黄体不足者可由于功能不足或过早退化，不能维持内膜完整性；或黄体萎缩不全，血雌、孕激素不能迅速下降，引起子宫内膜脱落不全，而引起经前、后出血。因此，排卵功能的各种轻微障碍，可引起本症。当然，也可能与内膜局部功能缺陷有关。

2.处理

(1) 对症止血治疗。

(2) 黄体期出血前补充孕激素或 hCG，促使内膜规则脱落。

(3) 早卵泡期用氯米芬改善卵泡发育及随后的黄体功能。

(4) 月经期长者，月经周期第 5～7 日起给予小剂量雌激素帮助内膜修复。

第五节　女性更年期综合征

更年期指妇女从生育期向老年期过渡的生理转化时期，共同的表现是出现月经的不规则，介于 40～60 岁之间。更年期综合征是指在此时期由于卵巢功能衰退而引起的下丘脑-垂体-卵巢（HPO）轴功能障碍，出现一系列躯体症状的综合征。绝经前期是指绝经发生之前更年期过程中的一个阶段，此期月经周期不规律。绝经指更年期妇女最后 1 次月经，月经持续停止 1 年以上者进入绝经期。我国妇女平均绝经年龄为 49.5 岁。欧美妇女为 51 岁。

近几十年来，妇女寿命延长，我国妇女平均寿命达 75 岁，而绝经年龄并无改变。因而许多妇女一生中，有 1/3 的时间在绝经后渡过。围绝经期妇女由于卵巢功能逐渐降低，体内雌激素降低，常出现更年期症状，严重影响妇女的生活质量。更年期为一种自然现象，对机体无大妨碍。但一些患者的症状很重，影响生活。绝经后易并发泌尿生殖系感染、老年性阴道炎、性交疼痛、体表温度波动过大、感觉异常、精神病样发作、骨质疏松症、糖代谢异常和高血压等。

一、病理生理

病理性绝经是由于 HPO 轴病变（性染色体异常、卵巢发育不全、肿瘤、炎症和药物）或全身疾病（甲状腺疾病、肾上腺疾病、贫血、营养不良和免疫缺陷等）所致。人工绝经是基于某些疾病治疗的需要，手术切除或放疗致卵巢功能永久性损害所致。自然绝经是由于卵泡数目逐年减少终至排卵停止，以致绝经。卵细胞数目随增龄呈指数减少，并且这种减少是不可逆性的，源于出生后卵母细胞的消失。少女初潮时，双卵巢卵泡总数约 40 万～50 万，发育期排卵 400～500 个，余者归于闭锁。30 岁时卵泡数目开始减少，37.5 岁时卵泡数目减至 25000 个，以后卵泡数目以不可思议的速度减少,接近 51 岁时只剩余 1000 个。可以根据卵泡细胞的数目,依照数学模型来预测绝经的年龄。当卵泡消耗殆尽或残留卵泡对促性腺激素不发生反应时,卵泡停止发育,不再合成激素而发生绝经,HPO 轴出现相应的变化。

(一)肾上腺和外周组织转化是绝经后雌激素的主要来源

女性的雌激素来源于以下组织:①卵巢;②皮肤细胞(主要为皮肤成纤维细胞);③脂肪细胞(包括皮下脂肪细胞);④下丘脑;⑤乳腺癌细胞和异位的子宫内膜细胞。当卵泡发育减缓或停止时,雌二醇(E_2)减少,循环雌酮(E_1)减少的幅度较 E_2 小,因而 E_2/E_1 比值下降。绝经后,肾上腺是分泌雌激素的主要来源。但由肾上腺或卵巢直接分泌的不多,大部分来自雄烯二酮在外周组织(脂肪、皮肤、肌肉、肝、肠)的转化。绝经后,雌激素的外周平均转化率是有排卵妇女的 2 倍(转化率 2.8%~6.5%),肥胖者更高。E_1 可还原为 E_2,因此,绝经后雌激素生成从腺内(卵巢)向腺外(外周)转移,雌激素形式从 E_2 向 E_1 转移。绝经后雌酮代谢清除率减少 20%,平均生成率为 55μg/24h;E_2 代谢清除率下降 30%,平均生成率为 12μg/24h。

研究发现,绝经后雌激素受体两种亚型(ERα、ERβ)的表达水平与绝经前有显著的差异,绝经期 ERβ 表达明显降低,而这两种亚型皆存在于调节生物节律的视交叉上核,提示绝经前后 ER 亚型的改变可能与更年期症状有关。孕激素由卵巢黄体合成,排卵后无黄体形成,则不能合成孕激素。绝经后孕酮水平仅为绝经前卵泡期孕酮水平的 30%。老年妇女存在的少量孕酮来自肾上腺。雄激素在女性体内有重要的生理作用。老龄妇女的卵巢和肾上腺雄激素减少对健康有明显影响,特别是心血管功能。因此,绝经后妇女常采用去氢异雄酮或睾酮替代治疗。

(二)绝经后卵巢分泌睾酮增多引起肥胖/多毛/男性化

绝经后循环雄激素减少,雄烯二酮生成率为 1.6mg/d,为绝经前的 50%,睾酮轻度降低,睾酮生成率约为 150μg/24h,仅较年轻者低 1/3。绝经后卵巢直接分泌的睾酮比绝经前显著增多,其原因为过多的促性腺激素刺激,卵泡膜细胞、间质细胞和门细胞呈不同程度增生而致雄激素增高,同时缺乏雌激素的对抗,从而某些老年妇女可出现肥胖、多毛甚至男性化表现。

游离睾酮较生育期妇女轻度降低,而结合睾酮较绝经前增高 50%,结合睾酮的升高主要由于血清中的性激素结合球蛋白(SHBC)增高。绝经后 SHBC 升高约 44%。体外试验发现,IGF-1 抑制 SHBC 生成,随着年龄老化,这种抑制作用逐渐减弱,从而出现 SHBC 增高。内脏型肥胖更易发生于绝经后女性,但在肥胖女性中并没有明显的激素水平变化,而只表现在体重指数(BMI)与 SHBG 的明显相关性,两者之间呈负相关变化。

绝经后肾上腺脱氢异雄酮(DHEA)和硫酸脱氢异雄酮(DHEAS)明显下降。DHEA 生成率为 4.91mg/d,为绝经前的 35%~40%;DHEAS 生成率为(18.3±6.1)mg/d,为绝经前的 40%。这些激素的减少是否与绝经或衰老有关尚不清楚。DHEA 和 DHEAS 分泌的明显下降提示肾上腺激素分泌功能已发生改变。

(三)FSH 和抑制素调节紊乱参与发病

更年期可分为 3 个时期:①Ⅰ期:下丘脑-垂体功能活跃期,FSH 开始升高,卵巢对促性腺激素的敏感性降低,性激素合成减少。②Ⅱ期:排卵和黄体功能衰竭,无排卵和存在黄体功能不全,但仍有部分雌激素分泌,致月经失调、功能性子宫出血、子宫内膜增生过度和内膜癌。

③Ⅲ期：卵巢卵泡衰竭，卵泡耗竭殆尽，性激素匮乏、绝经。性激素生成转向外周组织和肾上腺。

绝经意味着月经永久性的终止，是卵泡功能衰竭的结果。FSH 是反映卵泡活性确切的间接指标。基础 FSH 水平升高与卵巢的储备力降低有关。卵巢功能衰竭的最早变化是 FSH 的升高。垂体 FSH 的释放受卵巢负反馈抑制较 LH 敏感，卵巢功能下降使垂体 FSH 分泌增多，文献报道 FSH 基础值>10U/L 是卵巢功能开始衰竭的激素特征。绝经后（>50 岁）FSH 急剧升高。绝经 2~3 年时可达最高水平，此时 FSH 约为正常卵泡期的 13~14 倍。LH 缓慢升高，约为正常卵泡期的 3 倍，持续 5~10 年之久。绝经后两种促性腺激素仍呈脉冲性释放，频率与绝经前卵泡期类似，但幅度更大些。幅度增大的原因是下丘脑激素 GnRH 的释放增加和低雌激素水平引起的垂体对 GnRH 反应性增强。受雌激素降低的影响，PRL 分泌减少，而 TSH、GH、ACTH 分泌仍正常。

抑制素（INH-B）是卵巢颗粒细胞分泌的一种异二聚体蛋白质，峰值主要出现于卵泡早期，调节 FSH 的分泌。在更年期时，分泌减少，使 FSH 升高；INH-B 比基础 FSH 和 E_2 水平更能直接且灵敏地反映卵巢的储备力。

二、临床表现

女性的更年期时间个体差异很大，短者约 1 年，长者可达 7~8 年，平均 2~4 年。临床症状轻重不一，可能与生活环境、文化修养、精神状态和个人性格等有关。人工绝经者症状往往比自然绝经者严重。症状可以是短暂性的或一过性的，也可能持续较长时间。绝经早期主要表现为血管舒缩障碍性症状，晚期（>5 年）相继出现各器官系统衰老性表现。

（一）绝经后雌激素缺乏引起第二性征退化和性器官萎缩

更年期最先出现的临床表现是月经周期的改变，可有下列几种情况：①月经突然停止。由于卵巢功能衰退呈渐进过程，此情况少见。②多数情况下，月经量和月经持续时间逐渐减少或缩短，至点滴状出血，最终月经停止或月经周期延长。③少数表现为月经频发、出血更多，也可为月经间期出血，但可能提示存在器质性病变。闭经 1 年之后，再出现卵巢卵泡活化的阴道出血十分少见。老年妇女在相当长时间闭经之后，又出现阴道出血，往往提示存在器质性病变。

由于雌激素是维持女性生殖道生长的主要激素，绝经后，第二性征退化和性器官萎缩，所有生殖器外观均会发生改变：①外阴干枯，阴道黏膜变薄，酸性降低易合并感染，发生老年性阴道炎。由于上皮变薄，阴道冲洗时轻微损伤即可引起阴道少量出血。②宫颈呈萎缩样改变，体积缩小，宫颈黏液分泌减少致使阴道过分干涩，引起性交痛。子宫内膜和子宫肌层萎缩。③输卵管和卵巢体积缩小。随着雌激素水平下降，生殖器官支持结构张力减低。绝经后雌激素缺乏可引起症状性、进展性盆底松弛。

雌激素对维持膀胱和尿道上皮起重要作用，雌激素水平降低可使泌尿系统上皮呈现与阴道上皮类似的萎缩性变化，可引起萎缩性膀胱炎，表现为尿急、尿失禁及尿频。还可形成尿道肉阜、排尿困难、尿道口痉挛，偶可出现血尿。

(二)雌激素降低/睾酮增多导致乳腺和皮肤与毛发变化

乳腺萎缩、下垂,乳头、乳晕色素减退,乳腺组织软塌。皮肤干燥、多皱、色素沉着和老年斑,易发皮肤病、瘙痒。

皮肤老化症状随围绝经期的到来而出现,提示雌激素水平下降可能是内源性皮肤老化的重要原因。研究发现,围绝经期妇女局部用雌激素后皮肤滋润,弹性增加,毛孔变小,皱褶明显变浅,可能与雌激素刺激真皮组织产生酸性黏多糖、透明质酸和胶原Ⅲ明显增加,皮肤增厚及保水性好有关。绝经后,阴阜的附属毛发有一定程度的脱落。身体和四肢的毛发增加或减少,偶伴轻度秃顶、脂溢和痤疮,与雌激素降低而睾酮相对增多有关。

(三)血管舒缩障碍症状群和发作性潮热是女性更年期综合征的典型症状

血管舒缩障碍症状群是雌激素缺乏,自主神经功能障碍,引起发作性潮热、潮红、自汗和心悸为特征的综合征。患者感头胀,程度逐渐加强甚至出现潮热。典型者诉面部、胸部和颈部的轰热感和灼热感,伴心悸、乏力、头昏、烦躁和口干,患者多脱衣、袒臂、开窗以驱热。面、颈、腹部潮红,体表温度升高,也可波及下腹、躯干、四肢,持续数秒至十余分钟不等,平均持续4分钟;继而全身出汗,以头颈部、胸部及背部为明显。发作频率多至每1~2小时1次,少则每1~2周1次。夜间发作时,多突然梦中惊醒,大汗淋漓,伴失眠和焦虑。进餐、运动、情绪激动、过度兴奋、喝浓茶或咖啡等,常诱发上述症状发作。

自然绝经妇女75%~80%有此症状,月经开始紊乱时即可出现。大部分在绝经后2~5年内出现,其中持续1年以上者约85%,5年以上者25%~50%。潮热可能与雌激素分泌下降影响5-羟色胺的代谢过程及正常分泌,使交感神经系统及体温调节中枢不稳定有关。

(四)精神心理表现具有多样性和多变性特点

情绪不稳定、急躁、忧虑、抑郁、多疑、记忆力减退、神经过敏、精力不集中和感觉异常(麻木、刺痛、爬虫感),严重者类似精神病发作(抑郁型或躁狂型),可能由于雌激素水平下降及其受体变化引起机体物质代谢改变,致多巴胺、去甲肾上腺素失调及阿片样物质的活性降低所致。

(五)雌激素锐减增加心血管疾病和骨质疏松危险性

流行病学资料表明女性冠心病的发病年龄较男性推迟10年,绝经期前女性冠心病发病率与男性之比约为1:3~1:10,绝经期后女性与男性相近。切除卵巢后的女性患心血管疾病的概率与自然绝经的妇女相似。绝经前妇女心血管疾病的危险性明显低于同龄男性,然而绝经后的发病率显著升高,其原因在于雌激素锐减。动物模型及人体研究表明,雌激素可通过直接效应,如改善内皮细胞功能,抑制血管平滑肌细胞(VSMC)增殖、迁移;和间接效应,如调节脂代谢、改善血流动力学参数和凝血纤溶系统的功能以及抗氧化作用改善血管功能,减弱有害刺激的细胞反应;此外,雌激素对绝经后2型糖尿病妇女的糖代谢和血脂有益,能减低其纤溶酶原激活物1(PAI-1)和脂蛋白a(LP-a)。在一定的年龄段和正常的心血管系统,雌激素具有保护作用,ER不但介导了雌激素的这些效应,而且能够直接作用于某些环节发挥有益的作用。

近来的研究包括心脏雌激素/孕酮替代研究(HERS)和妇女健康首创研究(WHI)动摇了性激素替代治疗(HRT)对冠心病的防治,冠心病二级预防采用性激素替代治疗应持慎重的态度。HRT 治疗显著增加脑血管意外的风险和严重程度,因此 HRT 不能作为卒中的一级和二级预防措施。

三、辅助检查与诊断

(一)根据雌二醇/睾酮/雌二醇与睾酮比值/FSH/LH 确立诊断

绝经后 FSH>40U/L,LH>30U/L,FSH 上升早,上升较 LH 高,测定血浆 FSH、LH 和雌二醇水平有助于诊断。如切除子宫保留卵巢手术后的患者,血 E_2<73pmol/L,同时 FSH、LH 升高提示卵巢功能已停止。正常年轻妇女雌二醇水平与在绝经后妇女中所观察到的雌二醇水平不出现重叠。由于卵巢功能减退,血雌二醇常<73pmol/L。雌酮在绝经前后有明显重叠,因此,测量雌酮对了解患者的卵巢功能状态无帮助。绝经后妇女血浆雄烯二酮浓度减少约 50%,约为 2.1nmol/L,血浆睾酮轻度下降(约 0.87nmol/L),60~70 岁的妇女血浆 DHEA 和 DHEAS 平均水平分别降至 6.2nmol/L 和 0.78μmol/L。绝经后孕酮水平显著降低,约 0.17ng/mL。

(二)卵巢 B 超/阴道脱落细胞涂片/分段诊断性刮宫和内膜活检诊断特殊病例

1.卵巢 B 超

有助于明确某些病理性闭经的病因。盆腔超声检查,测定子宫内膜厚度以确定患者是否存在子宫内膜增生或子宫内膜癌。卵巢 B 超检查有助于明确某些病理性闭经的病因。

2.阴道脱落细胞涂片

绝经后妇女应用阴道脱落细胞涂片仅能对雌激素状态粗略估计,不能用作指导替代疗法的指标。有 1/4 的妇女早在绝经前数年,阴道涂片即显示雌激素水平有不同程度的低落。相反,绝经后妇女阴道涂片检查显示有雌激素的影响。评价脱落阴道上皮细胞时,不仅要考虑到雌激素活性的影响,还应想到其他激素(尤其是孕酮和睾酮)、局部阴道炎症、阴道出血或癌症的存在,刮取标本的部位和靶器官(阴道上皮)对雌激素反应的差异等因素也会影响涂片的结果。因此,在绝经后妇女应用阴道脱落细胞涂片分析结果时,应注意:①涂片仅为一种对雌激素状态的粗略测量方法,有时可能完全被误解;②阴道细胞图像不能预测患者是否出现更年期的症状和体征;③涂片结果不能用作指导替代疗法的唯一方法;④治疗阴道萎缩前涂片,有助于确定雌激素的用量。

3.分段诊断性刮宫和内膜活检

有绝经后流血者,应做分段诊断性刮宫和内膜活检以除外宫颈病变和子宫内膜癌。刮宫需分别在宫颈、宫体内取材,分别送检查,更年期妇女由于无孕酮的拮抗作用,子宫内膜多呈增殖期改变,对外源性孕激素有撤退性出血反应,也可呈萎缩改变。

(三)更年期综合征与器质性疾病鉴别

许多疾病均可引起与更年期相似的症状和体征,一般来说,根据其临床表现可做出初步诊断。

1.伴潮热症状的其他疾病

如甲亢、嗜铬细胞瘤、类癌综合征、糖尿病神经病变、烟碱酸过量、结核和其他慢性感染等。

上述疾病产生的皮肤潮红不具备更年期潮热发作的特点(持续时间、身体上的特殊分布等)。另外,如患者有皮肤潮红症状而无其他更年期表现,应进一步做激素测定检查等。

2.异常阴道出血

40~50岁的患者有月经周期延长和月经量减少,可能是绝经期卵巢功能衰退所致,不必行内膜活检,但如果出现月经频发、月经增多或月经间期子宫出血,应检查子宫内膜。常采用内膜活检法和扩宫刮宫法。绝经6个月后卵巢功能活动再发阴道出血,常与器质性病变有关。此外,许多特殊的外阴和阴道病变(如滴虫性阴道炎、阴道念珠菌病)的表现酷似雌激素缺乏引起的外阴阴道炎,常需特殊检查明确诊断。

3.心悸与高血压

更年期综合征常伴有心悸、头昏等症状,需与神经症、冠心病、高血压和甲亢等鉴别。若无更年期所特有的症状(发作性潮热),应进行较全面的检查,排除器质性疾病的可能。

4.卵巢早衰

如更年期综合征发生于40岁前,要想到卵巢早衰可能。对这些患者应做以下的检查:①血FSH≥40U/L,LH反复升高(提示为卵巢早衰);②其他自身免疫性疾病的实验室依据(协助卵巢早衰的诊断);③半乳糖血症的相关检查;④卵巢的影像学检查(排除卵巢肿瘤可能)。

四、治疗

(一)治疗原则

在任何年龄段的女性,MHT都是缓解中度至重度绝经症状的最有效治疗,尤其是在年龄<60岁或绝经10年内的有症状的女性,其获益远高于风险。在年龄<60岁或绝经10年内的有症状的女性中,合适的MHT可以有效地适当地预防骨质疏松症相关的骨折。随机对照研究、观察性数据,以及meta分析结果都证实,标准剂量的雌激素单独用于在年龄<60岁或绝经10年内应用激素治疗,可以减少冠心病和全因死亡率。雌激素、孕激素复方制剂在这一人群中的应用也有类似的降低病死率趋势,但是在大多数随机临床研究中,冠心病的发病率并没有统计学差异。

1.个性化治疗

必须根据症状和预防的需要,以及个人和家族病史、相关的检查结果,女性个人偏好和期望等进行个性化治疗。仅有阴道干涩或性交不适的妇女首选局部应用低剂量雌激素治疗。建议在45岁之前,尤其是在40岁之前经历自然绝经或医源性绝经者,使用MHT至平均绝经年龄。

2.剂量和治疗时间

应该与治疗目标,以及安全性问题一致,并且也应该是个体化的。没有理由武断地限制MHT的持续使用时间。从WHI试验和其他研究中获取的数据显示,60岁前开始使用MHT治疗的健康女性,至少在使用5年内是安全的。根据女性的个人风险状况,持续使用5年以上的治疗窗可能是适当的。

3.干预措施

对于绝经后妇女的心脏保护获益具有"时间窗"效应。至于60岁以上是否可以持续进行

MHT治疗,应通过整体的风险-获益分析来决定。

(二)治疗措施

1.提倡健康的生活方式

经常参加运动者的身体情况、代谢平衡状况、肌肉力量、认知度,以及生命质量更好,并且其心脑血管不良事件、卒中、骨折,以及乳腺癌的发生率可显著降低。因此,应鼓励绝经过渡期和绝经后期妇女进行规律运动,以降低总的死亡率和由心血管疾病引起的死亡率。

(1)体育锻炼:锻炼的最佳方式为每周至少3次,每次至少30分钟的中等强度运动,维持正常的体重。肥胖患者应注意减肥,监测肥胖相关的一系列代谢异常,包括血糖、血脂异常等。

(2)健康饮食:包括每天进食水果和蔬菜不少于250g,全谷物纤维,低脂饮食。限制食盐摄入量($<6g/d$),每天饮酒量不应超过20mL。

(3)其他:戒烟。积极健康的生活态度,增加社交活动和脑力活动。

2.激素替代治疗(HRT)

在卵巢功能开始衰退并出现相关症状时即可开始应用HRT。

(1)孕激素:①对子宫切除患者可单纯给予雌激素治疗,否则需要加入微粒化黄体酮/孕激素以保护子宫内膜。②天然孕激素或某些合成孕激素除了在子宫内膜的预期作用之外,还可能有其他方面的额外获益。③通过宫内含孕激素的缓释系统可直接将孕激素缓释于子宫内膜,与其他给药途径相比,将较少引起全身的孕激素效应。

(2)雄激素:①主要用于治疗欲望、兴奋和性高潮障碍。②随机对照试验并未表明替勃龙会增加静脉血栓栓塞症风险,但低剂量的替勃龙(1.25mg)会增加60岁以上妇女的卒中风险。

(3)药物安全性:①乳腺癌风险:主要与雌激素治疗中加入孕激素及持续使用时间相关。MHT诱导乳腺癌的风险较小,停止治疗后风险进一步降低。②凝血机制异常:随着口服MHT的使用,静脉血栓栓塞事件和缺血性卒中风险增加,但对于60岁以下女性的绝对风险较罕见。透皮给予低剂量雌二醇($<50g$)一般不增加卒中风险,因此,对于高风险女性应考虑透皮给药治疗。

(三)实施步骤

1.治疗前评估

(1)详细了解病史:包括症状、一般病史、妇科病史、家族史(尤其是乳腺癌及子宫内膜癌等恶性肿瘤史)、性生活史及绝经相关疾病的高危因素。

(2)查体:身高、体重,计算体重指数(BMI)、腰围、血压、乳腺及妇科检查。

(3)辅助检查:血常规、空腹血糖、血脂、肝功能、肾功能、宫颈细胞学检查;盆腔B超了解子宫内膜厚度及子宫、卵巢有无病变;乳腺B超或钼靶照相,了解乳腺情况;酌情进行骨密度测定。

2.HRT持续时间

应个体化用药,且应在综合考虑治疗目的和危险的前提下,使用能达到治疗目标的最低有效剂量,没有必要限制HRT的期限。应用HRT应至少每年进行1次个体化危险/受益评估,应根据评估情况决定疗程的长短,并决定是否长期应用,在受益大于危险时,即可继续给予HRT。

3.药物剂量

可以考虑应用较现有标准用法更低的剂量,如口服结合雌激素(如倍美力)0.3~0.45mg/d或戊酸雌二醇片(如补佳乐)0.5~1mg/d,替勃龙(利维爱)1.25mg/d。

4.添加孕激素的原则

(1)对于有子宫的妇女,在HRT中应加用孕激素。给予雌激素会增加子宫内膜癌发生的危险,雌激素的致癌危险随剂量加大和治疗时间延长而增加,给予孕激素主要是对抗雌激素的作用。

(2)对于已经切除子宫的妇女,则不必加用孕激素。

(3)在雌激素持续用药的情况下,孕激素应持续或周期性添加,如每月给予孕激素不短于10~14天。

(4)关于使用含孕激素的宫内节育器或不添加孕激素的超低剂量雌激素补充治疗的安全性,尚无充分资料证实。

5.口服药

(1)雌激素:天然的如结合雌激素、戊酸雌二醇片,合成的如尼尔雌醇片(如维尼安),推荐使用天然雌激素。

(2)孕激素:天然的如微粒化黄体酮胶丸(琪宁 10mg/粒)、黄体酮胶囊(益玛欣 50mg/粒),合成的如孕酮和17α-羟孕酮衍生物,接近天然的程度依次为地屈黄体酮(商品名:达芙通,10mg/片)、醋酸甲羟孕酮(商品名:甲羟孕酮,2mg/片)和甲地孕酮(商品名:妇宁片,1mg/片)。

6.非消化道途径

(1)经皮:雌二醇贴(松奇贴),每天释放 17β-雌二醇 50μg,每周更换 1 次,推荐使用 1/2 贴;雌二醇凝胶(每天经皮涂抹 1.25g,含 17β-雌二醇 0.75mg)。

(2)经阴道:结合雌激素软膏(进口:倍美力软膏;国产:葆丽软膏;每克软膏含结合雌激素 0.625mg);普罗雌烯胶囊(如更宝芬,每粒含普罗雌烯 10mg);普罗雌烯乳膏(每克乳膏含普罗雌烯 10mg);普罗雌烯阴道片(如可宝净片,每片含普罗雌烯 10mg 和氯喹那多 20mg);雌三醇乳膏(如欧维婷,每克乳膏含雌三醇 1mg)。

7.复方制剂

(1)雌激素、孕激素连续联合制剂:如倍美罗,每盒 28 片,每片含结合雌激素 0.3mg 和醋酸甲羟孕酮 1.5mg。

(2)雌激素、孕激素周期序贯制剂:如克龄蒙和芬吗通,前者由戊酸雌二醇(2mg/片)10片、戊酸雌二醇+醋酸环丙孕酮[(2mg+1mg)/片]10片组成;后者由17β-雌二醇(1mg/片)14片、17β-雌二醇+地屈黄体酮(10mg/片)14片组成。

(3)7-甲基异炔诺酮:如替勃龙(利维爱、紫竹爱维),2.5mg/片。该药是一种化合物,但其体内代谢产物具有雌激素、孕激素和雄激素 3 种激素的活性。

(四)常用方法

1.单用孕激素

周期性使用,用于绝经过渡期,调整卵巢功能衰退过程中出现的月经问题。

2.单用雌激素

适用于已切除子宫的妇女。

3.联合用药

适用于有完整子宫的妇女。每天均联合应用雌激素、孕激素,也分为周期性(每周期停用药物 5~7 天)和连续性。在序贯用药过程中,常有周期性出血,也称为预期计划性出血。适用于年龄较轻、绝经早期或愿意有月经样定期出血的妇女。连续性用药方案可避免周期性出血,适用于年龄较长或不愿意有月经样出血的绝经后期妇女,但是在实施早期(通常在开始用药 6 个月以内),可能有难以预料的非计划性出血。

4.序贯用药

模拟生理周期,在使用雌激素的基础上,每月加用孕激素 10~14 天。又分为周期性和连续性,前者每周期停用雌激素、孕激素 5~7 天,后者连续应用雌激素。

(五)剂量与用法

原则上应选用最低的有效剂里。

1.单纯雌激素补充

结合雌激素 0.3~0.625mg/d 或戊酸雌二醇片 0.5~2mg/d,连续应用。

2.周期性序贯治疗

结合雌激素 0.3~0.625mg/d 或戊酸雌二醇片 1~2mg/d,连用 21~28 天,在第 10~14 天加用醋酸甲羟孕酮 4~6mg/d,或地屈黄体酮 10mg/d,或微粒化黄体酮胶丸 100~300mg/d,停药 2~7 天后再开始新一周期。

3.连续性序贯治疗

结合雌激素 0.3~0.625mg/d 或戊酸雌二醇片 1~1.5mg/d 不间断,每间隔 2 周加服醋酸甲羟孕酮 4~6mg/d,或地屈黄体酮 10mg/d,或微粒化黄体酮胶丸 100~300mg/d,共 2 周。

4.连续性联合用药

(1)连续应用倍美罗或结合雌激素 0.3~0.45mg/d 或戊酸雌二醇片 0.5~1.5mg/d,同时加用醋酸甲羟孕酮 1~3mg/d,或地屈黄体酮 5mg/d,或微粒化黄体酮胶丸 100mg/d。

(2)连续应用替勃龙,剂量为 1.25~2.5mg/d。

5.绝经过渡期 HRT 的特点及用药剂量

绝经过渡期首先缺乏的是孕激素,而雌激素呈波动性下降。故绝经过渡期的 HRT 以孕激素补充为主,可周期性使用。每月用药 10~14 天,如给予微粒化黄体酮胶丸 20~200mg/d 或地屈黄体酮 10~20mg/d,或醋酸甲羟孕酮 4~6mg/d。若绝经相关症状仍不能缓解,可根据患者雌激素缺乏症状的严重程度和补充雌激素后的反应,在补充孕激素的基础上酌情个体化添加最低有效剂量的雌激素,一般用雌激素、孕激素周期序贯方案。如果有避孕需求且无禁忌证,也可采用低剂量复方口服避孕药。对绝经过渡期月经紊乱,特别是单用孕激素不能很好控制周期的妇女,要注意子宫内膜病变的可能。

6.非激素制剂的应用

对于不愿意接受 HRT 或存在 HRT 禁忌证的妇女,可选择其他非激素制剂来治疗绝经症状。

7.植物类药物

黑升麻异丙醇萃取物(如莉芙敏)、升麻乙醇萃取物(如希明婷)。国内外研究表明,此类药物对于绝经相关症状的缓解安全有效。

选择性5-羟色胺再摄取抑制药(SSRI)、选择性5-羟色胺和去甲肾上腺素双重再摄取抑制药(SNRI)、可乐定、加巴喷丁等辅助和替代药物。现有的资料表明,这些治疗对缓解绝经相关症状有一定效果,但其效果和不良反应与HRT不同。因此,对于长期使用上述治疗方式的安全性和疗效有待进一步研究。

8.局部应用雌激素

绝经后期妇女阴道干涩、疼痛、性交困难、尿频、尿急等泌尿生殖道萎缩的症状十分常见,12%～15%的50岁以上妇女有上述症状。阴道局部应用雌激素能明显改善泌尿生殖道萎缩的症状。

(1)适应证:仅为改善泌尿生殖道萎缩症状时,推荐阴道局部用药。对肿瘤手术、盆腔放疗、化疗及其他一些局部治疗后引起的症状性阴道萎缩和阴道狭窄者;对于非激素依赖性肿瘤妇女的阴道萎缩,治疗同无肿瘤史者。

(2)给药方法:局部应用低剂量可经阴道黏膜吸收的雌激素,如结合雌激素软膏(每支0.625mg/14g),每天0.5～2g,阴道内给药;雌三醇乳膏(每支15mg/15g),每次(给药器上标有装药刻度)用药0.5mg/0.5g,第1周内每天使用1次,然后根据症状缓解情况逐渐减低至维持量(如每周使用2次),对于有些尿失禁的妇女可能需要较高的维持量,但每天使用勿超过1次(0.5mg雌三醇),并且每天1次的起始剂量勿连续使用数周。

(3)理论上无需加用孕激素:但尚无资料提示长期(>1年)应用的全身安全性。目前尚无充足的研究结果推荐局部使用常规剂量雌激素1年以上者子宫内膜的保护方法。因此,长期使用者应监测子宫内膜,根据检测情况决定是否定期应用孕激素。对于阴道局部应用较大剂量雌激素,或者用药中出现突发性阴道流血症状时,需要在密切监护下加用孕激素。

9.绝经后期雄激素补充

雄激素与一些绝经症状(如乏力、性欲下降等)可能有关系,但目前没有客观指标评估患者是否缺乏雄激素,以及缺乏的程度,也没有单独的雄激素补充药物。若存在上述问题,建议使用替勃龙。

(六)随访与管理

评估MHT的疗效和可能出现的不良反应,并再次评估适应证、禁忌证和使用情况。开始治疗后的1～3个月内应复诊,以后随诊间隔可为3～6个月,1年后的随诊间隔可为6～12个月。若出现异常的阴道流血或其他不良反应,应随时复诊。一般情况推荐每年1次较全面的体检,包括血压、体重、身高、乳腺及妇科检查等,以及盆腔B超、血糖、血脂及肝、肾功能检查、乳腺B超或钼靶照相。每3～5年测定骨密度1次。

第六章 糖尿病及其并发症

第一节 1型糖尿病

一、流行病学

1型糖尿病发病率在各国的报道差异很大,相对多见于白种人或有白种人与其他人种混血的人群。在日本、中国、菲律宾、美国印第安人、非洲黑种人中相对少见。日本儿童的1型糖尿病发病率不到1/100 000,中国约为0.9/100 000,而欧洲斯堪的纳维亚半岛则高达25/100 000,以芬兰为最高约28.6/100 000。除在种族差异外,同一国家不同地区的1型糖尿病发病率亦存在明显差异。另外,在整个儿童期内,儿童1型糖尿病的发病率随着年龄的增长而稳步地升高,在学龄前期以及青春期附近达到高峰,而到20岁以后,1型糖尿病的发生率则处于一个相对较低的水平。1型糖尿病的发生还有非常明显的季节性,大多数发生在秋季和冬季,而春季和夏季则相对较少见,引起这种现象的可能推测为:1型糖尿病的发生与这些季节高发的病毒感染有关。

二、病因

(一)遗传因素

1.1型糖尿病的遗传现象

(1)家族聚集性:1型糖尿病存在着明显的家族聚集现象。虽然大部分1型糖尿病患者的一级亲属(85%~90%)不会发生糖尿病,但在他们当中1型糖尿病的发生率较一般人群明显增高。比如,在美国,1型糖尿病在普通人群中的患病率为1/300,而1型糖尿病的一级亲属中1型糖尿病的患病率为1/20。

父亲为1型糖尿病患者的后代以及1型糖尿病患者的同胞,有同样患1型糖尿病的风险。母亲是1型糖尿病患者的后代患病风险要小些。对于父亲或母亲是1型糖尿病患者的后代患病风险率不同的原因目前仍不清楚。

(2)同卵双胞胎中1型糖尿病发生的高一致性:对遗传背景具有完全相同特征的同卵双胞胎中的1型糖尿病发病情况的调查显示,同卵双生儿之一患1型糖尿病,另一个发生1型糖尿病的总危险性为20%~50%。即同卵双胞胎中1型糖尿病发生的一致性为20%~50%。与此相反,在1型糖尿病患者的异卵双胞胎和非孪生的同胞中,糖尿病发生的危险性为6%。提示同卵双胞胎间完全相同的遗传背景与糖尿病发生的高危险性有关。

(3)发病危险性的人种特异性:1型糖尿病的发生率在世界范围内存在着很大的差异,表现为显著的人种特异性。在白人中1型糖尿病的发病率最高,而在亚裔人种中的发病率明显偏低。1型糖尿病最为流行的地方是斯堪的那维亚,在那里这种患者占所有患糖尿病患者的20%,到了南欧就下降到了15%,美国为10%,在日本和中国则不到1%。这种1型糖尿病发病危险性人种特异性可能与不同人种间的遗传背景不同有关。

2.与1型糖尿病易感性相关的遗传学证据

(1)主要组织相容性复合物:决定1型糖尿病易感性的最重要遗传因素是主要组织相容性复合物(MHC)基因区,也被称为人类白细胞抗原(HLA)基因区。该区的基因变异可以解释约50%的1型糖尿病家族聚集性。该基因区位于染色体6q21。MHC基因区的长度大约为4×10^7b。该区域包括Ⅰ类(人类白细胞抗原基因HLA-A、HLA-B、HLA-C);Ⅱ类(包括免疫应答基因,HLA-DP,HLA-DQ和HLA-DR)和Ⅲ类(包括一系列补体基因),以及其他的有影响免疫功能的基因,还有与免疫功能无关的基因,如21-脱羧酶基因,肾上腺类固醇基因等。

HLA是迄今为止被发现的与1型糖尿病遗传易感性相关性最强的基因。该区域的基因变异可以解释50%的1型糖尿病家族聚集性。在HLA基因区内存在与1型糖尿病发生危险性增高或减低相关的易感或保护基因型或单倍型。在具有HLA-DR3,DQ2或DR4,DQ8组成的单倍体型的人群中,有90%会发展成为1型糖尿病,而在正常对照组中,仅有不足40%的人群具有这些单倍体型。与美国人群2.4%的发病率相比,DR3-DR4杂合基因型在5岁之前发展成为糖尿病的儿童中发生频率最高(50%),而在表现为1型糖尿病的成人中频率最低(20%~30%)。1A型糖尿病的高危基因型包括DQB1*0301/DQA1*0501,DQB1*0201(DQ2)与DRB1*0401(或0402,或0405)/DRA1*0301,DQB1*0302(DQ8)。一些HLA等位基因如DQA1*0102,DQB1*0602与1型糖尿病的发病危险性降低相关。在对HLA基因的氨基酸编码与1型糖尿病发生危险性相关的研究中发现,位于DQB第57位的天门冬氨酸具有保护性,而位于DQA第52位的精氨酸与糖尿病危险性增加相关。

已知的与1型糖尿病发生危险性相关的HLA基因的基因型以及单倍型的频率在不同人种中有所不同。这可能是不同人种1型糖尿病发病率不同的原因之一。但是相同的HLA-DR和DQ基因型对各个人种1型糖尿病发生危险性的影响是相同的。因此,即使在1型糖尿病发病率很低(如韩国、日本)的种族,当相同的基因型表达时,发病的危险性也相应增加或减少。

(2)胰岛素基因:另外一个与1型糖尿病危险性明显相关的位点是胰岛素基因所在的染色体区域。该区域的DNA变异可以解释约10%的1型糖尿病家族聚集性。位于胰岛素基因5'端的核苷酸串联重复序列的重复次数与1型糖尿病危险性相关。最长的核苷酸串联重复序列(141至209个重复单位)与1型糖尿病危险性减少相关,较短的核苷酸串联重复序列(26至63个重复单位)也与1型糖尿病危险性减少相关。

(3)其他基因:HLA基因和胰岛素基因位点影响了大约60%的1型糖尿病的遗传易感性。剩下的遗传易感性可能与其他的基因多态性/突变相关。例如:许多研究已经表明在被激活的 CD4$^+$ 和 CD8$^+$ T 细胞膜上表达的细胞毒性 T 淋巴细胞相关抗原 4(CTLA-4)的多态性可能增加 1 型糖尿病的遗传易感性。有研究显示 CTLA-4 基因可能通过与 HLA 的协同作用导致 1 型糖尿病。还有研究显示编码淋巴细胞酪氨酸磷酸酶(LYP)的 PTPN22 基因中的一个错义突变(Arg620Trp)使发生 1 型糖尿病的危险性增加了约 1.7 倍。还有研究显示肿瘤坏死因子 β(TNF-β)基因、白细胞介素 10(IL-10)基因、IL-6 基因和 IL-18 基因中的多态性也与 1 型糖尿病的遗传易感性相关。

此外，通过对 1 型糖尿病家系的基因组扫描，已经在人类染色体上发现了在 HLA 和胰岛素位点之外的至少 18 个染色体位点与 1 型糖尿病的遗传易感性相关。但是在这些位点中哪些基因导致发生 1 型糖尿病的高发病危险性尚未得到阐明。

(二)环境因素

遗传背景完全相同的同卵双胞胎之间 1 型糖尿病患病一致率小于 50%，说明环境因素在 1 型糖尿病的病因中起重要作用。目前主要有两种假说解释 1 型糖尿病发病的环境因素。第一种假说认为病毒等环境因素是触发自身免疫而导致 1 型糖尿病的原因。1 型糖尿病季节性发病率的变化和流行现象，以及许多横断面及回顾性的研究都提示某种病毒感染或儿童时期早期的某些饮食可能会影响 1 型糖尿病发病的危险性。虽然流行病学研究提示了许多可能与 1 型糖尿病发病相关的环境因素(如风疹病毒、肠病毒、轮状病毒、麻疹病毒、腮腺炎病毒、牛奶、硝酸盐类、亚硝酸盐、亚硝胺类)，但至今只有先天性风疹综合征与 1 型糖尿病的发生具有肯定的关系。但后天的风疹病毒感染似乎和 1 型糖尿病无关。现在仍不清楚先天性风疹病毒是通过直接破坏内分泌系统，还是通过诱发针对内分泌系统的自身免疫来导致糖尿病的。

在丹佛和科罗拉多进行的 DAISY(青年糖尿病自身免疫研究)研究从新生儿出生随访至今，尚未发现任何证据证明饮用牛奶、肠病毒属感染、接种疫苗会增加糖尿病患病的危险性。近期的报道(包括来自 DAISY 研究的报道)提示早期食用谷类或麸质食物可能会增加 1 型糖尿病发病的危险性。暴露于谷类或麸质饮食会增加胰岛细胞的自身免疫性的原因尚不完全清楚，但是这可能是由于在易感个体中，其不成熟的肠道免疫系统对谷类抗原产生了错误的免疫应答。有若干个病例报道均报道了在患者接受干扰素 α 治疗后出现了抗胰岛细胞自身抗体，之后发展成为 1 型糖尿病或其他自身免疫性内分泌疾病。在动物模型中，一些可产生干扰素 α 的复合物，如 poly-IC(一种病毒 RNA 类似物)等会导致胰岛炎(选择性的 B 细胞损伤)并诱发糖尿病，这更进一步说明了干扰素 α 和糖尿病之间的关系。因此干扰素 α 已成为病毒导致 1 型糖尿病发病的一种重要的细胞因子。

第二种假说是基于"卫生学假说"的基础上，这一假说认为环境因素也可以抑制自身免疫过程的发展。简单来说，对于小婴儿，我们周围的环境可能太干净，缺乏抑制自身免疫的物质，因此导致了免疫调节的缺陷，从而导致"Th2"疾病(如哮喘)和"Th1"疾病(如 1 型糖尿病)发病率不断上升。

(三)其他因素

年龄和性别是与 1 型糖尿病发病相关的重要因素。1 型糖尿病发生的高峰年龄为 11~14 岁。这个年龄段是青春期启动和身体的加速生长期。大约 70% 的典型 1 型糖尿病在 30 岁之前发生。在成人中，1 型糖尿病在同卵双胞胎中的发病一致率只有 6%，远远低于 1 型糖尿病在儿童同卵双胞胎中的发病一致率。随着发病年龄的增加,糖尿病的发病过程趋于缓慢,病情变得温和。如在成人发病的成人隐匿性自身免疫性糖尿病(LADA)患者中,许多患者最初被诊断为2型糖尿病,采用口服药物治疗也可以使高血糖在较长的时间内得到控制。

多个研究显示女性患者1型糖尿病发生的高峰年龄较男性提前。在瑞典和新西兰所有新发生1型糖尿病的登记记录中,15岁之前发生1型糖尿病的患者以男性居多。但在亚洲和非洲国家的调查显示,在上述年龄段中,1型糖尿病的患者以女性居多。有趣的是,在高发病率[20/(年·1000)]的国家,男性1型糖尿病患者居多;而在低发病率的国家[4.5/(年·1000)],女性1型糖尿病患者居多。在更年长的年龄段(15~34岁)所做的调查显示,男性患者的人数是女性的1.5倍。

三、病理学、免疫病理学和发病机制

(一)病理学

对新诊断的1型糖尿病患者胰腺的病理检查发现其胰腺的体积较相同年龄和性别的非糖尿病个体小。对病程较长的1型糖尿病的胰腺病理检查则可发现胰腺萎缩和少到可以忽略的残存胰岛素B细胞,胰腺萎缩主要发生在含A细胞和B细胞较多的胰尾部。对胰腺中胰岛的组织化学检查可发现胰岛的组成主要以A细胞、D细胞和PP细胞为主,B细胞消失或仅有微量残存。

(二)免疫病理学和发病机制

1. 与1型糖尿病相关的自身免疫抗体

在1型糖尿病患者及其一级亲属的体内可以检测出针对胰岛B细胞的自身免疫抗体如胰岛素抗体(IAA)、抗谷氨酸脱羧酶(GAD65)抗体,以及胰岛细胞抗体(ICA512,也被称为胰岛素瘤相关抗原2抗体)。这些抗体可在糖尿病发生之前的很长时间出现,可单独或联合预测1型糖尿病发生的危险性。如从幼儿出生即开始进行的有关糖尿病相关自身抗体表达的研究提示,这些标志物的出现是预测今后1型糖尿病发生的主要危险因素。糖尿病发病年龄和胰岛自身抗体水平之间存在着显著的负相关关系,但总的趋势是随着病程的延长而出现频率下降,下降的速度以ICA抗体最快(10年之内由接近90%下降到接近10%),GAD65抗体次之(10年之内由接近80%下降到接近50%),IA-2抗体最慢(10年之内由接近80%下降到接近50%,但在最初的6年内下降率较慢)。胰岛自身抗体在人类1型糖尿病发病机制中所扮演的角色是导致疾病发生的原因还是疾病的标志尚未完全揭示清楚。实际上,X连锁无γ球蛋白血症患者也可以发生1型糖尿病,提示无论是在糖尿病的发生或疾病的进展过程中自身抗体都不是必需的。在过去的15年,在胰岛自身抗体识别的目标抗原的阐明方面已有显著的进步。

(1)胰岛素抗体:胰岛素是第一个被发现的胰岛自身抗原。胰岛素自身抗体(IAAs)在患有1型糖尿病且接受外源胰岛素治疗的患者体内被发现。胰岛素自身抗体在每个使用皮下注射胰岛素(包括人胰岛素)的患者中出现。这些患者在几个星期到几个月的治疗后,都基本上会产生胰岛素自身抗体。因此对于胰岛素治疗人群,胰岛素自身抗体/抗体阳性并没有对1型糖尿病诊断提供有用的信息。

胰岛素是唯一已被确认的特异性 B 细胞胰岛抗原。几乎所有在 5 岁之前发病的 1 型糖尿病儿童都表达胰岛素自身抗体。但大概约一半的在 15 岁以后发生 1 型糖尿病的患者都缺乏胰岛素自身抗体。目前认为这种关系是高水平的胰岛素自身抗体和更快的 B 细胞被破不速度之间相关的体现。但是仅有胰岛素自身抗体的个体（例如：没有 ICA512 或 GAD65 自身抗体）的疾病发生速度与胰岛素自身抗体间的相关性并不明显。

在 2 岁以下的儿童中，胰岛素自身抗体通常是第一个出现的自身抗体，随后相继出现 GAD65 自身抗体以及 ICA 自身抗体，对于许多在出生后几年就患糖尿病的儿童，多种自身抗体在几个月到 1 岁时就出现。通常第一种抗体在 6 个月的时候就出现了。母亲患有 1 型糖尿病的胎儿或新生儿体内，可出现经胎盘进入到胎儿体内的母亲源性的胰岛素抗体。但这种非胎儿源性的抗体在出生后 6 个月基本消失。其他的抗体如 GAD 抗体也可以经胎盘进入到胎儿体内，但一般在出生后 1 年可消失。

(2) 谷氨酸脱羧酶抗体：谷氨酸脱羧酶（GAD）同工酶中的 GAD65 在所有的胰岛细胞（A，B，D，PP）中均表达，是产生神经介质 γ 氨基丁酸（GABA）的催化酶。胰岛细胞中 GABA 的产生可能与调控胰岛中各种细胞间的功能协调有关。GAD65 抗体在普通人群中的检出率约为 1%，但在 1 型糖尿病患者及他们的亲属中相对更常见。GAD65 抗体可在糖尿病发病前的许多年或在出生时即可检测到。在新发生糖尿病的儿童中，70%～80% 的患者体内可检测到 GAD65 抗体。GAD65 抗体的出现频率与糖尿病发病年龄相关。但在 10 岁前发病的儿童中，女性患者中 GAD65 检出的频率较高。1 型糖尿病的病程越长，GAD65 的检出频率越低。但在病程大于 10 年的 1 型糖尿病患者中，仍有 50% 可检测出 GAD65 抗体。GAD65 在 DQB1 * 0201-A1 * 0501-DRB1 * 03 阳性患者中出现的频率较 DQB1 * 0302-A1 * 0301-DRB1 * 04 阳性患者中出现的频率高。

(3) ICA512(IA-2)/IA-2β 抗体：ICA512 是在应用 1 型糖尿病患者的血清筛查胰岛蛋白质表达库时被发现的。其他研究人员在研究胰岛素瘤时也发现了 ICA512，并将之命名为胰岛素瘤相关抗原 2(IA-2)。此外，另外一个相关的抗原 IA-2β 也被独立发现。结构上相关，ICA512 和 IA-2β 与酪氨酸磷酸酶样分子的序列有相当大的同源性。但都已被证明没有酶活性。ICA512 和 IA-2β 在神经和内分泌组织广泛分布，并且分子与胰岛分泌颗粒相关。大部分识别 ICA512 分子的抗体与 IA-2β 有交叉反应。少数 1 型糖尿病患者仅有 IA-2β 抗体而没有 ICA512 自身抗体，然而大约 10% 的糖尿病患者有 ICA512 抗体，但缺乏 IA-2β 抗体。另外，几乎所有抗 IA-2β 的抗体能被 ICA512 分子吸收。

当 ICA512 抗体能够被检测到时，被检测者通常已经表达了与胰岛素或 GAD65 反应的抗体。但是，仍有许多新发生 1 型糖尿病者仅表达 ICA512 自身抗体。对于一些个体，ICA512 抗体也许是在糖尿病发生之前唯一可被检测到的自身抗体。

2.免疫病理学和发病机制

1 型糖尿病的早期病理变化特点是胰岛炎。在病程较短的 1 型糖尿病患者的胰腺组织检查中可以观察到炎症细胞对胰岛的浸润现象。这些细胞主要包括 CD4、CD8 淋巴细胞，B 淋巴细胞，T 淋巴细胞，巨噬细胞，自然杀伤细胞，说明这些细胞在 B 细胞功能损伤中均起了一定的作用。受到免疫攻击的B细胞可以发生凋亡而导致细胞数量的逐渐减少。但B细胞分泌胰岛素代偿的能力非常强,只有当胰岛B细胞的数量减少80%~90%时才会出现明显的高血糖。一般来讲,1型糖尿病被认为是一种T细胞介导疾病,这在人类或鼠身上都有大量的实验证据支持。早期在鼠身上的研究证明抗T细胞表面受体(CD3)的抗体治疗可以预防糖尿病,目前一项应用人类抗CD3抗体对新诊断的1型糖尿病患者进行治疗的试验正在进行中。目前对1型糖尿病发病机制的认识是,与1型糖尿病相关的HLA Ⅱ类抗原与启动1型糖尿病自身免疫过程的短肽特异性的结合。这种结合物被$CD4^+$ T淋巴细胞表面的T细胞受体识别后激活对B细胞具有杀伤性的T淋巴细胞和针对抗原产生抗体的B淋巴细胞。由抗原提呈细胞(APCs)或T细胞释放出来的细胞因子在这个过程中起到调控作用。在这些细胞因子中,干扰素γ和白细胞介素2促进细胞免疫反应(Th1反应)。而其他的细胞因子如白细胞介素4和白细胞介素10促进细胞免疫反应(Th2反应)。细胞毒性T细胞表面Fas配体的表达同样也是进展为显性糖尿病的标志。在发生胰岛炎时对胰岛进行的检查结果提示发生了Fas介导的细胞凋亡,有可能是另一种B细胞功能损伤的机制。

(三)病理生理学

在新诊断的1型糖尿病患者,可以检测到接近正常下限的C肽水平,随着病程的进展,C肽的水平逐渐减低到测不到,标志着B细胞的消失和自身胰岛素分泌能力的完全丧失。在新诊断为1型糖尿病的患者中,ICA抗体和GAD65抗体的滴度与高空腹C肽水平相关,而高IAAs抗体滴度与低C肽水平相关。在1型糖尿病高危个体中可出现反映B细胞高负荷的高胰岛素原血症。一般认为,1型糖尿病患者的胰岛素敏感性正常。

四、自然病程

目前,对1型糖尿病自然病程的认识上所取得的共识是1型糖尿病的自然病程可以分为以下几个阶段:①第一阶段为遗传易感期,即携带1型糖尿病的易感基因但没有针对B细胞的自身免疫反应的发生;②第二阶段为自身免疫启动和活动期,是在1型糖尿病的遗传易感基因和环境触发因素共同作用下导致体内发生针对B细胞的自身免疫反应,B细胞受到破坏并出现胰岛素分泌异常,但仍可维持正常血糖,在该阶段体内出现自身免疫的标志物——胰岛自身抗体;③第三阶段为严重胰岛素缺乏和高血糖期,B细胞因受到严重破坏而发生严重胰岛素缺乏,导致糖尿病,但仍然可以检测到C肽;④第四阶段为胰岛素依赖期,C肽检测不到,依赖外源性胰岛素补充来维持生命。1型糖尿病的自然病程进展的速度呈现非常大的异质性。

(一)在儿童和青少年中发生的典型1型糖尿病的自然病程

多个已报道的研究随访了包括儿童在内的1型糖尿病的一级亲属中自身抗体的发生与随后发生1型糖尿病的情况。如来自美国丹佛的DAISY研究、德国的BabyDiab研究以及芬兰的研究(如DIPP研究和TRIGR研究)都采用了前瞻性队列研究方法研究了1型糖尿病的一级亲属中出现的胰岛自身免疫抗体与今后发生糖尿病危险性之间的关系。即使在不同的研究间存在着被研究人群在地域分布上和自身抗体检测方法上的许多差异,但总的来说,这些研究的结果显示出一致性。外源性经胎盘进入胎儿体内的自身抗体消失相对缓慢,有小部分婴儿体内的自身抗体可持续到1岁。胰岛自身抗体在生后的前几个月就能存在,但是通常到出生后9个月才出现经常发展。在9个月与3岁之间的儿童自身抗体产生量呈增加趋势。在婴儿中首先产生的自身抗体,通常是相当高水平的胰岛自身抗体。一些婴儿进展到显性糖尿病时就会失去抗体的表达。大部分进展为糖尿病者在发病前表现出多种胰岛自身抗体的表达,自身抗体往往持续存在。很少个体表现为抗体消失并未进展至糖尿病,自身抗体的存在通常呈持续性,只有在很少的儿童中多种抗体的表达呈一过性。在1型糖尿病一级亲属和普通人群中,有一过性胰岛自身抗体出现的人群只占2%不到。持续性存在的自身抗体与1型糖尿病遗传因素紧密相关,在DAISY研究中没有一个曾出现一过性胰岛自身抗体表达的儿童携带高危HLA基因型DR3/DR4,DQ2/DR8。

持续存在的胰岛自身抗体在1型糖尿病的一级亲属,特别是在携带危险基因型DQ8/DR2的亲属中明显增加。1型糖尿病患者有DQ8/DR2基因型的同胞有大于50%的可能性在3岁之前出现胰岛自身抗体。DQ8/DR2携带者后代表达抗体的危险性同样很高,但是大约只有DQ8/DR2携带者同胞的危险性的一半。相较而言,来自一般人群中的DQ8/DR2携带者表达自身免疫抗体的风险只有不到5%。如果在年轻的儿童中出现胰岛自身抗体,大部分继续表达多种胰岛自身抗体。前瞻性的研究显示,胰岛自身抗体表达的种类愈多,发生糖尿病的危险性愈高。如果两种或两种以上抗体同时表达,发生糖尿病的危险性接近80%。

1相胰岛素分泌的丧失早于1型糖尿病的发病,并且严重的胰岛素分泌异常(低于第一个百分位)是儿童快速进展为糖尿病的一个危险因素。现在,许多研究人员通过测量空腹胰岛素水平以及在经静脉葡萄糖输入后1分钟及3分钟的胰岛素水平的ICARUS方法评估Ⅰ相胰岛素分泌。前瞻性的流行病学队列研究显示,将对1相胰岛素分泌的评估和抗体的检测结合起来可大大提高预测糖尿病发生的能力。

通过口服糖耐量试验(OGTT),可在1型糖尿病的高危人群(如胰岛自身抗体阳性的1型糖尿病患者的亲属)中发现许多"隐匿性1型糖尿病"。有些儿童通常有正常的空腹血糖水平但OGTT中的2小时葡萄糖水平超过200mg/dL,根据糖尿病的诊断标准可以诊断为糖尿病。

(二)成人隐匿性自身免疫性糖尿病(LADA)

虽然1型糖尿病的高发年龄在青少年时期,但1型糖尿病可以发生在任何年龄。曾经报道过一位1型糖尿病的母亲在69岁时发生1型糖尿病,她表现出多种胰岛自身抗体。在糖尿病发病前,1相胰岛素分泌低于第一个百分位达1年时间。多个研究显示在有5%~30%最初考虑为2型糖尿病的患者实际上患1型糖尿病。在成人发生的1型糖尿病通常发病过程缓慢。诊断成人1型糖尿病的最好办法是胰岛自身抗体存在,特别是GAD65自身抗体。有胰岛自身抗体的患者通常较快速地(通常在3年内)进展到需要胰岛素治疗的阶段。LADA患者携带的HLA等位基因与典型的1型糖尿病患者相似,但HLADQ8/DQ2的频率偏低。因为被诊断为2型糖尿病的人群巨大,所以隐藏在其中的LADA患者的数量是很大的。估计LADA患者可能约占所有1型糖尿病患者的一半。在一些如日本国家,研究人员推测很大部分1型糖尿病患者在成人发病。

五、临床表现

1型糖尿病的症状可分为两大类：一大类为代谢紊乱，主要是与高血糖有关的"三多一少（即多饮、多尿、多食和体重下降）"，多起病较急，症状较重，甚至以糖尿病酮症酸中毒就诊，但一些患者起病可相对缓慢，如成人起病的自身免疫性糖尿病（简称 LADA）；另一大类是各种急性和慢性并发症的表现。

1. 多尿

是由于血糖过高，超过肾糖阈（8.89～10.0mmol/L），经肾小球滤出的葡萄糖不能完全被肾小管重吸收，形成渗透性利尿，血糖越高，尿糖排泄越多，尿量越多，日尿量可达 5000～10 000mL。有肾脏疾病者，肾糖阈增高，尿糖排泄障碍，在血糖轻、中度增高时，多尿可不明显。

2. 多饮

主要由于高血糖使血浆渗透压明显增高，加之多尿，水分丢失过多，发生细胞内脱水加重高血糖，使血浆渗透压进一步明显升高，刺激口渴中枢，导致口渴而多饮，多饮进一步加重多尿。

3. 多食

多食的机制不十分清楚。多数学者倾向是葡萄糖利用率（进出组织细胞前后动静脉血中葡萄糖浓度差）降低所致。正常人空腹时动静脉血中葡萄糖浓度差缩小，刺激摄食中枢，产生饥饿感；摄食后血糖升高，动静脉血中浓度差加大（＞0.829mmol/L），摄食中枢受抑制，饱腹时中枢兴奋，摄食要求消失。然而糖尿病患者由于胰岛素的绝对或相对缺乏或组织对胰岛素不敏感，组织摄取利用葡萄糖能力下降，虽然血糖处于高水平，但动静脉血中葡萄糖的浓度差很小，组织细胞实际上处于"饥饿状态"，从而刺激摄食中枢引起饥饿、多食；另外，机体不能充分利用葡萄糖，大量葡萄糖从尿中排泄，因此，机体实际上处于半饥饿状态，能量缺乏亦引起食欲亢进。

4. 体重下降

糖尿病患者尽管食欲和食量正常，甚至增加，但体重却下降，主要是由于胰岛素绝对或相对缺乏或胰岛素抵抗，机体不能充分利用葡萄糖产生能量，导致脂肪和蛋白质分解加强，消耗过多，呈负氮平衡，体重逐渐下降，乃至出现消瘦。另外，血糖明显升高，大量葡萄糖经尿丢失，也是体重下降的重要原因。一旦糖尿病经合理的治疗，获得良好控制后，体重下降可控制，甚至有所回升。如糖尿病患者在治疗过程，体重持续下降或明显消瘦，提示可能代谢控制不佳或合并其他慢性消耗性疾病。

5. 乏力

在糖尿病患者中亦是常见的，由于葡萄糖不能被完全氧化，即人体不能充分利用葡萄糖和有效地释放出能量，同时组织失水，电解质失衡及负氮平衡等，因而感到全身乏力，精神萎靡。

6. 视力下降

不少糖尿病患者在早期就诊时，主诉视力下降或视物模糊，这主要可能与高血糖导致晶状体渗透压改变，引起晶状体屈光度变化所致。早期一般多属功能性改变，一旦血糖获得良好控制，视力可较快恢复正常。

7.并发症

糖尿病并发症众多,可分为急性并发症和慢性并发症。急性并发症以糖尿病酮症酸中毒为主;慢性并发症累积全身各个组织器官,主要包括大血管(如心血管、脑血管、肾血管和四肢大血管)、微血管(如糖尿病肾病和糖尿病性视网膜病变)和神经病变(如自主神经和躯体神经等),1型糖尿病多以微血管并发症和神经病变为主。

六、辅助检查

1.血糖测定

血浆或血清葡萄糖测定目前是诊断糖尿病的唯一标准。依据 WHO 糖尿病诊断标准,符合下述情况,糖尿病的诊断成立。

(1)有典型糖尿病症状:①1次空腹血糖(FBG)≥7.0mmol/L;②或者1次OGTT 2小时血糖(2h PG)≥11.1mmol/L;③或者1次随机血糖≥11.1mmol/L。

(2)无明显糖尿病症状:①两次 FBG≥7.0mmol/L;②或者2次 OGTT 后2小时血糖≥11.1mmol/L;③或者1次 FBG≥7.0mmol/L 和 OGTT 后2小时血糖≥11.1mmol/L。

(3)HbA1c≥6.5%,并被再次证实可作为糖尿病诊断标准,但因1型糖尿病患者血糖进展速度快,HbA1c的增高可能赶不上血糖升高的速度。

2.口服葡萄糖耐量试验(OGTT)

(1)方法:隔夜空腹 10~12 小时,抽取空腹静脉血,将 75g 无水葡萄糖或含1分子水(H_2O)的葡萄糖粉82.5g(儿童1.75g 葡萄糖/kg 理想体重,不超过75g),溶于 250~300mL 水中,3~5 分钟饮毕,服糖后2小时再抽取静脉血。血糖测定标本建议应用静脉血浆或血清,血糖测定方法采用葡萄糖氧化酶法。

(2)注意事项:①试验前3天,应摄入足量糖类,每日为 200~300g;对严重营养不良者应延长糖类的准备时间,为1~2周;②试验前 10~12 小时禁食,允许饮水;③试验前1天及试验时应禁用咖啡、饮酒和吸烟,避免精神刺激;④体力运动:长期卧床患者因不活动可使糖耐量受损,试验时剧烈运动可加重葡萄糖的利用,但由于交感神经兴奋,儿茶酚胺释放等,致血糖升高,故试验前应静坐休息至少 30 分钟,试验期间避免剧烈活动;⑤疾病和创伤:各种应激,如心脑血管意外、创伤、烧伤及发热等可使血糖暂时升高,糖耐量减低,称应激性高血糖,故需待患者病愈恢复正常活动时再做此试验;⑥药物:许多药物可使糖耐量减退,如糖皮质激素、烟酸、噻嗪类利尿药、水杨酸钠、口服避孕药及单胺氧化酶抑制药等,试验前应事先停药。

3.尿糖测定

正常人从肾小管滤出的葡萄糖几乎被肾小管完全吸收,每天仅从尿中排出微量葡萄糖 32~90mg,一般葡萄糖定性试验不能检出。糖尿通常指每天尿中排出葡萄糖>150mg。正常人血糖超过 8.9~10mmol/L(160~180mg/dL)时即可查出尿糖,这一血糖水平称为肾糖阈值。老年人及患肾脏疾病者,肾糖阈升高,血糖超过 10mmol/L,甚至 13.9~16.7mmol/L 时可以无糖尿;相反,妊娠期妇女及一些肾小管或肾间质病变时,肾糖阈降低,血糖正常时亦可出现糖尿。糖尿的检查常用的有班氏法(借助硫酸铜的还原反应)和葡萄糖氧化酶等。班氏法常受尿中乳糖、果糖、戊糖、维生素C、先锋霉素、异烟肼及水杨酸盐等药物的影响呈现假阳性，且操作比较不方便，现已渐被淘汰；葡萄糖氧化酶法由于酶仅对葡萄糖起阳性反应，特异性较强，但当服用大剂量维生素C、水杨酸、甲基多巴及左旋多巴亦可出现假阳性。尿糖不作为糖尿病的诊断指标，一般仅用作糖尿病控制情况的监测和提示可能糖尿病而需进一步检查的指标。尿糖的影响因素除考虑肾糖阈及某些还原物质的干扰外，还常受尿量多少及膀胱的排空情况等影响。

4.尿酮体

尿酮体测定阳性提示胰岛素缺乏，警告糖尿病患者即将或可能已存在酮症酸中毒，提示需进一步行血酮体测定和血气分析。尿酮体的测定采用硝酸钠与乙酰乙酸反应，形成了一种紫色物质，提示尿酮体阳性。但以硝普钠为基础的反应不能测得在酮体（丙酮、乙酰乙酸和β-羟丁酸）中数量上占主要部分的β-羟丁酸。有报道使用含巯基的药物，如巯甲丙脯酸时，可产生假阳性，而如尿标本长时间暴露在空气中，则可产生假阴性。

糖尿病患者，尤其是1型糖尿病患者，在合并其他急性疾病或严重应激状态时以及妊娠期间，或有不明原因的消化道症状，如腹痛、恶心、呕吐等症状时，应进行尿酮体检查。

5.尿清蛋白测定

可敏感地反映糖尿病肾脏的受损及其程度，1型糖尿病在确诊后每年进行尿清蛋白或清蛋白/肌酐比值的检查，增高者应排除代谢紊乱（酮症、高血糖）、血流动力学因素（运动、蛋白摄入、利尿药使用）和尿路感染等，并在接下来3～6个月收集3次晨尿标本重复检测，3次尿标本检测结果2次达标则可诊断，推荐晨尿为最佳检测标本。

6.HbA1c测定

糖化血红蛋白（GHb）是葡萄糖分子和血红蛋白A组分的某些特殊部位分子经缓慢而不可逆非酶促反应而形成的产物。通过所测的HbA1a、HbA1b和HbA1c的总和可反映血糖水平，前两部分主要代表其他己糖和Hb相互作用的产物，HbA1c是结合葡萄糖的HbA1，由于HbA1a和HbA1b在HbA中所占比例较少，基本上不受血糖影响，故临床上常以HbA1c来反映总HbA1c。由于糖化血红蛋白与红细胞一道在血中循环，而红细胞的半衰期约120天，因此，糖化血红蛋白可反映先前8～12周总体血糖情况。50%的HbA1c值与过去30天内的平均血糖水平相关，40%的HbA1c值与过去31～90天的平均血糖水平相关，10% HbA1c与过去91～120天的平均血糖水平相关。HbA1c的测定方法目前有多种：阳离子交换树脂微柱层析法、高压液相色谱法、电泳法、亲和色谱微柱法、放免法、免疫比浊法和免疫竞争抑制法等。微柱内的阳离子交换树脂是目前国内应用较为广泛的方法。

影响因素：血红蛋白分子病、地中海贫血、溶血性贫血、静脉切除术和怀孕等红细胞寿命缩短，从而糖化血红蛋白的量降低；肾功能不全、慢性酒精中毒等减慢血红蛋白的代谢，使其寿命延长以及红细胞增多症，可使糖化血红蛋白的量增加。

七、诊断

典型1型糖尿病诊断，尤其是青少年无明显诱因并以酮症或酮症酸中毒起病者，比较容易。1型糖尿病根据其发病机制和临床特征的差异,可分为自身免疫性(包括急性发病及缓慢发病)和特发性。临床可分为急性起病典型1型糖尿病(多见于青少年)、成人隐匿性自身免疫性糖尿病(LADA)和特发性1型糖尿病。①青少年急性起病典型1型糖尿病占1型糖尿病的绝大多数,其特点为青少年起病,起病时症状较重,一些患者甚至以酮症酸中毒起病;起病时体内多存在针对胰岛B细胞的自身抗体;起病时胰岛素或C肽释放试验呈低平曲线;起病时即需胰岛素替代,一些患者在胰岛素替代治疗2年内出现"蜜月期"(短者数周,长者可达1年以上,主要与胰岛内残余B细胞团的功能暂时得到部分恢复有关,而使胰岛素用量明显减少,甚至停用,但最终胰岛B细胞将被破坏而需长期胰岛素替代治疗。②成人隐匿性自身免疫性糖尿病(LADA),其特点为起病年龄>15岁的任何年龄段,早期应用饮食控制或口服降血糖药物有效,发病6个月内不依赖胰岛素无酮症酸中毒发生;发病时多为非肥胖;体内胰岛B细胞抗体常持续阳性;具有1型糖尿病的易感基因;常伴阳性的甲状腺和胃壁细胞等其他器官特异性抗体。常被误诊为2型糖尿病。欧美人有资料报道LADA占2型糖尿病的10%～15%,在非肥胖的2型糖尿病患者中高达50%;国内有文献报道2型糖尿病患者GAD-Ab的阳性率达14.2%。③特发性1型糖尿病占少数,病因不明。临床表现为持续胰岛素缺乏,频发酮症酸中毒,但体内始终缺乏针对胰岛B细胞自身免疫的证据,具有强烈遗传倾向,与HLA无关。多见于非洲人或亚洲人。④暴发型1型糖尿病,起病迅速,可在数日内发病,可能与大量病毒感染直接导致胰岛B细胞损害有关;胰岛B细胞破坏导致胰岛素绝对缺乏,属于特发性糖尿病的亚型之一。目前对该病的诊断多采用Imagawa等提出的诊断标准:出现高血糖症状1周左右伴发酮症或酮症酸中毒;起病时血糖水平较高(≥16.0mmol/L),而HbA1c<8.5%;空腹血清C肽水平<0.10nmol/L,餐后或给予胰高血糖素后C肽水平<0.17nmol/L;胰岛细胞自身抗体阴性;血淀粉酶、胰脂肪酶、弹性蛋白酶-1不同程度升高,而胰腺超声检查无异常;病初出现流感样症状,如发热、上呼吸道感染等以及上腹部疼痛、恶心、呕吐等消化道症状。

八、鉴别诊断

典型病例,临床可根据起病年龄、起病缓急、酮症易感以及是否胰岛素治疗等对1型或2型糖尿病做出初步鉴别,但临床上常遇到不少病例仅根据临床表现难以鉴别,综合临床表现和实验室检查仍难以明确分型时,可先"淡化分型",根据临床表现进行治疗,并在病程中随访观察。

九、治疗

1型糖尿病的治疗目的为改善症状,保证生活质量,防治急、慢性并发症,同时保证儿童和青少年1型糖尿病患者的正常生长发育。1型糖尿病的治疗与2型糖尿病的治疗原则基本相似,它包括教育、饮食、运动、胰岛素(可配合二甲双胍和α-糖苷酶抑制药等)和血糖监测。

1.糖尿病教育与心理治疗

成年人1型糖尿病患者常会因为对疾病的不了解而产生悲观、失望甚至恐惧的心理。而儿童发病后,父母和孩子都会产生许多不适应,家庭生活也会受到影响,在生活和心理上均会产生很多问题。无论是成年人还是儿童的 1 型糖尿病患者都需要教育和心理治疗。医务工作中的教育,家人、亲友,还有患者之间的鼓励和安慰,较 2 型糖尿病更加重要。

2.饮食治疗

成年人 1 型糖尿病患者的饮食治疗与 2 型糖尿病基本相同,但 1 型糖尿病患者多体重低,甚至消瘦(与 2 型糖尿病偏胖者不同),且儿童 1 型糖尿病患者处于生长发育期,对其热量控制应适当放宽。1 型糖尿病儿童饮食计划原则是应该满足其生长发育和日常活动的需要。根据患儿家庭饮食习惯进行适当限制和灵活掌握。每日所需热量=4184+年龄×(290-420)kJ[1000+年龄×(70-100)kcal]。年龄偏小、较瘦的儿童应选择较高的热量,<3 岁儿童用每天 418.4kJ(100kcal),随年龄而递减;而年龄偏大、较胖,宜用较低的热量,年龄×(209.2~251.0)kJ(50~60kcal),总热量≤8368kJ/d(≤2000kcal/d)。运动量大者可用较高热量,热量的分配为糖类占 50%~55%;蛋白质占 15%~20%;脂肪占 25%~30%。食物成分中蛋白质应以动物蛋白为主;脂肪应选用含不饱和脂肪酸的植物油。每日最好摄入足够的蔬菜或含纤维素较多的食物。每日每餐的热量分配应基本固定,可以分为早餐占 1/5,午餐和晚餐各占 2/5,每餐中留少量作为餐间点心,并按时定量进餐。不能按时进餐时必须测餐前血糖调整胰岛素或进餐量。每天每餐应基本固定,并按时进餐。

3.运动治疗

成年人 1 型糖尿病的运动治疗与 2 型糖尿病差不多,但是须注意 1 型糖尿病患者病情波动可能较大,所以需注意避免胰岛素作用高峰期(降血糖效应)运动而导致低血糖。儿童 1 型糖尿病患者也需要进行运动治疗,而且运动也是处于生长发育期儿童的一个必需的生活内容。糖尿病儿童应每天安排适量的运动项目,在进行较为剧烈的体育锻炼时,可适当减少胰岛素的用量,同时注意运动前后适量加餐,以防发生低血糖。此外,尿酮体呈阳性者需在血糖控制满意,尿酮体转阴性后进行。运动过程中应注意以下事项:①必要时将胰岛素改为腹壁皮下注射,以免运动时吸收过快,导致低血糖发生;②运动后易出现低血糖者可于运动前有计划加用少量食品;③运动时应注意选择合适的服装,运动后注意清洁卫生;④对年龄较小的儿童,家长最好能够结伴,既可给予照顾又能增加乐趣,更利于坚持。

4.胰岛素治疗

胰岛素治疗是 1 型糖尿病的基本治疗手段,需终身替代,即使一些患者在胰岛素治疗一段时间后出现短暂的"蜜月期",也建议小剂量胰岛素维持,以便延长其"蜜月期"时间。需注意当患者在"生病期间",即使不能进食也不可中断胰岛素治疗,而应及时静脉补充葡萄糖、液体、电解质和胰岛素。

(1)胰岛素的种类和治疗方案:胰岛素的种类和剂型较多,胰岛素及其治疗方案的选择应个体化。目前胰岛素根据其来源可分为:①动物胰岛素(猪胰岛素,其胰岛素与人胰岛素相差 1 个氨基酸,降血糖效果与人胰岛素基本相似,且已被时间和大量临床研究证实是安全的),它包括短效胰岛素、鱼精蛋白锌胰岛素(PZI)和预混胰岛素等;②人胰岛素,它包括短效胰岛素、中效胰岛素(NPH)和预混胰岛素[如诺和灵 30R、诺和灵 50R、优泌林(70/30)和甘舒霖 30R 等],人胰岛素有逐渐替代猪胰岛素的趋势;③人胰岛素类似物,它包括速效胰岛素(如诺和锐和优泌乐)、预混人胰岛素类似物(如诺和锐 30R、优泌乐 25R 和优泌乐 50R)和超长效胰岛素类似物(如甘精胰岛素和地特胰岛素等),人胰岛素类似物因在胰岛素化学结构上进行了修饰,使其在某些方面,如皮下吸收和作用时间等方面优于人胰岛素。

1型糖尿病的胰岛素起始在没有急性并发症的情况下,也可以在门诊调整剂量。起始治疗方案多选择多次皮下注射(短期或速效胰岛素+基础胰岛素,如低精蛋白胰岛素(NPH)、长效胰岛素和长效胰岛素类似物,如甘精胰岛素和地特胰岛素),短效或速效胰岛素三餐前皮下注射,睡前(21~22时)皮下注射基础胰岛素,如睡前注射不方便,必要时早餐前注射长效胰岛素类似物,尤其对易出现夜间低血糖者。每天的胰岛素起始剂量计算可根据患者的体重确定,一般可从 0.5~1.0U/(kg·d)开始,每日4次皮下注射时,剂量分配一般为早、中、晚、睡前分别为30%、22.5%、22.5%、25%。然后根据血糖监测结果调整胰岛素剂量,睡前胰岛素剂量参照前1天空腹血糖,而餐前胰岛素剂量则根据前1天餐后血糖调整(每次调整2~4U胰岛素),同时注意监测睡前血糖,必要时测定凌晨0~3时,以发现夜间低血糖和鉴别空腹高血糖。如每天2次注射预混胰岛素(必要时3次,中餐前追加1次),一般早餐前约为日总剂量的2/3,晚餐前为1/3。对所有胰岛素治疗的1型糖尿病患者,尤其是采用预混胰岛素治疗的患者,均应建议其少吃多餐,上午、下午和睡前适量加餐,有利于血糖平稳控制和预防餐前及夜间低血糖。

(2)胰岛素治疗时的清晨或空腹高血糖的处理:此种情况主要指糖尿病患者,尤其是1型糖尿病患者,在应用胰岛素(主要见于每日2次皮下注射NPH、预混胰岛素或自行混合的短效+长效胰岛素)治疗过程中,虽然其白天的血糖控制比较理想,但却在清晨或早上空腹时表现为明显的高血糖,对此应仔细分析和鉴别其原因,分别不同处理。主要有以下几种情况:①夜间胰岛素不足:其特点睡前或夜间血糖控制不佳,夜间(尤其在凌晨0~3时)无低血糖发生,空腹高血糖。处理应增加晚餐前预混胰岛素或睡前基础胰岛素剂量;可联合应用口服抗高血糖药物,如双胍类。②黎明现象,其特点为睡前或夜间血糖控制良好,夜间无低血糖发生,仅在黎明一段时间出现高血糖。机制可能为此时糖皮质激素、生长激素等胰岛素拮抗激素分泌增多,使胰岛素相对不足;处理应改为晚餐前皮下注射短效或速效胰岛素,调整睡前基础胰岛素剂量,以使作用时间覆盖至黎明时间段;增加晚餐前预混胰岛素剂量,改胰岛素泵治疗,通过调整各阶段的基础胰岛素输注速率来解决。③Somogyi现象,其特点为夜间(多见于凌晨0~3时)曾有低血糖发生,但常因患者处于睡眠中未被察觉(水平卧位和熟睡可以减轻低血糖症状),继而发生低血糖后的发生高血糖(体内交感神经兴奋,胰岛素拮抗激素分泌增加),导致清晨或空腹低血糖。主要由于:凌晨时,晚餐前注射预混胰岛素中的中效胰岛素部分出现其高峰,且此时由于处于胰岛素敏感性相对较高,两者叠加,加之此时胃肠道已无糖类吸收,从而使低血糖发生的危险性增加。处理应减少晚餐前NPH或预混胰岛素剂量;睡前检测血糖或尿糖,如血糖水平不高或尿糖阴性,应睡前适当加餐;将晚餐前改为短效或速效胰岛素,睡前皮下注射基础胰岛素;联合 α-葡萄糖苷酶抑制药,延缓糖类的吸收速度,降低餐后高血糖同时有助于减少夜间低血糖的发生。

(3)持续皮下胰岛素输注(CSII):又称胰岛素泵治疗,是1型糖尿病患者较好的治疗选择,它可较好模拟生理状态胰岛素分泌的输注模式,使血糖获得良好稳定的控制,从而延缓和减少并发症的发生。

胰岛素泵的发展历史：自1922年胰岛素应用于临床治疗糖尿病以来，为糖尿病的治疗带来革命性的改变，但其给药方式主要是通过多次皮下注射，给胰岛素的应用带来一些障碍，寻求一种方便、痛苦少的胰岛素注射给药方式，一直是糖尿病学专家、学者、医生和广大糖尿病患者急需解决的问题。持续皮下胰岛素输注(CSII)系统(简称胰岛素泵)的出现切实解决了这一问题。此概念最早出现于1960年，它是由Arnoldkadish博士发明的一个可以连续输注胰岛素的装置。床旁式胰岛素输注系统是胰岛素泵的雏形，为一闭路式静脉胰岛素注射系统，因体积太大，仅用于酮症酸中毒和全腺切除后糖尿病的短期(1周左右)葡萄糖控制。20世纪70年代初期，人们开始进行胰岛素理想输注设备的研究，Pickup于1978年推出了携带式胰岛素泵，由胰岛素储存器、马达、电池及胰岛素剂量选择和输入系统组成，储存器置于腹壁皮下层，可每隔数周更换1次。Sukalac于1979年推出的开放式胰岛素泵。现在的胰岛素泵不但外形小巧美观，内在功能也日趋完善，是目前较理想的胰岛素给药器具。目前国内胰岛素泵的品牌较多，常用的有美敦力(美国)、丹纳(韩国)、维凯(韩国)、戴而特(英国)、福尼亚(中外合资)、安姆(中外合资)和圣唐A胰岛素泵(国产)等，临床可根据具体情况选择。

胰岛素泵的使用原理：正常人血糖3.9~6.1mg/dL时，体内胰岛素分泌量约1U/h，并呈脉冲式分泌；三餐后胰岛素分泌量可达5U/h，相当于基础胰岛素分泌量(约各占50%)，正常情况下胰岛素需要量40~50U/d，一般不超过1.0U/(kg·d)。CSII尽量模仿胰岛素生理释放，以符合血糖的波动。胰岛素泵有可携带的开环式和闭环式两种，现临床应用的主要为可携带的开环式，它包括电动机、电池、注射器、警报器、连续管及注射针头等装置，通过将注射针头置于腹部皮下，由连接管与泵连接，可将已知胰岛素需要量连续输入人体，提供持续的基础胰岛素分泌量，并可在餐前通过调节器给予追加剂量以模仿餐后胰岛素分泌增加，用于控制餐后高血糖，并有警报器发出信号以告之出现的各种紧急情况，如胰岛素液注完、电池耗尽、空针或针头脱落受阻等。

胰岛素泵的适应证和优势：胰岛素泵尤其适合于以下患者：①1型糖尿病患者的强化治疗，尤其是血糖波动较大的糖尿病患者；②糖尿病合并妊娠或糖尿病患者婚后希望怀孕者，对孕妇和胎儿均有益；③糖尿病急性并发症，如糖尿病酮症酸中毒的抢救期间采用CSII，有利于血糖的控制；④糖尿病肾移植后，应用CSII理想地控制血糖，有助于防止移植肾再度发生糖尿病肾病；⑤在理解力和自觉性高的2型糖尿病患者；⑥不愿意接受多次胰岛素注射的患者，由于生活和饮食习惯，无法使用多次胰岛素注射满意控制血糖的患者，追求更好的生活质量的患者；⑦糖尿病患者围手术期的血糖控制；⑧初诊严重高血糖的2型糖尿病患者(如HbA1c>9.0%)，应短期胰岛素强化，对远期血糖控制有益；⑨频发低血糖或具有无感知性低血糖的患者；⑩具有黎明现象或苏木杰现象的糖尿病患者。

优点：更好地改善血糖控制，降低并发症发生的危险；日常生活更加灵活方便；孕前及怀孕期精确控制血糖；可以合理处理黎明现象；减少严重低血糖发生；剂量输注精确。但酒精中毒和有药物成瘾者，精神病或精神异常者禁用，多数2型糖尿病患者不需要。

胰岛素泵的使用方法：胰岛素泵用泵前的准备包括了解病史、糖尿病史、胰岛素用量史、既往病史、年龄、性别、身高、体重、肥胖程度等；设立程序，估算每日胰岛素需要量、设置泵的基础量与大剂量、时钟等相关数据；预填充胰岛素；局部皮肤乙醇消毒，避开脐部及腰带部位。

基础率的设置和调整,模拟人非进食状态下胰岛素的分泌,占每日总量的 40%～50%,每小时胰岛素的基础维持输注率一般为 0.5～2U/h。基础率的调整应在血糖波动之前 2～3 小时(短效胰岛素)或 1 小时(速效胰岛素),如患者(使用短效胰岛素)血糖在凌晨 1 时偏低,此时应该在 22 时和 23 时开始时降低基础率逐步达到目标;若有该现象时,特别是早晨 5～7 时,应增加基础率,临床上基础率常从 3～6 时开始。

餐前大剂量和剂量调整,在基础量不断输入的情况下,通过胰岛素泵追加一定剂量的餐前胰岛素,以控制餐后血糖。餐前大剂量的总和约等于全天胰岛素总剂量的 50%。三餐前剂量的分配可早餐前 40%,中餐前和晚餐前各 30%。采用短效胰岛素治疗者以餐后 4～5 小时血糖恢复至餐前目标血糖范围或较目标血糖略高为宜,采用速效胰岛素治疗的患者以餐后 3～3.5 小时血糖恢复至餐前目标血糖范围或较目标血糖略高为宜。

餐前大剂量方式的选择,正常大剂量是指在短时间内输注定量的胰岛素,使之控制餐后高血糖,此种输注一次性输注的胰岛素主要处理食物中的糖类。这种大剂量类型是每天进餐、吃零食及进行血糖纠正的最常用选择。方波大剂量可使胰岛素的输注扩展到指定的时间段内,如进食高脂肪或高蛋白饮食,或者聚餐或上菜缓慢时。双波大剂量结合了一个正常大剂量和一个方波大剂量的特性,当进食的食物中含快速吸收的食物和需要更长时间才能吸收的食物时,就可以使用该功能。当设置双波大剂量时,胰岛素泵先输注一定量的胰岛素量,然后将剩余量在几小时内完成输注。对于混合食物来说,双波已被证明是最为有效的输注方法。

胰岛素泵安装(按各仪器说明操作):步骤为第一步装入电池;第二步开机;第三步设置时钟;第四步抽取胰岛素并充满泵专用储药器;第五步将储药器装入泵内——安装储药器;第六步将储药器连接上输导管;第七步设置基础量和餐前大剂量;第八步充注输注导管;第九步"埋置针头"消毒皮肤(选择注射部位,腹部胰岛素吸收最快,更具有可预测性,受活动的影响小,较少部位的更换),将导管前端的针刺入皮下并用黏胶膜固定。一般情况下,初始安装胰岛素泵,建议住院,每日需检测 7～8 次血糖,即三餐前,三餐后 2 小时,晚间临睡时及凌晨 2～3 时,有条件者联合动态血糖监测,有助于较快控制血糖。耗材的使用时限为 7～10 天,需及时更换。

胰岛素泵使用的注意事项:胰岛素泵内所使用的胰岛素应为短效或速效胰岛素。胰岛素泵为长期、小剂量的连续皮下注射胰岛素,使用过程有可能出现堵管、漏液等意外情况,应及时处理以避免高血糖,甚至酮症酸中毒出现。应注意定期更换针头和连接管,以防局部感染和堵塞。应激状态如感染,应适当增加调整基础胰岛素输注率,应激状态逐渐好转,及时降低基础胰岛素注入量,以避免低血糖。月经前增加基础率,月经后可减少基础率。洗澡时应将泵与连接管分离取下,一些患者洗澡后血糖可升高 2.8～3.3mmol/L,若发生此种情况,可在洗澡前追加 2～3U 胰岛素。定期请内分泌科医生或售后服务点的专业人员检查胰岛素泵的使用情况和调节胰岛素剂量。

(4)胰岛素治疗的不良反应:低血糖(血糖水平<2.8mmol/L,对糖尿病患者而言<3.9mmol/L)是胰岛素治疗最常见的不良反应。常由于剂量过大、进食太少,或不按时进食,或由于运动及体力活动过多或洗澡后,或由于糖尿病胃肠自主神经病变(可致胃轻瘫或瘫痪,食物在胃内滞留等)和肾脏病变(主要胰岛素灭活、清除减少,胃肠道症状进食少等),偶可因并发肾上腺皮质功能减退、腺垂体前叶功能减退等,极个别可由于伴发胰岛 B 细胞瘤所致。胰岛

素强化治疗时低血糖的发生率高于常规治疗。胰岛素治疗的开始及过程中应教会患者熟知低血糖反应并随时提高警惕,一旦出现典型低血糖症状或怀疑低血糖时,有条件者及时检查血糖加以证实,根据病情轻重和病因不同及时采取措施。对怀疑低血糖者,在抽取血标本之后便开始治疗。

轻症或患者神志尚清楚并能进食时,立即服用下列任何一种可快速升高血糖的食品:①饮一杯含葡萄糖15～20g的糖水或吞服相应量的葡萄糖片;②饮一杯含糖饮料,如果汁或可乐;③吃1～2汤匙蜂蜜或葡萄干;④吃六颗硬糖。多数患者服用上述食物后可迅速改善症状,10～15分钟后重复测血糖1次,如血糖仍未上升,再服上述糖类1次,如血糖有上升,隔15～20分钟进食一些含淀粉和肉类的食物。

重症或意识障碍者应急诊送医院抢救,即刻注射50%葡萄糖40～60mL,多数患者在5～10分钟后可以醒转,注射大量胰岛素(尤其是长效制剂)以及严重升糖激素缺乏的患者(垂体前叶功能减退或肾上腺皮质功能减退者)等,上述情况仅静脉注射葡萄糖可能不足以纠正低血糖,注射葡萄糖后应持续静脉滴注10%的葡萄糖溶液,中间以50%的葡萄糖静脉推注。如果仍不能使血糖维持在5.56mmol/L以上,应考虑加用可的松静脉滴注(100～200mg加入500mL液体中)。患者清醒后为防止再度出现低血糖,需要观察12～48小时,甚至更长时间。对低血糖昏迷者,如不能及时注射葡萄糖,可肌内注射胰高血糖素或肾上腺素1mg,可有助于升高血糖。鼻腔喷吸胰高血糖素可缓解儿童1型糖尿病患者的低血糖症状和升高血糖。另外,长时间严重低血糖可导致脑水肿,使昏迷不易纠正,应加用脱水药,如甘露醇。

过敏反应:临床可表现为皮疹、血管神经性水肿、紫癜,罕见有过敏性休克,多由于胰岛素制剂不纯所含杂质所致。现用于临床的单组分动物胰岛素和人胰岛素已几乎无过敏反应。若发生过敏者可采用脱敏疗法,即正规胰岛素4U溶于40mL生理盐水中,再稀释至400mL,0.1mL中0.001U胰岛素,开始皮下注射0.001U,若无反应,每15～30分钟加倍注射,以至需要量。若发生过敏性休克,立即皮下注射肾上腺素0.25～1.0mg,继续给予氢化可的松100～300mg溶于5%葡萄糖水200～500mL中静脉滴注。过敏反应常在胰岛素治疗的开始,这些患者亦常有对其他药物过敏的病史。

注射部位的萎缩或增生:注射部位皮下脂肪萎缩成凹陷性皮脂缺失,主要见于不纯的动物胰岛素,常发生于女性青年及小儿,常出现在胰岛素治疗的第1年,此后可渐缓解,提高纯度或应用人胰岛素,可改善之;注射部位组织增生形成硬结,多见男性臂部等注射部位,有时呈麻木刺痛,可影响吸收,须经常更换胰岛素注射部位。

胰岛素性水肿:糖尿病未控制前常有水钠丢失,细胞外液减少,细胞内葡萄糖减少,控制后4～6天可发生水钠滞留而水肿,可能与胰岛素促进肾小管重吸收水钠有关。一般在1个月内可自行缓解,严重时可短期适当应用利尿药。

屈光失常:胰岛素治疗中有时患者出现视物模糊,尤多见于初用胰岛素治疗的患者,主要由于胰岛素治疗使血糖迅速下降,影响晶状体和玻璃体内渗透压,使晶状体内水分溢出而屈光下降,发生远视所致。一般属暂时性,随血糖恢复正常后可迅速消失,不致发生永久性变化,无需配镜矫正。

免疫性胰岛素抵抗:胰岛素治疗的患者发生针对胰岛素明显的免疫性胰岛素抵抗,胰岛素需要量≥200U/d的发生率仅约0.01%,乃由于高滴度的胰岛素抗体中和大量胰岛素所致,主要见于牛或猪等动物胰岛素(牛胰岛素与人胰岛素相差3个氨基酸,猪胰岛素与人胰岛素相差1个氨基酸),应用人胰岛素治疗产生抗体的机会很小。处理:更换人胰岛素治疗;口服泼尼松10~20mg,每日3次。约75%的患者在1~2周胰岛素用量明显减少,获得快速减量,泼尼松减至5~10mg维持,待胰岛素减至最小量时停用泼尼松;加用口服抗糖尿病药物,如二甲双胍或胰岛素增敏药,如罗格列酮等,可减少胰岛素用量。

体重增加:体重增加是胰岛素治疗常见现象,这主要与以下因素有关。代谢获得较好控制;机体合成代谢增加;尿糖丢失减少;患者因害怕低血糖而防御性进食增加;胰岛素促进机体蛋白质和脂肪合成增加。因此,在胰岛素治疗的同时仍应强调科学合理的饮食和适当运动,避免体重明显增加。

低血钾:胰岛素治疗的早期,随着高血糖的降低,细胞利用葡萄糖增加,细胞外钾随之进入细胞内增加,使血钾水平降低,甚至致低血钾,尤其在不能正常进食的患者中。

5.胰岛移植

20世纪70年代初发现胰岛移植可治愈糖尿病小鼠和大鼠,随之许多学者预言人们将在不久的将来治愈糖尿病,然而近40年过去了,与期望值相差较大。目前临床仅对很小部分患者提供了成功的胰岛移植,且远期疗效有限。胰岛移植尚存在许多理论和实践问题没有解决,有待于继续努力。胰岛移植包括胰腺移植、人胰岛同种异体移植、人胰岛自体移植、人胚胎胰岛移植和异种胰岛移植等。

(1)胰腺移植:是胰岛移植的一种形式,主要用于同时接受肾移植的糖尿病患者,术后移植功能良好,1年内80%的患者可不依赖胰岛素,5年后约50%的患者仍可保持良好的血糖控制。若移植成功,患者的生活质量常可明显改善,但由于移植者多常伴有晚期并发症,移植成功对并发症仅能起到稳定作用。由于对移植者本身的危险性(如移植物的自我消化、感染、瘘道和血栓形成等)和需长期应用免疫抑制药,加之有一定的失败率,一般不建议对无慢性并发症的糖尿病患者进行胰腺移植。最近一些作者认为对反复低血糖且对低血糖无感知的患者,虽无肾衰竭,亦可考虑胰腺移植,以改善生活质量。目前随着新型有效的免疫抑制药,如环孢素的问世、外科手术技术的进步和对排异反应的早期诊断,移植效果明显提高。胰腺移植成功和有效的标准为停用外源性胰岛素;空腹和餐后2小时血糖正常;糖耐量试验和胰岛素释放试验正常。若术后仍需应用胰岛素,但用量小于原胰岛素用量的25%,属功能满意,否则为移植失败。

(2)胰岛细胞移植:人胰岛同种异体移植:20世纪80年代后期开始了胰岛同种异体移植,从供体分离获得的胰岛通过门静脉输注至应用免疫抑制药接受肾移植的糖尿病患者的肝脏获得成功,但截至目前移植物仍未获得显著的成功。进入21世纪之后,加拿大艾伯塔大学外科Shapiro医生等采用特殊消化酶经导管灌注胰腺,在无异种蛋白环境中分离纯化胰岛,新鲜胰岛经门静脉于肝内移植,并使用不含糖皮质激素的免疫抑制方案,形成了著名的Edmonton方案,胰岛移植技术再次取得比较大的改进和成功。加拿大Edmonton小组于2000年报道了7例血糖极不稳定的1型糖尿病病例,移植1年后全部停用胰岛素,引起国际对胰岛移植广泛关注。2001年4月该研究小组再次报道了12例临床移植效果,平均随访10.2个月,11例变为胰岛素不依赖,其中 4 例葡萄糖耐量正常,5 例为 IGT,3 例呈移植后糖尿病,2 例需用口服降糖药和小剂量胰岛素。虽然目前这些移植尚是经验性,但随着较多的患者获益,相信将来人胰岛同种异体移植可考虑是一部分患者的治疗方法之一。

人胰岛自体移植:随着自体移植经验的积累,胰岛自体移植多数在胰腺炎的患者中进行,与同种异体移植一样,通过门静脉将胰岛细胞移植于肝脏。有报道 77% 的患者在胰岛自体移植后不依赖胰岛素,且自体移植少到 65 000 个胰岛能产生非胰岛素依赖状态,而同种异体移植多于 600 000 个胰岛常常失败,主要可能由于自体移植无免疫排异和药物的毒性作用之故。

人胚胎胰岛移植:该方法国内外研究较多,尤其在国内,但临床尚缺乏肯定成功的证据。其方法一般是将几个胎儿胰腺的胰岛分离出来,经过培养和深低温保存,再将所需数量的胰岛细胞混合注射于皮下及肌内,亦有移植腹腔内、肝静脉内、脾内和肾包膜内,且通常不用免疫抑制药。腹腔移植在我国使用较多,其优点是大网膜血管丰富,有利于移植物生长和发育,胰岛素吸收后进入门静脉,比较符合生理状态,且移植手术技术简便、安全。

20 世纪 90 年代后期随着胰岛分离技术的改进,胰岛移植部位的改变(采用经门静脉移植于肝内,是一比较理想符合生理情况的一种方法)和新型免疫抑制药的联合应用,1 型糖尿病患者胰岛移植 1 年后胰岛素脱离率达 80%,2 年后胰岛素脱离率为 70%。但目前人胰岛移植现仍主要处于试验阶段,应严格掌握适应证,对那些严重血糖控制不稳定或对低血糖无感知或肾移植后的 1 型糖尿病患者可考虑采用,但应告知患者及家属权衡利弊,即使移植成功,仍需长期应用免疫抑制药,远期效果尚待评价。

异种胰岛移植:猪和乳牛被最常考虑作为异种移植的供体,尤其是猪受到特别的重视。可能因为:①猪胰岛素与人胰岛素的结构仅相差 1 个氨基酸,且猪胰岛素已被用于治疗糖尿病达数十年之久;②猪是一种杂食动物,其血糖水平与人相似;③尤其猪的基因易受人工控制,即可通过转基因猪以在其 B 细胞上表达一些基因,以助抵抗免疫攻击和促进胰岛素分泌。目前异种胰岛移植仍限于实验研究,不建议临床开展。

(3)干细胞移植:干细胞是一种体内存在的特殊细胞,其具有自我复制能力,同时又可以分化形成各种组织的早期未分化细胞。可定向分化为胰腺内分泌细胞的干细胞主要有胚胎干细胞和成体胰腺干细胞(如胰导管上皮细胞或胰岛内前体细胞)。但目前干细胞移植治疗糖尿病尚存在不少困难,包括干细胞的识别、分离、增殖和定向分化问题。干细胞移植后能否激活沉默基因,启动 DNA 合成,会不会改变染色体的结构,尚待进一步研究,另外,胚胎干细胞有形成畸胎瘤的倾向,需对胚胎干细胞及其衍生细胞移植的安全性做一全面、客观和深入的研究。总之,干细胞移植治疗的研究前景良好,但使之成为现实,尚有很多科学和伦理上的问题待解决。

(4)胰岛移植前景:目前总的情况是胰岛移植后成功率较低,尤其是远期效果尚不肯定,其原因可能为:①免疫排异;②移植过程不好;③移植胰岛细胞的数量不够,④移植后的胰岛 B 细胞不能维持其功能或移植后细胞成活的数量不够;⑤分离的胰岛纯化不够;⑥用了免疫抑制药,对胰岛细胞产生了毒性作用;⑦存活胰岛缺乏生理的微环境以及神经内分泌调节等。

目前有关胰岛移植应用都尚有不少问题有待解决,如①供体的来源;②免疫排斥(包括移植物排斥宿主和自然免疫);③目前我们尚不十分明确当胰岛被移植至非天然部位,如肝脏和腹腔等,是否可正常地成活和发挥功能,成功的移植需要多少胰岛,确切的数目尚难掌握;④移植环境,正常情况下在胰腺内的胰岛有特殊血管床并受自主神经支配,动脉在胰岛细胞核心,分成毛细血管,然后经胰岛外膜套流出,胰岛内尚有分泌胰高血糖素的 A 细胞。当移植的胰岛重新血管化后,不可能建立类似正常状态下 B 细胞和非 B 细胞之间正常的相互关系以及正常的血液供应和神经支配,以保持动态平衡。

未来胰岛移植的前景应是胰岛移植的细胞来源应为同种系,而非异种动物。希望将来可研究出"通用型"可供移植的胰岛细胞,而非个体化特异的细胞。我们不应一味抑制自身免疫反应,而应通过基因工程,分化出可特异性对抗免疫反应的细胞,将来的移植物可发展为受特异性保护,不需要广泛地使用免疫抑制药。随着基础研究的不断进展和临床经验的不断积累,相信胰岛移植效果将不断提高,为 1 型糖尿病患者提供一理想的治疗方法。

十、预 防

1 型糖尿病的预防包括一级预防和二级预防。一级预防有学者建议对伴胰岛细胞抗体阳性和(或)谷氨酸脱羧酶抗体阳性的 1 型糖尿病的一级亲属采取免疫抑制药(如环孢素、6-疏嘌呤和抗 CD3 单抗等)、免疫耐受(口服胰岛素和肌内注射谷氨酸脱羧酶)和自由基清除药(如烟酰胺)干预治疗以达到防止或延缓 1 型糖尿病的发病,但目前仅在动物实验中获得较好的效果,临床试验效果不肯定。鉴于 1 型糖尿病患者因在人群中发病率低,且缺乏简便快速价廉可作为筛查的免疫学指标,同时针对自身抗体阳性的发生 1 型糖尿病的高危人群,目前尚缺乏肯定有效的预防措施,因此,在健康青少年中应用胰岛自身抗体的免疫学指标(如 ICA、IAA、GADAb 和 IA2 等)常规进行 1 型糖尿病的筛查和一级预防,缺乏充足的依据。一些研究报告出生后 3 个月内用牛奶或牛奶制品配方喂养的儿童发生 1 型糖尿病的危险性增高,但也有认为牛奶与 1 型糖尿病的关系不明确,有关牛奶蛋白作为 1 型糖尿病的始发因素仍有较大的争论,有待更进一步研究。

有关 1 型糖尿病的二级预防目前主要是尽早从初诊的糖尿病患者中鉴别出临床发病酷似 2 型糖尿病(但 ICA、GAAs 和酪氨酸磷酸酶样蛋白等自身抗体阳性)的成人隐匿起病的自身免疫性糖尿糖(LADA)。对其尝试的治疗方法有:①早期使用胰岛素;胰岛素注射加口服二氮嗪(开放钾离子通道,抑制胰岛素分泌);避免使用磺脲类药物,减少胰岛细胞免疫分子(自身抗原及 MHC)的表达和免疫损伤。②免疫抑制:小剂量环孢素 A、硫唑嘌呤或中药雷公藤苷等,以干预 T 淋巴细胞增殖及对胰岛 B 细胞的损伤作用。③促进修复:有临床研究报告长期口服烟酰胺可预防或延缓胰岛细胞抗体阳性的患者发展为显性 1 型糖尿病,延长新发 1 型糖尿病的临床缓解期。④免疫调节:皮下接种卡介苗可提高新发 1 型糖尿病的临床缓解率。上述几种治疗方法的主要目的是减轻自身免疫进一步损害残存的 B 细胞,避免或延缓其向完全性 1 型糖尿病进展,这对患者的血糖控制和并发症的防治可能是有益的,但上述方法对 LADA 治疗的临床资料尚不多,其中一些效果不肯定,有一定的不良反应,价格昂贵等,需进一步规范和积累经验。

第二节 2型糖尿病

一、流行病学

T2DM 与 T1DM 不同,起病时症状往往比较隐蔽,很难在初发时即获确诊,但其患病率高,一般用患病率对 T2DM 的流行病学特点进行研究。由于 T2DM 占全部糖尿病的 90% 以上,所以很多有关糖尿病总患病率的调查报告事实上主要反映了 T2DM 的患病率。

近年来,世界各国 T2DM 的患病率均有急剧增加的趋势,尤其在发展中国家的人群和从不发达国家或发展中国家移居到发达国家的移民,其增加速度更快,我国 1996 年成人(25 岁以上)T2DM 患病率约为 2.5%,而旅居海外的华人 T2DM 患病率在毛里求斯(25 岁以上)为 15.8%,在新加坡(18 岁以上)为 8%,在马来西亚(18 岁以上)为 11.0%。某学者报道的我国糖尿病发病率已经达到 9.7%。T2DM 患者激增是造成全世界糖尿病患者总数剧增的主要原因。世界各国 T2DM 患病率的变化有以下共同的特点。

(一)T2DM 是糖尿病的主体且存在大量前期患者

WHO 预测的结果如下:1994 年,全球糖尿病的患者数为 1.20 亿,1997 年为 1.35 亿,2000 年为 1.75 亿,到 2010 年为 2.39 亿,2025 年将达到 3.00 亿。据美国慢性疾病防治中心报道,2003 年美国已诊断的糖尿病已达 13.8/百万,而 1980 年仅为 5.8/百万。目前,世界糖尿病患者人数最多的前 3 位国家为印度、中国和美国。

近 20 多年来,随着我国国民经济飞速发展,人民生活水平迅速提高,我国的疾病谱发生了重大变化,包括糖尿病在内的慢性非传染性疾病已逐渐成为重要的社会卫生问题。根据 1996 年的资料,我国糖尿病及糖耐量减低(IGT)患者分别占 20 岁以上人口总数的 3.2% 和 4.8%,亦即血糖不正常人口接近 1 亿。近 20 年来,在我国境内开展了 4 次大规模人群(超过 10 万人/次)的糖尿病抽样调查。比较我国 4 次糖尿病普查结果显示,目前我国糖尿病患病率的增长速度大约是 1980 年的 3 倍,特别是过去较贫困的农村,糖尿病患病率增长更快。上海 1998 年糖尿病的患病率为 4.16%,IGT 的患病率为 4.26%。

T2DM 占糖尿病患者的 90% 左右,我国 T2DM 所占比例也是如此(1997 年,我国 T1DM 占糖尿病患者的 4.6%,T2DM 占 95.1%;2001 年,T1DM 占糖尿病患者的 3%,T2DM 占 97%)。糖调节受损(IGR)患者是糖尿病患者的后备军,他们的大量存在预示着糖尿病暴发性流行的趋势还将继续发展。

(二)T2DM 发病覆盖全年龄段而年龄越大,患病率越高

年龄对 T2DM 的患病率有明显影响,年龄越大,患病率越高。这可能是因为:①T2DM 发病较晚;②T2DM 病程长的累积效应。体力活动强度降低引起肥胖与 T2DM 的患病风险增加密切相关。美国的 Pima 印第安人,以前都为半沙漠地带从事体力劳动的掘井者,随着美国经济的迅速发展,现体力劳动已大大减少,多数人进入超重和肥胖的行列。这一人群糖尿病的发病率特别高,为 50%。根据 1998 年法国的 1 项报告,T2DM 患病率为 2.2%,其中肥胖者占

60%,高血压者占5%,脂质代谢紊乱者占30%,冠心病者占20%～30%,眼病者占10%～35%。我国糖尿病患者中肥胖者虽远比西方国家要少,但超重者的糖尿病患病率约为非超重者的1.5倍。

T2DM不但是老年人的常见病,而且在中青年人群,甚至是儿童中也越来越多见。不少国家儿童T2DM已占糖尿病儿童的50%～80%,儿童T2DM的问题已引起人们的极大关注。在美国,这个问题很突出,美国西南地区青年人的T2DM已经达5.1%。

(三)患病率与遗传背景和社会生活及职业相关

各地区和各种族的患病率从不足0.1%直至40%。患病率最高的地区是太平洋岛国Nauru和美国Pima印第安人。在美国,糖尿病总的患病率是3%～5%,但在土著Pima印第安人部落中可高达50%,为世界之最。生活于美国西南的墨西哥裔,在迈阿密的古巴后裔,在纽约的波多黎各人以及在得克萨斯州的西班牙裔人口中T2DM的患病率为12%～20%,远高于美国白种人。而在阿拉斯加的土著的患病率为1.5%,其中因纽特人仅为0.9%,为美国患病率最低的人群。我国幅员辽阔,各地区的自然条件、生活习惯和生活水平相差甚大,虽皆属黄种人,甚至同为汉族,患病率也相差很远。1980年的调查显示,宁夏地区为最高,可能与当地回民多,习惯多食牛、羊肉等高热量食物有关,贵州最低,可能主要因为以农民为调查对象,境内多山区,体力劳动强度大有关。

另一方面,经济和文化对患病率的影响很大,高经济收入加上低文化程度也增加了糖尿病的危险性。这在发达国家早就反映出来了,这些国家人民平均生活水平早已超过温饱,而文化程度低者往往不注意对饮食和体重的控制。在我国,80%的人口生活在农村,随着农村经济发展的加快,也存在经济收入急剧增加而文化教育程度较低的矛盾。在北京,郊区糖尿病患病率高于市区。在山西省的1个村,1994年糖尿病的患病率为1989年的48.5倍。因此,我国农村应成为糖尿病防治的主要阵地。

糖尿病的患病率在不同职业间有显著的差别。我国1980年的资料显示:学生与学龄前儿童的患病率最低(年龄对之可能也有一定的影响),患病率最高的是干部(可能与他们年龄较大,生活条件较优,体力活动机会较少有关),知识分子、工人和职员的患病率大致相等,最低的是农民和牧民(可能与他们高强度的室外体力劳动及生活条件比较艰苦有关)。

二、病因与发病机制

目前认为,T2DM是一种遗传和环境因素共同作用而形成的多基因遗传性复杂疾病,其特征为胰岛素抵抗、胰岛素分泌不足和肝糖输出增多。调节代谢和胰岛素抵抗的新途径有FGF21、脂联素和PPARr系统。FGF19、FGF21和FGF23是体内矿物质和其他物质代谢调节的关键因子。α-klotho-1(α-K1)、FGF23、1,25-$(OH)_2D_3$和PTH形成矿物质调节网络,而FCF19和胆酸调节体内酸碱和胆固醇代谢。在脂肪组织中,FCF21具有klotho依赖和非klotho依赖的两条途径,调节能量代谢。

大多数T2DM为多个基因和多种环境因素共同参与并相互作用的多基因多环境因素复杂病,一般有以下特点:①参与发病的基因多,但各参与基因的作用程度不同;起主要作用者为主效基因,作用较小者为次要基因,即各个基因对糖代谢的影响程度与效果不同,各基因间可呈正性或负性交互作用;②不同患者致病易感基因的种类不同,非糖尿病者也可有致病易感基因,但负荷量较少;③各易感基因分别作用于糖代谢的不同环节。这些特点赋予 T2DM 的异质性,给遗传学病因研究带来极大障碍。

(一)T2DM 具有多基因遗传背景

胰岛素抵抗和胰岛 β 细胞功能缺陷(胰岛素分泌不足)是 T2DM 的基本特征,研究导致两方面缺陷的候选基因功能和致病原理,是探讨 T2DM 发病机制的重要途径。2007 年以来,糖尿病的全基因组关联分析研究结果不仅肯定了 PPARγ、KCNJ11 和 TCF7L2 基因与 T2DM 的相关性,还发现了多个新的与 T2DM 相关的基因。到目前为止,随着多个 CWAS 研究结果的陆续发表和对多个 GWAS 研究数据的综合分析,人们已经发现了近 40 个新的 T2DM 基因和数个与 T2DM 相关性状如体重、血糖及 HbA1c 相关的基因,并发现 TCF7L2 基因的致病作用最大,但迄今尚未发现主效基因。T2DM 有明显的遗传易患性,并受到多种环境因素的影响,其发生的核心问题是胰岛素,胰岛素的主要功能是促进脂肪分解、抑制肝糖输出以及增加肌肉组织对葡萄糖的摄取。当患者出现糖尿病的时候,一方面有 β 细胞功能紊乱,另一方面患者还可能存在不同程度的胰岛素抵抗,两者不同程度地影响胰岛素的功能。两方面的缺陷在不同的个体表现轻重不一。因而,T2DM 个体之间存在明显的异质性。

遗传因素在 T2DM 的病因中较 1 型糖尿病明显。同卵双胎患 T2DM 一致率为 90%,双亲中 1 人患 T2DM,其子女患病的风险率为 5%～10%;父母皆患病的子女中,5% 有糖尿病,12% 有 IGT。表现在:①家系调查发现 T2DM 38% 的兄妹和 1/3 的后代有糖尿病或糖耐量异常。据报道,我国 25 岁以上糖尿病患者群中糖尿病家族史阳性率为 14%,正常人群是 7.4%;糖尿病患者群中父亲和母亲糖尿病家族史阳性率无差异;有糖尿病家族史的糖尿病患者发病年龄早,2/3 均在 54 岁以前发病。起病早的 T2DM 患者家族史较多见,40 岁前起病的 T2DM 患者的双亲及同胞的患病率明显高于 40 岁或以后起病者。有学者对 T2DM 和家系胰岛素分泌功能的研究发现 T2DM 家系中,各成员均存在高胰岛素血症,一级亲属胰岛 β 细胞初期分泌功能代偿性增强,以维持正常的糖耐量;②孪生子患病一致率研究发现,T2DM 双胞胎中 58% 有糖尿病,追踪 10 年其余大部分人也发生糖尿病。同卵双生的双胞胎中,T2DM 的发病率可达 70%～80%;③糖尿病患病率有明显的种族和地域差异,从患病率几近 0 的巴布亚新几内亚到患病率最高的美国亚利桑那州的 Pima 印第安人及西南太平洋密克罗尼西亚群岛的 Nauru 人。35 岁以上的 Pima 印第安人中 50% 以上患 T2DM。生活方式现代化使这两种人 T2DM 的患病率急剧增加。在年龄大于 60 岁的 Caucasians 白人人群中,T2DM 的患病率大约为 10%。在年龄大于 60 岁的纯种 Nauru 人中,T2DM 的患病率大约为 83%,在混血儿中则大约为 17%。

参与发病的遗传因素不止 1 个,可能多达数十个,已经发现许多与 T2DM 相关的候选基因。每个基因参与发病的作用大小不一,大多数基因的作用很小,甚至是微效的,称之为次效基因,但有 1 个或几个基因的作用呈明显的主效效应,为主效基因。每个基因只赋予个体对 T2DM 某种程度的易患性。

遗传因素参与 T2DM 发病的机制:①"节俭基因型"假说提出,人类进化过程中所选择的

"节俭基因型",有利于食物充足时促进脂肪堆积和能量储存,以供经常发生的天灾饥荒时食物短缺时耗用。人类中具有在进食后能较多地将食物能量以脂肪形式储存起来的个体,就较易耐受长期饥饿而生存下来。通过自然选择,这种有"节俭基因型"的个体在人类进化中,有利于在逆境中生存而被保留下来。但是到了食品供应充足的现代社会,有"节俭基因型"个体就易出现肥胖、胰岛素抵抗和糖尿病,也就是说在体力活动减少和热量供应充足的情况下,节俭基因成了肥胖和 T2DM 的易感基因。②"共同土壤"假设认为这些疾病有各自不同的遗传和环境因素参与发病,但还可能有共同的遗传及环境因素基础。③糖尿病并发症,尤其是糖尿病肾病和糖尿病性视网膜病变的发生也存在有别于糖尿病的遗传因素的参与。糖尿病肾病和视网膜病变代表糖尿病微血管病变,存在明显的家族聚集倾向,家族内孪生子、同胞及亲属患者之间上述并发症发生的一致率高。

(二)肥胖/不合理膳食/体力活动不足/低体重儿/GLP-1 不足诱发 T2DM

流行病学研究表明,肥胖、高热卡饮食、体力活动不足和增龄是 T2DM 的主要环境因素,有高血压、血脂谱紊乱、IGT 或 IFG 者的 T2DM 患病风险增加。在这些环境因素中,肥胖居于中心地位。

1. 肥胖

在 T2DM 中,肥胖被认为是重要的环境因素。具有 T2DM 遗传易患性的个体中,肥胖有使 T2DM 呈现的作用。而且,肥胖的 T2DM 体重减轻后,糖尿病的临床症状可减轻甚至糖耐量也可恢复正常,这是不争的事实。流行病学研究显示,肥胖和体力活动不足是 T2DM 的重要危险因素;肥胖和超重是发展中国家糖尿病患病率急剧攀升的主要原因;肥胖患者存在高胰岛素血症和胰岛素抵抗,胰岛素调节外周组织对葡萄糖的利用率明显降低,周围组织对葡萄糖的氧化和利用障碍,胰岛素对肝糖生成的抑制作用降低,非酯化脂及游离脂肪酸(FFA)升高;高水平的 FFA 可刺激 β 细胞分泌胰岛素增多而产生高胰岛素血症,并损害胰岛 β 细胞功能;FFA 可明显抑制 β 细胞对葡萄糖刺激的胰岛素分泌;FFA 升高可能使胰岛 β 细胞中脂酰辅酶 A 升高,后者为三酰甘油(TC)合成的原料,胰岛 β 细胞中脂质的增加可能影响其分泌胰岛素的功能。肥胖患者存在明显的高胰岛素血症,高胰岛素血症降低胰岛素与受体的亲和力。亲和力降低,胰岛素的作用受阻,引发胰岛素抵抗,需要 β 细胞分泌和释放更多的胰岛素,又引发高胰岛素血症,如此呈糖代谢紊乱与 β 细胞功能不足的恶性循环,最终导致 β 细胞功能严重缺陷,引发 T2DM。

(1)中心型肥胖:在肥胖中,中心型肥胖是促发 T2DM 的一个重要因素。中心型肥胖即腹型肥胖,腹内脂肪与全身脂肪的比值升高,临床用腰、髋比值(WHR)估计。内脏脂肪蓄积引发胰岛素介导的葡萄糖清除率明显降低,促进胰岛素抵抗,导致脂代谢紊乱和高血压。体重除受遗传因素(如 AB 基因和 PPAR-γ 基因等)的控制外,还受环境因素的影响。Hales 等用"节约基因型"假说来解释这种现象,该假说认为,长期生活在食物匮乏条件下的人群高度表达有利于生存的节约基因,将体内的剩余营养物质以脂肪形式贮存下来,供饥荒时使用;当这些人群进入体力活动少和热卡供给充足过剩的现代社会后,节约基因不能及时适应生活方式的快速改变,转变成肥胖和 T2DM 的易感基因。当摄入高热量、饮食结构不合理(高脂肪、高蛋白和低碳水化合物)和体力活动不足时,易导致肥胖,肥胖再降低胰岛素敏感性,促进糖尿病的发生。食物摄入过量和缺少运动是导致肥胖的主要环境因素,特别是在有"节俭基因型"的个体。幼年时期生活在贫困地区的人们,在较富裕的生活环境中特别易发生肥胖和 IGT。2010 年 ADA 会议上我国研究者报道,中国在 20 世纪 50 年代晚期至 20 世纪 60 年代早期经历了分布广且严重的饥荒,造成数百万人死亡。1959—1961 年是饥荒最严重、死亡率最高的时期。调查出生前和儿童时期经历的饥荒与成人后高血糖和 T2DM 风险之间的关联。结果发现:胎儿时期经历严重饥荒增加成人后的高血糖风险,后期营养过盛的环境令这一关联恶化。

(2)棕色组织:患 T2DM 的日本人和中国人 30% 有肥胖,北美人 60%～70% 存在肥胖,Pima 印第安人和南太平洋的 Nauru 和 Samoa 人几乎全部伴有肥胖。流行病学调查显示,肥胖者的外周组织胰岛素受体数目减少、葡萄糖氧化利用或非氧化利用障碍、胰岛素对肝糖输出的抑制作用降低和游离脂肪酸代谢增高均可影响葡萄糖的利用,需分泌更多的胰岛素代偿缺陷。虽然肥胖者均存在胰岛素抵抗,但内脏型肥胖较外周肥胖、脂肪细胞体积增大较数目增多更易发生胰岛素抵抗。在遗传背景的影响下,长期而严重的胰岛素抵抗最终导致 β 细胞功能衰竭。

肥胖具有强烈的遗传背景,食欲、食量和摄食选择均受遗传因素的影响。当机体摄食或受寒冷刺激时,棕色脂肪分解产热,向体外散发热量。肥胖者的棕色脂肪细胞功能低下,进餐后的摄食诱导产热占总能量消耗的 9%,而体瘦者占 15%。体脂含量、体脂分布和脂肪细胞功能也主要由遗传因素决定,现已确定了数种肥胖相关基因及其相关蛋白。$β_3$ 肾上腺素能受体($β_3$AR)活性下降对内脏型肥胖的形成有重要作用,内脏脂肪中 $β_3$AR 的活性较皮下脂肪高,儿茶酚胺与 $β_3$AR 结合后启动蛋白激酶磷酸化,促进脂肪分解并发挥产热作用。$β_3$AR 活性降低时,通过减少棕色脂肪的产热作用而使白色脂肪分解减慢,造成脂肪蓄积与肥胖。

目前已经鉴定了数十种脂肪细胞因子,至少其中的部分因子与肥胖和 T2DM 相关:①脂肪细胞分化和增殖至少受转录因子 CAAT/增强子结合蛋白(C/EBP)和过氧化物酶增殖体活化因子受体 γ(PPARγ)的调节,PPARγ 基因突变可导致严重肥胖;②脂肪细胞合成和分泌瘦素,其与下丘脑受体结合后抑制神经肽 Y(NPY)基因转录,使下丘脑弓状核神经元合成的 NPY 减少,抑制食欲,减少热量摄入,提高机体代谢率,减少脂肪堆积,故瘦素缺乏或抵抗是肥胖的另一个原因;③食欲素(orexin)有食欲调节作用,而 orexinA 是拮抗瘦素的主要因子;④内脏脂肪素可结合并激活胰岛素受体,模拟胰岛素作用,降低血糖,并促进脂肪细胞分化、合成及积聚;⑤内脂素(visfatin)、抵抗素与肥胖及胰岛素抵抗的关系有待进一步研究。

(3)脂毒性:脂毒性在 T2DM 及其并发症的发病中有重要作用。血脂紊乱时,血浆游离脂肪酸(FFA)长期升高导致脂肪酸酸甘油三酯在非脂肪组织(胰岛 B 细胞、骨骼肌、心脏和肝脏等)沉积。脂肪酸特别容易发生氧化损伤,形成高反应性的脂质过氧化物(活性氧,ROS),导致胰岛素抵抗、T2DM 及其慢性并发症。

ROS 具细胞毒性,可导致蛋白质和 DNA 的自由基损伤,其后果为:①促进胰岛 B 细胞凋亡;②抑制骨骼肌胰岛素信号传导和 CLUT4 的生成与转位;③激活丝氨酸激酶抑制蛋白激酶 β(IKK-β)/NF-κB 旁路,介导胰岛素抵抗;④引起心脏功能障碍和脂肪肝。

过多脂肪异位储积于肝脏、肌肉、脾脏、胰腺和其他内脏器官。在脂肪细胞因子和内分泌激素的作用下,脂解增加,血甘油三酯升高,肝游离脂肪酸释放增多,最终引起胰岛素抵抗和

T2DM。内脏脂肪蓄积引发胰岛素介导的葡萄糖清除率降低,促进胰岛素抵抗,导致脂代谢紊乱、高血压、糖耐量低减或糖尿病。

2. 不合理膳食

高脂肪膳食与肥胖、血糖水平和糖尿病的患病率密切相关,富含纤维和植物蛋白的膳食有预防糖尿病的作用,食糖并不增加糖尿病的患病率。脂肪摄入过多是 T2DM 的重要环境因素之一。食物中不同类型的脂肪酸对胰岛素抵抗产生不同的影响。脂肪酸是构成人体脂肪和类脂(磷脂、糖脂和类固醇等)的基本物质,根据碳氢链中双键的有无,将脂肪酸分为不含键的饱和脂肪酸(SFA)和含有双键的不饱和脂肪酸;不饱和脂肪酸又可根据其所含双键的多少分为仅含 1 个双键的单不饱和脂肪酸(MuFA)和含 1 个以上双键的多不饱和脂肪酸(PuFA);PuFA 又可根据最靠近碳原子双键的位置进一步分为 ω-3 和 ω-6 等系列脂肪酸。所谓 ω-3 系列 PuFA 就是指从脂肪酸碳链甲基端算起,第 1 个双键出现在第 3 位碳原子上的 PuFA。食物中脂肪主要指各种植物油和动物脂肪。食物中 SFA 主要存在于动物脂肪、肉及乳脂中,植物油中含量极少。MuFA 主要为油酸(18 碳 1 烯酸),在橄榄油中含量最多(84%)。ω-6 系列 PuFA(简称 ω-6 脂肪酸)富含于植物油中。主要成分为亚油酸(18 碳 2 烯酸)和由此转化而来的花生四烯酸(AA,20 碳 4 烯酸)。ω-3 系列 PuFA(简称 ω-3 脂肪酸)主要成分为亚麻酸(18 碳 3 烯酸)、EPA(20 碳 5 烯酸)和 DHA(20 碳 6 烯酸)。亚麻酸主要存在于亚麻油中(高达 50%),因其独特的气味难为食用者接受,因此,它不是人类亚麻酸摄入的主要来源,其他植物油如豆油和玉米油等含程度不同的亚麻酸。除亚麻酸在体内能转化少量 EPA 和 DHH 外,EPA 和 DHH 主要来源于深海鱼类(鱼油和鱼内脏中)。多因素分析发现空腹胰岛素水平与脂肪和 SFA 摄入量呈正相关,与 MuFA 和 PuFA 摄入无相关。提示饮食中合理减少脂肪和 SFA 摄入将有助于预防糖尿病。美国 ADA 推荐:饮食中脂肪酸摄入标准是脂肪供能在总热能中应低于 30%,其中 SFA<10%,PuFA<10%,MuFA<10%~15%。

食用水溶性纤维可在小肠表面形成一种高黏性液体,包被糖类,从而对肠道的消化酶形成屏障,延缓胃排空,从而延缓糖的吸收。食用水溶性纤维可被肠道菌群水解,在肠道中形成乙酸盐和丙酸盐,这些短链脂肪酸可吸收入门静脉,并在肝脏刺激糖酵解,抑制糖异生,促进骨骼肌葡萄糖转运蛋白 4(CLUT4)表达。此外,水溶性纤维尚可减少胃肠激素的分泌,而胃肠激素刺激胰岛分泌胰岛素,因此,高纤维饮食可改善胰岛素抵抗和降低血糖。高果糖摄取可以增加血浆 C 肽浓度,每日用 66% 的果糖喂养大鼠 2 周,其骨骼肌和肝脏中的胰岛素受体数和胰岛素受体 mRNA 数比标准食物喂养大鼠明显降低,而血压和血浆 TC 明显增加。食物中锌和铬的缺乏,可使糖耐量减低,T2DM 的发病率增加。酗酒也可引发糖尿病。

3. 体力活动不足

流行病学调查发现,强体力劳动者发生 T2DM 者远低于轻体力劳动或脑力劳动者。运动可改善胰岛素敏感性。用葡萄糖钳夹技术研究表明,即使运动不伴体重下降,血浆胰岛素水平和胰岛素释放面积也降低,葡萄糖清除率增加。运动可使胰岛素与其受体的结合增加,从而改善胰岛素抵抗和胰岛素作用的敏感性,而且适当的运动还有利于减轻体重,改善脂质代谢。

4. 低体重儿

"成年疾病的胎儿(早期)来源假说"认为,环境因素或营养因素作用于生命体早期,编制出疾病状况（如高血压、胰岛素抵抗、肥胖和代谢综合征等）。流行病学和实验动物证实，宫内生长迟缓（IUCR）的低体重儿与成年 T2DM 胰岛 β 细胞功能受损和胰岛素抵抗相关。

5.肠促胰素分泌缺陷

肠促胰素是一类肠源性激素，包括胰高血糖素样肽1（GLP-1）和葡萄糖依赖性促胰岛素多肽（GIP）等。由胃肠道 L 细胞生成的 GLP-1 和由 K 细胞生成的 GIP 都具有葡萄糖浓度依赖性胰岛素分泌的刺激作用（肠促胰素效应），其作用途径是 1 型味觉受体（TIR），其配体是甜蛋白。GLP-1 的降糖效应至少来自以下 4 个方面：①促进胰岛素分泌，增加胰岛素合成，减少 β 细胞凋亡并促进其增殖，增加 β 细胞数量；②减少 α 细胞的胰高血糖素分泌；③作用于脂肪、肌肉和肝脏，增加葡萄糖摄取，减少肝糖输出，协同胰岛素降低血糖；④作用于中枢的食欲控制系统，增加饱腹感，延缓胃排空，减少摄食，间接降低血糖。GLP-1 作用于血糖去路和来源多个靶点的降血糖效应是独特的。但是，T2DM 患者口服与静脉葡萄糖刺激下的胰岛素分泌差值显著降低，即肠促胰素效应明显减弱，其主要原因是肠促胰素分泌减少和作用缺陷。

（三）胰岛素抵抗存在于多个环节

胰岛素抵抗（IR）在 T2DM 发生中处于核心地位。IR 和 β 细胞分泌缺陷是 T2DM 发病机制的两个主要环节。IR 是 T2DM 的特征之一，在出现临床高血糖前就已经存在。IR 的概念是机体对一定量（一定浓度）胰岛素的生物效应减低，主要指机体胰岛素介导的葡萄糖摄取和代谢能力减低，包括胰岛素的敏感性下降和反应性下降。胰岛素在调节机体葡萄糖稳态中起关键作用。其主要的效应器官是肝脏、骨骼肌及脂肪组织。胰岛素主要的生理效应包括其介导葡萄糖的摄取及处置（糖的氧化及贮存）、促进蛋白质合成、促进脂肪合成、抑制糖异生、抑制脂肪分解及酮体生成等。IR 可发生于组织器官水平（骨骼肌、脂肪、肝脏和血管内皮），也发生于亚细胞及分子水平（胰岛素受体前、受体和受体后）。

1.胰岛素受体前抵抗

引起受体前胰岛素抵抗的原因有胰岛素分子结构异常、胰岛素抗体、胰岛素降解加速和拮抗激素增多等。胰岛素基因突变可产生结构异常的胰岛素，使胰岛素的生物活性下降或丧失，如 Chicago 胰岛素（PheB$_{25}$ Leu）、LosAngeles 胰岛素（PheB$_{24}$ Ser）、Wakayma 胰岛素（ValA$_3$ Leu）、Providence 胰岛素（HisB$_{10}$ Asp）以及 Tokyo 胰岛素原（Arg$_{65}$ His）。内源性或外源性胰岛素抗体形成，可干扰胰岛素与受体的正常结合。后者常见于注射纯度低的动物胰岛素时，抗体形成的高峰时期是注射胰岛素后 3~4 个月。胰岛素抗体是否影响胰岛素发挥其正常功能与抗体的胰岛素识别位点密切相关。在胰岛素抗体中，只有当抗体的胰岛素识别位点与胰岛素的受体结合区域相重叠时，才会有阻断胰岛素的作用；在携带胰岛素抗体的糖尿病患者中，胰岛素抗体的胰岛素识别位点对最终是否发生胰岛素抵抗起重要作用。胰岛素受体前抵抗还可由于胰岛素降解加速引起。一些药物如糖皮质激素、生长激素（CH）、苯妥英钠、INF-γ、INF-α 等及其他应激激素分泌过多（如感染、创伤、手术、酮症酸中毒、Cushing 综合征和肢端肥大症等）均可导致受体前抵抗。

2.胰岛素受体缺陷

胰岛素受体缺陷包括胰岛素受体功能与结构的异常。其功能异常包括胰岛素受体数目减少以及亲和力下降导致与胰岛素结合减少；其结构异常多为胰岛素受体基因（IRG）突变，致使受体功能完全丧失或部分丧失。1988年以来,已发现50余个突变位点,按其对受体功能影响的不同可分为5类:①Ⅰ类抵抗:IRG的外显子2、内含子4和外显子5拼接点的无义突变所导致的胰岛素受体合成障碍。临床上见于婴儿妖精症,为严重的IR,婴儿罕见存活至1岁以上。②Ⅱ类抵抗:受体蛋白翻译后加工和分子折叠障碍,其结果使受体不能从细胞的粗面内质网及高尔基体转位至细胞膜,故而膜受体数目减少,其突变点主要在α亚基N端以Gly为中心的重复序列处。③Ⅲ类抵抗:为受体亲和力下降,胰岛素与其受体的结合降低。突变点有3处,均在膜外区域(Asn15Lys、Arg735Ser及Ser323Leu)。④Ⅳ类抵抗:受体β亚基酪氨酸激酶活性降低,导致β亚基自身磷酸化作用障碍,因而穿膜信号传导障碍,已发现突变基因位点10余个。⑤Ⅴ类抵抗:基因突变导致受体降解加速。突变位点在α亚基Lys460Gln及Asn462Ser处。但是,以上所述的胰岛素受体缺陷所致的糖尿病均属于特殊糖尿病类型,通常的T2DM与胰岛素受体缺陷无明显关系。

将小鼠不同组织的胰岛素受体敲除发现,敲除肝胰岛素受体小鼠表现出严重的胰岛素抵抗、肝功能受损和糖耐受异常;在肌肉组织敲除胰岛素受体,小鼠表现为中等度的肥胖,没有胰岛素抵抗和糖耐量受损;在脂肪组织敲除胰岛素受体,则表现为消瘦和寿命延长,没有糖耐量受损;在神经细胞敲除胰岛素受体,小鼠表现为多食、不育和肥胖,没有糖耐量受损;在胰岛β细胞敲除胰岛素受体,表现为胰岛素分泌缺陷,有糖耐量受损。这主要与胰岛素在不同组织器官的作用存在差别有关。

3.胰岛素受体后缺陷

系指胰岛素与受体结合后信号向细胞内传递所引起的一系列代谢过程,即所谓胰岛素受体的"下游事件",包括信号传递和放大,蛋白质-蛋白质交联反应,磷酸化与脱磷酸化以及酶促级联反应等多种效应的异常。

(1)葡萄糖转运蛋白异常:肌肉和脂肪细胞对胰岛素刺激的葡萄糖摄取主要通过对胰岛素敏感的GLUT4来进行。在基础状态下,细胞表面GLUT4很少,在胰岛素刺激下,胰岛素受体酪氨酸磷酸化信号的内传使胰岛素受体底物1(IRS-1)磷酸化,从而活化磷脂酰肌醇-3-激酶(PI3-K),触发富含GLUT4的小泡以胞吐形式由内核体经由高尔基复合体向细胞表面转位,因而细胞表面GLUT4增多,组织对葡萄糖摄取增加。当GLUT4基因突变时,GLUT4合成及转位均受阻。在T2DM、肥胖症或高血压中,均发现有GLUT4募集及转位障碍,从而使肌细胞的葡萄糖摄取明显减少。GLUT2合成异常可造成肝摄取葡萄糖减少,肝胰岛素抵抗和β细胞对葡萄糖感受性降低,胰岛素分泌减少。

(2)细胞内葡萄糖磷酸化障碍:研究证明,非肥胖T2DM患者肌细胞内的葡萄糖6-磷酸(C-6-P)浓度明显降低,葡萄糖磷酸化的速率降低约85%,同时伴GLUT4转位的缺陷,即使GLUT4正常后,糖磷酸化异常仍未能恢复。导致葡萄糖磷酸化障碍的原因是己糖激酶Ⅱ(HKⅡ)活性降低。而此酶活性降低又受糖原合成酶及丙酮酸脱氢酶活性降低的影响。

(3)线粒体氧化磷酸化(OXPHOS)障碍:OXPHOS障碍可致能量产生障碍和胰岛素刺激的糖原合成减少。

(4)IRS-基因变异:正常情况下,胰岛素与受体结合后信号向细胞内传导,首先由IRS-1介导,IRS-1起着承前启后的作用。细胞内许多含SH_2的蛋白质与IRS-1分子上磷酸化的酪氨酸残基结合,如 PI3-K 的 85kD 亚基与其结合后,可激活此酶的催化亚基(110kD)。这样经过许多酶促反应而使蛋白磷酸酶-1 磷酸化(活化),其结果是与糖原代谢相关的两个关键酶(糖原合成酶与磷酸化酶激酶)脱磷酸化。前者脱磷酸化使酶活化而刺激糖原合成;后者脱磷酸化则使其失活,从而抑制糖原分解,其净效应为糖原合成增多,血糖维持正常。若 IRS-I 基因(定位于 2q36-37)突变,可使 IRS-1 酪氨酸磷酸化减弱,而丝氨酸磷酸化增强,则可产生 IR。业已发现 IRS-1 基因有 4 种突变与 T2DM 关联,它们分别是 Ala513Pro、Gly819Arg、Gly972Arg 及 Arg1221Gys。目前已了解几种 IRS 丝氨酸激酶与胰岛素受体后信号传递有关,如有丝分裂原蛋白激酶(MAPK)、c-Jun-NH2 末端激酶(JNK)、非经典蛋白激酶 C(PKC)和 PI3-K 等。细胞因子信号抑制物(SOCS)竞争性抑制 IRS-1 酪氨酸磷酸化和减少 IRS 与调节亚单位 p85 的结合导致胰岛素抵抗。新近的研究发现 SOCS3 也通过泛素介导的降解途径,加速 IRS-1/IRS-2 的降解。另外,在 T2DM 患者还发现了几种 IRS-1 基因多态性较一般人群常见。研究较多的是甘氨酸 972 精氨酸多态性,1 项丹麦的研究观察到这种多态性频率在正常人为 5.8%,而在 T2DM 患者为 10.7%。

4. 内质网应激

内质网应激在糖尿病的病因中起了重要作用,尤其在 β 细胞凋亡和胰岛素抵抗中,内质网应激可能是最关键的环节。在 β 细胞中,蛋白的非折叠反应成分(UPR)在生理条件下起着有利的调节作用,而在慢性应激时起着 β 细胞功能紊乱和凋亡的激发作用。β 细胞的生理功能是在高血糖时,能敏感地分泌胰岛素;但在慢性高血糖和高脂肪酸的长期刺激下,β 细胞变得十分脆弱,特别容易受损,使其成为细胞衰竭的重要因素。因此,在病理情况下,UPR 转变成激发 β 细胞功能紊乱和凋亡前期的内质网应激反应物。内质网应激还是联系肥胖和胰岛素抵抗的病理因子。实验发现,摄入高脂饮食的肥胖动物在肝脏出现内质网应激,并通过 JNK 途径抑制胰岛素的信号传递。此外,内质网应激可引起以细胞因子(IL-1β 和 IFN-γ 等)为介导的 β 细胞凋亡;而 NO 耗竭内质网中的储备钙,抑制内质网的钙摄取等又进一步加重内质网应激反应。

5. 脂肪因子

目前研究发现,与 IR 有关的细胞因子有:FFA、肿瘤坏死因子 α(TNF-α)、IL-6、瘦素、脂联素、抵抗素、visfatin、IL-1、IL-1Rα、IL-8、IL-10、IL-18、单核细胞趋化因子(MCP-1)、单核细胞迁移抑制因子(MIF)、TGF-β、C 反应蛋白(CRP)和肿瘤坏死因子受体(TNFR)等。其中备受关注的是 TNF-α、瘦素、脂联素、抵抗素以及新近发现的内脏脂肪素。

(1)FFA:T2DM 常存在脂代谢紊乱,FFA 增多。FFA 增多可引起 IR,其机制可能与 FFA 抑制外周葡萄糖的利用和促进糖异生有关。FFA 除对葡萄糖氧化途径有抑制作用外,对葡萄糖的非氧化途径即肌糖原合成也同样有抑制作用。FFA 对葡萄糖的抑制作用呈时间依赖性和浓度依赖性,FFA 诱导的葡萄糖氧化抑制发生较早,在脂肪输注 1~2 小时后即可看到;而对非氧化途径的抑制则要 4 小时以后才能出现。FFA 在抑制外周葡萄糖利用的同时,还可刺激肝脏糖异生。高 FFA 状态下,脂肪酸氧化代谢增强,糖异生底物充足,糖异生反应活跃。过多的脂肪酸还通过影响 PKC 诱导的 IRS-1 磷酸化而干扰胰岛素的信号传导。

(2)TNF-α:在肥胖者血中,TNF-α 升高。TNF-α 诱发和加重 IR 的机制包括直接作用和间接作用。其直接作用是：①TNF-α直接作用于培养中细胞的胰岛素信号传导系统，使GLUT4的表达减少；②TNF-α增强IRS-1和IRS-2的丝氨酸磷酸化，这些底物的丝氨酸磷酸化可引发胰岛素受体酪氨酸自身磷酸化的减少及受体酪氨酸激酶活力的降低。我们观察到TNF-α抑制红细胞膜胰岛素受体的自身磷酸化；③TNF-α显著降低IRS蛋白与胰岛素受体相接的能力以及与下游转导途径（如PI3-K和葡萄糖转运）的相互作用。其间接作用有：①TNF-α刺激脂肪细胞分泌瘦素，后者可引起IR；②TNF-α刺激脂肪分解，提高FFA水平，后者是引起IR的重要代谢因素；③TNF-α下调过氧化物酶增殖体（PPAR-γ）基因的表达，抑制PPAR-γ的合成和功能；④在IR状态下，TNF-α可抑制脂联素的启动子活性，降低脂联素的表达。

（3）瘦素：在肥胖患者，血浆瘦素升高，并与FFG和体脂百分率密切相关，被认为是肥胖和IR的一个标志。瘦素的代谢效应与胰岛素的作用相拮抗，瘦素促进脂肪分解，抑制脂肪合成，刺激糖原异生。它调节糖和脂代谢的作用，独立于其抑制食欲和降低体重的作用。相当于肥胖者血瘦素水平的瘦素浓度可使IRS-1酪氨酸磷酸化减弱，并使Crb2与IRS-1的结合能力降低，影响胰岛素的信号传导。

（4）抵抗素：也是脂肪组织分泌的，其基因特异表达于白色脂肪组织。在遗传性和饮食诱导的肥胖小鼠，血清抵抗素显著升高，它也是联系肥胖、IR和糖尿病的重要信号分子，而且下调抵抗素的表达是噻唑烷二酮类药物（TZD）发挥抗糖尿病效应的重要机制。但抵抗素在IR和T2DM发病中的确切地位还有待进一步阐明。

（5）脂联素：在动物模型和人体中，均已证实低脂联素血症与IR存在相关性。在脂肪萎缩的IR模型鼠中，联合应用生理浓度的脂联素和瘦素可完全逆转IR，单用两者之一仅部分改善IR。研究表明在肥胖和脂肪萎缩鼠模型中，脂联素降低均参与了IR的发生和发展。提示补充脂联素可能为IR和T2DM的治疗提供全新的手段。TZD可拮抗TNF-α对脂联素启动子的抑制效应，增加脂联素的表达，改善IR。

（6）visfatin：是新近发现的脂肪细胞因子，又称为前B细胞集落促进因子（PBEF），分子量为52kD，在骨髓、肝脏和骨骼肌均有表达，在脂肪细胞系3T3-L1的分化过程中，PBEF的基因表达和蛋白合成均增加。人血浆PBEF水平与腹部脂肪体积呈正相关。在T2DMKKAy小鼠和高脂饮食的c57BL/6J小鼠也发现血浆PBEF水平与内脏脂肪PBEF的mRNA水平呈正相关。这些结果提示内脏脂肪分泌大量的PBEF，因此研究者又将其命名为visfatin。整体实验证实visfatin有类似于胰岛素的降血糖作用。visfatin还可激活胰岛素受体及其下游信号分子的磷酸化，但其作用方式不同于胰岛素。visfatin与胰岛素两者间存在差异。研究发现小鼠血浆visfatin显著低于胰岛素水平，空腹时血浆visfatin只有血浆胰岛素水平的10%，在饱腹时只有3%左右。此外其血浆水平的变化受饥饿或进食的影响较小，但前炎症因子TNF-α和IL-6都诱导visfatin的基因表达。内脏脂肪素与IR的关系尚不清楚。

6.其他因素

引起IR的其他原因还有很多。Lautt假设在肝中存在一种外周胰岛素敏感性的调节系统。餐后高血糖兴奋副交感神经，后者促使肝脏中的胰岛素致敏物质（HISS）释放。HISS激活骨骼肌对葡萄糖的摄取。在T2DM、肝脏疾病和肥胖等疾病时，存在由于HISS调节障碍所致的IR。研究发现性激素结合蛋白（SHBG）可能也与IR有关。近年来的研究认为肾素血管紧张素（RAA）系统也与 IR 有关。血管紧张素 Ⅱ（AT-Ⅱ）是 RAA 的重要效应分子，可能通过影响胰岛素信号通路、抑制脂肪形成、降低组织血流、促进氧化应激和激活交感神经系统等促进 IR 的发生。临床研究已显示，阻断 RAA 能改善胰岛素的敏感性，降低新发糖尿病的发生率，为 RAA 阻断剂在 T2DM 和代谢综合征等疾病中的应用提供了依据。

（四）多种因素引起 β 细胞受损

1. 遗传因素

T2DM 的直系亲属和双胞胎糖尿病患者的另 1 位无糖尿病同胞也存在胰岛素分泌功能降低。因此，认为胰岛素分泌功能的降低可能与遗传有关。凡是参与葡萄糖识别、胰岛素加工或分泌的特异性蛋白基因突变均会导致 β 细胞功能紊乱。目前已发现少数这类信号蛋白的基因突变，包括葡萄糖激酶、线粒体 DNA、胰岛素及参与胰岛素加工的酶等。还有一些可能与 β 细胞功能缺陷有关的基因如 GLUT2、β 细胞表面的钾通道蛋白和胰淀粉样蛋白（胰淀素）。

早期营养不良影响胰腺发育而导致胰岛细胞数目减少。胎儿、新生儿及婴儿期低体重是早期营养不良的反映，其后果是：影响胰腺发育而导致胰岛细胞数目减少，在长期胰岛素抵抗重压下易发生 β 细胞功能衰竭。

2. 高糖-高脂-胰淀粉样多肽毒性

高糖、高脂和胰淀粉样多肽毒性是胰岛 β 细胞功能受损的重要因素：①高血糖损伤胰岛：在胰岛 β 细胞，糖的氧化代谢将产生氧自由基，在正常情况下，这些物质能被过氧化氢酶和超氧化物歧化酶代谢。在高血糖状态下，β 细胞产生大量的氧自由基使 β 细胞的线粒体受损。②脂毒性损伤胰岛：脂毒性主要可能通过下列机制影响胰岛功能。FFA 浓度增加使胰岛素分泌增加，但在 24 小时后则抑制胰岛素的分泌；脂肪酸能增加 UCP-2 的表达，其结果是导致 ATP 形成减少，降低胰岛素的分泌；脂肪酸和 TG 诱导神经酰胺合成而导致胰岛 β 细胞的凋亡。③胰淀粉样多肽（IAPP）：近 90% 的胰岛内有淀粉样变，β 细胞减少，胰岛淀粉样变性是 T2DM 的特征性病理改变。IAPP 致 β 细胞受损的机制可能是淀粉样纤维在 β 细胞和毛细血管间沉积，嵌入细胞膜，损害了细胞膜对葡萄糖的感知和胰岛素的分泌。

β 细胞的数量是决定胰岛素分泌量的关键因素。研究显示，长期慢性高血糖下调胰岛 β 细胞上葡萄糖激酶的表达，使葡萄糖激酶与线粒体的相互作用减少，诱导 β 细胞凋亡。不过，β 细胞数量减少 80%～90% 时，才足以导致胰岛素缺乏和糖尿病。因此，在 T2DM 中，除 β 细胞数目减少外，还存在其他因素损害了胰岛素的分泌。

3. 胰高血糖素样肽 1 缺乏

GLP-1 由小肠合成和分泌，在维持胰岛 β 细胞的葡萄糖敏感性等方面起着重要作用，它通过与 β 细胞上特异性受体结合，调控细胞内 cAMP 及钙离子水平，最终起到了强化葡萄糖诱导的胰岛素分泌作用。T2DM 患者，葡萄糖负荷后 GIP-1 的释放曲线低于正常人。

（五）胰岛受损以胰岛素分泌不足/第 1 相分泌缺陷/分泌脉冲紊乱/胰岛素原分泌增多为特征

1. 胰岛素分泌不足

T2DM 患者存在空腹和葡萄糖负荷后胰岛素分泌量的不足：①T2DM 患者存在高 FPG，对 β 细胞造成持续性刺激，导致基础胰岛素分泌增加。FPG 和空腹胰岛素间的关系呈倒"U"

形或马蹄形曲线。当 FPG 从 4.4mmol/L 增至 7.8mmol/L 时,空腹胰岛素水平逐步增加,达到对照组的 2～2.5 倍,这是 β 细胞对葡萄糖稳态被破坏后作出的适应性(代偿性)反应。当 FPG 超过 7.8mmol/L 时,β 细胞不再能维持高胰岛素分泌率,而致空腹胰岛素逐渐降低;②在正常人,FPG 4.4mmol/L 时,葡萄糖负荷 2 小时后平均胰岛素浓度为 50mU/L,进展至 IGT(FPG 6.7mmol/L)时,葡萄糖负荷 2 小时后胰岛素分泌较上述正常人增加约 2 倍。只要 β 细胞能保持这种高分泌率,则可维持糖耐量正常或仅轻度异常。当 FPG＞6.7mmol/L 时,葡萄糖负荷后 β 细胞不再能维持其高分泌率,胰岛素分泌进行性减少,血糖进一步升高。当 FPG 达 8.3～8.9mmol/L 时,葡萄糖负荷后胰岛素的分泌量与正常非糖尿病个体相似,但这种胰岛素分泌量相对于高血糖而言,胰岛素分泌是明显不足的。若 FPG 进一步升高(＞8.3～8.9mmol/L),胰岛素分泌反应逐渐降低。当 FPG＞11.1mmol/L 时,血浆胰岛素对糖负荷的反应明显迟钝。

2. 第 1 相胰岛素分泌缺陷

正常人胰岛素第 1 相分泌峰值在静脉注射葡萄糖后 2～4 分钟出现,6～10 分钟消失。第 1 相胰岛素分泌在抑制基础状态下肝糖输出有重要意义。在 T2DM 早期,第 1 相胰岛素分泌延迟或消失。在 ICT 和血糖正常的 T2DM 一级亲属中也可观察到胰岛素第 1 相分泌缺陷,故认为这种缺陷可能不是继发于高血糖的毒性,而是原发性损害。早期胰岛素分泌有重要生理意义,可抑制肝葡萄糖输出,抑制脂肪分解,限制 FFA 进入肝脏,减轻负荷后高血糖的程度,使血糖曲线下降,并减轻负荷后期的高胰岛素血症。正常人 OGTT 或馒头餐时,血浆胰岛素分别约于 30 分钟或 60 分钟达峰值,此为负荷后早期胰岛素分泌。T2DM 患者 OGTT 30 分钟时,血浆胰岛素明显低于正常人,相对于其有显著增高的血糖而言,早期胰岛素分泌严重不足。评估早期胰岛素分泌的一种实用方法为 OGTT 中 30 分钟胰岛素与基线值差别及葡萄糖与基线值差别两者的比值。早期胰岛素分泌障碍的后果为糖负荷后显著高血糖,刺激胰岛素分泌,使胰岛素往往于 2 小时达峰值。同时可使餐后血非酯化脂肪酸得不到有效的控制,并出现餐后高 TC 血症。

3. 胰岛素分泌脉冲紊乱

正常人在空腹时,胰岛素的脉冲分泌周期约为 13 分钟。胰岛素脉冲分泌有助于防止靶组织中胰岛素受体水平的下调,维持胰岛素的敏感性。反之,持续的高胰岛素血症将导致胰岛素受体水平下调,引发 IR。在 T2DM 中,胰岛素分泌正常的 13 分钟间隔脉冲消失,出现高频率(5～10 分钟)脉冲,为 T2DM 的早期标志。在 T2DM 一级亲属中可观察到正常的胰岛素分泌脉冲消失,提示胰岛素分泌脉冲异常可能是原发性损害。

4. 胰岛素原分泌增多

胰岛素原的生物活性只有胰岛素的 15%。胰岛素原在高尔基体激素原转换酶 2(PC2)、激素原转换酶 3(PC3)和 CPH 的作用下转变为胰岛素,同时产生 C 肽和去二肽胰岛素原。高血糖刺激胰岛素原和 PC3 的合成,而 PC2 和 CPH 不受血糖的影响。在 T2DM 中,胰岛素原与胰岛素的比值增加,不利于血糖的控制。

T2DM 发病涉及胰岛素作用和胰岛素分泌两个方面的缺陷,二者与遗传因素和环境因素均有关,环境因素通过遗传因素起作用。糖尿病遗传易感个体的早期即存在胰岛素抵抗,在漫长的生活过程中,由于不利环境因素的影响或疾病本身的演进,胰岛素抵抗逐渐加重。为弥补胰岛素作用的日益减退及防止血糖升高,β细胞的胰岛素呈代偿性分泌增多(高胰岛素血症)。在此过程中,β细胞增生和凋亡均增加,但后者更甚。当β细胞分泌能力不足以代偿胰岛素抵抗时,即出现糖代谢紊乱;首先是餐后血糖升高(IGT期)。当胰岛素抵抗进一步加重,β细胞因长期代偿过度而衰竭时,血糖进一步升高,终致糖尿病。高血糖又可抑制葡萄糖介导的β细胞胰岛素分泌反应,增强胰岛素抵抗(葡萄糖毒性),并形成胰岛素分泌与作用缺陷间的恶性循环。

三、临床表现

1. 代谢紊乱症候群

2型糖尿病可发生于任何年龄,但多见于成年人,常在40岁以后起病,有较强的2型糖尿病家族史。大多数患者起病缓慢且隐匿,病情相对较轻,体重超重或肥胖,可伴有高血压、冠心病和脂代谢异常。不少患者因慢性并发症、伴发病或健康体检而发现血糖升高,仅约50%患者出现多尿、多饮、多食和体重减轻。由于2型糖尿病患者进餐后胰岛素分泌高峰延迟,在餐后3~5小时血浆胰岛素水平仍处于较高水平,部分患者可出现反应性低血糖表现。患者可有皮肤瘙痒,特别是外阴瘙痒。也可因高血糖使眼房水和晶体渗透压改变而导致屈光不正,视物模糊。极少数因各种应激因素诱发为急性起病,表现为多饮、多尿、酮症。

2. 感染性并发症

糖尿病患者由于机体细胞及体液免疫功能减退、血管及周围神经病变等原因而容易并发各种感染,血糖控制差的患者更为常见和严重。糖尿病并发感染可形成一个恶性循环,即感染导致难以控制的高血糖,而高血糖进一步加重感染。感染可诱发糖尿病急性并发症,也是糖尿病的重要死因之一。糖尿病患者常见的感染有泌尿系感染、肺炎、肺结核、胆道感染、皮肤感染、外耳炎和口腔感染。泌尿系感染常可导致严重的并发症,如严重的肾盂肾炎、肾及肾周脓肿、肾乳头坏死和败血症;常见的致病菌是大肠埃希菌及克雷伯菌。肺炎常见的致病菌包括葡萄球菌、链球菌及革兰氏阴性菌、毛霉菌病及曲霉病等,呼吸道真菌感染亦多见于糖尿病患者。糖尿病患者结核的发生率显著高于非糖尿病患者,并且非典型的影像学表现在糖尿病患者中更多见。皮肤葡萄球菌感染是糖尿病患者的常见感染之一,常见于下肢。足部溃疡的常见致病菌包括葡萄球菌、链球菌、革兰氏阴性菌及厌氧菌。糖尿病患者中牙周炎的发生率增加,并且导致牙齿松动。外耳炎也常常是被忽略的感染灶。

3. 慢性并发症

糖尿病的慢性并发症涉及全身各重要组织器官,发病机制十分复杂。与高血糖所致的多元醇旁路的激活、蛋白激酶C(PKC)激活、蛋白质非酶糖化增加、己糖胺途径激活、氧化应激水平升高、炎性反应途径激活等相互作用有关。当然,除高血糖外,组织器官对于高血糖损害的遗传易感性、胰岛素抵抗以及高血压、脂代谢紊乱、脂肪细胞和骨骼肌细胞内分泌和旁分泌功能异常、高凝状态、吸烟等对病变的发展都有重要影响。它们共同的病理生理表现为血管腔进行性狭窄,引起组织器官血供障碍。这种管腔狭窄与下列病理过程的累积效应相关:①PAS-

阳性糖化血红蛋白的异常漏出;②血管细胞外基质的增加、基底膜增厚;③炎性细胞浸润;④内皮细胞、系膜细胞和动脉平滑肌细胞增生和肥大。

现有的证据表明糖尿病慢性并发症的发生、发展与高血糖密切相关,高血糖状态下,大血管、微血管病变的危险持续存在。与非糖尿病患者群相比较,2型糖尿病患者群中动脉粥样硬化的患病率较高,其心脑血管事件危险高达正常人群的近4倍;而且动脉粥样硬化发病年龄较小,在糖尿病诊断前,患者的心脑血管事件危险已经是正常人群的3倍,甚至在2型糖尿病诊断之前15年已经倍增。大血管病变主要侵犯主动脉、冠状动脉、脑动脉、肾动脉和肢体外周动脉等,引起冠心病、缺血性或出血性脑血管病、肾动脉硬化、肢体动脉硬化等。肢体外周动脉粥样硬化常以下肢动脉病变为主,表现为下肢疼痛、感觉异常和间歇性跛行,严重供血不足可导致肢体坏疽。目前心血管和脑血管动脉粥样硬化已成为2型糖尿病的主要死亡原因。随病程延长和血糖控制恶化,微血管病变所致的慢性并发症出现并加重。微血管病变主要表现在视网膜、肾、神经、心肌组织,其中尤以糖尿病肾病和视网膜病变为重要。

四、辅助检查

1.尿糖测定

尿糖阳性是发现糖尿病的重要线索。但尿糖阴性不能排除糖尿病的可能,并发肾小球硬化症时,肾小球滤过率降低,肾糖阈升高,此时虽血糖升高,而尿糖呈假阴性。反之,尿糖阳性也不能诊断糖尿病,当肾糖阈降低(如妊娠),虽然血糖正常,但尿糖可呈阳性。另外,在监测血糖条件不足时,每日4次尿糖定性检查(三餐餐前和21~22时或分段检查)和24小时尿糖定量可作为判断疗效及调整降血糖药物剂量的参考。

2.血胰岛素和C肽测定

血胰岛素水平测定对评价胰岛B细胞功能和指导治疗有重要意义,其检测方法除放射免疫法(RIA)外,还有酶联免疫吸附法(ELISA法)和化学发光免疫分析法。正常人空腹基础血浆胰岛素水平为35~145pmol/L(5~20mU/L)。C肽和胰岛素以等分子数从胰岛细胞生成及释放,因C肽清除率慢,肝对C肽摄取率低,周围血中C肽/胰岛素比例常>5,且不受外源性胰岛素影响,故能较准确地反映胰岛B细胞功能。正常人基础血浆C肽水平约为400pmol/L。胰岛B细胞分泌胰岛素功能受许多因素所刺激,如葡萄糖、氨基酸(亮氨酸、精氨酸)、激素(胰高血糖素、生长激素)、药物(磺脲类)等,其中以葡萄糖最为重要。正常人口服葡萄糖(或标准馒头餐)后,血浆胰岛素水平在30~60分钟上升至高峰,可为基础值的5~10倍,3~4小时恢复到基础水平,C肽水平则升高5~6倍。静脉葡萄糖耐量试验(IVGTT)可了解胰岛素释放第1时相的情况。

3.其他

糖尿病控制不良者可有不同程度的高三酰甘油血症和(或)高胆固醇血症,高密度脂蛋白胆固醇(HDL-C)常降低。如合并高血压、糖尿病肾病、肾动脉硬化,可引起肾功能减退,逐渐出现氮质血症以至尿毒症。合并酮症、酮症酸中毒时,血酮体升高,出现酮尿,并引起电解质、酸碱平衡失调。合并高渗性糖尿病昏迷时,血浆渗透压明显升高。

五、诊断

糖尿病在诊断上缺乏疾病的特异性标志,在出现代谢紊乱前不易被发现,目前仍以血糖异常升高作为诊断依据,应注意单纯空腹血糖正常不能排除糖尿病的可能性,应加验餐后血糖,必要时做糖负荷试验(如 OGTT)。围术期检查血糖、定期健康检查有助于及早发现糖尿病,对高危人群尤为重要。在做出糖尿病诊断时,应考虑是否符合诊断标准、原发性或继发性、分型、有无并发症和伴发病以及有无加重糖尿病的因素存在。

1. 诊断标准

长时间以来,糖尿病的诊断是基于任意时间血糖、空腹血糖或者 OGTT 试验中 2 小时的血糖值。1997 年,ADA(美国糖尿病学会)第一届糖尿病专家委员会基于血糖水平和视网膜病变程度这两个重要因素修订了糖尿病的诊断及分类标准,委员会验证了 3 个具有代表性的流行病学资料,这些数据分别是通过眼底镜直接检查法检测视网膜病变程度、空腹血糖、2h PG 和糖化血红蛋白值。通过这些数据分析得出空腹血糖≥7.0mmol/L 或长期 2h PG≥11.1mmol/L 即为糖尿病。1999 年 WHO 糖尿病专家委员会公布了协商性报告,并被各国家和地区接受,其要点如下:

(1) 糖尿病诊断是基于空腹(FPG)、任意时间或 OGTT 中 2 小时血糖值(2h PG)。空腹指 8~10 小时无任何热量摄入。任意时间指一日内任何时间,无论上一次进餐时间及食物摄入量。OGTT 采用 75g 无水葡萄糖负荷。糖尿病症状指多尿、烦渴多饮和难于解释的体重减轻。FPG 3.9~6.0mmol/L(70~108mg/dL)为正常;6.1~6.9mmol/L(110~125mg/dL)为 IFG(2003 年国际糖尿病专家委员会建议将 IFG 的界限值修订为 5.6~6.9mmol/L);≥7.0mmol/L(126mg/dL)应考虑糖尿病。OGTT 2h PG<7.7mmol/L(139mg/dL)为正常糖耐量;7.8~11.0mmol/L(140~199mg/dL)为 IGT;≥11.1mmol/L(200mg/dL)应考虑糖尿病。糖尿病的诊断标准为糖尿病症状加任意时间血浆葡萄糖≥11.1mmol/L(200mg/dL),或 FPG≥7.0mmol/L(126mg/dL),或 OGTT 2h PG≥11.1mmol/L(200mg/dL)。

(2) 对于临床工作,推荐采用葡萄糖氧化酶法测定静脉血浆葡萄糖。如用毛细血管血或全血测定,其诊断切点有所变动。

(3) 临床医生在做出糖尿病诊断时,应充分确定其依据的准确性和可重复性,对于无糖尿病症状,仅一次血糖值达到糖尿病诊断标准者,必须在另一天复测核实而确定诊断。在急性感染、创伤或各种应激情况下可出现暂时血糖升高,不能以此诊断为糖尿病。IFG 或 IGT 的诊断应根据 3 个月内的 2 次 OGTT 结果,用其平均值来判断。

(4) 儿童糖尿病诊断标准与成年人相同。

2. 糖尿病的诊断

1999 年 10 月我国糖尿病学会采纳该诊断标准,并纳入 2007 年中国 2 型糖尿病防治指南。目前我国仍以此标准诊断糖尿病。

鉴于流行病学资料显示 GHbA1c 和视网膜病变的危险性之间的关系类似于 FPG 和 2h PG,GHbA1c 比 FPG 更有优点、更方便、更稳定,并且不易受到应激和疾病的影响,特别是

GHbA1c将慢性血糖与并发症风险有机结合起来,更符合糖尿病的定义。因此,2009年ADA大会上由美国糖尿病学会(ADA)、欧洲糖尿病学会(EASD)和国际糖尿病联盟(IDF)组建的国际专家委员会建议,将糖化血红蛋白(GHbA1c)检测作为新的糖尿病诊断指标,2010年ADA糖尿病诊疗指南中正式纳入GHbA1c为糖尿病诊断指标。

六、鉴别诊断

肾性糖尿因肾糖阈降低所致,虽尿糖阳性,但血糖、OGTT及GHbA1c正常。甲状腺功能亢进症、胃空肠吻合术后,因糖类在肠道吸收快,可引起进食后0.5～1小时血糖过高,出现糖尿,但FPG和餐后2小时血糖正常。弥漫性肝病患者,葡萄糖转化为肝糖原功能减弱,肝糖原储存减少,进食后0.5～1小时血糖可高于正常,出现糖尿,但FPG偏低,餐后2～3小时血糖正常或低于正常。急性应激状态时,胰岛素拮抗激素(如肾上腺素、促肾上腺皮质激素、肾上腺皮质激素和生长激素)分泌增加,可使糖耐量减低,出现一过性血糖升高,尿糖阳性,应激过后可恢复正常。某些非葡萄糖的尿糖如果糖、半乳糖也可与斑氏试剂中的硫酸铜呈阳性反应,但葡萄糖氧化酶试剂特异性较高,可加以区别。此外,大量维生素C、水杨酸盐、青霉素、丙磺舒也可引起斑氏试剂法的假阳性反应。

七、治疗

1. 基本原则

限于医学水平,目前我们仍然无法"治愈"糖尿病,因此,糖尿病的处理强调早期发现、早期治疗、合理治疗及长期治疗。治疗目标近期为控制糖尿病症状,防止出现急性代谢并发症,远期是通过良好的代谢控制,保持儿童生长发育,预防慢性并发症,提高糖尿病患者的生活质量并延长寿命。目前血糖的控制仍按国际糖尿病联盟(IDF)提出的5点要求进行,即糖尿病教育、血糖监测、医学营养治疗、运动治疗和药物治疗。由于2型糖尿病的临床危险除微血管并发症引起的一系列问题外,主要在于心血管疾病的高危性,因此,除积极控制高血糖外,应采取纠正脂代谢紊乱、控制血压、减轻体重、抗血小板、戒烟等综合治疗措施。

2. 血糖控制目标

DCCT研究明确表明,强化血糖控制组神经并发症及微血管疾病(视网膜病变和肾脏病变)发病率显著低于常规血糖控制组。糖尿病干预与并发症流行病学(EDIC)研究是DCCT的后续随访研究,该研究表明,即使是强化血糖控制组血糖水平已经与常规血糖控制组相同,先前强化血糖控制的益处依然存在。UKPDS研究显示,强化治疗同样可使2型糖尿病的微血管和神经并发症发病率显著降低,强化血糖控制组心血管并发症(包括致死性或非致死性心肌梗死及猝死)减少了16%(不具有统计学意义,$P=0.052$),不过,研究没有提示强化降糖有益于其他血管病变(如卒中)预后。其后续研究发现,GHbA1c持续下降可使心血管疾病(CVD)发病率持续降低,例如,GHbA1c平均每降低1个百分点(如从8%降到7%),CVD发病率降低18%(具有统计学意义),与DCCTEDIC研究一样,UDPDS长期随访研究证明,早期强化血糖控制具有"延续效应",即使是强化血糖控制结束之后,强化血糖控制组微血管并发症长期风险也低于常规血糖控制组,强化血糖控制组心肌梗死(MI)(初始使用磺脲类药物或胰岛素治疗的患者 MI 风险下降 15%,初始使用二甲双胍治疗的患者 MI 风险下降 33%,均有统计学意义)和死亡率(磺脲类或胰岛素治疗组下降 13%,二甲双胍治疗组下降 27%,均有统计学意义)显著降低。但是,强化血糖控制提高了严重低血糖症的发病风险(这种现象在 DCCT 中最为明显),并且可导致体重增加。考虑到患者低血糖发生风险的升高以及使血糖最大限度接近正常值所需付出的巨大努力,或许高估了强化降糖可能带来的微血管益处。但是,一些经过挑选的患者,特别是那些共病较少和预期寿命较长的患者,在尽可能避免明显低血糖症发生的情况下,可尽量使血糖水平接近正常。

许多流行病学研究和荟萃分析明确表明,GHbA1c 值与 CVD 发病率有直接相关性,不过强化血糖控制是否可以降低 2 型糖尿病患者心血管风险依然不太明确。在过去的 10 年当中,几项历时较长的大型试验旨在对比强化血糖控制组与常规血糖控制组对已确诊 2 型糖尿病且伴有 CVD 相对高风险者心血管预后的影响。控制糖尿病心血管风险行动(ACCORD)研究共纳入了 10251 名有 CVD 史(40~79 岁)或明显 CVD 风险(55~79 岁)的糖尿病患者,随机分为强化血糖控制组(GHbA1c 目标值为<6.0%)或常规血糖控制组(GHbA1c 目标值为 7.0%~7.9%),两组患者都采用多种降糖药物治疗。该研究的受试者平均年龄为 62 岁,平均病程为 10 年,35% 的患者基线时已经采用了胰岛素治疗。基线时平均 GHbA1c 为 8.1%,经 12 个月治疗后,强化组和常规组 GHbA1c 平均值分别为 6.4% 和 7.5%。两组患者其他心血管风险因子都得到积极治疗。强化血糖控制组在多种口服降糖药基础上,还较多地使用了胰岛素,与常规血糖控制组相比,体重显著增加,严重低血糖事件发生率也显著升高。2008 年,由于强化血糖控制组死亡率被发现高于常规血糖控制组[1.41%/年 vs. 1.14%/年;HR1.22(95% CI:1.01~1.46)],类似地,强化组心血管疾病导致的死亡率也高于常规组,根据该研究的安全监督机构的建议,研究者终止了强化降糖研究。该项研究终止时,强化血糖控制组非致死性心肌梗死发病率下降,先前未发生心血管疾病及 GHbA1c<8% 的患者心血管发病率也显著降低,但总致死率并未减少。在 ACCORD 研究中,强化血糖控制组患者死亡率高于常规血糖控制组的原因很难阐明,给出的各种解释(体重增加,低血糖)都不能很明确地指出高死亡率的原因。

ADVANCE 研究的主要终点包括微血管病变(肾脏病变和视网膜病变)和主要的心血管事件(心肌梗死,卒中和心血管疾病导致的死亡)。强化血糖控制可减少微血管并发症发病率,而大血管并发症发病率并无显著下降。最终,强化组和常规组总死亡率或心血管疾病导致的死亡无差异。

VADT 的主要终点是各种 CVD 相关性事件。研究将控制不良(采用胰岛素或最大剂量口服药物治疗,基线平均 GHbA1c 为 9.4%)的 2 型糖尿病患者,随机分为强化血糖控制组(目标 GHbA1c<6.0%)或常规治疗组,两组间预期的 GHbA1c 目标值差异至少为 1.5%。研究的第 1 年,强化组和常规组的 GHbA1c 水平分别平均达到 6.9% 和 8.4%。两组患者其他 CVD 风险因子都得到积极治疗。结果强化组 CVD 导致的死亡多于常规组,但差距并不明显。析因亚组分析提示,强化血糖控制,可使基线糖尿病病史在 12 年以下的患者获得心血管益处,而基线病史较长的患者获益较少甚至受到不良影响。其他分析提示,过去 90 天内发生严重低血

糖是主要终点事件和 CVD 相关性死亡的强预测因子。

上述证据表明,强化血糖控制被明确证明可以降低 1 型和 2 型糖尿病患者微血管和神经并发症。可使糖尿病病程较短、基线 GHbA1c 较低的患者 CVD 获得明显益处。与微血管并发症一样,在大血管疾病发生之前即进行血糖控制,更能使患者获益。对于糖尿病病程较长、有严重低血糖病史、晚期动脉粥样硬化症以及高龄、身体虚弱的患者,过于严格控制血糖可能对患者不利,临床工作中对预期寿命较短或伴有严重心血管疾病的患者,血糖控制目标可适当放宽。

3.糖尿病教育

糖尿病教育是糖尿病医疗工作的重要组成部分,是基础治疗措施之一。它可以丰富患者有关糖尿病的知识,培养患者良好的自我管理习惯,帮助患者在明确诊断时即可开始有效的自我护理,减轻体重,也能加强患者预防和及早发现糖尿病并发症,降低糖尿病治疗费用,从而提高临床指标和生存质量。如果坚持更长时间(包括随访指导),满足患者个人需要和偏好并把社会心理问题考虑在内,效果会更好。

一项成功的教育计划是针对糖尿病个体具体实施,并使其成为治疗的一部分。在美国,就糖尿病教育计划设立了"糖尿病自我管理教育(DSME)国家标准",以指导糖尿病教育的实施。根据美国 DSME,糖尿病教员主要包括护士、营养师、社会工作者、运动生理学家、心理师、药剂师和内科医师,他们均取得相应资质。我国目前尚缺乏该类指引,2007 年"中国糖尿病指南"建议每个糖尿病治疗单位最好有一名受过专门培训的糖尿病教育护士,定期开设教育课程。目前认为最好的糖尿病管理是团队式管理,糖尿病管理团队的主要成员应包括执业医师[基层医师和(或)专科医师]、糖尿病教育者(教育护士)、营养师和患者。必要时还可以增加眼科医生、心血管医生、肾病医生、血管外科医生、产科医生、足病医生和心理学医生。教育的内容涵盖:①疾病的自然进程;②糖尿病的症状;③并发症的防治,特别是足部护理;④个体化的治疗目标;⑤个体化的生活方式干预措施和饮食计划;⑥规律运动和运动处方;⑦饮食、运动与口服药、胰岛素治疗或其他药物之间的相互作用;⑧自我血糖监测和尿糖监测(当血糖监测无法实施时);⑨血糖结果的意义和应采取的相应干预措施;⑩当发生紧急情况时如疾病、低血糖、应激和手术时应如何应对;⑪糖尿病妇女受孕计划及全程监护。

4.血糖监测(SMBG)

有关胰岛素治疗的主要临床试验都把 SMBG 当成了多因素干预方案的一部分,这些试验证明了强化血糖控制对于控制糖尿病并发症的益处,说明自我监测血糖是指导血糖控制达标的重要措施,也是减少低血糖风险的重要手段。临床实践表明,SMBG 可帮助患者评估治疗效果及血糖是否达标,还有助于预防低血糖、调整用药(特别是餐前胰岛素用量)、医学营养治疗(MNT)及运动治疗方案。

血糖自我监测适用于所有糖尿病患者。采用胰岛素治疗的患者,为了监测和预防无症状性低血糖及高血糖,SMBG 显得尤为重要。为了在不发生低血糖的情况下使 GHbA1c 安全达标,可能需要更频繁地进行 SMBG。不采用胰岛素治疗的 2 型糖尿病患者,尚不清楚 SMBG 的最佳频率和时间安排。一项关于 SMBG 的荟萃分析表明,不采用胰岛素治疗的 2 型糖尿病患者,GHbA1c 下降≥0.4% 与特定 SMBG 方案有关。最近,一些试验正在对不采用胰岛素治疗的患者常规进行 SMBG 的临床价值及成本收益比进行研究。

指尖毛细血管血糖检测是最理想的方法,如条件所限不能查血糖,也可以检测尿糖,但是尿糖监测对发现低血糖没有帮助,在一些特殊的情况下,如肾糖阈增高(如在老年人)或降低(妊娠)时,尿糖监测没有意义。由于 SMBG 的精确性取决于监测手段和监测者本人,因此,开始监测时应由医生或护士对糖尿病患者进行检测技术和检测方法的指导,此后应当定期对患者的监测技术进行评估。为了控制未察觉的低血糖症和(或)频繁发生的低血糖事件,持续血糖监测(CGM)是 SMBG 的补充手段。CGM 可用于监测组织液葡萄糖值(与血浆葡萄糖值有良好对应关系),但需要进行校正,如要紧急作出治疗决定时,仍然推荐使用 SMBG。

GHbA1c 可反映过去数月的血糖水平,对糖尿病并发症有较强的预测作用,所有糖尿病患者都应当常规检测 GHbA1c。约需要每 3 个月检测 1 次,以确定患者血糖是否达标。GHbA1c 检测频率取决于患者临床状况、治疗方法及医生的判断。一些血糖控制较好的患者每年只需检测 2 次 GHbA1c,而血糖控制不稳定或需要严格治疗的患者需要频繁检测 GHbA1c(每 3 个月多于 1 次)。不过,GHbA1c 不能反映血糖即时变化,也不能确定是否发生过低血糖。血糖易于波动的患者(胰岛素严重缺乏的糖尿病患者),SMBG 与 GHbA1c 检测相结合是反映血糖控制水平的最好方法。另外,GHbA1c 检验还可用来检验血糖仪(或患者报告的 SMBG 结果)的准确性及 SMBG 时间安排是否合理。

5.医学营养治疗(MNT)

MNT 是糖尿病患者一切治疗的基础,患者应当接受个体化的 MNT,由熟悉糖尿病 MNT 的注册营养师指导。其总的原则是控制总热量的摄入并合理均衡各种营养物质。基本目标则取决于患者的体重和血糖控制水平,在尊重个人喜好、文化背景和生活方式的基础上,降低膳食中糖类、饱和脂肪、胆固醇,必要时限制盐,达到维持血糖、血脂和血压控制的目标,以便维持合理体重,预防和治疗糖尿病慢性并发症。

(1)计算总热量:首先是按性别、年龄和身高查表或采用简易公式[理想体重(kg)=身高(cm)-105(cm)]计算理想体重。再根据体重和活动量计算热卡摄入量。成年人热量摄入估计:基础热量为 22kcal/kg 理想体重+活动所需热量。静息状态,成年人热量摄入为基础热量增加 10%;中等程度活动量,为基础热量增加 20%;活动量大,为基础热量增加 40%。儿童、孕妇、乳母、营养不良、伴有慢性消耗性疾病者酌情增加,而肥胖者酌减。

(2)营养素的含量:①控制糖类的摄入量,通过糖类计算、换算或凭经验估算,仍然是控制血糖水平的关键策略。一般膳食中糖类所提供的热量应占总热量的 55%～60%。与只考虑糖类总摄入量相比,采用血糖生成指数和生糖负荷更有助于控制高血糖,故提倡复合糖类,尤其是含高纤维的食物,如蔬菜、豆类、全麦谷物、燕麦和水果,而蔗糖提供的热量不超过总热量的 10%。作为健康食谱的一部分,无(低)热量的甜味剂可以用来替代食糖。FDA 批准上市的无营养甜味剂有 5 种,分别是乙酰磺胺酸钾(安赛蜜)、天门冬酰苯丙氨酸甲酯(阿斯巴甜)、纽甜、糖精和三氯蔗糖。低热量甜味剂包括糖醇(多羟基化合物),例如,赤藻糖醇、异麦芽酮糖醇、乳糖醇、麦芽糖醇、甘露醇、山梨糖醇、木糖醇、塔格糖及氢化淀粉水解物。对于有饮酒习惯的成年糖尿病患者,每天饮酒应当适度,乙醇摄入量限制在成年女性每天 1 份或以下,成年男性每天 2 份或以下(1 份标准量为 285mL 啤酒,375mL 生啤,100mL 红酒或 30mL 白酒,约含 10g 乙醇)。②糖尿病患者低脂饮食的主要目的是限制饱和脂肪、反式脂肪及胆固醇的摄入,以降低 CVD 风险,其中饱和脂肪和反式脂肪是血浆 LDL-C 的主要来源。膳食中由脂肪提供的热量不超过饮食总热量的 30%,饱和脂肪摄入量应占饮食总热量的 7% 以下,胆固醇摄入量<300mg/d,尽量限制反式脂肪的摄入。食谱中避免或限制肥肉、全脂食品、棕榈油、花生油及油炸食品。③蛋白质应提供饮食总热量的 15%～20%,成年人蛋白质需要量 1.0～1.5g/kg 理想体重。儿童、孕妇、乳母、营养不良、伴有慢性消耗性疾病者 1～3g/kg。有微量清蛋白尿的患者每日摄入蛋白量应限制在 0.8～1.0g/kg 体重;有大量蛋白尿的患者蛋白摄入量宜限制在 0.8g/kg 体重以下。食谱中应富含优质蛋白的食品,如低脂奶制品、鸡蛋、鱼虾、禽瘦肉、畜瘦肉。④其他:限制摄入含盐量高的食物,例如,加工食品、调味酱等,食盐摄入量限制在每天 6g 以内,尤其是高血压患者;水果、豆荚类、扁豆类、根类、茎类、燕麦类和绿叶蔬菜中含有较高的水溶性纤维,推荐每日 20～35g;由于缺乏抗氧化剂治疗糖尿病的研究证据,且长期用药存在安全性顾虑,故不推荐常规补充抗氧化剂,例如,维生素 E、维生素 C 及胡萝卜素;此外,补充铬元素是否能使糖尿病患者获益也尚未得出最终结论,因此,不推荐这些患者补铬。

(3)合理分配热量:根据饮食习惯、病情及药物治疗需要,合理分配总热卡和各大营养素。许多研究试图找到一个适用于糖尿病患者的营养素最佳搭配方案,但是这种方案是不可能存在的,因为糖类、蛋白质和脂肪的最佳搭配是因人而异的。

(4)随访调整:在治疗过程中应随访患者并按实际效果做必要调整。对于超重和胰岛素抵抗的患者,坚持热量限制和营养适当的餐饮计划,如体重不下降,应进一步减少饮食总热量,特别是减少糖类和总脂肪尤其饱和脂肪的含量。若患者体型消瘦,在疗程中体重有所恢复,其饮食方案也应做适当调整,以避免体重继续增加。

6.体育锻炼

通过运动可增加胰岛素敏感性,改善血糖控制并有利于减轻体重。运动锻炼可分为耐力锻炼和抵抗性锻炼两种,前者对骨骼肌形态学和一系列代谢特别是脂肪酸氧化产生有益作用,包括增强线粒体功能和增加 Ⅰ 型肌纤维(Ⅰ 型肌纤维也称作慢纤维或氧化纤维);后者与蛋白质合成增加以及 Ⅱ 型肌纤维增生肥大有关,Ⅱ 型肌纤维也称作快纤维或糖酵解纤维,随年龄增长而逐渐萎缩,增加 Ⅱ 型肌纤维可对葡萄糖代谢产生有益影响。

制定运动方案首先是评估患者身体状况,并根据个人喜好、场地和器械条件等选择适合自己的运动项目,再确定每天或每周的运动时间,建议每周至少进行 150 分钟中等强度的有氧运动,在耐力锻炼的基础上每周最好进行 3 次抵抗性运动。运动期间要注意防范低血糖和心脑血管事件的发生。伴有增殖型糖尿病视网膜病变(PDR)或严重非增殖型糖尿病视网膜病变(NPDR)患者,应当避免剧烈的有氧运动或力量训练,因为两者可诱发玻璃体出血或视网膜脱离。发生周围神经病变时,患者痛觉反应迟钝,皮肤破溃、感染和夏科氏关节病风险升高。研究显示适度运动不会增加周围神经病变患者糖尿病足溃疡的危险性,因此,出现严重周围神经病变时,最好鼓励患者做一些非负重运动,同时应穿合适的鞋,并每天检查以便早期发现损害。自主神经病变可导致运动伤风险升高、心脏对运动的反应能力下降、直立性低血压、体温调节中枢受损、夜视力受损(瞳孔对光反射受损)以及低血糖(胃轻瘫导致胃排空异常),而且糖尿病自主神经病变还与心血管事件有高度相关性,应注意防范。此外,运动可提高尿蛋白排泄率,但是,没有证据表明运动可加快糖尿病肾脏疾病的进展速度。

7.降糖药物治疗

控制高血糖是治疗糖尿病的基础。对于所有糖尿病患者来说,生活方式的干预都是必需的。因这些生活方式干预的降血糖作用有限,在许多情况下,延期药物治疗是不恰当的。关于如何控制 2 型糖尿病高血糖,ADA 和 EASD 曾经发布了一项共识声明。这项声明提出的治疗高血糖的重点是刚确诊 2 型糖尿病即采用二甲双胍结合生活方式干预的治疗方法(MNT 和运动治疗),及时加用其他药物(包括早期使用胰岛素治疗),使血糖水平达到并维持在推荐标准(一般情况下<7%)。糖化血红蛋白 A1c 达到 6.5% 是被推荐的主要控制目标,但这一目标必须针对患者个体情况而定。需要考虑的众多因素有机体共病的条件,糖尿病的持续时间,低血糖病史,无意识的低血糖,患者受教育的程度、是否受到鼓励、是否能坚持,患者年龄、有限的寿命以及其他的用药情况。治疗策略的制定应当考虑糖尿病的病理生理机制、每种降糖药物的特点,它们的叠加作用及费用问题。

(1)口服降糖药物

双胍类药物:主要药理作用是通过抑制糖原异生和糖原分解,减少肝脏葡萄糖的输出而降低血糖;也可提高外周组织(如肌肉、脂肪)葡萄糖的运转能力以促进对葡萄糖的摄取和利用,同时降低体重,改善胰岛素敏感性,减轻胰岛素抵抗。许多国家和国际组织制定的糖尿病指南中推荐二甲双胍作为超重和肥胖 2 型糖尿病患者控制高血糖的一线用药,有些指南还推荐为非肥胖 2 型糖尿病患者的一线用药。T1DM 患者在应用胰岛素基础上,如血糖波动较大,加用双胍类也有利于稳定血糖。双胍类禁用于糖尿病并发酮症酸中毒、急性感染、充血性心力衰竭,肝肾功能不全或有任何缺氧状态存在者。儿童一般不宜服用,除非明确为肥胖 T2DM 及肯定存在胰岛素抵抗。孕妇和哺乳期妇女也不宜服用。年老患者慎用,药量酌减,并监测肾功能。准备做静脉注射碘造影剂检查的患者应事先暂停服用双胍类药物。

双胍类药物可单用或联合其他药物,目前临床上使用的主要是盐酸二甲双胍,通常 500~1500mg/d,分 2~3 次口服,最大剂量不超过 2g/d。苯乙双胍(降糖灵)现少用。常见不良反应主要为胃肠道反应,如食欲降低、恶心、呕吐、腹泻等,采用餐中或餐后服药或从小剂量开始可减轻不良反应。单独应用极少引起低血糖,与胰岛素或促胰岛素分泌剂联合使用时可增加低血糖发生的危险性。罕见的严重不良反应是诱发乳酸性酸中毒。

磺脲类药物:磺脲类(SUs)属于促胰岛素分泌药,主要药理作用是刺激胰岛 B 细胞分泌胰岛素,增加体内的胰岛素水平。主要作用靶部位是胰岛 B 细胞膜上 ATP 敏感型钾通道(KATP)。KATP 是钾离子进出细胞的调节通道,是由 4 个磺脲类受体(SUR)亚单位和 4 个内向整流型钾离子通道(Kir6.2)亚单位构成的八聚体。SUR 有 SUR1 和 SUR2 两个类型,SUR2 又可以分为 SUR2A 和 SUR2B。当血浆葡萄糖水平升高时,葡萄糖被胰腺 B 细胞摄取,B 细胞内 ATP 增多导致 ATP/ADP 比值升高,使 KATP 关闭,B 细胞膜除极,激活电压依赖的 Ca^{2+} 通道,引发了 Ca^{2+} 内流,细胞内的 Ca^{2+} 水平升高,刺激含有胰岛素的颗粒分泌胰岛素到细胞外,使血糖下降。SUs 与 SUR 结合,也可关闭 KATP,启动胰岛素分泌的链式反应而降低血糖。此外,研究表明 SUs 通过调节脂肪和骨骼肌细胞葡萄糖转运载体 4(GLUT4)的转位作用,使外周组织对胰岛素的敏感性增加,表现为外周组织对葡萄糖的摄取、利用增加,脂肪和糖原合成增加。

SUs有多种,第一代药物甲苯磺丁脲(D860)、氯磺丙脲等已少用。第二代药物有格列本脲、格列吡嗪、格列齐特、格列波脲、格列喹酮和格列美脲等,但也有人将格列美脲划归为第三代。一般第二代SUs(如格列本脲)与SUR140kDa蛋白结合,而格列美脲与65kDa蛋白结合,且结合快,解离也快。SUs适用于尚存在一定胰岛B细胞(30%以上)的T2DM,不适用于T1DM、有急性并发症或严重并发症的T2DM、孕妇、哺乳期妇女、大手术围术期、儿童糖尿病、全胰腺切除术后以及对SUs过敏或有严重不良反应等。

目前临床上应用的SUs基本上是第二代和格列美脲,治疗应从小剂量开始,于早餐前0.5小时1次口服,根据尿糖和血糖测定结果,按治疗需要每数天增加剂量1次或改为早、晚餐前2次服药,直至病情取得良好控制。近来格列吡嗪和格列齐特有控释药片,每天服药1次,方便患者。应用SUs治疗在1个月内效果不佳者称为原发性治疗失效,多见于肥胖的T2DM患者。如先前能有效地控制血糖,于治疗后1~3年失效者,称为继发性治疗失效,其每年发生率为5%~10%。发生继发性治疗失效时,应检查是否存在可消除的诱因,如应激、饮食治疗依从性差等,应予以纠正;经处理后如病情仍未得到良好控制,可考虑加用二甲双胍、葡萄糖苷酶抑制药、胰岛素增敏药,改用胰岛素或加用胰岛素联合治疗。通常不联合应用2种SUs制剂。有肾功能轻度不全的患者,宜选择格列喹酮。患者依从性差时,建议服用每天1次的磺脲类药物。

磺脲类药物如果使用不当可以导致低血糖,特别是在老年患者和肝、肾功能不全者,并有可能在停药后低血糖仍反复发作。严重低血糖或低血糖反复发作可引起中枢神经系统不可逆损害或致死。低血糖昏迷经处理后虽然神志清醒,仍有再度陷入昏迷的可能,应严密观察1~2天。磺脲类药物还可以导致体重增加。其他不良反应有恶心、呕吐、消化不良、胆汁淤积性黄疸、肝功能损害、白细胞减少、粒细胞缺乏、再生障碍性贫血、溶血性贫血、血小板减少、皮肤瘙痒、皮疹和光敏性皮炎等。这些不良反应虽少见,但一旦出现,应立即停药,并积极给予相应治疗。

使用SUs治疗时可能与其他药物发生相互作用。一些药物如水杨酸类、磺胺类、保泰松、氯霉素、胍乙啶、利舍平等,可通过减弱葡萄糖异生,降低磺脲与血浆蛋白结合,降低药物在肝的代谢和肾的排泄等机制,增强SUs的降血糖效应。另一些药物如噻嗪类利尿药、呋塞米、依他尼酸(利尿酸)、糖皮质激素等,因抑制胰岛素释放或拮抗胰岛素作用或促进SUs在肝降解等,而降低SUs的降血糖作用。因普萘洛尔使格列美脲血药浓度增加20%,半衰期延长15%,大剂量阿司匹林使格列美脲浓度增加34%。因此,在使用SUs治疗时应予以注意,以避免出现低血糖或降低疗效等不良反应。

α-葡萄糖苷酶抑制药:作用机制是可逆性地抑制小肠α-葡萄糖苷酶,进而阻碍糖类分解为单糖(主要为葡萄糖),延缓葡萄糖的吸收,降低餐后高血糖。α-葡萄糖苷酶抑制药不刺激B细胞分泌胰岛素,但餐后胰岛素可降低,提示可增加胰岛素的敏感性,估计与改善高血糖有关。目前已成为重要的口服治疗糖尿病药物之一,可单独或与其他降糖药合用,主要用于控制餐后高血糖,并作为糖耐量异常的干预用药。应在进食第一口食物后服用,饮食成分中应有一定量的糖类。本类药在肠道吸收甚微,故无全身毒性不良反应,但对肝、肾功能不全者仍应慎用。不宜用于糖尿病酮症酸中毒、消化性溃疡或部分性小肠梗阻以及小肠梗阻倾向的患者,也不宜用于孕妇、哺乳期妇女和儿童。现有 3 种制剂:①阿卡波糖,主要通过抑制 α-淀粉酶(在降解大分子多糖中起重要作用的酶)起作用,每次 50mg(最大剂量可增加到 100mg),每日 3 次;②伏格列波糖,主要通过抑制麦芽糖酶和蔗糖酶起作用,每次 0.2mg,每日 3 次;③米格列醇,通过抑制小肠 α-葡萄糖苷酶起作用,起步剂量可从 25mg 开始,每日 3 次,逐渐加量至 100mg,每日 3 次。常见不良反应为胃肠道反应,如腹胀、排气增多或腹泻,经治疗一段时间后可减轻。单用本药不引起低血糖,但如与 SUs 或胰岛素合用,仍可发生低血糖,若一旦发生,应直接应用葡萄糖以纠正低血糖。

噻唑烷二酮类药物:又称格列酮类,主要通过结合和活化过氧化物酶体增殖物激活受体 γ(PPAR-γ)起作用。PPAR-γ 受体被激活后通过诱导脂肪生成酶和与糖代谢调节相关蛋白的表达,促进脂肪细胞和其他细胞的分化,提高靶细胞对胰岛素的反应,从而改善胰岛素敏感性。临床试验显示,噻唑烷二酮类药物可以使 GHbA1c 下降 1%~1.5%,可防止或延缓 IGT 进展为糖尿病。此类药物可单独或联合其他降糖药物治疗 T2DM 患者,尤其胰岛素抵抗明显者。噻唑烷二酮类包括以下几种:曲格列酮、罗格列酮、吡格列酮、环格列酮、恩格列酮等。最早应用于临床的曲格列酮,由于有严重的肝脏毒性,并且有导致肝坏死的报道,故已禁止使用。目前在我国上市的主要有罗格列酮和吡格列酮。罗格列酮用量为 4~8mg/d,每日 1 次或分 2 次。吡格列酮用量为 15~30mg/d,每日 1 次。

噻唑烷二酮类药物的常见不良反应是体重增加和水肿,这种不良反应在与胰岛素联合使用时表现更加明显。由于存在体液潴留的不良反应,已经有潜在心力衰竭危险的患者服用该药物可以导致心力衰竭加重。该类药单独使用时不导致低血糖,但与胰岛素或促胰岛素分泌药联合使用时可增加发生低血糖的风险。有活动性肝病或转氨酶增高超过正常上限 2.5 倍的患者禁用本类药物。不推荐 18 岁以下患者服用本药。与其他药物一样,妊娠和哺乳期妇女应避免服用。此外,近期研究提示此类药物可能增加女性患者骨折的风险,特别是罗格列酮。

格列奈类药物:为非磺脲类的胰岛素促泌药,其作用机制与磺脲类药物相似,也作用在胰岛 B 细胞膜上的 KATP,但结合位点是胰岛 B 细胞膜上的 36kDa 的受体,这与 SUs 不同,其刺激 B 细胞释放胰岛素的作用依赖于血中葡萄糖水平,而且在动物实验中对大鼠胰岛素原的生物合成无影响。此类药物具有吸收快、起效快和作用时间短的特点,通过刺激早期胰岛素生理性分泌而有效降低餐后血糖,可降低 HbA1c 1.0%~1.5%。临床上主要用于控制餐后高血糖,可单独或与其他降糖药物联合应用(磺脲类除外)。有两种制剂:①瑞格列奈,为苯甲酸衍生物,于餐前或进餐时口服,每次 0.5~4mg,从小剂量开始,按病情逐渐调整剂量,不进餐不服药,用药较灵活,最大剂量不应超过 16mg/d,②那格列奈,为 D 苯丙氨酸衍生物,常用剂量为每次 60~120mg,于餐前口服。格列奈类药物 90% 经胆汁排泄,8% 经肾脏排泄,不良反应小。可引发低血糖,但低血糖的发生频率和程度较磺脲类药物少而轻,少数患者有头晕、头痛、乏力、震颤、食欲增加等不良反应。

GLP-1 激动药和 DPP-Ⅳ 抑制药:胰高血糖素样肽 1(GLP-1)与胰高血糖素均来源于前胰高血糖素原基因,由位于小肠远端、结肠和直肠等部位的 L 细胞分泌。经血循环中蛋白分解灭活、肝脏代谢和肾脏排泄而清除。GLP-1(1-37)的生物活性甚低,经去除 N 端 6 肽后即为具有高度生物活性的 GLP-1(7-37),血循环中 GLP-1(7-37)主要由二肽基肽酶(DPP-Ⅳ)去除 N

端组氨酸甘氨酸二肽而很快被灭活,生物半衰期仅为1~2分钟。GLP-1主要作用为刺激胰岛素分泌,这种从肠道释放,刺激胰岛素分泌的活性物质称肠促胰素。除GLP-1外,葡萄糖依赖性促胰岛素多肽(GIP)亦为肠促胰素,由近端小肠(十二指肠)的K细胞合成分泌。胰高血糖素多肽1刺激葡萄糖依赖性胰岛素和生长抑素分泌,并可能直接作用于A细胞或通过胰岛素和生长抑素旁分泌作用于A细胞,抑制胰高血糖素分泌,减少肝糖输出。GLP-1也能诱导胰岛B细胞新生和增殖,增加B细胞量;有效抑制胃动力和胃排空,减少餐后高血糖;作用于下丘脑腹内侧视旁核和弓状核GLP-1受体,增加饱食感以减少食物摄入;可能还具有模拟胰岛素直接诱导肝脏和肌肉糖原合成及脂肪组织脂肪生成作用。GLP-1通过上述机制降低血糖,但因生物半衰期较短,限制了其临床作用。近年蜥蜴唾液中提取的天然GLP-1类似物exendin-4和人工合成的 exendin-4(AC2993)、exenatide及其长效制剂 exenatideLAR、CJC-1134-PC和 AVE-O010等以及人GLP-1的类似物,如CJC-1131、LY2189265、Semaglutide、Albiglutide、Taspoglutide、liraglutide等,它们均具有GLP-1的生物学效应且抵抗DPP-Ⅳ的降解,有些已获临床应用批准,有些正在申请批准中,尚有部分仍处于研发中。另一类延长体内GLP-1生物半衰期的药物是DPP-Ⅳ抑制药,如 vildagliptin、sitagliptin、saxagliptin和 alogliptin。临床试验已证明这两类药物均能有效降低血糖,目前正在进行相关的治疗策略尝试,如GLP-1类似物或GLP-1与DPP-Ⅳ抑制药合用、GLP-1皮下注射泵给药、开发GLP-1类似物的口服制剂以及合成小分子胰高血糖素样肽1拟肽等。GLP-1、GLP-1类似物和DPPⅣ抑制药可与二甲双胍、磺脲类、噻唑烷二酮类、胰岛素等联用。因为GLP-1促胰岛素分泌的作用是葡萄糖依赖的,故单独应用不会产生低血糖。最常报道的不良反应事件是剂量依赖性的轻、中度胃肠道反应。

(2)胰岛素治疗:是控制高血糖的重要手段。1型糖尿病患者需依赖胰岛素维持生命,2型糖尿病患者虽然不需要胰岛素来维持生命,但患者出现下列情况仍需要使用胰岛素控制高血糖:①经生活方式改变及口服降血糖药治疗未获得良好控制或口服降糖药失效;②急性代谢紊乱,如糖尿病酮症酸中毒、高渗性高血糖状态和乳酸性酸中毒;③合并重症感染、消耗性疾病、视网膜病变、肾病、神经病变、急性心肌梗死、脑卒中;④因存在伴发病需外科治疗的围手术期;⑤妊娠和分娩。

胰岛素治疗大体上可以采用以下4种方案。①基础胰岛素治疗方案:长效胰岛素类似物(甘精胰岛素或地特胰岛素)每天1次。通常起步是睡前任意时间给予小剂量胰岛素(通常10U),若空腹血糖水平未达到预期目标,剂量应该每2~3天缓慢增加1~3U。相反,如果空腹血糖降到标准范围以下,应减量。②预混胰岛素治疗方案:以速效胰岛素类似物和鱼精蛋白制成的预混胰岛素(门冬胰岛素或者赖脯胰岛素),通常在早餐和晚餐前各注射1次,偶尔也采取只在吃的较多的一餐前注射1次的方案,患者可以采用主餐前注射1次或者在下一顿正餐开始前增加1次注射。早餐前胰岛素的用量是根据餐前胰岛素水平进行调整,晚餐前胰岛素的用量是根据翌日的空腹血糖水平进行调整。比起"三短一长"的每天4次注射,预混胰岛素只需每天2次注射。总的来说,如果患者使用每天1次的基础胰岛素不能将血糖降到目标水平,便可采用每天2次预混胰岛素注射。但使用预混胰岛素之后,患者必须有一个相对稳定的生活方式,同时也增加了患者低血糖的发生率。③"三短一长"的胰岛素治疗方案:速效胰岛素类似物门冬胰岛素(诺和锐)或赖脯胰岛素(优泌乐)与长效胰岛素类似甘精胰岛素(来得时)或地特胰岛素组合使用,该方案需要每天注射 4 次,降血糖通常更为有效,并且更有利于用餐时间不固定或者每餐糖类的摄入量不同患者的调整。大体上,成年人餐前胰岛素起步量设置为每顿饭前 5~10U。餐前胰岛素剂量的调整根据餐后 2 小时血糖以及该顿餐前血糖情况综合考虑,通常每 2~3 天增加 2~4U。为了达到更好的糖化血红蛋白和餐前餐后血糖的控制,胰岛素剂量可以缓慢稳步增加。④餐时胰岛素方案:即使用速效胰岛素类似物,但并不同时使用基础或长效胰岛素,这一方案适用于正在接受胰岛素增敏药(二甲双胍)治疗且空腹血糖升高有了很好控制的患者。糖尿病患者在急性应激时,如重症感染、急性心肌梗死、脑卒中或急症手术等,容易促使代谢紊乱迅速严重恶化,应使用胰岛素治疗,维持血糖水平在 6.7~11.1mmol/L(120~200mg/dL),待病情缓解后再调整糖尿病治疗方案。对于施行择期大手术糖尿病患者,尤其需全身麻醉时,至少在手术前 3 天开始改用胰岛素治疗,手术日及术后早期,按每 2~4g 葡萄糖加入 1U 速效胰岛素维持血糖,待能进食后选用餐前加基础胰岛素皮下注射治疗,但剂量要较术前原剂量减少,并根据血糖测定结果调整胰岛素剂量。

从口服药物转换到胰岛素治疗,若同时加用噻唑烷二酮类或磺脲类口服药会增加患者体重和水肿的风险。对于处于危险的患者,噻唑烷二酮类可能会引发或者加重充血性心力衰竭,并且增加男女骨折的发生,建议停用。二甲双胍是唯一具有较明确指征与胰岛素联合使用的口服降糖药。如果病情已明确需要使用预混或"三短一长"胰岛素治疗时,胰岛素促泌药应当停用。对于持续餐后高血糖的患者,可以考虑使用 PramLintide(普兰林肽)。

理想的胰岛素治疗应该接近生理性胰岛素分泌的模式,包括基础胰岛素和餐时胰岛素两部分的补充。理想的基础胰岛素的作用应该能覆盖全天 24 小时,无明显峰值,避免空腹和餐前低血糖。理想的餐时胰岛素注射后能在进餐后 30 分钟左右达到峰值,从而通过抑制肝糖输出和促进葡萄糖利用来降低餐后高血糖;此外,理想的餐时胰岛素还能在血糖下降到正常水平时其作用降至基础水平,避免下一餐前出现低血糖。临床试验证明,胰岛素类似物在模拟生理性胰岛素分泌和减少低血糖发生的危险性方面优于动物胰岛素和人胰岛素,包括正规人胰岛素 R 和精蛋白生物合成人胰岛素 N。

强化胰岛素治疗方案有餐前加基础胰岛素多次皮下注射和胰岛素泵持续皮下胰岛素输注(CSII)两种方案,相比较于其他胰岛素治疗方案,它们更符合生理性胰岛素替代治疗,尤其是 CSII 还可以根据用餐时间、用餐量、运动多少以及是否外出而变化,为患者带来最大的灵活性。

(3)PramLintide(普兰林肽):一种胰淀粉素类似物,作用于脑胰淀粉素受体,抑制食物摄取,延缓胃排空,同时通过降低餐后胰高血糖素水平减少肝糖输出。可与二甲双胍、磺脲类、餐前胰岛素联用,用于辅助胰岛素治疗 1 型糖尿病,对 2 型糖尿病餐后血糖的控制也有帮助。不良反应是轻、中度一过性恶心。

8.胃肠减肥手术

胃肠减肥手术主要包括胃减容术和胃旁路术,前者可限制食物摄取,后者可限制能量摄入。如果作为综合疗法的一部分,胃肠减肥手术可有效地减轻严重肥胖患者的体重,一些指南推荐 BMI≥35kg/m^2 的 2 型糖尿病患者可考虑采用手术减肥治疗。减肥手术可以使 55%~

95%(取决于手术方法的不同)的 2 型糖尿病患者高血糖恢复到接近正常或完全正常。一项综合分析表明,减肥手术使 78%的 2 型糖尿病患者完全不依赖药物而血糖正常化,且胃旁路术疗效优于胃减容术。已经接受减肥手术的 2 型糖尿病患者需要终生坚持生活方式支持和医疗监护。此外,一些小型试验表明 BMI 为 30~35kg/m² 的 2 型糖尿病患者可得益于手术治疗,但是,当前尚缺乏证据支持 BMI<35kg/m² 的患者适合手术治疗。减肥手术成本较高且具有一定风险,近年来与手术有直接关系的并发症发病率和死亡率大幅度下降,目前手术 30 天死亡率为 0.28%,与腹腔镜胆囊切除术 30 天死亡率大致相等。尽管减肥手术可能引起维生素和矿物质缺乏、骨质疏松症等长期不良预后,但手术治疗可降低患者长期死亡率。不过,2 型糖尿病手术治疗改善血糖水平的机制,长期益处和风险及成本收益比,还需要高质量的随机对照试验。

9.评估患者社会心理

社会心理问题可影响患者及其家庭对糖尿病治疗工作的配合,因此,有可能危及患者的健康状况。医生应当及时准确地评估患者的社会心理状况,例如,对疾病的态度、对治疗和预后的期望、情感/情绪,一般的及糖尿病相关的生活质量,资源(财政、社会及情感)及精神病史。如果患者对治疗依从性太差(患者本人或其他人)、抑郁(有自我伤害的可能性)、使人衰弱的焦虑(单独发病或伴有抑郁)或认知功能障碍(严重损害判断能力),应当求助于熟悉糖尿病治疗的心理健康专家。可取的方法是在糖尿病常规医疗工作中加入心理评估和治疗,而不是等到出现严重心理问题时再行处理。更为重要的是应当把维持患者心理健康当成糖尿病医疗工作的一部分。

10.其他综合治疗措施和慢性并发症治疗

鉴于 2 型糖尿病的病理生理机制和大量循证医学资料,2 型糖尿病的治疗,除控制高血糖外,也需重视控制血压、纠正脂代谢紊乱、抗血小板等综合治疗。关于抗血小板药物应用问题,近期临床研究认为阿司匹林作为中低危糖尿病患者心血管事件一级预防的效果有待进一步论证。2010 年 ADA 指南仅推荐 10 年心血管风险增加>10%的 2 型糖尿病患者采用阿司匹林进行一级预防,这一人群包括男性>50 岁或女性>60 岁,并伴有至少一项心血管主要危险因素者。

八、预 防

1.无症状人群糖尿病筛查

2 型糖尿病存在一个很长的无症状期,早期诊断和治疗对 2 型糖尿病预后产生重要影响。尽管很多疾病的筛查和诊断手段存在很大区别,而对于糖尿病和糖尿病前期患者来说,两者却是一样。所有超重、肥胖(BMI≥25kg/m²)、运动不积极、一级亲属患有糖尿病、属于糖尿病高危族群(如非洲裔美国人、拉丁美洲人、土著美国人、亚裔美国人、太平洋岛民)、分娩体重>9 磅婴儿或患有 GDM、高血压(≥140/90mmHg 或接受降压治疗)、HDL-C<35mg/dL(0.90mmol/L)和(或)三酰甘油>250mg/dL(2.82mmol/L)、患有多囊卵巢综合征(PCOS)、先前检出 GHbA1c>5.7%或 IGT 或 IFG、伴有其他与胰岛素抵抗相关的临床状况(如重度肥胖、黑棘皮病)、有心血管病史等都应当接受筛查。由于年龄是糖尿病的一个主要的危险因子,因此,没有上述危险因素但年龄超过45岁的人群也应当接受筛查。筛查可单用 GHbA1c、FPG 或 OGTT 2h PG 检测或同时应用。对于糖尿病高危患者,需筛查并治疗心血管危险因子。如果筛选结果正常,应当每3年复查1次,根据筛查结果和当时的危险状况分析决定下一步是否应当提高筛查频率。近10年,虽然青少年2型糖尿病总体发病率保持较低水平,但青少年(特别是少数族群)2型糖尿病的发病率显著升高。2010年 ADA 指南推荐超重儿童有下列任何2个危险因素:①一级或二级亲属中有2型糖尿病家族史;②糖尿病高危民族/种族(土著美国人、非洲裔美国人、拉丁美洲人、亚裔美国人、太平洋岛民);③有胰岛素抵抗或合并胰岛素抵抗的体征(黑棘皮病、高血压、血脂异常或 PCOS);④母亲为糖尿病或 GDM 者。应接受每3年筛查1次。

2.预防2型糖尿病发生

中国大庆研究、瑞典 Malmo 研究、芬兰 DPS、美国 DPP 以及 STOPNIDDM、DREAM 和 XENDOS 等试验表明,对糖尿病风险增加人群[患有 IFG 和(或)IGT、GHbA1c 5.7%~6.4%]采取干预措施可显著降低糖尿病发病率。这些干预措施包括:①强化生活方式矫正:非常有效,3年糖尿病发生率降低≥58%;②药物预防:二甲双胍、阿卡波糖、奥利司他及噻唑烷二酮类,均不同程度地降低糖尿病发病率。ADA 专家组建议糖尿病风险增加人群减体重5%~10%,每天进行30分钟中等强度的运动,对于糖尿病极高危者(同时患有 IFG 和 IGT,且伴有其他危险因子,如 GHbA1c>6%、高血压、HDL-C 偏低、三酰甘油偏高、一级亲属有糖尿病家族史和60岁以下的肥胖者可加用二甲双胍预防糖尿病。

第三节　糖尿病酮症酸中毒

糖尿病酮症酸中毒(DKA)是糖尿病最常见的急性并发症之一,临床以发病急、病情重、变化快为其特点。本症是糖尿病患者在各种诱因的作用下,胰岛素不足明显加重,升糖激素不适当升高,造成糖、蛋白质、脂肪以至水、电解质、酸碱平衡失调而导致的高血糖、高血酮、酮尿、脱水、电解质紊乱、代谢性酸中毒等为主要生化改变的临床综合征。T1DM 患者有自发酮症倾向,发病率约14%。随着糖尿病知识的普及和胰岛素的广泛应用,DKA 的发病率已明显下降。

一、病因和发病机制

糖尿病酮症酸中毒的发病机制较复杂,其重要的特征是胰岛素相对或绝对缺乏的同时胰岛素拮抗激素如胰高血糖素(增高7倍)、肾上腺素(增高50倍)、糖皮质激素和生长激素等浓度升高,加重代谢紊乱,使原有的酮体生成通路持续激活,造成酮体在体内积聚。许多加重胰岛素缺乏或增加胰岛素抵抗的因素可诱发这种紊乱。

(一)酮体的正常生成和氧化利用通路

酮体是脂肪动员时脂肪酸β氧化的正常代谢产物。经脂肪酸β氧化或乙酰辅酶 A 缩合生成的乙酰乙酸辅酶 A 再经 β 羟 β 甲基戊二酰单酰辅酶 A(HMG-CoA)合成酶和裂解酶转化为乙酰乙酸,在肝脏脱去羟基生成丙酮或还原为 β-羟丁酸。肝脏是生成酮体的主要器官,而肝脏本身不能利用酮体,肝外组织可氧化利用酮体。在肝外组织,β-羟丁酸经氧化脱氢生成乙酰乙酸,经琥珀酰辅酶 A 转硫酶或乙酰乙酸硫激酶的作用活化为乙酰乙酸辅酶 A,再分解成乙酰辅酶 A,进入三羧酸循环进行氧化利用。心肌、骨骼肌、肾脏和脑组织由于缺乏相应的酶而不能利用酮体。在酮体的生成过程中,胰岛素和其拮抗激素调节其生成和利用,使其血浓度保持在正常范围内。当胰岛素减少和(或)胰高血糖素等胰岛素拮抗激素增加时,可激活线粒体膜的肉碱系统,使脂酰辅酶 A 进入线粒体的速度加快,酮体生成增加。酮体主要从肾脏排出,仅部分丙酮可随呼吸排出。当酮体生成速度明显高于其组织利用速度和肾脏排泄速度时,血酮体增高,出现酮血症和酮尿,即酮症。增高的 β-羟丁酸和乙酰乙酸可引起代谢性酸中毒。

(二)酮症酸中毒的常见诱因

任何加重胰岛素缺乏或胰岛素抵抗的因素或增加胰岛素拮抗激素分泌的因素均可诱发酮症酸中毒的发生。许多患者的诱因不是单一的,有 10%～30% 的患者无明显诱因而突然发病。常见的诱因如下。

1. 感染

感染是最常见的诱因,占 50% 以上。以呼吸道、泌尿道、消化道的感染最为常见,口腔、下肢、会阴部及皮肤的感染也可成为诱因,但常被漏诊。

2. 胰岛素使用不当

随意中断胰岛素的使用或突然减少胰岛素剂量,占 15%～20%。在 1 型糖尿病患者,尤其是所谓"脆性糖尿病"完全依赖外源胰岛素,一旦停用,短期内患者就可发生本病。

3. 体内代谢负荷剧增

如饮食失控,进食过多高糖、高脂肪食物或酗酒等,或短期内不适当静脉输入过多葡萄糖。

4. 应激状态

如急性心肌梗死、心力衰竭、外伤、手术、麻醉、妊娠分娩、卒中及甲亢等。

5. 精神因素

精神创伤、过度激动等。

6. 其他诱因

如体内产生胰岛素抗体、使用糖皮质激素治疗等。

二、病理生理

胰岛素分泌绝对或相对不足而拮抗胰岛素的激素相对或绝对增多,促进了体内的分解代谢而抑制合成代谢,出现代谢紊乱、酮症、代谢性酸中毒、脱水和电解质紊乱,从而引起循环衰竭、组织缺氧和器官功能障碍。

(一)糖、脂肪和蛋白质代谢紊乱

胰岛素的缺乏及其拮抗激素的增多造成糖、脂肪和蛋白质的代谢紊乱。葡萄糖生成的增多和分解利用的减少造成严重的高血糖,血糖常大于 16.7mmol/L,有时高达 30mmol/L,增高的血糖从肾脏排出，尿糖呈强阳性。由于机体不能利用葡萄糖作为能量来源，脂肪动员增加，脂肪组织释放大量游离脂肪酸；同时，由蛋白质分解代谢所产生的生酮氨基酸也大为增加。在肝脏大量氧化生成乙酰辅酶A，同时线粒体三羧酸循环受抑制而乙酰乙酸大量堆积，通过乙酰乙酸辅酶A中间产物在肝脏线粒体内还原为β-羟丁酸和丙酮。正常人血清中存在微量酮体，在禁食和长期体力活动后浓度可增加，总量小于0.15mmol/L(1.0mg/dL)。糖尿病酮症酸中毒时可升高数十到数百倍，以β-羟丁酸和丙酮血浓度的增加明显，致β-羟丁酸和乙酰乙酸的比值由正常的1∶1增加数倍，可达10∶1或更高。尿酮体的排出受肾功能和肾脏酮阈的影响，丙酮主要从呼吸道排出。通常的硝基氢氰酸盐法只能测定乙酰乙酸，而无法测定比例上占多数的β-羟丁酸，因此尿酮体测定结果常明显低估实际的酮体排出量，甚至发生假阴性的结果。采用能测定β-羟丁酸的尿酮体试纸对糖尿病酮症的诊断敏感性可达97%～98%。

（二）脱水

严重代谢紊乱造成机体失水，与以下因素有关：①血糖增高造成渗透性利尿，加之酮体从肾脏和呼吸道排出，均带走大量的水分子；②蛋白质和脂肪分解产生大量的酸性代谢产物，从肾脏排出时也要带走大量水分；③糖尿病酮症酸中毒时常有体温增高，尤其是合并有感染时，此时会加快水分的蒸发；④因酸中毒常有厌食、恶心、呕吐等胃肠道症状，造成体液丢失。

（三）电解质平衡紊乱

糖尿病酮症酸中毒时常有钠、钾、氯、钙、镁和磷酸根等离子的流失。体内钾的丢失常较明显，而且是治疗成功的重要方面，血钾的丢失与下列因素有关：①渗透性利尿时带出许多钾离子；②肾小管泌氢和合成氨的功能受损引起钾钠交换增加；③酸中毒时钾离子从细胞内转移到细胞外，pH每下降0.1，血钾上升0.6mmol/L，增加了细胞内的钾丢失；④呕吐或摄食不足加重机体钾的减少。由于代谢性酸中毒细胞内钾离子的外移和血液浓缩，在就诊时血钾浓度常正常，甚至出现高血钾，如血钾偏低，表明机体严重缺钾。而随着治疗的进行，补充血容量、胰岛素的使用、酸中毒的纠正和碱性药物的使用，血钾常明显下降，出现严重的低血钾，若不及时补充可引起心律失常和心脏骤停。总体钠的减少与以下因素有关：①渗透性利尿；②尿酮体的排出时结合大量钠离子；③呕吐等原因造成体液的丢失和摄入不足。血钠往往偏低或正常。因体内氯化物的丢失，血氯常低于正常或在正常低值，但氯的丢失不如钠明显。钙、镁和磷酸根等离子的丢失也与上述原因有关，但多不严重，少数患者在治疗的过程中出现血钙和镁的下降。

（四）代谢性酸中毒

引起代谢性酸中毒的原因有：①大量生成的酮体成分β-羟丁酸和乙酰乙酸是较强的有机酸；②蛋白质分解代谢增加，产生大量有机酸，如硫酸、磷酸等；③有机酸阴离子从肾脏排出时与钠、钾等阳离子结合，丢失大量碱；④组织缺氧时无氧酵解生成乳酸。其中酮体的生成量和肾脏的排酮能力对酸中毒影响最大，当过多的酮体在体内堆积，可引起代谢性酸中毒，血pH值多数小于7.3，少数可降至7.0以下。

（五）多脏器的损害

增高的血糖造成糖基化血红蛋白增高，这种血红蛋白的生理功能较差，加之红细胞内2,3-二磷酸甘油酸的合成减少，使血红蛋白和氧的亲和力增加，导致携氧红细胞在组织释放氧的能力下降,加重因葡萄糖利用障碍引起的组织缺氧。严重失水、血容量减少和酸中毒引起周围组织微循环障碍,最终可导致低血容量性休克和血压下降。此时心率常代偿性增快,严重电解质紊乱可影响心脏传导系统,引起心律失常。高渗、循环血容量减少和血黏滞度的增加可诱发心肌梗死的发生。加之代谢性酸中毒和组织缺氧对心肌的损害,可引起心力衰竭。肾脏灌注的减少和缺氧将引起肾功能不全,出现少尿或无尿。分解代谢的增加、代谢性酸中毒和缺氧的损害常造成肝细胞功能障碍,转氨酶可轻度升高。严重的酮症酸中毒常影响中枢神经系统,对脑细胞的损害尤为明显。上述高渗、严重失水、代谢性酸中毒和脑组织缺氧等综合因素作用下可造成脑细胞损害,引起中枢神经功能障碍,出现不同程度的意识障碍,如嗜睡、反应迟钝甚至昏迷。严重时出现脑水肿。代谢性酸中毒时降低的血 pH 值刺激呼吸中枢使呼吸变得深大,频率加快,对代谢性酸中毒进行代偿,此时丙酮随呼气被呼出;当 pH 降低到 7.2 以下,呼吸变得深快,呈酸中毒呼吸(Kussmal 呼吸),呼出气体有明显的酮味,俗称烂苹果味;酸中毒继续发展,当 pH 小于 7.0 时,呼吸中枢麻痹,出现严重肌无力,呼吸开始变得浅速。若合并有肺部感染,将出现严重的低氧血症,诱发呼吸窘迫综合征的发生,危及生命。

三、临床表现

1 型糖尿病患者酮症酸中毒的发生率较高,有的 1 型糖尿病患者以酮症酸中毒为首发症状,2 型糖尿病也可发生。男女均可发病,女性略多于男性。任何年龄的糖尿病患者均可发病,肥胖者较少发生酮症。冬春季的发病率较高。

糖尿病酮症酸中毒的代谢紊乱较复杂,临床表现多样,累及全身各系统,随着病情的发生和发展,临床表现不断变化。

在发病前数日除了诱发因素的表现外常有糖尿病本身三多症状加重,口渴和乏力明显,因渗透性利尿和电解质丢失,出现轻度脱水,皮肤干燥但弹性尚可,意识清醒,对外界反应好,脉搏增快而有力,血压正常,尿量大于 100mL/h,出现尿酮体,血糖轻度增高,一般在 20mmol/L 以下,血渗透压正常或轻度增高,为 300～320mmol/L,血尿素氮轻度升高,pH 值尚正常,电解质基本在正常范围。此期若能及时识别及正确处理,病情易于很快被逆转和控制。

随着代谢紊乱的继续加重,出现恶心、呕吐、头昏、头晕、头胀、头痛、嗜睡等脑缺氧、脱水的表现,有时出现腹痛而误诊为急腹症。此时呈中度脱水状态,皮肤、黏膜干燥,皮肤弹性较差,精神萎靡,反应迟钝,脉搏快而无力,血压偏低,呼吸深大,呈 Kussmal 呼吸,尿量逐渐减少,小于 100mL/h,尿酮体强阳性,血糖升至 20mmol/L 以上,血渗透压常大于 320mmol/L,尿素氮可达 10～20mmol/L,血 pH 常下降,但仍大于 7.1。此期及时救治,大部分仍可恢复。

若病情延误,病情将继续进展,出现危重状态,乃至失去抢救的时机。此时患者精神萎靡,反应迟钝甚至昏迷,脱水严重,失水量常达体重的 10%～15%,皮肤干燥、弹性差,眼凹深陷,脉搏细速,血压下降以致不能测出,四肢冰冷,少尿或无尿,血糖常大于 30mmol/L,血渗透压大于 330mmol/L,如合并高渗综合征,血渗透压将进一步增高。血 pH 值降至 7.1 以下,尿素氮可达 20mmol/L 以上。

上述病症的发展过程各阶段时间长短不等,常常还伴有合并症或诱发疾病的表现,如感染时的发热、咳嗽、心力衰竭等症状,加快了病情的进展。

四、实验室检查

（一）尿液

1. 尿糖

呈强阳性，常达 1000mg/dL。

2. 尿酮体

呈强阳性，如肾阈升高时，尿酮体和尿糖可呈弱阳性或阴性，此时需测血酮体和血糖。

3. 尿比重和尿渗透压

尿比重多大于 1.020，尿渗透压高于 500mmol/L。

4. 尿常规

可有少量白蛋白，如伴有肾功能不全蛋白尿明显，合并泌尿系感染时常有红、白细胞和脓细胞。

（二）血液

1. 血糖测定

常明显增高，多数患者血糖在 16.7～33.3mmol/L（300～600mg/dL），有时可高达 55.5mmol/L（1000mg/dL）。但血糖升高的程度与酮症酸中毒的严重程度有时并不完全一致。

2. 血酮体测定

正常血酮体浓度为 0.05～0.34mmol/L，糖尿病酮症酸中毒时可高达 5mmol/L。一般使用的硝基氢氰酸盐半定量法仅能测出乙酰乙酸，而不能测定 β-羟丁酸含量。而事实上后者在血清中的浓度明显高于前者。因此有时测定结果为阴性而事实上酮症酸中毒仍然存在。近年采用定量方法测定 β-羟丁酸含量，所需血标本少而更准确。

3. 血电解质

血钠可为正常或在正常低限，多数降至 135mmol/L 以下，少数可高于 145mmol/L。血清钾于病情初期正常或偏低，代谢性酸中毒、失水和少尿可使血钾升高。但随着补液治疗、胰岛素的使用和代谢性酸中毒的纠正，血钾会快速下降，可低于 3.0mmol/L。血氯多数正常，少数低于正常，肾功能不全时可升高。血清钙、磷和镁多数正常，随治疗的进行可降低。

4. 血气分析及 CO_2 结合力

代偿期血 pH 和 CO_2 结合力在正常范围，随着碱剩余负值的逐渐增大，失代偿时血 pH 和 CO_2 结合力开始下降，pH 值一般小于 7.3，严重时可小于 7.0，CO_2 结合力多小于 15mmol/L，严重者小于 8mmol/L。血 PO_2 可正常或偏低，合并呼吸功能衰竭时可降至 50mmHg 以下。PCO_2 因呼吸加深加快的代偿作用常减低，纠正酸中毒后可恢复正常，若合并肺功能不全时可高于正常。缓冲碱、标准碳酸氢盐和实际碳酸氢盐的降低以及阴离子间隙（AG＝血钠＋血钾－血氯－血 HCO_3^-，单位为 mmol/L）常增大，AG 大于 12mmol/L。

5. 血清酶类

谷丙转氨酶、谷草转氨酶和乳酸脱氢酶多数正常，少数轻度升高，若明显升高提示肝脏受损。如有心肌酶的增高应警惕心肌病变或心肌梗死的发生。血清淀粉酶常轻度升高，一般在治疗后 48 小时可恢复正常，如进行性增高，多提示有急性胰腺炎的发生。

6.其他

血常规检查,即使无明显感染,血白细胞总数也常高达$(15.0\sim30.0)\times10^9/L$,中性粒细胞比例升高,感染时升高更明显。红细胞压积和血红蛋白因脱水和血液浓缩而偏高。血尿素氮和肌酐因脱水而升高,当出现肾功能衰竭时明显升高。

五、诊断和鉴别诊断

对昏迷、酸中毒、失水、休克的患者均应考虑糖尿病酮症酸中毒的可能。对已有糖尿病病史的患者出现诱发糖尿病酮症酸中毒的诱发因素和脱水、酸中毒、意识障碍等临床表现时,急查血糖、尿糖、血气分析和酮体后即可确诊。需要鉴别的有以下几种情况。

(一)饥饿性酮症

非糖尿病患者如严重妊娠反应、恶心、剧烈呕吐、腹泻和禁食可产生大量酮体并可能发生代谢性酸中毒,此时化验血糖和尿糖正常有助于鉴别。

(二)急腹症

糖尿病酮症酸中毒时可出现剧烈的腹痛、恶心、呕吐和血尿淀粉酶轻度增高,应与常见的急腹症如急性胰腺炎、胆石症、胆囊炎、急性阑尾炎等相鉴别,个别患者可同时有急性胰腺炎。

(三)其他引起脱水及酸中毒的疾病

有恶心、呕吐者与急性胃肠炎、急性胃扩张鉴别;有外伤、手术史者与失血性休克鉴别;有血尿素氮、肌酐升高、少尿和酸中毒者,需与急性肾功能衰竭鉴别。血糖、尿糖和酮体的检测有助于鉴别。

(四)糖尿病患者其他急性并发症

糖尿病酮症酸中毒与糖尿病其他急性并发症如高渗综合征、低血糖昏迷和乳酸性酸中毒的鉴别对治疗具有指导意义,其鉴别要点见表6-3-1。

表6-3-1 糖尿病酮症酸中毒、高渗综合征、低血糖昏迷和乳酸性酸中毒的鉴别

	糖尿病酮症酸中毒	低血糖昏迷	高渗综合征	乳酸性酸中毒
病史	多发于青少年糖尿病患者,1型糖尿病中断胰岛素治疗或2型糖尿病合并有感染应激和胰岛素抵抗病史	见于糖尿病或非糖尿病患者,存在口服降糖药物、有过量胰岛素或胰岛细胞瘤病史或病变	多发于2型糖尿病老年患者,有时无糖尿病病史,常有严重感染、胃肠道病变引起失水病史	糖尿病或非糖尿病患者,常有口服苯乙双胍、饮酒、肝肾功能障碍、休克、心力衰竭等病史
起病	较慢,以日计(2~4天)	较急,以时计	较缓慢	较急
症状	轻到中度烦渴、多饮、多尿,有恶心、呕吐、腹痛,深大呼吸伴有酮味,后期出现神志淡漠、昏迷和嗜睡	饥饿、心悸、多汗、手抖等交感神经兴奋症状,有时有烦躁、抽搐、惊厥等脑细胞缺氧表现	常有烦渴、多饮、多尿、恶心、呕吐,神志淡漠、反应迟钝,阵发性灶性运动神经异常,如偏瘫、失语、抽搐等	有厌食、恶心、昏睡及伴发病的症状

续表

	糖尿病酮症酸中毒	低血糖昏迷	高渗综合征	乳酸性酸中毒
体征	皮肤干燥、失水、弹性差;呼吸深大,有酮味;脉搏细速;血压下降;神经反射迟钝	皮肤苍白、潮湿多汗;呼吸正常或较浅;脉搏速而有力;血压正常或稍高;神经反射增强,病理征可为阳性	严重失水,皮肤干燥、弹性差;呼吸深大;脉搏细速;血压下降;神经反射增强,病理征可为阳性	因休克缺氧和失水皮肤干燥、苍白或发绀;呼吸深大;脉搏细速;血压下降
实验室检查				
尿糖	强阳性++++	阴性或+	阳性+~++++	阴性或+
尿酮体	阳性+~++++	阴性	阴性或+	阴性或+
血糖	16.7~33.3mmol/L	2.8mmol/L 以下	大于 33.3mmol/L	正常或增高
血酮体	大于 5mmol/L	正常	正常或稍高	正常或稍高
CO_2CP	降低	正常	正常或降低	降低,小于 13.5mmol/L
血 pH 值	降低	正常	正常或降低	降低
血渗透压	稍高 300~330mmol/L	正常	大于 350mmol/L	可升高
血钠	偏低或正常	正常	正常或显著增高	正常或稍低
血钾	可正常、偏低或偏高	正常	可正常、偏低或偏高	可正常、偏低或偏高
HCO_3^-	降低	正常	正常或偏高	常小于 10mmol/L
BUN	可正常,常升高	正常	常轻中度增高	正常或中度增高
血乳酸	一般正常,可稍升高	正常	正常或稍高	显著增高,大于 5mmol/L
治疗及预后	小剂量胰岛素治疗有效,病死率低	早期及时以葡萄糖救治有良效	补液治疗可部分缓解,合并有心脑血管疾病的老年患者病死率高	对补碱治疗有效,但病死率高

六、防治

糖尿病酮症酸中毒重在预防和早期诊治,一经确诊即刻给予积极治疗,其有效率与治疗初 12 小时内处理方法是否得当有直接关系。治疗措施应根据病情严重程度不同而定。

(一)预防

糖尿病患者不要随意中断或减少胰岛素使用剂量,应激时应根据血糖水平调整胰岛素的使用,避免胰岛素绝对或相对不足的情况发生。

(二)单纯酮症的治疗

患者无明显脱水征象和代谢性酸中毒表现,可在原有胰岛素治疗方案上调整胰岛素剂量;口服降糖药物者更换为胰岛素治疗;或在原有口服药物治疗基础上加用胰岛素治疗。多饮水直至酮症消失。若有轻度脱水表现需停用口服降糖药物,补充适量液体,静脉持续给予小剂量胰岛素[0.1U/(kg·h)或4~6U/h],纠正酮症后,可进食者改为皮下注射胰岛素。同时积极治疗伴随疾病,如感染等。

(三)酮症酸中毒的治疗

1.治疗原则

①足量补充液体,尽早纠正脱水状态,纠正电解质紊乱;②促进葡萄糖利用,抑制肝糖产生,使血糖降至安全水平;③抑制脂肪组织分解,减少酮体的生成,促进酮体利用,减轻酮症,缓解代谢性酸中毒;④去除诱因,防治各类并发症,降低病死率。

2.治疗措施

(1)补充液体:补液是糖尿病酮症酸中毒首要、关键的治疗措施。酮症酸中毒时常有严重脱水、血容量不足和组织微循环灌注不良,补液后才能使有效血容量和肾脏灌注恢复,胰岛素才能发挥正常的生理效应。根据患者脱水程度、年龄、心肺和肾脏等脏器功能决定补液量和补液速度。补液量应按净补液量计算,即为减去尿量和其他排出量后的补液量。心肾功能正常者一般第一个24小时补液量一般3000~6000mL,有时高达6000~8000mL;补液速度可稍快,一般轻度到中度脱水时,治疗开始2~4小时的补液量以每小时500mL的速度进行,以后减为每小时250mL;重度脱水者前2~4小时以每小时750~1000mL的速度补液,以后减为每小时500mL。有作者提出治疗第1小时补液1000mL,后2小时再补1000mL,然后每4小时补充1000mL,直至脱水纠正。以后根据血压、心率、每小时尿量和末梢循环情况而定。心肾功能差者最好监测中心静脉压来调节输液速度和输液量。一般使用0.9%氯化钠液体,如血糖大于33.3mmol/L、血钠大于150mmol/L时可先给0.45%低渗盐水,有休克者可适当补充胶体液,如706代血浆、右旋糖酐、血浆等。早期使用口服补液是适宜的。待血糖降至13.9mmol/L(250mg/dL)时,应给予5%葡萄糖或5%葡萄糖盐水。有文献报道使用10%葡萄糖。不能进食者葡萄糖的摄入量应在150g/d以上。

(2)胰岛素的应用:糖尿病酮症酸中毒是胰岛素治疗的绝对适应证。应选用短效胰岛素静脉给药。小剂量胰岛素治疗方案(即每小时每公斤体重0.1U胰岛素,或4~8U/h)是目前公认的有效治疗方式,其优点为:①安全、简便易行;②不易发生低血钾,不易导致低血糖和诱发脑水肿的发生;③最大效应抑制脂肪分解和酮体生成,而促进钾离子向细胞内转运的作用较弱。正常人空腹胰岛素浓度为5~20mU/L,餐后峰值为50~100mU/L,每小时1U胰岛素持续静滴相当于空腹生理浓度胰岛素,而静滴0.1U/(kg·h)胰岛素相当于100mU/L胰岛素浓度,已足够发挥抑制糖原分解、糖异生和脂肪分解的作用,以及促进组织对葡萄糖的利用,同时此浓度胰岛素尚不足以引起细胞外钾离子向细胞内转移的作用。其具体应用方法是在0.9%氯化钠液体中加入8~12U胰岛素,在前2小时内输入,使血糖的下降速度为每小时3.9~5.6mmol/L,治疗前2小时后血糖无明显下降时胰岛素剂量加倍。待血糖下降至13.9mmol/L时改输5%葡萄糖液,按每2~6g葡萄糖加1U胰岛素继续点滴,使血糖维持在8~11mmol/L,酮体消失。当脱水、酸中毒、电解质紊乱纠正后,患者食欲恢复时,可改为皮下注射胰岛素。救治时最好建立两条静脉输液通路,一条进行补液治疗,另一条专门进行小剂量胰岛素持续静滴。胰岛素泵适用于糖尿病酮症酸中毒的抢救,容易控制胰岛素的输入速度。

(3) 补充电解质:糖尿病酮症酸中毒常伴有钾、钠、氯、钙、磷、镁等多种电解质的丢失。体内总钾量明显减少,平均失钾 5~12mmol/kg,治疗之前由于脱水、酸中毒,血钾水平可正常或偏高,如此时血钾偏低表明机体严重缺钾。随着补液和胰岛素的应用,4~6 小时后血钾常明显下降,有时出现严重低血钾。因此在治疗过程中应预防性补钾,原则为治疗前血钾正常或偏低者,若尿量大于 40mL/h,在治疗开始时即可补钾,尿量小于 30mL/h 或无尿者暂缓补钾,待尿量增加和血钾下降时再补充;治疗前血钾增高者暂不补钾,治疗中密切监测。治疗初期 2~4 小时每小时静脉补钾 13~20mmol/L(1.0~1.5g 氯化钾),一般第 1 日 6~10g。能进食者改为口服补钾,3~6g/d,持续 5~7 天。静脉氯化钠的输入一般可补足体内钠和氯离子的丢失。研究显示钙、磷、镁等的丢失以及补充对糖尿病酮症酸中毒的病情发展、预后和治疗并无确切影响。有时在纠正酸中毒时会出现一过性低钙表现,可静脉补充适量钙剂。

(4) 纠正酸碱失衡:轻症糖尿病酮症酸中毒患者经积极输液和胰岛素治疗,酸中毒可逐渐得到纠正,无需使用碱性制剂。补碱过多过快将产生不利影响,如快速补碱后血 pH 上升较快而脑脊液尚为酸性,易引起脑细胞酸中毒;快速纠正的酸中毒促进钾离子向细胞内转移,引起低血钾。因此应慎重补碱。但严重酸中毒可使外周血管扩张、心肌收缩力降低、低血压和发生心律失常,危及生命,应进行适当补碱治疗。当血 pH 值小于 7.0、严重高血钾或难以纠正的低血压时需要补碱。一般选用 4%~5% 碳酸氢钠 100mL,以注射用水稀释为 1.25% 浓度后静滴,监测血气分析,必要时 6~8 小时重复进行,待 pH 升至 7.2 时可暂停止补碱。

(5) 并发症的防治:伴有脑水肿的患者病死率较高,应早期发现、积极预防。脑水肿的发生常与脑缺氧、酸中毒、补碱过早过多过快、使用胰岛素降血糖过快等因素有关。其发生多在治疗后 10 小时左右(6~16 小时),常在治疗后症状、体征明显改善,神志清醒后又进入昏迷状态,眼底镜检查可见视盘水肿。治疗较为棘手,在适当减少输液速度和减少胰岛素使用剂量的同时给予静脉脱水剂甘露醇、呋塞米,肾功能不全者禁用,血压较低者可加用胶体液提高循环渗透压。即使积极治疗抢救成功率仍较低,因此重在预防。酸中毒和应激状态常会诱发急性胃黏膜病变,已出现呕吐咖啡色胃内容物等疑有应激性溃疡者给予 H_2 受体拮抗剂或质子泵阻滞剂,并静脉或口服止血药物;尚未出现者可预防性使用 H_2 受体拮抗剂或质子泵阻滞剂。常因循环衰竭、酸中毒和低氧血症诱发急性肾功能衰竭,出现少尿或无尿,经积极治疗酮症酸中毒后仍无改善者应按急性肾小管坏死进行处理。可用呋塞米、甘露醇等药物或进行透析治疗。若休克持续存在,伴严重代谢紊乱,可发生心、脑、肺、肝脏、肾脏和肾上腺皮质等多脏器功能衰竭,此时治疗难度很大,预后不良。

(6) 对症、支持治疗:消除诱因,针对不同的感染选用较广谱的抗生素,最好在使用抗生素之前做细菌培养和药敏试验。伴有心力衰竭、心肌梗死、外伤、手术者给予相应的处理。不能进食者,每日葡萄糖使用剂量应不少于 150g。

第四节 糖尿病足

糖尿病足是由于糖尿病血管、神经病变引起下肢异常的总称,因合并感染引起肢端坏疽者称糖尿病肢端坏疽,是糖尿病足发展的一个严重阶段。糖尿病患者入院治疗的主要原因之一是足部溃疡。大量的调查资料表明,糖尿病足不但导致糖尿病患者的生活质量下降,而且造成巨大的经济和社会负担。

一、发病率和危险因素

(一)糖尿病足发病率与病期/年龄/吸烟/高血压/冠心病/血脂异常相关

2004年,全国14所三甲医院协作,对糖尿病足患者进行了调查,634例糖尿病足与周围血管病变患者中,男性占57.7%,女性42.3%;平均年龄(65.65±10.99)岁,70~80岁的足病发生率最高,达37.60%。这些患者大多有糖尿病并发症或者心血管疾病的危险因素,如吸烟率37%、高血压57%、冠心病28%和血脂异常29%;脑血管疾病26%;下肢动脉病27%;肾病40%;眼底病42%;周围神经病69%。386例合并足溃疡,47%为皮肤表面溃疡;35%的溃疡累及肌肉;18%的溃疡累及骨组织;70%合并感染。平均住院(25.70±19.67)天。我国北方地区的糖尿病足患者较南方地区更严重,截肢率更高。最近报告的17家三甲医院联合调查了2007年1月至2008年12月期间住院的慢性足溃疡患者,结果发现住院慢性溃疡患者中糖尿病患者占到33%,是2006年多家医院调查住院慢性溃疡患者中糖尿病(4.9%)的8倍多。据国外调查,85%的糖尿病截肢起因于足溃疡。糖尿病患者截肢的预后较差,有学者报告了截肢患者随访5年,其死亡率将近40%。下肢血管病变、感染和营养不良是截肢的主要原因。

糖尿病足病及截肢的治疗和护理给个人、家庭和社会带来沉重的经济负担。美国2007年的糖尿病医疗费用高达1160亿美元,其中糖尿病足溃疡的治疗费用占33%。国内2004年调查的糖尿病足与下肢血管病变患者的平均住院费用约1.5万元。未来20年中,发展中国家T2DM的发病率将急剧升高,糖尿病足病和截肢防治的任务繁重。

(二)神经病变/血管病变/足部畸形/胼胝是糖尿病足病的高危因素

病史和临床体检发现有下列情况(危险因素)时,应特别加强足病的筛查和随访:①既往足溃疡史;②周围神经病变和自主神经病变(足部麻木、触觉或痛觉减退或消失、足部发热、皮肤无汗、肌肉萎缩、腹泻、便秘和心动过速)和(或)缺血性血管病(运动引起的腓肠肌疼痛或足部发凉);③周围血管病变(足部发凉和足背动脉搏动消失);④足部畸形(如鹰爪足、压力点的皮肤增厚和Charcot关节病)和胼胝;⑤糖尿病的其他慢性并发症(严重肾脏病变,特别是肾衰竭及视力严重减退或失明);⑥鞋袜不合适;⑦个人因素(社会经济条件差、独居老年人、糖尿病知识缺乏者和不能进行有效足保护者)。其中,糖尿病足溃疡最重要的危险因素是神经病变、足部畸形和反复应力作用(创伤),糖尿病足部伤口不愈合的重要因素是伤口深度感染和缺血。

二、发病机制

发病机制未完全阐明,糖尿病足与下列因素有密切关系。

（一）感觉神经病是糖尿病足的重要诱因

60%～70%的糖尿病患者有神经病变,多呈袜套样分布的感觉异常、感觉减退或消失,不能对不合适因素进行调整,如袜子过紧、鞋子过小和水温过高等。自主神经病使皮肤出汗和温度调节异常,造成足部畸形、皮肤干燥、足跟烫伤、坏疽和皲裂,皮肤裂口成为感染的入口,自主神经病变常与Charcot关节病相关。运动神经病变引起跖骨和足尖变形,增加足底压力,还可使肌肉萎缩。当足底脂肪垫因变形异位时,足底局部的缓冲力降低,压力增大,指间关节弯曲变形,使鞋内压力增加导致足溃疡。

（二）下肢动脉闭塞引起足溃疡和坏疽

糖尿病患者外周血管动脉粥样硬化的发生率增加,血管疾病发生年龄早,病变较弥漫。下肢中、小动脉粥样硬化闭塞,血栓形成,微血管基底膜增厚,管腔狭窄,微循环障碍引起皮肤-神经营养障碍,加重神经功能损伤。足病合并血管病变者较单纯神经病变所致的足病预后差。缺血使已有溃疡的足病难以恢复。

（三）免疫功能障碍导致足感染

多核细胞的移动趋化功能降低,噬菌能力下降,感染使代谢紊乱加重,导致血糖增高,酮症又进一步损害免疫功能。80%以上的足病患者至少合并3种糖尿病慢性并发症或心血管危险因素。一旦发生足的感染,往往难以控制,用药时间长,花费大而疗效差。有时仅仅是皮肤水疱就可并发局部感染,严重者需要截肢(趾)。

（四）生长因子调节紊乱和慢性缺氧参与发病过程

糖尿病足溃疡患者一氧化氮合酶及精氨酸酶活性增加,而转化生长因子β(TCF-β)浓度降低,一氧化氮合酶的代谢增强损伤组织,精氨酸酶活性增强使基质沉积。Blakytry等发现,IGF-2在正常人、糖尿病和糖尿病患者有并发症3组患者的上皮细胞中均可见,在溃疡边缘最明显,而IGF-1在非糖尿病患者的上皮细胞可见,在糖尿病未损伤的皮肤颗粒层和棘层表达减少,而在溃疡的基底层缺乏,成纤维细胞缺乏IGF-1。基底层和成纤维细胞缺乏IGF-1使溃疡延迟愈合。高血糖引起慢性缺氧,与大血管和微血管病变造成的慢性缺氧一起损害溃疡愈合,是糖尿病足溃疡经久不愈的原因之一。Catrina等将皮肤细胞和从糖尿病足溃疡及非糖尿病溃疡的活检标本置入不同糖浓度和不同氧张力条件下培养,发现高糖阻止了细胞对缺氧的感知与反应。这种机制可能也是糖尿病足溃疡持久不愈的重要解释。

三、分级和临床表现

神经病变、血管病变和感染导致糖尿病足溃疡和坏疽,根据病因或病变性质分为神经性、缺血性和混合性。根据病情的严重程度进行分级,使用标准方法分类以促进交流、随访和再次评估。

（一）根据病因分为神经性/神经-缺血性/单纯缺血性溃疡三类

最常见足溃疡的部位是前足底,常为反复机械压力所致,由于周围神经病变引起的保护性感觉缺失,患者不能感觉到异常的压力变化,没有采取相应的预防措施,发生溃疡后极易并发感染,溃疡难以愈合,最后发生坏疽。因此,足溃疡和坏疽往往是神经病变、压力改变、血循环障碍和感染等多种因素共同作用的结果。

1.神经性溃疡

神经病变起主要作用,血液循环良好。足病通常是温暖的,但有麻木感,皮肤干燥,痛觉不明显,足部动脉搏动良好。神经病变性足病的后果是神经性溃疡(主要发生于足底)和神经性关节病(Charcot关节病)。

2.神经-缺血性溃疡

常伴有明显的周围神经病变和周围血管病变,足背动脉搏动消失。足凉而有静息痛,足部边缘有溃疡或坏疽。

3.单纯缺血性溃疡

较少见,单纯缺血所致的足溃疡无神经病变。糖尿病足溃疡患者初诊时约50%为神经性溃疡,50%为神经-缺血性溃疡。国内糖尿病足溃疡主要是神经-缺血性溃疡。

(二)糖尿病足分级/分期标准

1.Wagner分级

主要是依据解剖学为基础的分级,也是最常用的经典分级方法。Wagner分级重点关注溃疡深度和是否存在骨髓炎或坏疽:①0级:存在足溃疡的危险因素。常见的危险因素为周围神经和自主神经病变、周围血管病变、以往足溃疡史、足部畸形(如鹰爪足和夏科关节足)、胼胝、失明或视力严重减退、合并肾脏病变特别是肾衰竭、独立生活的老年人、糖尿病知识缺乏者和不能进行有效的足保护者。目前无足溃疡的患者应定期随访,加强足保护教育,必要时请足病医生给予具体指导,以防止足溃疡的发生。②1级:足部皮肤表面溃疡而无感染。突出表现为神经性溃疡,好发于足的突出部位,即压力承受点(如足跟部、足或趾底部),溃疡多被胼胝包围。③2级:表现为较深的穿透性溃疡,常合并软组织感染,但无骨髓炎或深部脓肿,致病菌多为厌氧菌或产气菌。④3级:深部溃疡常波及骨组织,并有深部脓肿或骨髓炎。⑤4级:局限性坏疽(趾、足跟或前足背),其特征为缺血性溃疡伴坏疽,常合并神经病变(无严重疼痛的坏疽提示神经病变),坏死组织表面可有感染。⑥5级:全足坏疽,坏疽影响到整个足部,病变广泛而严重。

2.Texas分级与分期

强调组织血液灌注和感染因素。德州大学分类是在解剖学分类的基础上加入了分期,无感染无缺血的溃疡(A级)、感染溃疡(B级)、缺血性非感染溃疡(C级)、缺血性感染溃疡(D级)。该分类分期方法评估了溃疡深度、感染和缺血程度,考虑了病因与程度两方面的因素。截肢率随溃疡深度和分期严重程度而增加,随访期间的非感染非缺血性溃疡无一截肢。溃疡深及骨组织者的截肢率高11倍。感染与缺血并存,截肢增加近90倍。从更好反映临床病情程度上考虑,推荐采用该分类方法,但在实际应用中,多数仍然采用Wagner分类。

3.Foster分类

Foster等提出一种简单易记的糖尿病足病分类方法。1级:正常足;2级:高危足;3级:溃疡足;4级:感染足;5级:坏死足。3~5级还可进一步分为神经性和缺血性。1~2级主要是预防,3~5级需要积极治疗。3级神经性溃疡患者需要支具和特制鞋;4级患者需要静脉用抗生素,缺血患者需要血管重建;5级患者需要应用抗生素和外科处理,缺血患者需要血管重建。

我国习惯上将糖尿病足坏疽分为湿性坏疽和干性坏疽,国外则不如此分类。湿性坏疽指的是感染渗出较多的坏疽,其供血良好;干性坏疽是缺血性坏疽,由于动脉供血差,而静脉回流良好,因此坏疽呈干性。处理上,前者相对容易,以抗感染为主;后者必须在改善血液供应基础上采取局部措施。

四、辅助检查与诊断

(一)辅助检查协助糖尿病足诊断

糖尿病足的辅助检查主要包括足溃疡检查、影像检查、神经功能检查、动脉供血检查和足压力测定等。建立一种能够实际操作的、适合当地卫生医疗条件的筛查程序,登记每例糖尿病足病患者。筛查能及时发现有危险因素的患者,筛查项目既包括糖尿病相关的全身性检查如眼底、血压、尿蛋白、神经功能和心血管系统等,也包括足的重点局部检查等(表6-4-1)。筛查本身不需要复杂的技术,但应该由训练有素的人员完成,需要对患者下肢和足病做出精确诊断。

表 6-4-1 糖尿病足病变的有关检查

	临床征象	有关检查
皮肤	颜色,干燥/皲裂出汗/感染	望诊,触诊
形态和畸形	足趾的畸形	足部 X 线片
	跖骨头的突起	足部压力检查
	Charcot 畸形/胼胝	
感觉神经功能	针刺感觉减退	细针针刺
	音叉振动感觉减退	Biothesiometer
	温度感觉减退	温度阈值测试
	压力感觉减退	尼龙丝触觉,足压力测定
运动神经功能	肌萎缩,肌无力,踝反射减退	电生理检查
自主神经功能	出汗减少,胼胝	定量发汗试验
	足温度/足背静脉曲张	皮温图
血管	足背动脉搏动,足苍白	非创伤性多普勒检查
	足凉/水肿	$TcPO_2$/CTA/MRA/DSA

注:$TcPO_2$:跨皮氧分压测定;CTA:下肢动脉 CT 造影;MRA:下肢动脉磁共振造影;DSA:数字减影血管造影

电生理测定和定量检测振动觉与温度觉阈值对于糖尿病足病的诊断有重要价值,但难以用于临床常规筛查。简单的音叉检查可用于诊断神经病变,缺血性糖尿病足病应接受多普勒超声和血管造影。认真查找所有足溃疡及其可能的病因,评价神经病变、缺血性病变和感染因素的相对重要性,因为不同类型的防治方法是不同的。需要强调的是,临床上常规的物理检查基本能够帮助做出正确诊断和判断预后。例如,如果患者的足背动脉和胫后动脉均搏动良好,皮肤温度正常,足的血供应无严重障碍。关键是要求患者脱鞋检查,而这点在繁忙的门诊往往难以做到。

合并感染时,需明确感染的程度、范围、窦道大小、深度以及有无骨髓炎。通常情况下,一般体格检查很难判定足溃疡是否合并感染以及感染的程度和范围。局部感染的征象包括红肿、疼痛和触痛。但这些体征可以不明显甚至缺乏;更可靠的感染表现是脓性分泌物渗出、捻发音(产气细菌所致)或深部窦道。应用探针探查感染性溃疡时,如发现窦道,探及骨组织,要考虑骨髓炎,并用探针取出溃疡深部的标本做细菌培养。新近的研究证实,探针触及骨组织基本上可以诊断为骨髓炎,具有很高的诊断敏感性和特异性。针吸取样具有特异性,但缺乏敏感性。皮肤表面溃疡培养的细菌常是污染菌,缺乏特异性。特殊检查的目的是确定有无深部感染及骨髓炎。X线片发现局部组织内气体说明有深部感染,X线片上见到骨组织被侵蚀,提示存在骨髓炎。判断困难时应行 MRI 检查。

(二)Charcot 关节病增加糖尿病足溃疡危险性

Charcot 关节病患者常有长期的糖尿病病史,且伴有周围神经病变和自主神经病变,如直立性低血压和麻痹性胃扩张。Charcot 关节病的病因未明,其起病与神经病变有关,诱因是创伤。创伤可较轻微,但可能伴有小骨折。Charcot 关节病好发于骨质疏松症者。创伤后成骨细胞活性增加,骨组织破坏成小碎片,在修复过程中导致畸形,进而引起慢性关节病。反复损伤导致关节面与骨组织破坏,足溃疡危险性增加。急性 Charcot 关节病可与局部感染或炎症性关节病混淆。Charcot 关节病造成的畸形和功能丧失是可预防的,因此需要及早发现和早期治疗。在 X 线片上,可见到 Charcot 关节病的特征性改变,但病变早期很难识别。由于局部血流增加,骨扫描常显示早期骨摄入 ^{99m}Tc 增加;MRI 能早期发现应力性骨损伤。

(三)影像检查显示糖尿病足的性质与程度

一般表现为动脉内膜粗糙,不光滑,管壁增厚。管腔不规则、狭窄伴节段性扩张,管径小,管腔内有大小不等的斑块或附壁血栓。血管迂曲狭窄处的血流变细,频谱增宽;严重狭窄处可见湍流及彩色镶嵌血流,血流波形异常。收缩期峰值流速增快,狭窄远端的血流减慢;静脉血流障碍。

X线检查和核素扫描显示局部骨质破坏、骨髓炎、骨关节病、软组织肿胀、脓肿和气性坏疽等病变。足骨骨髓炎可行 ^{99m}Tc-ciprofloxacin 闪烁扫描检查,以确定病变的程度与性质。

(四)神经系统检查评价足保护性感觉

较为简便的方法是采用10g尼龙丝检查。取1根特制的10g尼龙丝,一头接触于患者的大足趾、足跟和前足底外侧,用手按住尼龙丝的另一头,并轻轻施压,正好使尼龙丝弯曲,患者足底或足趾此时能感到足底尼龙丝,则为正常,否则为异常。异常者往往是糖尿病足溃疡的高危者,并有周围神经病变。准确使用10g尼龙丝测定的方法为:在正式测试前,在检查者手掌上试验2~3次,尼龙丝不可过于僵硬;测试时尼龙丝应垂直于测试处的皮肤,施压使尼龙丝弯曲约1cm,去除对尼龙丝的压力;测定下一点前应暂停2~3秒,测定时应避开胼胝,但应包括容易发生溃疡的部位;建议测试的部位是大足趾,跖骨头1、2、3、5处及足跟和足背。如测定10个点,患者仅感觉到8个点或不足8个点,则视为异常。另一种检查周围神经的方法是利用音叉或 Biothesiometer 测定振动觉。Biothesiometer 的功能类似于音叉,其探头接触于皮肤(通常为大足趾),然后调整电压,振动觉随电压增大而增强,由此可以定量测出振动觉。

神经电生理检查可了解神经传导速度和肌肉功能。甲襞微循环测定简便、无创,出结果快,但特异性不高,微循环障碍表现为:①管襻减少,动脉端变细、异形管襻及襻顶淤血(>30%);②血流速度缓慢,呈颗粒样、流沙样或为串珠样断流;③管襻周边有出血和渗出。

目前有多种糖尿病足分类和计分系统,多数已经得到临床验证,使用方便。简单的分类计分主要用于临床诊疗,而详细的分类和计分系统更适合于临床研究。

周围感觉定性测定很简单,如将音叉或一根细的不锈钢小棍置于温热水杯中,取出后测定患者不同部位的皮肤感觉,同时与正常人(检查者)的感觉进行比较。定量测定是利用皮肤温度测定仪如红外线皮肤温度测定仪,这种仪器体积小,测试快捷、方便,准确性和重复性均较好。

现已研制出多种测试系统测定足部不同部位的压力,如 MatScan 系统或 FootScan 系统等。这些系统测定足部压力的原理是让受试者站在有多点压力敏感器的平板上,或在平板上行走,通过扫描成像,传送给计算机,在屏幕上显示出颜色不同的脚印,如红色部分为主要受力区域,蓝色部分为非受力区域,以了解患者有无足部压力异常。此法还可用于步态分析,糖尿病足病的步态分析可为足部压力异常的矫正提供依据。

(五)血管检查确定缺血性足病的程度与范围

踝动脉-肱动脉血压比值(ABI)是非常有价值的反映下肢血压与血管状态的指标,正常值 0.9~1.3,<0.9 为轻度缺血,0.5~0.7 为中度缺血,<0.5 为重度缺血。重度缺血容易发生下肢(趾)坏疽。正常情况下,踝动脉收缩压稍高于或相等于肱动脉,如果踝动脉收缩压过高(高于 200mmHg 或 ABI>1.3),应高度怀疑下肢动脉粥样硬化性闭塞。此时,应测定足趾血压。足趾动脉较少发生钙化,测定踝动脉或足趾动脉需要多普勒超声听诊器或特殊仪器(仅能测定收缩压)。如果用多普勒超声仍不能测得足趾收缩压,则可采用激光测定。多功能血管病变诊断仪检查包括趾压指数(TBI,即趾动脉压/踝动脉压比值)和踝压指数(ABI,即踝动脉压/肱动脉压比值)。评判标准是:以 ABI 或 TBI 值为标准,<0.9 为轻度供血不足;0.5~0.7 易出现间歇性跛行;0.3~0.5 可产生静息性足痛;<0.3 提示肢端坏疽的可能性大。如果有足溃疡,这种溃疡在周围血供未得到改善之前不能愈合。

血管超声和造影检查均可用于了解下肢血管闭塞程度、部位和有无斑块,既可为决定截肢平面提供依据,又可为血管旁路手术做准备。糖尿病患者下肢动脉血管造影的特点是下肢动脉病变的患病率高和病变范围广。如果严重足坏疽患者行踝以下截肢手术后,创面持久不愈,应该采用血管减数造影,明确踝动脉以下血管是否完全闭塞。踝动脉以下血管闭塞者应从膝以下截肢。有的患者长期夜间下肢剧痛,其最常见的病因是动脉闭塞。

踝部血管网(内踝血管网、外踝血管网和足底深支吻合)是否开通及其开通血管的数目影响足溃疡的预后。有学者发现,当 3 组踝部血管网均参与侧支形成时,足溃疡引起的截肢率明显降低;较少的踝部血管网参与侧支循环是与糖尿病足截肢率和大截肢率相关密切的危险因素。

经皮氧分压($TcPO_2$)的测定方法为采用热敏感探头置于足背皮肤。正常人足背皮肤氧张力>40mmHg。$TcPO_2$<30mmHg 提示周围血液供应不足,足部易发生溃疡或已有的溃疡难以愈合。$TcPO_2$<20mmHg 者的足溃疡无愈合可能,需要进行血管外科手术以改善周围血供。如吸入 100% 氧气后,$TcPO_2$ 提高 10mmHg,说明溃疡的预后较好。

五、预 防

糖尿病足的处理涉及糖尿病专科、骨科、血管外科、普通外科、放射科和感染科等多个专科,需要医师和护士的密切配合,在国外,还有专门的足病师。糖尿病足病患者的相关知识教育十分重要,可降低患病率,预防严重并发症,避免截肢。糖尿病足病防治中需要多学科合作、专业化处理和预防为主。糖尿病足溃疡和截肢的预防开始于糖尿病确诊时,且应坚持始终。患者每年应检查 1 次,如有并发症,则应每季度检查 1 次。如有足溃疡,应立即治疗使溃疡愈合。

(一)足部护理和定期检查是预防的关键措施

具体的足部保健措施有:①避免赤脚行走。②每日以温水洗脚和按摩,局部按摩不要用力揉搓。洗脚时,先用手试试水温,以免水温高而引起足的烫伤。洗脚后用毛巾将趾间擦干。足部用热水袋保暖时,切记用毛巾包好热水袋,不能使热水袋与患者皮肤直接接触。③修剪趾甲或厚茧、鸡眼时,避免剪切太深或涂擦腐蚀性强的膏药。④出现皮肤大疱和血疱时,不要用非无菌针头等随意刺破,应在无菌条件下处理。请专业人员修剪足底胼胝。⑤足部皮肤干燥时可涂擦少许油脂。⑥鞋跟不可过高,宜穿宽大(尤其是鞋头部)透气的软底鞋。有足病危险因素尤其是有足底压力异常者应穿着特制的糖尿病鞋,使足底压力分布科学合理,避免局部高压,降低足溃疡的发生。避免异物进入鞋内。

(二)矫正足压力异常和增加足底接触面积有良好预防效果

尽量减少局部受压点的压力和局部的机械应力,避免发生局部压力性溃疡。

六、治 疗

糖尿病足溃疡不愈主要与神经血管病变和早期处理不当有关,患者的感染、截肢和死亡率明显增加。糖尿病足病的治疗包括基础治疗和局部治疗。基础治疗包括控制血糖和血压、纠正血脂异常和营养不良以及戒烟等。局部治疗包括抗感染、改善下肢供血、局部减压和促进创面愈合,严重足病需要进行外科手术治疗,甚至截肢。

(一)控制代谢紊乱

糖尿病足治疗的基本原则和方法与一般糖尿病相同,但是需要注意的是足部严重感染时,患者的能量消耗大,所以饮食治疗在一段时期内可以适当放宽。应用胰岛素使血糖控制在正常或接近正常范围内。由于患者往往合并有多种糖尿病慢性并发症,如自主神经病变、肾病和心血管疾病,特别需要注意在血糖监测的基础上调整胰岛素剂量,注意教育和管理患者的饮食,避免低血糖症。营养不良如低蛋白血症、贫血和低脂血症常见于严重足病的患者,是足溃疡乃至截肢的重要因素,因此应加强支持治疗,必要时输注血浆、白蛋白或复方氨基酸液。营养不良和低蛋白血症所致水肿的治疗主要是纠正营养不良状态,必要时采用利尿剂治疗。

高血压和血脂异常的治疗原则与一般糖尿病相似。但是,严重足病患者往往因营养不良而合并有低脂血症。

(二)神经性溃疡处理的关键是减轻局部压力

90%的神经性溃疡可以通过保守治疗而愈合。处理的关键是减轻局部压力,如特殊的矫形鞋或全接触石膏托(TCC)。处理胼胝可以减轻局部压力和改善血液循环,是促使神经性溃疡愈合的有效手段。糖尿病患者的胼胝处理需要专业化,如果胼胝中间有溃疡,应该将溃疡周围的胼胝予以剔除,因为局部隆起的过度角化组织不利于溃疡愈合。

(三)多种措施改善下肢血液供应

一般用扩张血管、活血化瘀、抗血小板和抗凝等药物改善微循环功能:①口服前列腺素 E_1 (PGE_1)制剂的临床疗效确切。脂微球包裹的 PGE_1 制剂:具有作用时间长和靶向性好的优势,可扩张血管,改善循环功能。一般以 10~20μg 加入生理盐水 250~500mL 中静滴,1 次/日,2~4 周 1 个疗程;②西洛他唑和沙格雷酯:治疗轻中度的下肢动脉病变均有一定的疗效;③低分子右旋糖酐:250~500mL 静滴,1 次/日;④山莨菪碱(654-2):使小静脉舒张,减少毛细血管阻力,增强微血管自律运动,加快血流速度;减轻红细胞聚集,降低血液黏滞度,减少微小血栓的形成,同时还降低微血管的通透性,减少渗出。但该药可诱发尿潴留及青光眼,应用时应注意观察。由于新近已有多种疗效较为确切和不良反应小的抗血小板和扩血管药物,山莨菪碱制剂临床上已经很少应用。

介入治疗已经广泛地应用于治疗下肢动脉闭塞症。膝以下的动脉闭塞一般可采用深部球囊扩张术。膝以上的局限性动脉狭窄可采用支架植入治疗。尽管部分患者在接受介入治疗后有发生再狭窄的可能,但不妨碍血管介入治疗糖尿病合并下肢动脉闭塞症,因为介入治疗后的血管开通和下肢循环的改善可促使足溃疡愈合和避免截肢。手术后患肢可形成侧支循环,从而避免下肢的再次截肢。但是,10%~15%的患者治疗效果不理想,仍然需要截肢。截肢手术后要给予康复治疗,帮助患者尽快利用假肢恢复行走。由于一侧截肢后,另一侧发生溃疡或坏疽的可能性增加,因而必须对患者加强有关足保护的教育和预防。

一些研究认为,自体骨髓或外周血干细胞移植能促进缺血下肢的新生血管生成,适用于内科疗效不佳、下肢远端动脉流出道差而无法进行下肢搭桥的患者及年老体弱或伴发其他疾病不能接受手术的患者,这种方法操作简单,无明显不良反应,具有良好的应用前景。根据中华医学会糖尿病学分会的立场声明,干细胞移植治疗糖尿病等下肢动脉缺血性病变的安全性和有效性需要更有力的循证医学证据来验证和支持,目前尚未将干细胞移植治疗作为糖尿病下肢血管病变的常规治疗。

(四)根据病情处理糖尿病足溃疡

根据溃疡的深度、面积大小、渗出物多少以及是否合并感染来决定换药的次数和局部用药。如神经-缺血性溃疡通常没有大量渗出物,因此不能选择吸收性很强的敷料;如合并感染而渗出较多时,敷料选择错误可以使创面泡软,病情恶化,引起严重后果。一般可以应用负压吸引治疗(VAC)清除渗液。或者应用具有强吸收力的藻酸盐敷料。为了保持伤口湿润,可选择水凝胶敷料处理干燥的伤口,逐步清创。尽量不要选择棉纱敷料,否则会引起伤口干燥和换药时疼痛。合并感染的伤口应该选择银离子敷料。

1.伤口的一般处理

在溃疡的治疗中起重要作用。治疗原则是将慢性伤口转变为急性伤口。利用刀和剪等手术器械清除坏死组织是正确治疗的第一步。缺血性溃疡和大面积溃疡需要逐步清除坏死组织。缺血性溃疡伤口干燥,需要用水凝胶湿润,蚕食清创。需要在充分的支持治疗下进行彻底清创。坏死的韧带和脂肪需要清除,骨髓炎时需要通过外科手术清除感染骨。无感染和肉芽组织生长良好的大面积溃疡可以进行皮瓣移植治疗。

当发生严重软组织感染,尤其是危及生命的感染时,清创、引流和控制感染是第一位的。在清除感染组织后应解决局部供血问题。如果清创面积大,而解决局部缺血不及时有力,有可能造成大面积组织坏死甚至坏疽,此时必须根据下肢血管造影结果尽早决定截肢平面。经典的足溃疡感染征象是局部红肿热痛、大量渗出、皮肤色泽变化和溃疡持久不愈合。糖尿病患者由于存在血管神经并发症,感染的临床表现可能不明显。

处理溃疡时,局部应用生理盐水清洁是正确的方法,避免用其他消毒药物,如雷氟诺尔等。厌氧菌感染可以局部使用过氧化氢溶液,然后用生理盐水清洗。局部庆大霉素等抗生素治疗和654-2治疗缺乏有效的循证医学根据。严重葡萄球菌感染时,可以局部短期用碘附直至出现肉芽组织生长。

2.抗感染治疗

合并有严重感染、威胁肢体和生命的感染,即有骨髓炎和深部脓肿者,常需住院治疗。在血糖监测的基础上使用胰岛素强化治疗。可采用三联抗生素治疗,如静脉用第二代和第三代头孢菌素、喹诺酮类抗菌药和克林霉素等。待细菌培养结果出来后,再根据药物敏感试验选用合适的抗生素。表浅的感染可采取口服广谱抗生素,如头孢霉素加克林达霉素。不应单独使用头孢霉素或喹诺酮类药物,因为这些药物的抗菌谱并不包括厌氧菌和一些其他革兰氏阳性细菌。深部感染治疗应首先静脉给药,以后再口服维持用药数周(最长达12周)。深部感染可能需要外科引流,包括切除感染的骨组织和截肢。在治疗效果不满意时,需要重新评估溃疡情况,包括感染的深度、微生物的种类、药物敏感和下肢血液供应情况,以及时调整治疗措施。

国际糖尿病足工作组推荐的静脉联合应用抗生素治疗的方案为:①氨苄西林,头孢哌酮(舒巴坦);②替卡西林,克拉维酸;③阿莫西林,克拉维酸;④克林霉素加一种喹诺酮;⑤克林霉素和第二代或第三代头孢类抗生素;⑥甲硝唑加一种喹诺酮。多重耐药增加和耐甲氧西林的金黄色葡萄球菌(MRSA)的增加意味着需要选择新的抗生素。

3.辅助药物和其他措施

难以治愈的足溃疡可采用生物制剂或生长因子类物质治疗。Dermagraft含有表皮生长因子、胰岛素样生长因子、角化细胞生长因子、血小板衍生生长因子、血管内皮生长因子、α和β转运生长因子以及基质蛋白如胶原1和胶原2、纤维连接素和其他皮肤成分。Dermagraft是一种人皮肤替代品,可用以治疗神经性足溃疡,促进溃疡愈合,改善患者的生活质量。愈合困难的足溃疡宜采用自体血提取的富含血小板凝胶治疗。这种凝胶不仅具有加速止血和封闭创面的特点,而且含有丰富的生长因子,能加速创面愈合。

2011年,国际糖尿病工作组公布新版糖尿病足溃疡感染诊治指南,专家小组复习了7517篇文献,其中25篇属于随机对照研究,4篇为队列研究。专家组的结论是,已经报告的多种治疗方法如创面用抗生素、新型敷料、高压氧、负压吸引、创面用生物合成材料、包括血小板和干细胞在内的细胞材料以及激光、电磁和微波等措施,只有负压吸引技术有足够的循证医学证据证明其有效性,高压氧治疗也有统计学意义的治疗效果。其他措施均缺乏循证依据。

高压氧治疗有利于改善缺氧状况,当下肢血管闭塞时,氧合作用指数下降,血乳酸升高,且代偿性血管舒张等加重水肿。此时若在3个绝对大气压下吸入100%氧气可提高组织氧含量,降低血乳酸。高压氧适用于 Wagner 分级中 3、4 级或较严重、不易愈合的 2 级溃疡,但高压氧治疗的长期效果不明。对于非厌氧菌的严重感染患者,尤其是合并肺部感染者不宜用高压氧治疗。用带有真空装置的创面负压治疗有较好疗效,并对创面负压治疗的适应证、方法和评估做出了详细规定。

(五)严重糖尿病足需要外科处理

1. 严重足趾-跖趾关节感染

一般需要进行半掌或其他方式截肢。截肢前需要进行下肢血管造影检查,以了解血管病变水平。年轻患者的截肢位置尽可能低,尽可能保留肢体功能。而老年患者的重点是保存生命,保证截肢创面的一期愈合。截肢手术后要给予康复治疗。老年糖尿病足患者合并多种疾病,发生急性下肢动脉栓塞的风险高,需要及时给予溶栓治疗。

当糖尿病足感染或坏疽影响到足中部和后跟,必须在截肢或保守治疗中进行选择。Caravaggi 等报告,采取夏科氏关节手术(跗中切断术),经过 1 次或 2 次手术后取得了良好效果。该种手术可以避免足病变患者大截肢。如果患者的病变严重,应该行重建手术,如血管置换、血管成形或血管旁路术。但糖尿病患者下肢血管重建(特别是血管成形)术有争议。坏疽患者在休息时有疼痛及广泛的病变不能手术者要给予截肢。截肢前应行血管造影,以决定截肢水平。重建术包括受损关节的复位及融合术,但不能用于有坏疽或感染未控制者。术后约需 5 个月的时间达到固定,此期间患肢避免负重,术后加强一般治疗和支持治疗。全层皮肤缺损较大的溃疡可考虑皮肤移植,但要求伤口无坏死组织及感染,无暴露的肌腱、骨或关节,无不可清除的瘘或窦道。

2. 难治性溃疡

可以采用外科手术治疗。手术的目的是减少足部畸形,改善足的外观,减轻疼痛,改善血循环,减少溃疡形成,避免或减少截肢范围,尽量保留功能。手术方式和适应证为:趾伸肌腱延长术主要适用于跖趾关节过伸畸形或背侧脱位者。屈肌腱移位术主要适用于可屈性锤状趾畸形矫正。趾间关节成形术主要适用于固定性锤状趾畸形伴趾背或趾尖胼胝形成的治疗。跖骨头截骨短缩跖趾关节成形术主要适用于固定性锤状趾畸形伴跖趾关节脱位、跖底胼胝或溃疡的治疗。但是,这种治疗有严重的局部并发症。Holstein 等报告了 19 例 20 次下肢足溃疡的糖尿病患者,跖骨头处溃疡 18 例,第 1 足趾溃疡 2 例。溃疡的病程中位数为 10 个月(范围 3~84 个月)。Wanger 分级为 1 级 17 例,2 级 3 例。患者均无严重缺血。在局麻下实行跟腱延长手术,手术前后口服抗生素。手术后 6 周内跟腱保护处理。结果 2 例患者未能愈合,其他 18 例次溃疡平均的愈合时间为 1 个月(15~75 天),即 95% 在 3 个月内愈合,平均住院时间 3 天(2~7 天)。2 例的溃疡发展至足跟,1 例在压力处,1 例有 Charcot 征象,但没有畸形。随访 5 个月(范围 2~19 个月),2 例因足跟溃疡继续治疗。作者认为,如果足跟溃疡能被避免,肌腱延长手术是治疗糖尿病前足和第 1 足趾处神经性溃疡的可选择方法。坏疽患者在休息时有疼痛及广泛的病变不能手术者,要给予有效的截肢。

3. 神经压迫

感觉运动性周围神经病变患者常合并有神经压迫,下肢神经手术减压可降低高危糖尿病足和深部窦道的发生率。

4.夏科氏关节病

主要是长期制动。患者可以用矫形器具,鞋子内用特殊的垫子。如足底反复发生溃疡,可以给予多种适用于神经性糖尿病足溃疡和夏科氏关节的关节石膏支具,以减轻局部压力,同时又可在支具上开窗,使溃疡面暴露易于换药。支具不但可以使病变关节制动,还可以改变和纠正神经病变所致的足部压力异常。外科手术治疗夏科氏关节病是治疗的重要手段。手术方式包括切除踝骨和踝关节的残余物、松弛软组织、足的重排列和固定。6周后除去手术处理的固定物,再用石膏支具6周。3个月后,以矫正器替代石膏支具并让患者穿特制的鞋。

5.血管严重缺血

主要有经皮腔气囊血管成形术(PTA)和分流术(BGP)两种。前者是用带扩张球的导管逆行插入病变的血管以成形血管。当管腔完全闭塞或狭窄长度大于10cm,严重肝肾功能障碍时禁用该方法。BGP是用血管重建的方法恢复肢体灌注指数,多采用逆向隐静脉分流术,流入动脉多为周围动脉,流出动脉为足背动脉,适用于丧失行走能力的患者及不愈合的溃疡或坏疽。禁忌证为严重末端肢体缺血、器质性脑病长期卧床和膝部严重屈曲挛缩等。对于不稳定型心绞痛或充血性心力衰竭和急性肾功能不全的患者,应待病情稳定后再进行手术。总体上,糖尿病患者的下肢动脉闭塞性病变往往是多节段和远端病变更重,膝以下的动脉狭窄一般采取深部球囊扩张治疗。

6.钙化性小动脉病

钙化性小动脉病(CAP)又称钙化性尿毒症性小动脉病(CUA),是动脉钙化的严重并发症。糖尿病是引起动脉钙化和CAP的常见原因,如果体格检查时发现局部组织缺血、淤血、血管扩张、小动脉钙化结节形成、四肢近端皮肤溃疡和组织坏死等,应想到CAP可能,并采用合适的影像检查予以证实。

第五节 糖尿病肾病

糖尿病肾病(DN)是糖尿病(DM)常见的慢性微血管并发症之一,为DM重要死亡原因。广义的糖尿病肾脏病变包括感染性和血管性病变,与DM有关的肾病包括糖尿病性肾小球硬化症、肾小管上皮细胞变性、动脉-小动脉硬化症、肾盂肾炎及肾乳头坏死等。

通常所说的糖尿病肾病,即狭义的糖尿病肾病,是指一种以微血管损害为主的肾小球病变,分结节性、弥漫性和渗出性肾小球硬化三种,典型的是结节性肾小球硬化。

DN是决定DM患者预后及影响其生活质量的重要因素之一。但不是每个DM患者都发生DN。1型糖尿病中发生率为30%～40%,在2型糖尿病中约为20%,也有报道为15%～60%。发生率与人种有关,欧洲人DN发病率最低,印第安人及日本人的发病率较高。我国某医院对642例DM患者调查显示,DN的总发生率为47.66%,其中早期DN发生率为34.11%;临床DN为13.55%。大部分DN患者最终会发展为晚期肾衰竭或较早死于心血管并发症。出现蛋白尿的DM患者死于心血管疾病的危险性增加20～40倍。美国Joslin临床报道发生蛋白尿的平均病程为17年。出现蛋白尿后6年内约有20%、10年内约50%、15年内约75%

的患者发生终末期肾衰竭,平均生存期为 15 年。在美国每年进入血液透析或肾移植的患者中,约有 25% 的病因为糖尿病肾病。近年来我国糖尿病及糖尿病肾病的发病率也在显著上升,据 1999 年中华医学会肾脏病分会的统计,我国血液透析患者中糖尿病肾病已上升到第二位,约为 13.5%,仅次于肾小球肾炎。

一、病因和发病机制

DN 的发病与其他慢性并发症一样,是复杂的、多因素性的。这些因素可能包括:血糖控制不佳、生化改变、遗传因素、摄入过量蛋白质、高血压、生长激素和胰高血糖素分泌过多、脂肪代谢异常、血小板功能亢进、肾脏血流动力学异常及吸烟等。其中以糖代谢异常引起的肾脏生化改变和血压异常引起的肾脏血流动力学改变较为重要。

主要病因、发病机制包括以下几条。

1. 遗传因素

据统计,近 40% 的 1 型糖尿病患者在发病 15~25 年以后出现典型 DN。但仍有 50%~60% 的患者尽管 DM 病史很长亦不出现 DN。有些患者血糖控制良好仍可出现 DN,而有些血糖控制很差的 DM 患者终身未出现 DN。DM 患者之间的这种差异性是不能完全用代谢异常来解释的。因此,近年来有人提出遗传因素是 DN 发生的一个危险标志。10 年前 Pettitt 已经报道,糖尿病肾病有家族遗传倾向。糖尿病肾病的发生具有家族聚集现象。家族中一人患糖尿病且并发肾病者,其他糖尿病患者也常发生肾病。DN 患者的糖尿病同胞肾病的发生率是无 DN 患者同胞的 2~5 倍。随后人们发现,糖尿病肾病与特定的染色体有遗传连锁关系,特定的基因变异会使一些人更容易出现糖尿病肾病。

2. 血液动力学的影响

在 DN 的发生中,血液动力学异常起着关键的作用,甚至有可能是启动因素。在 DM 早期,患者即有肾血流量增多,肾小动脉压力增高,肾小球滤过率(GFR)增加。引起高滤过率的因素是:①血糖升高,用胰岛素控制高血糖可使部分患者的 GFR 恢复正常,仍有一些患者 GFR 不能恢复,故高血糖使 GFR 升高的确切机制仍不清楚。有人提出与管球反馈和(或)促发了血管扩张物质前列腺素 E(PGE)的释放有关;②DM 时常伴有胰高血糖素和生长激素水平升高,尤其是在血糖控制不良时,可影响肾小球出、入球动脉舒缩功能紊乱;③DM 时血管活性物质的反应增强,如血管紧张素 II、内皮素、激肽释放酶-激肽系统、前列腺素系统、心钠素以及一氧化氮等活性的改变,肾小球出、入球动脉舒缩平衡失调,造成高灌注、高滤过状态;④继发于高血糖时山梨醇产生过多,山梨醇是使肾血管扩张的因素之一,也是 DM 并发症的一个重要发病机制。有一些研究证明醛糖还原酶抑制剂对血流动力学有影响,可使已升高的 GFR 下降。因此,DM 时可能由于上述多种因素导致:肾小球入球小动脉扩张,阻力下降,肾小球出球小动脉阻力增加,小球内静水压增加,小球处于高滤过状态,促成了 GFR 升高。目前还没有发现哪一个确切因素能完整地解释这一现象。

3. 肾小球滤过屏障功能改变

DN 时肾小球基底膜对蛋白质的通透性增加。这种状态除与肾血流动力学异常有关外,还与肾小球基底膜结构的改变密切相关。肾小球基底膜是由具有负电荷屏障的直径 5.0~5.5nm 微滤孔构成，既有分子大小选择性，又有电荷极性选择性。在肾小球基底膜的三层结构中（内外透明层和中间致密层），致密层主要由胶原组成，胶原分子间连接成网络状，形成"分子筛样屏障"；内外透明层由硫酸肝素及涎酸等阴离子物质组成，形成负电荷屏障。糖尿病时硫酸肝素和涎酸减少，电荷屏障受损，导致带负电荷的小分子白蛋白易滤过。

4. 蛋白的非酶糖基化

高血糖可引起蛋白非酶糖基化反应，产生糖基化蛋白。在糖基化蛋白质与未糖化蛋白质之间，及糖化蛋白质分子之间互相结合，互相交联，形成更为复杂的糖基化蛋白终末产物（AEGs）。这一过程进行得非常缓慢且不可逆。胶原蛋白是构成血管基底膜的主要成分，代谢周期长，易受糖基化的影响。在肾小球的毛细血管内，糖基化的胶原蛋白分子之间异常交联增多，形成网状糖基化产物，使血浆中一些蛋白质分子如白蛋白、免疫球蛋白、低密度脂蛋白等渗入到毛细血管外层，并与胶原蛋白的糖基化终末产物结合，造成蛋白质沉积，肾小球毛细血管基底膜逐渐增厚以及毛细血管和肾小球的阻塞。

5. 多元醇代谢通路激活与肌醇代谢紊乱

DM 患者的高血糖状态促使细胞的多元醇代谢通路的活性增加。葡萄糖透入细胞内的过程是非胰岛素依赖性的，由于细胞内外的浓度差而被摄入细胞内的葡萄糖通常代谢为己糖，但如果胞内葡萄糖超过一定数量而形成高血糖时，醛糖还原酶就会被活化，多元醇代谢通路激活，葡萄糖在醛糖还原酶的作用下生成大量的山梨醇。山梨醇积聚增多引起细胞高渗水肿，使肌醇进入细胞受限，细胞内肌醇含量降低，影响磷酸化过程，使 Na^+-K^+-ATP 酶活性降低及细胞生理功能发生障碍。另外，醛糖还原酶将葡萄糖转化为山梨醇消耗了细胞内储存的还原型辅酶Ⅱ，使得其他利用还原型辅酶Ⅱ的酶如谷胱甘肽还原酶、一氧化氮合成酶以及前列腺素过氧化氢酶等的活性受到影响。

6. 高血压对 DN 的影响

DN 与高血压可同时存在，互为因果，形成恶性循环。高血压作为一个危险因子与 DN 的发生、发展有密切联系。Hasslacher 等报道伴有持续性蛋白尿的 DM 患者，44% 发生高血压；而无蛋白尿的 DN 患者高血压的发生率仅为 7%；如血肌酐升高者，高血压的发生率高达 90%。某医院对 593 例 DM 患者的分析表明，微量白蛋白尿组高血压的发生率为 44.52%。临床蛋白尿组高血压的发生率为 80.65%，正常蛋白尿组仅为 26.29%。另外，有高血压家族史的 DM 患者发展至 DN 发生率也明显增加。糖尿病伴发高血压机制通常认为，1 型 DM 早期血压多正常，多年后当合并微血管病变后出现血压升高，属肾性高血压。2 型 DM 合并 DN 也会出现肾性高血压，但大多是原发性高血压，高血压发生在肾病之前。糖尿病合并高血压的共同发病因素尚不十分清楚，有关因素主要为胰岛素抵抗、高胰岛素血症、肥胖、脂代谢异常等。糖尿病合并高血压进一步加重水、钠潴留，使糖、脂代谢紊乱加重，不仅周围血管阻力增加，而且血管平滑肌对血管活性物质收缩敏感性增加，使血糖、血压不易控制，二者互相促进，加快发展。高血压加重 DN 的发生、发展，而 DN 的发展又会进一步引起血压升高，成为恶性循环。

7. 血脂代谢紊乱

糖尿病患者的脂代谢紊乱有时比单纯的高血压危害更大，在第 61 届美国糖尿病年会上就已经提出"糖脂病"的概念。实验表明,在 DN 患者中总胆固醇、三酰甘油、载脂蛋白 B 的升高和高密度脂蛋白胆固醇的下降比不合并 DN 的患者更明显,但其因果关系有待进一步研究。

8.激素和细胞因子

胰岛素样生长因子(IGF-1)、转化生长因子(TGF-β)、血小板衍化生长因子(PDGF)、肿瘤坏死因子(TNF-α)、白介素及单核细胞趋化因子(MCP-1)等被发现与 DN 发病有关。

二、糖尿病肾病的病理改变

1 型及 2 型糖尿病患者 DN 病理改变相似。大体标本显示患者肾脏不论初期还是晚期,体积通常是增大的,初发病者约增大 20%,即使已发展到早期慢性肾衰竭阶段,患者肾脏体积仍大于正常。糖尿病患者一系列的病理结构改变起初是肾小球和肾小管上皮细胞的肥大,随后出现肾小球、肾小管基底膜的增厚,以及肾小球系膜细胞外基质成分进行性扩张。

(一)肾小球改变

1.肾小球肥大和基底膜增厚

肾小球肥大是糖尿病早期即出现并一直持续的一个特征。动物研究表明,除了毛细血管延伸和滤过面积增加外,可能还有新生毛细血管成分的建立,增大的肾小球容积和毛细血管面积增加维持高的 GFR。肾小球基底膜在 DM 起病 2~3 年后开始增厚。这种增厚通过胰岛素治疗和严格的血糖控制是可逆的。肾小球血管内皮(足细胞)结构的改变,表现为滤过屏障分子大小选择性的降低。硫酸肝素等阴离子蛋白是构成滤过电荷屏障选择性的主要成分。糖尿病时硫酸肝素和涎酸减少,电荷屏障受损,导致带负电荷的小分子白蛋白易滤过。无明显细胞增生为本病特点。

2.肾小球系膜细胞的扩张与肾小球硬化

糖尿病肾小球病变独特的病理变化除了基底膜增厚以外,最特征的病变是结节性肾小球硬化,或叫 Kimnel-steil-Wilson 病变(K-W 结节),在超过 25% 的糖尿病患者尸检中发现。DN 时 K-W 结节的特点是:结节分布在肾小球小叶的外周,由均一的、分界清楚的嗜伊红团块形成,数目及大小不一。镀银染色可见同心圆层状结构。结节的形成是对肾小球毛细血管微动脉瘤的扩张及系膜溶解造成损伤的一种反应;弥漫性肾小球硬化,较结节性肾小球硬化更常见,发生率高于 K-W 病变,表现为肾小球系膜区细胞外基质弥漫性堆积,通常发生在糖尿病发生后 5~7 年,常伴随基底膜进行性增厚。系膜区细胞外基质的沉积是胞外一些分子合成增多、降解减少的结果,尤其是纤维连接蛋白、层黏连蛋白、胶原蛋白等。DM 时肾小球硬化通常被认为不可逆。但是,已证实,DM 患者胰腺成功移植 10 年后发现病变是可逆的。这些病变需要一些年才能恢复,正如同病变的发生需要一些年一样。

3.渗出性病变

DN 患者中肾小球的渗出病变相对多见,但特异性较差,多见于长期严重高血压患者。渗出性改变见于小叶的周围,渗出物中含有黏多糖、纤维蛋白、脂蛋白等。

(二)肾小管改变

肾小管上皮细胞肥大,这个过程包括基底膜的延伸,肾小管基底膜增厚。白蛋白和球蛋白沿着增厚的基底膜线状沉积。这些蛋白由于肾小管毛细血管通透性增加而被动转运导致肾小管基底膜增厚。当发展到大量蛋白尿期,由于蛋白重吸收增加,脂质沉积增加,导致脂质空泡形成,溶酶体数量增多,近端肾小管出现形态学改变。肾脏肥大和基底膜空泡形成在所有长期DM患者中均可见到。长期血糖控制不良可能导致集合管和上皮细胞糖原的沉积。HE染色表现为透明空泡,PAS染色证实为细胞内糖原沉积。

在DN早期即可出现肾小管间质纤维化,随着肾小球滤过率下降,肾小管萎缩和间质纤维化越来越突出。这些改变在2型DM更为突出。事实上,少数2型DM患者可以出现严重的肾小管间质和血管病变,而仅有很轻的典型的肾小球病变。肾小管间质纤维化被认为是DN导致的慢性肾衰竭相关的至关重要的组织学改变。在DN中,肾脏间质纤维化组织的比例与血肌酐的上升高度相关。

(三) 肾血管病变

肾血管病变与肾小球病变同时发生,主要为肾小动脉和细动脉玻璃样变,主要由于血浆蛋白沉积、凝固于小动脉中层和内皮下层造成的。肾小动脉和细动脉玻璃样变也见于各种原因导致的高血压,但糖尿病肾病的发生率更高,表明此变化与糖尿病患者的糖代谢障碍进而诱发的蛋白和脂类代谢障碍有关。

三、临床表现

2型糖尿病发病时症状比较隐匿,初发患者常易漏诊,一些患者初次往往以其并发症就诊。相反,1型糖尿病起病症状较为明显,多能及时诊断。Mogensen根据糖尿病肾病病理生理特点和演变过程,将糖尿病肾病分为5期。我们在临床上能够看到的实际上可分为正常白蛋白尿期、微量白蛋白尿期、临床期糖尿病肾病和晚期糖尿病肾病。

(一) 正常白蛋白尿期

这个阶段的患者,在临床上要得到及时诊断有一定困难。因为目前临床上用于早期糖尿病筛查的指标是微量白蛋白尿(尿白蛋白 30~300mg/24h 或 20~200μg/min),而这些患者尿中白蛋白的含量,则在"正常"范围。实际上微量白蛋白尿是糖代谢异常和肾脏血流动力学异常持续存在的结果。临床上一旦检测到微量白蛋白尿,患者已进入Mogensen分期的第3期。最近的研究对现行"微量白蛋白尿"的划定提出了质疑。对一些高危人群的随机流行病学调查发现,尿中出现白蛋白,即使是在"正常"范围,其肾脏疾病和心血管疾病的风险也大大增高,而且尿白蛋白在 2~5μg/min 水平,就有预测肾脏疾病风险的意义。因此,有学者建议取消现行"微量白蛋白尿"的定义,重新评估和划定用于早期肾脏损伤的尿白蛋白的定量标准。

对于一个病程超过5年的1型糖尿病和诊断为2型糖尿病的患者,如果尿白蛋白在"正常"上限,肾小球滤过率的测定有助于诊断。有研究表明,尿白蛋白正常的1型糖尿病患者,其肾小球滤过率(97~198mL/min,平均 135mL/min)比正常人高 14%,而伴有微量白蛋白尿的患者,其肾小球滤过率(100~186mL/min,平均 142mL/min)比正常人高 5%。此阶段肾脏体积增大,肾活检可见肾小球和(或)肾小管肥大,肾小球基底膜增厚和系膜基质增加。值得指出的是:在一些尿白蛋白正常的患者中,肾小球滤过率就已经开始下降。美国一项对2型糖尿病的调查显示,13%的患者肾小球滤过率<60mL/min,其中尿白蛋白正常者占40%,而尿白蛋白正常、又无眼底病变者占30%。肾活检病理也表明,在这些尿白蛋白正常的患者中,肾脏表现出糖尿病肾病的病理改变,如肾小球基底膜增厚、系膜增生和结节病变等。血压变化在糖尿病肾病早期诊断中也具有一定的参考价值。糖尿病肾病患者夜间血压下降幅度减低(<15%),出现所谓非杓型血压,而这种变化可以先于微量白蛋白尿出现。目前认为非杓型高血压的发生与体内存在的胰岛素抵抗相关,胰岛素抵抗状态能增强夜间交感神经活性,刺激AngⅡ的生成,导致非杓型血压的形成,从而使肾脏在夜间长时间处于较高的血压负荷下。因此,对"正常白蛋白尿"的高危患者,动态血压监测有助于发现血压的昼夜变化,并给予及时的对症治疗。

(二)微量白蛋白尿期

患者尿中白蛋白(>30mg/24h 或 >20μg/min)高于正常人,但又低于用常规尿蛋白检测方法所能检出的水平(≤300mg/24h 或 ≤200μg/min)。对于 1 型糖尿病患者在确定诊断 5 年后,应定期筛查是否有微量白蛋白尿。若是 2 型糖尿病,则应在诊断为糖尿病时立即开始定期筛查。

尿白蛋白的检测方法有:①留取任意时间点的尿液,测定尿白蛋白和尿肌酐的比值(ACR)。②留取 24 小时尿液,测 24 小时尿白蛋白的量。③留取一段时间内的尿液(24 小时尿或夜尿),测尿白蛋白排泄率(UAE)。UAE 每日变化较大,而且受多种因素的影响,如高血糖、血流动力学(运动,发热)、饮食中蛋白质的摄入、药物[利尿剂,ACEI,血管紧张素Ⅱ受体拮抗剂(ARB)]以及尿路感染等。而 ACR 则相对较为稳定,尤其是清晨第 1 次尿液 ACR 变异系数较低,对于诊断微量白蛋白尿的敏感性和特异性可以高达 95%。因此,2007 年 KDOQI 糖尿病肾病指南和美国糖尿病学会(ADA)指南中,均推荐 ACR 为筛查微量白蛋白尿的首选方法。微量白蛋白尿的检查,应在 6 个月内检测 3 次,分别为 1 个月、3 个月和 6 个月。3 次中必须 2 次阳性,且排除尿路感染后,方可诊断为微量白蛋白尿。微量白蛋白尿的筛查,必须每年进行 1 次。需要指出的是:在进行微量白蛋白尿筛查时,要停用 ACEI 和 ARB,因上述药物能有效地减少糖尿病肾病患者尿白蛋白水平,影响检测结果。60 岁以上老年人,尿肌酐排泄减少。老年人肌肉萎缩,也会使内生肌酐排泄减少,这样就有可能导致尿白蛋白检测结果偏高(尿白蛋白,尿肌酐比值上升)。此外,尿中白蛋白的含量还与肾小管的重吸收能力直接相关,要注意其他原因(如药物、毒物等)导致肾小管损伤对白蛋白测定的影响。

微量白蛋白尿患者发展成为临床期白蛋白尿的速度与其是否伴高血压有关,伴高血压的患者发展至蛋白尿的速度较快。1 型糖尿病患者中正常白蛋白尿、微量白蛋白尿和大量白蛋白尿者,高血压的发生率依次为 42%、52% 和 79%。2 型糖尿病高血压的发生率明显高于 1 型糖尿病。正常白蛋白尿、微量白蛋白尿和大量白蛋白尿患者,高血压的发生率依次为 71%、90% 和 93%。胰岛素有直接增加肾小管重吸收钠、水的作用,在体内存在胰岛素抵抗的情况下,高胰岛素血症会加重钠、水潴留和高血压的发生。这也是限制食盐摄入和利尿剂治疗糖尿病高血压的病理生理基础。当然,全身及肾脏局部 RAS 系统的活化,交感神经张力增高和内皮细胞功能异常,致使内皮细胞依赖的 NO 介导的血管舒张功能受损,都参与了糖尿病肾病高血压的形成。

目前认为血流动力学异常和胰岛素抵抗是白蛋白尿形成的基础。胰岛素抵抗能进一步加重肾小球高压力、高滤过状态,致肾小球滤过率升高和白蛋白排泄率增加,与此相伴随的肾小管尿流速度增大,将使白蛋白在近端肾小管的重吸收减少,胰岛素抵抗还会进一步减少肾小管对白蛋白的重吸收,于是尿中白蛋白含量增加。此外,白蛋白尿的形成还与糖代谢异常密切相关。高血糖持续存在,将削弱肾小球滤过膜的电荷屏障。高血糖还能使足细胞表面蛋白多糖分子(带负电荷)合成减少。此外,高血糖导致的AGEs又会使循环中的白蛋白被糖基化,异常糖基化的白蛋白携带负电荷减少,进而增加了白蛋白的滤过,尿液中白蛋白增加。因此,积极控制糖代谢异常,逆转体内存在的胰岛素抵抗状态,是糖尿病肾病治疗的一个重要环节。

糖尿病视网膜病变的发生率在1型和2型糖尿病有所不同。1型糖尿病出现肾脏损害时,往往伴有眼底病变,但2型糖尿病的发生率为40%～60%,随着肾脏病变的加重,其发生率也明显增加。

(三)临床期糖尿病肾病

此期患者尿白蛋白持续>200μg/min,或尿蛋白定量>0.5g/24h。对于伴有大量蛋白尿和明显血尿者,要注意排除并发其他肾脏疾病的可能。随着蛋白尿的持续和增加,患者可以出现水肿。水肿的程度往往与尿蛋白量和血浆白蛋白水平不成比例,对利尿剂反应差。其发生与胰岛素抵抗和内皮细胞功能障碍有关。胰岛素可以直接增加肾脏对钠、水的重吸收,而内皮细胞功能障碍又使血管的通透性发生改变,从而加重了水肿。这个阶段的患者大多伴有高血压,肾小球滤过率开始进行性下降(以每月1mL/min的速度下降)。肾小球滤过率的下降速度与尿蛋白质及其程度直接相关。肾小球病变进一步加重,可见典型的结节病变、微血管瘤形成和渗出性病变以及肾小球硬化。

持续和进行性加重的蛋白尿,是本期的特点。血流动力学异常、肾小球基底膜增厚、结构重塑及其通透性增大、足细胞病变和内皮细胞损伤,是导致患者蛋白尿发生的基础。糖代谢和血流动力学因素是导致足细胞损伤的始动因素,因此,在糖尿病肾病仅表现为微量白蛋白尿的患者,就可以观察到足细胞病变的存在。有研究表明,高血糖、AGEs、AngⅡ、TGF-β、ROS和VEGF都可以直接作用于足细胞,造成其功能紊乱和结构异常。而肾小球高滤过、高灌注和高压力所造成的肾小球肥大,对毛细血管袢造成的机械牵张力,又将进一步影响足细胞功能,削弱足细胞与肾小球基底膜的附着力,进而加速足细胞凋亡和脱落。足细胞受损导致蛋白尿,而蛋白尿的出现又将进一步加重足细胞损伤。值得指出的是:肾小球内皮细胞的很多功能需靠足细胞分泌的细胞因子(如VEGF等)来维持,足细胞病变致VEGF产生减少,继而出现内皮细胞病变。内皮细胞病变的进一步发展,又会殃及系膜细胞,最终使肾小球结构破坏,形成肾小球硬化病变。此外,肾小球基底膜增厚、结构异常,导致肾小球基底膜通透性增加,也成为加重足细胞以及内皮细胞病变和蛋白尿的一个重要因素。

这期患者常常同时合并其他微血管并发症,如视网膜病变、周围神经和自主神经病变、周围血管和心血管以及脑血管并发症。如自主神经病变累及膀胱,可导致尿潴留、返流及尿路感染。由于大多数老年患者尿路感染表现往往不典型,很容易被忽视,从而延误治疗。这些都将进一步加快肾功能损害的进展速度。

糖尿病肾病患者可以出现贫血。某医院所最近的一项工作发现,糖尿病肾病贫血的发生率为43.8%,其中有37.9%的患者出现贫血时肾功能(血清肌酐水平)正常。近期,有关糖尿病贫血的研究认为,糖尿病患者体内存在的自主神经功能障碍,红细胞寿命缩短,促红细胞生成素抵抗以及微炎症状态,导致患者贫血的发生。糖尿病肾病患者肾小管间质病变的形成,又会进一步加重贫血。贫血的出现和持续存在,则将加速糖尿病肾脏病变、心脏病变、视网膜病变和糖尿病足等并发症的进展。贫血导致肾组织缺氧,肾皮质氧分压降低,促进缺氧诱导因子1(HIF-1)产生。HIF-1参与血管生成、血管舒缩反应、血红蛋白加氧酶和内皮素、糖酵解和细胞外基质代谢的调控,而上述机制在肾脏损伤进展过程中起重要作用。其次,血红蛋白与机体的氧化应激状态密切关联,红细胞是血液中主要的抗氧化成分。贫血促进氧化应激,可能是由于贫血导致红细胞抗氧化物缺失,包括超氧化物歧化酶、过氧化氢酶和其他抗氧化蛋白质产生减少。组织缺氧和氧化应激刺激细胞外基质的产生,增加肾间质纤维化和肾小管上皮细胞凋亡,导致肾小管萎缩和肾脏纤维化的进展。体内及体外实验研究均证实,EPO具有抗肾小管上皮细胞凋亡、促进其增殖的作用,因而能减轻肾小管损伤。

(四)晚期糖尿病肾病

糖尿病肾病患者一旦出现肾功能损害,其进展速度要远远快于其他肾小球疾病。糖尿病肾病肾脏功能状态受多种因素的影响,如糖代谢紊乱、脂代谢紊乱、高血压、蛋白尿、老年肾脏功能退变、肾血管并发症、肥胖、尿路感染和药物等。因此,在对肾功能评估时,要注意上述因素的影响。对一些血压较难控制,加用 ACEI 或 ARB 后出现血清肌酐显著升高者,提示可能存在肾血管疾病,应进行 ECT 检查。ECT 不仅能反映肾脏大小和轮廓,还可以精确地反映分侧肾脏肾小球滤过率,对诊断很有帮助。需要强调的是:糖尿病患者一定要慎用造影剂。一般情况下造影剂造成肾脏损害的发生率<3%,而糖尿病患者为 5%～10%,糖尿病肾病则高达 20%～50%。

另外,胱抑素 C 测定亦可以弥补血清肌酐水平在评估肾功能方面的一些不足。与血清肌酐不同,胱抑素 C 受年龄、性别、肌肉容积和饮食中蛋白质摄入的影响小,在糖尿病控制不佳、重度消瘦的患者和老年人肌肉萎缩的情况下,胱抑素 C 仍能较好地反映肾功能状态。南京军区总医院的工作还发现,在肾小球高滤过状态下,胱抑素 C 反映肾功能的准确性也明显优于血清肌酐测定。此外,血清肌酐可以通过肾小管排泌,当肾功能受损时,这种排泌会增加。而胱抑素 C 经肾小球滤过后,绝大部分在近端肾小管内降解,肾小管功能对胱抑素 C 影响较小。糖尿病肾病患者常伴有肾小管间质的损伤,因胱抑素 C 的排泄特点,即使它在有肾小管间质损伤情况下,也同样能比较好地反映肾功能状态。

四、治疗

糖尿病患者发生糖尿病肾病后,其进展至终末期肾功能衰竭的速度要比一般肾脏疾病快,大约是其他肾脏疾病的 14 倍。因此,预防和延缓糖尿病肾病的发生和发展,对提高糖尿病患者的存活率、改善其生活质量具有十分重要的意义。糖尿病肾病的防治可分为 3 个阶段。第 1 阶段为糖尿病肾病的预防。在重点人群中开展糖尿病筛查,一旦发现有糖耐量受损(IGT)或空腹血糖受损(IFG)者应积极治疗,预防糖尿病及糖尿病肾病的发生。第 2 阶段为糖尿病肾病的早期治疗。糖尿病肾病早期出现的微量白蛋白尿,经积极治疗后部分患者可以逆转。

该阶段的治疗干预,可以减少和延缓大量蛋白尿的发生。第 3 阶段为预防糖尿病肾病患者肾功能不全的发生和延缓其进展。糖尿病肾病的治疗强调控制血糖,控制血压,纠正脂质代谢紊乱,减少蛋白尿,保护肾功能和积极治疗并发症的综合治疗。但是,疾病的不同阶段治疗的侧重点应有所不同。

(一)控制血糖

糖尿病控制和并发症防治试验(DCCT)和英国 2 型糖尿病前瞻性研究(UKPDS),分别以循证医学的方法验证了无论是在 1 型糖尿病还是 2 型糖尿病,严格控制血糖均能明显减少糖尿病肾病的发生和延缓其病程的进展。严格控制血糖,能使 1 型糖尿病患者微量白蛋白尿的发生率下降 39%,临床蛋白尿的发生率下降 54%。对于 2 型糖尿病也能使其微量白蛋白尿的发生率下降 33%。

糖尿病患者尤其是 2 型糖尿病早期,可以通过控制饮食、增加体育运动来控制血糖,最终往往需要口服降糖药和(或)胰岛素治疗。对新诊断的糖尿病患者早期用胰岛素强化控制血糖,可明显减轻高糖毒性,抑制炎症反应,保护胰岛 B 细胞功能,进而缓解病情,降低慢性并发症的发生风险。2 型糖尿病患者肥胖的发生率较高,长期强化胰岛素治疗,可使患者体重增加。胰岛素强化治疗,可能出现的低血糖反应,对 2 型糖尿病患者有更大的危害性。因为已有动脉粥样硬化者发生低血糖后,容易并发心肌梗死及脑卒中。若患者已有上述并发症,胰岛素强化治疗一定要慎重。无论采取何种治疗方案,血糖控制一定要注意个体化,避免低血糖的发生。

肾功能不全的患者,出现低血糖的风险会增加,这是因为:①肾功能不全对于胰岛素和一些口服降糖药的清除率下降。约 1/3 的胰岛素是由肾脏降解,肾功能受损将导致胰岛素的半衰期延长。②肾实质受损使肾脏糖原异生能力下降。若同时存在糖摄入不足,胰岛素或口服降糖药过量,机体对出现的低血糖保护代偿能力下降。因此,在血清肌酐>194μmol/L 的患者中使用胰岛素治疗,低血糖的发生率可增加 5 倍。此外,在肾功能受损的情况下,磺脲类药物及其代谢产物的清除率均下降,需要减少药物的剂量,以避免低血糖反应。在肾功能不全(CKD3~CKD5 期)时降糖药的剂量应进行调整。由于第 1 代磺脲类的母体药物及其代谢成分都由肾脏代谢,慢性肾功能不全患者使用该类药物的半衰期延长,低血糖的风险增加。因此,在慢性肾功能不全的患者中应避免使用。第 2 代降糖药中格列吡嗪和格列齐特可在肾功能不全患者中使用,因为这两种药没有活性代谢产物,且不增加肾功能不全患者低血糖风险。对于非磺脲类促泌剂而言,慢性肾功能不全时,那格列奈的活性代谢产物增加,但瑞格列奈和其他非磺脲类促泌剂则无此效应。在血清肌酐>132μmol/L 的男性及血清肌酐>124μmol/L 的女性患者中,不宜再使用二甲双胍,因其由肾脏清除,而且在肾功能轻度下降时,二甲双胍即可出现剂量累积,使得患者乳酸酸中毒的概率增加。

需要指出的是:一些因素会干扰肾功能不全患者糖化血红蛋白的检测。红细胞寿命缩短、溶血、铁缺乏,会引起糖化血红蛋白实测值偏低,而血红蛋白氨甲酰化、酸中毒,会导致测量值偏高。对此,临床医师一定要有所认识。

(二)控制血压

血压升高不仅是加速糖尿病肾病进展的重要因素,而且也是决定患者心血管病预后的主要风险因素。在收缩压＞140mmHg 的 1 型糖尿病肾病患者，其肾功能以每年 6% 的速度下降，而收缩压＜140mmHg 者，肾功能的下降速度为 1%。在 2 型糖尿病肾病患者中，血压对肾功能的影响就更加突出。收缩压超过 140mmHg 的患者，其肾功能下降速度为每年 13.5%，而收缩压＜140mmHg 者，肾功能的下降速度为 1%。大量的临床观察也证实，严格控制高血压能明显地减少糖尿病肾病患者尿蛋白水平，延缓肾功能损害的进展。此外，强化血压控制还可使心血管病终点事件的风险下降 20%～30%。一般来说，糖尿病患者理想的血压水平为 130/180mmHg。当蛋白尿高于 1g/24h 时，血压应控制在 125/75mmHg 以下。JNC7 高血压治疗指南将噻嗪类利尿剂、β 受体阻滞剂、ACEI、ARB 和钙通道阻滞剂（CCB），均列为糖尿病肾病患者一线抗高血压药。循证医学已证实，ACEI 和 ARB 在糖尿病肾病患者控制高血压、减少蛋白尿、延缓肾功能进展中的作用中为首选药物。在用药过程中要注意观察患者肾功能、血钾及血容量的变化，对伴有肾动脉狭窄的患者要慎用和（或）禁用。虽然 JNC7 将糖尿病作为利尿剂的强适应证，但利尿剂有降低血钠、血氯和血钾，升高血糖、血脂和血尿酸的作用。如患者并发上述情况，利尿剂不应作为首选降压药，噻嗪类利尿剂能有效地与 ACEI、ARB 和 β 受体阻滞剂联合应用，但与 CCB 合用的效果较差。

1. 血管紧张素转换酶抑制剂（ACEI）

本品降压作用主要是通过抑制血浆及组织中的血管紧张素转换酶，减少 AngⅡ的产生，从而抑制 AngⅡ所导致的血管收缩，达到降血压的目的。在用药过程中要注意观察患者肾功能及血钾的变化，对伴有肾动脉狭窄的患者要慎用和（或）禁用。由于低肾素、低醛固酮血症在糖尿病患者中较为常见，长期使用 ACEI 有可能加重高血钾。糖尿病患者尤其是 2 型糖尿病患者，微血管和大血管并发症的发生率较高，部分患者服用 ACEI 后可能因伴发功能性或器质性肾动脉狭窄而诱发急性肾功能衰竭。此外，在服用 ACEI 的最初几天可能会出现不同程度的血清肌酐升高。血容量不足或服用袢利尿剂及非类固醇消炎药，是导致血清肌酐升高的主要危险因素。糖尿病肾病对缺血性损伤非常敏感，在使用 ACEI 时，应注意观察上述可能的不良反应。

2. 血管紧张素Ⅱ受体拮抗剂

AngⅡ与特异性受体结合后发挥生物效用，其受体主要有 1 型受体（AT1R）和 2 型受体（AT2R）两种亚型。所有血管组织均表达 AT1R 受体，AngⅡ与之结合后，激活 AT1R，ARB 与 AT1R 特异性结合后竞争性拮抗 AngⅡ的作用，即在肾素-血管紧张素的最后环节阻断各种途径产生的 AngⅡ的作用。ARB 通过双重方式降低血压：其一是阻断 AngⅡ与 AT1R 结合，从而直接或间接抑制血管收缩，减少血管加压素和醛固酮释放，减少肾脏钠、水重吸收，减缓心脏、血管、肾脏细胞的生长，影响中枢神经系统，这可以间接舒张血管，抑制心血管和肾脏细胞生长。其二是促使 AngⅡ与 AT2R 结合，使血管舒张，抑制细胞生长分化，抑制钠、水重吸收和交感神经活性，从而舒张血管，抑制心血管和肾脏细胞生长。由于 ARB 可促进 AngⅡ与 AT2R 结合，而发挥扩张血管、抗增殖过程，但不会导致缓激肽在体内蓄积，所以 ARB 一般不会引起咳嗽。

3. 钙通道阻滞剂

本品的作用是针对血管平滑肌细胞膜钙离子通道过多开放，加速钙离子内流，使细胞内钙离子增加,因而血管平滑肌张力增加,周围血管阻力增大,最终导致高血压。由于其不影响胰岛素的敏感性及血脂水平,因而在糖尿病肾病高血压时常应用。不同CCB对糖尿病肾病患者尿蛋白的影响不同,这主要与它们各自作用的特点有关。地尔硫䓬的作用以扩张出球小动脉为主,因此,有较好的减少肾小球内压力和减少蛋白尿的作用。因此,糖尿病患者使用CCB应首选地尔硫䓬和尼卡地平。

但需要指出的是：一些患者收缩压难以控制,在强化治疗使收缩压降低的同时,往往伴有舒张压的下降。目前认为,过低的舒张压会增加心脏不良事件,如引发心肌梗死,这点在治疗中应加以注意。糖尿病患者在出现糖尿病肾病时,常常合并心脑血管并发症,对高血压的控制一定要兼顾心脑血管功能。肥胖、睡眠呼吸暂停综合征,都是加重高血压的因素,应积极加以控制和改善。

(三)纠正脂质代谢紊乱

高脂血症是糖尿病代谢紊乱的一个突出表现。脂毒性在糖尿病并发症中的作用日益受到人们的重视。近来有人认为糖尿病脂质代谢紊乱是原发的,甚至提出应将糖尿病改为糖脂病,足见脂质代谢紊乱在糖尿病及其并发症发生、发展中所起的作用。高脂血症不仅直接参与糖尿病胰岛素抵抗和心血管并发症的发生,低密度脂蛋白胆固醇(LDL)还可以通过作用于肾小球系膜细胞上的低密度脂蛋白受体,导致系膜细胞和足细胞的损伤,加重蛋白尿和肾小球及肾小管间质纤维化的进展。糖尿病肾病患者出现肾病综合征和肾功能不全,又会进一步加重高脂血症。因此,积极纠正糖尿病肾病患者体内脂质代谢紊乱,在糖尿病肾病的防治中同样具有重要意义。有关临床研究荟萃分析也表明,糖尿病肾病患者积极控制高血脂,能明显改善蛋白尿,延缓肾功能损伤的进展。根据美国糖尿病学会(ADA)和美国肾脏病基金会(NKF)的推荐,糖尿病肾病患者血 LDL>3.38mmol/L(130mg/dL),甘油三酯(TG)>2.26mmol/L(200mg/dL),应开始降脂治疗。治疗的目标将 LDL 水平应降至 2.6mmol/L 以下,TG 降至 1.7mmol/L 以下。

(四)减少蛋白尿,保护肾功能

糖尿病肾病的肾小球高灌注、高压力和高滤过的形成,与肾脏局部肾素-血管紧张素系统的激活有关。此外,AngⅡ还可通过一些非血流动力学途径介导组织损伤。AngⅡ可以增加 TGF-β_1 和纤溶酶原激活物抑制剂的表达,使细胞外基质产生增加。另外,AngⅡ还可以通过活化淋巴细胞,介导肾脏局部的炎症反应,加速肾组织损伤和纤维化的进程。因此,ACEI 和 ARB 除了降压作用外,还具有减少糖尿病肾病患者的蛋白尿,减轻肾组织病变,延缓肾功能不全进展的作用。ACEI/ARB 保护肾脏的作用机制可概括为：①控制高血压,减少蛋白尿,保护肾功能。②改善肾小球血流动力学。ACEI 可通过减少 AngⅡ产生及抑制缓激肽降解来扩张出球小动脉,降低肾内压力,从而减轻肾小球高滤过。③保护足细胞。肾小球毛细血管袢牵张力增加,将导致足细胞肥大和凋亡的发生。ACEI/ARB 能通过改善血流动力学异常,逆转上述过程。④抑制肾组织局部细胞因子,如 PDGF、TGF-β_1 产生。上述细胞因子能刺激肾脏细胞增殖、肥大和细胞外基质的产生。⑤抑制肾小球固有细胞或成纤维细胞和巨噬细胞的活性和增殖,延缓肾间质纤维化进程。无论是 1 型糖尿病还是 2 型糖尿病,ACEI/ARB 能减少糖尿病肾病患者尿蛋白的排泄,延缓其肾功能损伤的速度。不论患者有无高血压,ACEI/ARB

都能产生上述效果。这就进一步表明 ACEI/ARB 在糖尿病肾病治疗中的作用并不完全是通过降低全身高血压来完成的,它更多地是在肾脏局部发挥作用。ACEI/ARB 在不同环节阻断 RAS,抑制 Ang Ⅱ 的作用。两者合用能更充分地阻断 RAS,增强降低尿蛋白和延缓肾脏病进展的作用。

(五)饮食治疗

饮食治疗是糖尿病肾病的基础治疗之一,其目的是控制体重在正常范围内,配合药物治疗获得理想的代谢控制(血糖、血脂和血压),进一步保护肾功能。饮食治疗一定要注重个体化的原则。膳食总热量的 20%～30% 应来自脂肪和油料。如患者 LDL 水平 ≥2.6mmol/L(100mg/dL),应使饱和脂肪酸的摄入量少于总热量的 10%,食物中的胆固醇含量应 <300mg/d。如患者的 LDL 水平 ≥2.6mmol/L(100mg/dL),食物中的胆固醇应减少至 <200mg/d。

碳水化合物(糖类)所提供的热量应占总热量的 55%～65%,应鼓励患者多摄入复合碳水化合物及富含可溶性食物纤维素的碳水化合物和富含纤维的蔬菜。对碳水化合物总热量的控制比控制食物种类更重要。在碳水化合物总热量的控制前提下,没有必要严格限制蔗糖的摄入量。

蛋白质不应超过需要量,即不多于总热量的 15%。有微量白蛋白尿的患者,蛋白质的摄入量应控制在 0.8～1.0g/kg 体重之内。有蛋白尿和肾功能损害的患者,蛋白质的摄入量应限制在低于 0.6g/kg 体重。

限制饮酒,特别是肥胖、高血压和(或)高甘油三酯血症的患者。乙醇可诱发应用促胰岛素分泌剂和胰岛素治疗的患者出现低血糖。为防止乙醇引起的低血糖,饮酒的同时应摄入适量的碳水化合物。

(六)大黄酸及雷公藤多苷的应用

血流动力学和代谢异常,是糖尿病肾病发病机制中的两个主要途径。ACEI/ARB 能有效地抑制 RAS 系统活化,减少糖尿病肾病患者蛋白尿。如能在代谢途径上采取有效的干预措施,则为糖尿病肾病多途径综合治疗,进一步提高疗效提供新的途径。南京军区南京总医院解放军肾脏病研究所经过长期的体外、体内实验研究发现,大黄酸能够通过保护胰岛 B 细胞功能抑制细胞己糖胺通路的异常活化,逆转胰岛素抵抗,改善细胞功能。此外,大黄酸还具有拮抗 TGF-β_1 和保护内皮细胞功能的作用。动物实验证实,大黄酸能减少糖尿病肾病动物的蛋白尿、减轻肾小球肥大和肾组织病变,逆转胰岛素抵抗、降低血糖、改善高脂血症。进一步的研究也证实,ACEI 与大黄酸合用,其疗效显著优于单独用药。临床观察口服大黄酸胶囊(200mg/d)与 ACEI 及 ARB 的疗效,发现治疗随访 3 个月后,大黄酸组微量白蛋白尿水平较基线下降 35.04%;ARB 组微量白蛋白尿水平下降 27.27%,而 ACEI 组患者白蛋白尿水平较基线值无明显变化。随访 6 个月后,大黄酸组患者的微量白蛋白尿水平进一步下降至 43.55%,ARB 组患者白蛋白尿下降 37.73%,ACEI 组疗效仅下降 12%。大黄酸独特的药效机制是它能有效地减少微量白蛋白尿,其疗效甚至优于 ARB,而且没有引起肾功能减退、高钾血症等不良反应。大量蛋白尿的出现,不仅预示着糖尿病肾病患者肾功能进行性恶化,大量蛋白尿、低蛋白血症、水肿、有效血容量的减少,将使糖尿病肾病患者面临感染、心脑血管并发症加重的危险。雷公藤多苷具有抗炎、免疫抑制作用,能够显著减少多种肾脏疾病患者的蛋白尿,有效地缓解临床症状。糖尿病肾病大量蛋白尿的形成,不仅与血流动力学、肾小球基底膜增厚有关,而且足细胞病变也在其中起重要的作用。某医院最近的工作证实,雷公藤甲素对足细胞具有直接保护作用。临床试验也证实雷公藤多苷对糖尿病肾病患者大量蛋白尿($>3.0g/24h$)有显著的疗效。雷公藤多苷 40mg 3 次/天,治疗 3 个月,有效率达 58.6%,明显优于 ARB 组 (58.6% vs 16.7%,$P<0.01$)。

(七)根据病情和控制目标给予胰岛素补充治疗/替代治疗/强化治疗

1. 胰岛素补充治疗

该治疗是指需要接近生理剂量的胰岛素,主要适用于经合理的饮食治疗和口服降糖药物治疗后血糖控制仍未达标的 T2DM 患者以及口服降糖药物继发失效的 T2DM 患者。在原口服药物降糖治疗的基础上,补充胰岛素治疗。常用方式有:①一般在晚上睡前(晚上 10 时)使用中效或(超)长效胰岛素。初始剂量为 0.2U/kg,监测血糖,3 天后调整剂量,每次调整量在 2~4U,使 FPG 控制在 4~6mmol/L。睡前使用中效胰岛素(NPH)能减少夜间肝糖异生,降低 FPG,FPG 控制满意后,白天餐后血糖可以明显改善。NPH 的最大活性是在睡前(晚上 10 时)用药后的 8 小时,正好抵消在清晨 6~9 时之间逐渐增加的 IR,纠正糖尿病患者的"黎明现象"。最低的血糖水平常出现在患者醒来时(早上 7 时),易于自我监测血糖,避免出现低血糖。目前,长效胰岛素类似物吸收稳定,无峰,持续时间长。临床研究发现,较中效胰岛素较少发生低血糖,因此更适合作为基础胰岛素补充治疗。这种胰岛素补充方式依从性好,操作简单,快捷;②为改善晚餐后血糖,可考虑早餐前 NPH 联合口服降糖药物;③每日胰岛素注射次数在 2 次及以上,可考虑停用胰岛素促泌剂。

2. 胰岛素替代治疗

主要适应于 T1DM、内生胰岛功能很差或存在口服药治疗禁忌证的 T2DM 患者。多使用基础胰岛素给药及针对餐后高血糖的胰岛素给药联合。基础量设置过大,可能造成夜间低血糖;基础量设置过小,FPG 下降不满意。基础量设置恰当时,餐前短效胰岛素的量不应过大。替代治疗的胰岛素日剂量应在生理剂量范围内。过低,不利于血糖的控制;过高,可造成外源性高胰岛素血症,易发生低血糖和体重增加。

由于 K-ATP 的 Kir6.2 或 SUR1 突变引起的新生儿糖尿病可由胰岛素安全地改用口服降糖药治疗或由口服降糖药安全地改用胰岛素治疗,但是 SUR1 突变者所需的胰岛素用量较低。

(1)每天 2 次注射法:两次预混胰岛素或混合短效+中长效胰岛素,优点是简单。需要注意的是:早餐后 2 小时血糖控制满意时,上午 11 点可能发生低血糖。午饭后血糖控制可能不理想,考虑加用口服降糖药,如 α-葡萄糖苷酶抑制剂或二甲双胍;晚餐前 NPH 用量过大,可能导致前半夜低血糖;晚餐前 NPH 用量不足时,可致 FPG 控制不满意。预混胰岛素诺和灵 30R 含 70% 中效胰岛素,其作用高峰时间在皮下注射后 8 小时左右。应用诺和灵 30R 早、晚餐前注射,会出现 15:00~16:00 血糖高;凌晨 2:00~4:00 低血糖的现象,这分别与其中的中效胰岛素不足或过多有关。调整治疗的方案是:①监测午餐前、午餐后 2 小时以及晚餐前的血糖,若午餐后高血糖持续至晚餐前,给予 α-葡萄糖苷酶抑制剂如阿卡波糖 50mg,与第 1 口午饭嚼服,并增加早餐前胰岛素至 18~20U;②减少晚餐前诺和灵 30R 约 8U,并将晚餐分餐,在睡前少许进食,如半杯牛奶和2~3片苏打饼干,可以防止半夜低血糖的发生。另外,午餐适当少吃,15:00~16:00适当加餐也可以降低午餐后血糖;如果午餐后增加运动量,如快速走步半小时也可以降低午餐后血糖。

在1日两次速效型胰岛素和中效型胰岛素联合治疗方案中,中效型胰岛素和速效型胰岛素的比例以2:1为适当,最多为1:1,但速效胰岛素剂量绝对不能多于中效胰岛素。诺和灵30R、优泌林70/30均为速效和中效预混剂型,其中含30%速效和70%中效,应用起来较方便。适用于尚有一定胰岛储备功能的糖尿病患者。动物胰岛素的速效与长效剂型,平时要分开放置,注射前抽取顺序为先速效后长效,剂量比例配制一般为(2~3):1。目的是为了防止长效剂型中的过量的鱼精蛋白与速效胰岛素结合而使之起效减慢,无法发挥速效降糖的作用。

(2)每天3次注射法:早、中餐前使用短效胰岛素,晚餐前使用短效胰岛素和NPH。这种用药方式接近生理状态。缺点是晚餐前使用NPH,量大时,在0~3点可发生低血糖,FPG控制不好。

(3)每天4/5次注射法:3餐前注射短效胰岛素,睡前注射NPH或长效胰岛素。目前临床上常使用这种方案,符合大部分替代治疗。每天5次注射法是3餐前注射短效胰岛素,上午8点和睡前各注射1次NPH。两次NPH占全天剂量的30%~50%。这种方案是皮下注射给药方式中最符合生理模式的给药方式。

(4)胰岛素泵治疗:采用持续皮下胰岛素输注方式,符合生理需要,适用于胰岛素敏感,容易发生低血糖的患者,多用于T1DM,费用昂贵。但胰岛素泵治疗本身亦存在发生严重低血糖风险。

(5)T2DM胰岛素补充治疗:在T2DM胰岛素补充治疗中,外源性胰岛素用量接近生理剂量时改成替代治疗。方法为:先停用口服降糖药,改为胰岛素替代治疗;胰岛素替代后,日剂量需求大(IR状态),再联合口服降糖药治疗,如胰岛素增敏剂和α-葡萄糖苷酶抑制剂。

3.胰岛素强化治疗

需每日多次注射或应用输注泵。

(1)胰岛素强化治疗的适应证:主要是:①T1DM;②妊娠糖尿病和糖尿病合并妊娠;③在理解力和自觉性高的T2DM患者,当使用相对简单的胰岛素治疗方案不能达到目的时,可考虑强化治疗;④新诊断严重高血糖的T2DM,可进行短期胰岛素强化治疗。

(2)胰岛素强化治疗的疗效:美国DCCT对1441例T1DM进行了为期6.5年的研究,结果发现,胰岛素强化治疗组使视网膜病变的危险下降76%,病情进展减少54%,增殖性视网膜病变等下降47%;尿蛋白≥40mg/d的风险降低39%,尿蛋白≥300mg/d的风险下降54%;临床糖尿病神经病变的发生率下降60%。日本学者在T2DM患者中进行的1项研究发现,胰岛素强化治疗同样可使T2DM患者视网膜病变发生率、视网膜病变恶化、糖尿病肾病的发生及原有糖尿病肾病的加重较对照组明显下降。近年来,国内外均报告采用短期强化胰岛素治疗或持续性皮下胰岛素输注治疗初诊重症T2DM患者,伴随着血糖的良好控制,葡萄糖的毒性解除,胰岛β细胞功能改善,内源性胰岛素分泌增加,胰岛素第1时相分泌明显改善,有的恢复正常,胰岛素敏感性增强。目前认为,预混胰岛素类似物每日3次强化。

(3)胰岛素强化治疗的禁忌证:有严重低血糖危险的患者(如最近有严重低血糖史者、对低血糖缺乏感知者、Addison病和垂体功能低下者)、幼年和高年龄患者、有糖尿病晚期并发症者（已行肾移植例外)、酒精中毒和有药物成瘾者、精神病或反应迟钝者。胰岛素强化治疗通常采用基础-餐时量模式。

(4)胰岛素强化治疗的实施

①确定初始剂量：按病情轻重估计，全胰切除患者日需要40～50U，多数患者可从每日18～24U开始，根据血糖调整。国外主张初始剂量为：T1DM患者按0.5～0.8U/kg体重，不超过1.0U；T2DM患者初始剂量按0.3～0.8U/kg体重。胰岛素强化治疗，胰岛素1日量的分配：早餐多(RI 25%～30%)、中餐少(RI 15%～20%)、晚餐中等量(RI 20%～25%)和睡前小(NPH 20%)；胰岛素泵：40%持续低速皮下注射、早餐前追加20%、中餐前和晚餐前各15%以及睡前10%(可少量进食)。为了计算餐前的胰岛素追加量，胰岛素泵的使用者应在餐前30分钟(或餐后2小时)检查血糖。如果血糖高于正常值(或目标值)，则以实际测得的血糖值减去目标值，就是超出值。

②胰岛素敏感系数：用超出数值除以胰岛素敏感因子(敏感系数)值，即得所需追加胰岛素量。其中敏感系数计算方法是：敏感系数＝1U胰岛素输注后在2～4小时内降低的血糖值，其单位为"mg/dL"，如用"mmol/L"表示则将其再除以18(18mg/dL=1.0mmol/L)。计算公式：补充量(追加量)＝(BC－Y)÷X。式中，BC为测得实际血糖值，Y为正常(目标)血糖值，X为敏感因子(系数)。首先计算出X值，X的值根据"1500规则"而得。"1500规则"的计算公式为：X＝1500÷日用胰岛素总量＝mg/dL，即为1U胰岛素能降低患者血糖值。如日用胰岛素总量为胰岛素15U。第1步先算出X值，即 X＝1500÷日用胰岛素总量＝1500÷15＝100(mg/dL)；用mmol/L表示则为100÷18＝5.5mmoL/L(4舍5入则为5.6)；如实测血糖值超出目标值2.0mmol/L值，则需追加的胰岛素量为2.0mmol/L÷5.5mmoL/L＝0.36(胰岛素单位)。如实测患者血糖值(必须是同一患者)超出的目标值为5.0mmol/L，则需追加的胰岛素量为5.0mmol/L÷5.5mmoL/L＝0.9(胰岛素单位)。如日用胰岛素总量为40～50U(用45中间值)按前例方法为 X＝1500÷45＝33(mg/dL)；33÷18＝1.8(mmol/L)。如患者实际测得血糖值超出目标值2mmol/L，则需追加的胰岛素量为2÷1.8＝1.1(近似于1)。一般超出3.0mmol/L需追加的胰岛素量3÷1.8＝6(胰岛素单位)。其他依此类推。

③改用口服降糖药：T2DM患者短期胰岛素强化治疗后，考虑重新恢复口服降糖药的指征：空腹及餐后血糖达满意控制水平、全天胰岛素总量已减少到30U以下、空腹血浆C肽＞0.4mmol/L、餐后C肽＞0.8～1.0mmol/L，因感染、手术、外伤、妊娠和应激等原因用胰岛素治疗后，上述情况已消除时。

第七章 代谢性疾病

第一节 低血糖症

一、概述

血糖一般指血液中的葡萄糖。在正常情况下，血糖的来源和去路保持动态平衡，维持在较窄的范围内，该平衡被破坏时可导致高血糖或低血糖。以前者常见，后者除了在糖尿病的治疗过程中常见外，其他均属少见。低血糖症不是一种独立的疾病，而是多种原因引起的血葡萄糖浓度过低综合征。

葡萄糖是人体的主要能量来源，尤其是中枢神经系统因不能合成葡萄糖，且贮存的糖原极少，对血糖的依赖性很强，短暂的低血糖即可能引起明显的脑功能紊乱，长期的、严重的低血糖若未及时纠正，则会导致永久性神经系统损伤甚至死亡。有研究观察，成人1型糖尿病患者血糖为3.4～4.0mmol/L（轻度低血糖）时，驾驶行为即发生改变；中度低血糖（2.8～3.3mmol/L）时，出现驾驶行为障碍；重度低血糖（＜2.8mmol/L）时，基本丧失驾驶车辆的能力。另外，低血糖可增加血小板的聚集，促进糖尿病血管并发症的发生和发展。还有大量研究显示，糖尿病患者长期低血糖-高血糖交替波动，是糖尿病大血管病变的独立危险因素。

血糖主要来源于食物、糖原分解和葡萄糖异生。正常人血浆葡萄糖维持在3.9～8.3mmol/L相对稳定的狭窄范围。保持血糖的稳定要求葡萄糖的利用和内源性葡萄糖的产生或饮食中糖的消化吸收能维持动态平衡，即血糖的来源和去路保持动态平衡，任何使平衡紊乱的因素均可导致高血糖或低血糖。

急性低血糖是一种化学性应激，可通过机体的调节机制兴奋下丘脑-垂体-肾上腺皮质轴和下丘脑-肾上腺髓质轴的应激反应。

各地报道低血糖的发病率不一，发病率高低主要与社会经济和卫生普及的程度有关。美国、欧洲的发病率占急症病例的0.5%以下；新加坡药物性低血糖发生率占就诊人数的0.4%～0.8%，中国香港为1.5%，其较高的低血糖发生率与患者较多服用格列本脲有关。

二、生理调节

人体糖代谢每天通常可划分为空腹状态和进食（餐后）状态两种。空腹状态亦称吸收后状态,是指无食物消化吸收的一段时间,即进餐后5～6小时至下次进食前的一段时间,但在临床上,空腹状态通常指晚餐后至次晨早餐前的一段非进食时间(10～14小时)。吸收后状态的内生性葡萄糖生成和利用相等,此段时间的糖利用主要发生在脑组织(消耗约60%的葡萄糖)。进食后,从胃肠吸收而来的糖类及其他营养物进入血液循环,葡萄糖的吸收率是空腹状态下内源性葡萄糖生成率的2倍以上,餐后葡萄糖的吸收速率和吸收量受进食量、食物中糖类比例、食物的可消化性和可吸收性及肠道的吸收能力等因素影响。

1. 激素调节

激素是维持血糖稳定的最重要调节因素。激素对糖代谢的调节过程非常复杂,而血浆中的葡萄糖水平又直接影响血糖调节激素分泌。调节血糖的激素可分为两类:一类是降血糖激素(胰岛素);另一类是升血糖激素(胰岛素拮抗激素),主要包括胰高血糖素、肾上腺素、生长激素和皮质醇等。

(1)降糖激素:胰岛素是糖代谢中最主要的降糖激素,也是促进葡萄糖利用的最主要激素。胰岛素可刺激其靶器官(肝脏、骨骼肌和脂肪组织)摄取、贮存和利用葡萄糖,增加糖原的合成;抑制糖原的分解,抑制葡萄糖异生,从而防止血糖升高。空腹状态下,胰岛素抑制肝糖输出,调节血糖;进食后,外源性葡萄糖进入血液循环,血糖升高,刺激B细胞分泌胰岛素,促进组织对葡萄糖的利用。胰岛素分泌受许多因素的影响,其中最重要的因素是血葡萄糖浓度。

除胰岛素外,胰岛素样生长因子(IGF)和胰淀素也有一定的降低血糖和促进糖利用作用。非胰岛素瘤性肿瘤常伴有低血糖症,此可能主要与IGF-2分泌过多或肿瘤细胞表达过量IGF-1受体有关。临床应用IGF-1治疗各种疾病时易发生低血糖症,低血糖的程度与使用的剂量有关。IGF-1增加糖利用的机制主要与IGF-1可同时作用于胰岛素受体有关。

胰淀素具有增加糖利用作用。用胰淀素类似物普兰林肽与胰岛素合用治疗糖尿病,可降低餐后高血糖,有利于血糖的平稳控制。

(2)升糖激素:使血糖升高的激素,主要包括胰高血糖素、肾上腺素、生长激素和皮质醇等。

2. 神经调节

交感神经递质去甲肾上腺素和肾上腺素作用。一般认为,其机制可能与对抗胰岛素、促进肝糖异生等有关。副交感神经作用与此相反。有研究显示,肽类神经递质也有调节血糖作用。

(1)体内预防和纠正低血糖的调节机制复杂,低血糖时,胰岛素分泌受抑制,升高血糖的调节机制按一定顺序被激活,包括刺激胰高血糖素、肾上腺素、皮质醇、生长激素等激素的分泌,同时也刺激交感和副交感神经节后神经元释放去甲肾上腺素和乙酰胆碱。低血糖时胰岛素及胰高血糖素水平的变化不受中枢神经系统的影响,但去甲肾上腺素、肾上腺素、生长激素和皮质醇的分泌则受下丘脑和垂体的调节。

(2)低血糖发作时,胰高血糖素、肾上腺素和去甲肾上腺素分泌首先迅速增多,血糖升高,然后生长激素和皮质醇分泌。在短暂的低血糖恢复过程中,胰高血糖素起着最主要作用。肾上腺素只在胰高血糖素分泌缺乏时才起重要作用(补偿替代作用)。胰高血糖素和肾上腺素同时缺乏,即使血中胰岛素水平恢复正常,低血糖也很难纠正。内源性生长激素和皮质醇分泌在短暂的低血糖恢复过程中不起主要作用,但在长时间低血糖的恢复或预防低血糖再发中有重要意义。

3.葡萄糖生成的自身调节

包括激素依赖性和非激素依赖性两种途径。高血糖抑制而低血糖刺激葡萄糖的生成。当糖异生被急性刺激或抑制时,葡萄糖的生成并无变化,这说明糖的生成有自身调节机制的参与。2型糖尿病及急性重症疾病时的高血糖状态是葡萄糖自身调节障碍的结果。

三、主要危害

由于葡萄糖是脑组织的首要能量来源,低血糖发作时以神经-精神症状为主。一般按顺序依次出现大脑皮质、皮质下中枢(包括基底节)、下丘脑及自主神经中枢、延脑等受抑制的表现,该顺序与脑的发育进化过程有关,一般细胞分化程度越高,对缺氧越敏感。低血糖纠正时则按上述的逆顺序恢复症状。低血糖症状一般可随血糖正常而很快消失。脑功能障碍症状则在数小时内逐渐消失,较重低血糖时,需要数天或更长时间才能恢复,而严重持久的低血糖症则可导致永久性功能障碍或死亡。低血糖时出现的中枢神经系统功能紊乱与氧化应激损害有密切关系。低血糖发生后,脑组织的神经递质代谢、电解质转运和血-脑屏障功能都会出现障碍。

四、临床表现

1.严重程度

取决于:①血糖降低的绝对程度;②年龄;③急性或慢性低血糖特征;④低血糖持续的时间;⑤机体对低血糖的反应性。

2.血糖下降的主要反应

(1)正常人在血糖下降至 2.8～3.0mmol/L 时,胰岛素分泌受抑制,升糖激素分泌被激活。当血糖继续降至 2.5～2.8mmol/L 时,脑功能障碍已很明显。正常人对血糖下降的反应是:①胰岛素分泌减少或完全被抑制;②增加升糖激素的分泌;③下丘脑-肾上腺素神经兴奋反应;④认知障碍。

(2)诱发低血糖调节激素分泌的血糖阈值并不是固定的,它主要受以往血糖水平的影响。即使仅有一次低血糖发作,也可以使刺激升糖激素分泌和引起症状的血糖阈值下降,一些患者发生空腹低血糖时症状轻微甚至无症状主要与此有关。

(3)认知障碍通常与低血糖的程度相关,但一些患者可以较好地耐受低血糖症状,可能与低血糖时葡萄糖通过脑细胞膜的转运增加有关。

(4)在短时间内血糖由较高浓度很快下降到一个较低的水平,此时血糖水平还在正常范围内,也会出现低血糖表现。同样,老年人的反复发作性轻度低血糖亦可无症状。

3.脏器变性或坏死

低血糖反复发作或持续时间较长时,中枢神经系统的神经元出现变性与坏死性改变,脑水肿伴弥散性出血灶和节段性脱髓鞘。肾上腺髓质和皮质增生,肝脏、肌肉中的糖原几乎消耗殆尽。

4.不典型表现

必须注意,儿童和老年人的低血糖表现可极不典型,易误诊或漏诊。例如,婴儿低血糖发作时可表现为多睡、多汗,甚至出现急性呼吸衰竭;老年人发生低血糖时,常以性格变态、失眠、多梦或窦性心动过缓为主诉;患有脑部疾病的患者对低血糖的应激反应是异常的,必须引起高度注意;轻度低血糖的老年患者可无不适,升高血糖的应激机制也有障碍。

5.脑功能损害典型表现

(1)大脑皮质:表现为意识模糊、定向力与识别能力丧失、嗜睡、多汗、肌张力低下、震颤等。

(2)皮质下中枢:表现为躁动不安、痛觉过敏、阵挛性或舞蹈样动作或幼稚动作、瞳孔散大、强直性惊厥等。

(3)中脑:阵发性及张力性痉挛、扭转性痉挛、阵发性惊厥、眼轴歪斜、锥体束征阳性等。

(4)延脑:表现为昏迷、去大脑强直、反射消失、瞳孔缩小、肌张力降低、呼吸减弱、血压下降等。

(5)下丘脑:可被视为糖代谢的调节"中枢",它有许多神经元含有"糖受体",可感受细胞外液中葡萄糖浓度的变化。当血糖降低时,糖感受器的信息迅速传递到相关神经元,引起下丘脑CRH、TRH等细胞兴奋,促进 CRH、TRH、兴奋性氨基酸等的释放,从而进一步兴奋垂体-肾上腺轴,糖皮质激素和肾上腺髓质的儿茶酚胺分泌增多。下丘脑对低血糖的反应还表现在心理和摄食行为上。例如,当血糖下降时下丘脑的侧区细胞表达的食欲素增多,产生饥饿和食欲,下丘脑-垂体病变,如下丘脑综合征、下丘脑肿瘤、炎症、放射性损伤或手术损伤及垂体的各种其他病变时,这种调节功能会出现显著障碍。此外,低血糖本身还可刺激交感神经和肾上腺髓质细胞释放儿茶酚胺。正是由于以上原因,胰岛素低血糖试验是了解下丘脑-垂体功能的较好方法,尤其是了解此轴对各种应激功能完整性的最好试验。

五、临床分类

低血糖症分类标准多种多样,比较常用的是按低血糖发生时间与进食时间的关系分为空腹低血糖和餐后低血糖。服用某些药物、严重肝肾功能受损、升高血糖的激素缺乏、胰岛 B 细胞瘤是常见原因。全身性疾病及婴幼儿和儿童代谢性疾病常引起空腹低血糖;餐后低血糖则主要见于功能性疾病。

药物性低血糖症多见,尤其以胰岛素、磺脲类口服抗糖尿病药物和大量饮酒所致低血糖症最常见。据统计,在低血糖急诊患者中有 2/3 患有糖尿病史或饮酒史,尤其降糖药物是导致低血糖症发生的首要病因。住院患者低血糖症也以药物性多见,尤其以患有肝功能衰竭、肾功能衰竭、脓毒血症和营养不良等疾病的患者为主。垂体功能低下、肾上腺皮质功能低下等抗胰岛素激素缺乏的患者若使用激素替代治疗,一般不发生低血糖症。

六、辅助检查

1.空腹血浆胰岛素和血糖测定

无典型胰岛素抵抗者(如肥胖者)的空腹胰岛素水平$>24\mu U/mL$ 可认为是高胰岛素血症。然而有时空腹胰岛素值即使在正常范围,但相对血糖值已经过高。当空腹血糖$<2.8mmol/L$时,血浆胰岛素应降至$10\mu U/mL$以下。血浆葡萄糖水平$<2.2mmol/L$时,胰岛素

值<5μU/mL。胰岛素(μU/mL)与血糖(mg/dL)比值(I∶G)一般也降低。如 I∶G 值增加或>0.3 应怀疑有胰岛素分泌过多(高胰岛素血症),当 I∶G>0.4 则提示胰岛素瘤可能。

大多数胰岛 B 细胞瘤低血糖时,血胰岛素原水平升高。低血糖患者的血胰岛素和 C 肽水平出现矛盾结果时,测定胰岛素原可以帮助诊断。曾使用胰岛素或者是自身免疫性低血糖症患者,血清胰岛素抗体阳性,用放射免疫测定胰岛素时,会引起血胰岛素水平假性增高,此时应测定游离胰岛素和 C 肽。

快速血糖(毛细血管血糖或指尖)测定不能替代静脉血糖测定用于诊断低血糖症。注意静脉血糖应尽量在分离血浆 1 小时内完成,否则可发生因葡萄糖分解所致的假性血糖下降。加入糖分解抑制药或及时分离血标本可以避免。

如果临床上高度怀疑低血糖症,应在常规的混合餐后多次测定血糖,要求患者记录所发生的低血糖症状及其发生时间。除非有典型的低血糖症状和血糖下降及血糖升高后低血糖症状消失(Whipple 三联征),否则不能诊断为反应性低血糖症。

2.延长型口服葡萄糖耐量试验(OGTT)

普通口服葡萄糖耐量试验不能用于诊断可疑的低血糖症,因为 10% 的正常人在口服葡萄糖耐量试验时,2 小时或 2 小时以上的血糖可下降至 2.8mol/L 以下。但如果把糖耐量试验延长至 4~5 小时,对于诊断餐后低血糖有一定价值。

3.血浆胰岛素原和 C 肽测定

(1)胰岛素原测定:正常血浆含有少量的胰岛素原,大部分胰岛素瘤患者血液循环中胰岛素原水平增高。正常情况下,胰岛素原一般不超过免疫反应性胰岛素总量的 22%,而 85% 以上的胰岛素瘤患者的胰岛素原所占百分比超过 25%。用 RIA 法测定的血浆胰岛素值称为免疫反应性胰岛素,这是因为胰岛素的多克隆抗体与胰岛素原等胰岛素类似物有交叉反应,再加上胰岛素的正常值较低,所以解释结果时要十分慎重。

(2)C 肽测定:可用于内源性和外源性高胰岛素血症的鉴别,C 肽和胰岛素是等分子量分泌的,外源性高胰岛素血症时的血 C 清肽一般测不出来。C 肽水平高提示内源性高胰岛素血症。反之,低 C 肽水平提示血浆胰岛素水平增高是外源性胰岛素所致。

4.胰岛素抗体、胰岛素受体抗体测定

(1)血浆中存在胰岛素抗体提示既往使用过胰岛素或自身免疫性胰岛素综合征。胰岛素的自身抗体依抗原的来源可分为内源性和外源性两种,依抗体的生物活性和作用效果有兴奋性与抑制性自身抗体之分。长期接受胰岛素治疗的患者可产生抗胰岛素抗体,此与制剂中的胰岛素与人胰岛素结构不同和制剂不纯有关,但使用单峰的人胰岛素或重组的人胰岛素仍可产生胰岛素抗体。此类抗体是产生胰岛素不敏感的重要原因之一。

(2)某些从未使用过胰岛素的糖尿病患者可产生抗胰岛素的自身抗体,其特点是游离胰岛素浓度很低而胰岛素总量明显升高。这种胰岛素抵抗综合征患者往往需用大剂量的胰岛素才能控制高血糖状态。另一种少见的情况是机体产生的自身抗胰岛素抗体可兴奋胰岛素受体而引起严重的低血糖症。

5.血浆磺脲药物及其尿中代谢产物测定

血浆磺脲药物或其尿中代谢产物可协助确定磺脲药物诱发的高胰岛素血症的诊断,氯磺丙脲因半衰期长,诱发的低血糖危险性较大。

6.先天性代谢疾病伴低血糖症的辅助检查方法

方法很多,可根据需要选用。确诊有赖于病理诊断和酶缺陷的基因分析。

(1)果糖耐量试验:用于遗传性果糖不耐受症的诊断。口服果糖 200mg/kg,正常人的反应与 OGTT 相似,而遗传性果糖不耐受症由于果糖-1-磷酸醛缩酶缺陷出现低葡萄糖血症、低磷血症及果糖尿症。

(2)胰高血糖素试验:胰高血糖素仅作用于肝磷酸化酶,对肌磷酸化酶无影响。正常人在空腹肌内注射 1mg 胰高血糖素后,血糖升高,高峰见于 45 分钟左右,血胰岛素与血糖值一致。胰岛素瘤者血糖高峰可提前出现,但下降迅速,并出现低血糖反应,血胰岛素分泌高于正常人。糖原累积病(GSD)Ⅰ型者无血糖高峰或小的高峰见于 1 小时后,血乳酸显著升高,血 pH 和 HCO_3^- 下降。此试验亦可用于其他低血糖症的鉴别诊断。

(3)缺血运动乳酸试验:用于糖原沉积症的诊断。将患者上臂缠以血压计袖带,加压至 200mmHg,令患者做抓握活动,持续 1 分钟,测定试验前后血乳酸值。正常人试验后血乳酸升高 3 倍以上,Ⅲ型、Ⅴ型 GSD 者常不增加。

(4)其他试验:血酮、血氨和肌酸激酶是各种低血糖症的基本检测项目。血、尿及脑脊液氨基酸组分分析有助于氨基酸代谢病的诊断。如有条件应尽量做病变组织的酶活性测定及异常糖原颗粒、代谢底物等的测定以明确病因。用分子生物学方法鉴定酶基因的突变可肯定酶缺陷的种类和位点。

七、诊断

1.诊断标准

一般当空腹静脉血浆葡萄糖<2.8mmol/L 可诊断为低血糖症,>3.9mmol/L 可排除低血糖症的可能,2.8~3.9mmol/L 提示有低血糖存在。

2.中枢神经系统特有表现

神经组织所需的葡萄糖几乎完全依赖于血糖的持续性供应。因此,低血糖症状主要由于中枢神经组织缺乏葡萄糖能量供应所致,包括神经源性(自主神经)症状和脑功能性紊乱症状两个方面。前者主要有肌肉颤抖、心悸、焦虑、出汗、饥饿感和皮肤感觉异常等,这是自主神经在低血糖后的生理性反应;后者主要为脑功能性紊乱症状,如神志改变、性格变化、虚弱、乏力、认知障碍、抽搐、昏迷等。

3.Whipple 三联征

任何存在交感神经兴奋或中枢神经受抑制表现的患者都应疑及有低血糖可能。一旦疑及低血糖,应进一步肯定低血糖(Whipple)三联征:①低血糖症状和体征;②血浆葡萄糖浓度降低;③血浆葡萄糖浓度升至正常水平时症状消失或显著减轻。

4.其他表现

(1)如果有低血糖表现,而检测血糖不低,应根据情况再重复测定血糖。如在整夜空腹后,血糖>2.8mmol/L,此时可延长空腹时间(最长可达 72 小时,即行饥饿试验),每 4 小时测定血糖1次。如发现血糖开始下降,测定次数应增加(可用快速血糖测定仪测定),但低血糖症的确诊必须是测定静脉血浆葡萄糖。症状性低血糖通常发生于空腹后的24小时内。空腹后增加运动可诱发低血糖,而正常人即使运动,血糖水平仍然是恒定的。如有低血糖症状,血糖也降至2.8mmol/L以下,应在恢复进食前,测定血浆胰岛素、C肽,以及血、尿磺脲类药物浓度或其代谢产物等以明确病因。

(2)延长空腹时间不能激发低血糖(特别是运动后),可以基本排除低血糖症。必须指出的是,女性和儿童在延长空腹时间后,血糖<2.8mmol/L也可无低血糖症状,如血糖<2.8mmol/L并有明确的低血糖症状,可确立低血糖症的诊断。如没有明确的低血糖症状,需做进一步检查。

(3)低血糖刺激皮质醇、生长激素、胰高血糖素和肾上腺素的分泌。自发性低血糖的患者发现血液中这些激素的升高即可排除这些激素的缺乏或不足。一般怀疑升糖激素缺乏所致的空腹低血糖症患者应常规检测是否有足够的生长激素和皮质醇分泌。由于胰高血糖素和肾上腺素缺乏极其罕见,因此,不必常规测定。

(4)低血糖伴胰岛素不适当升高可诊断为高胰岛素血症。正常人的血清胰岛素水平不超过空腹的正常胰岛素范围,血糖<2.5mmol/L时,正常情况下胰岛素停止分泌,如此时血清胰岛素浓度>6μU/mL(36pmol/L),一般可诊断为胰岛素过度分泌。测定血清C肽水平可鉴别内源性高胰岛素血症与外源性高胰岛素血症。如血糖<2.5mmol/L,血清C肽水平>0.2nmol/L(0.6ng/mL),提示为内源性高胰岛素血症。由于磺脲类药物是刺激胰岛素分泌的最常见药物,有条件者可测定血、尿磺脲类药物浓度。自身免疫性低血糖症除可发现胰岛素自身抗体的特殊情况外,C肽水平是降低的。对于成年人,如果存在空腹高胰岛素血症性低血糖,在排除医源性因素后,应高度怀疑胰岛素瘤可能。

5.诊断流程

分为3步:第1步根据Whipple三联征确定有无低血糖症;第2步明确低血糖症的类型(空腹还是餐后);第3步确定低血糖症的病因。

八、治疗和预防

(一)尽快纠正低血糖症并预防再次发作

在低血糖发作至血糖完全恢复正常的一段时间内,患者是否遗留脑损害后遗症主要与昏迷时间和低血糖的持续时间有关。因此在此时期内,需要持续补充葡萄糖,促进脑功能恢复。而预计患者恢复血糖正常的时间是处理严重低血糖症的关键指标。Ohyama等发现,虽然患者使用的胰岛素有速效、中效和长效之分,但低血糖的恢复时间仅与使用的胰岛素剂量存在正相关关系,即$Y=0.045X$。公式中,Y为恢复时间(小时),X为胰岛素剂量(U)。例如,注射1000U胰岛素后的低血糖恢复时间为$0.045\times1000=45$小时;也就是说,该患者至少在45小时内需要使用静脉葡萄糖滴注,以维持血糖稳定。显然,该公式将复杂的低血糖临床情况变得过于简单化,没有考虑个体的基础健康状态和抗低血糖能力等重要因素的影响;但对于估计和评价病情与预后仍有相当参考价值。

1.糖水或含糖饮料

患者病情较轻或神志清楚,可进食糖果、糕点、糖水或含糖饮料等,使血糖恢复正常,缓解症状。

2.静脉注射葡萄糖液

患者症状较重或神志不清而不能口服者,应立即静脉注射50%葡萄糖溶液60mL,血糖上升不明显或数分钟后未清醒者,可再重复注射1次,然后用10%葡萄糖溶液静脉滴注,维持24~48小时或更长,直至患者能进食淀粉类食物,在此期间应密切观察患者神志情况,并多次监测血糖。对于营养不良的患者应注意低钾血症的发生。既要避免低血糖的再度发生,也要避免血糖太高,使血糖控制在正常或偏高范围。必要时皮下或肌内注射胰高血糖素1mg,该药可使血糖升高,并维持1~2小时;因其升血糖作用依赖肝糖原储存,故不宜用于肝源性低血糖症及酒精性低血糖症。

如血糖恢复正常而意识仍未恢复,必须按急性脑病进行重症监护和综合急救,除头部降温和护脑等措施外,静脉输注20%甘露醇,并给予地塞米松静脉注射,积极防治各种并发症和合并症。糖皮质激素适应于顽固性低血糖症和自身免疫性低血糖症的治疗,血糖稳定后逐渐减量并停药,慢性肾上腺功能减退者逐渐减至维持剂量。

3.肾上腺糖皮质激素

对于顽固性低血糖的处理,特别是由于肾上腺皮质功能低下引起的低血糖者,除给予以上措施外,还应使用肾上腺糖皮质激素,如氢化可的松200~300mg/d,血糖稳定后逐渐减量并停药,有慢性肾上腺功能低下的患者逐渐减至维持剂量。

4.胰高血糖素

病情严重者可以皮下或肌内注射胰高血糖素1mg,适用于不能进食患者的早期治疗,特别是使用了胰岛素或磺脲类药物的糖尿病患者。本药不宜用于肝源性低血糖及酒精性低血糖,因胰高血糖素的升血糖作用依赖肝糖原的储存。该药可在20分钟以内使血糖升高,并维持1~2小时,患者应在此段时间内迅速转入医院治疗。

5.对症处理

一般情况下,血糖恢复正常后,中枢神经系统功能会迅速恢复正常,但也有少数患者因严重的低血糖症或抢救不及时或原有的并发症与合并症等,脑功能不能很快恢复或不能恢复。血糖恢复正常后患者意识仍未恢复超过30分钟为低血糖后昏迷,必须按低血糖症并脑水肿进行综合性急救处理。给予静脉输注20%甘露醇125~250mL(30分钟内输完)和(或)糖皮质激素(如地塞米松10mg)静脉注射,并维持血糖在正常范围内。

加餐是防治T1DM患者低血糖症的有效治疗手段之一,但对于慢性低血糖症的长期治疗,频繁进食不是可取的办法,因为可引起体重增加。找不到其他更好的治疗措施时,有时仍然需要少量多次进食,个别严重患者甚至需要整晚鼻饲。

(二)低血糖症非发作期的治疗与预防

1.胰岛素瘤和非β细胞肿瘤所致低血糖症

影像定位后尽早手术治疗,绝大部分的胰岛素瘤和非β细胞肿瘤为良性,肿瘤切除后,低血糖症得到根治。无法手术者选用口服或静脉补充葡萄糖制止低血糖发作,不少患者需持续静滴葡萄糖,如仍不能有效控制,可加用皮质激素。必要时,也可用胰高血糖素升高血糖,但对肝脏疾患(肿瘤)引起的低血糖症无效。另外,苯妥英钠、二氮嗪、生长激素和生长抑素亦可能有效。上述治疗措施只能取得暂时效果,待血糖恢复,患者能耐受化疗或放疗时应予抗肿瘤治疗。Andersen 发现 20% 的肿瘤不能手术,手术后肿瘤常复发,多数患者在复发后 1 年内死亡。这些患者可考虑用 [177]镥-奥曲肽和依维莫司治疗。

2.糖尿病低血糖症

重在教育和预防。最好对患者进行电视片和图片的有关教育,让患者和家属充分认识低血糖症防治的重要性,掌握必需的防治知识和具体措施。应告知患者医师和医疗单位的电话,以备随时联系。这样可明显减少低血糖症的发生。同时,一旦发生可立即自行处理,杜绝严重低血糖症的发生。对外出旅游和出差的糖尿病患者要备有病情卡片,并备有专用的防治药盒及血糖快速测定器具。有条件者应备有急救用口服葡萄糖液和注射用胰高血糖素,并随身带有使用说明书。对老年人、盲人和有其他残疾的糖尿病患者要备有自己使用胰岛素或其他口服降糖药的日用记录本,以备在昏迷等意外情况下,旁人协助处理。

接受口服降糖药物或/和胰岛素治疗时,要保证饮食量和运动量相对固定,同时要经常监测血糖,调整治疗方案,防止无知觉低血糖的发生;对儿童患者要加强监护。对于糖尿病合并妊娠或妊娠糖尿病,应随孕龄及分娩等及时调整胰岛素用量。糖尿病老年患者易并发低血糖症,因此对老年患者应尽量避免使用作用强和持续时间长的磺脲类药物,如格列苯脲;对肝肾功能不好者,用胰岛素治疗时要减量;少用兼有降低血糖作用的药物,如水杨酸盐和磺胺类等;同时要加强血糖自我监测。

第二节　血脂代谢异常

一、概念

1.血脂与脂蛋白

血脂是血浆中所含中性脂肪(胆固醇和三酰甘油)和类脂(磷脂、糖脂、类固醇等)的总称。胆固醇是细胞生物膜的构成成分,又是类固醇激素、胆汁酸及维生素 D 的前体物质。胆固醇合成过程中 HMG-CoA 还原酶为限速酶,各种因素通过对该酶的影响可以达到调节胆固醇合成的作用。胆固醇在体内不被彻底氧化分解为 CO_2 和 H_2O,而经氧化和还原转变为其他含环戊烷多氢菲母核的化合物。其中大部分进一步参与体内代谢或排出体外。三酰甘油是人体内含量最多的脂类,大部分组织可利用三酰甘油分解产物供给能量,同时肝脏、脂肪等组织还可以进行三酰甘油的合成,在脂肪组织中储存。

血液中的胆固醇和三酰甘油必须与特殊的蛋白质即载脂蛋白(Apo)结合形成脂蛋白,才能被运输至组织进行代谢。已发现的载脂蛋白有 20 多种。应用超速离心方法,可将血浆脂蛋白分为乳糜微粒(CM)、极低密度脂蛋白(VLDL)、中间密度脂蛋白(IDL)、低密度脂蛋白

(LDL)和高密度脂蛋白(HDL)。这5类脂蛋白的密度依次增加,而颗粒则依次减小。此外,还有一种脂蛋白称为脂蛋白(a)[Lp(a)]。

(1)CM:主要来源于食物,是血浆中颗粒最大的脂蛋白。脂质含量最高,达到98%~99%(其中85%~90%为三酰甘油)。它主要存在于餐后血浆中,正常人过夜空腹血浆中没有CM。将含有CM的血清放在4℃静置过夜,CM会漂浮在血清表面,状如奶油,此为检查有无CM的简便方法。CM主要功能为运送外源性三酰甘油到外周组织。

(2)VLDL:在肝脏合成,由85%~90%的脂质(其中55%为三酰甘油,20%为胆固醇)和10%~15%的蛋白质构成,位于离心血浆的表层。其特异性载脂蛋白为ApoB100。由于CM和VLDL中都以含三酰甘油为主,所以统称为富含三酰甘油的脂蛋白。VLDL主要功能为运送内源性三酰甘油到外周组织,也向外周组织提供胆固醇。目前多认为VLDL水平升高是冠心病的危险因素。

(3)LDL:是VLDL水解后的产物,LDL颗粒中含胆固醇酯50%、三酰甘油6%、磷脂20%、蛋白质24%,是血液中胆固醇含量最多的脂蛋白,故称为富含胆固醇的脂蛋白。血液中的胆固醇约60%是在LDL内。由于LDL颗粒小,即使LDL-C的浓度很高,血清也不会浑浊。LDL中载脂蛋白95%以上为ApoB100。LDL将内源性胆固醇运送到外周组织。它是致动脉粥样硬化的基本因素。

(4)HDL:主要由肝脏和小肠合成。HDL是颗粒最小的脂蛋白,其中脂质和蛋白质部分几乎各占50%。HDL中的载脂蛋白以ApoAⅠ为主。HDL将胆固醇从周围组织(包括动脉粥样硬化斑块)转运到肝脏进行再循环或以胆酸的形式排泄,此过程称为胆固醇逆转运。HDL被视为是人体内具有抗动脉粥样硬化的脂蛋白。

(5)Lp(a):主要在肝脏合成,是一种独立的脂蛋白成分,它具有类似于LDL的脂质核心,载脂蛋白为Apo(a)和ApoB100。它并不是由VLDL转化而来,也不能转化成其他的脂蛋白。目前对调控Lp(a)产生和清除的因素尚了解不多。

2.载脂蛋白

是脂蛋白中蛋白质成分的总称,目前已发现的载脂蛋白有20多种,按ABC分类法分为ApoA、ApoB、ApoC、ApoD、ApoE、ApoF、ApoG、ApoH等,每一型又分为若干亚型。它们大部分由肝脏合成。载脂蛋白的功能主要为:①维持脂蛋白的结构;②作为酶的辅因子,如ApoCⅡ和ApoAⅠ分别是脂蛋白脂酶和卵磷酯胆固醇酰基转移酶的辅因子;③作为脂质转运的载体,HDL中的ApoD使TG在HDL、VLDL和LDL之间转运;④作为脂蛋白受体的配体,如ApoB100和ApoE是LDL受体的配体。通过它们与受体特异性结合,介导脂蛋白的受体代谢途径。

二、分类

1.病因分类

根据病因,血脂异常可分为以下2种。①继发性血脂异常:指由于全身系统性疾病或某些药物所引起的血脂异常。可引起血脂异常的系统性疾病主要有糖尿病、肾病综合征、甲状腺功能减退症,其他疾病有肾衰竭、肝脏疾病、系统性红斑狼疮、库欣综合征、糖原贮积症、骨髓瘤、脂肪萎缩症、急性卟啉病、多囊卵巢综合征等。此外,某些药物如利尿药、β受体阻滞药、糖皮质激素、干扰素、环孢素以及避孕药等也可能引起继发性血脂异常。②原发性血脂异常:在排除了继发性血脂异常后,即可诊断为原发性血脂异常。

需要注意的是原发性和继发性血脂异常可同时存在。

2.表型分类

根据世界卫生组织(WHO)的表型分类系统,共分为6型。①Ⅰ型高脂蛋白血症(高乳糜微粒血症):血浆 CM 增加,血脂测定主要是 TG 升高,而 TC 正常或轻度增加。②Ⅱa 型高脂蛋白血症(高β脂蛋白血症):血浆 LDL 增加,血脂测定主要是 TC 升高,TG 正常。③Ⅱb 型高脂蛋白血症(高β脂蛋白合并高前β脂蛋白血症):血浆 VLDL 和 LDL 增加,血脂测定 TC、TG 均升高。④Ⅲ型高脂蛋白血症:血浆 CM 和 VLDL 增加,血脂测定 TC、TG 均明显升高。⑤Ⅳ型高脂蛋白血症(高前β脂蛋白血症):血浆 VLDL 增加,血脂测定 TG 明显升高,TC 正常或偏高。⑥Ⅴ型高脂蛋白血症(高乳糜微粒血症合并高前β脂蛋白血症):血浆中 CM 和 VLDL 均升高,血脂测定 TC、TG 均升高,以 TG 升高为主。

表型分类法有助于血脂异常的治疗,但分类过于繁杂,临床不实用。

3.临床分类

主要分为以下4类。①高胆固醇血症:血清 TC 升高。②高三酰甘油血症:血清 TG 升高。③混合型高脂血症:血清 TC、TG 均升高。④低高密度脂蛋白血症:血清 HDL-C 水平降低。

此分类法简单易行,便于临床应用。

4.基因分类

随着分子生物学的迅速发展,人们对血脂异常的认识已逐步深入到基因水平。相当一部分原发性高脂血症患者存在单一或多个遗传基因的缺陷。由基因缺陷所致的高脂血症多具有家族聚集性,有明显的遗传倾向,故临床上通常称为家族性高脂血症。原因不明的称为散发性或多基因性脂蛋白异常血症。

三、流行病学

近20年来,我国进行了多项有关血脂异常的流行病学研究,这些研究主要有:中美心血管病及心肺疾病流行病学合作研究(中美合作研究,1981—2001年),中国多省市心血管患者群监测研究(中国 MONICA 研究,1984—1993年),11省市心血管疾病危险因素队列研究(1992年基线调查),心脑血管疾病高发区、低发区的危险因素及流行趋势的对比研究(1992—1994年),亚洲心血管疾病合作研究(InterASIA,2000—2001年),第4次全国营养与健康调查(2002年)以及第二次中国临床血脂控制状况多中心协作研究(2006年)。

11省市心血管疾病危险因素队列研究为35~64岁人群中,以 TC≥5.120mmol/L,或 LDL-C≥3.138mmol/L,或 HDL-C<1.104mmol/L,或 TG≥1.170mmol/L 中任意1项者统计,血脂异常的合计年龄标化患病率高达42.9%;若以 TC≥6.124mmol/L,或 LDL-C≥

4.116mmol/L,或 HDL-C<1.104mmol/L,或 TG≥5.120mmol/L 中任意 1 项者统计,血脂异常的合计年龄标化患病率为 25.1%。11 个地区的研究人群中,有 6 个地区的人群血脂超过临界水平以上者的合计患病率在 40% 以上,8 个地区在 30% 以上。据此推测我国在 20 世纪 90 年代初期人群中具有至少一项血脂异常的总数就应逾亿人。

2004 年发布的《中国居民营养与健康现状》报道表明:我国≥18 岁居民血脂异常(包括高 TC、高 TG 和低 HDL-C 血症)患病率为 18.6%,其中男性 22.2%,女性 15.9%。18～44 岁、45～59 岁和≥60 岁人群的血脂异常患病率分别为 17.0%、22.9% 和 23.4%。城市人群为 21.0%,农村人群为 17.7%。

亚洲心血管疾病合作研究结果显示血 TC≥6.124mmol/L 的人群在不同性别、年龄及地区 35～74 岁人群中总患病率为 9.10%。

以上研究结果表明我国人群血脂水平和血脂异常患病率虽然尚低于多数西方国家,但随着社会经济的发展,人民生活水平的提高和生活方式的变化,人群平均的胆固醇水平正逐步升高。我国人群血脂异常存在明显的地区差异,城市显著高于农村,大城市高于中小城市,富裕农村高于贫穷农村,与社会经济发展水平密切相关。TC 和 LDL-C 升高率在男性和女性都随年龄增长而增高,到 50～69 岁组达到高峰,70 岁以后略有降低;50 岁以前男性高于女性,60 岁以后女性明显增高,甚至高于男性。这些分布特点表明目前我国血脂异常的防治应以城市和富裕农村、中年男性和更年期以后女性为重点。

四、病因

引起血脂异常的原因众多,凡是引起脂质来源、脂蛋白合成、代谢或降解过程异常的因素均可能导致血脂异常。

1. 增龄

血浆胆固醇水平随年龄的增长而轻度升高。老年人 LDL 受体的活性降低,导致其分解代谢降低。

2. 体重增加

一方面促进肝脏合成 ApoB,使 LDL 的产生增加;另一方面增加体内胆固醇合成,使肝内胆固醇池扩大,并抑制 LDL 受体的合成。

3. 高脂饮食

每日饮食中胆固醇在 200～400mg 时,可使血浆胆固醇水平上升 0.13mmol/L。如果饱和脂肪酸的热量达到饮食总热量的 14%,血浆胆固醇亦会因此而升高 0.52mmol/L 左右。

4. 不良的生活习惯

大量摄入单糖和酗酒可导致 TG 合成增加,VLDL 的产生增多。吸烟也可使血浆中的 TG 水平增高。

5. 基因缺陷

与脂代谢有关的基因发生突变均可能引起各种类型的原发性高脂血症。

6. 雌激素水平降低

雌激素可通过增加 LDL 受体的表达而增强 LDL 的分解代谢,故 45～50 岁前女性的血胆固醇水平常低于同龄男性。绝经后女性的胆固醇水平逐渐升高,最终达到并可超过男性水平。

7.系统性疾病

许多全身系统性疾病,如糖尿病、肝肾疾病、SLE、骨髓瘤、甲状腺功能减退症等可通过各种途径引起血脂异常。

8.药物

雌激素和糖皮质激素既可使 TC 和 TG 水平升高。此外,噻嗪类利尿药和 β 受体阻滞药等亦可引起血脂异常。

五、病理学

过多的脂质沉积在局部组织可形成黄色瘤。通常表现为皮肤局限性的隆凸,颜色可为黄色、橘黄色或棕红色,多呈结节、斑块状,质地柔软。黄色瘤的病理改变为真皮内可见大量吞噬脂质的巨噬细胞(称为泡沫细胞)。早期常伴有炎症细胞,晚期可发生成纤维细胞增生。

长期血脂异常可对血管内膜造成损伤,使内皮细胞、单核和巨噬细胞表面特性发生变化,黏附因子表达增加。单核细胞移入内膜下成为巨噬细胞,吞噬 oxLDL-C,转变为泡沫细胞。早期动脉硬化可见泡沫细胞堆积于动脉管壁内,随着病程的进展,动脉管壁则形成纤维化的斑块,使管腔缩窄。

此外,异常增多的脂质沉积在肝脏和脾脏,可导致两者的体积增大,镜下可见大量的泡沫细胞。骨髓中亦可见类泡沫细胞。

六、临床表现

血脂异常可见于不同年龄、性别人群。血脂异常的主要临床表现有:

1.黄色瘤

可见于不同类型的血脂异常,同一类型的血脂异常患者中也可出现多种形态的黄色瘤。通常经有效的调脂治疗,多数黄色瘤可逐渐消退。

2.动脉粥样硬化

脂质在血管内皮沉积引起动脉粥样硬化,导致早发性和进展迅速的心脑血管和周围血管病变。某些家族性血脂异常可于青春期前发生冠心病,甚至心肌梗死。

3.胰腺炎

家族性脂蛋白酯酶缺乏症患者可因乳糜微粒栓子阻塞胰腺的毛细血管,引起局限性胰腺细胞坏死而导致复发性胰腺炎的发生。有 1/3~1/2 的患者可发生急性胰腺炎。

4.其他表现

角膜环又称老年环,若在 40 岁以下者出现,则多伴有高脂血症。严重的高 TG 血症使富含 TG 的大颗粒脂蛋白沉积于眼底的小动脉而产生脂血症眼底;TG 沉积于网状内皮细胞还可引起肝脾大;乳糜微粒血症尚可导致呼吸困难和神经系统症状。纯合子型家族性高胆固醇血症可出现游走性多关节炎。继发性高脂血症的患者可有各种原发疾病的临床表现。

尽管高脂血症可引起黄色瘤的产生,但其发生率并不高;而动脉粥样硬化的发生和发展又是一种缓慢渐进的过程。因此，通常情况下，多数血脂异常患者并无明显症状和异常体征。不少人是由于其他原因进行血液生化检验时才发现有血脂异常。此外，血脂异常可作为代谢综合征的一部分，常与肥胖、高血压、冠心病、糖耐量异常或糖尿病等疾病同时存在或先后发生。

七、既往史

采集病史时应注意询问：心血管疾病史、糖尿病、高血压、肥胖、肝肾疾病、甲状腺疾病、服药史、饮食习惯、吸烟史、运动习惯以及家族史等。上述病史可以提示一些线索，对患者进行准确的诊断分类有重要价值。

八、体格检查

体格检查应全面、系统，重点应放在心血管系统并注意有无黄色瘤、角膜环和脂血症眼底改变等。

九、辅助检查

1. 血脂检查

临床上血脂的基本检测项目为①总胆固醇（TC）：指血液中各脂蛋白所含胆固醇之总和。②TG：血浆中各脂蛋白所含TG的总和。同一个体的TG水平受饮食和不同采血时间等因素的影响较大，所以同一个体在多次测定时，TG值可能变异较大。③HDL-C：通过检测HDL颗粒中其所含胆固醇的量，间接了解血浆中HDL水平。④LDL-C：因胆固醇占LDL重量的50%左右，一般情况下，LDL-C与TC相平行，但最好采用LDL-C取代TC作为对冠心病及其他动脉粥样硬化性疾病的危险性评估。对于任何需要进行心血管疾病危险性评价和给予降脂药物治疗的个体，都应进行此4项血脂检测。

需注意受检查者采血前至少2周内保持一般饮食习惯和体重稳定；测定前24小时内不应进行剧烈体育运动，至少禁食12小时采血；如血脂检测异常，在进一步处理前，应在2个月内进行再次或多次测定，但至少要相隔1周。

血脂检查的重点对象：①已有冠心病、脑血管疾病或周围动脉粥样硬化病者。②有高血压、糖尿病、肥胖、吸烟等。③有冠心病或动脉粥样硬化性疾病家族史者，尤其是直系亲属中有早发冠心病或其他动脉粥样硬化性疾病者。④有皮肤黄色瘤者。⑤有家族性高脂血症者。

为了及时发现血脂异常，建议20岁以上的成年人至少每5年测量1次空腹血脂，包括TC、LDL-C、HDL-C和TG测定；40岁以上男性和绝经后女性每年检查；对于缺血性心血管疾病及其高危人群，则应每3～6个月测定1次血脂。首次发现血脂异常时应在2～4周，再予以复查。对于因缺血性心血管疾病住院治疗的患者应在入院时或24小时内检测血脂。

2. 脂代谢的特殊检查

这些检查往往较为复杂，需要一定的实验条件和特殊的仪器设备，难以在临床工作中常规开展，常用于科研。如超速离心技术，是脂蛋白异常血症分型的金标准；如内脂蛋白代谢测试，即将脂蛋白或载脂蛋白分离后用碘进行标记，然后注入受试者体内，定时抽取血样以了解其分解代谢的情况。此外,还可进行基因突变分析、脂蛋白受体相互作用以及相关脂肪代谢酶,如脂蛋白脂酶和肝脂酶等方面的测定。

十、诊断

1. 诊断

一般根据患者的血脂水平,结合病史、体征和实验室检查进行血脂异常的诊断并不困难。

2. 诊断标准

根据《中国成人血脂异常防治指南》中国人血脂的合适范围。中国人血清总胆固醇的合适范围为<5.18mmol/L(200mg/dL),5.18~6.19mmol/L(200~239mg/dL)为边缘升高,≥6.22mmol/L(240mg/dL)为升高;血清LDL-C的合适范围为<3.37mmol/L(130mg/dL),3.37~4.12mmol/L(130~159mg/dL)为边缘升高,≥4.14mmol/L(160mg/dL)为升高;血清HDL-C的合适范围为≥1.04mmol/L(40mg/dL),≥1.55mmol/L(60mg/dL)为升高,<1.04mmol/L(40mg/dL)为降低;甘油三酯(TG)的合适范围为<1.70mmol/L(150mg/dL),1.70~2.25mmol/L(150~199mg/dL)为边缘升高,≥2.26mmol/L(200mg/dL)为升高。

3. 分类诊断

在排除继发性血脂异常的基础之上可诊断为原发性血脂异常。如要进行病因诊断,则需进行有关基因、受体功能、酶活性或其他特殊的检查。

十一、治疗

降血脂治疗方法包括两大类:药物性降脂治疗和非药物性降脂治疗。通过采用药物使过高的血脂降至正常,这在临床上较为常用,其降脂效果肯定,患者常易于接受,但也有其局限性。非药物性降脂治疗包括饮食控制、血浆净化、外科手术和基因治疗等。其中饮食治疗因为是高脂血症治疗的基础,所以已被普遍采用。血浆净化和外科手术治疗则是药物性降脂治疗的补充,应用并不广泛。基因治疗仅适应于极少数严重的高脂血症。

(一)降脂药物

1. 胆酸螯合剂

这类药物也称为胆酸隔置剂,主要为碱性阴离子交换树脂,在肠道内能与胆酸呈不可逆结合,因而阻碍胆酸的肠肝循环,促进胆酸随大便排出体外,阻断胆汁酸中胆固醇的重吸收。同时伴有肝内胆酸合成增加,引起肝细胞内游离胆固醇含量减少,反馈性上调肝细胞表面LDL受体表达,加速血浆LDL分解代谢,使血浆胆固醇和LDL-C浓度降低。本类药物可使TC水平降低15%~20%,使LDL-C降低20%~25%,但对TG无降低作用甚微或稍有升高,故仅适应于单纯高胆固醇血症,或与其他降脂药物合用治疗混合型高脂血症。

(1)考来烯胺:又名消胆胺,4~5g,3次/天,总量每日不超过24g。为了减少不良反应,增加患者的耐受性,可从小剂量开始用药,1~3个月内达最大耐受量。有研究证实,考来烯胺(24g/d)可使原发性高胆固醇血症患者TC和LDL-C分别下降13.4%与20.3%。平均服药治疗7.4年可使CHD死亡危险性减少24%,非致死性急性心肌梗死危险性下降19%。并能延缓冠状动脉粥样硬化病变进展。该药的主要缺点是含有异味,常引起消化道不良反应如恶心、厌食、便秘,大剂量时可致脂肪痢。

(2)考来替泊:又名降胆宁,常用剂量为10~20g,1~2次/天。有研究(CLAS-I)观察到服用考来替泊30g/d和烟酸3~12g/d(根据TC高低决定烟酸剂量的大小),可使TC、TG、LDL-C分别降低26%、22%和43%;HDL-C升高37%,并证实考来替泊和烟酸联合治疗可减轻冠脉和搭桥血管的动脉粥样硬化病变。该药与烟酸长期联合应用的效果良好。考来替泊的不良反应基本上与考来烯胺相似。

2.烟酸及其衍生物

属B族维生素,当用量超过作为维生素作用的剂量时,可有明显的降脂作用。烟酸的降脂作用机制尚不十分明确,可能与抑制脂肪组织中的脂解和减少肝脏中极低密度脂蛋白(VLDL)合成和分泌有关。此外,烟酸还具有促进脂蛋白酯酶的活性,加速脂蛋白中甘油三酯的水解的作用,因而其降TG的作用明显。

临床上观察到,烟酸既降低胆固醇又降低甘油三酯,同时还具有升高HDL-C的作用。常规剂量下,烟酸可使TC降低10%~15%,LDL-C降低15%~20%,TG降低20%~40%,并使HDL-C轻度至中度升高。所以,该类药物的适用范围较广,可用于除纯合子型家族性高胆固醇血症及Ⅰ型高脂蛋白血症以外的任何类型的高脂血症。

(1)烟酸:常用剂量为1~2g,3次/天。为减少服药的不良反应,可从小剂量开始,0.1~0.5g,3次/天;以后酌情渐增至常用剂量。有研究表明,烟酸3.0g/d,使TC和TG分别下降9.9%和26.1%,尚未证实烟酸能降低冠心病患者死亡率。但可防止冠脉病变的进展,促使已有的冠脉病变逆转,降低冠心病事件的发生率。本药常见不良反应为面红、皮肤瘙痒及胃部不适。

(2)阿西莫司:又名氧甲吡嗪,乐脂平。常用剂量为0.25g,2~3次/天。该药是一种新合成的烟酸衍生物,其降脂作用机制与烟酸相同,临床适应范围也与烟酸相似。可使TC降低25%,TG降低50%,HDL-C升高20%。阿西莫司的常见不良反应与烟酸基本上相同,但发生率较低。服药后部分患者可出现脸部潮红、皮肤瘙痒;胃部灼热感、上腹部不适以及轻微头痛。

3.苯氧芳酸类或称贝特类

贝特类能增强脂蛋白脂酶的活性,加速VLDL分解代谢,并能抑制肝脏中VLDL的合成和分泌。这类药物可降低甘油三酯22%~43%,而降低TC仅为6%~15%,并有不同程度升高HDL-C作用。其适应证为高甘油三酯血症或以甘油三酯升高为主的混合型高脂血症。

(1)氯贝特:又名安妥明,冠心平,0.25~0.5g,3次/天。是临床上应用最早的一种贝特类降脂药物。由于早年的WHO试验提示服用该药者非心血管疾病的死亡危险性增加,因而影响该药在临床上的广泛使用。

(2)非诺贝特:0.1g,3次/天。有微粒化制剂,又名力平之,0.2g/d。普通型非诺贝特是第二代的苯氧芳酸类药物。非诺贝特的半衰期长达20小时,但餐后的吸收率仅为60%。微粒化非诺贝特制剂每颗含200mg微粒化非诺贝特,体积缩小均匀,提高了溶解速度,也使药物同胃肠液的接触面积扩大,提高了非诺贝特的生物利用度,使血浆水平保持稳定,降低了每日非诺贝特的剂量和用药次数。微粒型非诺贝特可使TG下降15.2%~52%,TC下降12%~

29%，LDL-C降低12%~25%，小而致密的LDL-C(sLDL-C)降低21.5%，VLDL-C降低54%~63%，HDL-C升高26%~29%，ApoB下降22%~23%，并且降低Lp(a)，升高ApoAⅠ。微粒化非诺贝特降低TG及LDL-C的效用与TG及LDL-C基础水平成比例关系。少数患者使用微粒化非诺贝特后1周出现轻度腹胀，并于4周后消失。绝大多数患者服用微粒化非诺贝特耐受性较好。长期应用贝特类药物可能诱发类似Ⅰ型自身免疫性慢性肝炎，停药后可逐渐恢复。微粒型非诺贝特可引起谷草转氨酶与谷丙转氨酶的轻度升高，偶尔也可引起肌病。

(3)吉非贝齐：又名诺衡，康利脂，0.6g，2次/天。赫尔辛基心脏研究(HHS)证实，吉非贝齐降低TG43%，也降低冠心病事件发生率。但因其降总胆固醇的效果很弱，这一研究结果未得到普遍重视。而血脂冠状动脉造影试验(LOCAT)是一个更大规模的随机、双盲和安慰剂对照的临床试验，结果表明吉非贝齐能延缓372例冠脉搭桥术后患者32个月内冠状动脉粥样硬化的进展，有效抑制旁路移植血管的动脉粥样硬化病变的形成。退伍军人管理局HDL-C干预试验(VA-HIT)观察到吉非贝齐(1200mg/d)治疗后TG降低31%，HDL-C升高6%，LDL-C无明显变化；非致死性心肌梗死或冠心病死亡(一级终点)发生的相对危险率下降22%；同时伴卒中发生的危险性下降；但总死亡的危险性下降(11%)无显著性意义。

(4)苯扎贝特：又名阿贝他或必降脂，0.2g，3次/天。缓释长效制剂商品名为脂康平。苯扎贝特冠状动脉粥样硬化干预试验(BECAIT)是第一个双盲、安慰剂对照和随机观察贝特类抗动脉粥样硬化的试验。BECAIT应用血管造影法评价苯扎贝特对92名年轻男性心肌梗死后患者冠心病进展的影响，证实苯扎贝特在显著降低TG后，能够减慢局限性冠状动脉粥样硬化的进程，尤其是基础狭窄<50%的轻到中度的动脉粥样硬化病灶，并降低心肌梗死后存活的年轻患者冠心病事件的发生率。苯扎贝特心肌梗死预防研究(BIP)观察苯扎贝特缓释制剂(400mg/d)对致死性和非致死性心肌梗死/猝死(一级终点)发生率的作用。受试者为3090例冠心病患者，苯扎贝特治疗后，TG降低21%，TC降低4%，LDL-C降低6%，HDL-C升高18%。但治疗组致死性和非致死性心肌梗死/猝死(一级终点)相对危险性仅降低9%，无统计学意义。

4.3-羟基-3-甲基戊二酰辅酶A(HMG-CoA)还原酶抑制剂(他汀类)

这类药物是细胞内胆固醇合成限速酶即HMG-CoA还原酶的抑制剂，是目前临床上应用最广泛的一类调脂药。由于这类药物的英文名称均含有"statm"，故常简称为他汀类。自1987年第一个他汀类药物即洛伐他汀被批准用于治疗高脂血症以来，现已有5种他汀类药物可供临床选用。他汀类降脂作用的机制目前认为是由于该类能抑制细胞内胆固醇合成早期阶段的限速酶即HMG-CoA还原酶，造成细胞内游离胆固醇减少，并通过反馈性上调细胞表面LDL受体的表达，因而使细胞LDL受体数目增多及活性增强，加速了循环血液中VLDL残粒(或IDL)和LDL的清除。

(1)洛伐他汀：商品名有美降之、罗华宁、洛特、洛之特，此外血脂康的主要成分也是洛伐他汀。常用剂量为10~80mg/d，每晚顿服。对于Ⅱ型高脂蛋白血症患者，洛伐他汀20mg/d使TC、LDL-C、TG分别降低17%、24%和10%，升高HDL-C 6.6%；洛伐他汀40mg/d使TC、LDL-C、TG分别降低22%、30%和14%，升高HDL-C 7.2%；洛伐他汀80mg/d使TC、LDL-C、TG分别降低29%、40%和19%，升高HDL-C 9.5%。空军/得克萨斯冠状动脉粥样硬化预防研究（AFCAPS/TexCAPS）表明，对于 65 岁以上的 TC 及 LDL-C 与性别、年龄匹配正常对照组相仿，但 HDL-C 较对照组为低的受试者，洛伐他汀 20～40mg/d（治疗 5.2 年），使 LDL-C 降低 25%，TG 降低 15%，HDL-C 升高 6%；并使主要冠心病事件的危险性降低 37%，心肌梗死（致死性或非致死性）发生的危险性降低 40%。该药不良反应很少见，偶有腹痛、腹泻、便秘、肌肉痉挛、疲乏无力、皮疹和视力模糊等。可有肝功能异常，肌酸激酶（CK）升高。偶可出现肌病临床表现并伴显著的 CK 升高（超过正常值上限的 10 倍）。

（2）辛伐他汀：商品名为舒降之、理舒达、京必舒新、泽之浩、苏之。5～80mg，每晚顿服。辛伐他汀自 1988 年问世以来，在临床上应用已有 10 余年，许多研究和临床观察都证实该药长期应用具有良好的安全性。辛伐他汀的长期试验研究观察了应用不同剂量的辛伐他汀剂量（2.5～10mg、20～30mg、40mg 和＞40mg/d 分别占 16%、23%、57% 和 4%）长期治疗（＞1 年、2 年、3 年和 4 年者分别占 36%、26%、23% 和 15%，平均 1.5 年）的效果。证实辛伐他汀治疗可使 TC 平均降低 28%～30%；LDL-C 平均降低 36%～39%；TG 平均降低 11%～16%；HDL-C 平均升高 10%～14%。北欧辛伐他汀生存研究（4S）中 63% 患者服辛伐他汀 20mg/d，37% 服 40mg/d。证实辛伐他汀有良好的降脂作用，使 TC 和 LDL-C 分别降低 28% 和 38%，并能显著降低总死亡和冠心病死亡的危险性。心脏保护研究（HPS）结果表明，辛伐他汀 40mg/d 治疗使 LDL-C 平均降低 37%，并使冠心病事件降低 24%，卒中发生的危险性降低 27%，总死亡率降低 12%。受试人群为冠心病或心血管疾病高危者，血浆 TC＞3.5mmol/L。HPS 发现，不论受试者的基础 LDL-C 水平如何，即使受试者的基础 LDL-C 已低于 2.6mmol/L，通过辛伐他汀治疗，LDL-C 在降低 1mmol/L 后，都能获得明显的临床益处。所以，HPS 重要贡献在于拓宽了需要进行积极降脂治疗的人群：凡属冠心病及心血管疾病高危者，都应给予积极降脂治疗。

辛伐他汀不良反应少见，包括便秘、腹痛、消化不良、腹胀和恶心。辛伐他汀引起肝脏受损并不常见，主要表现为血清转氨酶轻度升高。大约 5% 患者接受辛伐他汀治疗可出现 CK 一过性轻度升高（大于正常参考值的 3 倍），通常无临床意义。极少数服用 HMG-CoA 还原酶抑制剂者可发生肌炎，伴或不伴血清 CK 水平升高，但这种肌炎常为自限性。

（3）普伐他汀：商品名为普拉固、美百乐镇，10～80mg/d，每晚顿服。普伐他汀多国研究观察 1062 例高胆固醇血症患者的降脂效果，表明普伐他汀（20mg/d）治疗 13 周，可使 TC、LDL-C 和 TG 分别降低 19%、26% 和 12%。冠状动脉粥样病变消退分析研究（REGRESS）以普伐他汀 40mg/d 治疗为期 2 年，结果为普伐他汀治疗使 TC 平均下降 20%，LDL-C 下降 29%，HDL-C 上升 10%，TG 下降 7%，并可明显延缓冠心病患者冠脉病变的发展过程。西苏格兰冠心病预防研究（WOSCOPS）、胆固醇和冠心病复发事件试验（CARE）和普伐他汀对缺血性心脏病的长期干预（LIPID）均证实普伐他汀 40mg/d 可使 TC 下降 18%～20%，LDL-C 降低 25%～28%，HDL-C 增加 5%，TG 降低 11%～14%。同时明显降低冠心病死亡率和致残率。普伐他汀在心血管高危的老年人群（70～82 岁）研究（PROSPER）显示，40mg/d 普伐他汀治疗使 LDL-C 降低 34%，冠脉死亡、非致死性心肌梗死、致死性和非致死性中风联合一级终点的危险性降低 15%。

主要不良反应表现为肝脏转氨酶升高，且与药物剂量有关，但至今尚未见本药所致的长久性肝损害的报道。服用普伐他汀者需监测转氨酶,转氨酶超过正常上限的3倍时慎用。患者可出现肌病甚至无力,以至不能站立;CK可明显升高,大于正常上限的10倍。罕有横纹肌溶解和免疫性肌病的报道。

(4) 氟伐他汀:又名来适可,20～80mg,每晚顿服。对原发性高胆固醇血症患者每日给予20～40mg氟伐他汀可降低LDL-C 19%～31%,降低TC 15%～21%,降低TG 1%～12%,增加HDL-C 2%～10%。氟伐他汀剂量增加至40～80mg/d,可使LDL-C继续降低6%以上。在FLARE试验中,比较80mg/d氟伐他汀与安慰剂对球囊血管成形术再狭窄的二级预防的效果,用药26周后,LDL-C下降维持在33%;氟伐他汀治疗组死亡或心肌梗死发生率1.5%,而安慰剂组为4%。在LCAS试验的整个人群中服氟伐他汀者最小管径的减少(－0.028mm)明显小于安慰剂组(－0.1mm)。LIPS研究是第一项针对首次经皮冠脉介入治疗(PCI)术后立即开始降脂治疗的临床试验。该研究证实应用氟伐他汀(40mg,2次/天)治疗,在4年的随访时间内可使冠心病患者在PCI术后的心脏事件绝对减少5.3%,相对减少22%。也就是说,降脂治疗19例PCI术后的患者,可预防一次心脏事件(NNT-19),与其他的二级预防研究的结果基本一致。考虑到在安慰剂组有24%服用了其他降脂治疗,提示氟伐他汀的实际临床效果应更大些。LIPS结果支持,将冠心病患者的LDL-C降至2.6mmol/L是合理的。

氟伐他汀引起的不良反应通常较轻且短暂,包括头疼(8.9%)、消化不良(7.9%)、腹泻(4.9%)、腹疼(4.9%)、恶心(3.2%)、失眠(2.7%)。临床试验中因不良反应而停用氟伐他汀的占3.5%。虽然很少报道氟伐他汀的严重不良反应,但仍有关氟伐他汀引起肌疼(肌炎)的报道,服氟伐他汀的患者中,0.3%出现无症状性肌酸磷酸激酶升高(比正常上限高10倍),应迅速停药。

(5) 阿托伐他汀:又名立普妥、阿乐,2.5～20mg,每晚顿服。通常剂量下(10～80mg/d),阿托伐他汀可使LDL-C降低40%～60%,TG降低23%～45%,HDL-C升高5%～9%,ApoB的变化和LDL-C的变化平行,对Lp(a)无明显作用。对于原发性高甘油三酯血症,单用阿托伐他汀也能获得疗效显著。56例平均TG为6.80mmol/L、LDL-C为3.07mmol/L的原发性高甘油三酯血症分别给予安慰剂或不同剂量的阿托伐他汀治疗后,发现阿托伐他汀除降低TC或LDL-C外,还可剂量依赖性地降低甘油三酯达27%～46%。AVERT试验比较阿托伐他汀(80mg/d)与经皮球囊冠状动脉成形术(PTCA)治疗稳定型心绞痛的疗效,发现PTCA组21%(37例)患者发生缺血性事件,而阿托伐他汀治疗组仅13%(22例)发生此事件;并且后者发生第一次缺血性事件的时间较前者晚。此结果证实在预防冠心病患者缺血性事件发生方面,积极降脂治疗至少有和PTCA同样的功效。积极降脂治疗减少心肌缺血事件研究(MIRACL)是他汀类治疗急性冠脉综合征的第一项大规模的临床试验。受试对象为3086例不稳定心绞痛或无ST段上抬的急性心肌梗死住院患者。于住院96小时内随机分为阿托伐他汀(80mg/d)治疗组和安慰剂组。研究的主要联合终点为死亡、非致死性心肌梗死、心肺复苏或再次发作心绞痛并观察证据需住院治疗。平均观察16周。研究结果:阿托伐他汀积极降脂治疗可降低主要终点发生的危险性16%。阿托伐他汀达标治疗与常规治疗在冠心病的二级预防即希腊冠心病评价研究(GREACE)观察到,阿托伐他汀(平均用量24mg/d)与常规治疗比较,TC降低36%,LDL-C降低46%,TG降低31%,HDL-C升高7%;95%积极治疗者LDL-C

达目标值，而常规治疗组仅 3% 达标。阿托伐他汀组总死亡相对危险性降低 43%，冠心病死亡降低 47%，非致死性心肌梗死降低 59%，不稳定型心绞痛减少 52%，PTCA/CABG（冠状动脉旁路移植术）减少 51%，充血性心衰减少 50%，卒中减少 47%。亚组分析结果表明，患者有糖尿病、高血压、不稳定型心绞痛和充血性心衰者，都能获得明显的益处。

益格鲁-斯堪的那维亚的心脏终点试验（ASCOT）评价阿托伐他汀（10mg/d）对胆固醇水平正常或轻度升高的高血压患者的益处。主要终点是致死性冠心病和非致死性心肌梗死的联合发生率，次级终点包括脑卒中发生率等。平均追踪观察 3.3 年的结果显示，阿托伐他汀治疗组致死性冠心病和非致死性心肌梗死的联合一级终点发生的危险性降低 36%，致死性和非致死性脑卒中发生的危险性降低 27%；总心血管事件发生的危险性降低 21%，总冠脉事件发生的危险性降低 29%。ASCOT 的结果再一次表明，对于心血管疾病高危人群，无论胆固醇是否正常（只要 TC 不低于 3.5mmol/L），都应给予积极降脂治疗。对于高血压患者应常规进行血脂检查，在进行降压治疗的同时，给予他汀类降脂药物能显著降低心脑血管事件发生率。

阿托伐他汀糖尿病合作研究（CARDS）为一多中心、随机化、双盲、安慰剂对照试验。目的为评价阿托伐他汀（10mg/d）对无冠心病的 2 型糖尿病能否降低主要冠脉事件或血运重建的发生率。纳入 2838 例无心肌梗死病史，无冠心病病史的男性及女性患者，年龄 40～75 岁。患者需具备至少一项冠心病危险因子（吸烟、高血压、视网膜病变、微量白蛋白尿或明显白蛋白尿），加上 LDL-C≤160mg/dL 及甘油三酯≤600mg/dL。试验开始时先服安慰剂 6 周，以后随机分至安慰剂或阿托伐他汀 10mg/d 治疗组。随访期原定 4 年，因阿托伐他汀组已明显获益而提前终止。一级终点为自随机化起至发生一次重要心血管事件（如心血管相关死亡，非致死心肌梗死，卒中，心脏骤停经救治，冠脉血运重建措施）。随机化入组于 2001 年完成，试验于 2003 年 5 月中止。结果：阿托伐他汀使 LDL-C 下降了 40%。阿托伐他汀使主要心血管事件降低 37%（$P=0.001$），卒中降低 48%，急性冠脉事件降低 36%，冠脉血运重建降低 31%。此外，全因死亡降低 27%，但尚未达显著性（$P=0.059$）。值得注意的是基线时不同血脂水平性别和年龄者用阿托伐他汀皆可得益。

阿托伐他汀在非胰岛素依赖型糖尿病中对冠心病终点事件的预防研究（ASPEN），2410 例 2 型糖尿病随机、双盲分为阿托伐他汀（10mg/d）治疗组和安慰剂组。观察的一级终点包括：心血管死亡、非致死性心肌梗死、非致死性卒中、血运重建术、冠脉旁路术、心脏骤停复苏成功和心绞痛恶化或不稳定型心绞痛需住院治疗。随访观察 4 年，LDL-C 降低 29%，一级终点发生率分别为 13.7% 和 15.0%，相对风险减少 10%（$P>0.05$）。在 1905 例无心肌梗死和冠脉介入治疗者亚组中，阿托伐他汀治疗组和安慰剂组的一级终点发生率分别为 10.4% 和 10.8%（$P>0.05$）。在 505 例原有心肌梗死可接受冠脉介入治疗者亚组中，阿托伐他汀治疗组和安慰剂组的一级终点发生率分别为 26.2% 和 30.8%（$P>0.05$）。阿托伐他汀治疗组发生致死性和非致死性心肌梗死相对危险在原无心肌梗死、原有心肌梗死或已接受冠脉介入治疗者中，分别降低 27%（$P=0.10$）、19%（$P=0.41$）和 36%（$P=0.11$）。结论：阿托伐他汀治疗组与安慰剂组的复合终点无统计学意义的差别。这种结果可能与试验总体设计、纳入的受试对象的类型、一级终点的性质以及由于指南的变化而改动的试验设计有关。所以，虽然 ASPEN 未能证实阿托伐他汀（100mg/d）对 2 型糖尿病治疗的益处，但不能因此而改变我们对他汀类药物治疗糖尿病的认识,绝大多数糖尿病属冠心病高危者,需要将其 LDL-C 降低至目前推荐的目标值。

阿托伐他汀的耐受性好,不良反应的发生与药物剂量无明显相关性。约 0.7% 服药者出现持续性转氨酶升高超过正常 3 倍以上,多发生在治疗后 16 周内,偶有肌病发生。

(6)各种他汀类药物调脂疗效比较:目前在国内临床上可供选择的他汀类降脂药有 5 种制剂,它们各自的降脂效果和防治冠心病的作用可能有所不同,但在某种剂量范围内,这 5 种他汀类药降低总胆固醇、LDL-C 和甘油三酯以及升高 HDL-C 的疗效具有可比性。同时,也发现他汀类药物降低总胆固醇和 LDL-C 的作用虽与药物剂量有相关性,但并非呈直线相关关系。当他汀类药物的剂量增大一倍时,其降低总胆固醇的幅度仅增加 5%,降低 LDL-C 的幅度增加 7%。

5.其他降脂药物

包括弹性酶、普罗布考、泛硫乙胺等。这些药物的降脂作用机制均不明确。

(1)弹性酶:常用剂量为 300u,每日 3 次。该药是由胰腺提取或由微生物发酵制得的一种易溶解的弹性蛋白质。其降脂机制可能是通过阻止胆固醇合成并促进胆固醇转化成胆酸。可使血浆 TC 降低 5%～10%。由于其作用较弱,故单独使用仅适合于轻度高胆固醇血症。本品几乎无不良反应。

(2)普罗布考:又名丙丁酚,常用剂量为 0.5g,每日 2 次。本品吸收入体内后,可掺入到 LDL 颗粒核心中,因而有可能改变 LDL 的结构,使 LDL 易通过非受体途径被清除。此外,该药可能还具有使肝细胞 LDL 受体活性增加和抑制小肠吸收胆固醇的作用。有人观察到,丙丁酚还是一种强力抗氧化剂。可使血浆 TC 降低 20%～25%,LDL-C 降低 5%～15%,而 HDL-C 也明显降低(可达 25%)。主要适应于高胆固醇血症,尤其是纯合子型家族性高胆固醇血症。用药期间,患者跟腱及皮肤黄色瘤可见消退。丙丁酚的常见不良反应包括恶心、腹泻、消化不良等;亦可引起嗜酸性粒细胞增多,血浆尿酸浓度增高;最严重的不良反应是引起 Q-T 间期延长。有室性心律失常或 Q-T 间期延长者禁用。

(3)泛硫乙胺:又名潘特生,常用剂量为 0.2g,每日 3 次。本品的分子结构是 CoA 的组成成分,能促进血浆脂质的正常代谢,并可抑制过氧化脂质的形成。其临床疗效为中等程度,可使血浆 TC 降低 5%～15%,TG 降低 23%～32%,HDL-C 升高 10%～20%。该药的不良反应少而轻。

(4)鱼油制剂:国内临床上应用的鱼油制剂有多烯康、脉络康及鱼烯康制剂,用量为 1.8g,3 次/天。主要含二十碳戊烯酸(EPA)和二十二碳己烯酸(DHA)。其降低血脂的作用机制尚不十分清楚,可能与抑制肝脏合成 VLDL 有关。鱼油制剂仅有轻度降低 TG 和稍升高 HDL-C 的作用,对 TC 和 LDL-C 无影响。主要用于高甘油三酯血症。常见不良反应为鱼腥味所致的恶心,一般难以长期坚持服用,服药后有 2%～3% 的患者出现消化道症状如恶心、消化不良、腹胀、便秘,少数病例出现转氨酶或肌酸激酶轻度升高,罕有引起肌病的报道。

(二)降脂药物的临床应用

临床上目前主要是根据患者高脂血症的表型而选择用药。为了方便起见,可分三种情况。

1.单纯性高胆固醇血症

单纯性高胆固醇血症是指血浆胆固醇水平高于正常,而血浆甘油三酯则正常。这种情况可选用胆酸螯合剂、他汀类、普罗布考、弹性酶和烟酸,其中以他汀类为最佳选择。

2.单纯性高甘油三酯血症

轻至中度高甘油三酯血症常可通过饮食治疗使血浆甘油三酯水平降至正常,不必进行药物治疗。而对于中度以上的高甘油三酯血症,则可选用鱼油制剂和贝特类调脂药物。

3.混合型高脂血症

混合型高脂血症是指既有血浆胆固醇水平升高又有血浆甘油三酯水平升高。这种情况还可分为两种亚型:以胆固醇升高为主或是以甘油三酯升高为主。若是以胆固醇升高为主,则首选他汀类;如果是以甘油三酯升高为主,则可先试用贝特类。烟酸类制剂对于这种类型血脂异常也较为适合。

4.联合用药

对于严重的高脂血症患者,单用一种调脂药,可能难以达到理想的调脂效果,这时可考虑采用联合用药。简单说来,只要不是同一类调脂药物,均可考虑联合用药。而临床上常采用联合用药是:①对于严重高胆固醇血症,若单种药物的降脂效果不理想,可采用他汀类+胆酸螯合剂或+烟酸或+贝特类。②对于重度高甘油三酯血症者,可采用贝特类+鱼油制剂。

5.用药注意事项

对于具体的患者,应根据其血脂异常的类型及其冠心病危险性的高低而选择合适的降脂药物。目前尚没有确定合适降脂药物的公认标准,从冠心病防治的角度来说,一般认为合适的降脂药物应具备下列的特点:①降脂效果尤其降胆固醇效果确切;应用常规剂量在4~6周内能使TC降低20%(LDL-C降低25%)以上,并具有降低TG和升高HDL-C的作用;②患者耐受性好,不良反应少见,不产生严重的毒性反应、不良反应;③已被证实能明显地降低心血管病死率和致残率,不增加非心血管疾病死亡率;④具有良好的成本效益比。现有的大量临床证据表明,为了防治冠心病,应首选他汀类降脂药。

血脂异常的治疗一般需要长期坚持,方可获得明显的临床益处。服药期间应定期随诊,在开始药物治疗后4~6周内,应复查血浆胆固醇、甘油三酯和HDL-C,根据血脂改变而调整用药。如果血脂未能降至正常,则应增加药物的剂量或改用其他降脂药物,也可考虑联合用药。若经治疗后血脂已降至正常或已达到目标值,则继续按相同剂量用药,除非血脂已降至很低时,一般不要减少药物的剂量。长期连续用药时,应每3~6个月复查血脂,并同时复查肝肾功能和检测肌酸激酶。

(三)冠心病防治中调脂治疗指南

现有的大量研究证实,冠心病的防治中,降脂治疗占有很重要的地位。一般将冠心病的预防分为一级和二级。在冠心病的一级预防和二级预防中,开始降脂治疗的血脂水平和降脂的目标值均有较大的不同。冠心病一级预防是指对冠心病低危的个体采取治疗措施,以防止其发生急性冠心病综合征包括不稳定型心绞痛、急性心肌梗死和冠脉猝死等;而冠心病二级预防是指对已患有冠心病的患者或冠心病等危症个体采取措施,防止近期内发生急性冠脉综合征。许多临床研究都证实,降脂治疗可明显减少冠心病的死亡率和致残率。目前认为降低血浆胆固醇防治冠心病的可能机制为：①稳定动脉粥样斑块，减少斑块撕裂和出血；②改善动脉血管内皮功能；③减轻斑块的炎症反应；④抑制血栓形成；⑤使冠状动脉粥样硬化斑块病变消退；⑥延缓冠状动脉粥样硬化病变的进展；⑦防止新的粥样硬化病变产生；⑧其他（药物对粥样斑块的直接作用）。

各国对冠心病预防时开始调脂治疗的血脂水平和要求达到的目标值并不完全相同。有些国家建议根据冠心病的危险因素的多少进行分层治疗。例如，美国国立胆固醇教育计划成人治疗组（ATP）建议，对于少于2个冠心病危险因素的个体和对于已有2个或2个以上冠心病危险因素的个体，开始药物降脂治疗的血脂水平不同。在ATPⅢ中，新定义了冠心病等危症概念，即将以下3种情况也视为冠心病对待：①动脉粥样硬化的其他临床表现如周围动脉病、腹主动脉瘤和症状性颈动脉病等；②糖尿病；③有多项危险因素并预测10年内发生冠心病的危险性>20%。

1. 美国胆固醇教育计划成人治疗组第三次制定的标准（ATPⅢ）

这一标准已被世界许多国家借鉴并采纳，对已患有冠心病的患者，血浆LDL-C>3.4mmol/L（TC>5.2mmol/L）就应进行调脂治疗。

2. 中国的血脂异常防治指南

中国成人血脂异常防治指南按心血管事件危险性分层的调脂药物开始治疗的TC和LDL-C值及其治疗目标值。

（四）非药物降脂疗法

1. 饮食疗法

饮食疗法是各种高血脂症治疗的基础，尤其是对原发性高脂血症患者，更应首选饮食治疗。即使在进行药物性降脂治疗时，饮食疗法仍然应同时进行。饮食治疗除能使血清胆固醇降低2%～8%，以及使血脂调节剂更易发挥良好作用外，尚具有改善糖耐量、恢复胰岛功能和减轻肥胖者体重等多方面功效。

(1) 饮食治疗原则：合理的膳食应从维持身体健康和保持体重恒定为原则。合理的膳食能量供应通常可按下列生理需要计算：①基础代谢（BMR）所必需的能量（指清醒、静卧、空腹和无情绪紧张状态下所需能量），BMR所需能量计算公式为：BMR＝体重（kg）×24kcal/d；②食物的特殊动力作用能量消耗（指食物消化、吸收、代谢过程中的能量消耗）约占食物提供总热量的10%；③补充活动时的额外消耗，坐着工作的需要在BMR基础上增加30%，中度和重度体力活动分别需要增加40%和50%，相应的能量需要又与体重成比例。

(2) 饮食治疗的标准与目标：目前，国际上通常采用美国国家胆固醇教育规划关于成人高TC血症检测、评估和治疗的第二次专项调查报告（成人治疗专项调查Ⅱ或ATPⅢ）所提出的最新建议，治疗高胆固醇血症，仍将血清LDL-C视为降低胆固醇治疗的主要目标。根据这个原则，需要进行饮食疗法的血清LDL-C水平以及要达到的降低LDL-C的目标，还按是否患有CHD加以分类。

(3) 饮食疗法的步骤与方案：美国胆固醇教育规划（ATPⅢ）提出的高胆固醇血症的饮食治疗方案，可供我国临床治疗高胆固醇血症时借鉴。ATPⅢ中的治疗性生活方式改变（TLC）治疗具有下列特点：①少饱和脂肪酸摄入（<总热量的7%）和胆固醇摄入（<200mg/d）；②提

倡从饮食中补充胆固醇(2g/d)和增加黏性(可溶性)纤维(10~25g/d);③减轻体重;④增加体力活动。

2.血浆净化疗法

高脂血症血浆净化疗法亦称血浆分离法,意指移去含有高浓度脂蛋白的血浆,也称之血浆清除法或血浆置换。近年来发展起来了LDL去除法,其优点是特异性高,不良反应很少,不需补充血浆,所以耗资也少;但需每间隔7~14天进行1次,且需终身治疗。

LDL去除法已成为对于难治性高胆固醇血症者的最有效的治疗手段之一,可使血浆胆固醇水平降低到用药物无法达到的水平。LDL去除法治疗的适应证如下。

(1)冠心病患者经最大限度饮食和药物治疗后,血浆LDL-C>4.92mmol/L(190mg/dL)。

(2)无冠心病的30岁以上的男性和40岁以上的女性,经饮食和药物治疗后,血浆LDL-C>6.48mmol/L(250mg/dL)者,并在一级亲属中有早发性冠心病者,以及有一项或一项以上其他冠心病危险因素,包括血浆脂蛋白(a)>40mg/dL者。

(3)纯合子型家族性高胆固醇血症患者,即使无冠心病,若同时有血浆纤维蛋白水平升高者。

(4)此外,对于纯合子型家族性高胆固醇血症患者,凡对降脂药物治疗反应差而血浆胆固醇水平又非常高者,均可考虑为采用该法的适应证。

由于该疗法的费用十分昂贵,且需反复进行,故不宜在临床上推广应用。

3.高脂血症外科治疗

能有效地治疗高脂血症的外科手术包括部分回肠末端切除术、门腔静脉分流吻合术和肝脏移植术。

(1)部分回肠末端切除术:将大约2m长的回肠末端切除。其降血浆胆固醇的原理也十分清楚,能起到口服消胆胺的类似效果。已证实部分回肠末端切除术治疗高脂血症具有良好的效果。但是,对于纯合子型家族性高胆固醇血症(FH)其疗效欠佳。对于Ⅱa型高脂蛋白血症者(均为杂合子型FH),术后可使血浆胆固醇浓度下降50%,伴有皮下和肌腱黄色瘤消退,冠状动脉造影也证实冠状动脉粥样斑块消退。为了更进一步证实该手术的效果和益处,美国在较大范围内进行了研究。该研究项目名称为外科手术控制高脂血症计划(POSCH)。这是一个随机、前瞻性二级干预试验,由美国国立心肺血液研究所组织实施。共收集患者838例,其中手术组421例,对照组417例,术后患者追踪至少7年。术后5年的追踪结果是:对照组196例,手术组200例,术后血浆TC浓度下降(24±1.2)%,LDL-C浓度下降(38±1.5)%。HDL-C浓度无变化,但由于5年后对照组HDL-C浓度有所下降,所以,治疗组HDL-C浓度较对照组高5%。VLDL-C和甘油三酯浓度则手术组高于对照组。此外,手术组载脂蛋白(Apo)B100水平明显降低,而ApoAⅠ和HDL-C水平则明显升高。HDL-C/TC比值增加44%,HDL-C/LDL-C比值增加85%。由此可见,部分回肠末端切除术的降脂效果显著。

(2)肝脏移植术:应用肝脏移植治疗严重FH的科学依据是基于:①FH患者体内缺乏LDL受体,LDL分解代谢受阻,而合成代谢增加。②某些药物虽能通过增加肝脏LDL受体活性使血浆胆固醇浓度降低,但纯合子型FH患者体内LDL受体完全缺如,药物治疗一般是无效的;也就是说,体内存在一定数量的LDL受体是药物治疗的先决条件。③肝脏中LDL受体的数量为机体全部 LDL 受体的 50%～70%,提示肝脏移植有可能为患者提供一半以上的 LDL 受体。

由于肝脏移植术后高胆固醇症仍然存在,还应同时给予洛伐他汀治疗,这可使 TC 再下降 43%,LDL-C 下降 42%。在考虑采用肝脏移植术仅仅用于治疗 FH 时应该特别谨慎。只有当各种保守的治疗方法均无效时,才考虑采用肝脏移植术。

4. 高脂血症基因治疗

肝脏移植治疗纯合子型家族性高胆固醇血症的成功证实一个重要的原理,选择性使 LDL 受体在肝脏中表达重现可使 FH 者伴随的血脂异常得到改善。同理,用体基因转移的方法,使重建的 LDL 受体在患者肝细胞上表达,可达到同样的效果。

(1)离体基因治疗:亦称间接法,是将患者的某种组织或细胞(如成纤维细胞、骨髓、肝细胞、外周血干细胞,甚至肿瘤细胞)取出体外,在短期培养的条件下转入目的基因,还可进行筛选和富集含有外源基因的细胞,然后再回输到患者体内。

由于逆转录病毒载体只能转染增殖细胞,而不能转染非增殖细胞,所以近年来人们发现腺病毒可能是更为理想的载体,因为腺病毒载体可转染非生长期的肝细胞,这样可避免进行肝切除术或静脉注射四氯化碳损伤肝细胞。已报道在兔身上静脉注射含有 LDL 受体 cDNA 的重组腺病毒 6 天后,血浆胆固醇水平下降 75%,并伴随有 HDL-C 和 ApoAⅠ升高 3～4 倍。

(2)体内基因治疗:离体基因治疗虽有一定的疗效,但有其局限性:①需要外科手术;②疗效直接与基因重构的有效率相关,即受体已被基因修饰且输入患者体内的肝细胞数目限制,而这种肝细胞只占 2%～5%。由于这些缺点,该法难以用来治疗众多的杂合子型 FH 患者。所以,应建立更有效的临床实用方法,即直接将 LDL 受体基因输入患者肝脏,使肝脏能表达出所需要的功能蛋白质即 LDL 受体。这种体内基因治疗方法又称直接法,是一种很有希望的基因治疗方法。

第三节　痛风与高尿酸血症

一、概述

痛风是由于嘌呤代谢紊乱和(或)尿酸排泄障碍所致的一组异质性疾病,临床上以高尿酸血症为主要特征,表现为反复发作的关节炎、痛风石形成和关节畸形,严重者可导致关节活动障碍和畸形,累及肾脏可引起慢性间质性肾炎和尿酸性肾石病。患者常伴有肥胖、2 型糖尿病、高脂血症、高血压、动脉硬化和冠心病等。这些代谢紊乱的发病机制基本相同,并以胰岛素抵抗为最根本的病因,临床上称为代谢综合征。高尿酸血症和痛风为本综合征中的一种表现。

不同种族人群之间高尿酸血症与痛风的患病水平差异较大。随着人们饮食结构的改变以及人均寿命的延长,高尿酸血症和痛风的患病率有逐渐升高的趋势。1996—1997 年在我国上海黄浦区进行的流行病学调查显示,该地区高尿酸血症的患病率为 10.1%,其中男性为

14.2%；痛风的患病率为 0.34%，男性为 0.77%。与 1980 年调查的结果相比有大幅度的升高。

二、生理调节

1. 嘌呤

嘌呤合成代谢是从 5-磷酸核糖-α-1-焦磷酸（PRPP）与谷氨酰胺生成 1-氨基-5-磷酸核糖和谷氨酸开始的，此反应的催化酶为磷酸核糖焦磷酸酰基转移酶（PRPPAT）。鸟嘌呤核苷酸、腺嘌呤核苷酸和次黄嘌呤核苷酸均对其具有负反馈抑制作用。此外，嘌呤代谢的速度还受 PRPP 和谷氨酰胺水平的调节。体内尿酸生成的速度主要取决于细胞内 PRPP 水平，后者又受 PRPP 合成酶、PRPPAT、次黄嘌呤-鸟嘌呤磷酸核糖转移酶（HPRT）和黄嘌呤氧化酶的调控。

2. 尿酸

是嘌呤代谢的最终产物。体内尿酸的来源主要有两部分，一部分由富含核蛋白食物的核苷酸分解而来（外源性）；另一部分由体内的氨基酸、磷酸核糖及其他小分子化合物合成和核酸分解而产生（内源性）。尿酸主要通过肾脏进行排泄。正常人平均每天产生尿酸约 750mg，排出 500~1000mg，其中 2/3 随尿液排出，1/3 通过肠道排泄或在肠道内被细菌分解。不同年龄与性别的血尿酸水平稍有差异。儿童期的平均血尿酸水平为 214μmol/L。随着年龄的增长，血尿酸浓度略有升高，青春期后较为恒定。男、女性的血尿酸水平有所不同。绝经前女性的血尿酸水平为 100~380μmol/L，男性较女性稍高，为 143~380μmol/L。绝经期后，女性的血尿酸水平有所升高，达到与男性相近的水平。

三、病因

高尿酸血症主要分为原发性和继发性两大类，其病因主要包括高嘌呤饮食、ATP 降解增加、尿酸生成增多、细胞破坏所致的 DNA 分解增多、尿中尿酸排泄减少等。

四、发病机制

1. 原发性高尿酸血症

在排除其他疾病的基础上，由于先天性嘌呤代谢紊乱所致的高尿酸血症被称为原发性高尿酸血症。其中有的遗传缺陷已经明确，有的则尚待进一步阐明。

（1）肾脏排泄尿酸减少：肾脏对尿酸的排泄是一个比较复杂的过程。首先，尿酸可自由通过肾小球，但近曲小管可将滤过的尿酸几乎全部重吸收。其后，再由肾小管排泌出尿酸盐，其中又有一部分再次被肾小管重吸收。肾小球滤过的尿酸减少、肾小管排泌尿酸减少或重吸收增加，均可导致尿酸的排出减少，引起高尿酸血症。其中，大部分是由于肾小管排泌尿酸的能力下降，少数为肾小球滤过减少或肾小管重吸收增加。肾脏对尿酸的排泄减少与肾内缺血和乳酸生成增多、离子交换转运系统对尿酸排泄的抑制，以及肾内的铝、硫与铜结合增多等因素有关。通常，患者的肾功能及尿酸生成均正常，90% 以上的原发性高尿酸血症患者是由于肾脏的尿酸排泄减少所致。其病因为多基因遗传方面的缺陷，确切的发病机制尚不清楚。

(2)尿酸生成增多:经过3~5天的低嘌呤饮食后,如果24小时尿中的尿酸排泄量>3.57mmol(600mg),常提示可能存在体内尿酸生成增多的情况。仅有少数患者(10%以内)是由于尿酸生成增多所致,引起尿酸生成增多的原因主要是嘌呤代谢酶的缺陷。已证实的酶缺陷有:①PRPP合成酶活性增高使PRPP的生成增多;②PRPPAT增多或活性增高对嘌呤核苷酸的负反馈性抑制作用敏感性降低,与PRPP结合的亲和力增强,使1-氨基-5-磷酸核糖的生成增多;③HPRT部分缺乏使鸟嘌呤转变为鸟嘌呤核苷酸及次黄嘌呤转变为次黄嘌呤核苷酸减少,从而加速了嘌呤的分解代谢;④黄嘌呤氧化酶活性增加促进次黄嘌呤转变为黄嘌呤及黄嘌呤转变为尿酸。

目前已知前3种酶缺陷属于X伴性遗传,黄嘌呤氧化酶活性增加可能为多基因遗传,但大多数患者酶分子缺陷的部位均未能确定。HPRT基因位于X染色体(Xq26-27),该基因已被克隆,其第2、3号外显子为突变的热点区。目前已报道的HPRT基因突变有单碱基突变、大段或小段碱基缺失及易位突变等。近来有研究显示,HPRT基因中的单个核苷酸(Gly152A1a)突变可导致高尿酸血症。

2.继发性高尿酸血症

(1)继发于其他先天性代谢性疾病:一些先天性的代谢紊乱,如Lesrh-Nyhan综合征因存在HGPRT缺陷,导致次黄嘌呤和鸟嘌呤转化为次黄嘌呤核苷酸和鸟嘌呤核苷酸受阻,引起PRPP蓄积,使尿酸的产生增多;糖原累积症Ⅰ型由于葡萄糖-6-磷酸酶的缺陷,使磷酸戊糖途径代谢代偿性增强,导致PRPP产生增多,并可同时伴有肾脏排泄尿酸较少,从而引起高尿酸血症。

(2)继发于其他系统性疾病:骨髓增生性疾病,如白血病、多发性骨髓瘤、淋巴瘤、红细胞增多症、溶血性贫血、癌症等可导致体内的细胞增殖加速,肿瘤的化学治疗和(或)放射治疗后,引起机体细胞大量破坏,均可使核酸的转换增加,造成尿酸的产生增多。慢性肾小球肾炎、肾盂肾炎、多囊肾、铅中毒、高血压晚期等由于肾小球的滤过功能减退,使尿中的尿酸排泄减少,引起血尿酸浓度升高。慢性铅中毒可造成肾小管的损害而使尿酸的排泌减少。

在糖尿病酮症酸中毒、乳酸性酸中毒及酒精性酮症等情况下,可产生过多的β-羟基丁酸、游离脂肪酸、乳酸等有机酸,从而抑制肾小管的尿酸排泌,可出现一过性的高尿酸血症,但一般不会引起急性关节炎的发作。另外,高尿酸血症与心血管疾病和肾脏病的危险因素之间存在着一定的联系。有研究显示,血尿酸水平是慢性肾病患者死亡率增加的一个独立危险因素。

(3)继发于某些药物:噻嗪类利尿药、呋塞米、乙胺丁醇、吡嗪酸胺、小剂量阿司匹林、烟酸、乙醇等,均可竞争性抑制肾小管排泌尿酸而引起高尿酸血症。有30%~84%的肾移植患者可发生高尿酸血症,这可能与长期使用免疫抑制药而抑制肾小管的尿酸排泄有关。

(4)其他:酒精和铁对尿酸的合成与排泄及关节炎症的发生、发展均有明显的影响。饥饿时脂肪分解增多,使体内的有机酸产生增多,可抑制肾小管排泌尿酸,引起一过性高尿酸血症。

3.高尿酸血症与痛风

高尿酸血症引起急性关节炎发作、痛风石形成及关节和肾脏改变时,称为痛风。仅有高尿酸血症称为无症状性高尿酸血症,尚不属于痛风的范畴。实际上只有20%左右的高尿酸血症发展为痛风,部分患者的高尿酸血症可终身无痛风性关节炎发作。通常,高尿酸血症的程度越重,持续时间越长,则引起痛风发作的机会越多。环境温度为37℃时,血尿酸的饱和浓度为

416μmol/L。当血尿酸浓度超过此水平时,则容易形成针状结晶而析出,引起痛风性关节炎、痛风石。

有研究表明,痛风性关节炎的发作与关节内铁蛋白和转铁蛋白饱和水平升高、铜锌-过氧化物歧化酶水平降低所致的尿酸钠-铁结晶沉积及酪氨酸与尿酸钠-铁结晶结合引起的炎症有关。

五、病理生理

1.痛风性关节炎

(1)体温为37℃、血pH为7.4时,尿酸盐在血液中的饱和浓度为380μmol/L。血浆白蛋白、$α_1$球蛋白和$α_2$球蛋白减少,局部组织pH和温度降低等可使尿酸盐的溶解度下降,容易以无定形或微结晶的形式析出而沉积于组织中。关节组织中的血液供应相对较少,温度较低。加之,关节周围的基质中含有较多的酸性黏多糖,pH较低,故较其他组织更容易发生尿酸盐的沉积。

(2)关节滑囊中的多形核白细胞吞噬尿酸盐后,迅速释放出白三烯B4(LTB4)、补体、糖蛋白等趋化因子,使大量白细胞游移至关节周围组织及关节囊内。与此同时,被吞噬的尿酸盐可在细胞内引起一系列反应,导致多形核白细胞损伤,使尿酸盐和溶酶体酶溢出细胞进入滑囊液中,并释放缓激肽等多种炎症因子而引起炎症反应。此外,尿酸盐尚可刺激巨噬细胞、单核细胞和滑膜中的成纤维细胞产生前列腺素、白细胞介素1和胶原酶等,对关节的炎症反应具有促进作用。

(3)下肢关节,尤其是跖趾关节,承受的压力最大,容易损伤,局部温度较低,常为痛风性关节炎的好发部位。最容易发生尿酸盐沉积的组织为关节软骨,可引起软骨退行性改变,导致滑囊增厚、软骨下骨质破坏及周围组织纤维化,晚期可发展为关节强硬和关节畸形。

(4)不同患者对由尿酸盐引起的急性关节炎反应存在一定的差异,这是由于滑囊液中的尿酸盐结晶表面覆盖有免疫球蛋白、纤维蛋白原等,其中IgG可增强局部的炎症反应,而此作用又可被某些蛋白所抑制。

2.痛风石

其形成是长期高尿酸血症引起组织损伤的结果,为痛风的特征性改变。血尿酸水平持续超过其饱和浓度,导致尿酸盐以结晶形式沉积在关节、骨和软骨、滑囊膜、肌腱和皮下结缔组织,引起慢性炎症反应,其周围有大量单核细胞、巨核细胞包绕,有时还有分叶核细胞的浸润,形成上皮肉芽肿。随着沉积的尿酸盐不断增多,在局部逐渐形成黄白色赘生物,为芝麻至鸡蛋大小或更大不等。早期质地较软,后期由于痛风石内纤维组织的增多,质地逐渐变硬。痛风石可经皮肤溃破,排出白色尿酸盐结晶,由此形成的皮肤溃疡常不容易愈合。

3.痛风与肾脏病变

由于患者的肾小管功能障碍,导致尿液的pH降低;加之,血尿酸增高使原尿中的尿酸增多,造成尿酸容易在远曲小管和集合管形成结晶而析出,引起肾小管与肾间质的化学性炎症。痛风主要可引起3种类型的肾脏损害。

(1) 痛风性肾病：又称高尿酸性肾病，是由于尿酸盐沉积在肾脏的髓质、锥体等部位，其周围有白细胞和巨噬细胞浸润，引起慢性间质性肾炎。一般病情进展较为缓慢，晚期可因肾小管变性、萎缩及肾小球硬化而导致肾功能衰竭。由于患者常伴有高血压、肾动脉硬化、尿路结石和尿路感染等因素，可加速肾脏损害的进程。

(2) 急性梗阻性肾病：短期内大量的尿酸结晶沉积于肾脏的集合管、肾盂、肾盏及输尿管内，可引起尿路阻塞而发生急性肾功能衰竭。这种情况主要见于骨髓增生性疾病或肿瘤的化学治疗或放射治疗后，尿酸的生成大量增加，血尿酸水平急剧升高。

(3) 尿酸性肾石病：约84%的尿酸性结石由单纯的尿酸构成，4%为尿酸与草酸钙的混合性结石，其余为草酸或磷酸钙结石。尿酸性结石的形成与血尿酸浓度、尿中尿酸的排泄量及尿液的pH有关。血尿酸浓度越高，尿中尿酸的排泄量就越多，则尿酸性结石的形成亦越多。当血尿酸>770μmol/L或24小时尿尿酸>6.54mmol时，约有1/2的患者可发生肾石病。尿液pH为7.4时，99%以上的尿酸呈离子状态；尿液pH为7.0时，尿酸在尿液中的溶解度增加10倍；而尿液pH为5.0时，85%的尿酸为非离子状态。因此，尿酸盐在酸性环境下更容易形成结晶。

六、临床表现

(一) 原发性痛风

可发生于任何年龄，但发病的高峰年龄为40岁左右，患病率随年龄的增长有逐渐增高的趋势。临床上以男性患者多见，只有5%的患者为女性，且多为绝经后妇女。此外，肥胖及体力活动较少者易患本病。常有家族遗传史。根据不同的临床表现，可将痛风分为无症状期、急性关节炎期、间歇期和慢性关节炎期等4个阶段。

1. 无症状期

主要特点为仅有血尿酸水平升高，而无任何临床表现。由无症状的高尿酸血症发展至临床痛风，一般需要历时数年甚至数十年，有的人甚至终身不发作急性关节炎或痛风石。导致高尿酸血症进展为临床痛风的确切机制尚不清楚。通常，高尿酸血症的程度及持续时间与痛风症状的出现密切相关。多数情况下，长期无症状的高尿酸血症一般不会引起痛风性肾病或肾结石。由于慢性无症状性高尿酸血症与心血管疾病关系密切，因而可用于预测与胰岛素抵抗有关的心血管疾病。此外，无症状高尿酸血症还可以反映胰岛素诱导的肾小管对尿酸的重吸收情况，故可以作为检测胰岛素抵抗和肾血管病的一项观察指标。

2. 急性关节炎期

(1) 典型的发作起病急骤。初次发作通常在夜间睡眠时急性起病而痛醒，或在过量运动和饮酒后发作。一般因下肢单一关节如第1跖趾关节疼痛剧烈而惊醒，或是无明显诱因突然出现轻微肿痛，起初不以为意或以为是扭伤、碰伤等，但入夜后疼痛加重，往往不能成眠，数小时内症状迅速发展，次日起床后疼痛难以忍受和不能下地行走，一般在48~72小时内疼痛可达高峰。

(2) 急性痛风性关节炎可发生于任何一个关节。但83%的患者，首次急性痛风性关节炎都发生在下肢关节;尤其是下肢的远端,约90%的患者都有足痛风的经历。第1跖趾关节是痛风最常发作的关节部位,有50%~70%的患者初次发作部位在单侧第1跖趾关节。痛风关节炎也可发生于足背、足踝、膝关节、腕关节、肘关节,偶尔手部指关节也会发作。肩关节、髋关节、胸锁关节、骶髂关节、下颌关节和脊柱较少累及。90%以上患者最初通常一次只累及一个关节,少数会波及数个关节。反复发作后,累及的关节逐渐增多,一次发作可累及多个关节,而且不易缓解。所以,痛风早期治疗,是防止再次发作的关键。

(3)受累关节表现出红、肿、热、痛和活动受限,尤其是疼痛非常明显,在发作极期如刀割或咬噬样的剧痛,轻微活动就会使疼痛加重。关节及周围软组织出现明显的充血,皮肤呈桃红色,压之褪色,皮肤温度升高,关节活动受限,有明显压痛。患处对温度、触摸和震动极为敏感,怕热、怕压,也不能承受棉被覆盖,所以患肢常需伸出被窝。个别患者局部皮肤有感觉异常,有发麻感、针刺感、灼热感、跳动感等。大关节受累时偶可有关节积液。抽出的关节滑液中可检出尿酸结晶。

(4)关节炎症初次发作通常有自限性,在数日内至1周左右戏剧性地恢复正常。关节炎消退,活动自如,不遗留功能损害,局部皮肤由红肿转为棕红色而逐渐完全消退。少数患者受累关节皮肤此时可出现脱屑和瘙痒,为本病特有的症状,具有特征性意义。

(5)主要诱因包括受凉、劳累、饥饿、饮酒、暴饮暴食、进食高嘌呤食物、局部感染、创伤、手术及长时间步行运动等。

3.间歇期

急性关节炎发作多有自限性。轻微发作一般经过数小时至数日即可缓解,症状严重者可持续1~2周或更久。通常,痛风的急性关节炎发作缓解后,患者症状全部消失,关节活动完全恢复正常。少数患者局部皮肤可遗留有不同程度的色素沉着。受累关节局部皮肤可出现瘙痒和脱屑,这是本病的特征性表现,但仅见于部分患者。此阶段称为间歇期,可持续数月至数年。多数患者于1年内症状复发,其后每年发作数次或数年发作1次。少数患者可终身仅有1次单关节炎发作,其后不再复发。个别患者发病后可无明显间歇期,关节炎症状长期存在,直至发生慢性痛风性关节炎。

4.慢性关节炎期

未经治疗或治疗不规则的患者,其急性关节炎反复发作逐渐进展为慢性关节炎期。此期关节炎的发作越来越频繁,间歇期缩短,疼痛逐渐加剧,甚至在发作之后不能完全缓解。受累的关节逐渐增多,严重者可累及肩、髋、脊柱、骶髂、胸锁、下颌部等关节及肋软骨,患者有肩背痛、胸痛、肋间神经痛、坐骨神经痛等表现,少数可发生腕管综合征。晚期可出现关节畸形,活动受限。持续的高尿酸血症导致尿酸盐结晶析出而沉积在软骨、关节滑膜、肌腱及多种软组织等处,形成痛风石,为本期常见的特征性表现。痛风石一般位于皮下结缔组织,为无痛性的黄白色赘生物,从芝麻至鸡蛋大小不等,以耳郭及跖趾、指间、掌指、肘等关节较为常见,亦可见于鼻软骨、舌、会厌、声带、杓状软骨、主动脉、心瓣膜、心肌等处。浅表的痛风石如果表面的皮肤受损,可发生破溃而排出白色粉末状的尿酸盐结晶。由此形成的溃疡常常难以愈合,但由于尿酸盐具有抑菌作用,一般很少发生继发性感染。此外,痛风石可浸润肌腱和脊柱,导致肌腱断裂、脊椎压缩和脊髓神经的压迫。

痛风石的发生与血尿酸水平的高低和高尿酸血症的持续时间呈正相关。当血尿酸浓度>535μmol/L时,约有50%的患者可出现痛风石;而血尿酸水平<475μmol/L时,绝大多数(90%)患者不会发生痛风石。病程越长者,其痛风石的发生也越多。此外,发生时间较短的痛风石,经饮食控制和药物治疗后,可逐渐缩小甚至消失。但出现时间较长、质地较硬者,由于有纤维组织及骨质增生而不易消失。随着关节中的尿酸盐不断增多,可使关节结构及其周围的软组织受到破坏,引起纤维组织及骨质增生,从而导致关节畸形与活动障碍。

(二)继发性痛风

其高尿酸血症程度常较原发者更为严重,肾石病的发生率亦相对较高。但关节炎的症状多不典型,常被其原发病的症状所掩盖而不易发觉。由于引起继发性高尿酸血症的原发病多较严重,患者的病程一般不长,因而难以见到慢性关节炎的表现。

痛风与胰岛素抵抗有关,不少患者可同时伴有2型糖尿病、高血压、高血脂、动脉硬化及冠心病等,此时称为代谢综合征。后者的胰岛素抵抗可能与$β_3$肾上腺素能受体的错义突变有关。

七、主要并发症

病程较长的患者有1/3左右可发生肾脏并发症。

1.尿酸性肾石病

有10%~25%的痛风患者可发生尿酸性肾石病。部分患者甚至是以尿酸性肾石病作为首发症状而就诊。细小的泥沙样结石容易随尿液排出,患者可无任何症状,较大的结石常引起肾绞痛和血尿。并发尿路感染者,可有尿频、尿急、尿痛等尿路刺激症状或腰痛。

2.痛风性肾病

早期常表现为间歇性的蛋白尿。一般病程进展较为缓慢。随着病情的发展,蛋白尿逐渐转变为持续性,肾脏浓缩功能受损,出现夜尿增多、等渗尿等。晚期则可发生慢性肾功能不全,表现为水肿、高血压、血尿素氮和肌酐升高,最终患者可因肾功能衰竭而死亡。少数患者以痛风性肾病为主要临床表现,而关节炎症状不明显。由于肾脏滤过功能不全时,尿酸的排泄减少,可引起血尿酸水平的升高。故对于慢性肾功能不全伴高尿酸血症的患者,很难判断其高尿酸血症与肾病之间的因果关系。

3.急性肾功能衰竭

尿酸结晶堵塞在肾小管、肾盂及输尿管内,引起尿路梗阻,导致患者突然出现少尿甚至无尿,如不及时处理可迅速发展为急性肾功能衰竭,甚至引起死亡。

八、辅助检查

1.尿液检查

正常人经过5天的限制嘌呤饮食后,24小时尿的尿酸排泄量一般不超过3.57mmol(600mg)。由于急性发作期尿酸盐与炎症的利尿作用,使患者的尿尿酸排泄增多,因而此项检查对痛风的诊断意义不大。但24小时尿尿酸排泄增多有助于痛风性肾病与慢性肾小球肾炎所致肾功能衰竭的鉴别。有尿酸性结石形成时,尿中可出现红细胞和尿酸盐结晶。尿酸盐结晶阻塞尿路引起急性肾功能衰竭时,24小时尿尿酸与肌酐的比值常>1.0。

2.血液检查

(1)血尿酸测定:血尿酸水平升高是痛风患者的重要临床生化特点。通常采用尿酸氧化酶法进行血清尿酸测定,男性正常值上限为 416μmol/L 左右,绝经期前的女性较男性约低 59.4μmol/L。值得注意的是,影响血尿酸水平的因素较多,患者的血尿酸水平与其临床表现的严重程度并不一定完全平行,甚至有少数处于关节炎急性发作期的患者其血尿酸浓度可以是正常的。

(2)酶活性测定:有条件者可测定红细胞 PRPP 合成酶、PRPPAT、HPRT 及黄嘌呤氧化酶的活性,将有助于酶缺陷部位的确定。

(3)其他:关节炎发作期间可有外周血白细胞增多,血沉加快。尿酸性肾病影响肾小球滤过功能时,可出现血尿素氮和肌酐升高。

3.滑囊液检查

通过关节腔穿刺术抽取滑囊液,在偏振光显微镜下可发现白细胞中有双折光的针形尿酸钠结晶。关节炎急性发作期的检出率一般在95%以上。用普通光学显微镜检查,其阳性率仅为偏振光显微镜的一半。此外,滑囊液的白细胞计数一般为$(1\sim7)\times10^9$/L,主要为分叶核粒细胞。无论接受治疗与否,绝大多数间歇期的患者进行关节滑囊液检查,仍可见有尿酸钠晶体。

4.痛风石活检

对表皮下的痛风结节可行组织活检,通过偏振光显微镜可发现其中有大量的尿酸盐结晶。亦可通过紫尿酸氨试验、尿酸氧化酶分解及紫外线分光光度计测定等方法分析活检组织中的化学成分。

5.X线检查

早期急性关节炎仅表现为软组织的肿胀,关节显影正常。随着病情的进展,与痛风石邻近的骨质可出现不规则或分叶状的缺损,边缘呈翘状突起;关节软骨缘破坏,关节面不规则。进入慢性关节炎期后可见关节间隙变窄,软骨下骨质有不规则或半圆形的穿凿样缺损,边缘锐利,缺损边缘骨质可有增生反应。此外,利用双能X线骨密度测量仪可早期发现受累关节的骨密度改变,并可作为痛风性关节炎诊断与病情观察的评价指标。单纯的尿酸性结石可透过X射线,其诊断有赖于静脉肾盂造影。混有钙盐者,行腹部平片检查时可被发现。

6.CT 与 MRI 检查

沉积在关节内的痛风石,根据其灰化程度的不同在 CT 扫描中表现为灰度不等的斑点状影像。痛风石在 MRI 检查的 T_1 和 T_2 影像中均呈低到中等密度的块状阴影,两项检查联合进行可对多数关节内痛风石做出准确诊断。

九、诊断

对于中年以上的男性,有或无诱因而突然出现第1跖趾关节等单个关节的红、肿、疼痛、活动障碍,尤其是伴有泌尿系统结石病史或痛风石者,均应考虑痛风的可能性。结合血尿酸水平增高,滑囊液检查发现有尿酸盐结晶,受累关节软骨下骨质穿凿样缺损等,一般诊断并不困难。部分急性关节炎诊断有困难者,可给予秋水仙碱进行诊断性治疗。因为秋水仙碱可使痛风的急性关节炎症状迅速缓解,故可用于痛风的鉴别诊断。目前一般采用美国风湿病学会的标准进行痛风的诊断。该标准要求在以下的13条临床表现中,具备其中的6条或6条以上即可诊断。

(1)急性关节炎发作1次以上。
(2)1天内炎症达高峰。
(3)单关节炎发作。
(4)关节周围发红。
(5)第1跖趾关节疼痛或肿胀。
(6)单侧第1跖趾关节发作。
(7)单侧跗骨关节发作。
(8)痛风石(证实或可疑)。
(9)高尿酸血症。
(10)X线关节内偏心性肿胀。
(11)无骨侵蚀的骨皮质下囊肿(X线证实)。
(12)发作时关节液中尿酸盐微结晶。
(13)发作时关节液微生物培养阴性。

十、鉴别诊断

1.类风湿关节炎

一般以青、中年女性多见,好发于四肢的小关节及腕、膝、踝、骶髂和脊柱等关节,表现为游走性、对称性多关节炎,受累关节呈梭形肿胀,常伴有晨僵现象,反复发作可引起关节畸形。类风湿因子多为阳性,但血尿酸水平不高。X线片可见关节面粗糙,关节间隙狭窄,晚期可有关节面融合,但骨质穿凿样缺损不如痛风明显。

2.化脓性关节炎与创伤性关节炎

创伤性关节炎一般都有关节外伤史,化脓性关节炎的关节滑囊液可培养出致病菌,两者的血尿酸水平均不高,关节滑囊液检查无尿酸盐结晶。

3.关节周围蜂窝织炎

关节周围软组织明显红肿,畏寒、发热等全身症状较为突出,但关节疼痛往往不如痛风显著,外周血白细胞计数明显增高,血尿酸水平正常。

4.假性痛风

是关节软骨钙化所致,多见于用甲状腺素进行替代治疗的老年人,一般女性发病较男性多见,最常受累的关节为膝关节。关节炎症状发作常无明显的季节性。患者血尿酸水平多正常。关节滑囊液检查可发现有焦磷酸钙结晶或磷灰石,X线片可见软骨呈线状钙化,尚可有关节旁钙化。部分患者可同时合并有痛风,则可有血尿酸浓度升高,关节滑囊液检查可见尿酸盐和焦磷酸钙两种结晶。

5.银屑病(牛皮癣)关节炎

常累及远端的指(趾)间关节、掌指关节、跖趾关节,少数可累及脊柱和骶髂关节,表现为非对称性关节炎,可有晨僵现象。20%左右的患者可伴有血尿酸增高,有时难以与痛风相区别。X线片可见关节间隙增宽,骨质增生与破坏可同时存在,末节指(趾)远端呈铅笔尖或帽状。

6.其他关节炎

急性关节炎期尚需与系统性红斑狼疮、复发性关节炎及Reiter综合征相鉴别,慢性关节炎期还应与肥大性关节病、创伤性关节炎及化脓性关节炎的后遗症等进行鉴别。通常,血尿酸水平测定可有助于以上疾病的鉴别诊断。

7.原发性痛风与继发性痛风的鉴别

急性关节炎期限制嘌呤饮食5天后,同时测定血和24小时尿尿酸水平,如果两者均升高,提示尿酸的产生增多。测定红细胞磷酸焦磷酸合成酶、次黄嘌呤-鸟嘌呤磷酸核糖转移酶等活性,有助于确定酶缺陷的位置。

十一、治疗

原发性痛风缺乏病因治疗,因此不能根治。治疗痛风的目的是:①迅速控制痛风性关节炎的急性发作;②预防急性关节炎复发;③纠正高尿酸血症,以预防尿酸盐沉积造成的关节破坏及肾脏损害;④手术剔除痛风石,对毁损关节进行矫形手术,以提高生活质量。

1.一般治疗

(1)饮食控制:应采用低热能膳食,保持理想体重。避免高嘌呤食物,含嘌呤较多的食物主要包括动物内脏、沙丁鱼、蛤、蚝等海产品及浓肉汤,其次为鱼虾类、肉类、豌豆等,而各种谷类制品、水果、蔬菜、牛奶、奶制品、鸡蛋等含嘌呤低。严格限饮各种酒类。每日饮水应2000mL以上。

(2)避免诱因:避免暴食酗酒、受凉受潮、过度疲劳、精神紧张。穿鞋要舒适,防止关节损伤,慎用影响尿酸排泄的药物,如某些利尿药、小剂量阿司匹林等。

(3)防治伴发疾病:需同时治疗伴发的血脂紊乱、糖尿病、高血压、冠心病、脑血管疾病等。

2.急性痛风性关节炎期的治疗

目标为立即采用药物加非药物的治疗尽快终止发作;尽早开始搜索、评估并且控制痛风可能的伴发疾病,如糖尿病、高血压、血脂紊乱和心血管疾病等。

非药物治疗包括抬高患肢,冰袋等冷敷受累关节,避免受累关节的创伤及剧烈活动,但鼓励受累关节的适度活动。药物治疗即持续1~2周的缓解关节疼痛和抗感染治疗。急性痛风性关节炎治疗的药物包括以下几种。

(1)非甾体类抗炎药(NSAID):急性痛风性关节炎最常用的一线药物,包括吲哚美辛等非选择性的环氧化酶抑制药,亦可选用选择性的环氧化酶抑制药,如美洛昔康。若患者无禁忌证,起始剂量为所选药物的最大剂量,症状缓解后24小时内迅速减至小剂量维持。最常见的不良反应是胃肠道症状,也可能加重肾功能不全,影响血小板功能等。活动性消化道溃疡、肾功能不全、心力衰竭和口服抗凝药的患者禁用。在老年患者及发生胃肠道溃疡、出血风险较高的患者,应同时使用胃黏膜保护药,如质子泵抑制药(PPI)。目前研究显示选择性和非选择性的环氧化酶抑制药对症状的缓解无显著差异,选择性的环氧化物酶抑制药胃肠道耐受性较好,药物不良反应更少,但在有明确缺血性心脏病、心脑血管病变和外周血管病变的患者应该避免使用选择性的非甾体类抗炎药。

(2)秋水仙碱:可抑制炎性细胞趋化,对控制炎症、止痛有特效,大部分患者于用药后24小时内疼痛可明显缓解。英国风湿病学会指南推荐小剂量口服给药以避免其不良反应。通常每次0.5mg,每天2~4次,直至出现下列3个停药指标之一。①疼痛、炎症明显缓解;②出现恶心呕吐、腹泻等;③24小时总量达6mg。因静脉应用秋水仙碱死亡率高达2%,在英国已禁止静脉使用秋水仙碱。需要指出的是秋水仙碱治疗剂量与中毒剂量十分接近,除胃肠道反应外,可有白细胞减少、再生障碍性贫血、肝细胞损害、脱发等,有肝肾功能不全者慎用。目前没有大样本的随机对照试验比较秋水仙碱和非甾体类抗炎药对急性痛风性关节炎的疗效。

(3)糖皮质激素:通常用于秋水仙碱和非甾体类抗炎药无效或不能耐受者以及难治性痛风患者。关节腔内注射糖皮质激素对单关节的痛风性关节炎有很好的疗效;促肾上腺皮质激素(ACTH)25U静脉滴注或40~80U肌内注射,必要时可重复;或口服泼尼松每日20~30mg,3~4天逐渐减量停服。有随机对照试验证明口服泼尼松较相同疗效的非甾体类抗炎药不良反应更少。一篇Cochrane系统评价指出全身应用糖皮质激素在急性痛风性关节炎的患者疗效并不确定,但短期应用并无严重的不良反应。因此,短期使用糖皮质激素较其他传统的急性期治疗药物不良反应可能更小,更适用于无禁忌证的老年患者。

(4)白介素1(IL-1)受体拮抗药:最近研究发现NALP3炎症小体/IL-1通路在晶体诱导的关节炎发生中发挥重要作用,尿酸盐晶体通过活化NALP3、促进IL-β的合成导致炎症反应。临床研究显示每天皮下注射阿那白滞素100mg治疗急性痛风性关节炎安全而有效。除阿那白滞素外,其他IL-1受体拮抗药的临床试验也在进行中,例如,正在进行临床Ⅱ期试验的利纳西普和Canakinumab。未来IL-1受体拮抗药有望成为非甾体类抗炎药、秋水仙碱或糖皮质激素禁忌时的替代药物。

(5)其他:在传统药物治疗疼痛仍不能完全缓解的情况下可用阿片类镇痛药辅助镇痛。为避免血尿酸水平的剧烈波动,在急性痛风性关节炎发作前未使用别嘌醇的患者发作时不宜使用别嘌醇。但发作前即规律使用别嘌醇的患者,急性发作期应继续使用而其他急性期的常规治疗不变。患者若合并高血压并采用利尿药降压,急性发作期应考虑停用利尿药,改用其他类的降压药,在同时合并心力衰竭的患者,则不应停用利尿药治疗。

3.间歇期和慢性期的治疗

旨在将血尿酸水平控制在300μmol/L以下。降尿酸药物长期治疗的指针主要有:①初次发作后1年之内再发风险较高的患者(如血尿酸水平高,持续时间长;改变生活方式及控制合并症后血尿酸水平仍未控制在300μmol/L以下)。②1年内急性痛风性关节炎发作次数≥2次。③有肉眼可见痛风石形成。④肾功能不全。⑤合并尿酸性结石。⑥因其他疾病需要长期利尿药治疗。降尿酸药物治疗应在急性炎性反应缓解后1～2周开始。降尿酸药物分为两类，抑制尿酸生成药和促尿酸排泄药，两者均有肯定的疗效。

(1)抑制尿酸生成药

别嘌醇：通过抑制黄嘌呤氧化酶使尿酸生成减少，通常作为痛风开始长期降尿酸治疗的首选。为避免用药后血尿酸迅速降低诱发急性关节炎，应从50～100mg/d开始，每隔几周增加50～100mg，至血尿酸水平达到治疗目标为止（＜300μmol/L），最大剂量不超过900mg/d。肝、肾功能损害者应根据肾功能状况调整药物剂量，老年人应谨慎用药并应减少每日用量。主要药物不良反应包括胃肠道反应、皮疹、药物热、骨髓抑制、肝、肾功能损害等，偶有严重的毒性反应。用药期间应定期检查血象及肝、肾功能。

非布索坦（商品名 ULORIC）：是一种全新高效的非嘌呤类黄嘌呤氧化酶选择性抑制药，在欧美已批准上市。Ⅲ期临床试验显示口服非布索坦80mg/d或120mg/d均较别嘌醇300mg/d能更有效降低血尿酸浓度。目前推荐初始剂量40mg/d，若2周后血尿酸浓度未达标，增加至80mg/d。在轻度肾功能不全的患者不需要调整剂量。不良反应包括轻度的肝酶升高和严重心血管事件的发生率略微升高。因此，在缺血性心脏病和充血性心力衰竭的患者禁用。

Pegloticase：聚乙二醇修饰的哺乳动物尿酸氧化酶，是一种新研制的仿生物药物，在美国已完成Ⅲ期临床试验。Ⅱ期临床试验显示Pegloticase平均在6小时内就能调节患者的血尿酸浓度，而且其最高剂量的两组，血尿酸浓度于整个研究期间都能维持在目标浓度以下。最有效的剂量是每2周注射8mg。最常见的不良反应包括肾结石、关节痛、贫血、头痛、肌肉痉挛、恶心以及发热。研究人员表示，不良反应大多数是轻微或是中度的。Ⅲ期临床试验显示有35%～42%的患者达到了主要终点指标（血尿酸浓度持续降低）。临床Ⅱ、Ⅲ期试验纳入的均为传统疗法无效的痛风患者，因此，对常规治疗失效的患者其疗效是显著的。此外，在Ⅲ期临床试验中研究人员还观察到Pegloticase治疗组痛风石的消退、压痛肿胀关节数、疾病的活动和疼痛的整体状况评估均持续改善，治疗组和安慰剂组在严重心血管事件的发生方面无统计学差异。目前美国FDA正在受理该药的上市申请，估计未来主要用于难治性痛风和标准降尿酸治疗无效或不能耐受的患者。

BCX-4208：是一种嘌呤核苷磷酸化酶（PNP）抑制药，PNP是嘌呤核苷分解途径中的一种酶，其激活可使尿酸生成增加。Ⅰ期临床试验显示BCX-4208能够显著降低血尿酸水平。目前Ⅱ期临床试验正在进行中。

(2)促尿酸排泄药：此类药物主要通过抑制肾小管对尿酸的重吸收，增加尿尿酸排泄而降低血尿酸水平。促尿酸排泄药应作为降尿酸治疗的二线药物，适用于尿酸排泄减少型痛风[24小时尿尿酸排泄＜3.6mmol(600mg)]和别嘌醇治疗无效或不能耐受的患者。对于24小时尿尿酸排泄＞3.6mmol(600mg)或已有尿酸性结石形成的患者，有可能造成尿路阻塞或促进尿酸性结石的形成，故不宜使用。肾功能严重受损（内生肌酐清除率或GFR＜30mL/min），此类药物无效，故也不宜使用。服药期间应每日口服碳酸氢钠3～6g，以碱化尿液，并注意多饮水，保持每日尿量在2000mL或以上。英国风湿病学会指南推荐在肾功能正常的患者使用磺吡酮

200~800mg/d,主要不良反应:胃肠道反应、皮疹、骨髓抑制等,偶见肾毒性反应。本药有轻度水钠潴留作用,对慢性心功能不全者慎用。在肾功能轻至中度损伤的患者使用苯溴马隆 50~200mg/d,主要不良反应:胃肠道反应如腹泻、偶见皮疹、过敏。此类药物还有丙磺舒,常用剂量 250mg,每日 2 次,渐增至 500mg,每日 3 次,每日最大剂量 2g。主要不良反应:胃肠道反应、皮疹、过敏反应、骨髓抑制等。对磺胺过敏者禁用。RDEA594 是研究者偶然发现的一种化合物,是一种新型的选择性肾小管尿酸转运蛋白酶 1(URAT1)抑制药。Ⅱa 期临床试验显示连续 2 周的 RDEA594 治疗后,55%的患者血尿酸水平达标。目前Ⅱb 期临床试验正在进行中。

(3)联合用药:为防止降尿酸药使用后血尿酸水平波动诱发急性发作,也可在开始使用降尿酸药物的同时,预防性服用秋水仙碱 0.5mg,每日 1~2 次,秋水仙碱使用疗程不超过 6 个月。若秋水仙碱无效或不能耐受,也可使用非甾体类抗炎药,但使用疗程不宜超过 6 周。单用一类药物效果不好、血尿酸>535μmol/L(90mg/L)、痛风石大量形成者可两类降尿酸药物合用。

(4)其他:目前关于传统降尿酸药物使用疗程的临床研究很少。但有研究报道轻度痛风的患者降尿酸药物治疗 7 年后停药,约 50%的患者 3 年内复发。因此,目前在改变生活方式后仍需降尿酸治疗的患者,为避免停药后复发,推荐终身服药。有临床研究显示别嘌醇在持续使用 20 年后仍能有效降低血尿酸浓度,且不良反应和使用时间无相关性。理论上长期使用降尿酸药物可降低血管疾病的发病风险,但缺乏循证医学证据。

心血管疾病预防剂量(75~100mg/d)的阿司匹林对血尿酸水平的影响没有临床意义,对有心血管疾病风险的痛风患者应尽早使用;镇痛剂量(600~2400mg/d)的阿司匹林会引起尿酸的潴留,痛风患者应避免使用。

4.肾脏病变的治疗

除积极控制血尿酸水平外,碱化尿液,多饮多尿均十分重要。对于痛风性肾病,在使用利尿药时应避免使用影响尿酸排泄的噻嗪类利尿药、呋塞米、利尿酸等,可选择螺内酯(安体舒通)等。碳酸酐酶抑制药乙酰唑胺兼有利尿和碱化尿液作用,亦可选用。其他治疗同各种原因引起的慢性肾损害。对于尿酸性尿路结石,大部分可溶解、自行排出,体积大且固定者可体外碎石或手术治疗。对于急性尿酸性肾病,除使用别嘌醇积极降低血尿酸外,应按急性肾衰竭进行处理。对于慢性肾功能不全可行透析治疗,必要时可做肾移植术。

5.无症状高尿酸血症的治疗

对于血尿酸水平在 535μmol/L 以下,无痛风家族史者一般无需用药治疗,但应控制饮食、避免诱因,并密切随访。反之,应使用降尿酸药物。如果伴发高血压、糖尿病、血脂紊乱、心脑血管疾病等,应在治疗伴发病的同时,适当降低血尿酸。

6.继发性痛风的治疗

继发性痛风的治疗主要是针对原发病的病因,降低尿酸的药物首选别嘌醇。促进尿酸排泄的药物因有可能加重肾脏负担,一般较少使用。

第四节 非酒精性脂肪性肝病

一、概述

非酒精性脂肪性肝病(NAFLD)是一种逐渐被认识的慢性肝脏疾病,包括从单纯的肝脂肪变性到非酒精性脂肪性肝炎(NASH),以致最终发展为肝硬化,甚至演变为肝细胞癌。近年来大量研究证据表明 NAFLD 与代谢综合征的各个组份密切伴随,甚至将其作为代谢综合征的组份之一。胰岛素抵抗在 NAFLD 发病机制中起关键性的作用。肝脏作为能量代谢的重要器官,发生脂肪变性的确切机制以及发生脂肪变性后对代谢异常的影响、转归、预后、治疗策略等问题在国际上引起广泛的兴趣。开展对这一领域深入研究可以对阐明肝脏脂肪沉积与胰岛素抵抗的关系、肝脏储脂增加的机制、肝脏储脂增加对糖代谢和脂代谢影响的机制,将对代谢综合征、肥胖、2 型糖尿病、脂代谢紊乱的预防、治疗策略产生重要影响。

二、NAFLD 流行状况

在美国 NAFLD 成为慢性肝病的最主要原因,在普通人群中患病率达 10%～24%,与欧洲和日本的现况相似。我国报道上海成人中 NAFLD 达 15%。Wanless 和 Lentz 尸解研究结果显示:肥胖患者中单纯性肝脂肪变性达 70%,非肥胖者 35%。NASH 在肥胖者中占 18.5%,在非肥胖者中占 2.7%。在 2 型糖尿病患者中估计约 75%伴有脂肪肝。2003 年美国肝病研究学会(AASLD)提出了 NASH 的诊断标准。大多数 NASH 患者无临床症状,只有在常规检查或因其他疾病检查(常规体检、评价调脂药疗效和不良反应等)发现肝酶异常情况下才就诊。临床体征和肝酶检测指标对 NASH 的诊断缺乏特异性,因此在诊断脂肪肝和单纯性脂肪肝与 NASH 的鉴别诊断时需要进行肝穿刺做病理学评估诊断。

大量证据显示 NAFLD 患者常常伴随肥胖、脂代谢紊乱和胰岛素抵抗的其他特征。应用不同的代谢综合征作定义进行评估发现,NAFLD 与代谢综合征的其他组分共存,并认为 NAFLD 成为代谢综合征的特征之一。美国临床内分泌医师学会(AACE)提出的代谢综合征的定义中已将 NAFLD 作为代谢综合征的主要条件之一。

三、NAFLD 的发病机制

在复杂的遗传背景和环境因素的作用下,单纯性脂肪肝和脂肪性肝炎向肝硬化进展过程中导致了多种代谢的异常,涉及脂肪代谢、糖代谢、蛋白质代谢,确切机制不清。由于该领域研究涉及多个学科,因此目前在世界范围内形成了一个庞大的研究和协调组织网络。2003 年 11 月在洛杉矶召开的第一届世界胰岛素抵抗综合征大会上设立了 NAFLD 的讨论专题。在该次大会上进一步提供了 NAFLD 和 NASH 是胰岛素抵抗在肝脏的表现的新证据,并对 NAFLD 的形成机制达成共识:即胰岛素抵抗使脂肪组织脂解作用增强,致使大量游离脂肪酸(FFA)进入肝脏,使肝脏内新合成的甘油三酯增加;肝内脂肪酸的氧化负荷增加,在脂肪酸氧化过程中产生大量自由基。线粒体和微粒体内脂肪酸氧化都可以使活性氧簇(ROS)增加,其后果可以导致线粒体 DNA 损伤。肝细胞线粒体出现类结晶包涵体,类似于线粒体 DNA 突变样改变,是氧化应激反应的结果。TNF-α、脂质过氧化物、微粒体氧化和铁负荷增加是引起线粒体损伤、ROS 增加的潜在因素。由于线粒体损伤加重了肝细胞能量代谢障碍,脂质氧化途径受损,造成大量脂质堆积于肝细胞内,形成脂肪肝。

迄今对 NAFLD 的发病机制还了解甚少,目前仍被广泛接受的一个理论是"二次打击"假说。第一次"打击"是指脂肪酸和甘油三酯在肝脏沉积,引起单纯的肝脂肪变性;在此基础上引起慢性氧化应激,造成肝细胞线粒体和肝细胞本身的持续损伤和炎症的形成,即为第二次"打击"。第二次"打击"增加了肝脏细胞对凋亡和坏死的易感性,进一步促进肝纤维化和肝硬化的发生和发展,胰岛素抵抗贯穿于"二次打击"的始终。

四、诊断标准

2010 年,我国修订出版的《非酒精性脂肪性肝病诊疗指南》提出,明确 NAFLD 诊断需符合以下诊断标准的第 1 项、第 2 项、第 7 项。但鉴于临床上肝组织学诊断难以获得,该指南又提出了 NAFLD 的定义:肝脏影像学表现符合弥漫性脂肪肝的诊断标准且无其他原因可供解释;和(或)有代谢综合征相关组分的患者出现不明原因的血清 ALT 和(或)AST、GGT 持续增高半年以上;减肥和改善 IR 后,异常酶谱和影像学脂肪肝改善甚至恢复正常者可明确 NAFLD 的诊断。

凡具备下列第 1~5 项和第 6 项或第 7 项中任何一项者即可诊断为 NAFLD。

(1)无饮酒史或饮酒折合乙醇量男性每周<140g,女性每周<70g。计算方法:

$$乙醇摄入量(g)=体积(mL)×酒精度数(\%)×0.8$$

(2)除外病毒性肝炎、药物性肝病、全胃肠外营养、肝豆状核变性等可导致脂肪肝的特定疾病。

(3)除原发疾病临床表现外,可有乏力、消化不良、肝区隐痛、肝脾大等非特异性症状及体征。

(4)可有体重超重和(或)内脏性肥胖、空腹血糖增高、血脂紊乱、高血压等代谢综合征相关组分。

(5)血清转氨酶和 γ-谷氨酰转肽酶水平可有轻度至中度增高(<5 倍正常值上限),通常以丙氨酸氨基转移酶(ALT)增高为主。

(6)肝脏影像学表现:符合弥漫性脂肪肝的影像学诊断标准。

(7)肝活体组织检查:组织学改变符合脂肪性肝病的病理学诊断标准。

五、辅助检查

1.影像学检查

用于反映肝脏脂肪浸润的分布类型,粗略判断弥漫性脂肪肝的程度,提示是否存在显性肝硬化,但其不能区分单纯性脂肪肝与 NASH,且难以检出<33% 的肝细胞脂肪变。应注意弥

漫性肝脏回声增强,以及密度降低也可见于肝硬化等慢性肝病。

(1)腹部B超:具备以下第1项及第2~4项中一项者为轻度脂肪肝;具备以下第1项及第2~4项中两项者为中度脂肪肝;具备上述第1项,以及第2~4项中两项和第5项者为重度脂肪肝。①肝区近场回声弥漫性增强(强于肾脏和脾脏),远场回声逐渐衰减;②肝内管道结构显示不清;③肝脏轻度至中度肿大,边缘角圆钝;④彩色多普勒血流显像提示肝内彩色血流信号减少或不易显示,但肝内血管走向正常;⑤肝右叶包膜及横膈回声显示不清或不完整。

(2)腹部CT:弥漫性肝脏密度普遍降低,肝/脾CT比值<1.0。其中,0.7<肝/脾CT比值<1.0者为轻度脂肪肝,0.5<肝/脾CT比值≤0.7者为中度脂肪肝,≤0.5者为重度脂肪肝。

2.组织病理学检查

2006年亚太地区非酒精性脂肪性肝病诊疗指南建议如有以下几种情况,可进行肝活检组织学评估:①经常规检查和诊断性治疗仍未能明确诊断的患者;②有进展性肝纤维化的高危人群但缺乏临床或影像学肝硬化证据者;③入选药物临床试验和诊断试验的患者;④由于其他目的而行腹腔镜检查(如胆囊切除术、胃捆扎术)的患者;⑤患者强烈要求了解肝病的性质及其预后。

依据病变肝组织是否伴有炎症反应和纤维化,NAFLD可分为单纯性脂肪肝、NASH、NASH相关性肝硬化。在临床诊断NAFLD前,尤其是对于无症状性肝大、血清肝脏酶谱异常和(或)影像学检查提示弥漫性脂肪肝的患者,应注意除外酒精性脂肪肝、慢性病毒性肝炎、自身免疫性肝病、肝豆状核变性等慢性肝病,以及肝脏恶性肿瘤、感染、胆道疾病等可导致血清转氨酶/γ-谷氨酰转肽酶升高的疾病;注意除外可能导致脂肪肝的某些药物,如他莫昔芬、胺碘酮、丙戊酸钠、甲氨蝶呤、糖皮质激素、雌激素,以及能引起肝脏酶谱升高的其他中西药物;注意除外可能引起继发性脂肪肝的其他全身疾病,如全胃肠外营养、炎性肠病、腺垂体功能减退症、甲状腺功能减退症、Cushing综合征及一些与胰岛素抵抗相关的综合征等。

六、风险评估

NAFLD诊断一旦确定,应对患者的代谢紊乱状况和心血管风险进行评估。

1.全身代谢紊乱评估

NAFLD患者应该常规测定体重指数(BMI)、腰围、血压、血糖、血脂谱,用于评估是否合并MS及各个组分。

(1)代谢综合征(MS):根据2005年国际糖尿病联盟(IDF)提出的MS定义,腹围(亚洲标准)男性≥90cm,女性≥80cm,在此基础上,再加上以下4项异常中任何2项异常即可诊断为MS:①三酰甘油(TG):>1.7mmol/L或接受相应的调脂治疗;②高密度脂蛋白胆固醇(HDL-C):男性<0.9mmol/L,女性<1.1mmol/L或接受相应的调脂治疗;③血压≥130/85mmHg或接受降压药物治疗;④空腹血糖(FPG)≥5.6mmol/L或既往已经诊断为糖尿病。

(2)糖代谢异常:①对无糖尿病病史的NAFLD患者应该进行口服75g葡萄糖耐量试验(OGTT),以帮助糖尿病和糖尿病前期的早期诊断。可以同时测定胰岛素水平,有助于评估胰岛素抵抗状态。②对已经诊断的糖尿病患者应常规进行NAFLD筛查与评估。③对糖尿病伴随NAFLD患者,应该同时评估代谢控制状况和NAFLD的程度,包括血糖水平、HbA1c、血脂谱、血压、肝酶等检查和糖尿病并发症的检查。

2.伴随其他内分泌疾病评估

多囊卵巢综合征、皮质醇增多症、肾上腺皮质功能减退、甲状腺功能减退症、腺垂体功能减退等。

3.心血管风险评估

应对 NAFLD 患者进行心电图和(或)颈动脉内中膜厚度(IMT)测定,有条件可以测定 C 反应蛋白和其他相关脂肪因子。结合年龄、吸烟史、动脉粥样硬化和心脑血管病变家族史及 MS 各组分情况,对 NAFLD 患者的心血管疾病风险进行全面评估。

七、治疗原则

1.健康教育与生活方式干预

通过健康宣教鼓励和教育所有 NAFLD 患者控制饮食和增加运动,通过改变不良生活方式,减轻体重和改善胰岛素抵抗。对超重或肥胖(腹型肥胖)的 NAFLD 患者,应该将以减轻体重为目的的生活方式治疗作为首选。

(1)坚持运动:建议 NAFLD 患者进行中等程度的有氧运动,锻炼的时间至少每天 30 分钟,每周 4 次以上。

(2)控制饮食:改变饮食组分,建议低糖低脂的平衡膳食。推荐的每天摄入热量为 104.6kJ/kg,或将目前饮食减少 2092~4184kJ/d,但应禁用极低热量饮食。

(3)控制体重、减小腰围:最初 6 个月内的减重目标为减轻目前体重的 3%~5%,注意防止体重反弹。但每周体重下降不宜超过 1.6kg,否则可能导致脂肪肝的加重。

2.避免应用引起肝损害或引起脂肪肝的药物

所有对肝脏具有潜在毒性作用的药物(主要指经肝脏第一关卡效应产生毒性代谢产物的药物)均应避免使用或者慎用。这些药物包括对乙酰氨基酚、氨碘酮、丙戊酸、三苯氧胺等。禁止过量饮酒。

八、药物治疗

1.保肝抗炎药物

NAFLD 患者经基础治疗 3~6 个月无效,且伴有肝酶增高、代谢综合征、T2DM,以及经肝组织学检查证实为 NASH,或者病程呈慢性进展性经过者,可合理选用多烯磷脂酰胆碱、维生素 E、水飞蓟宾、S-腺苷蛋氨酸和还原型谷胱甘肽等 1~2 种药物作为辅助治疗,疗程通常在 6~12 个月以上。保肝抗炎药物在 NAFLD 防治中的作用和地位至今仍有争论,需要更多循证医学的证据支持。

2.改善胰岛素抵抗,纠正代谢紊乱

与单纯生活方式干预相比,二甲双胍加生活方式干预并未改善 NASH 患者肝酶或肝脏组织学改变,2012 年美国的《非酒精性脂肪性肝病诊疗指南》不推荐二甲双胍用于成年人的 NASH 患者肝病的治疗。该指南同样也不推荐应用于治疗儿童 NAFLD。研究显示吡咯列酮能不同程度地降低肝脏脂肪含量,改善炎症分级和纤维化程度,并且能够有效地降低患者心肌梗死、卒中及死亡等终点事件。因此吡格列酮可以应用于治疗经肝活检证实的 NASH 患者的脂肪性肝炎。但由于噻唑烷二酮类药物具有引起体重增加、水肿、充血性心力衰竭、膀胱癌、骨质疏松等潜在风险,其长期应用的安全性有待进一步评估。

3.减肥药物

合并肥胖的 NAFLD 患者如果在改变生活方式 6~12 个月后体重未能降低 5% 以上,可以考虑选择奥利司他等药物进行二级干预。但奥利司他对 NAFLD 患者的体重控制、肝酶谱及肝组织学改善的疗效报道不一,且其长期应用的安全性尚需进一步的研究。

4.他汀类药物

NAFLD 与 HASH 患者通常伴有血脂代谢紊乱及心血管疾病风险的增加。他汀类药物是治疗血脂异常的重要一线药物。目前还没有证据表明接受他汀类药物治疗的慢性肝病患者包括 NAFLD 与 NASH 患者发生严重肝损害的风险高于其他无肝病的患者,因此他汀类药物仍然可以用于 NAFLD 与 NASH 患者伴血脂异常的治疗。

第五节 骨质疏松症

一、概述

骨质疏松症(OP)是一种以骨量低下,骨微结构破坏,导致骨脆性增加,易发生骨折为特征的全身性骨病(世界卫生组织,WHO)。2001 年,美国国立卫生研究院(NIH)提出骨质疏松症是以骨强度下降、骨折风险性增加为特征的骨骼系统疾病,骨强度反映了骨骼的两个主要方面,即骨密度和骨质量。该病可发生于不同性别和任何年龄,但多见于绝经后妇女和老年男性。骨质疏松症分为原发性和继发性两大类。原发性骨质疏松症又分为绝经后骨质疏松症(Ⅰ型)、老年性骨质疏松症(Ⅱ型)和特发性骨质疏松症(包括青少年型)3 种。绝经后骨质疏松症一般发生在妇女绝经后 5~10 年;老年性骨质疏松症一般指老人 70 岁后发生的骨质疏松;而特发性骨质疏松症主要发生在青少年,病因尚不明。

随着人口的老龄化,骨质疏松症的发病率逐渐增加。2003—2006 年,全国性大规模流行病调查显示,50 岁以上人群骨质疏松症的总患病率女性为 20.7%,男性为 14.4%。2006 年,刘忠厚报道中国有 9000 万人患骨质疏松症,占总人口的 7.01%。髋部骨折是致残和患者活动能力下降的一个主要原因,由此引发的社会问题和经济消耗已日益引起人们的重视,现已成为一个主要的公共健康问题。在高龄老人中 1/3 的女性和 1/6 的男性将会发生髋部骨折。10 年间,某市髋部骨折率在男性和女性分别增加 42% 和 100%。女性一生发生骨质疏松性骨折的危险性(40%)高于乳腺癌、子宫内膜癌和卵巢癌的总和,男性一生发生骨质疏松性骨折的危险性(13%)高于前列腺癌。

二、病因与发病机制

骨质疏松症是在遗传因素和环境因素的共同作用下,影响高峰骨量,以及骨量丢失并最终发展至骨质疏松。由于绝经后骨质疏松症和老年性骨质疏松症的病因不同,其发病机制也不尽相同。

1. 绝经后骨质疏松症

是引起女性骨骼的退行性改变,为妇女更年期综合征之一。绝经前卵巢内的卵泡合成分泌雌激素、孕激素和雄激素,调节妇女生理功能,维持骨代谢平衡。一般来说妇女自 45 岁开始步入围绝经期,卵巢功能逐渐衰退。50 岁左右绝经,卵巢停止分泌雌激素。绝经前血液中雌二醇在 50~120ng/L,绝经后减少到 0~15ng/L。雌激素是影响骨代谢的因素之一,绝经后雌激素迅速减少,骨量丢失加快,形成高转换型为病理特点的骨质疏松,其主要机制如下:

(1) 骨转换抑制作用减弱:成骨细胞和破骨细胞均含有雌激素受体,雌激素促进成骨细胞Ⅰ型胶原、碱性磷酸酶和 IGF-1、TGF-β 等骨形成因子的合成分泌,因而促进骨形成,并促进成骨细胞合成分泌骨保护蛋白(OPG),OPG 抑制破骨细胞的分化和功能。雌激素对破骨细胞的活性有直接抑制作用,并通过抑制骨髓基质细胞、单核细胞和成骨细胞分泌 GM-CSF、M-CSF、IL-1、IL-6 等细胞因子而间接抑制破骨细胞的分化发育和骨吸收功能。因此,雌激素是骨转换功能的抑制药。绝经后雌激素缺乏则加快骨髓基质细胞向破骨细胞的诱导分化,骨吸收因子(IL-1、IL-6 等)分泌增多,促进破骨细胞骨吸收功能,使骨转换率增加。

(2) 肾 1α-羟化酶活性减弱:雌激素对肾 1α-羟化酶活性有促进作用,因而促进 1,25-$(OH)_2$-D_3 的合成。绝经后雌激素缺乏影响肾 1α-羟化酶的活性,使 1,25-$(OH)_2$-D_3 合成减少,并伴有 PTH 分泌升高,不仅影响小肠对钙的吸收,且也是骨转换率增高的因素之一。

(3) 降钙素(CT)合成分泌减少:降钙素由甲状腺滤泡旁细胞(C 细胞)合成,通过破骨细胞膜的 CT 受体(CTR)直接抑制破骨细胞活性,并抑制破骨细胞的成熟,因而抑制骨吸收。女性 CT 储备能力较低,对血清钙离子升高的反应也较差,雌激素增加甲状腺 C 细胞对钙的敏感性,促进 CT 的合成分泌,控制破骨细胞的骨吸收活性;绝经后雌激素减少,甲状腺 C 细胞合成 CT 的活性降低,对钙的反应性也降低,绝经后骨质疏松症患者血清降钙素浓度和对钙的反应性较绝经前和绝经后对照组明显降低。降钙素减少对破骨细胞的抑制作用明显减弱,使骨吸收功能增加,骨转换率提高。近年来的研究还发现成骨细胞内含有 CT 受体,体外试验表明 CT 对成骨细胞的增殖分化有刺激作用,因而 CT 减少也影响成骨细胞的功能。

2. 老年性骨质疏松症

是在增龄衰老过程中,成骨细胞及相关的骨形成因素衰老改变而发生的骨骼退行性改变,病理上表现为骨皮质孔隙明显增多,骨质变脆,因而骨折发生率也明显增高。老年性骨质疏松症的发生除与性激素减少有关外,涉及的因素较多。其病理生理特点主要为低转换型骨质疏松,主要发病机制如下:

(1) 骨形成功能衰退:骨形态计量学表明,老年骨基质病理表现为骨形成表面降低,骨吸收表面增加的低转换型特点。成骨细胞在增龄衰老过程中,不仅数量明显减少,其形态和合成分泌功能也发生明显的退行性改变，I型胶原和骨形成细胞因子减少，因而骨重建中的成骨细胞数量不足和功能衰退引起新骨质生成不良。同时，老年人由于成骨细胞OPG的合成减少，对破骨细胞的抑制调控作用减弱，而RANKL的调控作用相对偏高，因而老龄期破骨细胞骨吸收功能仍较活跃，而成骨细胞骨形成功能明显减弱，表现为低转换率性骨质疏松。

(2) 维生素D不足：维生素D是骨代谢的重要调节激素之一，与PTH协同在维持血钙稳定中发挥重要作用。维生素D缺乏或抵抗为骨质疏松症的致病因素。维生素D由胆固醇衍生而来，来自食物中（外源性）和皮肤光合作用转化（内源性）的维生素D需经肝、肾羟化转化成二羟基维生素D才具有生物活性，发挥对骨代谢的调节作用。成骨细胞含丰富的1,25-$(OH)_2$-D_3受体，与1,25-$(OH)_2$-D_3结合后可促进I型胶原、ALP、BGP、IGF-1、TGF-β等合成分泌，并促进类骨质矿化，最终促进骨形成。1,25-$(OH)_2$-D_3可促进骨髓间充质干细胞向成骨细胞的分化增殖，增加成骨细胞数量。此外，1,25-$(OH)_2$-D_3还可促进破骨细胞碳酸酐酶的活性，使泌酸功能增强，促进骨吸收，因此1,25-$(OH)_2$-D_3具有明显的骨吸收生物活性。然而1,25-$(OH)_2$-D_3还具有对骨吸收的明显抑制作用，其机制是通过间接（增加肠钙吸收）和直接（抑制甲状旁腺细胞增生和PTH合成）作用而减少PTH的分泌。生理剂量1,25-$(OH)_2$-D_3的主要效应是促进骨形成和骨基质矿化，而大剂量1,25-$(OH)_2$-D_3会导致骨吸收。老年人对维生素D的吸收、转化和靶器官的反应出现明显的障碍，因而存在维生素D不足的倾向。

①维生素D的摄取、吸收减少：老年人由于户外活动减少、日照不足、含维生素D食物摄取减少、小肠吸收功能减弱和皮肤光合作用减弱等原因，体内维生素D的含量降低。与20～30岁年轻人比较，60岁以上血25-(OH)D_3含量可降低30%，70岁以上可降低50%；老年人皮肤合成维生素D的能力仅为年轻人的1/3，日照不足等原因会进一步导致老年人维生素D缺乏。

②肾合成1,25-$(OH)_2$-D_3的能力降低：肾近曲小管上皮细胞含有1α-羟化酶，是25-(OH)-D_3合成1,25-$(OH)_2$-D_3的部位。老年人的两侧肾皮质萎缩，肾小管数量减少，80岁时肾的重量为180～200g（成年人为250～270g），肾血流量可较成年人降低50%，肾小球滤过率和肾小管吸收功能也减退，因而1α-羟化酶活性相应降低。肾1α-羟化酶活性降低导致25-(OH)-D_3转化为1,25-$(OH)_2$-D_3的减少。

③靶器官对维生素D的反应性降低：成骨细胞、小肠上皮细胞维生素D受体（VDR）数量随年龄增长而降低，亲和性也减弱，影响骨形成和钙的吸收。

三、临床表现

疼痛和骨折引起的变形是主要的临床表现。

1. 发病人群

常见于中年后期和老年人，尤其是绝经后女性多见。

2. 病史

病程进展缓慢，患者早期常无明显症状或症状轻微，主要表现为乏力、腰背及四肢酸痛或全身骨痛不适。随着病情进展，症状逐渐加重，可使身材变矮和驼背（椎体骨折）。

3.疼痛

OP最常见、最主要的症状,包括肌肉疼痛和骨痛。

(1)原因:骨吸收增加是引起OP疼痛的始动因素。骨吸收不断增加,骨量严重丢失,骨的形态和结构受到破坏。这些病理改变不仅影响了骨骼的内环境,也波及骨骼周围的组织。如椎体微细骨折引起椎体的压缩变形,首先伴随出现的是脊柱失去原有的稳定性,为了维持稳定,肌肉需代偿性地增加张力,再加上变形的椎体对肌肉的直接刺激,进而引起痉挛性疼痛。又如骨小梁和骨皮质的病理改变会引起骨内压增高,影响微循环产生瘀血,骨膜应力增加等引起张力性疼痛。此外,由于组织损伤后产生前列腺素等致痛因子造成炎性疼痛。除此以外,OP促发或诱发的一些病症也可引起疼痛。

(2)部位:以腰背部疼痛最多见,疼痛范围是以脊柱为中心向两侧扩散,体位改变可减轻或加重疼痛。如仰卧或短时的坐位可以减轻,久坐、久立、久卧、扭转身体、前屈和后伸时会加重。其他部位也可出现疼痛,如骨盆、髋部、臀部、骶尾部、膝踝部、足跟等部位的疼痛或顽固性的足跟痛,较重的患者可出现全身疼痛。

(3)时间和频率:初始时,疼痛为随人体动静状态变化而出现的间歇性疼痛,以后随着OP的进展加重为持续性疼痛,有昼轻夜重的特点。

(4)性质:以酸痛、胀痛、钝痛、深部痛为主,当出现骨折时可引起急性剧痛,而椎体压缩骨折时约半数患者感到疼痛或疼痛加重。

(5)伴发症状:肌肉痉挛,以Ⅰ型伴发率较高,可达60%,多发生在小腿、足底、腹部、肋部或手部;其次是肢体麻木、乏力、失眠、精神焦虑或恐惧感等。也有少数伴随肋间神经痛或腹痛。另外,OP是脊椎退行性病变的促发因素,当椎体压缩变形后可加重椎间盘病变和骨赘而伴发胸痛、下腰部疼痛、下肢放射痛或间歇性跛行,如果马尾神经受压还会出现大小便异常等症状。

(6)不同类型的OP疼痛:原发性OP是渐进性的,而继发性OP相对较快,如药物性OP和失用性OP等。疼痛出现部位也不尽相同,如绝经后OP多以全身疼痛为主且易伴发肌肉痉挛、髋部疼痛及关节痛;肾病相关性OP多为进行性加重的疼痛,可波及腰背部、坐骨结节、小腿、膝部及肋部,可伴发肌腱自发性断裂或异位钙化;甲状腺功能亢进相关性OP多为全身或局部酸痛,夜间自发性疼痛;甲状旁腺功能亢进症相关性OP的疼痛除波及脊柱、髋部、肋部外,还有活动后疼痛加剧;激素相关性OP为脊柱、髋部、肋部等处疼痛,且有从活动痛发展至安静状态的持续疼痛,严重者甚至不敢翻身;失用性OP疼痛多发生在被动的部位,活动该部位疼痛加重是其特点,多伴有关节僵硬。

4.身材缩短和脊柱变形(以驼背为主)

这是原发性OP最常见的体征,见于椎体压缩性骨折,可单发或多发,有或无诱因,患者发现或被他人发现身材变矮,严重者出现脊柱前凸和驼背,部分可出现脊柱后凸或胸廓畸形。

5.骨折

在OP中不仅常见,有时甚至是OP患者的首诊原因。摔倒是OP骨折的主要外部因素。OP骨折好发于骨的干骺端和胸、腰椎部位。不同类型的OP患者骨折的好发部位也不尽相同,如Ⅰ型OP骨折好发于桡骨远端和胸、腰椎(压缩性骨折),而Ⅱ型OP骨折好发于股骨近端及胸、腰椎(楔形骨折)。

6.其他表现

由于患者出现脊柱畸形,可引起胸闷、通气障碍等症状,有些患者还可出现便秘、腹胀、上腹部不适等消化系统症状。头发脱落、牙齿松动易折也不少见。

四、危险因素

导致骨质疏松症的危险因素如下:

1.固有因素

人种(白种人和黄种人患骨质疏松症的危险高于黑人)、老龄、女性绝经、母系家族史。

2.非固有因素

低体重、性腺功能低下、吸烟、过度饮酒、饮过多咖啡、体力活动缺乏、制动、饮食中营养失衡、蛋白质摄入过多或不足、高钠饮食、钙和(或)维生素D缺乏(光照少或摄入少)、有影响骨代谢的疾病和应用影响骨代谢的药物。

五、风险评估

骨质疏松症是多因素疾病,且每个个体的易感性不同,因此,对个体进行骨质疏松症风险评估能为尽早采取合适的防治措施提供帮助。临床上评估骨质疏松症风险的方法较多,我国指南推荐两种敏感性较高、操作方便的简易评估方法作为初筛工具。

1.国际骨质疏松症基金会(IOF)骨质疏松症风险评估问答(一分钟测试题)

(1)您是否曾经因为轻微的碰撞或者跌倒就会伤到自己的骨骼?

(2)您的父母有没有过轻微碰撞或跌倒就发生颈部骨折的情况?

(3)您经常连续3个月以上服用可的松、泼尼松等激素类药品吗?

(4)您身高是否比年轻时降低了(超过3cm)?

(5)您经常大量饮酒吗?

(6)您每天吸烟超过20支吗?

(7)您经常患腹泻吗(由于消化道疾病或者肠炎而引起)?

(8)女士回答:您是否在45岁之前就绝经了?

(9)女士回答:您是否曾经有过连续12个月以上没有月经(除了怀孕期间)?

(10)男士回答:您是否患有阳痿或者缺乏性欲这些症状?

只要其中有一题回答结果为"是",即为阳性。

2.亚洲人骨质疏松自我筛查工具(OSTA)

此工具基于亚洲8个国家和地区绝经后妇女的研究。收集多项骨质疏松症危险因素并进行骨密度测定,从中筛选出1个与骨密度具有显著相关的风险因素,再经多变量回归模型分析,得出能最好体现敏感度和特异度的2项简易筛查指标,即年龄和体重OSTA指数计算方法是:(体重—年龄)×0.2。

六、风险预测

世界卫生组织推荐的骨折风险预测简易工具(FRAX)可用于计算10年发生髋部骨折及任何重要的骨质疏松性骨折发生概率。该工具的计算参数包括股骨颈骨密度和临床危险因素,在没有股骨颈骨密度时可以由全髋部骨密度取代,不建议使用非髋部部位的骨密度。在没有骨密度测定条件时,FRAX也提供了仅用体重指数(BMI)和临床危险因素进行评估的计算方法。由于我国目前还缺乏系统的药物经济学研究,所以尚无中国依据FRAX结果计算的治疗阈值。临床上可参考其他国家的资料,如美国指南中提到FRAX工具计算出髋部骨折概率≥3%或任何重要的骨质疏松性骨折发生概率≥20%,视为骨质疏松性骨折高危患者,而欧洲一些国家的治疗阈值髋部骨折概率≥5%,临床在应用中可以根据个人情况酌情决定。

七、辅助检查

1.实验室检查

(1)基本检查项目:血常规、尿常规、大便常规、肝功能、肾功能,以及血尿中有关矿物质含量与钙、磷代谢调节指标,以评价骨代谢状况。临床常用的指标有血钙、磷、镁,尿钙、磷、镁。

(2)骨转换标志物:是骨组织本身的代谢(分解与合成)产物,分为骨形成标志物和骨吸收标志物,前者代表成骨细胞活动及骨形成时的代谢产物,后者代表破骨细胞活动及骨吸收时的代谢产物,特别是骨基质降解产物。在正常人不同年龄段,以及各种代谢性骨病时,骨转换标志物在血液循环或尿液中的水平会发生不同程度的变化,代表了全身骨骼的动态状况。这些指标的测定有助于判断骨转换类型、骨丢失速率、骨折风险评估,了解病情进展、干预措施的选择,以及疗效的监测等。

骨转换标志物分为骨吸收标志物和骨形成标志物两大类。前者包括血清碱性磷酸酶、骨特异性碱性磷酸酶、骨钙素、骨保护素、Ⅰ型胶原羧基端前肽、Ⅰ型胶原氨基端前肽,后者包括血清抗酒石酸酸性磷酸酶、Ⅰ型胶原羧基末端肽、Ⅰ型胶原氨基末端肽、尿吡啶啉(Pyr)、尿脱氧吡啶啉(D-Pyr)、尿Ⅰ型胶原羧基末端肽、尿Ⅰ型胶原氨基末端肽、尿钙/肌酐值。在以上诸多指标中,国际骨质疏松基金会(IFO)推荐Ⅰ型原胶原N端肽(PINP)和血清Ⅰ型胶原交联C末端肽(S-CTX)是敏感性相对较好的两个骨转换生化标志物。

(3)酌情检查项目:为进一步鉴别诊断的需要,可酌情选择性地进行以下检查,如血沉、性激素、25-(OH)-D_3、1,25-(OH)$_2$-D_3、甲状旁腺激素、尿钙和磷、甲状腺功能、皮质醇、血气分析、血尿轻链、肿瘤标志物,甚至放射性核素骨扫描、骨穿刺或骨活检等检查。

2.骨量或骨密度检查

(1)X线片:骨质疏松症患者由于骨量减少、骨密度下降、X线片的透光密度增加,骨小梁减少、稀疏或消失。一般骨丢失超过30%,X线片才能被发现。

(2)光子吸收法:常用的单光子骨密度仪(SPA)、双光子骨密度仪(DPA)由于放射源发射的射线强度低、扫描时间长、图像不清晰,故至20世纪80年代末已基本被双能X线骨密度仪(DXA)和周围型双能X线骨密度仪(pDXA)所取代。

(3) X 线吸收法:常用的有单能 X 线骨密度仪(SXA)、双能 X 线骨密度仪中枢型(DXA)、双能 X 线骨密度仪周围型(pDXA)、定量 CT(QCT)和周围骨定量 CT(pQCT)、放射吸收法(RA)。由于 DXA 和 pDXA 精确度高、准确度好、速度快,所以应用广泛。WHO 推荐使用双能 X 线骨密度仪测量髋部和腰椎:DXA 测量的 BMD 会受椎体退变和骨质增生的影响。定量 CT(QCT)采用临床 CT 机加 QCT 体模和分析软件进行测量,其测量所得的是体积骨密度,不受人体骨骼大小和体重的影响,比 DXA 测量的 BMD 更准确。QCT 能避免 DXA 因受椎体退变骨质增生影响造成的漏诊,由于 QCT 的这些特点,现在在国内已经开始临床应用二磁共振检查不能直接测量骨密度,主要用于骨折的显示和鉴别诊断。pDXA 主要测定前臂为主骨密度,前臂骨周围软组织相对少,因此测量结果的准确性和精确性较好。pDXA 的优点是:测量仪器小、设备费用低、辐射剂量低、体积小便于携带和搬运、扫描程序简单实用,故此类设备适于中小医院使用和社区普查。

(4) 骨形态计量法:由于此项分析技术属于创伤性检测,故一般很少用于患者的诊断,但在动物实验和药物疗效观察中经常采用。

(5) 超声检查:是应用超声波在不同密度和结构的介质中传播速度(SOS)及其波幅的衰减(BUA)的差异,测定结果可代表骨量和强度的参数,从而显示骨量变化,多用于体检筛查和儿童、孕妇的骨量检查。目前临床中主要使用跟骨和周围骨超声测量仪,超声测量不能用于诊断骨质疏松症。

八、诊断

完整的诊断应包括确定骨质疏松症和排除其他影响骨代谢疾病。用于诊断骨质疏松症的通用指标是:发生了脆性骨折和(或)骨密度低下。目前,尚缺乏直接测定骨强度的临床手段,因此骨密度或骨矿含量测定是骨质疏松症临床诊断及评估疾病程度较客观的量化指标。

1. 脆性骨折

指非外伤或轻微外伤发生的骨折,这是骨强度下降的明确体现,故也是骨质疏松症的最终结果及并发症。发生了脆性骨折临床上即可诊断骨质疏松症。

2. 诊断标准(基于骨密度测定)

骨质疏松性骨折的发生与骨强度下降有关,而骨强度是由骨密度和骨量所决定。骨密度约反映骨强度的 70%,若骨密度低同时伴有其他危险因素会增加骨折的危险性。因目前尚缺乏较为理想的骨强度直接测量或评估方法,临床上采用骨密度测量作为诊断骨质疏松症、预测骨质疏松性骨折风险、监测自然病程,以及评价药物干预疗效的最佳定量指标。诊断参照世界卫生组织(WHO)推荐的诊断标准:基于 DXA 测定,骨密度值低于同性别、同种族正常成年人的骨峰值不足 1 个标准差属正常;降低 1~2.5 个标准差之间为骨量低下(骨量减少);降低程度≥2.5 个标准差为骨质疏松;骨密度降低程度符合骨质疏松症诊断标准,同时伴有一处或多处骨折时为严重骨质疏松。骨密度通常用 T-ScorP(T 值)表示,T 值=(测定值-骨峰值)/正常成年人骨密度标准差。T 值用于表示绝经后妇女和>50 岁男性的骨密度水平,对于儿童、绝经前妇女,以及<50 岁的男性,其骨密度水平建议用 Z 值表示,Z 值=(测定值-同龄人骨

密度均值)/同龄人骨密度标准差。

九、鉴别诊断

在诊断原发性骨质疏松症之前,一定要重视排除其他影响骨代谢的疾病,以免发生漏诊或误诊。需要鉴别的疾病如影响骨代谢的内分泌疾病(性腺、肾上腺、甲状旁腺及甲状腺疾病等)、类风湿关节炎等免疫性疾病、影响钙和维生素 D 吸收和调节的消化道和肾脏疾病、多发性骨髓瘤等恶性疾病、长期服用糖皮质激素或其他影响骨代谢药物,以及各种先天和获得性骨代谢异常疾病等。

十、治疗

1. 药物干预

适应证:具备以下情况之一者,需考虑药物治疗:①确诊骨质疏松症患者(骨密度:T≤−2.5),无论是否有过骨折。②骨量低下患者(骨密度:−2.5<T<−1.0)并存在一项以上骨质疏松危险因素,无论是否有过骨折。③无骨密度测定条件时,具备以下情况之一者,也需考虑药物治疗:已发生过脆性骨折;OSTA 筛查为"高风险";FRAX 工具计算出髋部骨折概率≥3%或任何重要的骨质疏松性骨折发生概率≥20%(暂借用国外的治疗阈值,目前还没有中国人的治疗阈值)。

2. 雌激素替代治疗

(1) 适应证:60 岁以前的围绝经期和绝经后妇女,特别是有绝经期症状(如潮热、出汗等)及有泌尿生殖道萎缩症状的妇女。

(2) 禁忌证:雌激素依赖性肿瘤(乳腺癌、子宫内膜癌)、血栓性疾病、不明原因阴道出血及活动性肝病和结缔组织病为绝对禁忌证。子宫肌瘤、子宫内膜异位症、有乳腺癌家族史、胆囊疾病和垂体泌乳素瘤者慎用。有子宫者应用雌激素时应配合适当剂量的孕激素制剂,以对抗雌激素对子宫内膜的刺激;已行子宫切除术者可仅用雌激素治疗。坚持至少每年进行乳腺和子宫的安全性监测,是否继续用药应根据每位患者的特点每年进行利弊评估。

3. 选择性雌激素受体调节药(SERMs)

对某些组织表现为雌激素,而对另一些组织则表达雌激素的拮抗作用,可以有效抑制破骨细胞活性,降低骨转换至妇女绝经前水平。雷洛昔芬对于子宫内膜和乳腺均无不良作用,能降低雌激素受体阳性浸润性乳腺癌的发生率,不增加子宫内膜增生及子宫内膜癌的危险。少数患者服用会出现潮热和下肢痉挛症状,潮热症状严重的围绝经期妇女暂时不宜使用。国外研究显示该药轻度增加静脉栓塞的危险,故有深静脉血栓病史及有血栓倾向者禁用。

4. 雄激素

(1) 适应证:睾酮水平低下,同时有睾酮缺乏的临床表现及对睾酮补充治疗有良好反应者。老年男性治疗前血清睾酮≤6.9nmol/L 者,雄激素治疗后 BMD 明显增加,尚无可靠资料证明睾酮补充治疗能降低骨折发生率。主要制剂有睾酮、雄烯二酮及二氢睾酮。

(2) 主要不良反应:为肝脏毒性和对前列腺的影响,与选择的药物种类相关。50 岁以上男性应用雄激素时,用药前应做前列腺检查,用药过程中需动态观察前列腺的变化及测定前列腺特异性抗原(PSA)。患前列腺增生者慎用雄激素,前列腺癌患者禁用雄激素。目前睾酮替代治疗尚未形成共识。

5.降钙素

(1)适应证:①高转化型骨质疏松症患者;②对骨质疏松伴或不伴骨折者止痛效果好;③变形性骨炎者;④急性高钙血症或高钙血症危象者。

(2)剂量与疗程:①密盖息,每天皮下或肌内注射50～100U,每天1～2次,有效后减量。如需长期应用,可每周注射2次,每次50～100U;②益盖宁,每周肌内注射2次,每次10U。

(3)注意事项:有过敏史或有过敏反应者慎用或禁用。治疗前需补充数日钙剂和维生素D,长期应用者易发生"逸脱"现象。今年欧洲药品监管机构对长期使用这类药物可引起患癌症风险小幅增加的证据进行审查之后,裁定含降钙素药物治疗骨质疏松症的利益小于其带来的风险,建议该类产品只可被长期用于Paget病、急性骨丢失,以及癌症引起的高钙血症。

6.双膦酸盐

双膦酸盐与骨骼羟磷灰石有高亲和力的结合,特异性结合到骨转换活跃的骨表面上抑制破骨细胞的功能,从而抑制骨吸收。不同双膦酸盐抑制骨吸收的效力差别很大,因此临床上不同双膦酸盐药物使用的剂量及用法也有所差异。

(1)适应证:主要用于骨吸收明显增强的代谢性骨病,亦可用于治疗原发性和继发性骨质疏松症,尤其适应于高转化型绝经后骨质疏松症又不宜用雌激素治疗者,对类固醇性骨质疏松症也有良好效果。

(2)阿伦磷酸盐和利塞磷酸盐的使用会引起消化不良、腹部疼痛和食管溃疡等不良反应。为避免该类药物口服时对上消化道的刺激反应,建议空腹服药,用200～300mL白开水送服,服药后30分钟内不要平卧,应保持直立体位(站立或坐立)。胃及十二指肠溃疡、反流性食管炎者慎用。

(3)依替膦酸钠可用于周期性治疗骨质疏松症,通常是服药2周后需停药11周,然后重新开始第2个周期,即每3个月使用2周,因为连续使用可能会导致骨质矿化缺陷。口服片剂,每次0.2g,每天2次,两餐间服用,服药2小时内,避免食用高钙食品(如牛奶或奶制品),以及含矿物质的营养补充剂或抗酸药。

(4)对难以口服双膦酸盐的患者,可静脉注射双膦酸盐类药物,如唑来膦酸和伊班膦酸钠等。国内已被CFDA批准的适应证为治疗绝经后骨质疏松症。每3个月1次间断静脉输注伊班膦酸钠2mg,加入250mL生理盐水,静脉滴注2小时以上;唑来膦酸5mg,静脉滴注至少15分钟,每年只用1次。静脉滴注含氮双膦酸盐可引起一过性发热、骨痛和肌痛等类流感样不良反应,多在用药3天后明显缓解,症状明显者可用非菌体抗炎药或普通解热止痛药对症治疗。每次给药前应检测患者肾功能,肌酐清除率<35mL/min的患者不宜使用。

(5)双膦酸盐治疗患者,如果骨质疏松轻微,可考虑在稳定4～5年后短期停药;如果骨折风险较高,可考虑在治疗10年后停药1～2年。在药物停用期间随访BMD和骨转换标志物,如果骨密度显著降低、骨转换标志物升高或骨折发生,则应重新启动治疗。

7. 甲状旁腺激素(PTH)

甲状旁腺激素是一种促进合成的药物,它可以增加骨密度并减少椎骨和非椎骨的骨折。刺激骨的破骨细胞和成骨细胞,但对骨作用是间歇性的,如在每天皮下注射,是纯粹的合成代谢活动。临床上主要的药物为特立帕肽(rhPTH 1-34),使用3年以上可增加松质骨量15%~20%,合并骨质疏松症妇女椎体骨折的相对危险性减少65%。美国临床内分泌医师学会(AACE)建议使用特立帕肽治疗双膦酸盐无效的极高危骨折风险患者。用药期间应监测血钙水平,防止高钙血症的发生,治疗时间不宜超过2年。患者对rhPTH 1-34治疗的总体耐受性较好,部分患者可能有头晕或下肢抽搐的不良反应。有动物研究报道,PTH可能增加成骨肉瘤的风险,因此对合并Paget病、骨骼疾病放射治疗史、肿瘤骨转移及合并高钙血症的患者,应避免使用PTH。

8. 雷奈酸锶

锶是一种微量元素,参与人体许多生理功能和生化效应。体外实验和临床研究均证实雷奈酸锶可以同时作用于成骨细胞核、破骨细胞,具有促进骨组织的形成并抑制骨吸收的双重作用。在临床试验中显示雷奈酸锶可显著提高骨密度,改善骨微结构,减少脊椎和外周骨折的风险性。雷奈酸锶于2004年在欧盟通过批准,用于治疗女性绝经后骨质疏松症,以减少发生椎体和髋部骨折的风险。2012年其适应证扩展至治疗骨折风险增高的男性骨质疏松症。2012年3月,在发现关于静脉血栓(VTE,静脉血栓栓塞)和严重过敏性皮肤反应后,欧洲药品管理局(EMA)对雷奈酸锶的获益/风险进行了回顾性分析,建议该药物禁用于有血栓性疾病、有血栓病史,以及短期或长期制动的患者。而到2013年4月,欧洲药品管理局(EMA)发布消息,因为严重的心脏问题风险增加,限制骨质疏松症治疗药物雷奈酸锶的使用。建议雷奈酸锶仅用于治疗骨折高危的绝经后女性的严重骨质疏松症,以及骨折风险增高的男性严重骨质疏松症;同时限制雷奈酸锶在患心脏疾病或循环疾病患者中的使用,以进一步减少心脏疾病风险。除此之外,不良反应还包含严重皮肤反应、意识紊乱、癫痫、肝炎、红细胞数量减少。为了保证获益和风险的平衡仍是有利的,药物警戒风险评估委员会(PRAC)认为应对该药物的应用进行适当限制,并开展进一步的获益/风险评估工作。雷奈酸锶禁用于未完全控制的高血压患者,以及当前或既往有以下任何一种病史的患者:缺血性心脏病(如心绞痛)、外周动脉疾病(动脉血流阻塞,通常是下肢)、脑血管疾病(影响脑血管的疾病,如脑卒中)。在骨质疏松症治疗方面,有经验的医师应在评估患者发生心血管疾病的风险后使用雷奈酸锶进行治疗,以及此后定期检查(通常为每6~12个月1次)。

9. 维生素K_2(四烯甲萘醌)

四烯甲萘醌是维生素K_2的一种同型物,是γ羧化酶的辅酶,在γ-羧基谷氨酸的形成过程中起着重要的作用。γ-羧基谷氨酸是骨钙素发挥正常生理功能所必需的。动物实验和临床试验显示四烯甲萘醌可以促进骨的形成,并有一定抑制骨吸收的作用。国内已获SFDA批准,适应证为治疗绝经后骨质疏松症妇女,国外已批准用于治疗骨质疏松症,缓解骨痛,提高骨量,预防骨折发生的风险。临床研究显示维生素K_2能够增加骨质疏松症患者的骨量,预防骨折发生的风险。成年人口服15mg,每天3次,饭后服用(空腹服用时吸收较差,必须饭后服用)。注意少数患者有胃部不适、腹痛、皮肤瘙痒、水肿和转氨酶暂时性轻度升高。禁忌用于服用华法林的患者。

十一、预防

一旦发生骨质疏松性骨折,生活质量下降,出现各种并发症,可致残或致死,因此骨质疏松症的预防比治疗更为现实和重要。骨质疏松症的预防包括3个层次,即无病防病(一级预防)、有病早治(二级预防)和康复医疗(三级预防)。一级预防着重在两大方面、两个生理时期:青少年时期,合理营养、足量运动、避免形成不良生活习惯,以尽可能获得最高的峰值骨量;围绝经期,对加速骨丢失的危险因素及时有效给予雌激素替代治疗,以避免或延缓骨质疏松症的发生。二级预防着重于对高危人群的骨密度检查,以早期发现骨质疏松症患者,并进行针对性和有效的治疗,防止骨量继续快速丢失和骨折的发生。三级预防主要针对已发生骨折的患者进行必要的康复治疗,尽可能地改进生活质量,避免再发骨折。

1.注重饮食的营养平衡

充分摄取钙等矿物质和维生素等营养物质,对骨质疏松症的防治至关重要。体重减少,即体重指数过低,PTH和骨代谢指标就会增高,进而促使骨密度减少,但可通过补充营养和补钙而抑制骨密度的降低。因此,为了维持骨量,首先要改善营养不良,如充分摄取蛋白质、钙、钾、镁、维生素类(维生素C、维生素D、维生素K)及ω-3脂肪酸,保持健康的体重。

2.纠正不良生活习惯

通过调整生活习惯,减少对骨代谢产生不良影响。

(1)过量摄入钠:将使绝经后妇女骨吸收增加,并使骨密度降低;如同时大量摄入钙可抑制由于钠盐过量所致的骨密度降低。中国营养学会建议我国成年人每天钠盐摄入量应<6g。

(2)过量摄入碳酸饮料、咖啡因、酒精:据报道认为若大量摄入碳酸饮料、咖啡因和酒精,可导致骨量降低、骨折增多。

(3)吸烟:吸烟者脊椎压缩性骨折发生率增高,且使峰值骨量降低,女性吸烟者绝经后骨量减少明显,吸烟对骨密度有负面影响。另外,吸烟有抗雌激素作用,妨碍钙的吸收,促进尿钙的排泄等。

3.合理适当的体育锻炼

对于骨骼健康的特殊影响已得到随机临床试验的证实。青少年参加体育锻炼非常有助于提高峰值骨量,抗阻性和高冲击性的运动效果更好。老年人在足够钙和维生素D摄入的前提下进行锻炼可明显增加肌肉体积和力量,可能会在某种程度上减缓骨量丢失。还有证据表明老年人进行锻炼也能改善机体功能状态和独立生活能力,从而提高生活质量。近年NFPP研究显示,骨质疏松症患者进行体育锻炼可以降低跌倒发生率,跟踪调查显示经过运动干预最终可使跌倒相关的致残率下降。

4.补钙

2002年中国居民营养与健康状况调查结果显示:我国居民各年龄组的钙摄入量均较低,大多数居民的钙摄入水平只达到适宜摄入量的20%~60%,处于青春发育期的儿童青少年是钙缺乏的重点人群。多数文献报道,摄取高钙食物或钙制剂可促进儿童和青少年骨量增长、抑制老年人骨量丢失和减少骨折发生率。我国营养学会推荐成年人每天钙摄入推荐量800mg（元素钙）是获得理想骨峰值、维护骨骼健康的适宜剂量,绝经后妇女和老年人每天钙摄入推荐量为1000mg。饮食上建议每天摄入大豆及豆制品、黄绿色蔬菜和鱼类、贝壳类海产品和乳制品,以保证每天能够摄入800mg的钙元素。如果饮食中钙供给不足可选用钙剂补充,目前的膳食营养调查显示我国老年人平均每天从饮食中获钙400mg,故平均每天应补充的元素钙量为500～600mg。钙摄入可减缓骨的丢失,改善骨矿化,用于治疗骨质疏松症时,应与其他药物联合使用。目前尚无充分证据表明单纯补钙可以替代其他抗骨质疏松药物治疗。钙剂选择要考虑其安全性和有效性,高钙血症时应该避免使用钙剂。此外,应注意避免超大剂量补充钙剂潜在增加肾结石和心血管疾病的风险。

5.维生素D

促进钙的吸收,对骨骼健康、保持肌力、改善身体稳定性、降低骨折风险有益。维生素D缺乏可导致继发性甲状旁腺功能亢进,增加骨吸收,从而引起或加重骨质疏松。成年人推荐剂量为20U(5g/d)。老年人因缺乏日照,以及摄入和吸收障碍常有维生素D缺乏,故推荐剂量为400～800U(10～20g/d)。维生素D用于治疗骨质疏松症时,剂量可为800～1200U,还可与其他药物联合使用。建议有条件的医院酌情检测患者血清25-(OH)-D_3浓度,以了解维生素D的营养状态,适当补充维生素D。此外,临床应用维生素D制剂时应注意个体差异和安全性,定期监测血钙和尿钙,酌情调整剂量。

第八章 水、电解质代谢和酸碱平衡失常

第一节 水钠代谢失常

1. 水的正常代谢

人体为了调节体温、排出代谢废物及维持机体内环境稳定,需要足够的水分供应。人体每日需要的水量,在非工作或非显性出汗状态下,通常为1500～2500mL,绝大部分为饮水及食物中所含的水,仅少量水分来源于体内代谢过程产生的内生水(约300mL/d)。每天500～1000mL水从饮料中获得。每日摄入水量相当于每日从肾脏(800～1000mL)、皮肤(500mL)、肠道(100～150mL)及呼吸道(350mL)排出的水。

水在体内的分布主要是指细胞内、外液及血管内、外液的分布状况,正常人体液的含量介于总体重的45%～75%。不同年龄和性别,这些间隙的相对容量有一定差别。成年男性,水约占总体重的60%,细胞外液占20%,细胞外液中约25%在循环系统(血浆占体重的5%),75%在血管外(组织间液占体重的15%),其余组织含水量为脑脊液(99%)、血浆(92%)、汗液(79.5%)、胆汁(86%)、脑脊髓(70%～80%)、肾脏(82%)、结缔组织(60%～80%)、心脏、肺(79%)、肌肉(76%)、皮肤(72%)、肝(70%)、骨骼(16%～46%)、脂肪(25%～30%)。其中以脂肪含水量最少,为25%～30%,而肌肉为76%。肌肉发达者,比较能够耐受失水性疾病。

水的代谢调节主要通过口渴感觉、抗利尿激素以及肾脏来调节,汗腺及呼吸也起部分调节作用。

当渗透压增高时,刺激传入大脑,即产生渴感,渴望饮水。相反,当血浆晶体渗透压降低时,则渴感抑制而不思饮水。渴感刺激也可引起AVP的释放,促使肾脏重吸收水分;反之,抑制渴感随即抑制AVP的分泌,排尿增加。此外,渴感还受细胞外液容量、条件反射等影响。当血容量降低到5%～10%时,有效循环血量明显下降(如出血、腹泻等)而引起渴感。所以,临床上出现无法解释的渴感常是内出血的一个重要信号。渴感也可出现于大脑皮质功能紊乱的患者。机体水排泄的调节由肾脏完成,主要受血管加压素(AVP)调控。血浆渗透压上升2%以上或循环血容量下降10%以上即可通过相应的感受器,刺激AVP分泌增加,后者使远端小管和集合管重吸收水增加,肾脏排水减少,并作用于口渴中枢使水摄入增加。

2. 钠的正常代谢

钠的需要量可以在5～15g/d范围波动。在无高血压病史的成年人,每天摄入氯化钠的最大量为6g。而有高血压家族史者,每日饮食中的氯化钠以不超过3g为宜。正常人可耐受3～

10g氯化钠摄入量的变异,相当于51～170mmol钠(1g氯化钠＝17mmol钠)。进食较多钠时,摄入钠量可达60g;低盐饮食患者摄入钠量可低于5g,相当于85mmol钠。

健康成年男性体内总钠量平均为60mmol/kg体重。其中50%存在于细胞外液,10%以下在细胞内液,40%在骨骼中,10%以下在骨细胞内液中。血浆钠浓度为137～145mmol/L,约占总体钠的11.2%。组织间液和淋巴液钠为140mmol/L,占总体钠的29%。这两部分细胞外液的钠在生理和临床上都具有重要意义。细胞外液的钠主要担负维持细胞外液渗透压的作用,而钾离子在细胞内液中起同样作用。细胞外液的钠能预防因细胞内蛋白质产生的胶体渗透压而致的细胞水肿,因细胞内液的蛋白浓度高于细胞外液。因此,细胞外液钠浓度的任何改变可致细胞内、外液体积的显著变化。在正常情况下,细胞内、外液的电解质梯度是靠有生物活性的细胞膜来维持,以保持细胞内、外液间的渗透压相对平衡。

在正常情况下,每天滤过肾小球的钠量很大,但滤过钠的99.9%被重吸收,其中约65%以等渗形式被近曲小管重吸收。尿Na^+的排泄主要受醛固酮调节,后者使远端肾小管和集合管重吸收水钠增多,肾脏排泄水钠减少。水和Na^+平衡的调节相对独立而又互有影响,血Na^+浓度变化可引起血浆渗透压和循环容量变化,从而启动水平衡调节机制。

一、失水

失水是指体液丢失所造成的体液容量不足。根据水和电解质(主要是Na^+)丢失的比例和性质,临床上常将失水分为高渗性失水、等渗性失水和低渗性失水3种。

(一)病因及发病机制

1.高渗性失水

①因饮水困难或无淡水供应致摄入不足。②经皮肤或呼吸道丢失,如高温、发热、气管切开等。③经肾丢失,有两种情况:一是由尿崩症引起的单纯失水,有垂体性尿崩症及肾性尿崩症(包括先天性和后天性尿崩症);二是由于使用各种脱水药治疗以及未控制好的糖尿病或长期鼻饲高蛋白饮食,致渗透性利尿引起的失水。④经胃肠道丢失而未补水,特点是水的丢失大于Na^+的丢失。血浆渗透压升高,细胞外液渗透压升高,而细胞内脱水,ADH及醛固酮分泌增多,尿量减少,尿比重上升。

2.等渗性失水

①最常见原因是从胃肠道丢失消化液,常伴有电解质与酸碱平衡失调。②大面积烧伤的早期。③反复大量放胸腔积液、腹水等。

3.低渗性失水

①任何原因所致失水的治疗中补水过多。②经肾失水、失盐同时发生。常见于应用利尿药(如噻嗪类、呋塞米等)以及慢性肾功能减退者,残存肾单位内溶质负荷过重和肾间质损害者,尿液浓缩功能下降。特点是Na^+的丢失大于水的丢失。细胞外液渗透压降低,细胞内水肿,如血容量减少明显,可引起继发ADH和醛固酮分泌增多,尿量减少。否则可正常或稍多。

(二)临床表现

1.高渗性失水

(1)轻度失水:失水多于失钠,细胞外液容量减少,渗透压升高。口渴为早期症状,发生口渴时已失水约相当于体重的2%~3%,因渴感中枢兴奋而口渴,刺激AVP释放,水重吸收增加,尿量减少,尿比重增高,可达1.023~1.035。如同时伴有多饮,一般不造成细胞外液容量不足和渗透压异常;如伴有渴觉减退,可因缺乏渴感而发生高渗性失水。

(2)中度失水:如口渴严重,发生口干、下咽困难、声音嘶哑,则失水量达体重的4%~6%,醛固酮分泌增加和血浆渗透压升高;有效循环血容量不足,心率加快;皮肤干燥、弹性下降;进而因细胞内失水,工作效率下降、乏力、头晕、烦躁。

(3)重度失水:如出现嗜睡、幻觉、谵妄、定向力失常、晕厥和脱水热,其失水量达体重的7%~14%。当失水量超过15%时,可出现高渗性昏迷、低血容量性休克、尿闭及急性肾衰竭。

2.等渗性及低渗性失水

等渗性失水时,有效循环血容量和肾血流量减少而出现少尿、口渴,严重者血压下降,但渗透压基本正常。低渗性脱水的早期即发生有效循环血容量不足和尿量减少,但无口渴;严重者导致细胞内低渗和细胞水肿。临床上,依据缺钠的程度大致分轻、中、重3度。

(1)轻度失水:当每千克体重缺钠8.5mmol/L(血浆钠130mmol/L左右)时,血压可在100mmHg以上,患者有疲乏、无力、尿少、口渴、头晕等。尿钠极低或测不出。

(2)中度失水:当每千克体重缺钠8.5~12.0mmol/L(血浆钠120mmol/L左右)时,血压降至100mmHg以下,表现为恶心、呕吐、肌肉挛痛、手足麻木、静脉下陷及直立性低血压,尿钠测不出。

(3)重度失水:当每千克体重缺钠在12.0~21.0mmol/L(血浆钠110mmol/L左右)时,血压降至80mmHg以下,出现四肢发凉、体温低、脉细弱而快等休克表现,并伴有木僵等神经症状,严重者昏迷。

(三)诊断

根据病史(钠摄入不足、呕吐、腹泻、多尿、大量出汗等)可推测失水的类型和程度,如高热、尿崩症应多考虑高渗性失水;呕吐、腹泻应多考虑低渗性或等渗性失水;昏迷、血压下降等提示为重度失水,但应做必要的实验室检查来证明。

1.高渗性失水

中、重度失水时,尿量减少;除尿崩症外,尿比重、血红蛋白、平均血细胞比容、血钠(>145mmol/L)和血浆渗透压(>310mOsm/L)均升高。严重者出现酮症、代谢性酸中毒和氮质血症。根据体重的变化和其他临床表现,可判断失水的程度。

2.等渗性失水

血钠、血浆渗透压正常;尿量减少,尿钠减少或正常。

3.低渗性失水

血钠(<130mmol/L)和血浆渗透压(<280mOsm/L)均降低,至病情晚期尿少,尿比重低,尿钠减少;血细胞比容(每增高3%约相当于钠丢失130mmol/L)、红细胞、血红蛋白、尿素氮均增高,血尿素氮/肌酐(单位均为mg/dL)比值>20:1(正常10:1)。

(四)治疗

严密注意每日的出入水量,监测血电解质等指标的变化,积极治疗原发病。避免不适当的脱水、利尿、鼻饲高蛋白饮食等。已发生失水时,应根据失水的类型、程度和具体情况,决定补充体液的种类、途径和速度。治疗的目的首先是补充有效血容量,然后是尽可能使体内水钠平衡恢复正常。注意患者的心肾功能,并密切观察治疗反应,及时调整治疗方案。

1.补液种类

高渗性、等渗性和低渗性失水均有失钠和失水,仅程度不一,均需要补钠和补水。一般来说,高渗性失水补液中含钠液体约占 1/3,等渗性失水补液中含钠液体约占 1/2,低渗性失水补液中含钠液体约占 2/3。

(1)高渗性失水:补水为主,补钠为辅。经口、鼻饲者可直接补充水分,经静脉者可补充 5%葡萄糖溶液、5%葡萄糖氯化钠溶液或 0.9%氯化钠溶液。适当补充钾及碱性溶液。

(2)等渗性失水:补充等渗溶液为主,首选 0.9%氯化钠溶液,但长期使用可引起高氯血症性酸中毒。

(3)低渗性失水:补充高渗液为主。宜将上述配方补液量可按氯化钠 1g 含 Na^+ 17mmol 折算。但补充高渗液不能过快,一般以血钠每小时升高 0.5mmol/L 为宜。

2.补液量

主要依据已经丢失和继续丢失的液体量决定。已经丢失液体量的估算可根据体重和血细胞比容的变化求得,并参照临床表现的严重程度。一般情况下,体重的下降即为细胞外液的丢失量。当没有红细胞丢失(如出血、溶血)且血浆渗透压正常时,丢失的为等渗液体,主要来自细胞外液,故血细胞比容的上升比例与细胞外液容量的下降比例相等。但当有血浆渗透压明显变化时,红细胞容积发生变化并影响血细胞比容,且丢失液体种类不同对细胞外液容量的影响也不同,故血细胞比容的变化不能准确反映细胞外液容量的变化。

失水量(mL)=目前血细胞比容-原来血细胞比容/原来血细胞比容×体重(kg)×0.2×1000,如原来血细胞比容值不知道,可用正常值代替,男性和女性分别为 0.48 和 0.42,式中 0.2 为细胞外液占体重的比例。

3.补液方法

(1)补液途径:尽量口服或鼻饲,不足部分或中、重度失水者需经静脉补充。

(2)补液速度:一般先快后慢。重症者开始 4~8 小时补充液体总量的 1/3~1/2,其余在 24~28 小时补完。具体的补液速度要根据患者的年龄、心、肺、肾功能和病情而定。

(3)注意事项:①记录 24 小时出入水量。②密切监测体重、血压、脉搏、血清电解质和酸碱度的变化。当有效血容量不足引起尿量减少或代谢性酸中毒时,可表现为高钾血症;但随着血容量补足,尿量增多和代谢性酸中毒的纠正,导致尿 K^+ 排泄增多、细胞外 K^+ 内移可出现低钾血症,应注意补钾。③宜在尿量>30mL 后补钾,一般浓度为 3g/L,当尿量>500mL/d 时,日补钾量可达 10~12g。④急需大量快速补液时,宜鼻饲补液,经静脉补充时宜监测中心静脉压(<20mmH_2O 为宜)。

二、水过多和水中毒

水过多是水在体内过多潴留的一种病理状态。若过多的水进入细胞内,导致细胞内水过多则成为水中毒。水过多和水中毒是稀释性低钠血症的病理表现。

(一)发病机制

多因水调节机制障碍,而又未限制饮水或不适当的补液引起。

1. 抗利尿激素代偿性分泌增多

其特征是毛细血管静水压升高和(或)胶体渗透压下降,总容量过多,有效循环容量减少,体液积聚在组织间隙。常见于右侧心力衰竭、缩窄性心包炎、下腔静脉阻塞、门静脉阻塞、肾病综合征、低蛋白血症、肝硬化等。

2. 抗利尿激素分泌失调综合征(SIADH)

常见于:①创伤、大手术、急性感染、失血、休克、疼痛、恐惧等急性应激状态时,ADH 分泌增多。②肺部疾病:如肺炎、急性支气哮喘、肺不张、脓胸、气胸、肺结核、急性呼吸衰竭等,可能因肺静脉回流减少,刺激容量感受器,引起 ADH 分泌增多,又兼呼吸性酸中毒时,肾脏代偿性回收碳酸氢钠及氯化钠增多,肾远曲小管和集合管回收的水亦增多,引起水中毒。③神经系统:如脑膜炎、脑炎、脑脓肿、蛛网膜下隙出血、垂体术后或精神病患者。④药物:如环磷酰胺、氯磺丙脲、溴隐亭、长春碱、长春新碱等药物。⑤异位产生或外源性 ADH 过多(催产或治疗尿崩症)。

3. 肾排泄水障碍

多见于急性肾衰竭少尿期、急性肾小球肾炎等致肾血流量及肾小球滤过率降低,而摄入水分未加限制时。水、钠滤过率低而肾近曲小管重吸收增加,水、钠进入肾远曲小管减少,水的排泄障碍(如补水过多更易发生),但有效循环血容量大致正常。

4. 内分泌功能异常

①肾上腺皮质功能减退时,有效循环容量减少,致使 ADH 分泌增多;②甲状腺功能低下时,心脏的排血量及肾小球滤过率都下降,只是 ADH 分泌增加及尿量减少,往往导致水中毒。只要供给甲状腺制剂,就可以好转。

5. 渗透阈重建

肾排泄水功能正常,但能兴奋 ADH 分泌的渗透阈降低(如孕妇),可能与绒毛促性腺激素分泌增多有关。

6. 原发性饮水过多症

常见于精神焦虑的中年妇女、精神病患者、丘脑下部结节病。出现口渴、饮水过多、尿多。由于肾脏排水功能良好,故血浆 Na^+ 浓度正常或稍微减少。

(二)临床表现

1. 急性水过多和水中毒

起病急,神经精神表现突出,如头痛、精神失常、定向力障碍、共济失调、癫痫样发作、嗜睡与躁动交替出现以至昏迷。也可呈头痛、呕吐、血压增高、呼吸抑制、心率缓慢等颅内压增高表现。

2. 慢性水过多和水中毒

轻度水过多仅有体重增加;当血浆渗透压低于 260mOsm/L(血钠 125mmol/L)时,有疲倦、表情淡漠、恶心、食欲减退等表现和皮下组织肿胀;当血浆渗透压降至 240~250mOsm/L(血钠 115~120mmol/L)时,出现头痛、嗜睡、神志错乱、谵妄等神经精神症状;当血浆渗透压降至 230mOsm/L（血钠 110mmol/L）时，可发生抽搐或昏迷。血钠在 48 小时迅速降至 108mmol/L 以下可致神经系统永久性损伤或死亡。

（三）诊断

依据病史，结合临床表现及必要的实验室检查，一般可做出诊断，并做出以下判断：①水过多的病因和程度（体重变化、出入水量、血钠浓度等）；②有效循环血容量和心、肺、肾功能状态；③血浆渗透压。

（四）鉴别诊断

应注意与缺钠性低钠血症鉴别。水过多和水中毒时尿钠一般＞20mmol/L，而缺钠性低钠血症的尿钠常明显减少或消失。

（五）治疗

积极治疗原发病，记录 24 小时出入水量，控制水的摄入量和避免补液过多可预防水过多的发生或其病情的加重。

1. 轻症水过多和水中毒

限制进水量，使入水量少于尿量。适当服用依他尼酸（利尿酸）或呋塞米等袢利尿药。

2. 急重症水过多和水中毒

保护心、脑功能，纠正低渗状态（如利尿脱水）。

(1) 高容量综合征：以脱水为主，减轻心脏负荷。首选呋塞米或依他尼酸等袢利尿药，如呋塞米 20~60mg/d。急重症者可用 20~80mg，每 6 小时静脉注射 1 次；依他尼酸 25~50mg，用 25% 葡萄糖溶液 40~50mL 稀释后缓慢静脉注射，必要时 2~4 小时后重复注射。有效循环血容量不足者要补充有效循环血容量。危急病例可采用血液超滤治疗，用硝普钠、硝酸甘油等保护心脏，减轻其负荷。明确为抗利尿激素分泌过多者，除病因治疗外，可选用利尿药、地美环素或碳酸锂治疗。

(2) 低渗血症（特别是已出现精神症状者）：应迅速纠正细胞内低渗状态，除限水、利尿外，应使用 3%~5% 氯化钠溶液，一般剂量为 5~10mL/kg，严密观察心、肺功能变化，调节剂量及滴速，一般以分次补给为宜。同时用利尿药减少血容量。注意纠正钾代谢失常及酸中毒。

三、低钠血症

血钠正常值为 142mmol/L（135~145mmol/L）。低于 135mmol/L 为低钠血症。如果血钠低于 120mmol/L，而且发展快，是危险信号。血浆钠浓度是血浆渗透压（Posm）的主要决定因素，所以低钠血症通常就是低渗透压的反映，故又称低渗状态或低钠性低渗综合征。血浆渗透压降低将导致水向细胞内转移，使细胞内水量过多，这是低钠血症产生症状和威胁患者生命的主要原因。

（一）病因

1. 假性低钠血症

见于高脂血症和高蛋白血症。实际上只有当血清脂质和蛋白质浓度很高时，例如，血清总脂达 6g 或血清总蛋白 140g/L 时，才使血钠浓度下降约 5%。

2.失钠性低钠血症

钠丢失后血浆容量减缩,这时机体对钠丢失的反应是刺激渴感和 AVP(ADH)分泌,使水潴留和血浆容量再扩张,因而发生低钠血症。机体往往牺牲体液的渗量,以保持血容量而防止循环衰竭,所以属于低渗性低钠血症。钠丢失可由以下原因引致。

(1)胃肠道消化液丧失:这是最常见钠丢失的原因。消化液的钠离子浓度,除胃液略低外,其他各消化液均与血浆钠含量接近,故腹泻、呕吐、胃肠、胆道、胰腺造口以及胃肠减压都可丢失大量消化液而发生缺钠。

(2)皮肤水盐的丢失:①大量出汗,汗液中氯化钠含量为 10~40mmol/L。在显性出汗时,汗液中含钠量可以增高到接近细胞外液的浓度。因此,高热患者或高温作业大量出汗时,可以丢失大量氯化钠。②大面积三度烧伤,可丢失大量水分和电解质及蛋白质类物质。③胰腺纤维性囊肿,除有家族史、胰酶缺乏及阻塞性肺气肿、双侧支气管肺炎外,多伴有汗液中氯化钠浓度增加。

(3)体腔转移丢失见于:①小肠梗阻,大量小肠液积蓄在小肠腔内。②腹膜炎、弥漫性蜂窝织炎、急性静脉阻塞(如门静脉血栓形成)等。③严重烧伤,烧伤后 48~72 小时,可从烧伤皮肤丢失水和钠盐,烧伤皮肤下层亦积蓄多量水和钠盐。

(4)肾性失钠

慢性肾脏疾病:一般说来,尿毒症患者尿丢失钠并不多。但有些患者尿钠可以排出增多,可能是由于慢性肾衰竭患者肾小管对 ALD 反应不敏感所致。

失盐性肾病:可以是先天性或获得性,后者多见于慢性肾盂肾炎,主要是肾小球-肾小管对钠的滤过与重吸收的失平衡。肾小管对 ALD 不敏感和钠重吸收功能的缺陷,造成尿中钠盐的丢失。尿钠一般在 80~120mmol/L,患者每日需补钠 150~300mmol 才能维持平衡。此外,其他肾小管病变,如 Fanconi 综合征,远端肾小管性酸中毒也可导致尿钠排泄过多。尿路阻塞缓解后,肾移植后亦可致尿钠排出增多。

肾上腺皮质功能减退:如 Addison 病、Sheehan 病及其他原因引起的肾上腺皮质功能减退时,尿钠排出增多。

AVP(ADH)分泌异常综合征:指在非高渗状态或无血容量减少情况下的 AVP 分泌增加。在某些病理情况下,AVP 不适当释放引起的水潴留和低血钠,可继发 ALD 分泌减少或停止。继而引起血容量增加,尿钠排出增多。低血钠的原因部分是由于血液稀释,部分是由于尿钠丢失所致。

糖尿病酮症酸中毒:随着大量葡萄糖、酮体高渗性利尿,伴有尿钠大量丢失。

利尿药:碳酸酐酶抑制药、噻嗪类、依他尼酸(利尿酸)、呋塞米(速尿)都能使大量钠离子从尿中排出。

(5)腹水引流:腹水所含钠的浓度一般与血浆相近,甚至高于血浆,在原有低血钠状态和肝肾功能差的患者反复进行腹腔穿刺或一次放水量过多时,容易发生急性低钠血症,重者可引致昏迷、死亡。

3.稀释性低钠血症

本症系指由于体内水分潴留,总体水量过多,总体钠不变或有轻度增加,而引起低血钠。

总体水量增多是由于肾脏排水能力障碍,细胞外液容量正常或增加,血液稀释。因血容量可略增加,尿钠多不降低,常>20mmol/L,所以促进了低钠血症的形成。偶尔肾稀释功能虽正常,但由于摄入水量过多,来不及排出,导致总体液量增加,而发生低钠血症。如精神性多饮、AVP不适当分泌综合征。其他如应激反应、手术后、黏液性水肿等都可使肾脏排水功能减退。肝硬化腹水所致低钠血症亦可为稀释性。

4.低血钠伴总体钠增高

原发因素是钠潴留,如果水潴留>钠潴留,将引起渐进性血钠降低。因其为渐进性,常可在一种较低渗状态下维持新的平衡。细胞外液的水过量合并细胞内水过量,往往有低血钾、低蛋白血症及血细胞比容降低,尿量不多,尿钠常<20mmol/L,尿钾高,尿比重增高,尿尿素/尿渗透压>1。这类低钠血症的常见原因有以下几种。

(1)充血性心力衰竭:本症发生水钠潴留及血容量增加的原因还未完全阐明。心排血量下降,肾血流量下降,肾脏潴留液体,RAA系统及AVP被激活,肾小管腔和组织间隙之间渗透梯度增加,血容量扩大使静脉血回流增加等均可能引起水钠潴留。

(2)肝衰竭:失代偿期肝硬化患者常伴水钠潴留,通常是由于门静脉高压、淋巴漏出、低蛋白血症而致腹水及水肿,继发ALD和AVP、血管活性物质和皮质酮增加,肾血流量与GFR降低,亦促进水钠潴留。

(3)慢性肾衰竭:肾脏正常每日钠排出量变动范围很大(0~500mmol/d)。中度肾功能不全时,即使在摄盐减少或失钠的情况下,肾小管亦不能发挥其最大钠重吸收功能,尿中每日排钠25~30mmol。肾功能不全末期,这种肾脏对尿钠的调节能力进一步减退,每日尿钠多固定在30~70mmol。此时,肾脏不能针对血钠变化迅速调整钠排出量,易引起水肿、低血钠、高血压和充血性心力衰竭。

(4)肾病综合征:水肿形成的机制十分复杂。现认为,低蛋白血症仅为一始动因素,随后,涉及多种体液因子及肾内水盐代谢调节机制,其中肾排钠障碍是造成肾病性水肿的关键原因。

5.无症状性低钠血症

严重慢性肺部疾病、恶病质、营养不良等血钠均偏低,可能由于细胞内、外渗透压的平衡失调,细胞内水向外移动,引起体液稀释。细胞脱水使AVP分泌及饮水增加,肾小管水重吸收增加,使细胞外液在较低渗状态下维持新的平衡。

6.脑性盐耗损综合征

由于下丘脑或脑干损伤引起,其机制主要是下丘脑与肾脏神经联系中断,致使远曲小管出现渗透性利尿,患者血钠、氯、钾均降低,而尿中含量增高。

(二)临床表现

1.无口渴

低钠血症的症状常常是非特异性的,并易为原发病所掩盖。缺钠时细胞内、外液均呈低渗状态,故无口渴症状。低钠血症的症状取决于血钠下降的程度及速度。一般患者易疲乏、表情淡漠、纳差、头痛、视物模糊,并有痛性肌肉痉挛、肌阵挛、运动失调、腱反射减退或亢进。严重时发展为谵妄、惊厥、昏迷以至死亡。这类患者往往并发明显的血容量不足,容易发生循环系统症状,表现为脉细速,静脉充盈时间延长,常发生直立性低血压。

2.恶心和不适

低钠血症的症状主要是由于低渗状态引起的。当血浆渗透压(Posm)下降至形成跨血-脑屏障的渗透梯度时,即导致水分进入脑细胞及其他细胞。低钠血症的神经症状与其他代谢性脑病的症状相似,一般说来,当血浆钠降至125mmol/L以下时,患者开始感到恶心和不适;至115~120mmol/L时,出现头痛、嗜睡和反应迟钝;至<115mmol/L时,常出现抽搐及昏迷。定位性神经症状不常见,低钠血症性脑病是可以完全恢复的,但如低钠血症时间过长或血浆钠浓度急剧降低,可导致永久性的神经系统损伤及死亡。

3.临床分度

由于细胞外液容量缩减的主要是水和钠,血液的有形成分并未丢失损耗,因此,血液浓缩常明显,红细胞计数、血红蛋白、血浆蛋白及血细胞比容均可增高。按缺钠程度,临床表现可分为以下3度:

(1)轻至中度(缺钠0.5g/kg),尿钠与尿氯含量减少或缺如,但肾性失钠者除外。患者表现倦怠、淡漠、无神、直立性低血压或起立时昏倒等。

(2)中至重度(缺钠0.5~0.75g/kg),尿中无氯化物。患者除上述症状外,尚有恶心、呕吐,收缩期血压降至12.0kPa(90mmHg)以下。

(3)重度(缺钠0.75~1.25g/kg),除以上症状外,患者可以呈木僵状态、抽搐,最后昏迷。这类情况多见于胃肠道严重丢失水、钠病例。在12小时内出现者均有意识障碍或癫痫样发作,血清钠为115mmol/L左右,Posm在240mOsm/(kg·H_2O)左右,死亡率高达50%。而有症状的慢性低钠血症者,血钠可为115mmol/L,Posm 220mOsm/(kg·H_2O)左右,死亡率12%。

(三)诊断

1.病史诊断

根据失钠病史(呕吐、腹泻、利尿药治疗、AVP不适当分泌综合征等)和体征(如血容量不足或水肿)可以提供诊断的重要线索。

2.实验诊断

实验室检查包括Posm、血Na^+、K^+、Cl^-、HCO_3^-、尿素及葡萄糖等有助于诊断。早期血清钠接近正常,而至后期则下降显著。以缺水为主的失水和以缺钠为主的失水虽然都有失水,但临床表现、生化检验及治疗各有不同特点和侧重点(表8-1-1)。

表8-1-1 缺水与缺钠脱水的比较

	缺钠脱水	缺水
口渴	不明显	明显
皮肤充实度	减退	正常
脉率	增快	正常
血压	降低	正常
痛性肌肉痉挛	有或严重	无

续表

	缺钠脱水	缺水
尿量	无明显变化	<500mL/d
尿浓度	无明显变化	高度浓缩
血清蛋白	增加	正常
血红蛋白,血细胞比容	增加	正常
血尿素氮(BUN)升高	正常或高值	正常或高值
血 Na^+、Cl^-	降低	升高
死亡原因	循环衰竭	高渗状态
治疗	补充盐	补充水

如果有效血浆渗透浓度(Posm)=(Posm−BUN/2.8)正常或升高,应考虑假性低钠血症。如果有效 Posm 为低渗状态,测定尿渗透压(Uosm)有助于诊断。Uosm<100mOsm/(kg·H_2O),比重<1.003 表明 AVP 几乎完全受抑制,多见于精神性烦渴和重建渗透稳态。

尿钠有助于鉴别胃肠、皮肤、水肿状态等和肾性失钠疾病。有效 Posm 减低,尿钠<15mmol/L,多见于胃肠丢失、利尿后期、烧伤、水肿状态、皮质醇缺乏等。尿钠>22mmol/L,多见于服用利尿药早期、肾上腺皮质功能不全、失盐性肾炎、渗透性利尿。有效 Posm 正常或增加,尿钠>20mmol/L,多见于 AVP 不适当分泌综合征、精神性烦渴、慢性肾衰竭、重建渗透稳态。

(四)治疗

通常根据上述失钠病史、有无血容量不足、水肿体征及 Posm、Uosm 和尿钠量分成以下 3 种类型的治疗。

1.失钠性低钠血症(失钠性低渗综合征)

常见原因为胃肠道、皮肤及肾性失钠,引起血容量不足及末梢循环衰竭。除治疗病因外,应行补钠治疗。轻度一般可用口服法补给,中至重度患者采取静脉补给,通常用下列公式计算。

(1)补钠公式:缺钠(补钠)数(mmol)=(140−实测血钠)×0.6×体重(kg)

例如,男性年轻腹泻患者,体重 55kg,血清 Na^+ 125mmol/L,根据病史符合失钠性低钠血症的诊断。补钠总量应为(140−125)×55×0.6=495mmol。495/17(1g 氯化钠=17mmol Na^+)=29g 氯化钠。折合为 0.9%、3%、5%氯化钠溶液,分别为 3200mL、905mL 及 580mL。一般按公式补钠,系按体重 60%(女性 50%)的体液计算,包括细胞内、外液来补钠。在第 1 个 24 小时内,可先用计算量的 1/3~1/2 补给较为安全,然后根据效果,如血压、皮肤弹性、神志、Posm、Uosm、血尿钠浓度来判断,再补给剩余量及继续补给量,特别是对有心肺疾病及老年患者应密切观察病情变化。

(2)液体选择:对重症失钠患者,用高渗盐水比用生理盐水为好,其优点是能迅速提高细胞外液渗透压,减少输入液体,并使细胞内水转移至细胞外,于是细胞内、外渗透压可同时提高。但此例年轻腹泻患者,可能同时并发有失水,故补给 0.9%氯化钠溶液 3200mL。

在应用方程式计算补钠量时,有几点值得注意:①公式只是一种估算方法,为了判断疗效,须作动态观察。②方程式不包括可能存在的等渗液丢失。例如,腹泻患者可以丢失 5000mL 等渗液,后因饮水及生理上保留 3000mL 水而成为低钠血症。用公式估算的 Na^+ 量只有 3000mL 游离水,仍欠缺 2000mL 等渗的 Na^+ 和水。③血清钠测定值在轻度或中度缺钠的患者或在较早期时,可以正常或低于正常,所以,血清钠不一定能反映出当时体内钠缺少的总量。估计缺钠程度时,不能单纯依靠血清钠值,还需结合有无循环衰竭、神经系统症状及失钠的病史等综合分析。④如果有缺钾,须同时补钾。K^+ 进入细胞内,Na^+ 从细胞内外移,有利于补充细胞外液 Na^+ 及提高 Posm。⑤如在烧伤及其他患者给糖及胰岛素时,血清钠可有所提高。⑥为避免过多氯的输入,部分等渗盐水可加 1/6M 乳酸钠或碳酸氢钠,也有利于纠正同时存在的代谢性酸中毒。⑦如果患者已发生循环衰竭,表示缺钠严重,除补给盐水外,应及时补给胶体溶液(如血浆),积极扩容。此时不宜单独给升压药或血管扩张药。因为在细胞外液已明显减少情况下,无论是何种血管活性药均无效,反而加重组织缺氧,使病情加重。但在补充钠盐及血浆后,则升压药又可起辅助作用。

2.稀释性低钠血症(稀释性低渗综合征)

本症的主要原因是肾脏排泄水的功能障碍,导致水潴留,因而治疗要点在于控制水的摄入量,配合利尿,逐渐纠正细胞外液低渗状态。

(1)限制水的摄入量:如果患者无症状,适当限制水摄入量即可。但是,心力衰竭、肝硬化腹水及肾病综合征产生低钠血症或低渗状态的原因往往是多方面的。这类患者体内并不缺钠,有时甚至是钠和水分过多,且往往是水潴留多于钠潴留,而致细胞外液的增加超过钠的增加,尿钠<20mmol/L。这种低钠血症往往不易纠正,给予钠盐反而致口渴,增加饮水,以致补充的钠重吸收而加重水肿;过分限制水摄入又使患者不能耐受。强效利尿药可起到暂时缓解的作用。部分病例可进行腹膜透析,排出过多水分。

患者每日摄水量原则上应少于尿量与不显性失水量形成一定程度的水负平衡。具体根据患者体重、血清钠、渗透压的变动调整治疗措施。但是,对出现中枢神经系统症状的重症患者,可选用高渗盐水滴注,并根据有无周围水肿加用利尿药,以帮助排出过多的水分。呋塞米(速尿)的作用为抑制髓袢升支厚壁段氯化钠的主动转运(吸收),降低肾髓质的高渗状态,使肾皮质至髓质逐渐增高的溶质渗透梯度消失,肾组织各段均接近血浆渗透压(Posm),尿液不能浓缩,从而排出水分,纠正低钠血症。

(2)排水量的计算:一般根据以下公式,即需排出的水量=总体水量(TBW)−[(TBW×测得 Posm)÷270]。

上式中,TBW=体重(kg)×0.6(女性×0.5);270 为使 Posm 升至 270mOsm/(kg·H_2O)的标准。

例如,一名水肿并低钠血症患者,体重 70kg,血清钠 120mmol/L,血糖 108mg/dL,要求排出的水量是:70×0.6−[(70×0.6)×246/270]=42−38.3=3.7kg。Posm(间接推算)=2×血清钠(120)+血糖浓度(108/18)=246mOsm/(kg·H_2O)。血浆渗透压计算方法亦可采用其他计算公式或直接测得。

以上所测得的 3.7kg 值即患者体内总溶质和 TBW 的比例要维持在所期望的渗透压

270mOsm/kg 时,需要排出的多余的水分量。此值为大概估算参考值。

3.无症状性低钠血症

常见于一些慢性消耗性疾病的晚期,如肺结核、恶性肿瘤等。患者虽有摄入量减少,但并无明显失钠病史,细胞内、外液均呈低渗状态,血清钠可以降至 125mmol/L 以下,而无低血钠症状。一般无需补钠治疗。低钠性低渗状态有时尚合并其他电解质紊乱,须做相应处理。

四、高钠血症

血清钠高于 145mmol/L 为高钠血症。高钠血症即代表高钠性高渗状态,因为 Na^+ 是有效的渗透分子。高渗状态还可由高血糖、高尿素及其他外源性因素(如甘露醇、甘油等)引起。

(一)病因

高钠血症较为少见。本症的发生主要是由治疗上的失误造成的。

1.水摄入不足

见于水源断绝、患者极度衰弱无人帮助进水或吞饮障碍(如上消化道炎症或肿瘤)等情况。在完全断水情况下,例如,在沙漠中或矿井意外事故时,1 天内即可出现明显的脱水症。

2.水丢失过多

主要见于:

(1)尿崩症:部分病例与遗传因素有关,部分病例是由于创伤、肿瘤、感染及不明原因使下丘脑的神经束受损所致。这种患者如强迫禁饮或因渴感丧失,未适当补充水分,则容易发生高钠血症。肾性尿崩症是一种遗传性疾病,可显示不同程度的尿浓缩功能缺陷,尿渗透压远较血浆者渗透压低,用加压素治疗无效。有的病例在新生儿期即出现症状,有的则症状轻微。严重患儿除表现多尿外,往往有脱水、体重不增加、生长受阻、发热、便秘,常伴有智力缺陷(可能由于脱水、高血钠所致脑损害)或同时伴先天性脑畸形。

(2)渗透性利尿:水和溶质被大量排出,水丢失又多于钠丢失,可以发生高钠血症。

(3)婴儿腹泻、呕吐:早年报道较多,现因重视替代治疗已少发生。

(4)溶质摄入过多:高蛋白含盐饮食能引起渗透性利尿。牛乳含钠、钾和蛋白质为人乳的 3 倍,若未经适当稀释而喂养 2 个月以内的婴儿,易发生高钠血症。吞饮大量海水亦可致渗透性利尿,因为海水含钠为 450~500mmol/L,氯 500~550mmol/L、镁 50mmol/L 和硫 25mmol/L。另外,在心脏骤停或乳酸性酸中毒时使用大量高碳酸氢钠治疗者亦可引起医源性高钠血症。

(5)尿浓缩功能障碍:肾脏排水多于排钠。

3.钠排泄障碍

(1)肾上腺皮质功能亢进患者常有血钠浓度增高。

(2)尿崩症伴渴感减退症患者一方面缺乏 AVP,肾脏不能适当地调节水的排泄,另一方面,口渴感觉减退或消失,不能随时增减饮水量以满足机体需要。在禁饮时尿渗透压不升高或上升甚微,常有严重脱水、高血钠、体液高渗,出现高渗症候群的表现。这种患者的治疗比较困难,如用加压素治疗,由于患者缺乏灵敏的口渴感觉,容易因饮水过量引起水潴留、低渗状态,甚至水中毒。渴感中枢的功能和β肾上腺素能受体有关,而β受体兴奋是通过cAMP而发挥效能的。氯磺丙脲有促进腺苷环化酶的作用,使cAMP增加,故可用于改善渴感中枢的功能,一般可用250mg/d治疗。

(3)渴感减退(特发性高钠血症)伴AVP释放"阈值升高"症候群。本症分泌AVP的能力并未丧失,但是,AVP释放的"渗透压阈值"提高,只有当体液达到明显高渗状态时才释放AVP,因而体液一直处于高渗状态。此症候群又被称为"特发性高钠血症"。本症的发病机制还不完全明了。也有人认为,可能是由于渴感减退合并部分性尿崩症所致。有时下丘脑功能紊乱(如严重精神刺激后),也可发生本症。高血钠并非单纯由于渴感减退所致,因为单纯渴感减退者,给予适量饮水可使血钠维持正常。而本症患者在饮水利尿后,高血钠依然存在,说明高血钠在未达到严重程度时,不能有效地促进AVP的释放。本症患者有慢性高钠血症,渴感减退,无多饮多尿,脱水不明显,有时可出现周期性瘫痪,血清钾正常,但总钾量减少,可能因高钠导致细胞内钾转移至细胞外液中,而后被排出体外。患者可因高渗导致神经精神症状,智力、记忆力减退或伴有发作性精神错乱。禁饮时尿液可呈高渗,说明仍有AVP释放,但渗透压感受器的阈值升高。诊断可参考以下标准:①持续高钠血症;②无明显脱水体征;③机体仍有AVP分泌能力;④肾小管对AVP仍有反应性。治疗上,用氯磺丙脲可减少尿量,改善渴感。氢氯噻嗪(双氢克尿塞)也可改善症状。

(二)临床表现

口渴是早期的突出症状,是细胞内失水的临床重要标志。尿量明显减少,脉率及血压变动少。重者眼球凹陷、恶心、呕吐、体温升高,婴儿可出现高热、肌无力、肌电图异常,晚期可出现周围循环衰竭。

高钠性高渗状态的症状主要是神经精神症状。早期表现为嗜睡、软弱无力及烦躁,渐发展为易激动、震颤、动作笨拙、腱反射亢进、肌张力增高,进一步发展可出现抽搐、惊厥、昏迷及死亡。血钠超过158mmol/L时,惊厥发生率高达71%,严重者可引起不可逆性神经损害。

(三)诊断

从病史中可以了解到缺水或失水过多,或摄入钠盐过多的病史,结合口渴、口腔黏膜干燥、尿量减少、尿渗透压(Uosm)及尿比重增高或过去有多尿症而现在尿量减少,能较快地做出临床初步诊断。但对意识不清或已昏迷的患者,如果不能获得确切病史,有时会造成诊断上的困难(特别是昏迷患者,由于长期灌注高蛋白高浓度的流质饮食而发生溶质性利尿所造成的高渗综合征)。因此,须考虑到各种原因引起的高渗综合征的鉴别及其相互关系。在这种情况下,血钠和Uosm、Posm测定有助于诊断。血清钠升高的幅度对判断高渗状态和程度是一个重要指标。血清$Na^+>150mmol/L$时即应有所警惕。血红蛋白的明显升高往往反映血液浓缩的存在,但在早期由于细胞内液外溢补充了细胞外液,往往无血液浓缩现象。高钠血症患者($Na^+>150mmol/L$),$Posm>295mOsm/(kg·H_2O)$时,应测定Uosm,如果$Uosm<800mOsm/(kg·H_2O)$,则表示可能AVP的释放或其效应有部分缺陷。这类患者给予AVP5U皮下注射,可见Uosm提高。如果是钠负荷增多或不显性失水增多患者,其尿浓缩能力正常,Uosm应$>800mOsm/(kg·H_2O)$,并且不受AVP的影响。如果Uosm浓度比Posm

低[Uosm<300mOsm/(kg·H$_2$O)],比重≤1.001,就必然存在中枢性或肾性尿崩症。这两种疾病可借助对 AVP 反应鉴别。中枢性尿崩症注射 AVP 后,至少可使 Uosm 增加 50%,并使尿量显著减少,而肾性尿崩症则少有反应。

老年患者因渴感减退,反应迟钝,不能补足不显性失水,可造成或加重高钠血症。因老年人 GFR 下降、尿浓缩能力减退,Uosm 亦下降。Uosm 虽然与高血钠无直接关系,但低的 Uosm 通过减低肾脏保留水的能力而间接促进高钠血症的发展。

(四)治疗

与低钠血症一样,严重的急性高钠血症起病急,症状严重,应进行较快的纠正,须及时补充水分,使过高的血浆晶体渗透压降下来;慢性高钠血症症状轻,无须纠正过快,而应主要针对基础疾病治疗,如对中枢性尿崩症,主要治疗方法是补充外源性抗利尿激素。无论急、慢性高钠血症,如血清钠降低过快,都可能发生脑水肿,引起抽搐、头痛、呕吐,甚至昏迷、死亡。为了减少脑水肿的发生,在治疗的最初 24 小时内,血清钠应不低于正常水平。

1.浓缩性高钠血症

(1)缺水量的计算:从水代谢的角度看,这类高钠血症就是高渗性脱水。患者单纯性失水或同时失水失钠,失水多于失钠,体重下降。水分的补充既要补足已丢失量,还要补充继续丢失量和生理需要量。

①根据下降的体重简单估计,此方法尤其适用于起病急的高钠血症的患者。

$$缺水量(kg) = 原有体重(kg) - 现在体重(kg)$$

②根据血清钠浓度计算:

$$现有液体总量(kg) = \frac{血清钠浓度的正常值(mmol/L)}{实测血清钠浓度值(mmol/L)} \times 正常体液总量(kg)$$

$$正常体液总量(kg) = 患者原有体重(kg) \times 0.6$$

$$所需补充水分(kg) = 正常体液总量(kg) - 现有液体总量(kg)$$

或用下列公式计算:

$$所需补充水分(kg) = 原有体重(kg) \times 0.6 \times \left[1 - \frac{血清钠正常值(mmol/L)}{实测血清钠值(mmol/L)}\right]$$

例如,一男性患者原有体重为 70kg,失水后血清钠为 155mmol/L,需补充水分为:

$$70 \times 0.6 \times (1 - 140/155) = 4.0(kg) = 4000(mL)$$

③根据所需降低的血清钠浓度计算一般来说,血清钠浓度每降低 1mmol/L,约需水分男性为每千克体重 4mL,女性为每千克体重 3mL。因此:

男性:需水量(mL) = 4 × 现有体重(kg) × 需降低的血清钠浓度(mmol/L)
女性:需水量(mL) = 3 × 现有体重(kg) × 需降低的血清钠浓度(mmol/L)

例如,上例仅知现有体重为 66kg,欲将血清钠浓度降到 145mmol/L,则所需补充水分为:

$$4 \times 66 \times (155 - 145) = 2640 mL$$

(2)补充继续丢失水量:如果患者有呕吐、腹泻、胃肠减压引流等,应补充额外丢失的水量。

(3)补充生理需要量:成年人通常每天水的生理需要量为 1500~2000mL。

(4)补液方法

①补液原则应先快后慢,尤其是体弱老年患者。高钠血症患者其脑细胞可对高钠血症产生适应反应,慢性高钠血症患者尤为明显,表现为脑细胞内渗透压升高,逐渐地与细胞外液和血浆的渗透压相平衡。如果大量补充低渗溶液,细胞外液的渗透压将急剧下降,使细胞外液的渗透压低于脑细胞内的渗透压。在渗透平衡的作用下,细胞外液将转移至细胞内,使脑细胞容量增加,导致脑细胞水肿,诱发抽搐、惊厥等严重的神经系统症状,甚至造成死亡。

②血浆渗透压急剧升高30～35mmol/L以上(严重急性高钠血症),人体可因脑细胞脱水而引起神经系统症状;血浆渗透压急剧降低30～35mmol/L以上(慢性高钠血症急速大量输入低张溶液),人体可因脑细胞水肿而引起神经系统症状。

③纠正高钠血症时,补液速度不宜过快。通过补液而使血清钠降低的速度,每小时不宜超过2mmol/L,每8小时血清钠降低不应超过15mmol/L。在开始的6小时内,宜补充计算出来的总补液量的1/3～1/2,切忌将1天的补液量一次全部输入。对细胞外液容量正常的患者,宜每小时补充液体180mL,48小时将缺水量补足。

④补液开始后,应连续监测血清钠浓度,根据临床表现、尿量、血清钠等进行判断,及时调整补水速度。当血清钠降至150mmol/L时,应减慢补液速度。

(5)补充液体的选择:口服饮水最安全,静脉补液应注意尿量、心率、血压等,避免血容量过多、心功能衰竭。

①单纯性失水引起的高钠血症:可口服或静脉补液。口服一般饮水即可,静脉补液需用5%葡萄糖溶液。在输入大量葡萄糖溶液时,可导致血糖显著增高,渗透压升高,必要时可加少量胰岛素。

②失水失钠:补液初期同时输入葡萄糖溶液和生理盐水,尤其是伴有低血压或休克的患者,如每输入5%葡萄糖溶液750mL,补充生理盐水250mL;或补液总量的3/4用5%葡萄糖溶液,1/4用生理盐水。

③低血压、休克:有效循环容量不足,应首先补充生理盐水,适当补充胶体溶液,改善组织灌注情况。待低血压纠正后,可改用葡萄糖溶液或饮水。

④缺钾:根据血钾情况,注意补充钾。

2.潴留性高钠血症

误摄入大量钠盐或不适当输入高张盐水、碳酸氢钠引起的潴留性高钠血症,患者水、钠负荷均过多,不宜用大量补充水分的方法降低血清钠,而应采取促进钠排出的方法治疗,如给予利尿药呋塞米、氢氯噻嗪等。

(1)促进肾脏排钠:袢利尿药可增加肾脏对钠水的排泄,使高钠血症得到纠正,同时用不含电解质的水适当补充排出的尿量。血清钠浓度的降低速度不宜超过1～2mmol/(L·h)。

(2)血液透析和腹膜透析:适宜于肾功能不全的患者。应掌握透析速度,防止血清钠降低过快而发生脑水肿。

3.高钠血症伴细胞外液容量正常

主要针对原发病进行治疗,高钠血症的处理包括补充水分和适当使用利尿药排钠。

第二节 钾代谢失常

钾主要存在于细胞内,是细胞内的主要阳离子。细胞内液的钾浓度比细胞外液的钾浓度高38~40倍。细胞内液的钾浓度约为150mmol/L,而细胞外液的钾浓度仅为4~5mmol/L。这些钾主要以离子形式存在。细胞外液不太高的钾浓度对机体的正常生命活动起着非常重要的作用,而且细胞外液的钾浓度变化比细胞内液的钾浓度变化对正常生命活动的影响更为突出。由于细胞内液钾浓度的测定方法比较复杂,目前还不能应用于临床,我们通常测定的是血清中钾离子的浓度。血浆或血清中的钾浓度仅反映细胞外液的钾浓度。因此,我们所说的钾代谢失常仅指血清,即细胞外液钾浓度的异常。

1.维持细胞新陈代谢

钾与细胞新陈代谢、蛋白质、糖代谢及酶的活动密切相关。细胞内多种酶的活动必须有钾的参与,如三羧酸循环中羟化酶与含巯基酶等。糖原生成时需要量为1g:0.15mmol钾,合成蛋白质1g:0.45mmol钾[氮1g:(2.7~3.0)mmol钾]。在创伤、感染、应激时,钾释出增加,当组织修复时需要量增多。

2.调节渗透压、酸碱平衡

细胞内钾(150mmol/L)是维持细胞内渗透压的基础。当输给高渗溶液,细胞外产生高渗状态,细胞内钾及水分即转移至细胞外,以使细胞内、外渗透压达到平衡。钾离子还能通过细胞膜与细胞外H^+、Na^+进行交换以调节酸碱平衡,钾代谢紊乱常导致水及酸碱平衡紊乱。

3.保持神经肌肉的应激性

钾代谢紊乱与神经、肌肉、心脏应激性改变密切相关。神经肌肉的应激性只有当血钾浓度保持在一定的范围内才能正常,这是钾的主要生理功能。神经冲动传导至神经-肌肉接头处使神经末梢释放乙酰胆碱产生电生理活动,骨骼肌和心肌细胞的应激性和细胞的静息电位与这种电生理活动有关。而细胞内、外钾浓度的比例是产生静息膜电位的重要决定因素。静息膜电位主要是细胞内钾顺其浓度梯度扩散到细胞外产生的。静息膜电位是产生动作电位的基础,而神经与肌肉活动又必须有动作电位发生,故细胞内、外钾浓度改变可影响神经肌肉的兴奋性(应激性)。这种膜兴奋性以静息电位与阈电位间电位差来表示。因此,任何能改变其中一种电位的因素都能影响其兴奋性。如存在严重低血钾时,可能发生弛缓性瘫痪;高钾血症时,则降低膜电位的幅度,初期使细胞兴奋,严重时静息电位低于阈电位,因而不再被兴奋,出现肌肉瘫痪。若累及心肌、呼吸肌则可能发生心搏骤停及呼吸肌麻痹而致命。除骨骼肌改变外,心脏传导纤维也可受累,引起心电图改变和致命性心律失常。钙、钠、镁、氢离子改变也可影响钾对神经肌肉细胞的作用,通常神经肌肉兴奋性与细胞外钾浓度成正比,与钙、镁、氢离子成反比,但也有复杂的动态变化。

钾的摄入和排泄:普通膳食每日可供钾50~100mmol(2~4g),每日摄入50~75mmol则足够维持生理需要,饮食中钾的90%由小肠吸收。钾可以通过尿液、粪便和汗液排出体外,以前者为主。调节尿钾排泄量的主要部位为远曲小管的远端,尿钾排量主要取决于该部分肾小管细胞钾的分泌量及其细胞内钾的浓度。

一、钾缺乏症和低钾血症

早在20世纪40年代初,Darrow等已认识到钾缺乏是小儿腹泻死亡的重要原因。通常当血清K^+<3.5mmol/L称低血钾,严重低血钾可降至2.0mmol/L以下。造成低钾血症的主要原因是体内总钾量丢失,称为钾缺乏症。但是血清钾测定不能反映全身总体钾和细胞内、外钾的分布情况。临床上,体内总钾量不缺乏,也可因稀释或转移到细胞内而导致血清钾降低;反之,虽然钾缺乏,但如血液浓缩或钾从细胞内转移至细胞外,血钾浓度又可正常甚至升高。故了解细胞内、外钾的相互转移因素甚为重要。

(一)病理生理

1.缺钾性代谢性碱中毒

缺钾时细胞内、外Na^+、K^+相互转移,通常是3个K^+从细胞内向细胞外转移,而有2个Na^+和1个H^+进入细胞内;结果细胞外H^+的浓度降低,故易产生缺钾性代谢性碱中毒。

2.肾脏功能改变

慢性缺钾时肾脏功能和组织学都可有明显改变,后者表现有间质性肾炎伴不同程度肾小管损害及间质纤维化,近曲小管上皮细胞出现空泡变性、萎缩,小管细胞破坏及刷状缘损害。电镜下见间质纤维组织增生,肾小管基底膜增厚、排列不规则及线粒体肿胀。

3.心肌功能改变

低血钾时心肌细胞对K^+的通透性降低,Na^+流入超过K^+流出,使细胞内电位的负性减少,起搏细胞的自律性增加,并可抑制心肌传导及产生反激动,导致各种心律失常,以房性、房室交接处或室性期前收缩常见。

(二)病因

1.摄入过少

长期禁食、偏食、厌食,每日钾的摄入量<3g,并持续2周以上。

2.排除增加

(1)消化道失钾:正常情况下,分泌到胃肠道的消化液约6000mL/d,其中含钾5~10mmol/L。长期大量呕吐、腹泻、胃肠道引流及造瘘等可致失钾过多。

(2)肾脏失钾:观察比较同一日的血、尿钾量,是鉴别肾性或肾外性失钾的重要依据。当血钾<3.0mmol/L,而尿钾排泄量>20mmol/d时,应考虑为肾性;相反,由于摄入过少或胃肠道、皮肤丢失引起者,则尿钾排泄量常<20mmol/d。

醛固酮和醛固酮样作用物质分泌增多:①原发性醛固酮增多症;②继发性醛固酮增多症,如肾动脉狭窄,低血容量状态,恶性高血压,分泌肾素的肿瘤包括肾小球旁器肿瘤、Wilm瘤、卵巢癌等;③Cushing综合征;④先天性肾上腺增生症,可分泌非醛固酮的盐皮质激素;⑤肾上腺酶缺陷,11β-羟类固醇脱氢酶缺陷,皮质醇向脱氢皮质醇的转化障碍,前者与醛固酮受体结合并发挥醛固酮的作用,故称为假性醛固酮增多症。

远端肾小管液中不被重吸收的阴离子增多使管腔侧的负电位下降,K^+分泌增多。如代谢性碱中毒和Ⅱ型肾小管性酸中毒时肾小管液中HCO_3^-浓度升高;糖尿病酮症酸中毒时,尿中酮体升高;应用大剂量青霉素等。

远端肾小管液流量增加或 Na^+ 浓度升高:前者由于肾小管液 K^+ 浓度降低,K^+ 重吸收减少;后者 Na^+ 重吸收增多,使肾小管管腔负电位升高,促进 K^+ 的分泌。如应用利尿药、渗透性利尿、失盐性肾病、急性肾衰竭多尿时、肾梗阻解除的早期及其他原因引起的肾小管浓缩功能损伤和多尿。

其他:应用两性霉素 B、氨基糖苷类抗生素、顺铂等,低镁血症。Liddle 综合征系肾小管 Na^+ 通道缺陷使其处于激活状态,Na^+ 重吸收和 K^+ 分泌增多,同时引起容量过多和高血压,肾素和醛固酮的分泌均受抑制。Bartter 综合征和 Gitelman 综合征,两者均系肾小管缺陷引起 Na^+ 重吸收减少和容量不足,血压正常或降低。前者起病年龄较早,病情重,为常染色体隐性遗传;后者起病年龄较晚,病情较轻,为常染色体隐性或显性遗传。

(3)其他原因所致的失钾:如大面积烧伤、放腹水、腹腔引流、腹膜透析、不适当的血液透析等。

3.钾向细胞内转移

见表 8-2-1。

表 8-2-1　钾向细胞内转移的机制和临床情况

	机制	临床情况
胰岛素过多	由于细胞内 Na^+ 亲和力增加,使 Na^+/K^+-ATP 酶活性增加	胰岛素剂量过大,用于治疗高钾血症时
碱中毒	缓冲时,K^+ 跨细胞膜内移	与失钾性缺钾比较,其作用较小
β_2 受体激动药	刺激 cAMP 合成,使 Na^+/K^+-ATP 酶活性增加	哮喘、早产儿、应激状态等急性重症疾病
家族性低钾性周期性瘫痪	发作时,在除极过程肌细胞对 Na^+ 的渗透性增加,K^+ 向细胞内转移	高糖类摄入、饮食过饱、运动、应用胰岛素等可诱发
甲状腺性周期性瘫痪	Na^+/K^+-ATP 酶量增加,肌细胞 Na^+ 的渗透性增加	同上
钡剂	竞争性阻滞细胞膜 K^+ 通道	可溶性钡中毒
合成代谢剂	细胞内 K^+ 不平衡	静脉营养支持治疗、巨幼红细胞性贫血治疗中

(三)临床表现

临床表现和细胞内、外钾缺乏的严重程度相关,更主要的是取决于低钾血症发生的速度、时限以及病因。由于失水和其他电解质紊乱、pH 改变与缺氧等,常影响钾缺乏症的临床表现,故同时了解体液容量,血、尿电解质、酸碱度及渗透压状况对判断病情具有重要意义。

1.神经肌肉系统

当血清钾<3.0mmol/L 时可出现肌无力,<2.0mmol/L 时可以出现软瘫,以四肢肌肉受累多见,当骨骼肌及呼吸肌受累时,则出现呼吸困难和吞咽困难,腱反射减弱或消失。

2.消化系统

轻度缺钾仅有食欲缺乏,轻度腹胀、恶心、便秘;严重低血钾通过自主神经引起肠麻痹而发生腹胀或麻痹性肠梗阻;可有肠管黏膜水肿。

3.心血管系统

轻度低钾血症多表现窦性心动过速、房性及室性期前收缩;重度低钾血症可致室上性或室性心动过速及室颤等严重心律失常。低血钾可加重洋地黄中毒,故更易出现心律失常。

4.泌尿系统

长期低钾可引起缺钾性肾病和肾功能障碍,浓缩功能减退,出现多尿,尤其是夜尿增多。低血钾可导致肾小管细胞氨生成增加,伴发代谢性碱中毒,在肝病患者可诱发肝性脑病。

5.内分泌代谢

长期缺钾可使儿童生长受阻,伴低钾的矮小症,血压不高者可能为儿童Bartter综合征,血压高者可能为儿童原发性ALD增多症。低血钾还可使糖耐量减退。

(四)诊断

反复发作的周期性瘫痪是转移性低钾血症的重要特点,但其他的低钾血症均缺乏特异的症状和体征。有引起低钾血症的可疑病史,并伴有乏力、麻痹、心律失常等表现时应及时测定血K^+,特异心电图表现有助于诊断。同时需做出钾缺乏程度和临床危险性判断,有无合并因素加重低钾危险性;病因诊断。

(五)鉴别诊断

病因鉴别诊断常较复杂,有赖于详细的病史采集、体检和必要的实验室检查。需详细了解有关药物应用史,如利尿药、泻药等;饮食情况;尿量和粪便的情况;有无引起低钾血症的相关疾病。分下列4个步骤。①是否为转移性低钾血症。②是否有K^+摄入不足。③尿K^+测定,以区别肾性和非肾性原因。须注意的是其他原因引起血钾下降时,尿K^+排泄减少需24~72小时的反应期。呕吐引起低钾血症时,尿K^+多降低,但同时引起代谢性碱中毒时,尿K^+可不降低。④高血压、血浆肾素和醛固酮、酸碱平衡状态和阴离子间隙测定,对鉴别诊断有重要的意义。

(六)治疗

首先应除去可能致病的因素及积极抢救重症患者。在治疗中,应注意其他电解质、酸碱失衡及心、肾功能。在血容量减少、周围循环衰竭、休克致肾功能障碍时,除非有严重心律失常或呼吸麻痹等紧急情况,应待补充血容量、排尿达到30~40mL/h后,继续观察6小时,给予补钾。一般尿量达500mL/d以上可予以补钾。

1.鼓励进食并根据病情补钾

缺钾较重与不能口服或出现严重心律失常、神经肌肉症状者,可静脉补钾。绝对禁止氯化钾静脉推注,应溶于等渗盐水或5%葡萄糖溶液内静脉滴注,且补液速度一般每小时不超过1g氯化钾,稀释至30~40mmol/L。严重者每小时可补2g,快速补钾应在心电图监护下进行。钾盐对血管有刺激性,可引起疼痛,一般每500mL液体中可加氯化钾1.0~1.5g。补钾量视缺钾严重程度而定,较重时可每天补氯化钾6~8g(约80~100mmol)。严重缺钾总量可达800~1000mmol或更多,在肾功能良好的情况下,用量多者补钾达240mmol/d或更多。但补钾不能操之过急,在控制症状后,可逐步补给,常需1周或更长时间才能得到纠正。因为缺钾主要是细胞内缺乏,正常人细胞外液总钾量仅50~70mmol(3.5~5.5mmol/L),而细胞内钾含量为

3000mmol,故有时需连续补钾数日,血钾才能升到正常范围。还有研究发现经雾化吸入补钾也可达到静脉补钾的效果,且能及时缓解呼吸肌麻痹。

在正常情况下,需 15 小时后才能使钾达到细胞内、外平衡,而在细胞功能不全如缺氧、酸中毒、Na^+/K^+-ATP 酶缺陷、细胞酶失活时,钾的平衡时间显著延长,约需 1 周或更长时间。若此时此种患者过多过快补钾,导致血钾迅速上升,引起高血钾或高钾性心律失常,甚至造成死亡,特别是心力衰竭、重症肝病等患者。因此,除非在严重缺钾时,如严重心律失常、肠麻痹、呼吸肌麻痹,通常补钾都采取缓慢静脉滴注的方法。快速补钾,即使是对严重钾不足的患者,也有一定危险性。通常输入超过 80mmol/h 即可引起高钾血症的心电图变化或发生完全性传导阻滞。另外,也有当甲亢周期性瘫痪时血清钾过低致呼吸肌麻痹,在静脉补钾的同时,胃肠外给予大剂量普萘洛尔促进细胞内钾离子外移帮助患者度过危险期的成功治疗经验报道。因此,在这种情况下,须作做续动态心电图监护。低钾血症患者如静脉滴注葡萄糖加胰岛素或碳酸氢钠,可加重低钾血症,因而非必要时不宜采用,必须应用时,应同时补钾。

长期用利尿剂如噻嗪类治疗高血压者,需注意低钾血症的发生,必要时适当补钾,但长期补钾也有发生高血钾症的可能,需定期观察。因小肠经常处于高钾状态可引起小肠狭窄、出血、梗阻等并发症,氯化钾肠溶片不宜长期使用。

Graves 病合并低钾血症麻痹应治疗甲状腺功能亢进症,同时补充钾剂。甲亢好转后,低钾血症麻痹亦常缓解至发作停止。

2.精氨酸纠正低氯低钾性碱中毒

对"顽固性"不易纠正的低钾血症者,应考虑合并低血镁,应同时测定血镁或进行试验性治疗,同时补充镁剂。有研究发现,噻嗪类利尿剂所致的低钾血症,经较低剂量的钾镁合剂治疗即可纠正其低钾血症并维持血镁浓度正常。有报告 7 例消化系统疾病并发低镁、低钾血症出现抽搐,单纯补钾和钙不能纠正,补镁后则得到纠正。高血钙伴低钾血症者应除去高血钙原因及排钙,但应用排钙利尿剂及糖皮质激素时,应注意此类药物会加重失钾。对有潴钠、水肿或肾源性失钾者,可用保钾、利钠、利尿剂如螺内酯、氨苯蝶啶。周期性瘫痪患者多无全身总体钾丢失,补钾有明确疗效。在纠正酸中毒及脱水后,由于细胞外钾移入细胞内,也能加重缺钾,应做好相应防治。

二、高钾血症

血清钾＞5.5mmol/L 时称为高钾血症。血钾增高并不能反映机体总体钾的增高,但因为检测手段的限制,目前临床上仍以血清钾结合心电图、病史等来判断是否存在高钾血症。

(一)病理生理

血钾升高本身通常无特殊病理改变,但可影响细胞电生理而发生肌肉瘫痪和突然严重的心律失常和心脏骤停而致死亡。

细胞的静息电位由其内、外液钾浓度比值决定。高血钾可降低跨膜细胞电位,开始兴奋,最终复极受阻,因而发生迟缓性肌肉瘫痪。

高血钾时,静息膜电位降低,故使 0 位相与 1 位相上升速度减慢,室内传导延缓。当传导变慢时,心脏各部分细胞活动情形不一,可出现室性期前收缩,严重者最后发生室性心动过速、心室颤动,最后达到不能兴奋而发生心脏停搏。

(二)发病机制

1.摄入过多

进食过多高钾食物,含钾高的药物包括一些中药、青霉素钾盐、库存血,补钾过多。肾脏功能正常时排钾机制完善,故单纯钾摄入过多不易引起高钾血症。

2.肾排钾减少

(1)肾小球滤过率下降:见于急、慢性肾衰竭。急性肾衰竭少尿或无尿期,肌酐清除率<10mL/min 常伴有严重的高血钾,除肾小管流量锐减影响钾排泌外,由肾衰竭引起的代谢性酸中毒亦加重高钾血症。慢性肾衰竭晚期可发生高血钾,其程度取决于钾摄入量、尿量及肾脏代偿功能情况,部分患者还可能由于低血浆肾素、低血浆醛固酮(ALD)所致。但当伴有代谢性酸中毒、K^+摄入较多或原发病中远端肾小管和集合管 K^+ 分泌功能受损明显者,高血钾可在肾衰竭的早期出现。

(2)肾小管分泌钾减少

盐皮质激素缺乏:ALD 缺乏见于 Addison 病和选择性 ALD 过少症,常伴有特发性无症状的高血钾。

肾小管对 ALD 不敏感:某些疾病如系统性红斑狼疮、淀粉样变性、慢性间质性肾病及某些先天性肾疾患,肾小管对 ALD 的敏感性下降,肾排钾功能障碍,从而使血钾升高。假性ALD 过少症的原因是肾小管对 ALD 不敏感,多发生在儿童,特别见于新生儿。

减少钾排泄的药物:①应用保钾性利尿药;②血管紧张素转化酶抑制药;③其他:非甾体类抗炎药、环孢素等。血容量不足,酸中毒以及高渗状态均可加重高血钾症的发生。

3.细胞内钾转移至细胞外液

当组织损伤、缺氧或使用某些药物时,可导致细胞内钾转移至细胞外液引起高钾血症。

(三)临床表现

高钾血症的临床表现不具特征性,往往不易引起注意。当血钾升高到一定程度时可引起严重的心律失常而威胁生命。因此,对于少尿、无尿及用保钾利尿药的患者,应高度警惕本病的发生。

1.神经肌肉系统

早期常有肢体异常、麻木感觉、极度疲乏、肌肉酸痛、肢体苍白和湿冷等类似缺血现象。严重者可出现吞咽、发音及呼吸困难,甚至上行性瘫痪、松弛性四肢瘫痪。腱反射可能消失,通常不累及脑神经支配肌肉。中枢神经系统可表现为烦躁不安、昏厥和神志不清。

2.心血管系统

主要表现为心肌收缩功能降低,心音低钝,可使心脏停搏于舒张期;出现心率减慢、室性期前收缩、房室传导阻滞、心室颤动及心搏停跳。心电图的特征性变化有助于诊断。当血清钾>5.5mmol/L 时,先是 Q-T 间期缩短,T 波变得高尖对称,基底狭窄而呈帐篷状。至 7~8mmol/L 时,P 波振幅降低,P-R 间期延长,以至 P 波消失。至 9~10mmol/L 时,室内传导更为缓慢,QRS 变宽、R 波振幅降低、S 波加深,与 T 波直线相连、融合。至 11mmol/L 时,QRS

波群、ST 段和 T 波融合而成双相曲折波形。最后至 12mmol/L 时，一部分心肌可先被激活而恢复，一部分尚未除极，极易引起折返运动形成室性异源搏动、心动过速、扑动、心室颤动，乃至心脏停搏而致死。这是引起猝死的主要原因，故高钾血症是内科急症之一。将高钾血症的严重程度分为 3 度。①轻度：血清钾 5.5～6.5mmol/L，而心电图正常；②中度：血清钾 6.5～7.5mmol/L，间或心电图显示 T 波变高变尖或两者同时存在；③重度：血清钾＞7.5mmol/L，心电图 P 波消失，QRS 波增宽，心室率不规则等。

3.其他表现

高钾血症者多数有少尿或尿毒症临床表现，此见于急性或慢性肾衰竭的患者。高血钾可使乙酰胆碱释放增加，故引起恶心、呕吐、腹痛等消化道症状。血钾过高可使肾素降低、皮质酮增高、胰岛素增加，机体为避免因胰岛素增加而造成低血糖，故胰高血糖素分泌同时增加。

（四）诊断

有导致血钾增高和（或）肾排钾减少的基础疾病，血清钾＞5.5mmol/L 即可确诊。临床表现仅供参考，心电图所见可作为诊断、病情判定和疗效观察的重要指标。诊断的步骤如下。①排除假性高血钾，常见原因：一是严重血小板增多症和白血病时，血液在凝固过程中大量 K^+ 从细胞内释放。二是抽血过程中反复压迫血管和血细胞通过针尖时遭破坏，引起溶血。②判断高钾血症对机体影响的严重程度，包括症状、血 K^+ 浓度和心电图改变。但心电图表现与血 K^+ 浓度常不平行，且严重心律失常可突然发生，以前可无任何特殊的心电图改变。③原发病诊断。寻找有无 K^+ 摄入过多，药物引起尿 K^+ 排泄减少，容量不足和少尿等因素。尿 K^+ 排泄减少是高钾血症尤其是慢性患者的主要原因，其中药物引起者最为常见。醛固酮测定对诊断醛固酮减少症有确诊作用。

（五）治疗

1.对抗钾的心脏抑制作用

（1）注射钙盐：这种治疗并不只限于低血钙患者，只要患者有严重的心律失常，即使血钙正常，也应立即注射钙剂。钙离子的疗效迅速，当发生严重心律失常时应立即在心电监护下 3～5 分钟静脉注射 10％葡萄糖酸钙 20～30mL（溶于 25％葡萄糖溶液 40mL 内），在数分钟内即可见效。不过持续时间不长，故必须继续在 1000mL 葡萄糖溶液中加入 10％葡萄糖酸钙 20～40mL 静脉滴注。并观察心电图改变，如心电图恢复，但血钾仍未恢复，仍须以 10％葡萄糖酸钙作预防治疗。钙离子只是暂时对抗 K^+ 的心脏毒性，并不能降低血钾浓度，故仅为一种短时的急救药物，必须使用其他方法来降低血钾。

（2）碳酸氢钠或乳酸钠：作用机制：①碱化细胞外液，使 K^+ 进入细胞内；碳酸氢钠是一种安全的碱化药，但不能和葡萄糖酸钙混合使用，否则会形成碳酸钙沉淀，失去两者各自作用发生危险。②Na^+ 对 K^+ 的拮抗作用，增加细胞兴奋性而使心率加快。③高渗性利尿作用，增加远端小管中钠的含量和 Na^+/K^+ 交换，增加尿钾的排出量。④Na^+ 增加血浆渗透压，扩容，起到稀释性降低血钾的作用。⑤Na^+ 有抗迷走神经的作用，可提高心率。最常用的方法是 5％碳酸氢钠溶液 60～100mL（36～60mmol），急重症患者可在 5 分钟之内直接静脉注射。需要时于 15～30 分钟后重复 1 次或在第一次注射后继续静脉滴注 5％碳酸氢钠 125～250mL，每分钟 15～45 滴，以免矫正过度而抑制呼吸。待心电图好转后，恢复正常窦性心律，QRS 波群变窄,T 波高尖程度减退,即可减量或停用。应注意乳酸钠或醋酸钠需在肝内代谢成碳酸氢钠,故肝病患者慎用。关注患者心功能,以免因大量钠离子进入体内引起水钠潴留而加重心力衰竭。

(3)高渗葡萄糖及胰岛素:高钾血症应及时静脉注射 25%~50%葡萄糖溶液 60~100mL,每 2~3g 糖加胰岛素 1U,继以静脉滴注 10%葡萄糖溶液 500mL,内加胰岛素 15U,可促使将细胞外钾转移至细胞内。葡萄糖加胰岛素的疗效可维持数小时。同时还要注意当使用高渗葡萄糖刺激胰岛素的分泌后,有可能会引起低血糖症,故在静脉注射高渗葡萄糖后,应维持静脉注射 5%~10%葡萄糖溶液一段时间。

(4)高渗盐水:本法用于治疗肾上腺皮质功能低下伴高血钾者最为适宜。对少尿、无尿者有引起肺水肿的危险,故少采用。

(5)选择性 β_2 受体激动药:可促进钾转入细胞内,如沙丁胺醇 10~20mg 雾化吸入,20 分钟起效,90~120 分钟使血 K^+ 下降 0.6~1.0mmol/L,心动过速时慎用。

2.促进排钾

(1)利尿药:选用排钾利尿药,如呋塞米、依曲他尼酸和噻嗪类利尿药。对心力衰竭或其他水肿状态的患者则具有排钠消肿的双重效果。

(2)阳离子交换树脂及山梨醇:因为胃肠道内含有丰富的钾离子,该树脂能与钾离子结合而随树脂排出体外。本法效果较差且较慢,所以对严重的急性血钾升高不能迅速奏效,只作为一种继续防治措施。常用为聚苯乙烯磺酸钠树脂。用时先清洁灌肠后,将树脂 40g 置于 200mL 20%山梨醇中作保留灌肠。也可口服,10~20g,每日 2~3 次。

(3)透析疗法:适用于慢性肾衰竭伴急重症高血钾症者,血液透析为最佳,也可使用腹膜透析。无论是血液透析还是腹膜透析都需经过一段时间才能将血钾降至安全范围,故遇到急性血钾上升时,应先用快速降血钾方法纠正心律失常,再行透析治疗。

3.减少钾的来源

停止高钾饮食或含钾药物;供给高糖高脂饮食或采用静脉营养,以保证足够热量,减少分解代谢所释放的钾;清除体内积血或坏死组织;避免应用库存血;控制感染,减少细胞分解。

严重高钾血症时出现危及生命的紧急情况,应做紧急处理。主要是静脉推注钙剂拮抗 K^+ 的心脏毒性;应用碱剂、葡萄糖胰岛素溶液、β_2 受体激动药;当严重心律失常甚至心脏停搏时,可紧急安装心脏起搏器或电除颤;呼吸肌麻痹时可进行呼吸肌辅助治疗。

第三节 镁代谢异常

体内镁的总分布,以骨骼占最多(57%),软组织次之(40%),其中以肌肉组织为主。体内可交换镁约占镁总量的 10%,约为 2mmol/kg 体重,是由整个细胞外液的镁、1%的骨骼镁和 20%的软组织镁所组成。在体液中,除了血液中含镁外,以消化液含镁量较高,如胃液、胆汁、胰液及肠液,含镁量可高达 2.9~3.9mmol/L。因此,短时间大量丧失或长期小量丢失消化液是发生镁缺乏症的常见原因,如在出血坏死性小肠炎、吸收不良综合征、胃肠及胆道手术以及胃肠道抽吸时,若不及时补充镁,则容易引起症状性镁缺乏症。

体内镁的代谢,镁主要被空肠和回肠吸收,结肠也具有部分吸收镁的能力。吸收的镁绝大部分由肾排出,其中绝大部分又被肾小管重吸收,每日仅有3%～5%的镁从尿中排出。此外,镁也从汗液中排泄。人在高温环境下生活数日,经汗液排泄的镁量可占总排镁量的10%～15%,最高时可达25%。

一、低镁血症

血清镁<0.75mmol/L时称低镁血症,镁缺乏症在患者中占9%～12%。

(一)病理生理

1.镁与心脏病

镁在心脏生理中有重要作用。①镁对维持正常心肌细胞结构是必需的。动物实验表明,低镁膳食引起鼠的心肌退行变性、坏死及瘢痕形成。②心肌收缩需要线粒体内氧化磷酸化供给能量,而镁是这一过程的重要辅酶。它存在于肌凝蛋白中,直接影响ATP酶的活性,参与ATP水解释放能量;同时,肌浆网释放和回收钙的过程也需要镁参加,才能完成肌原纤维的收缩。③镁在维持心肌细胞膜对各种离子的选择性通透方面起着一定作用,对心肌细胞动作电位舒张期除极时的钙及钠离子内流具有阻断作用,故可影响心肌动作电位的某些时相。当灌注液缺镁时可使狗的心房、心室肌动作电位延长、窦性心率增快。④镁对心电图改变和心律失常的发生具有重要影响。长期严重缺镁的患者即使心脏正常,也可诱发心律失常。血清镁浓度与致命性心律失常的发生呈负相关,而且急性心肌梗死后的第1天的血清镁下降最明显,恶性心律失常的发生率也最高。缺镁诱发心律失常可能与其引起细胞内缺钾,减低静息膜电位,使之接近阈电位,而影响心肌细胞的电稳定性,并促进折返现象发生有关;缺镁还可使Q-T间期延长,这些均有利于诱发心律失常。长期大量嗜酒所致乙醇性心肌病常伴有低镁血症,心肌及骨骼肌均缺镁。⑤镁与冠心病的关系也受到重视。一些报告指出,软水地区的含镁较低,冠心病发病率及心脏猝死率较高,患者心肌含镁量显著降低而钾含量不减少。镁对家兔实验性动脉粥样硬化具有保护作用,并有降低血脂作用,研究显示缺镁除可导致脂代谢紊乱外,还促进血小板激活并缩短血小板的寿命,增加Ⅲ因子水平,影响前列腺素的作用,Manthey等研究6种微量元素结果表明,只有缺镁是严重冠心病的风险因素。

2.镁与钙和钾

镁与钙对神经肌肉之兴奋性具有复杂的相互关系。缺镁或缺钙均可导致神经兴奋性增高和神经肌肉传递加快。然而,两者之间也有相互拮抗的一面。大剂量或高浓度的镁对神经肌肉接头有箭毒样作用,使肌肉松弛,这可能是由于镁干扰了运动神经末梢释放乙酰胆碱所致。缺镁常合并有缺钾,这是由于缺镁使肾脏保钾能力减低,尿中排钾增加所致;同时,缺镁可使细胞膜Na^+/K^+-ATP酶失活,钠泵作用减退,使细胞内钾外流而丢失,引起细胞内缺钾。其次,低血镁常合并低血钙,这是由于钙从骨骼游离入血发生障碍所致。

(二)病因

1.摄入不足

长期禁食、饥饿、蛋白热量不足的营养不良,都能发生镁缺乏症。孕妇及婴儿往往因生理需要增加,可导致镁相对不足。

2.胃肠道吸收不良

乃因肠内胰酶活性减低,胆盐减少及小肠壁病损等原因,引起消化障碍或吸收缺陷,导致营养物质难以吸收。

3.体液丢失

严重腹泻导致镁丢失过多,吸收减少,可使肠道排镁增加达 3mmol/L。镁的吸收较慢、肠道内镁通过时间与肠道镁的浓度成比例,因此,在慢性腹泻、肠道切除和肠道旁路形成术后,食物通过时间缩短,易形成镁缺乏症。

4.经肾脏丢失

利尿药、肾衰竭、肾小管酸中毒、原发性醛固酮增多症、抗利尿激素分泌异常综合征、甲状腺功能亢进症、糖尿病酮症治疗后、各种原因引起的高钙血症(静脉内注射钙剂、骨转移癌)、急性或慢性酒精性中毒及药物中毒(庆大霉素、顺铂等)等,都能影响肾小管对镁的再吸收,从尿中丢失大量的镁,从而发生镁缺乏症。

5.镁再分布

饥饿后重新摄取饮食,静脉营养给镁不足时都能因 Mg^{2+} 被再生的组织摄取而发生低镁血症。

(三)临床表现

1.神经精神症状

缺镁早期表现常有厌食、恶心、呕吐、衰弱及淡漠;缺镁加重则发生神经肌肉失常及行为异常,如纤维震动、震颤、共济失调、眩晕、抽搐、肌肉痉挛和强直、眼球震颤、吞咽障碍、反射亢进,偶有减弱。这些症状可单独或同时存在,易受声、光和机械刺激而被诱发。偶尔伴发热、大汗、惊厥或昏迷。患者常有明显的痛性腕足痉挛,亦可仅有 Trousseau 征或 Chvostek 征阳性。有时出现奇异动作,如面部皮肤皱缩、皱眉、手足徐动甚至舞蹈样活动,这些征象可在无症状者中突然发生。可有抑郁、妄想、淡漠、不安、焦躁、激动、幻觉、神志混乱及定向力消失。

2.心脏症状

镁也是钙的抑制药,缺镁可增加缓慢钙离子流并因此而促进心律失常的发生,如频发性房性或室性期前收缩、多源性房性心动过速、室性心动过速及心室颤动,心脏猝死。应当指出,镁缺乏症引起的心律失常往往对一般抗心律失常药物有对抗性,而难以控制症状,但在补镁治疗后常消失。

低镁血症时对有心脏病曾发生过心力衰竭的患者,容易诱发心力衰竭或加重洋地黄中毒。缺镁时,即使给予少量洋地黄也易引起心律失常。此外,缺钾引起的室性心律失常也可因同时缺镁而加剧。

3.其他症状

缺镁可引起贫血。其特征为红细胞寿命缩短、网织红细胞及球形红细胞增多与骨髓红细胞增生。

(四)辅助检查

实验室检查有低血镁或肌肉镁含量减低,用 ^{28}Mg 做动态实验,可交换的 ^{28}Mg 减少,脑脊液中镁浓度降低(正常1.2～1.5mmol/L)、红细胞内镁含量降低。常伴有低血钾和低血钙。低钙不能用VD或PTH纠正。镁缺乏症可发生代谢性酸中毒。血清无机磷水平一般减低,偶可升高。镁缺乏时有低尿镁(<1mmol/L)和低尿钙,但在肾失镁过多者则尿镁增多。

(五)诊断

分析病史与患者有镁缺乏的因素。血镁浓度低(<0.75mmol/L),24小时尿排镁量少于1.5mmol(36mg),就可诊断为镁不足。如果临床症状、体征高度疑及镁不足而血镁不低就要做镁负荷试验。镁负荷试验步骤如下。

(1)留24小时尿,测镁/肌酐比例。

(2)静脉滴注2.4mg/kg体重之镁元素,溶于50mL5%葡萄糖,缓慢滴入,4小时滴完。如此则镁离子有机会进入及分布于组织细胞内。

(3)从滴注镁开始计时,收集24小时尿,测定镁及肌酐量。

(4)按下式计算出镁保留的百分数。

$$镁保留\% = \left[1 - \frac{滴注后24小时尿镁 - (滴注前尿Mg/Cr) \times 滴注后24小时尿Cr}{滴入之镁元素总量}\right] \times 100\%$$

(5)计算结果意义:

镁保留%>50%/24h为肯定镁缺乏;镁保留%>25%/24h为可能镁缺乏。

例如:滴注前24h尿镁/肌酐比例为30mg/1400mg,滴入镁元素144mg(2.4mg×60kg),滴注后24小时尿镁40mg,滴注后24小时尿肌酐1400mg。

$$镁保留\% = \left[1 - \frac{40 - (30/1400) \times 1400}{144}\right] \times 100\% = 93\%$$

故肯定为镁缺乏。

就症状、体征而言,缺镁与缺钙有许多近似之处。在鉴别诊断时下述情况符合缺镁:①缺镁时心律失常,心动过速更常见、更明显。②低镁血症及低镁尿症。③血钙正常。④镁负荷试验结果:镁保留>50%。⑤低钾血症。

如患者同时有缺镁和缺钙,则治疗时均应补充。

(六)鉴别诊断

由于低镁血症无特异性症状,且常并发低钙血症或低钾血症,故当临床诊断为常见的低钙血症或低钾血症时,应考虑可能合并存在低镁血症。此外,首先应予以鉴别各型手足搐搦(低钙血症、碱中毒等),甚至全身性痉挛或癫痫,自主神经性肌张力障碍,某些甲状腺功能减退症,某些精神症状。

(七)治疗

镁缺乏症应补充镁盐。由于缺镁量难以判断,故一般是根据经验来估计替代治疗。一般每千克体重丢失0.5～1.0mmol时应予治疗。肾脏的保镁功能较差,即使在缺镁状态下补充的镁仍有50%可以从尿中排泄,因此,补充的镁量要高于推测丢失量的2倍左右。应当注意,补镁治疗要使体内镁缓慢恢复正常,一般至少需要治疗4～5天。同时应注意纠正低钙和低钾血症。肾功能有损害、GFR减低时应慎重,镁用量要小,并监测血镁水平,以防发生镁中毒的危险。

1.预防

对依靠口外营养、静脉营养的及经胃肠道或肾脏失镁者,以及哺乳期的妇女和小儿,每日给镁 5～25mmol,足以防止缺镁。能口服者可口服葡萄糖酸镁,不能口服者可用 10% 硫酸镁肌内注射或加入液体中静脉滴注。如无特殊需要,一般成年人,可按每千克体重每日给镁 0.2mmol 即可。应随时测定血镁,以免过量。肾功能不良者给镁须慎重。

2.已有缺镁症状者

如肾功能良好,可每日给镁 25～50mmol,加入体液内,经静脉缓慢滴入。须不断地监护心脏,测定血镁,随时调整剂量,症状控制后须减量。

3.发生危象(抽搐、心律失常)的处理

须立即经静脉给镁 8～16mmol(50% 硫酸镁 4～8mL),加入 5% 葡萄糖或生理盐水 100～500mL 中,在 10～15 分钟滴注,治疗过程中须心电监护,反复测定血镁。病情好转后,仍需按 24 小时内每千克体重给镁 0.5mmol,经静脉滴注或 10% 硫酸镁肌内注射(每 6 小时肌内注射硫酸镁 2g)。第 2 天症状得到控制后,可按 24 小时内每千克体重给镁 0.2mmol,以 10% 硫酸镁 10mL 肌内注射(约含镁 4mmol),每日 3 次。能口服时,则改为口服葡萄糖酸镁 1.5～2g,每日 3 次。

4.切忌用 50% 硫酸镁静脉注射

如使用 10% 硫酸镁静脉注射,则注入速度每分钟不宜超过 1mL。

二、高镁血症

血清镁>2mmol/L 时称高镁血症,较少见,肾功能损害是发生高镁血症最主要的病因,但大多数引起症状的高镁血症均与使用含镁药物有关。

(一)病理生理

过量的镁主要对心血管系统和神经系统产生影响。在神经方面,可阻断神经传导及在末梢神经部位阻断乙酰胆碱释放,减低神经肌肉接头处的冲动传导,并使触突后膜反应性减低和轴索兴奋阈值增高,从而使神经肌肉功能减低。在循环系统方面,主要引起心脏的兴奋传导障碍和抑制细胞膜的兴奋性。

(二)病因

1.摄入过多

在无肾功能不全的成年人和新生儿,用镁盐灌肠引起高镁血症。在巨结肠和肠梗阻时,用镁盐灌肠甚至发生致死性高血镁。因子痫而接受硫酸镁治疗的母婴可发生高血镁。治疗子痫,镁的最适宜浓度为 2.0～3.5mmol/L,但有时可引起高镁血症。

2.排泄受阻

(1)肾功能不全:镁的排泄量与肌酐廓清率相关。大多数晚期肾功能不全患者的尿镁排泄减少,但失盐性肾病镁排泄可正常或增加。

(2)慢性肾衰竭:随着慢性肾衰竭的加重,高血镁的程度和发生率亦随之增加。有人认为 GFR<30mL/min 是发生高血镁的阈值。慢性肾衰竭患者口服硫酸镁后迅速出现嗜睡,进而

发生昏迷。慢性肾衰竭时体内总镁量增加，骨内镁含量超过66%，是肾性骨病的原因之一。红细胞内镁升高，且与血镁相关。对慢性肾衰竭时肠道镁吸收的意见不一。

(3) 急性肾衰竭：急性肾衰竭少尿期血镁恒定增高，如摄入镁盐或合并酸中毒时血镁可明显升高。骨骼肌溶解、氮质血症和酸中毒是促发高镁血症的原因。

3.其他

在锂盐治疗过程中、大手术后、伴骨骼受累的肿瘤、甲状腺功能减退症、甲状旁腺功能亢进症伴肾损害、垂体性矮小、乳-碱综合征及病毒性肝炎等患者，在无肾功能不全时，可有血镁轻度升高。

(三) 临床表现

通常血浆镁浓度>2mmol/L时，才会出现镁过量的症状和体征。血浆镁为2mmol/L时可出现镁中毒的早期表现，如心动过缓、恶心、呕吐、皮肤血管扩张、尿潴留、深腱反射减弱以至消失。血镁溶液2.5~5.0mmol/L时可出现嗜睡、木僵、精神错乱；超过5mmol/L时可出现随意肌麻痹、反射减退、肌无力、呼吸抑制和昏迷。

血镁中度上升(2mmol/L)时可引起直立性低血压和心动过缓。随着血镁浓度升高，可发生心电图改变。血镁浓度2.5~5.0mmol/L时出现P-R间期延长和室内传导阻滞，伴有QRS时限增宽和Q-T间期延长，P波低平；如超过7.5mmol/L时可发生完全性传导阻滞，并可抑制心脏收缩而致心脏停搏。

(四) 诊断

血清镁在1.5mmol/L左右常无临床症状，而在2mmol/L以上时，出现症状则诊断为症状性高镁血症。高血镁最常见于尿毒症患者，且其早期表现常与尿毒症相似而易被忽略，故在尿毒症时应加以重视。所有急性肾功能不全者，均应测定血镁，在慢性肾功能不全者亦最好定期检测。当肾功能不全患者出现神经肌肉症状及心电图示传导障碍，而不能用血钾、钙、磷异常解释时，应想到本症。

(五) 治疗

肯定高血镁的诊断，即应停止镁制剂的摄入和治疗其原发病因。对肾功能正常者可给予利尿药，以促进尿镁的排泄。如有脱水，应予以纠正，但对尿少患者应防止发生水过多的危险。对肾功能不全的患者，使用镁剂应特别小心。

对血清镁>2.5mmol/L的有症状患者和>4mmol/L的所有患者，应积极进行治疗。静脉注射10%葡萄糖酸钙10~20mL(钙100~200mg)或10%氯化钙5~10mL缓慢静脉注射可迅速改善毒性作用，于30秒左右可见症状有暂时性改善，但作用时间短暂。如注射后2分钟仍未见效，应重复治疗。

严重病例可进行透析治疗。

第四节 钙磷代谢异常

钙和磷的分布：体内约99%钙和86%磷以羟磷灰石形式存在于骨和牙齿，其余成溶解状态分布于体液和软组织液中。血钙是血清中所含的总钙量,正常成年人为 2.25～2.75mmol/L,儿童稍高。血磷通常指血浆中的无机磷,正常成年人为 1.1～1.3mmol/L,婴儿为 1.3～2.3mmol/L,血浆无机磷酸盐的 80%～85% 以 HPO_4^{2-} 形式存在。血浆磷的浓度不如血浆钙稳定。

钙磷代谢的调节:体内钙磷代谢,主要由甲状旁腺激素、1,25-$(OH)_2$-D_3 和降钙素 3 个激素作用于肾脏、骨骼和小肠 3 个靶器官调节。三者相互制约,相互协调,以适应环境变化,保持血钙浓度的相对恒定。

钙磷共同参与的生理功能。①成骨:绝大多数钙磷存在于骨骼和牙齿中,起支持和保护作用,骨骼作为调节细胞外液游离钙磷恒定的钙库和磷库。②凝血:钙磷共同参与凝血过程。血浆 Ca^{2+} 作为凝血因子Ⅳ,在激活因子Ⅸ、Ⅹ和凝血酶原等过程中不可缺少;血小板因子 3 和凝血因子Ⅲ的主要成分是磷脂,它们为凝血过程几个重要链式反应提供"舞台"。

钙磷在维持人体正常结构与生理功能方面起重要作用。尤其是与代谢性骨病密切相关。虽然钙磷的摄入和排出量及其在骨骼中的沉积和动员持续变化,但在各种体液因素和局部细胞因子等的综合调控下,人体细胞内、外液中钙磷浓度波动在一个相对狭小的范围内。当体内、外的致病因素作用于钙磷代谢的某一个或多个环节时,可破坏其平衡,引起多种钙磷代谢失衡的临床综合征。

一、高钙血症

血清蛋白正常时,成年人血清钙正常值为 2.25～2.75mmol/L,高于 2.75mmol/L 即为高钙血症。

(一)病因

1.骨吸收增多

恶性肿瘤:一般说来,恶性肿瘤患者发生高钙血症者占 10%～20%。以乳腺癌、肺癌、膀胱癌、鳞状上皮癌、多发性骨髓瘤、白血病等发生高钙血症为多见。也可能由于原发性甲状腺功能亢进;或瘤细胞产生的异位 PTH;或瘤细胞产生的 PTH 样物;或瘤细胞产生的前列腺素(诱发骨吸收)所引起。

制动或卧床不起,能引起高钙血症。可能因营养不良而磷缺乏或肾小球滤过率降低不能排除多余的钙所致。

原发性甲状旁腺功能亢进症:甲状腺功能亢进时,T_3、T_4 能促进骨吸收。维生素 A 中毒能提高破骨细胞的活性,增加骨吸收。每日口服超过 50 000U 维生素 A,就能发生高钙血症、骨痛及肾脏钙化。

2.肠道吸收钙量增加

维生素 D 中毒:治疗甲状旁腺功能减退症、佝偻病、软骨病时,使用维生素 D 过量,可能引起维生素 D 中毒,导致高钙血症。结节病中最高可有 15%～20% 同时患高钙血症,可能因为内生维生素 D 过多或因对维生素 D 异常敏感所致。乳碱综合征:消化性溃疡病患者长期大量服用乳制品及碱性药物可引起高钙血症、代谢性碱中毒及钙沉着。婴儿特发性高钙血症。

3.其他原因

急性肾衰竭恢复期:急性肾衰竭时有严重的高磷血症,促使钙沉积在软组织中,血钙降低,甲状旁腺增生,PTH 分泌增加。当肾功能恢复后,高磷血症好转,钙在 PTH 作用下,重回血内,引起高钙血症。

家族性低尿钙性高钙血症。Addiaon 病可发生高钙血症:可能因为肾上腺皮质功能减退时,细胞外液容量减少,促使肾小管回吸收 Ca^{2+} 增多,又兼维生素 D 失去糖皮质激素的拮抗作用,使肠道吸收的钙量增加。嗜铬细胞瘤能发生高钙血症,乃因儿茶酚胺能促进 PTH 分泌,并且能直接激发骨吸收。肢端肥大症,因分泌的生长激素过多,使肠道吸收的钙量增加,从而导致高钙血症。

使用氯噻嗪类利尿药或锂的制剂时,都能使肾小管重吸收的 Ca^{2+} 增加,而发生高钙血症。

(二)临床表现

高钙血症临床表现累及多个系统。症状的出现与否及轻重程度与血中游离钙升高的程度、速度及患者的耐受性有关。血钙低于 3.0mmol/L 时,症状常较轻或无症状,而血钙浓度 3.5～4.0mmol/L 时,几乎都有明显的症状,即出现高钙危象。

1.神经精神症状

一般表现有乏力、倦怠、软弱、淡漠。病情继续发展出现头痛、肌无力、腱反射抑制、抑郁、易激动、步态不稳、语言障碍、听觉和视力障碍、定向力丧失、木僵、精神行为异常等神经精神表现。一般血清 Ca^{2+} 3.0～3.75mmol/L 时可出现神经衰弱样症候群,4.0mmol/L 时出现精神症状,>4.0mmol/L 时,发生谵妄、惊厥、昏迷。

2.泌尿系统症状

高血钙可致肾小管损害,肾浓缩功能下降,使体液丢失,严重者每日尿量达 8～10L,致水、电解质、酸碱代谢失衡。患者出现烦渴、多饮、多尿、脱水。另外,高钙血症可引起肾间质钙盐沉积,导致间质性肾炎、失盐性肾病、尿路感染、肾石病、肾钙盐沉着症甚至肾衰竭。

3.消化系统症状

表现有食欲减退、恶心、呕吐、腹痛、便秘,甚至麻痹性肠梗阻。高血钙可促进胃泌素和胃酸分泌,故易发生消化性溃疡。而钙盐沉积阻塞胰管及高血钙刺激胰酶大量分泌可引起急性胰腺炎。

4.心血管系统和呼吸系统症状

患者可发生高血压和各种心律失常,心电图表现有 Q-T 间期缩短,ST-T 段改变,房室传导阻滞,低血钾性 U 波等。若未及时治疗,可发生致命性心律失常。高钙血症引起的水、电解质、酸碱失衡,使支气管分泌物黏稠,黏膜纤毛活动减弱,可致肺部感染、呼吸困难甚至呼吸衰竭。

5.其他

高血钙时钙易于异位沉积于血管壁,使肌肉组织供血营养障碍,可致肌无力、萎缩、麻痹。其他异位钙化灶可致眼角膜病、红眼综合征、结膜及鼓膜钙化、关节周围钙化、软骨钙化等;高钙血症同时有甲状旁腺功能亢进者,多有关节痛、骨痛(囊性纤维性骨炎或骨转移癌)。

(三)诊断

一般将高钙血症的诊断分为两步,首先明确有无血钙升高,然后明确高血钙的病因。确定高血钙需重复多次测定血清钙浓度,同时应排除绑压带捆扎时间过长、血液浓缩和血清蛋白对钙测定值的影响。测定离子钙或同时测定血清蛋白能排除血清蛋白的干扰。另外,有报道在原发性血小板增多症时,大量异常活化的血小板在体外释放钙,可引起假性高钙血症。

高血钙的病因诊断需综合分析患者的病史,包括症状、体征、实验室的有关检查、影像学等特殊检查结果。家族史、用药史亦是诊断中不可缺少的资料。由于90%以上的高钙血症是由原发性甲状旁腺功能亢进症和恶性肿瘤引起的,因此,进行两者的鉴别非常重要。一般恶性肿瘤并发高钙血症时,病情已相当严重,原发病灶通常易于发现或可见转移病灶,原发性甲状旁腺功能亢进症的病情常较轻,病程较长,少数患者可发生甲状旁腺功能亢进危象昏迷而血清钙增高不显著;血PTH的测定对鉴别两者亦有帮助,但不是唯一可靠的指标,因为少数恶性肿瘤也可在异位分泌PTHrP的同时分泌PTH;X线、B型超声、CT及 ^{75}Se甲酰氨基酸核素扫描可帮助确定肿瘤诊断。

(四)治疗

高钙血症是多种疾病的并发症,治疗上主要针对原发病进行处理,血钙低于3.0mmol/L时可暂不予以处理,当血钙高于3.5～4.0mmol/L即达高钙危象时,则需紧急处理降低血钙,维持机体内环境的稳定,减少并发症,为原发病的治疗争取机会。

1. 扩容、促进尿钙排泄

可纠正脱水及增加尿钠、钙排泄。每日补给等渗盐水4000～6000mL或以上。血容量极度减缩伴低血压、休克,可酌情用血管收缩药。高血钙合并低血钾者并不少见,故需同时补充钾盐。大量输液须注意心、肺功能,以免诱发心力衰竭、肺水肿。另外,钙与洋地黄对心肌和传导系统有协同毒性作用,治疗中如须用洋地黄时,用量要酌减。积极输注生理盐水的同时使用髓袢性利尿药,以加强钙的排泄。给予呋塞米(速尿)40～80mg静脉注射,每2～6小时注射1次。若有疗效,血钙可在24小时内下降0.5～1.0mmol/L。忌用可使血钙升高的噻嗪类利尿药,因该制剂可增加肾小管钙的重吸收。

2. 抑制骨吸收

(1)二膦酸盐:能抑制破骨细胞活性,对破骨细胞、肿瘤细胞均产生抗增殖、诱导凋亡作用,能降低血钙并对抗肿瘤的骨转移,治疗恶性肿瘤诱发的高钙血症有效率达90%。一般治疗高钙危象时须从静脉途径给药,维持静脉输注4小时以上。不良反应主要为肾损害及抑制骨矿化。

(2)氨磷汀:为有机三膦酸盐,为放射治疗或化学治疗中正常组织的保护药。由于能抑制PTH分泌及降低血钙,因而用于原发性甲状旁腺功能亢进及肿瘤所致高钙血症,也能直接抑制骨钙吸收,减少肾小管钙的重吸收。

(3)降钙素:其作用为直接抑制破骨细胞功能,快速抑制骨吸收,促进尿钙排泄,降低血钙。治疗剂量:鲑鱼降钙素2～8U/kg,鳗鱼降钙素0.4～1.6U/kg,每6小时1次,肌内注射或皮下注射,使用6小时内可降低血钙0.25～0.5mmol/L。但作用半衰期短,且几小时或几天内出现"脱逸"现象而失效。本药与糖皮质激素或普卡霉素合用可产生协同作用,也可与二膦酸盐合用。不良反应主要为恶心、呕吐、腹痛、面色潮红、皮疹等,一般均可耐受。

(4)硝酸镓:系抗癌药,有阻抑PTH和破骨细胞激活因子(OAF)的骨吸收作用。用量为每平方米体表面积200mg/d,持续滴注5～7天。

(5)普卡霉素(光辉霉素):是细胞毒性抗生素,可抑制RNA合成,减少骨吸收并拮抗PTH作用。静脉注射25～50μg/kg,维持6小时,血钙于36～48小时下降,疗效维持不超过5天,必要时5～7天后重复应用,但反复使用可对肝、肾、造血系统产生毒性作用。

(6)顺铂:是治疗癌性高钙血症的新药,其降钙作用是直接抑制骨吸收。优点在于安全有效,疗效持久。

(7)磷制剂:过去用于高血钙伴低血磷的患者,可抑制破骨细胞并使血钙在体内重新分布,由于可能诱发全身性异位钙化及威胁生命的低血压或低钙血症,故对其治疗尚有争论,目前多不主张静脉输注,对高血钙并发肾功能不全者禁用。常用Fleet溶液5mL(含磷酸钠3.8g),口服或灌肠,每日3次。口服中性磷酸盐40～80mg,每日3次。

3.糖皮质激素

用于治疗维生素D中毒、结节病及血液系统肿瘤所致高钙血症。口服泼尼松40～80mg/d至血钙正常,或氢化可的松200～300mg/d,静脉滴注3～5天。有一定的降钙效果,但起效慢、维持时间短,因而常与其他降钙药合用。糖皮质激素亦可用于高钙血症的病因鉴别。

4.前列腺素抑制药

对少数可能由PGs所致的癌性高钙血症有效。通常用吲哚美辛(消炎痛)50～100mg/d,或阿司匹林2～3g/d,经用5～7天无效,即可停药。

5.钙螯合药

依地酸二钠可与钙结合成为可溶性复合物,增加尿钙排出,每日2～4g,于糖盐水中静脉滴注4小时以上。因其有肾毒性作用,故肾功能减退者慎用。

6.透析疗法

经以上治疗无效的重症急性高血钙,尤其是并发严重肾功能不全者。用无钙或低钙透析液做腹膜透析或血液透析有效。

7.其他疗法

甲状腺功能亢进所致高钙血症者可用普萘洛尔(心得安)治疗,每天分次口服80～100mg,但心力衰竭者慎用,哮喘者忌用。用雌激素治疗更年期妇女的原发性甲状旁腺功能亢进症有效。活动能改善由制动导致的高血钙。

二、低钙血症

血清蛋白浓度正常时,血清钙低于2.2mmol/L(8.5mg/dL)称为低钙血症。

(一)病因

1.甲状旁腺激素活动减少

(1)甲状旁腺功能低下:①特发性的,有家族性的及散发性的。②后天的,甲状腺手术中的挤压或创伤,能使降钙素分泌增多,甲状腺手术后可发生暂时性的低钙血症。待降钙素的分泌恢复正常后,血钙即可恢复正常。如果甲状腺大部切除术中,误将甲状旁腺切除,则将发生永久性甲状旁腺功能低下。③其他少见的,如甲状旁腺被癌转移所破坏或血色素沉着病有铁沉积于甲状旁腺中,都能引起甲状旁腺功能低下。

(2)低镁血症：镁缺乏症或低镁血症的血镁低于 0.4mmol/L 时,即能出现低钙血症。可能因为镁缺乏能抑制甲状旁腺释放 PTH 或降低骨对 PTH 的反应所致。庆大霉素中毒后,尿排镁增多,导致低镁血症,从而也能引起低钙血症。

(3)胰腺炎：急性胰腺炎中有 40%～75% 患低钙血症。一方面系因有大量钙沉积在胰腺周围皂化的脂肪中,另一方面又因 PTH 分泌减少(甲状旁腺被消化酶破坏或因以胰高血糖素分泌增加导致降钙素分泌增加)。

(4)新生儿低钙血症：多发生在出生后 72 小时内。常见于早产儿、胎儿窒息及母亲患 1 型糖尿病者或孕期母亲患高钙血症使胎儿甲状旁腺功能受抑制。

2.维生素 D 不足

(1)假性甲状旁腺功能减退：由于靶器官对 PTH 无反应或反应减弱,又兼高磷血症,使 1α-羟化酶的活性受抑制,因而 1,25-$(OH)_2$-D_3 的产量减少,并抑制骨吸收,促使钙在软组织中沉积。

(2)高磷血症能抑制 1α-羟化酶的活性,使 1,25-$(OH)_2$-D_3 的产量减少,并抑制骨吸收,促使钙在软组织中沉积。

(3)维生素 D_3 不足：多见于营养不良、发育过早、早产儿、阳光照射不足、肠道吸收不良、小肠切除及肝胆疾病者。

(4)吸收不良综合征。

(5)肾小管酸中毒排钙增多,又因酸中毒使肾脏中的 1α-羟化酶受抑制,使 D_3[1,25-$(OH)_2$-D_3]产量减少,钙的吸收亦随之减少。

(6)急性或慢性酒精中毒时,即使没有肝硬化,血中的 25-羟维生素 D_3[25-(OH)-D_3]也减少,又兼常同时患低镁血症及肠道吸收不良、往往导致低钙血症。

3.其他原因

(1)成骨速度超过骨吸收时,能发生低钙血症。

(2)输入大量库存血,血浆 Ca^{2+} 被多余的枸橼酸盐结合,能发生低钙血症。

(3)治疗高钙血症时使用磷酸盐或降钙素时,或抗痉挛时使用苯巴比妥、苯巴比妥钠,都能引起低钙血症。

(二)临床表现

低血钙临床表现与血钙下降的程度、速度、时间长短等因素有关,如果短时间内血钙迅速下降或伴碱中毒时,可出现威胁生命的严重后果。

1.神经肌肉系统症状

(1)神经肌肉的兴奋性增高：慢性、中等程度的低血钙时,患者可感到唇、鼻、四肢麻木或刺痛,肌束颤动,面神经叩击征和束臂征阳性。当血钙下降严重或下降速度很快时,可出现自发性手足搐搦、腹痛、支气管哮喘,甚至喉痉挛、癫痫大发作,后者也可能与脑内病灶(如钙化灶)有关。

(2)锥体外系的症状：甲状旁腺功能减退患者颅内(基底节、小脑、大脑皮质)可发生异位钙化,引起震颤、共济失调、手足徐动症、舞蹈症、抽搐等症状。

(3)精神症状：长期低钙血症患者的记忆力减退、性格改变、抑郁、焦虑、精神错乱、儿童智力障碍。

2.心血管系统症状

心排血量及左心收缩力明显减少；心电图表现为 Q-T 间期延长、T 波平坦或倒置。

3.小儿长期患低钙血症

能出现牙齿发育不全，有龋齿；皮肤干燥、鳞屑增多；指甲易脆、指甲横沟；秃发、毛发稀疏，可发生白内障。

4.胃肠道症状

有严重腹泻，为胃酸、维生素 B_{12} 吸收不良。

（三）诊断

首先明确是否有低钙血症，应同时测定血清钙浓度和血清蛋白浓度，以便校正真实的血钙水平或直接测定钙离子浓度。低血钙的病因诊断，须综合病史（如用药史、手术史、家族史、喂养史）、症状、体征和有关实验室资料、特殊检查结果等进行判断。

（四）治疗

1.查明病因

针对低血钙病因进行治疗。

2.补充钙剂

(1)静脉注射钙剂：严重低钙血症患者伴有神经肌肉症状如抽搐、惊厥等，首先须静脉补充钙剂，改善症状。可给予 10% 葡萄糖酸钙（10mL＝钙 90mg,2.25mmol），或 10% 氯化钙（10mL＝钙 360mg,6mmol）于 25%～50% 葡萄糖溶液 20～40mL 中，缓慢注射，每分钟不超过 2mL。症状反复者，数小时后可重复注射或静脉持续滴注葡萄糖钙或氯化钙 15mg/kg,4～6 小时，同时注意是否存在低镁血症，必要时补充镁剂。待病情稳定后，可改为口服钙剂。

(2)口服补钙：对于慢性低钙血症及低血钙症状不显著者可口服补钙。常用制剂有乳酸钙（含钙量 13%）、葡萄糖酸钙（含钙量 9%）、碳酸钙（含钙量 40%）等，一般每日需补充元素钙 1～2g。

3.维生素 D 治疗

因维生素 D 缺乏、抵抗引起的低钙血症，应根据病因选择维生素 D 制剂，在肾衰竭、甲状旁腺功能减退症或维生素 D 依赖性佝偻病时，应选用 1,25-二羟维生素 D 0.25～1.0μg/d。其他原因的维生素 D 缺乏，可补给维生素 D 15 000～50 000U/d 或更大剂量，并治疗病因。维生素 D 的使用剂量因人而异，治疗期间应严密监测血、尿钙情况，并相应调整钙剂和维生素 D 的用量，避免高钙血症及对肾功能的损害。

4.纠正低镁血症

对存在低镁血症者应给予补镁治疗。可将 25% 硫酸镁 5mL 稀释于 25%～50% 葡萄糖溶液 20～40mL 中，缓慢推注；或肌内注射 10% 硫酸镁 10mL（约含镁 4mmol），每天 3～4 次。症状缓解后，再给予每日补充镁 25～50mmol 数日。治疗期间应严密监测血镁浓度及心脏情况，尤其对有肾功能不全者，补镁须慎重，用量应减少。

5.其他

噻嗪类利尿药和限制钠盐,均可增加肾小管对钙的重吸收,减少尿钙,升高血钙水平,可用于肾功能不全时低血钙的辅助治疗,但应注意防止低钾血症。

三、低磷血症

正常血清磷浓度在成年人 0.83～1.45mmol/L(2.6～4.5mg/dL),小儿 1.29～1.94mmol/L(4～6mg/dL)。当血清磷浓度≤0.8mmol/L 时称为低磷血症。血清磷浓度<(0.3～0.5)mmol/L 为重度低磷血症。

(一)病因

1.摄入过少

较少见。

2.肠道吸收减少

在营养不良、脂肪泻、慢性腹泻及吸收不良综合征,可引起低磷血症。服用能与磷结合的铝镁抗酸药或维生素 D 缺乏时,因肠道内磷的吸收减少导致磷缺乏症。

3.经肾脏丢失

主要见于:①维生素 D 缺乏;②肾小管疾病(如肾小管性酸中毒、Fanconi 综合征等)和累及肾小管功能的全身性疾病;③甲状旁腺功能亢进症;④组织非特异性碱性磷酸酶基因突变及 X 连锁抗维生素 D 低血磷性佝偻病;⑤肿瘤引起的低血磷性软骨病(PTHrP 的作用);⑥其他原因,如 ALD 增多症、长期应用甘草制剂、Reye 综合征、特发性高尿钙症、AVP 不适当分泌综合征、利尿药、糖皮质类固醇等均可使肾小管排磷增加。

4.磷转移入细胞内

(1)糖尿病酮症酸中毒:经胰岛素治疗后,大量磷伴随葡萄糖进入细胞内,可导致急性低磷血症。糖尿病本身存在胰岛素缺乏与胰高糖素过多可使分解代谢增加,而长期多饮、多尿、酮症及糖尿病使尿中排磷增多,亦可使血磷降低。

(2)呼吸性、代谢性碱中毒:持续而明显的呼吸性碱中毒,细胞内 pH 增高,继而细胞内磷酸化糖类形成增加,所需的磷从无机磷储存池移出,迅速引起血磷降低,尿磷排出减少。重度呼吸性碱中毒常见于败血症、高热中暑、肝性脑病、水杨酸中毒、痛风及乙醇戒断综合征等。同样,静脉输注过多碳酸氢钠引起代谢性碱中毒时,亦可使血磷降低。

(3)内分泌激素及营养素:胰高血糖素、儿茶酚胺、胰岛素可致血磷下降。静脉注射果糖、氨基酸、甘油、乳糖亦可引起磷的重新分布,降低血磷。

(4)细胞增殖过快:如见于白血病等。

5.综合性原因

(1)严重烧伤(三度)后可引起低血磷,其主要原因是除胃肠功能紊乱使磷的摄入或吸收减少以及早期输注大量不含磷的液体外,胰岛素促进磷向细胞内转移,降钙素、PTH 等抑制肾小管磷重吸收的激素升高,也是促成血磷降低的原因。

(2)急、慢性酒精中毒者约有 50% 有低磷血症。除饮食中缺磷及吸收减少外,酒精中毒引起肌营养不良及呼吸性碱中毒或酮症酸中毒亦是主要的诱发因素。

(3) 长期应用无磷透析液治疗或肾移植术后患者。

(二)临床表现

(1) 中枢神经系统症状：感觉异常、眩晕、嗜睡、麻木、共济失调、抽搐、昏迷，甚至死亡。

(2) 血液系统症状：

①红细胞内 2,3-二磷酸甘油酸(2,3-DPG)减少，影响氧与血红蛋白解离。

②红细胞中的 ATP 在患低磷血症时可能减少 60%～80%。红细胞变成球形，极易破坏。血磷低至 0.16mmol/L(0.5mg/dL)以下时，则易发生溶血性贫血。

③白细胞的趋化性、吞噬作用、杀菌活性明显减弱。

④血小板中的 ATP 约减少 50%，血小板减少，血块收缩不良，胃肠道及皮下易出血。

(3) 骨骼、心肌的症状。低磷可导致肌无力或骨骼肌溶解，如累及心肌和呼吸肌，可致心律失常、心力衰竭和呼吸衰竭。

(4) 任何不能解释的骨痛、骨折，应当考虑到磷缺乏症的可能。

(三)治疗

(1) 积极治疗引起低磷血症的原发疾病。对无症状或症状甚轻的低血磷患者，一般无需补磷，只要治疗原发疾病和增加饮食中磷的摄入量即可。

(2) 对磷缺乏症的患者，可采取口服方法，24 小时内每千克体重可给磷酸盐 1mmol/L，分次口服。每日给磷最多不得超过 3g。口服补磷常引起呕吐、腹泻而影响疗效。

(3) 对严重血磷降低伴有明显神经肌肉、心血管和血液系统症状者，则应给予静脉补磷。如患者合并肾衰竭、少尿、大量组织坏死及高钙血症时，补磷应慎重。静脉补磷的不良反应或危险性有低血钙症，迁徙性软组织钙化，低血压，高血钾症(由于给磷酸钾盐所致)，失水与高钙血症(由于高渗性利尿所致)等。

如低磷血症是新近发生，首次剂量可用 0.08mmol/kg 体重(注：mmol 数×30.974 即得 mg 数)；若低血磷为时较久，且存在多种诱发低血磷的原因时，则首剂用 0.16mmol/kg；对症状明显的患者，首剂应增加 25%～50%；对合并高血钙的患者则应减少 25%～50%。间隔 6 小时后可重复给药，每次给药后应立即并反复多次测定血钙和血磷浓度，并依照临床情况及新的血磷水平调整下一次的补充量。为减少危险性，每次剂量不要超过 0.24mmol/kg。伴有低血钙时还需同时补钙，钙剂不宜加于含有磷酸盐的溶液中或通过同一静脉输注。

四、高磷血症

成人血清磷浓度>1.9mmol/L(6mg/dL)时，可考虑为高磷血症。

(一)病因

摄入/吸收磷过多见于含磷药物口服、注射、灌肠，或维生素 D 过量。肾脏排泄减少的原因是：①急、慢性肾衰竭；②甲旁减或假性甲旁减；③肢端肥大症；④肿瘤性钙质沉着症；⑤长期使用二磷酸盐制剂、肝素等药；⑥低镁血症。

磷从细胞内释出多见于呼吸性或代谢性酸中毒、细胞溶解等情况，如溶血性贫血、肌溶解综合征、用细胞毒性化学药物治疗淋巴瘤及白血病等。高热、急性重型肝炎、挤压伤等亦常使血磷显著升高。

(二)临床表现和治疗

高磷血症的症状通常很轻,严重高血磷的临床表现主要取决于原发病;伴随的低血钙、其他代谢紊乱和异位钙化灶可出现感觉异常、手足搐搦、腹痛、恶心呕吐、肌阵挛、惊厥、意识障碍等症状。

针对病因治疗,降低血磷的处理包括去除外源性含磷药物、低磷饮食、服用磷结合剂或无钙铝的磷吸附剂。降低肠道磷的吸收。严重的高血磷者,可作血液透析治疗,尤其是由肿瘤溶解、肾衰竭等引起的。慢性肾衰者还常出现高硫酸盐血症。硫酸盐的重吸收由 Na^+/Si 协同转运体和 $Si/$草酸盐$-HCO_3^-$ 转运体(sat-1)介导。肾衰动物的 Na^+/Si 协同转运体和 sat-1 蛋白表达丰度下降,高硫酸盐血症常先于高磷血症发生。其治疗可能主要是针对原发病,利尿剂是否有效仍未明了。

碳酸司维拉姆治疗慢性肾病的高磷血症,能降低血磷,升高血钙和血氯。

第五节 酸碱平衡失常

一、酸碱平衡评价

人体为了能正常进行生理活动,血液中的氢离子浓度必须维持在一定的范围内,而氢离子浓度正常依赖于体内的酸碱平衡调节功能。如果体内酸和(或)碱过多或不足,引起血液氢离子浓度改变,使酸碱平衡发生紊乱(酸碱平衡失常,简称为酸碱失衡)。临床上很多疾病都伴有酸碱失衡,及时诊断和正确治疗又常常是抢救成功的关键,故必须掌握酸碱平衡指标结果的正确判断。

(一)常用血气与酸碱指标

1. pH 反映血液酸碱状态

pH 是血液内氢离子浓度(H^+)的负对数值,正常值为 7.35~7.45,平均 7.40。pH 增高(>7.45)提示碱血症;pH 减低(pH<7.35)提示酸血症;pH 正常只说明血液中的酸碱度在正常范围内,不能排除酸碱的平衡失调可能,因为混合性酸碱失衡,即代谢性酸(碱)血症和呼吸性碱(酸)血症或代谢性酸、碱血症同时存在时,pH 可正常。单凭一项 pH 仅能说明是否有酸血症或碱血症,只有结合其他酸碱指标,如二氧化碳分压($PaCO_2$)、碳酸氢盐(HCO_3^-)、缓冲碱(BE)等及生化指标(如钾、氯、钙),才能正确判断是酸中毒、碱中毒还是混合性酸碱失衡。

2. AB 和 SB 判断酸碱平衡性质

标准碳酸氢盐(SB)或标准碳酸氢根(SBC)是指血浆在标准条件下[37℃,$PaCO_2$=5.33kPa(40mmHg),血红蛋白完全氧合时]所测得的碳酸氢盐(HCO_3^-)浓度,不受呼吸因素影响,故反映了体内 HCO_3^- 储备量的多少,是代谢性酸碱失衡的定量指标。增加提示代谢性碱中毒,减低说明存在代谢性酸中毒。实际碳酸氢盐(AB)或实际碳酸氢根(ABC)是血浆中的实测 HCO_3^- 含量(血气分析报告中的 HCO_3^- 即指 AB,它同时受呼吸与代谢两种因素的影响)。正常人的 AB 与 SB 值相同,均为 22～27mmol/L。

3.缓冲碱反映代谢性酸碱失衡程度

缓冲碱(BB)是指血中能作为缓冲的总碱量,包括开放性缓冲阴离子(HCO_3^-)及非开放性缓冲阴离子(包括血浆蛋白、血红蛋白、磷酸盐等)两部分。在代谢性酸中毒时,BB 减少,而代谢性碱中毒时增加。但在呼吸性酸碱失衡时,因 BB 中开放性缓冲阴离子增加(或减少),非开放性缓冲阴离子即减少(或增加),两者变化方向相反但量相等,缓冲总碱量不变,故 BB 不受呼吸性因素影响,因而被认为是反映代谢性酸碱失衡的较好指标。因 BB 包括了全部缓冲阴离子的总量,故 BB 减少而 AB 正常时,说明 HCO_3^- 以外的缓冲阴离子减少,常提示血浆蛋白、血红蛋白含量过低。全血缓冲碱(BBb)的正常值为 45～55mmol/L,血浆缓冲碱(BBp)的正常值为 41～43mmol/L。

4.正值碱剩余提示代谢性碱中毒而负值提示代谢性酸中毒

碱剩余(BE)指在温度为 37～38℃,$PaCO_2$=5.33kPa 的标准条件下滴定血标本,使其 pH 等于 7.40 所需的酸或碱的量。需加酸者 BE 为正值,需加碱者为负值。BE 表示血标本的实际 BB,较在同样条件下测得的正常 BB(NBB)多或少的一种指标。目前认为,BE 和 HCO_3^- 对判断代谢性酸中毒的价值相同。必须指出,呼吸性酸中毒与呼吸性碱中毒在经过肾脏的代偿后,通过 HCO_3^- 的重吸收增加或减少,而出现正值增高或负值增高,故在判断慢性呼吸性酸碱失衡时应予以注意。临床上常用的 BE 有全血 BE(BEb)和细胞外 BE(BEect)两种,正常值均为 -3～+3mmol/L,平均值为 0。因血液血红蛋白(Hb)的变化可影响 BEb,故测定 BEb 时必须用实际的血液 Hb 浓度校正。只要有了实测的 pH 和 $PaCO_2$ 或 HCO_3^- 值,就能在酸碱平衡诊断卡上读出用实际血液 Hb 校正的 BE 值。因血浆和细胞外液处于不断的交换中,并且细胞外液的 Hb 浓度一般仅为血液 Hb 浓度的 30%～40%,如正常血液 Hb 为 150g/L,则细胞外液 Hb 仅为 50～60g/L,故细胞外液的 Hb 值是相对稳定的。血液 Hb 在一定范围内变动对其影响很小,故对 BEect 的影响亦小,不致影响对酸碱失衡的判断。目前多主张用 50g/L 或 60g/LHb 浓度作为 BEect 的固定校正值,这样实际应用时就方便多了。例如,已知 pH、$PaCO_2$ 或 HCO_3^- 中的两个实测值,那么就可在酸碱平衡诊断卡上找到与 50g/LHb 相应的 BE 值。

5.不能单凭 CO_2CP 判断酸碱中毒类型

二氧化碳结合力(CO_2CP)指将采取的静脉血标本,在室温下分离出血浆,用正常人肺泡气($PaCO_2$ 为 5.33kPa 或 40mmHg)平衡后,所测得的血浆 CO_2 含量。它表示来自碳酸氢盐和碳酸的 CO_2 总量,故同时受代谢和呼吸因素的影响。其数值的减少可能是代谢性酸中毒,亦可能是代偿后的呼吸性碱中毒,而增高可能是代谢性碱中毒,亦可能是代偿后的呼吸性酸中毒,因此不能单凭 CO_2CP 一项指标来判断酸碱中毒的类型。CO_2CP 可用两种单位来表示,若以容积%(Vol%)来表示则正常值为 50%～70%,平均 58%;若以 mmol/L 来表示则正常值为 23～31mmol/L,平均 27mmol/L。两种单位可相互换算,即 Vol% 数值除以 2.2 即得 mmol/L 的数值。

6. 二氧化碳总量和二氧化碳分压反映通气和换气功能及酸碱平衡状态

二氧化碳总含量（TCO_2）是指在37～38℃时，与大气隔绝条件下，所测得的CO_2含量。它包括血浆内HCO_3^-等所含的CO_2和物理溶解的CO_2（即$PaCO_2$）。正常值为24～31mmol/L。

二氧化碳分压（$PaCO_2$）是指溶解于动脉血中的二氧化碳所产生的压力，正常值4.6～6.0kPa（35～45mmHg），平均5.33kPa（40mmHg）。应注意，$PaCO_2$既反映通气、换气功能，又反映酸碱状态，因此在判断其意义时，切勿把酸碱失衡的代偿性变化误作为呼吸功能障碍的表现。如误将代谢性酸中毒时的$PaCO_2$代偿性降低看作是原发性通气过度引起的呼吸性碱中毒而加以纠正。

7. $P_{50}O_2$反映氧离曲线的移动

$P_{50}O_2$降低表示氧离曲线左移，即Hb与氧亲和力增加而不利于组织摄取氧血氧饱和度50%时的氧分压，血氧饱和度为50%时的氧分压（$P_{50}O_2$）系指血氧饱和度为50%时测得的氧分压，它反映血红蛋白与氧的亲和力。在pH 7.40，$PaCO_2$为5.33kPa（40mmHg），BE为0，体温为37℃时，$P_{50}O_2$的正常值为26.6mmHg。由于$P_{50}O_2$位于氧离曲线的陡峭部位，故其变化反映了氧离曲线的移动。$P_{50}O_2$降低表示氧离曲线左移，即Hb与氧亲和力增加而不利于组织摄取氧。氧离曲线高度左移时，即使PaO_2与氧饱和度（SaO_2）正常，组织仍易发生缺氧。反之，$P_{50}O_2$增高表示氧离曲线右移，即Hb与氧亲和力减低而有利于组织摄取氧。在氧离曲线高度右移时，即使PaO_2与SaO_2降低，组织亦可能不缺氧。

影响$P_{50}O_2$的因素很多，其中主要有：①[H^+]：这是使氧离曲线发生瞬时移动的最主要生理因素。[H^+]增加，pH减低时曲线右移；[H^+]降低，pH增加时曲线左移。②$PaCO_2$：$PaCO_2$增高时$P_{50}O_2$增加，$PaCO_2$减低时$P_{50}O_2$减低。CO_2对$P_{50}O_2$的影响既可通过pH，亦可通过CO_2。③温度：温度升高时$P_{50}O_2$增加，温度降低时则减低，这种影响属瞬时性的，并受代谢的影响。④2,3-二磷酸甘油酸（2,3-DPG）是红细胞中糖酵解的旁路产物，它的多少对Hb与氧的亲和力有很重要的调节作用。2,3-DPG增加时，$P_{50}O_2$增加，氧离曲线右移；反之，2,3-DPG减低时，$P_{50}O_2$降低，氧离曲线左移。

8. AG增高反映有机酸中毒或高AG代谢性酸中毒

阴离子隙（AG）是近年来备受重视的酸碱指标之一。正常细胞外液的阴、阳离子总量各为148mmol/L（151mEq/L）。阳离子主要有Na^+、K^+、Ca^{2+}、Mg^{2+}等，其中Na^+占140mmol/L（140mEq/L），为可测定性阳离子，其他阳离子总称为未测定阳离子（UC），共8mmol/L（11mEq/L）。细胞外液阴离子主要有Cl^-、HCO_3^-、SO_4^{2-}、PO_4^{3-}、有机酸、带负电荷的蛋白质等，其中Cl^-与HCO_3^-为可测定阴离子，共128mmol/L（128mEq/L），其余阴离子总称未测定阴离子（UA）共20mmol/L（23mEq/L）。血液中UA与UC之差值即为AG，正常AG值为8～16mmol/L，平均12mmol/L。机体为了保持电中性，细胞外液阴、阳离子总量必须相等，故Na^+＋UC＝（Cl^-＋HCO_3^-）＋UA，亦即Na^+-（Cl^-＋HCO_3^-）＝UA－UC＝AG。临床上，采用Na^+、Cl^-与HCO_3^-等3个测定值按上式来计算AG，但实际上AG反映的是UA与UC含量的变化。在一般情况下，UC含量较稳定，故AG高低主要取决于UA含量的变化。

实验室检查时，只常规测定Na^+、K^+阳离子和Cl^-、HCO_3^-阴离子，因此其余的为未测定阳离子(UC)和未测定阴离子。电解质的平衡可表示为：$Na^+ + K^+ + UC = Cl^- + HCO_3^- + UA$，即 $Na^+ + K^+ - (Cl^- + HCO_3^-) = UA - UC =$ 阴离子隙。正常情况下，UA 超过 UC，故产生阴离子隙。因为血钾的贡献小，许多情况下可以忽略不计，即阴离子隙 $= Na^+ - (Cl^- + HCO_3^-)$。

阴离子隙测定主要用于评价酸碱平衡紊乱，如果已经确定为代谢性酸中毒，阴离子隙将提供病因鉴别的重要信息，而 δ 隙是阴离子隙变化值与 HCO_3^- 变化值之比值，即 δ 比值，正常为 1∶1。在缺乏并发症的代谢性酸中毒中，δ 比值降低提示存在混合的阴离子隙升高性和阴离子隙正常性酸中毒；而 δ 比值大于 2∶1 提示存在混合的代谢性碱中毒和高阴离子隙性酸中毒。尿 AG(包括未测定的阴离子和阳离子)可间接反映尿 NH_4^+ 的排出量，例如，腹泻所致的正常 AG 性代谢性酸中毒为阴性。

(1) 血 AG 降低：少见，发生率为 0.8%~3.0%，主要病因为低白蛋白血症、γ 球蛋白病、溴化物中毒及高钙血症。

(2) 血 AG 升高：较常见，在住院患者中，其发生率高达 30%，主要病因有：①代谢性酸中毒伴 AG 生成过多或排泄障碍；②实验室误差；③严重血容量消耗和高白蛋白血症；④代谢性碱中毒；⑤呼吸性碱中毒；⑥严重高磷血症；⑦摄入过多阴离子。

除上述原因外，AG 增高还可见于其他一些与代谢性酸中毒无关的情况：①代谢性碱中毒时由于糖酵解加速，致体内乳酸积聚；为中和代谢性碱中毒时血内过多的 HCO_3^- 以缓冲碱血症，血浆蛋白释放 H^+，导致带负电荷的蛋白质增多；代谢性碱中毒常伴脱水、血容量降低，使带负电荷的蛋白质浓度增加。②各种原因引起的低钾血症、低镁血症和低钙血症。③应用大量含有钠盐和(或)阴离子的药物，如青霉素钠、枸橼酸钠(大量输血时)、乳酸钠及含有硫酸根与磷酸根的药物等。

AG 增高常反映有机酸中毒或高 AG 性代谢性酸中毒及其程度，故按 AG 性是否增高可将代谢性酸中毒分为高 AG 性代谢性酸中毒(或正常血氯性代谢性酸中毒)及正常 AG 性代谢性酸中毒(或高血氯性代谢性酸中毒)，这种分类方法有利于寻找代谢性酸中毒病因而进行相应处理。含有高 AG 代谢性酸中毒的双重失衡和三重失衡(代谢性酸中毒＋代谢性碱中毒＋呼吸性酸中毒或呼吸性碱中毒)病例，若不结合增高的 AG 而单用血气分析结果来判断，易将其中的一些双重失衡和三重失衡误诊为单纯型失衡和双重失衡。

关于判断代谢性酸中毒的 AG 值水平，目前尚无统一意见。Gabow 等同步测定 AG 和有机酸，结果表明，AG>30mmol/L 时，全部病例都存在有机酸中毒，AG 20~29mmol/L 时，约 30% 不伴有机酸中毒；AG 17~19mmol/L 时，只有约 30% 的病例可证实存在有机酸中毒。因此，AG<30mmol/L 时，对有机酸中毒的诊断可疑。根据 Gabow 等的报告，提出>20mmol/L 或≥30mmol/L 来作为判断代谢性酸中毒的标准。但自 1977 年迄今，国内所发表的有关文献和学术会议资料，仍多采用>16mmol/L 作为判断代谢性酸中毒的界限。

(二) 血气酸碱值核实方法

在判断酸碱失衡前，必须首先核实血气报告单上的数据是否可靠。

1. **血液酸碱度取决于 HCO_3^- 与 H_2CO_3 的相对含量**

可用 Henderson-Hasselbalch 方程式来表示，即 $pH = 6.1 + \log\{[HCO_3^-]/[H_2CO_3]\}$。为

便于临床计算,Kassirer 等将它简化为公式:$[H^+]=24\times\{[PaCO_2]/[HCO_3^-]\}$。式中$[H^+]$、$PaCO_2$ 及 HCO_3^- 等3个变数的关系是不变的,故知其二便可知其三。式中$[H^+]$的单位是 mmol/L,$PaCO_2$ 的单位是 mmHg,HCO_3^- 的单位是 mmol/L(或 mEq/L)。在核实血气测定数据时,可将 $PaCO_2$ 与 HCO_3^- 的实测值代入上式,计算出$[H^+]$值,再将此值折合为 pH 值而与实测 pH 值作比较。若计算出的 pH 值与实测 pH 符合,则提示血气测定值可靠,否则表明 pH、$PaCO_2$ 与 HCO_3^- 中必有一项错误。

2.应用两种方法判断酸碱失衡

一类是应用酸碱失衡代偿图(亦称酸碱失衡有意义带图或酸碱卡)判断,另一类是应用酸碱失代偿值预计公式判断。

3.鉴别三重和双重酸碱失衡

(1)三重酸碱失衡:若前三步的判断是呼吸性酸中毒+代谢性碱中毒或呼吸性碱中毒+代谢性碱中毒,且 AG>16mmol/L(指结合上述病史、临床表现等资料提示为代谢性酸中毒者,下同),则最后诊断是呼吸性酸中毒型(呼吸性酸中毒+代谢性碱中毒+代谢性酸中毒)或呼吸性碱中毒型三重酸碱失衡(呼吸性碱中毒+代谢性碱中毒+代谢性酸中毒)。

(2)三重和双重失衡的鉴别:若前三步的判断是呼吸性酸中毒,呼吸性碱中毒,呼吸性酸中毒+代谢性酸中毒或呼吸性碱中毒+代谢性酸中毒,且 AG>16mmol/L,则按下法判断是否有代谢性碱中毒存在。若有则最后诊断为呼吸性酸中毒型和(或)呼吸性碱中毒型三重酸碱失衡,否则就是双重失衡(注:下面各式中 $PaCO_2$ 的单位是 mmHg,HCO_3^- 与 AG 的单位是 mmol/L,且各数值均保留到小数点后一位)。

①求出假定无代谢性酸中毒影响的 $PaCO_2$($PaCO_2$NA):$PaCO_2$(NA)=(AG-12)×1.2+$PaCO_2$

②求 $PaCO_2$NA 的 HCO_3^-,预计代偿值(HCO_3^-PNA)

a.$PaCO_2$NA≥40(提示呼吸性酸中毒或正常)用下式求:HCO_3^-PNA=24+$[PaCO_2(NA)-40]\times0.4+3$……(A)式

b.$PaCO_2$NA<40(提示呼吸性碱中毒)用下式求:HCO_3^-PNA=24-(40-$PaCO_2$NA)×0.5+2.5……(B)式

③求假定无代谢性酸中毒影响的 HCO_3^- 值(HCO_3^--NA):HCO_3^-NA=AG-12+HCO_3^-

④比较 HCO_3^-NA 与 HCO_3^-(PNA)

a.若 HCO_3^-NA<HCO_3^-PNA,提示无代谢性碱中毒,则最后诊断为呼吸性酸中毒+代谢性酸中毒或呼吸性碱中毒+代谢性酸中毒。

b.若 HCO_3^-NA>HCO_3^-PNA,则提示两种可能,应结合病史等资料来确定:合并代谢性碱中毒;失代偿性呼吸性碱中毒。如果是合并代谢性碱中毒则最后诊断为呼吸性酸中毒型或呼吸性碱中毒型三重失衡。如果是失代偿性呼吸性碱中毒则最后诊断为呼吸性碱中毒+代谢性酸中毒。

(3)复合型代谢性酸中毒:若前三步判断为代谢性碱中毒或无酸碱失衡(即血气值在正常范围),同时 AG>16mmol/L,则可诊断为代谢性酸中毒+代谢性碱中毒,不必考虑三重失衡。

AG值测定除用于判断高AG性代谢性酸中毒外,亦可间接判断正常AG性(高氯性)代谢性酸中毒,若血气分析值判断为代谢性酸中毒而AG正常,提示代谢性酸中毒为正常AG型。再者,高血氯性或正常AG性代谢性酸中毒时,血Cl^-的增高和AG增高一样,都将使HCO_3^-呈等量减低。因此,若血气分析值判断为代谢性酸中毒而血Cl^-与AG均增高,且两者增高数之和等于或近于HCO_3^-的减低数,则可诊断为高AG性代谢性酸中毒与高血氯性代谢性酸中毒并存的复合型代谢性酸中毒。

4.结合病史/临床表现/血气分析诊断复合型酸碱平衡紊乱

有时还需进行动态观察。除此之外还应排除引起AG增高的技术误差因素,只有这样才能得出是否存在代谢性酸中毒的正确结论。

目前临床上所称的三重失衡实际上是指高AG三重失衡而言(即三重失衡中的代谢性酸中毒为高AG型)。但AG值界限尚有不同意见,应用AG判断代谢性酸中毒时,必须结合病史、临床表现、同步血气分析值变化以及有关的化验检查,有时还需进行动态观察。除此之外还应排除引起AG增高的技术误差因素,只有这样才能得出是否存在代谢性酸中毒的正确结论。水、电解质和酸碱平衡失常是临床工作中十分常见的一组病理生理状态,可存在于多种疾病的发展过程中,这些代谢紊乱使原有病情更加复杂。在诊疗过程中,应特别注意下述几点:①在治疗原发病的同时,随时想到水、电解质和酸碱平衡失常,并严密观察病情变化。②结合必要的检查,确定其类型和程度,对治疗做出相应调整。③在复杂的病情中,要分清缓急、主次、轻重,给予恰当而及时的处理。④详细记录出入水量、入水量,列出平衡表,定期记录体重的增减。定期检查K^+、Na^+、Cl^-、CO_2CP、BUN、肌酐、pH、动脉血气分析。掌握和监视心、肺、肾、循环功能变化。⑤检测指标的分析要充分结合临床,必要时立即复查或追踪观察。

二、代谢性酸中毒

在临床上,最常见的酸碱平衡失调类型可分为代谢性酸中毒、呼吸性酸中毒、代谢性碱中毒和呼吸性碱中毒等四类,有时亦可出现混合性酸碱平衡紊乱。

代谢性酸中毒是指体内非挥发性酸性物质产生过多,肾脏酸性物质排出过少,或经胃肠道丢失的碳酸氢盐(HCO_3^-)过多所造成的一种酸碱平衡紊乱类型,可分为高阴离子间隙(AG)代谢性酸中毒及正常AG代谢性酸中毒两类。

(一)病因

1.非挥发酸过多及排出减少导致高AG性代谢性酸中毒

(1)乳酸/酮体等非挥发性物质过多:临床上,常将因脏器、组织和细胞供氧减少(如低氧血症、休克、心跳呼吸骤停、重度贫血、一氧化碳中毒等)及氧耗过多(癫痫发作、抽搐、剧烈运动、严重哮喘等)造成乳酸产生增加所致的酸中毒称为A型乳酸性酸中毒。将因为细胞内代谢异常不能有效利用氧以致乳酸清除不良(如肝功能不全、败血症、恶性肿瘤,使用双胍类药物、水杨酸与甲醇、乙二醇及慢性酒精中毒)而引起的乳酸中毒称为B型乳酸性酸中毒。此外,饮食中硫胺缺乏、遗传性丙酮酸脱氢酶缺乏等也可造成乳酸中毒。空肠回肠吻合术、小肠切除术后或肠内大量乳酸杆菌生长时,产生大量D型乳酸,人体内不能将其转换为丙酮酸,故往往于进食大量糖类时诱发 D 型乳酸性酸中毒。

饥饿、高脂饮食、胰岛素缺乏或胰高血糖素分泌增加时脂肪酸氧化增强，肝脏线粒体内可产生乙酰乙酸，β-羟丁酸及丙酮。此生酮过程需依赖肉碱脂酰转移酶Ⅰ及 β-羟-β-甲戊二酰辅酶 A(HMG-CoA)合成酶及裂解酶调节。大量酮体消耗碱储备，导致酮症酸中毒。

肾功能损害时使用二甲双胍诱发乳酸性酸中毒常与患者同时合并了感染或血容量不足有关。二甲双胍诱发乳酸性酸中毒的发生是不可预测的，如果患者有低氧血症、组织灌注不足或严重肝损害等急性并发症，应禁止使用二甲双胍。

胃肠手术(尤其是空肠-结肠吻合术)后容易发生乳酸性酸中毒。由于肠管短截，不能消化吸收摄入的碳水化合物，结肠的负荷加重，被结肠的细菌(主要是乳酸杆菌)分解成乳酸的右旋同分异构体(D-乳酸)。与正常的左旋乳酸不同的是，D-乳酸进入体内后，具有较强的神经毒作用，患者可能出现脑病症状，如果肾功能正常，可不出现脑病症状或症状很轻，但如果存在肾衰，可能发生严重的中枢性呼吸衰竭(D-乳酸性酸中毒脑病)。

(2)酸性物质排出减少：肾衰竭(尤其是合并感染)、腹泻及其他导致循环衰竭时，蛋白质代谢所产生的硫酸、磷酸等可滴定酸在体内蓄积，总酸排泄量减少而致酸中毒。例如，高热常伴有失水和酸碱平衡紊乱，并可引起死亡。

2.肾脏排 H^+ 障碍/胃肠道丢失 HCO_3^- 过多/含盐酸药物引起正常 AG 性代谢性酸中毒

(1)肾脏排 H^+ 障碍，主要见于：①Ⅰ型肾小管性酸中毒(RTA)：因远端肾单位酸化能力缺陷，H^+ 排泄量不足而产生酸中毒。常见于原发性甲旁亢、自发性或家族性高钙血症、甲状腺炎、干燥综合征、类风湿性关节炎及自身免疫性肝炎等疾病；维生素 D 中毒及应用 FK506 时，其特征为正常 AG 性，高血氯性低血钾性代谢性酸中毒，尿 pH>5.5。②Ⅱ型 RTA：由于近端肾小管对 HCO_3^- 的重吸收减少致泌 H^+ 不足而产生的酸中毒。常见于先天性肝豆状核变性、半乳糖症、先天性果糖不耐受症、维生素 D 缺乏所致的继发性甲旁亢以及使用过期庆大霉素、磺胺类药物或四环素等抗生素。其特征为血 AG 正常，血氯升高而血钾下降，伴肾素和醛固酮升高。③Ⅳ型 RTA：引起的代谢性酸中毒常见于 Addison 病、肾上腺肿瘤、原发性醛固酮缺乏、DM、肾小管间质性病变等。亦可见于使用某些药物(如螺内酯、氨苯蝶啶)等情况，其发病往往与醛固酮减少致 H^+ 净排泄量减少有关，正常 AG 性高血氯性高血钾性代谢性酸中毒为其特点。

(2)胃肠道丢失 HCO_3^- 过多：胰瘘、胆汁引流、胃肠减压及严重腹泻时，可致代谢性酸中毒。

(3)含盐酸药物：一些药物和化合物引起代谢性酸中毒，如大量应用盐酸精氨酸、稀盐酸、氯化铵、利奈唑胺、卡培他滨、奥沙利铂、西妥昔单抗、乙酰唑胺等含盐酸药物，H^+ 负荷伴随 Cl^- 而增加，同时血浆 HCO_3^- 浓度相应降低也可导致正常 AG 性代谢性酸中毒，而乙二醇中毒属于高阴离子间隙性酸中毒。

细胞内的正常 pH 主要依靠一套调节系统来维持，这些调节因子包括 Na^+/H^+ 交换体、质子泵、单羧基转运蛋白、碳酸氢根转运体和细胞膜相关性与胞浆碳酸酐酶系统。肿瘤的共同特点是细胞缺氧和细胞酸中毒，但一般在血浆中没有反映，仅仅在肿瘤巨大或广泛转移时造成酸血症。

(二)临床表现和诊断

轻者可无明显症状,或仅感乏力,呼吸加快、加深,胃纳不佳。重者可出现酸中毒大呼吸、心律失常、烦躁、嗜睡甚至昏迷。有上述病因可循者,血气分析见血 pH 及 HCO_3^- 下降,BE 负值增加是代谢性酸中毒的典型表现。排除呼吸因素,CO_2CP 降低,$AG>16mmol/L$ 可诊断代谢性酸中毒。通过核实血气报告单上的数据,认为可靠后,可按酸碱失衡四步判断法确定是单纯性代谢性酸中毒抑或为混合性酸碱失衡。高 AG 性代谢性酸中毒可根据有无糖尿病、缺氧、营养不良、肾脏疾病、消化道疾病等,选择血糖、血酮、血乳酸、尿素氮、肌酐等检查协助诊断;正常 AG 性代谢性酸中毒应寻找有无肝、肾疾病导致的低蛋白血症及应用过多含氯化物、卤素族离子等药物史来判断。

以前,有人用白蛋白校正的阴离子间隙(ACAG)鉴别是否存在高乳酸血症,但并不确切,因而建议对所有的急重症患者均测定血清乳酸。

(三)治疗

一般应根据原发病病因、发病缓急和酸中毒严重程度而定。

1. 糖尿病酮症酸中毒治疗

一般当动脉血 $pH<7.1\sim7.0$ 或血 $HCO_3^-<5mmol/L$、$CO_2CP\ 4.5\sim6.7mmol/L(10\sim25$ 容积%)时,可给予少量的 1.25% 碳酸氢钠。当血 $pH>7.1$ 或 $HCO_3^->10mmol/L$、$CO_2CP\ 11.2\sim13.5mmol/L(25\sim30$ 容积%)时,可停止补碱,因过多过快补充碳酸氢钠溶液可致脑脊液 pH 反常性降低,血红蛋白的氧亲和力上升而加重组织缺氧。饥饿性酮症酸中毒一般不必补给碱性液体,仅给予葡萄糖即可纠正。

糖尿病酮症酸中毒发生脑水肿的机制未明,可能主要与个体差异和酮症酸中毒的严重程度有关。

2. 乳酸性酸中毒治疗

对急性严重 A 型乳酸性酸中毒者要避免使用缩血管药物。当血 $pH<7.1$、$HCO_3^-<8mmol/L$ 时可给予碳酸氢钠溶液。一般在 30~40 分钟内将 pH 提高至维持血 $HCO_3^-\ 8\sim10mmol/L$、血 pH 在 7.1~7.2 即可,不必彻底纠正。B 型乳酸性酸中毒以治疗病因为主。乳酸性酸中毒以碳酸氢钠治疗依据为:①pH 过低对机体有害,如损害心血管功能。②注射碳酸氢钠可使动脉血 pH 升高。③升高的 pH 有益于心血管功能等。④碳酸氢钠使用的好处远超过其所导致的诸如水钠潴留的不良反应。但是也有不少动物及人体试验证实,其所谓改善血流动力学的作用证据不够充分,故不主张使用碳酸氢钠以提高血 pH,即使血 pH<7.2。

3. D 型乳酸性酸中毒治疗

效果不佳时,可予肠道吸收差的抗生素口服,如林可霉素(300mg,3 次/天)、四环素(500mg,3 次/天)、万古霉素(125mg,4 次/天)、新霉素(500mg,3 次/天)以改变肠道菌群。严重者亦可应用碳酸氢钠纠正。

4. 甲醇和乙二醇中毒治疗

血$[HCO_3^-]<15mmol/L$ 时必须进行血液透析,并在透析液内加入乙醇 0.6g/kg,以竞争肝内乙醇脱氢酶。不具备透析条件者,可留置胃管抽吸胃液,并予碳酸氢钠纠正。当血水杨酸浓度>100mg/dL 时,应给予血液透析,<100mg/dL 时,可用生理盐水洗胃,继以活性炭,并

同时给予碳酸氢钠静脉滴注以碱化尿液,使尿 pH＞7.5。或用乙酰唑胺碱化尿液,防止尿中水杨酸转化为非离子状态而被重吸收,并同时给予碳酸氢钠。

5.肾衰竭伴高分解代谢型代谢性酸中毒治疗

因其可抑制肾小管上皮细胞的高代谢状态,对延缓肾衰竭恶化有一定意义。Ⅰ型肾小管性酸中毒主要是治疗原发病,同时可给予碳酸氢钠及枸橼酸钾,减轻高氯血症和高磷血症。Ⅱ型肾小管性酸中毒可给予碳酸氢钠 $10\sim15$ mmol/(kg·d),同时补充钾盐,必要时可用噻嗪类利尿剂。Ⅳ型肾小管性酸中毒的治疗着重于醛固酮或盐皮质激素(9α-氟氢化可的松)的补充。心肺复苏和严重代谢性酸中毒时,常常应用碳酸氢钠,但在对手情况下,碳酸氢钠不能改善预后,有时还相当有害。

6.胃肠液体丢失致代谢性酸中毒治疗

严重者(如 pH＜7.1 时)可补充碳酸氢钠,至血[HCO_3^-]升至 16mmol/L 即可。

(四)注意事项

计算可分别按[HCO_3^-]、CO_2CP 及 BE 计算,即所需补碱量(mmol)＝[要求纠正的 CO_2CP－实测 CO_2CP](mmol/L)×0.4×体重(kg);或所需补碱量(mmol)＝{要求纠正的[HCO_3^-]－实测[HCO_3^-]}(mmol/L)×0.4×体重(kg);或所需补碱量(mmol)＝[(-2.3)－测得的 BE](mmol/L)×0.4×体重(kg)。

式中 0.4 表示需纠正的体液量,包括分别占体重 20%的细胞外液和占体重 40%的细胞内液的 50%。因 BE 不受呼吸影响,故以此计算结果较为准确。每克碳酸氢钠含碱量约 12mmol。

轻度酸中毒(pH＞7.2)一般不需补碱,或仅予口服碳酸氢钠 $1\sim2$g,3 次/天即可。对严重消化性溃疡患者要注意观察病情变化。重度酸中毒者,多需用碳酸氢钠将血 pH 提高至 7.20 左右,可先给予计算量的 $1/3\sim1/2$,再依据临床表现及所查的血气分析结果进一步调整;不宜过快将血 pH 纠正至正常,纠正过快,易使代偿性呼吸加快机制受抑,$PaCO_2$ 增加,因 CO_2 透过血-脑屏障能力较 HCO_3^- 快,因此可加重中枢神经系统症状;pH 升高过快,使氧离曲线左移,组织供氧减少,加重机体缺氧;过多补碱,还可使 Na^+ 潴留,心脏负荷过重,可致肺水肿;此外,高浓度碳酸氢钠可导致高渗血症,加重中枢神经系统症状。

临用前加等量 5%～10%葡萄糖溶液稀释(每克 THAM 含碱量相当于 8mmol)。THAM (三羟甲基氨基甲烷)能与 H^+ 结合,使 HCO_3^- 在血中增加从而纠正呼吸性及代谢性酸中毒,质子化的 THAM 可以从肾脏排泄。所需 THAM 量(mmol)＝[要求纠正的 CO_2CP－实测 CO_2CP](mmol/L)×0.6×Wt(kg),或所需 0.3mol/L THAM 量(mL)＝Wt(kg)×BE(mmol/L)。

在一般情况下,当 pH＜7.2 时,可考虑应用 THAM 来纠正酸中毒,但慢性呼吸性酸中毒及肾性酸中毒忌用本药。用于急性呼吸性酸中毒时,必须同时给予氧气,因其可使肺泡通气量明显减少。一般成人最大剂量为 15mmol/(kg·d),例如,50kg 者约需 0.3mol/L THAM 2.5L。大剂量输注 THAM 可引起呼吸抑制、低血压、恶心、呕吐及低血糖。因本品对外周静脉血管及周围组织有刺激作用,可致血管炎及局部坏死,故用 7.28%溶液静脉滴注时需特别慎重,一般仅用 3.64%的溶液滴注。

曾认为醋酸钠作为透析液的缓冲剂时,可引起血流动力学指标的波动,但 McCague 等的研究没有发现这种不良反应,一般可用于纠正高氯血症和代谢性酸中毒。

三、代谢性碱中毒

代谢性碱中毒是指体内酸性物质经胃肠、肾脏丢失过多,或从体外进入体内的碱过多而导致的原发性血 HCO_3^- 升高和 pH 值升高的一种酸碱平衡紊乱。

(一)病因

根据对氯化物治疗的反应性,可分为对氯化物反应性代谢性碱中毒及对氯化物耐受性代谢性碱中毒两种。

1.氯化物丢失过多或不吸收阴离子进入体内过多导致氯化物反应性代谢性碱中毒

(1)氯化物丢失过多:见于严重呕吐、胃肠减压(致大量盐酸丢失),或先天性高氯性腹泻(因肠道吸收 Cl^- 障碍或分泌 HCO_3^- 障碍至 Cl^- 丢失),小肠黏膜腺瘤病也可出现类似情况。原发性及继发性醛固酮增多症可促使肾小管分泌 H^+ 和 K^+,重吸收 Na^+ 增加。此外,噻嗪类及袢利尿剂使尿 K^+ 排泄增加,HCO_3^- 生成过多,同时引起醛固酮分泌,进一步加重 H^+ 及 K^+ 排泄,HCO_3^- 生成及 Na^+ 重吸收均增多。当血钾下降时,H^+ 进入肾小管细胞内增多,分泌增加,也使 HCO_3^- 重吸收增多。

(2)不吸收阴离子进入体内过多:主要见于大量口服及输入碱性药物碳酸氢钠,乳酸、枸橼酸在体内过多或羧苄西林钠盐等不吸收阴离子可促使 H^+ 分泌增加。

因摄入大量的钙剂和可吸收碱而引起的乳-碱综合征(MAS)以高钙血症、肾衰竭和代谢性碱中毒为特征。但在引入 2 型组织胺阻滞剂和质子泵抑制剂后,该综合征已经相当少见。但是,当大量使用碳酸钙预防骨质疏松时,仍有发生。

2.内分泌代谢性疾病导致氯化物耐受性代谢性碱中毒

氯化物耐受性代谢性碱中毒主要见于原醛症、Cushing 综合征、肾动脉狭窄、肾素瘤等所致的盐皮质激素过多,促使 H^+ 及 K^+ 分泌,HCO_3^- 产生过多。Bartter 综合征为家族性常染色体隐性遗传疾病,以低钾性低氯性代谢性碱中毒及高肾素血症,而血压正常为特征,而 Liddle 综合征为家族性常染色体显性遗传疾病,本病伴有低醛固酮血症、低钾血症、代谢性碱中毒及高血压。

(二)临床表现和诊断

临床表现为烦躁不安,严重者引起昏迷。组织中的乳酸生成明显增多,游离钙下降,常出现神经肌肉兴奋性增高(如手足搐搦、喉头痉挛等),血 K^+、Mg^{2+}、Ca^{2+} 下降,有时伴室上性及室性心律失常或低血压。核实血气报告单数据后,可按酸碱四步判断法确定为单纯性或混合性酸中毒。尿电解质、pH、血管紧张素、醛固酮、促肾上腺皮质激素、皮质醇测定等有助于明确病因。尿 Cl^- <10~15mmol/L 为 Cl^- 敏感性碱中毒,主要见于呕吐、胃肠减压、氯摄入减少等。尿 Cl^- >20mmol/L 为 Cl^- 耐受性代谢性碱中毒,常见于肾衰竭、严重低钾血症或盐皮质激素过多等。

(三)治疗

1.Cl^- 反应性代谢性碱中毒治疗

(1)补充 Cl^-:所需补 Cl^- 量(mmol)=(100-测得的血 Cl^- 值)(mmol/L)×0.3×体重

(kg)。对心、肾功能不全或不能耐受生理盐水输入者,可选用0.1%~0.2%盐酸(HCl)来纠正碱中毒。补充HCl量(mmol)={实测[HCO_3^-]-要求纠正的[HCO_3^-]}(mmol/L)×0.5×体重(kg)。0.1% HCl相当于27.4mmol/L,可先在12~24小时内补以计算量的1/2,以后根据血气分析结果做相应调整。

(2)精氨酸:将20g精氨酸加入500~1000mL配液中缓慢静滴(持续4小时以上)。1g精氨酸可补充Cl^-及H^+各4.8mmol,适合于肝功能不全所致的代谢性碱中毒。注意高钾血症,因阳离子精氨酸入细胞内可置换出K^+。滴注太快可引起流涎、潮红及呕吐等不良反应。

(3)乙酰唑胺:乙酰唑胺(醋唑磺胺,醋氮酰胺)通过抑制肾近曲小管细胞中碳酸酐酶使H^+生成减少,Na^+-H^+交换减慢,Na^+重吸收减少,从而增加HCO_3^-排出。同时有利尿、排钾及排钠的作用。本药主要适用于心力衰竭、肝硬化等容量负荷增加性疾病及噻嗪类利尿剂所致代谢性碱中毒的治疗,亦可用于呼吸性酸中毒合并代谢性碱中毒者。但代谢性酸中毒伴低钾血症、肾上腺皮质功能减退症、肝性脑病、肾功能不全及有肾结石病史者不宜使用。如患者出现手足搐搦,可给予10%葡萄糖酸钙5~10mL稀释后静滴缓解。

2.Cl^-耐受性碱中毒治疗

Bartter综合征可用前列腺素合成酶抑制剂(如吲哚美辛)治疗。Liddle综合征可试用阿米洛利或氨苯蝶啶治疗。

四、呼吸性酸中毒

呼吸性酸中毒通常指因肺通气或换气功能障碍,CO_2潴留,血$PaCO_2$上升和pH降低所致的酸碱平衡紊乱。

(一)病因

按起病急缓,可分为急性及慢性呼吸性酸中毒两种。

1.急性呼吸性酸中毒

①呼吸中枢抑制:应用麻醉药、镇静药、吗啡、β受体阻滞药;脑血管意外;中枢神经系统感染;颅脑外伤和肿瘤。②神经肌肉系统:药物过量、严重低钠血症等电解质紊乱、重症肌无力危象和Guillain-Bartter综合征等。③人工呼吸机应用不当:主要见于CO_2产生突然增加,如发热、躁动、败血症等,或肺泡-通气量下降,如肺功能急剧恶化而未及时调整呼吸机参数。④气道梗阻或肺实质病变:气道异物、喉头水肿、重症哮喘、有毒气体吸入、急性呼吸窘迫综合征、急性肺水肿、广泛而严重的肺实质或间质炎症。⑤胸廓胸膜病变:胸廓外伤、气胸、血胸、大量胸腔积液等,引起肺扩张受限。

2.慢性呼吸性酸中毒

①呼吸中枢抑制:主要见于长期应用镇静药、慢性酒精中毒、脑肿瘤、睡眠呼吸障碍等。②气道和肺实质病变:慢性阻塞性肺疾病、哮喘、肺间质纤维化和肺气肿等。③胸廓胸膜病变:胸廓畸形、胸膜增厚等。

(二)临床表现

与起病速度和严重程度、原发病及低氧血症的程度有关。急性起病时,在呼吸器官有病状态下则可能有呼吸加深加快、发绀及心搏加快等表现。若呼吸中枢受抑制,就可能无此表现。此外,可因电解质紊乱(如高钾致心室纤颤)或因脑水肿而出现神志障碍,甚至脑疝。慢性呼吸性酸中毒可引起心律失常、心排血量降低、左心及右心功能不全,呼吸深度、节律改变,伴头痛、烦躁、嗜睡、昏迷等神经系统症状。

(三)诊断

根据病史及血 pH(减低)及 $PaCO_2$(升高)可做出诊断,结合血 HCO_3^- 检测可明确是否存在代谢性因素。肺功能测定有助于确定肺部疾病;详细询问用药史,测定血细胞比容,检查上呼吸道、胸廓、胸膜和神经肌肉功能,有助于原发病病因判断。

(四)治疗

原则是排出 CO_2,纠正缺 O_2。

1.急性呼吸性酸中毒的治疗

原则包括清理呼吸道,保持其通畅,必要时行气管插管术及切开术,神经肌肉病变可选用非侵入性机械通气。吸 O_2(氧浓度 30%~40%),保持 PaO_2 80mmHg 左右,潮气量太小者,可以使用呼吸机控制呼吸或适当选用尼可刹米、洛贝林等呼吸兴奋药。有脑水肿者行降颅压处理。高钾血症多于纠正呼吸性酸中毒后恢复,如血钾明显升高,应按高钾处理。

若出现严重心律失常,高钾血症或血 pH<7.15,可酌情小量给予碳酸氢钠静脉滴注,但需注意肺水肿、脑水肿。THAM(三羟甲基氨基甲烷)不含 Na^+,适用于心力衰竭患者,但需注意有可能产生呼吸抑制。

2.慢性呼吸性酸中毒的治疗

(1)控制感染:给予强力的广谱抗生素,待周身情况好转、肺部啰音减少、痰量减少、脓痰消失后可停药。

(2)清除 CO_2 积聚,改善缺氧情况:可采用吸氧(氧浓度 30%~40%,使 PaO_2>60mmHg,常用 Venturi 面罩及鼻导管法,前者较后者更好)、排出 CO_2(抗感染、祛痰、扩张支气管、补充有效血容量、改善循环)等治疗。必要时可使用呼吸兴奋药及行气管插管术,机械辅助呼吸。

一般不主张使用碱性药物,因通气未改善时,使用碱性药物将使 $PaCO_2$ 升高更明显,且增加肾脏重吸收 HCO_3^- 的负担,并使氧离曲线左移,加重组织缺氧。

五、呼吸性碱中毒

呼吸性碱中毒通常指因肺通气量增加,导致 CO_2 大量呼出,使血 $PaCO_2$ 下降,pH 上升的酸碱平衡紊乱。

(一)病因

呼吸中枢受刺激。①中枢神经系统的外伤或疾病:如脑血管意外、脑炎、脑外伤等;②药物中毒:如水杨酸中毒的早期,因水杨酸在血中的浓度过高,刺激呼吸中枢,引起过度通气;③肝性脑病;④革兰阴性杆菌败血症;⑤过度通气综合征:癔症,焦虑等;⑥体温增高:因感染或特殊传染病或外界气温高引起体温增高时,常伴有过度通气。

偶尔,呼吸性碱中毒亦可由于肺炎、肺栓塞、哮喘、肺水肿、间质纤维化、机械通气、肝衰竭、妊娠、含孕酮药物、甲状腺功能亢进症及严重甲状腺功能低下症等引起。

(二)临床表现

急性呼吸性碱中毒可出现口角周围感觉异常，手足发麻、搐搦等低钙血症表现，且往往伴有呼吸困难及意识改变，但发绀可不明显。有基础心脏病的患者可出现心律失常。应用麻醉药或呼吸机正压通气时可出现血压下降。有些患者可表现为胸闷、胸痛、口干、气胀等。慢性呼吸性碱中毒常见于持续性低氧血症，常伴血 K^+ 降低和 Cl^- 升高，一般神经系统症状不如急性者突出。

(三)诊断

根据病史，患者有呼吸加快、换气增加及 $PaCO_2$ 下降、pH 升高可判断为呼吸性碱中毒，测定血 HCO_3^- 检测可明确是否存在代谢性因素。应尽可能做出原发病诊断。

(四)治疗

主要是病因治疗(心理疏导，改善缺 O_2)。吸入含 $5\%CO_2$ 的氧气或以纸袋套住口鼻再度吸入其呼出的 CO_2。必要时可静脉注射 10% 葡萄糖酸钙缓解低钙血症症状。对持续时间较长的患者，可试用 β 肾上腺素能受体阻滞药减慢呼吸。严重者可试用镇静药物，如用地西泮抑制呼吸再辅以人工呼吸。

六、混合性酸碱失衡

因为疾病复杂及治疗的影响，在某些患者可出现双重及三重酸碱失衡，其关键仍在于原发病的治疗及原发性酸碱失衡的纠正。

(一)分类

1. 代谢性酸中毒和呼吸性酸中毒

常见于心肺骤停、慢性阻塞性肺疾病合并循环衰竭，严重肾衰竭合并呼吸衰竭，药物和 CO 中毒，腹泻或肾小管酸中毒时由于低钾或高钾致呼吸肌麻痹。

2. 代谢性碱中毒和呼吸性碱中毒

多见于肝性脑病时出现过度通气、呕吐、胃肠引流、应用利尿药、严重低钾血症、碱剂补充过多等。

3. 代谢性碱中毒和呼吸性酸中毒

常见于急性呼吸衰竭时应用利尿药、胃肠引流、呕吐等。

4. 代谢性酸中毒和呼吸性碱中毒

常见于危重患者，如高热、休克、败血症、急性肺水肿、低氧血症等，在呼吸性碱中毒的基础上出现循环衰竭引起的乳酸性酸中毒或肾衰竭引起的代谢性酸中毒。

5. 代谢性酸中毒和代谢性碱中毒

肾衰竭、酮症酸中毒本身引起代谢性酸中毒，而呕吐、腹泻引起严重低钾血症，容量不足等则导致代谢性碱中毒。心肺复苏和酮症酸中毒、乳酸性酸中毒时补碱过多。

6. 混合性代谢性酸中毒

多种因素同时引起代谢性酸中毒。

7. 混合性代谢性碱中毒

不同的因素同时引起原发性血 HCO_3^- 升高。

8. 三重混合性酸碱平衡紊乱

系混合性代谢性酸碱平衡紊乱合并呼吸性酸中毒或呼吸性碱中毒。

（二）临床表现

主要为原发病表现。酸碱平衡紊乱的表现取决于各种因素作用后对血 pH 和 $PaCO_2$ 的综合影响；可出现 $PaCO_2$ 极度升高或降低、pH 极度升高或降低引起的相关表现。同时伴随的电解质紊乱也常较单纯性酸碱平衡紊乱更为明显。

（三）诊断

关键是弄清由哪些单纯性酸碱失衡组成。pH 正常并不代表酸碱平衡正常，可能存在相互抵消的多种单纯性酸碱平衡紊乱。

(1) 详细询问病史和体格检查。病史包括过去疾病史，呕吐、腹泻及其他体液丢失情况，饮食和相关药物应用史，误服毒物史，近期和目前治疗情况。体检应着重了解容量状况，循环和呼吸情况，抽搐等。应注意代偿性因素和原发致病因素。

(2) 必要的非电解质生化检查往往能提示酸碱失衡的原因，如血糖、尿糖、酮体的检测，能提示是否有糖尿病酮症。血乳酸升高，提示有组织灌注不足。肌酐增高提示肾功能有问题。

(3) 血浆电解质含量的测定及 AG 的计算，有助于诊断。在高 AG 性代谢性酸中毒，血浆 HCO_3^- 下降值与 AG 升高值相等；而其他任何单纯性酸碱平衡紊乱时，HCO_3^- 的变化均伴有 Cl^- 的变化，故 AG 无显著变化。但严重碱中毒尤其是代谢性碱中毒时，蛋白质所带的负电荷增多，故 AG 轻度升高；而酸中毒时，AG 轻度下降。因此，在高 AG 性代谢性酸中毒，HCO_3^- 和 AG 两者的变化值相差 5 以上，提示合并其他类型酸碱平衡紊乱。

(4) 电解质中 K^+ 和 Cl^- 的变化对诊断常有重要帮助。代谢性酸碱平衡紊乱对 K^+ 影响较大，高 AG 代谢性酸中毒对 K^+ 影响则较小，血 K^+ 下降和 HCO_3^- 升高提示代谢性碱中毒，而血 K^+ 升高和 HCO_3^- 下降提示代谢性酸中毒。酸碱失衡诊断明确而无相应血 K^+ 变化常提示 K^+ 代谢紊乱。血 Cl^- 的变化因水代谢或酸碱平衡紊乱引起，而酸碱平衡紊乱对血 Na^+ 无明显影响，故血 Cl^- 和 Na^+ 不平衡提示存在酸碱平衡紊乱。血 Cl^- 上升比例高于血 Na^+，提示正常 AG 性代谢性酸中毒或呼吸性碱中毒；血 Cl^- 下降比例高于血 Na^+，提示代谢性碱中毒或呼吸性酸中毒。

（四）治疗

目的是使机体酸碱代谢恢复正常，主要是针对各种单纯性酸碱平衡紊乱来采取相应治疗，以使血 pH 较快恢复到安全范围。但须注意各种治疗之间的相互影响，避免在纠正一种酸碱平衡紊乱的同时引起或加重另一种酸碱平衡紊乱。相互抵消的混合型酸碱平衡紊乱，处理应较为缓和，对代谢性因素的纠正应先于呼吸性因素。

第九章 常见内分泌疾病中医治疗

第一节 亚急性甲状腺炎

一、概述

亚急性甲状腺炎,属中医"瘿病""瘿肿""热病"等范畴。医学文献中《五十二病方》最早有了关于瘿病治疗的记载,可惜内容残缺不全。《肘后备急方》曰:"疗颈下卒结,囊渐大欲成瘿。海藻酒方。稍含咽之,日三。"最早记载应用植物类药海藻、昆布治疗瘿病,并首创治疗瘿病的方剂"海藻酒"。《诸病源候论》对瘿病的病因病机作了比较详细的阐述。《圣济总录》记载:"此疾,妇人多有之,缘忧恚有甚于男子也……石瘿泥瘿劳瘿忧瘿气瘿,是为五瘿……"这是最早关于瘿病和性别之间关系的描述,同时第一次把瘿病分为五类(石瘿、泥瘿、劳瘿、忧瘿、气瘿),并进行了详细的比较与论述。当代医家从中西医结合的角度把不同的瘿病和不同的甲状腺疾病对应联系起来,认为瘿痈相当于亚急性甲状腺炎和瘿肿。

二、病因病机

1. 发病因素

亚急性甲状腺炎多发于年龄为30~50岁的女性,病位在甲状腺,与肝、脾、心、肾及三焦密切相关。中医认为本病多由外感时邪、七情不和、正气不足所致。

2. 病机及演变规律

《医宗金鉴·瘿瘤》中提出"瘿者如缨,络之状……多外感六邪,营卫气血凝郁,内因七情忧恚怒气,湿痰瘀滞,中岚水气而成,皆不痛痒"。《外科正宗·瘿瘤论》中认为"夫人生瘿瘤之症……乃五脏淤血、浊气、痰滞而成"。一般认为本病多在正气不足时,内伤七情复感湿、热等外邪,形成湿浊,湿热内蕴,津液输布失常,聚而生痰,痰布颈形成痰核,邪热与血相结,最终导致气滞、血瘀、痰凝,气、血、痰、热互结于颈前而发"瘿瘤",而引起局部肿块疼痛,乃成瘿病。本病以正虚为本,以气滞血瘀、肝郁痰凝为标,本虚标实是本病的病机特点。

3. 分证病机

(1) 风热犯表证:风温邪热袭表,风热上攻,热毒壅盛,灼伤津液,炼液为痰,痰阻气机,气血运行不畅,发为瘿瘤。

(2)肝郁化火证:七情不和,肝脾失调,肝郁蕴热,复感风湿,内外合邪而成或正气不足,气血虚弱,气机不利,聚湿生痰,壅滞颈靥,久蕴化热或复感风湿,上壅结喉而致。

(3)脾肾阳虚证:因素体阳虚,感冒风寒,阳虚寒凝,痰浊积聚,以致瘿痈肿硬胀痛而发病。

(4)气郁痰凝证:情志失调,肝气郁结于内,久郁化火,火盛伤津,炼液为痰,气郁与火痰结于颈前而发瘿瘤。

三、辨病

(一)症状及体征

起病时患者常有上呼吸道感染。典型者亚急性甲状腺炎者整个病期可分为早期伴甲状腺功能亢进症,中期伴甲状腺功能减退症及恢复期三期。

1.早期(甲亢期)

起病多急骤,常有上呼吸道感染症状及体征如发热,伴怕冷、寒战、疲乏无力、肌肉酸痛和食欲不振,淋巴结肿大,最为特征性的表现为甲状腺部位的疼痛和压痛,常向颌下、耳后或颈部等处放射,咀嚼和吞咽时疼痛加重,甲状腺病变范围不一,可先从一叶开始,以后扩大或转移到另一叶,或始终限于一叶。病变腺体肿大,坚硬,压痛显著。无震颤及血管杂音。亦有患者首先表现为无痛性结节、质硬、TSH 受抑制,须注意鉴别。病变广泛时,泡内甲状腺激素以及非激素碘化蛋白质一时性大量释放入血,因而除感染的一般表现外,尚可伴有甲状腺功能亢进症的常见表现,如一过性心悸、神经过敏等,但是一般不超过 2~4 周。

2.中期(过渡期及甲减期)

本病多为自限性,一般持续数周至数月可以完全缓解,少部分患者迁延 1~2 年,极少数有终身甲减的后遗症。大部分本病患者临床上不出现甲减期,经历甲亢期以后,从过渡期直接进入到恢复期;少数患者出现甲减期,时间大约持续 2~4 个月,甲状腺功能逐渐恢复正常。极少数患者因为甲状腺受到严重损坏,进入甲减期以后,不能恢复,有终身甲减的后遗症。

3.恢复期

症状逐渐缓解,甲状腺肿及结节逐渐消失,也有不少病例,遗留小结节后缓慢吸收。如果治疗及时,患者大多数可得到完全恢复,极少数变成永久性甲状腺功能减退症患者。

(二)辅助检查

1.一般检查

血白细胞计数轻中度增高,中性粒细胞正常或稍高,红细胞沉降率(ESR)明显增速,绝大部分红细胞沉降率(ESR)≥40mm/h,可达 100≥mm/h。

2.甲状腺功能检查

甲亢期血清 T_3、T_4、FT_3 与 FT_4 浓度升高,TSH 分泌受抑制而降低,甲状腺摄碘率降低,出现所谓的"分离现象"。甲亢期甲状腺摄碘率可以低至测不出。甲减期患者血清 T_3、T_4、FT_3 与 FT_4 浓度减低,TSH 升高,甲状腺摄碘率可反跳性升高。恢复期,各项指标趋于正常。甲状腺相关抗体阴性或呈低滴度。

3.彩色多普勒超声检查

急性期,超声示甲状腺轻中度肿大,内部回声分布不均匀,可见低回声或无回声区,无包膜。在恢复期,超声示为伴血运轻微增加的等回声区。一般1年后血运恢复正常。彩色多普勒超声是一种无创而快捷的检查方法,对本病的诊断、鉴别诊断、治疗后监测及评价有重要意义。

4.甲状腺同位素扫描

甲状腺扫描可见甲状腺肿大,但图像显影不均匀或残缺。甲状腺摄碘率降低时,同位素碘不能用于扫描。

5.甲状腺活检

组织活检可见特征性多核巨细胞或肉芽肿样改变。

四、类病辨别

1.急性化脓性甲状腺炎

急性化脓性甲状腺炎是甲状腺的化脓性感染,好发生于儿童及青年人,多为连接口咽及甲状腺处存在的瘘管继发感染所致。临床表现为高热、甲状腺部位红、肿、痛,血白细胞升高,无甲状腺功能的改变,细针穿刺细胞学检查可发现病原菌及炎性细胞浸润。

2.桥本甲状腺炎

很少发生甲状腺疼痛或触痛,没有特异性的碘代谢紊乱及血沉的变化,甲状腺相关抗体升高,细针穿刺细胞学检查未见巨细胞。

3.甲状腺出血或坏死

即刻发生的甲状腺剧烈疼痛,可能与甲状腺部位手术、穿刺、药物注射有关,也可继发于结节性甲状腺病变。血沉、甲状腺激素等指标大多正常。可结合多普勒超声显像、细胞学的检查做鉴别。

4.无痛性甲状腺炎

轻中度甲状腺肿,部分患者无肿大,无全身症状,无甲状腺疼痛,血沉增快不明显,必要时做甲状腺穿刺或组织活检。

5.甲状腺癌

亚急性甲状腺炎血沉快,甲状腺摄碘率受抑制而降低,应用泼尼松治疗疗效显著,可鉴别。必要时可做甲状腺穿刺活检。

五、中医治疗

(一)治疗原则

本病病位在甲状腺,与肝、脾、心、肾及三焦密切相关。中医认为本病多由外感时邪、七情不和、正气不足所致。目前亚急性甲状腺炎的辨证分型尚未统一,结合本病的发病过程,按早、中、晚三期辨证论治较为合理。

(二)分证论治

1.早期

(1)风热犯表型。

证候:恶寒发热,热重寒轻,头痛身楚,咽喉肿痛,颈项强痛,转则不利,瘿肿灼痛,触之痛甚,可向耳、枕及下颌部放射,口干咽燥,渴喜冷饮,咳嗽痰少而黏,自汗乏力,舌质红,苔薄黄,脉浮数。

治法:疏风解表、清热解毒、利咽止痛。

处方:银翘散(《温病条辨》)加减。

组成:药用银花、连翘、薄荷、牛蒡子、荆芥穗、淡豆豉、芦根、竹叶、桔梗、甘草等。

加减:热重者可加生石膏;瘿肿甚者可加天花粉。

(2)肝郁化火型。

证候:瘿肿灼热而痛,心烦易急,咽部梗阻感,口渴喜饮,食欲亢进,双手细颤,失眠多梦,乏力多汗,女子则见经前乳胀,大便不调,舌质红,苔薄黄,脉弦而数。

治法:舒肝解郁、清肝泻火。

处方:丹栀逍遥散(《内科摘要》)加减。

组成:药用白术、柴胡、当归、茯苓、牡丹皮、山栀、芍药、薄荷、甘草等组成。

加减:瘿肿甚者可加皂角刺、天花粉等。

2.中期(脾肾阳虚型)

证候:瘿肿,面色㿠白,畏寒肢冷,神疲懒动,纳呆便溏,肢体虚浮,性欲减退,男子可见阳痿,女子可见经量减少或闭经,舌淡胖,苔白滑,脉沉细。

治法:温补脾肾、利水消肿。

处方:阳和汤(《外科证治全生集》)加减。

组成:药用熟地、鹿角胶、肉桂、姜炭、白芥子、麻黄等。

加减:兼气虚者可加黄芪、党参;阳虚阴寒重者可加附子。

3.后期(气郁痰凝型)

证候:瘿肿,局部作胀,头晕胸闷,痰黏,或有喉间有梗死感,舌红苔黄腻,脉弦滑。

治法:疏肝理气、化痰散结。

处方:海藻玉壶汤(《医宗金鉴》)加减。

组成:药用海藻、昆布、贝母、连翘、半夏、青皮、川芎、当归、甘草等。

加减:气郁甚者可加柴胡、香附等。

(三)中医特色治疗

1.专方专药

(1)清热消瘿汤:由金银花、连翘、板蓝根、大青叶、夏枯草、半枝莲、赤芍、蒲公英、浙贝母、甘草等组成。具有清热散结、化痰消瘿等功效。适用于亚急性甲状腺炎早期的患者。

(2)龙胆解毒汤:由龙胆草、柴胡、黄芩、栀子、郁金、川楝子、合欢花、连翘、金银花、鱼腥草等组成。具有清热解毒、消瘿散结等功效。适用于亚急性甲状腺炎早期肝郁化火证的患者。

(3)柴胡软坚汤:由柴胡、黄芩、浙贝、玄参、葛根、西洋参、夏枯草、半夏、桔梗、黄药子、生牡蛎、甘草等组成。具有清肝解郁、消瘿散结等功效。适用于亚急性甲状腺炎早期肝郁化火证肿块坚大者。

(4)海藻玉壶汤:由海藻、昆布、贝母、连翘、半夏、青皮、川芎、当归、甘草等组成。具有疏肝理气、化痰散结等功效。适用于亚急性甲状腺炎后期气郁痰凝证的患者。

(5)中成药

①六神丸:由珍珠粉、牛黄、麝香、雄黄、冰片、蟾酥等组成,10粒,一日3次。适用于甲状腺肿痛明显者。

②雷公藤多甙片:为雷公藤提取物,60mg,每日3次。适用于阳虚兼痰凝证。

③银黄口服液:由金银花、黄芩等组成,每次10mL,每日3次。适用于风热犯表证。

④板蓝根冲剂:每次10g,每日3次。适用于风热犯表证。

⑤生脉饮:由人参、五味子、麦门冬等组成,每次10mL,每日3次。适用于后期恢复。

2.药物外敷法

(1)消瘿止痛膏:由香附、白芥子、黄芪、全虫、黄药子、三棱、川乌、莪术、山慈姑、瓦楞子、露蜂房等组成。经油炸樟丹收膏制成膏药,直径5cm×5cm,每次1～2贴,贴于甲状腺硬结处,2天换一次药,10次为1个疗程,间隔3～5天,进行第2个疗程治疗。结节大而硬者,可加麝香0.5g。功能:活血解毒,消肿散结。

(2)夏枯草消瘿:散夏枯草,牛蒡子,三棱,香附,黄药子,牡蛎(剂量比例为3:1:1:2:1:2);上述药研末后,用醋调和成糊状。用法:将药涂于敷料上,厚约5mm,大小超出肿块边缘2cm,用胶布固定,每日一换,7天为1个疗程,间隔2天后行第2个疗程治疗。功能:清热解毒、祛瘀散结。

(3)如意黄金散:由生天南星、姜黄、白芷、大黄、黄柏等组成。功能:清热解毒,消肿止痛。适用于亚急性甲状腺炎早、中期,已破溃者勿用,忌内服。用醋调敷或清茶调敷于患处,每日数次。

(4)大青膏:天麻(末)3g,白附子(末,生)4.5g,青黛(研)3克,蝎尾(去毒,生,末)、乌梢蛇肉(酒浸,焙干,取末)各3g,朱砂(研)0.3g,天竺黄(研)3g。上药共研细末,生蜜和成膏。功能:清热解毒,消肿止痛。适用于本病的早、中期。局部外敷,每日更换1次。

(5)芙蓉膏:芙蓉叶、藤黄、天南星粉、冬绿油、薄荷、麝香草脑等。上药研细,加适量凡士林调制成膏,外敷颈前肿块处。每日更换1次。功能:清热解毒,消炎止痛。

3.食疗

亚甲炎的食疗应根据不同的阶段选择不同的食疗方。

(1)疾病初期:发热,咽喉痛、颈前部肿大疼痛、压痛明显、咳嗽、低头时疼痛加重,并可向颌下、耳后、前胸等处放射,肿物增大迅速,质地坚硬,周围淋巴结无肿大。多数患者有心悸、怕热、多汗、多食易饥、大便次数增多、精神紧张、手抖等甲亢症状,舌红苔薄,脉弦数。

①绿豆银花粥:绿豆50g,金银花15g,大米50g。将大米、绿豆煮烂以后,放入金银花,煮3～5分钟后作为稀粥食用。

②白萝卜汁:将白萝卜600g洗净削皮后,切片捣碎成汁,频频饮用;或将白萝卜切丝,放入少许白糖和醋,拌匀后食用;也可将白萝卜叶洗净捣烂成汁,放入醋和酱油拌匀食用。

③生橄榄汁:将生橄榄50g洗净后去核捣碎成汁饮用;或将生橄榄嚼碎食用均可。

(2)疾病中期:疲倦乏力,怕冷、喜暖、嗜睡、精神不振,食欲不佳,腹胀、便秘,面部浮肿,舌体胖大,边缘有齿痕,舌质淡红,苔白脉沉细等。

①参芪薏仁粥:薏仁米50g,党参15g,生黄芪15g。用砂锅将生黄芪煮20分钟后滤去生

黄芪,用其汁煮薏仁米和党参,煮烂以后食用。

②黄芪炖鸡肉:鸡肉200g,生黄芪30g,生姜3片,黄酒、食盐、酱油各少许,将生黄芪用砂锅煮汁后去掉黄芪,用其汁将切好的鸡肉块炖烂后,放入黄酒、生姜、食盐和酱油,食用之。

③姜枣茶:生姜3片,大枣10个,洗净后放入水中煮开,代茶饮,食生姜、大枣。

(3)疾病后期:疾病初、中期时的各种症状逐渐消失,颈前部留有小结节,随吞咽上下活动,无痛感。纳食、二便正常,舌红苔白,脉弦等。

①海带汤:海带100g,生姜2片,食盐、酱油各少许。将海带切丝,煮烂以后,入生姜、食盐和酱油,再稍煮片刻,喝汤吃海带。

②炒山慈姑片:生山慈姑250g,去度切片,用食用油炒熟后,入食盐少许,再入醋拌匀食用之;或将山慈姑蒸熟后,加入蜂蜜少许拌匀食用之;或将山慈姑煮熟后,加入冰糖少许拌匀食用之。

③山楂:将生山楂10个洗净后食用;或将干山楂片煮水,加入冰糖或蜂蜜少许,代茶饮。

第二节　甲状腺结节

一、概述

本病根据其主要临床表现,如颈部肿块、颈部胀闷、咽有阻塞感,或伴有声音嘶哑等,归属于中医学"瘿瘤"的范畴。

二、病因病机

1. 发病因素

(1)水土失宜:因居位高山地区,易感受山岚瘴气,或久饮沙水,瘴气及沙水入脉中,搏结颈下而成瘿瘤。

(2)情志内伤:由于长期郁忿恼怒或情志不遂,使气机郁滞,肝气失于条达,则津液敷布失常易于凝聚成痰,气滞痰凝,凝结为痰浊,壅结颈前,形成瘿瘤。痰气凝滞日久,使血液的运行亦受到障碍而产生血行瘀滞,痰浊瘀血久而蕴结成毒,可致瘿肿乃至结节。正如《济生方·瘿瘤论治》说:"夫瘿瘤者,多由喜怒不节,忧思过度,而成斯疾焉。大抵人之气血,循环一身,常欲无滞留之患,调摄失宜,气滞血滞,为瘿为瘤。"

(3)饮食失调:一则影响脾胃功能,使脾失健运,不能运化水湿,聚而生痰;二则影响气血的正常运行,痰气瘀结颈前而发为瘿瘤。

2. 病机及演变规律

本病的主要病机是肝郁气滞,脾失健运,痰湿内生,气血瘀滞,痰湿凝结颈前,日久引起血脉瘀阻,以气、痰、瘀三者合而为患。瘿瘤之症,虽有气滞、痰凝、血瘀之别,但其发病之内在因素,即是人体正气虚弱。疾病的发生与人体正气有着密切关系,由于正气不足,以至病邪乘虚而入,结聚于经络、脏腑,导致气滞、痰凝、血瘀等病理变化,酿成瘿瘤之病。《内经》云:"邪之所凑,其气必虚",总之,历代医学对甲状腺结节的形成,归结为肝郁气滞、痰凝血瘀。本病初起多实,病久则由实致虚,尤以阴虚、气虚为主,故本病为虚实夹杂之证,以肝肾气(阴)虚为本,气滞、痰凝、血瘀为标。

3.病位、病性

本病病位在肝脾,涉及心、肾,病性为虚、本虚标实。

4.分证病机

(1)肝郁气滞:患者心情抑郁,肝气不舒,气机郁滞,痰浊壅阻,凝结颈前形成颈部结节。

(2)痰结血瘀:患者饮食不节,损伤脾胃,脾失健运,痰湿内生,痰气交阻,血脉瘀滞、壅结于颈前成瘿。

(3)心肝阴虚:患者操劳过累,心肝阴精内耗,阴精不足于下,无法滋养于颈部,而发为本病。

(4)气虚痰瘀:患者体质本虚,脾胃不足,不能化生气血,同时痰湿内生,气虚与痰湿互结于颈前,日久发为本病。

三、辨病

(一)症状

绝大多数甲状腺结节患者没有临床症状,常常是通过体检或自身触摸或影像学检查发现。当结节压迫周围组织时,可出现相应的临床表现,如声音嘶哑、憋气、吞咽困难等。

(二)体征

详细的病史采集和全面的体格检查对于评估甲状腺结节性质很重要。病史采集要点是患者的年龄、性别、有无头颈部放射线检查治疗史,结节的大小及变化和增长的速度、有无局部症状、有无甲亢及甲状腺功能减退的症状,有无甲状腺肿瘤、甲状腺髓样癌或多发性内分泌腺瘤病(MEN)2型、家族性多发性息肉病、Cowden病和Gardner综合征等家族性疾病史等。体格检查的重点是结节的数目、大小、质地、活动度、有无压痛、有无颈部淋巴结肿大等。提示甲状腺恶性结节临床证据包括:①有颈部放射线检查治疗史;②有甲状腺髓样癌或MEN 2型家族史;③年龄小于20岁或大于70岁;④男性;⑤结节增长迅速,且直径超过2cm;⑥伴持续性声音嘶哑、发音困难、吞咽困难和呼吸困难;⑦结节质地硬、形状不规则、固定;⑧伴颈部淋巴结肿大。

(三)辅助检查

1.实验室检查

(1)血清促甲状腺激素(TSH)和甲状腺激素:所有甲状腺结节患者均应进行血清TSH和甲状腺激素水平测定。甲状腺恶性肿瘤患者绝大多数甲状腺功能正常。如果血清TSH减低,甲状腺激素增高,提示高功能结节。此类结节绝大多数为良性。

(2)甲状腺自身抗体:血清甲状腺过氧化物酶抗体(TPOAb)和甲状腺球蛋白抗体(TgAb)水平是检测桥本甲状腺炎的金指标之一,特别是血清TSH水平增高者。85%以上桥本甲状腺炎患者血清抗甲状腺抗体水平升高。但是少数桥本甲状腺炎可合并甲状腺乳头状癌或甲状腺淋巴瘤。

（3）甲状腺球蛋白（Tg）水平测定：血清 Tg 对鉴别结节性质没有帮助。

（4）血清降钙素水平测定：血清降钙素水平明显升高提示甲状腺结节为髓样癌。有甲状腺髓样癌家族史或多发性内分泌腺瘤病家族史者，应检测基础或刺激状态下血清降钙素水平。

2.甲状腺超声检查

高清晰甲状腺超声检查是评价甲状腺结节最敏感的方法。B 超检查是甲状腺结节首选的诊断方法。B 超检查不仅能测量甲状腺大小，还可显示出直径 2～3mm 的小结节。可以判断出甲状腺结节的数目和大小；是囊性、实性还是混合性；有无包膜及包膜是否完整；有无血流及血流状况。对于在 B 超中发现外周有浸润、界限模糊不清的结节，其内部常伴有钙化强光团，彩超显示血流信号增强的结节，以及囊性结节中囊壁厚度不均，囊壁上有结节状隆起者，都要怀疑恶性肿瘤的可能。它不仅可用于结节性质的判别，也可用于超声引导下甲状腺细针穿刺和细胞学（FNAC）检查。

3.甲状腺核素显像

甲状腺核素显像的特点是能够评价结节的功能，判断结节有无分泌功能，而对于判断其结节的性质，即良性、恶性临床意义不大。

4.磁共振成像（MRI）和计算机断层扫描（CT）检查

MRI 或 CT 对帮助发现甲状腺结节、判断结节性质不如甲状腺超声敏感，且价格昂贵。但对评估甲状腺结节和周围组织的关系，特别是发现胸骨后甲状腺肿有诊断价值。

5.FNAC 检查

FANC 检查是评估甲状腺结节性质最准确、最有效的方法。要获得足够的标本，须抽吸活检 3～6 次。囊性甲状腺结节宜在超声指导下，细针抽吸结节的边缘实质部位，而不是抽吸囊液或碎渣，仅此目的需超声指导，对临床上可扪到结节则仅需手扪指导抽吸。FNAC 的敏感性、特异性、准确性受穿刺技术、取材部位、染色方法、细胞病理学诊断经验等多种因素的影响。目前国内甲状腺 FNAC 主要用于排除桥本甲状腺炎。

四、类病鉴别

1.甲状腺腺瘤

单个或多个，呈圆形或椭圆形，质地较韧，表面光滑，边缘清楚，无压痛，随吞咽上下活动，腺瘤生长缓慢，临床上大多无症状。甲状腺显像一般为"温结节"，囊腺瘤可为"凉、冷结节"。Plummer 病常有甲亢症状，甲状腺显像为"热结节"。

2.甲状腺囊肿

一般无临床症状，囊肿表面光滑，边界清楚，质地较硬，随吞咽上下活动，无压痛。偶可因囊内出血，迅速增大，局部出现疼痛，甲状腺显像为"凉、冷结节"。B 超示结节内含有液体，边界清楚，即可确诊。

3. 结节性甲状腺肿

以中年女性多见,结节内可有出血、囊变和钙化,结节的大小可由数毫米至数厘米,临床主要表现为甲状腺肿大,触诊时可扪及大小不等的多个结节,结节的质地多为中等硬度,少数患者仅能扪及单个结节,但在做甲状腺显像或手术时,常发现有多个结节。患者的临床症状不多,一般仅有颈前不适感觉,甲状腺功能检查大多正常。

4. 亚急性甲状腺炎

起病急,发热、咽痛、甲状腺明显疼痛及触痛。急性期血沉加快,血 T_3、T_4 升高,吸碘率降低,糖皮质激素治疗效果好。甲状腺显像常示放射性分布减低。亚急性甲状腺炎应与甲状腺腺瘤内急性出血相鉴别,后者一般无全身症状,血沉不快,血 T_3、T_4 与吸碘率无分离现象。

5. 弥漫性淋巴细胞性甲状腺炎

甲状腺弥漫性肿大,质地硬如橡皮,无压痛。甲状腺显像示放射性分布不均匀,血 Tm-Ab、Tg-Ab 明显升高。应注意本病与甲状腺癌可同时并发,难以鉴别。

6. 慢性纤维性甲状腺炎

结节与周围甲状腺组织粘连固定,质地坚硬。起病及发展过程缓慢,局部压迫症状明显,与甲状腺癌难以鉴别,但局部淋巴结不肿大,摄碘率正常或偏低。

7. 甲状腺癌

其病理分型为乳头状、滤泡状、未分化和髓样癌。早期一般无自觉症状,偶然由本人或他人发现颈前部有一肿物,无疼痛,发展快,质地硬,表面不规则,与周围组织粘连,或伴有颈部淋巴结肿大及声音嘶哑、吞咽困难、呼吸困难等压迫症状。甲状腺显像多为"凉、冷结节",^{99m}Tc-MIBI 甲状腺亲肿瘤显像常为阳性。B 超、CT 示肿物边界不规则,与周围组织分界不清,有时可见钙化点等。

五、中医论治

(一)治疗原则

对于甲状腺结节,应充分利用现代医学发展技术,发扬中医治未病的思想,通过辨证论治,尽早运用中药进行干预,预防甲状腺结节的形成。本病是在正气亏虚脏腑功能失调的基础上,由气滞、痰凝、血瘀而为病。其病理特点是本虚标实,虚实夹杂。治以疏肝理气,化痰软坚,活血化瘀;同时,因所有的甲状腺疾病都可能以结节的形式存在,不同的致病因素,作用于不同体质的个体,产生的症状和证候也各有差别,很难以一方一法来治疗甲状腺结节,所以在辨证施治过程中,一定要详察病因,精辨病机,谨守因时、因地、因人制宜的治疗原则。治疗中还应注意古之医家多采用含碘丰富的方药,如海藻丸、昆布丸、海藻玉壶丹等治疗瘿瘤,这与当时碘缺乏有关。

(二)分证论治

1. 肝郁气滞

证候:情志抑郁,胸闷不舒,口干喜饮,甲状腺旁肿核突起,随吞咽上下移动,遇郁怒肿核增大。舌红苔薄微腻,脉细弦。

治法:疏肝理气,解郁消肿。
处方:四海舒郁丸(《疡医大全》)加减。
组成:木香、昆布、海藻、海带、海螵蛸、海蛤壳。
加减:酌加柴胡、香附、枳壳、陈皮、黄药子疏肝理气散结。

2.痰结血瘀
证候:颈部结节,按之较硬,胸闷,纳差,舌质暗紫,苔薄白或白腻,脉弦或涩。
治法:理气活血,化痰消瘿。
处方:海藻玉壶汤(《医宗金鉴》)加减。
组成:海藻、浙贝母、昆布、陈皮、青皮、川芎、当归、半夏、连翘、黄药子、蝉蜕、茯苓、夏枯草、薏苡仁。
加减:口干咽燥者,去半夏、香附,加麦冬、玄参、生地、丹皮。

3.心肝阴虚
证候:颈前结节,质软,心悸烦躁,少寐,面部烘热,咽干口苦,手颤失眠,颈部肿块,质韧,盗汗神疲,舌红少苔,脉弦细数。
治法:滋阴疏肝消瘿。
处方:一贯煎和天王补心丹加减(《续名医类案》《校注妇人良方》)。
组成:生地、玄参、麦冬、沙参、枸杞子、茯苓、五味子、当归、丹参、酸枣仁、柏子仁、远志、川楝子。
加减:兼有气虚加黄芪、党参。

4.气虚痰瘀
证候:颈部结节,乏力,头晕,纳食减少,大便秘结,舌淡暗,苔薄,脉弱。
治法:益气化痰,消瘿散结。
处方:经验方。
组成:生黄芪、太子参、茯苓、淫羊藿、浙贝母、当归、穿山甲、三棱、桃仁。
加减:兼有阴虚火旺者加生地、北沙参;阳虚明显者加桂枝、附子;结节质地硬者加山慈姑。

(三)中医特色治疗

1.专方专药
(1)软坚汤:由夏枯草、莪术、白芍、生牡蛎、黄药子、土鳖、茯苓、首乌、浙贝、生蛤壳、甘草等组成。具有化痰散结、软坚消肿、活血化瘀之功效,气虚加党参;有瘀者加三七粉冲服。
(2)消瘿汤:由夏枯草、海藻、玄参、牡蛎、三棱、莪术、黄药子、炮山甲、浙贝母、僵蚕、白芥子、当归、香附等组成。具有软坚化痰、活血化瘀消肿之功效。
(3)活血化瘀汤:由当归、海藻、川贝、半夏、炒山甲、黄药子、牡蛎、桃仁、赤芍等组成。具有活血化瘀、软坚消肿之功效。
(4)海藻玉壶汤:由海藻、昆布、海浮石、夏枯草、黄药子、当归、香附、半夏、陈皮、郁金、象贝、牡蛎等组成。具有理气化痰消瘿、养血活血之功效,质地坚硬,无明显虚弱证者,酌加炮山甲、赤芍、山慈姑、三棱、莪术;胸闷心悸失眠者加合欢皮、远志、枣仁;口干咽燥者,去半夏、香附,加麦冬、玄参、生地、丹皮。病久体弱者,酌加党参、黄芪、何首乌、黄精。

(5)四海舒郁汤:由海带、海藻、昆布、海螵蛸、海蛤粉、青木香、陈皮、夏枯草、香附、煅牡蛎、山慈姑、郁金等组成。具有理气解郁、化痰软坚、消瘿散结之功效,若甲状腺肿大,皮质坚硬,病程长加三棱、莪术、桃仁、穿山甲;心悸胸闷者加薤白、全瓜蒌;失眠者加枣仁、柏子仁、夜交藤、珍珠母;兼有气虚证加黄芪、党参;伴血虚、阴虚症状加全当归、玄参、生地、黄精。

(6)海贝柴香汤:由海藻、昆布、香附、郁金、柴胡、连翘、浙贝、鳖甲、牡蛎、夏枯草、半枝莲、玄参、瓦楞子等组成。痰多苔厚腻加天竺黄、白芥子、法半夏、陈皮、胆南星、海浮石;包块质硬,或治疗后期消散缓慢去夏枯草、连翘、海藻、昆布,加当归、川芎、桃仁、赤芍、丹参;腹瘤囊肿型去牡蛎、瓦楞子,加牵牛子、泽泻;阴虚潮热、心烦去夏枯草、连翘、半枝莲,酌加栀子、丹皮、青蒿、沙参、生地、天花粉;表卫不固加黄芪、防风、白术。

(7)消瘿1号方:由柴胡、赤芍、香附、青陈皮、夏枯草、玄参、海藻、昆布、黄药子、龙葵、山慈姑、全瓜蒌、王不留行、生牡蛎等组成。内热症加银柴胡、丹皮、生地、沙参、白芍;有痰加红花、莪术、三棱、炮甲珠;心慌寐不宁加远志、丹参、当归。

(8)瘿瘤散结汤:由香附、郁金、青皮、三棱、莪术、山慈姑、全瓜蒌、白芥子、海蛤壳、生牡蛎、八月札、白花蛇舌草等组成。肿块质地较硬,病程较长者加桃仁、鬼羽箭、石见穿、皂角刺、山甲片、乳香、没药;大便燥结艰行者,重用全瓜蒌,或加生大黄;妊娠、经期去三棱、莪术,加丹参、赤芍;神倦乏力,面色少华加炙黄芪、党参、当归、黄精。

(9)化痰汤:由黄药子、海藻、昆布、当归、夏枯草、陈皮、蛤壳、桃仁等组成。心悸甚者加酸枣仁、远志、灵磁石;多梦少寐加合欢皮、天王补心丹;痰多加制半夏、白芥子、土贝母;体虚加党参、地黄;震颤加煅牡蛎、石决明;肿块坚硬加三棱、莪术、炙甲片。

(10)化痰散结汤:由酒炒黄药子、海藻、昆布、海浮石、生牡蛎、当归、川芎、红花、土贝、半夏、乌药、八月札、夏枯草、玄参、柴胡等组成。体弱去红花或减量,加党参;瘿块明显肿大加三棱、莪术,重用牡蛎;阴虚加鳖甲,重用贝母;脾虚加白术、青皮;失眠加酸枣仁或柏子仁;青春期、哺乳期、传染病和感染性疾病时加凤尾草,重用夏枯草、海藻、昆布、牡蛎、贝母。

(11)中成药:甲亢丸:适用于因内伤七情,忧思恼怒,日久酿成痰气郁结的良性甲状腺结节。

2.针刺治疗

良性甲状腺肿瘤可以配以针灸治疗。

(1)针刺水突、间使、内关、神门、太溪、复溜、照海、合谷、丰隆。将其分两组,任选一组穴位,交替使用。采用平补平泻手法,每次留针15~30分钟,10日为1个疗程,间隔3~4日后可再行针刺。

(2)针刺风池、水突、天突、合谷、足三里诸穴,皆用泻法,采用强刺激,间歇留针30分钟。注意勿刺伤颈总动脉及喉返神经。

3.按摩

可以选择相应脏腑经络的穴位进行保健按摩。如肝火旺盛可选择太冲穴,心悸可按摩手部的内关穴。

4.药物外治

(1)阳和解凝膏外敷。瘿肿处疼痛灼热者,可用鲜品商陆根或牛蒡子捣烂外敷患处。

(2)华南胡椒(全株)2份,野菊花1份,生盐适量。上药一起捣烂,隔水蒸熟,待温度适宜时外敷患处,1剂可多次使用。

5.食疗

(1)紫菜粥:干紫菜15g,猪肉末50g,精盐5g,味精1g,葱花5g,胡椒粉2g,麻油15g,粳米100g。本方具有清热解毒、润肺化痰、软坚散结的功效。

(2)海带排骨汤:海带50g,排骨200g,黄酒、精盐、味精、白糖、葱段、姜片适量。本方具有软坚化痰、清热利尿的功效。

六、转归与预后

临床上早期明确甲状腺结节的性质,区分其为良性或恶性病变,对治疗方案的选择、预后等具有重要的意义。

七、预防与调护

减少精神、心理压力,减少颈部 X 线照射,高碘地区防止碘摄入过量,合理膳食,定期体检。

第三节 糖尿病酮症酸中毒

一、概述

祖国医学的文献中无糖尿病酮症酸中毒(DKA)的病名,但根据其临床表现,不同的发展阶段和病情的轻重缓可隶属于中医学中的"呃逆""神昏""厥证""脱证"等范畴。该病与东汉张仲景《金匮要略》所谓"厥阴消渴"非常类似。《金匮要略·消渴小便不利病脉证并治篇》指出:"厥阴之为病,消渴,气上冲心,心中疼热,饥而不欲食,食即吐,下之不肯止。"

二、病因病机

1.发病因素

本症的发生系素体阴虚,或消渴患者因治疗中断、饮食不节、它病加临,复因情志刺激、劳倦太过、感受外邪所致,使得消渴病雪上加霜。

(1)饮食不节:长期过食肥甘厚味,致脾胃运化失职,积热内蕴,化燥伤津,发为本病。

(2)情志刺激:情志不遂,导致气机郁结,进而化火,熏灼伤肺胃阴液,加重消渴病,发为本症。

(3)劳倦太过:病后气力未复,勤于劳作,劳倦过度,耗损津液,发为本症。

(4)感受外邪:外感六淫邪气,起居失调,它病加临,脏腑功能紊乱,气阴愈耗,发为本病。

2.病机及演变规律

糖尿病酮症酸中毒的发生,在消渴病阴虚燥热的病理基础上,加之诱因使得燥热更加炽盛,热盛可化火成毒,热毒、湿浊加之瘀血蕴结于内,耗气伤阴,阻滞气机,使气阴更加虚耗,阴津阳气欲竭,最终发展成为阴虚阳脱之危象。

3.病位、病性

糖尿病酮症酸中毒涉及肺、胃、心、肾诸脏;本症以阴虚为本,燥毒瘀浊为标,病机为燥热内盛蕴结于血分。本证属本虚标实之证。

4.分证病机

(1)燥热亢盛证:症状比较轻微,属于燥热内盛,本症见于 DKA 的初起或仅有酮症而未发展到酸中毒的轻症。在消渴病日久,气阴愈耗,肺胃津伤,形成燥热内盛。本症气阴不足为本,肺燥胃热为标,本虚标实。病位在肺胃,以肺燥津伤为主。

(2)浊毒中阻证:本症见于中度 DKA,伴有较明显的脱水症,在肺胃燥热的基础上发展而成。燥热之邪劫伤津液,肺胃津枯液涸,欲引水自救,故见大渴引饮,渴饮无度,浊毒阻于中焦而见胸闷纳呆,恶心呕吐。清阳不升则见头昏嗜睡、精神萎靡、饮一溲二。肺燥无津液敷布,四肢肌肉无津液濡养则干瘪皱褶。腑气不通,大便干燥,秽浊火毒之气熏蒸炎上,口中有秽臭似烂苹果样气味。

(3)浊毒闭窍证:多见于糖尿病 DKA 的重症,糖尿病酮症昏迷。为浊毒阻滞中焦的进一步发展,热毒内陷心包而嗜睡不醒,神志昏迷。肾虚不纳,气不归原,元气散乱而呼吸深快,气短不续,气虚阳微,但见汗出不止,四肢厥逆。舌暗无津,脉微欲绝,全为阴虚阳脱危象。本症由于浊毒亢盛,真阴被劫,病位以心肾为中心。

三、辨病

(一)症状

早期症状主要表现有为多尿、烦渴多饮和乏力症状加重。逐渐出现食欲减退、恶心、呕吐,常伴头痛、烦躁、嗜睡等症状,呼吸深快,呼气中有烂苹果味(丙酮气味);病情进一步发展,出现严重失水现象,尿量减少、皮肤黏膜干燥、眼球下陷、脉快而弱、血压下降、四肢厥冷;到晚期,各种反射迟钝甚至消失,终至昏迷。

(二)体征

体检时可有脱水征象,如黏膜干燥,皮肤弹性丧失,眼球凹陷、眼压降低、视力模糊、口唇呈樱桃红,舌质红干少津。严重脱水时则见心率加快,心音低弱,血压下降,脉微弱而数,四肢发凉。呼吸有烂苹果味,但不是必然出现。酸中毒体征,轻度时呼吸轻度增快,重度时呼吸加深而快,呈 Kussmaul 呼吸,严重时因呼吸中枢麻痹而逐渐消失。腹部肌肉紧张,可有压痛或反跳痛。一般无意识障碍,严重时出现表情淡漠、嗜睡、神志模糊甚至昏迷,瞳孔对称性扩大,生理反射减退或消失。

(三)辅助检查

1.尿常规

可出现尿蛋白、管型、白细胞、红细胞等,尿糖定性呈强阳性,尿糖定量>1000mg/dL。尿酮定性呈强阳性,尿酮定量＞15mg/dL。肾功能严重受损害时酮体减弱或阴性,合并严重肝功能受损害时可出现强阳性。

2. 血常规

无感染可出现白细胞增多,血细胞比容增大,血红蛋白增高,血液黏稠度增加等。

3. 血生化检测

血糖可达 16.67～27.78mmol/L（300～500mg/dL）；老年患者血糖高达＞33.3mmol/L,并可出现高渗昏迷；血酮体（有条件）定性强阳性,定量＞5mmol/L；电解质紊乱,血尿素氮可中度升高 28.0～32.13mmol/L,主要为肾前性脱水或血液循环衰竭。

4. 高血浆渗透压

渗透压＞350mmol/L,渗透压的计算方法：血浆渗透压（mmol/L）＝2×（血钠＋血钾）mmol/L＋血糖（mmol/L）＋尿素氮（mmol/L）。

5. 电解质紊乱

血钠＞150mmol/L,或可正常,血钾正常或偏低。

6. 血气分析

酸碱度失调 HCO_3^-＜10mmol/L,或二氧化碳结合力＜10%,pH＜7.20 为重度酸中毒。

四、类病辨别

糖尿病酮症酸中毒的诊断一般并不困难,但以往无糖尿病病史的患者尤其是老年患者,发生糖尿病酮症酸中毒伴有意识障碍者,常易被误诊为脑血管病变而延误治疗时机,死亡率较高。因此,凡出现意识障碍患者,无论有无糖尿病病史,均需测定尿常规（尿酮体、尿糖）、血酮、血糖、电解质、HCO_3^- 或 CO_2CP、pH 以及血气分析以资与脑血病变鉴别。以往有糖尿病病史而出现意识障碍者应首先考虑为酮症酸中毒所致,并应与其他糖尿病急性并发症,包括糖尿病高渗性昏迷、乳酸性酸中毒和低血糖症昏迷相鉴别。

1. 低血糖症昏迷

糖尿病低血糖症多以突然昏迷的方式起病,起病前曾有注射大量胰岛素及口服降糖药史,用药后未进食或过度劳累、激动等。患者有饥饿感及心慌、出汗、手抖、反应迟钝及性格改变。体检可见双侧瞳孔散大、心跳加快、出汗、意识模糊甚至昏迷。腱反射增强,巴宾斯基征可阳性。实验室检查血糖小于 3.9mmol/L,尿糖（－）。

2. 非酮症高渗性昏迷

非酮症高渗性昏迷起病较为缓慢,从发病到昏迷约数日以上。本症多见于老年患者,有呕吐、腹泻,而入水量不足；或有感染存在；静脉注射过多的高渗葡萄糖；或正在使用皮质醇、噻嗪类等药物。患者多有神志及运动障碍,表现为幻觉、躁动、抽搐、瘫痪等。体格检查可见明显的脱水,皮肤干燥,弹性差,心跳快速但无力,腱反射亢进或消失。实验室检查血糖多在 16.7～33.3mmol/L,尿糖（＋＋）～（＋＋＋）,酮体弱阳性,二氧化碳结合力下降。

3. 乳酸性酸中毒昏迷

乳酸性酸中毒昏迷起病较急,从起病到昏迷为 1～24 小时。诱因多见于感染、休克、缺氧、饮酒,或服用大量苯乙双胍药片药,或原有慢性肝、肾病史。本病的临床表现常被多种原发疾病所掩盖。由缺氧及休克状态引起者,在原发病的基础上可伴有发绀、休克等症状。无缺氧及休克状态者,除原发病以外,以代谢性酸中毒为主,常伴有原因不明的深呼吸、神志模糊、嗜睡、木僵、昏迷等,有些患者常伴有恶心、呕吐、腹痛,或偶有腹泻。体温可下降,体格检查可见呼吸深大而快。无酮味,皮肤潮红,心跳快速有力,腱反射迟钝。实验室检查,血乳酸>5mmol/L,pH<7.35或阴离子隙(AG)>18mEq/L,乳酸/丙酮酸(L/P)>3.0,结合病史进行诊断。

五、中医论治

(一)治疗原则

本病属中医急症范畴。目前当发生 DAK 时主要以西医治疗为主,辅以中医治疗。中医予以急则治其标,标本兼治,固津防脱为先。

(二)分证论治

1. 燥热亢盛

证候:烦渴引饮,随饮随消,四肢倦怠,或纳差泛恶,舌暗红,苔薄黄或白腻,脉细数或濡数。

治法:益气生津,清泄肺热。

处方:白虎汤(《伤寒论》)合玉女煎(《景岳全书》)加减。

组成:生石膏、知母、生地、麦冬、太子参、甘草、粳米、川牛膝。

加减:呕恶不止者重用半夏、竹茹、藿香以芳香化浊,和胃降逆;渴饮无度可加五味子、乌梅以甘酸化阴,加玄参、石斛、天花粉以加强养阴生津之效;倦怠乏力加黄芪,加强太子参补益肺气之效。尿中有烂苹果气味经久不消者,频饮淡盐水,咸味入肾,引上炎之火归元,常可取速效。

2. 浊毒中阻

证候:大渴引饮,口干唇焦,渴饮无度,饮一溲二,皮肤干瘪皱褶,精神萎靡,嗜睡。胸闷,纳呆,恶心呕吐,口有秽臭烂苹果之气,时有少腹疼痛如绞。大便秘结,舌红苔腻而燥,脉沉细或滑数。

治法:清热导滞,芳香化浊。

处方:增液承气汤(《温病条辨》)合清胃散(《兰室秘藏》)加减。

组成:生大黄、芒硝、枳实、生地、麦冬、玄参、藿香、半夏、生石膏。

加减:饮不解渴者加石斛、天花粉以加强养阴生津之效;头昏嗜睡者加佩兰、石菖蒲芳香化浊,除秽通窍。

3. 浊毒闭窍

证候:气息秽臭,烦躁不安,嗜睡不醒,甚则昏迷。呼吸深快,面色苍白,肌肉干瘪,自汗不止,四肢厥逆,舌暗无津,脉微欲绝。

治法:回阳固脱,益气养阴。

处方:生脉散(《内外伤辨惑论》)合参附汤(《正体类要》)加减。

组成:人参、制附子、五味子、麦冬、黄芪、肉桂、干姜、炙甘草等。

加减:肢冷面红,气逆喘促,加黑锡丹镇浮阳,纳气平喘。

(三)中医特色治疗

1.专方专药

(1)消渴方(《丹溪心法》)药物组成:黄连、天花粉、生地、藕汁、石斛、黄芩。功效:清肺润燥,生津止渴。适用于燥热亢盛之轻症,见烦渴多饮者。

(2)黄连温胆汤加味(《糖尿病酮症(酸中毒)中医诊疗方案》)药物组成:黄连、半夏、陈皮、竹茹、枳实、茯苓、玄参、天花粉、生地黄、山药、葛根、黄芪。功效:清热化痰,健脾利湿。适用于湿毒中阻型,见口燥咽干,烦渴引饮,皮肤干燥,精神萎靡,嗜睡,胸闷纳呆,恶心呕吐,口有秽臭,时有少腹疼痛如绞,大便秘结,舌红苔黄燥,脉沉细而数。

(3)生脉散(《内外伤辨惑论》)药物组成:人参、麦冬、五味子。功效:益气养阴。适用于气阴两虚者。

(4)参附汤(《正体类要》)药物组成:附子、人参。功效:益气回阳固脱。适用于阳气暴脱证。

(5)中成药:安宫牛黄丸(《温病条辨》)药物组成:牛黄、水牛角浓缩粉、麝香、黄连、黄芩、栀子、雄黄、冰片、郁金、珍珠、朱砂。功能主治:清热解毒,镇惊开窍。适用于热病,邪入心包,高热惊厥,神昏谵语等。

2.针刺治疗

体针:穴位可取中冲、素髎、内关穴俱灸。

(1)浊毒中阻型可取内关、中脘、足三里、内庭、丰隆等穴,针用泻法,留针15分钟。

(2)糖尿病酮症酸中毒昏迷者可针刺人中、百会、关元、神阙、太溪、涌泉穴,有益气养阴、回阳固脱的作用。若亡阴者,可加太溪穴;若亡阳者,可加气海穴。

3.耳针

浊毒中阻型可取胰、胃、肺、内分泌、皮质下、神门、渴点。轻刺激,间歇运针,留针30分钟至1小时。

4.灸法

取百会、关元、神阙、劳宫、涌泉穴,神阙隔盐灸,关元隔附子饼灸各5～10壮,百会、劳宫、涌泉艾条灸20～30分钟,具有益气养阴、回阳固脱的功效。

5.食疗

(1)葛根:新鲜葛根10g,生食。按语:本方适用于糖尿病酮症酸中毒脾胃虚热而渴者。

(2)乌梅饮:乌梅20g,冲水代茶饮。按语:本方适用于糖尿病酮症酸中毒饮不解渴者。

第四节 血脂异常和脂蛋白异常血症

一、概述

高脂血症的中医病名在中医学古代文献中虽无"血脂异常"的病名,但对其生理、病理早有所认识,早在《内经》中已有类似的记载。现代中医学者从病机病名角度认为,高脂血症属于"痰浊""血瘀""湿浊"范畴。从病证角度认为,本病存在于中医"肥胖""眩晕""中风""心悸""胸痹"等病证之中。血脂犹如营血津液,为人体水谷所化生的精微物质。一旦脏腑功能失调,水津停而成饮,凝聚成痰,精化为浊,痰浊水湿内聚,就会出现血脂升高,过量之血脂,实为痰浊也。其发病与肝、脾、肾功能失调密切相关,痰湿、痰热、痰瘀内生,气滞瘀积阻塞脉道,清阳不升,浊阴不降,是产生本病的关键病理基础。

二、病因病机

(一)发病因素

从中医学角度看,"高脂血症"与人体内部之"湿""痰""浊邪""瘀血"等病理产物之蓄积有关。多由于"膏粱厚味""脾运不健"等因素,使体内水湿停滞,聚炼成痰,郁而化为脂浊。其中医病因多有饮食因素,情志因素,体质因素,劳倦无度等。

(二)病机及演变规律

(1)脾失健运,痰湿内生;肾虚开合不利,水湿内停;肝气郁结,气滞血瘀;痰湿血瘀,留滞脉络;本虚标实,虚实夹杂。

(2)痰浊瘀血密切相关。饮食肥甘厚味,或者肝、脾、肾功能的失调,导致代谢障碍,津液失化,停聚为水湿痰饮。日久累及血分则脉道失畅,瘀血形成。

(3)肝脾肾不足是高脂血症发生的病理基础,痰浊血瘀是高脂血症发生、发展、转归和预后的基本病理。

中医学中虽无血浆脂质这一概念,但对人体脂膏的论述却与之相类似。我们认为脂膏是维持人体生命活动的重要物质,是津液及血液的组成成分之一,来源于饮食水谷,与津液的其他成分可以互相转化。其正常代谢及生理功能的发挥与脾的运行、肺的敷布、肝的疏泄、肾的蒸腾气化有密切的关系。若肝、脾、肾功能失常或过食肥甘厚味,则脂膏不能为人体所用,反而蓄积增多为害。因为:①脂膏过多可直接导致形体肥胖;②脂膏过多可影响津液的正常代谢,导致浊脂生痰;③血中脂膏过多,日久浸润脉道,阻碍血流而致瘀血内生。若痰浊瘀血痹阻血脉,加之形体肥胖,则极易发生胸痹、心痛、中风等诸多病证。

(三)病位、病性

高脂血症乃肝、脾、肾三脏之虚为本,痰浊、瘀血为标的病证。

(四)分证病机

1.肾气不足

肾为先天之本,肾主水,主津液。人年逾四十,肾气由盛渐衰,水湿失运,痰湿内生,凝聚为脂;或因肾阴亏虚,虚火内生,虚火炼液成痰浊,痰浊日久不去,郁阻气血而引发血脂异常。膏是津液之稠浊者,是血的成分之一,与肾的主宰关系非常密切,肾虚,水凝为痰,肾阴虚,炼液为痰,肾气虚,脂浊停留。肾阳虚失于温煦,可致脾失健运,精化为浊,是血脂异常的主要原因。

2.脾虚失运

脾胃为后天之本,脾主运化,若外因过食膏粱厚味或嗜酒过度损伤脾胃,内因脾气亏虚,脾失健运,则水谷精微不能正常转疏敷布,聚而为痰为饮,壅塞脉道,血运受阻,渐至痰浊瘀血互结而发为。膏脂本身是食物之精华,当脾胃功能失调时。食物的运化随之失常,精微物质转化为过多膏脂,即所谓"过则为淫,淫则为灾"。

3.肝郁气滞化火

肝主疏泄。调畅气机。若肝胆疏泄无权,一则胆汁排泄不畅,难以净浊化脂;二则肝木克脾土,影响脾胃的升清降浊和运化功能,脾运失职则气血乏源,痰浊内生,无形之痰浊输注于血脉而成本病;三则肝主疏泄,气行则津行,气滞则湿阻。"从肝论治血脂异常"的学术观点,明确血脂异常病机是肝失疏泄、延及脾肾为本,脂浊内生为标,属本虚标实之证,强调肝失疏泄是导致血脂异常病机演变的重要机制。

4.气滞血瘀

阳气虚损,鼓动无力,血运缓慢;或肝郁气滞,血运受阻;或痰浊滞留,心脉痹阻,日久瘀结。

5.痰瘀互结

痰湿内生,膏脂浊化聚集增多,致血液黏稠,循行缓慢,脉络瘀而不畅,瘀血渐生,痰浊、瘀血胶着脉道,混结为患。气血运行不畅。唐荣川曾在《血证论》中说:"血不利则水生。水不利则生痰。"指出瘀亦可致痰,瘀血日久,阻碍气机的升降出入。致津液停滞成痰,痰瘀互为因果,相互转化,最终痰瘀同病,产生变证。痰、瘀既是病理产物,又是致病因素。痰和瘀之间存在因果关系,痰、瘀在血脂异常发病过程中呈病理相关性和病理渐进关系,并贯穿血脂异常病程始终。

三、辨病

(一)症状

本病主要表现在两大方面:①脂质在真皮内沉积引起的黄色素瘤;②脂质在血管内皮沉积引起的动脉粥样硬化,产生冠心病和周围血管病。另外,严重的高甘油三酯血症还可引起急性胰腺炎等其他病证。高脂血症患者可表现出头晕、嗜睡、胸闷甚或胸痛、食欲不振、脘腹胀满、肢体困倦、乏力等症状或体征,也可表现出胸闷、胸痛、头痛、肢体倦怠、麻木等症状,或身体瘀斑,舌质紫暗,有瘀斑、脉涩的体征。

(二)体征

不同形态的黄色瘤可见于不同类型的高脂血症,而在同一类型的高脂血症者又可出现多种形态的黄色瘤,经有效的降脂治疗,多数黄色瘤可逐渐消退。除了各种黄色瘤外,还有两个体征也有助于高脂血症的诊断,即角膜弓和脂血症眼底改变。由于高脂血症时黄色瘤的发生率并不十分高,动脉粥样硬化的发生和发展则需要相当长的时间,所以多数高脂血症患者并无任何症状和异常体征发现。而患者的高脂血症则常常是在进行血液生化检验(测定血胆固醇和三酰甘油)时被发现的。

(三)辅助检查

1.血脂检查

血脂常规检查胆固醇、三酰甘油及脂蛋白,以证实高脂血症的存在。由于影响血脂水平的因素较多,为了保证检测结果的真实性,在采血前应注意:①保持平常饮食,并禁酒一周以上,体重相对恒定;②无急性疾病,急性心肌梗死后至少6周才能采血;③未服过降低血脂或对血脂有影响的药物,如避孕药、雌激素、肾上腺皮质激素等;④血浆标本应在进餐后12～16小时采取。

2.其他检查

家族性混合型高脂血症和家族性高甘油三酯血症存在胰岛素抵抗,其血浆胰岛素水平升高,临床上可表现为糖耐量异常;Ⅲ型高脂蛋白血症常合并有糖尿病;家族性混合型高脂血症可伴有高尿酸血症;Ⅲ型高脂蛋白血症患者可伴有甲状腺功能减低症。

四、类病辨别

继发性高脂蛋白血症多伴有原发病的病史和特点,如糖尿病、甲状腺功能低下、肾病综合征、肥胖症、皮质醇增多症、梗阻性肝病等,以及一些药物如利尿剂、乙醇、雌激素等的应用史。

五、中医论治

(一)治疗原则

从血脂异常的病理基础着手。治本从调理肝、脾、肾三脏功能入手,治标多从痰浊、血瘀、气滞入手。标本兼治,通过扶正。增强脏腑功能。改善脂质代谢,通过化痰直接消脂。并重用活血祛瘀药,兼以除浊,促进排泄,从而确保有效降脂作用。

(二)分证论治

1.肾气不足

证候:体倦乏力,腰酸腿软,腹胀纳呆,耳鸣眼花,尿少浮肿,舌淡,苔薄白,脉沉细。

治法:补肾固本。

处方:补肾降脂汤(本科室经验方)。

组成:淫羊藿、巴戟、枣皮、泽泻、玉竹、茺蔚子、党参、黄芪、山药、白术、山楂。

加减:肝肾不足者可加枸杞子、女贞子、桑寄生、何首乌等;头重眩晕,水肿者加大茯苓、泽泻用量。

2.脾虚湿盛

证候:体胖虚松,倦怠乏力,胸脘痞满,头晕目眩,肢体重或肿,纳差,或伴便溏。舌胖,苔白厚,脉濡。

治法:益气健脾,除湿化痰。

处方:参苓白术散(《太平惠民和剂局方》)合二陈汤(《太平惠民和剂局方》)加减。

组成:党参、黄芪、茯苓、白术、扁豆、山药、半夏、陈皮、薏苡仁、生山楂、荷叶、泽泻。

加减:兼饮食积滞加炒麦芽、焦山楂、莱菔子;胸闷胸痛加瓜蒌;眩晕加天麻、白术、胆南星;肢体肿加黄芪、扁豆、薏苡仁、莲米。

3.肝郁化火

证候:烦躁易怒,面红目赤,头痛头晕,口干咽燥,尿黄便干,舌红,苔黄腻,脉弦。

治法:清肝泻火。
处方:候氏黑散(《金匮要略》)加减。
组成:菊花、白术、细辛、茯苓、牡蛎、防风、桔梗、人参、矾石、黄芩、当归、干姜、川芎、桂枝。
加减:可加茵陈、草决明、葛根;如肝阳上亢,出现眩晕加钩藤、天麻、茺蔚子。

4.气滞血瘀
证候:面色晦暗或有褐色斑点,肢体麻木,肌肤甲错,舌质紫暗,或有瘀斑、瘀点,脉细涩。
治法:化瘀散结,通络降脂。
处方:血府逐瘀汤(《医林改错》)加减。
组成:红花、当归、生地黄、川芎、赤芍、牛膝、桔梗、柴胡、枳壳、丹参。
加减:腹痛加乳香、没药;有癥块加三棱、莪术;瘀血可加穿山甲、水蛭、三七等。

5.痰瘀阻络
证候:眼睑处或有黄色瘤,胸闷时痛,头晕胀痛,肢麻或偏瘫。舌黯或有瘀斑,苔白腻或浊腻,脉沉滑。
治法:活血祛瘀,化痰降脂。
处方:通瘀煎(《景岳全书》)加减。
组成:当归、红花、桃仁、山楂、丹参、泽泻、泽兰、蒲黄(包煎)、三棱、莪术、海藻、昆布。
加减:①痰瘀兼脾胃湿热者,上方合半夏泻心汤或小陷胸汤化裁;②痰瘀兼肝郁气滞:上方合逍遥散化裁;③痰瘀兼脾气亏虚:上方加党参,重用白术;④痰瘀兼气阴两虚:上方合生脉散化裁;⑤痰瘀兼肾气亏虚:上方合金匮肾气丸化裁。

(三)中医特色治疗

1.专方专药

(1)复方山楂煎剂:山楂50g,玄参15g,菊花15g,红花15g,丹参30g,麦芽40g。每日1剂,用文火水煎取汁300mL,分3次服用,3周为1个疗程。适用于食积血瘀者。

(2)首乌降脂汤:何首乌30g,代赭石30g,牛膝15g,泽泻15g,山楂根15g,丹参20g,石决明20g。每日1剂,水煎早晚分服。气虚加黄芪30g、黄精20g、炙甘草10g;痰湿内阻加胆南星12g、半夏9g;气虚瘀阻加黄芪30g、炒蒲黄15g;头痛剧烈加川芎9g、白芷9g;恶心呕吐加砂仁壳9g、竹茹9g。

(3)清脂五味汤:生黄芪30g,生山楂30g,泽泻30g,红花10g,桃仁10g。水煎2次,取汁200mL,每次100mL,每日2次口服。适用于湿瘀互结型高脂血症。

(4)三泽汤:泽泻15g,泽兰20g,泽漆10g,莱菔子20g,明矾10g。阴虚者加南沙参15g,生、熟地各15g,何首乌10g,玄参10g;阳虚加附子6g,桂枝10g;气虚加党参10g,黄芪15g,黄精15g,白术15g;痰多加白芥子10g,胆南星6g;瘀重加丹参10g,桃仁10g,红花10g。水煎2次,取汁300mL,每次100mL,每日3次口服。

(5)中成药

①血脂康胶囊:除湿祛痰,活血化瘀,健脾消食。用于脾虚痰瘀阻滞症的气短、乏力、头晕、头痛、胸闷、腹胀、食少纳呆等;高血脂症;也可用于由高血脂症及动脉粥样硬化引起的心脑血管疾病的辅助治疗。用法:口服,一次2粒,一日2次。

②荷丹片：其组成为荷叶、丹参、山楂、番泻叶、盐补骨脂。功效主治：化痰降浊。用于高脂血症属痰浊挟瘀症候者。用法：口服，一次2片，一日3次，饭前服用，8周为1个疗程，或遵医嘱。

③通脉降脂丸：其主要成分为黄芪、灵芝、山楂、三七、益母草、水蛭等。方中黄芪健脾益气，利水消肿；灵芝补养阴血，补气健脾；灵芝、益母草调补肝肾；三七活血化瘀；益母草活血利水消肿；水蛭逐瘀通络；山楂活血散瘀，行气化滞等。用法：10g，2次/日，口服。

2.针灸疗法

主穴：内关、足三里、阳陵泉、丰隆、三阴交、肾俞、涌泉、大椎、厥阴俞、太白、曲池等穴位。

配穴：头晕耳鸣加太冲、风池；头痛头晕加太冲、率谷、百会；胸闷胸痛加郄门、膻中。主穴交替使用，采用平补平泻的方法，留针20分钟，隔日1次，6周为1个疗程。选穴、治疗原则应为：补肾养肝、疏肝利胆、健脾化痰、祛瘀行瘀。

按子午流注纳子法于每辰时（上午7~9时）取足阳明胃经本穴足三里，得气后行平补平泻手法留针15分钟，10次为1个疗程。

针灸可以确切地降低胆固醇、甘油三酯、β-脂蛋白和磷脂在血液中的含量，近年的研究证明，对高脂血症患者应用电耳针，可降低血脂和改善血液流变性。针灸对冠心病患者血浆内皮素有调节作用，能改善血液循环，减轻氧自由基等有害刺激对血管内皮细胞的损伤。隔药饼灸可降低患者TC、TG，对脂蛋白和载脂蛋白有良性调节作用。关于针灸降脂的机制，动物实验表明，它可能与针灸加强胃肠蠕动，使饮食在体内分解排泄加快，减少其在胃肠道停留时间，从而减少肠道对脂类物质的吸收以及提高脂蛋白酶的活性等因素有关。针灸在临床治疗上具有双向调节作用，通过全身经络的传导，调整气血和脏腑的功能，且针灸特定穴位有增加机体抵抗力和提高免疫力的作用。但很多人对于针刺不能耐受，难以坚持长期治疗。今后，如能进一步加强研究设计的科学性、严密性，特别突出对特定穴位的研究，达到取穴精而效果更理想的目的，进行穴位、疗程等各种组合筛选，找出降脂效果好、重复性强的最佳治疗方案，将其推广至临床治疗中，发挥中医治未病的优势。

3.背俞穴刺血疗法

首先，针刺通过对背俞穴的良性刺激，可以改善局部组织的代谢，同时通过神经系统调整内脏功能，调动起自身潜在的抗病能力，实现背俞穴对内脏和全身的良性调节作用。其次，经现代研究证实，刺血疗法能够有效地改善高血压患者血液循环，降低血液黏稠度。对血液成分进行良性调节，刺激血管引起血管平滑肌细胞复杂的信号传导变化，产生细胞内、细胞间及血管中部和整体的调节反应。并且引出的血液为脂质成分高的血，从而达到了降血脂、降低血液黏稠度的目的。再次，拔罐后，罐内形成的负压可以使局部毛细血管充血，甚至破裂，表皮瘀血，出现自体溶血现象，随即产生一种类组胺的物质，随体液周流全身，形成一种良性刺激作用，刺激各种器官，增强其功能活动。

通过对背俞穴的针刺、放血、拔罐等治疗，不但起到祛瘀血、化痰浊、调脏腑之功效，标本兼治，使气血阴阳、脏腑功能趋于平和，使脂质代谢恢复平衡，而且有效地减少甚至避免了不良反应，达到了治疗高脂蛋白血症的目的。

4. 艾灸

穴位：神阙、足三里（双侧）。每穴每次 10 分钟，隔日 1 次，6 周为 1 个疗程，连续治疗 2 个疗程（12 周）。适宜的灸温刺激是艾灸"调脂通脉"的关键因素。高脂血症属于中医学中"痰""瘀"的范畴，病机实质为本虚标实，与阳不化"气"，阻聚成"痰""瘀"有关。本试验根据课题组多年临证经验，选穴足三里、神阙。足三里穴为足阳明胃经经穴，足阳明经为多气多血之经，其穴主血所生病，善治脾胃疾患及气血、血脉等方面的病症。灸之温阳益气，健脾化痰，通调血脉。神阙穴，即"脐中"，生命之根蒂，联通百脉，经气所汇，五脏六腑之根本，灸之能通血脉，补气血，温脾肾，调阴阳。两穴相配，共奏温通气血、培元固本、健脾益肾、涤痰化瘀、通脉调脂之功。艾灸在温补阳气、温通经络、温化痰饮、温运血行方面具有针刺所不及的优势。

5. 耳针、耳穴贴压疗法

选穴：胰、肝、小肠、前列腺；痰湿内困加脾、胃；阴液耗伤加三焦、大肠；肝阳上亢加神门；气阴两虚加肾、内分泌；胃中蕴热加外鼻、肺；肠燥便秘加大肠、肺；脾胃阳虚加脾、胃；肺脾气虚加脾、肺。进行耳穴针灸。

取肝、脾、肾、内分泌、神门穴，以王不留行籽贴敷上述诸穴，每日自行按压 3 次，每次每穴按压 60 秒。隔日换贴 1 次，两耳交替，7 天为 1 个疗程，共治疗 8 个疗程。耳穴贴压疗法可改善高脂血症患者的体重指数和腰臀比。而耳穴治疗报道案例少，疗效缺乏可靠性。本研究发现，对血脂边缘升高、血脂异常危险分层属低危的患者进行耳穴贴压、食疗的干预，患者依从性较好，在降脂方面有一定的作用。

6. 穴位注射

穴位注射组在足三里、丰隆注射丹参注射液（1 毫升/穴），每日一对穴位，交替选用；毫针针刺组每日针刺足三里、丰隆，垂直进针，上下轻轻提插数次，待局部有得气感后，抽无回血，快速推注药物。平补平泻，留针 15 分钟。10 次为 1 个疗程，共治 2 个疗程。用穴位注射疗法治疗高脂蛋白血症有其独特的优势：穴位注射治法易于掌握，并且穴位注射用药量减少，减轻患者的经济负担，符合当前社会降低患者医疗费用的需求；穴位注射治疗疗程短、疗效高，操作简便，并能有效防止病变恶化，为心脑血管疾病的治疗带来新的契机，为高脂血症患者提供有效、安全、无毒副反应的治疗方法。

7. 按摩疗法

揉内关，先左后右；揉屋翳、渊腋、辄筋各穴，重点揉左侧，每穴揉 30 次；摩肾堂，运膏肓各 50 次；肾虚者加揉三阴交、涌泉穴；失眠便秘者仰卧做顺时针方向摩腹；气血两虚者摩中脘、天枢、气海穴，按脾俞、胃俞、足三里；痰浊甚者揉天突、膻中。每日 2 次。

8. 食疗

治疗高血脂食物选择要点：节制主食。体重超重或肥胖者尤应注意节制。忌食纯糖食品及甜食。多食用鱼类（尤其是海产鱼类）、大豆及豆制品、禽肉、瘦肉等能提供优质蛋白，而饱和脂肪酸、胆固醇较低的食物。控制动物肝脏及其他内脏的摄入量，对动物脑、蟹黄、鱼子等要严格限制。用植物油烹调，尽量减少动物油脂摄入。多食用蔬菜、水果、粗粮等，保证适量食物纤维、维生素、无机盐摄入。尤应多食用含尼克酸、维生素 C、维生素 E、维生素 B_6 等丰富的食品。

(1)降脂减肥茶:干荷叶10g,生山楂15g,生薏米10g,花生叶10g,橘皮5g,茶叶15g。取上药共研为细末,沸水冲泡代茶饮。有醒脾化湿、降脂减肥功用。适用于痰湿困阻的高脂血症或肥胖症。

(2)三花橘皮茶:玫瑰花、茉莉花、玳玳花、荷叶各12g,橘皮8g,共研为细末,开水冲泡,代茶饮。有健脾理气、利湿消脂功效。适用于脾湿、肝郁气滞者。

(3)首乌黑豆炖甲鱼:首乌30g,黑豆60g,甲鱼(鳖)1只,红枣6枚,生姜3片。先将甲鱼洗净内脏,切块,略炒,同黑豆、首乌、黑枣(去核)、生姜一起放进盅内隔水炖熟,调味后,饮汤吃肉佐膳。本方补益肝肾,消瘀降脂。适用于高脂血症、冠心病、慢性肝炎等病。

(4)决明蜂蜜饮:决明子(炒)30g,蜂蜜30g。先将决明子捣碎,水煎取汁,冲入蜂蜜搅匀,代茶。有润肠通便降脂功效。适用于高脂血症肠燥便秘,但虚寒证忌用。

(5)冬菇木耳瘦肉汤:瘦肉250g,冬菇30g,黑木耳15g,银耳15g。将冬菇浸软,洗净,剪去菇脚;黑木耳、银耳浸软,洗净,除去蒂部杂质;瘦肉洗净,切块,去油脂,用开水拖过。把全部用料一齐放入锅内,加清水适量,文火煮1~2小时,调味即可。随量饮汤食肉。本方有养阴益胃、润燥生津功效。适用于高脂血症属气阴两虚者。

第十章 常见内分泌疾病中西医结合治疗

第一节 皮质醇增多症

皮质醇增多症是肾上腺皮质疾病中最常见的一种，系由多种原因引起肾上腺皮质分泌过多糖皮质激素所致。依病因不同，有的还伴有雄激素、盐皮质激素、泌乳素、ACTH过高。主要表现为向心性肥胖、水牛背、满月脸、多血质、紫纹、痤疮、多毛、高血压等。本病多见于女性，以20~40岁居多，约占2/3。肾上腺病变可为双侧增生，腺瘤或癌。中医对皮质醇增多症多从"肾实证"论治。目前无相应病名，分属中医"肾虚""肝旺""脾虚""肺郁"等范畴。近20年才取得研究进展，20世纪80年代以前未曾有本病研究报道。

一、病因病理

皮质醇增多症大多数是由于垂体瘤或垂体-下丘脑功能紊乱，垂体分泌过多ACTH，导致双侧肾上腺皮质增生所致，这是本病最主要的类型原因，约占70%，在大量ACTH持续刺激下，肾上腺皮质增生发展为结节，甚而形成小腺瘤。

其余病因还见于原发性肾上腺皮质肿瘤，包括良性和恶性肿瘤。肿瘤组织自主性地分泌皮质醇，不受垂体ACTH的控制。由于大量皮质醇反馈抑制垂体ACTH释放，患者血中测不到ACTH，使瘤外的肾上腺皮质（包括同侧和对侧）萎缩。异源性ACTH综合征，由于垂体-肾上腺外的癌肿，产生类ACTH活性的物质（或类CRH活性物质），刺激肾上腺皮质增生分泌过量的皮质醇而发病。最多见的是肺癌，其次为胸腺癌、胰腺癌或胰岛细胞癌，还可由嗜铬细胞瘤、神经母细胞瘤、神经节及副神经节瘤、甲状腺髓样癌、支气管腺癌及类癌以及包括卵巢、前列腺、乳腺、甲状腺、睾丸肿瘤及胃癌和急性白血病。不依赖ACTH双侧小结节增生或小结节性发育不良，称为原发色素性结节性肾上腺病，系一种罕见的先天性疾病，肾上腺结节可单侧或双侧，大小不等，呈自主性分泌。还可因医源性原因应用过多肾上腺皮质激素所致。

皮质醇抑制葡萄糖进入脂肪、肌肉、细胞等组织进行酵解和利用。同时还加强肝糖原异生作用，肝内增加糖原异生酶的活性，促进生糖氨基酸、乳酸、甘油及脂肪酸等在肝内增加转化为葡萄糖。于是肝糖原增多，肝糖输出也增多。血糖往往增高。皮质醇能促使肝外蛋白质分解，形成氨基酸。其中生糖氨基酸经肝脏转化为肝糖原和葡萄糖，使糖异生加强，还能抑制氨基酸被肝外脂肪、肌肉、皮肤、骨骼等组织摄取而合成蛋白质，使机体处于负氮平衡状态，从而影响皮肤、肌肉、骨骼等组织的生长和修复过程。临床上出现蛋白质过度消耗状态。大量皮质醇对垂体促性腺激素具有抑制作用。因此，女性患者可出现闭经、不孕，男性患者性欲减退、阳痿。这些症状可能与大量皮质醇减少了γ-氨基丁酸（抑制性神经递质）的浓度有关。患者大脑皮质处于兴奋状态。皮质醇可刺激骨髓，使红细胞生成增多，血红蛋白含量增高，患者表现为多血质外貌。

中医认为，机体由于情志因素或感受湿热之邪或外来激素的"加强"作用，导致气郁、热生、痰阻、瘀停，久而伤及五脏六腑，导致本病。本病的病机以脏腑之气机郁结不畅、气火亢盛为主，多表现为肾虚、肝旺、脾虚、肺郁，病初多偏实、偏热，中期阴虚阳亢，偏虚证，病久阴损及阳，可导致阴阳两虚。

二、临床表现

（一）症状

1. 病程

起病多缓慢，病程较长，增生型从起病到诊断平均约3年余；腺瘤约1～2年；腺癌发展快，病程短，一般于1年内可确诊。极少数患者病情可停留于某阶段，甚至自行缓解。

2. 肥胖

患者可于数月或数年中出现进行性肥胖。

3. 肌肉骨骼

四肢肌肉萎缩，尤其四肢近端肌肉极度无力、疲乏，严重者无上肢支撑无法起立，胸、背及腰部因骨质疏松而疼痛。

4. 生殖系统

女性患者出现月经减少、不规则或闭经，且多伴有不孕，但少数轻症患者月经可一直正常甚至正常妊娠。男性患者性欲减退、阳痿。

5. 易感染

皮质激素能抑制粒细胞NADPH氧化酶和过氧化阴离子产生，因此减少了白细胞的杀伤能力，患者容易感染某些化脓性细菌、真菌和病毒性疾病。未治的库欣综合征约半数死于感染。在皮肤黏膜交界处常有真菌感染，如花斑癣、趾甲真菌病及口腔念珠菌病等。大量皮质激素可抑制抗体产生，抑制延迟免疫反应，因此，患者对结核病的易感性亦增高。皮肤易感染，伤口不易愈合。

6. 神经精神系统

部分患者可出现精神症状，轻者表现为失眠、情绪不稳定、烦躁易怒、焦虑、抑郁、注意力不集中、欣快感及记忆力减退等。重者可有精神变态，可发生类偏狂、精神分裂症或抑郁症等。

7. 其他

如本病由垂体大腺瘤所致，患者可发生头痛、视力减退及视野缺损等压迫症，但较少见。皮质醇可促进尿钙排出，使尿钙明显增多，尿路结石发生率高于一般人群。

（二）体征

1. 肥胖

呈向心性肥胖，面、颈、胸部及腹部有大量脂肪堆积，面如满月，红润多脂，颈背部脂肪堆积,隆起似水牛背,腹大似球形,四肢相对瘦细。呈特征性"满月脸、水牛背、鲤鱼嘴、蛙腹",肥胖出现早而快为其特征。

2. 皮肤

(1) 紫纹:在下腹部、臀外部、大腿内外侧、腋窝周围、乳房等处因皮下脂肪沉积,皮肤紧张而更薄,皮下弹力纤维断裂,可通过菲薄的皮肤透见紫红色,形成对称性、中段较宽而两端较细呈梭形的宽大的皮肤紫纹。典型宽大、梭形紫纹为库欣综合征特征性的表现。

(2) 多血质:头面部红润,皮肤菲薄,呈多血质面容。这是由于雄激素促进红细胞生成,血红蛋白增高,但由于皮肤胶原蛋白过度分解,血色显露,静脉清晰可见。

(3) 瘀斑:由于毛细血管脆性增加,轻微皮肤创伤即可引起擦伤、出血及皮下瘀斑,尤易发生于上臂、手背与大腿内外侧等处。

3. 多毛及男性化

由于雄激素分泌过多,80%患者有多毛,一般为细毳毛,分布于面部、颌下、腹部及腰背部,多伴有皮脂增多及痤疮。中年以上可有秃顶。肾上腺皮质癌的女性患者约有20%出现男性化(乳房萎缩,阴毛菱形分布,阴蒂肥大),但明显男性化者少见。

4. 全身肌肉萎缩

尤以四肢为甚,致使四肢瘦小无力。儿童患者生长发育受抑制,以致身材矮小羸弱。

5. 高血压

约见于75%以上的患者。高血压的严重程度不一,50%以上患者舒张压超过100mmHg。一般在疾病的早期,血压只稍升高。病程长者,高血压的发生率增加,且严重程度也成比例地增加。个别患者早期血压即很高,可高达250/140mmHg。

6. 骨质疏松

本病患者约有50%出现骨质疏松,严重者可出现佝偻畸形、身高缩短、胸骨隆起、肋骨等多处病理性骨折,可出现脊椎压缩骨折。患者脊椎、颅骨、盆腔骨及肋骨等常广泛脱钙。

7. 性腺

男性患者睾丸小而软、阴茎缩小及前列腺缩小。

8. 色素沉着

重症库欣病或异位 ACTH 综合征患者因垂体产生大量 ACTH、β-LPH、N-POMC,其内均含促黑素细胞活性的肽段,故患者皮肤色素加深,具有一定的诊断意义。

(三) 特殊表现

个别患者病情呈周期性或间歇性,在非发作期,临床表现和各种实验室检查可完全恢复正常;儿童患者如有癌肿者可以生长迟缓或性早熟为主要症状;本病女性患者还可并发多囊卵巢和多囊卵巢综合征。

三、实验室检查

(一) 血常规

红细胞、白细胞总数及中性粒细胞常增加,嗜酸性粒细胞可减少。

(二)血生化

血糖增高或糖耐量减低。电解质测定一般均正常,如出现低血钾和碱中毒,提示肾上腺癌、重症增生型或异位 ACTH 综合征可能。

(三)皮质激素

1.皮质醇

血和尿的皮质醇测定:诊断皮质醇增多症最直接和可靠的指标是测定 24 小时尿皮质醇含量,其能反映血中游离皮质醇水平,且较少受其他色素干扰,对皮质醇增多症诊断有较高价值,其诊断符合率可达 98%。有学者推荐做连续 2~3 天测定。

正常人血浆皮质醇水平有明显昼夜节律(上午 8~9 时皮质醇水平最高,午夜最低),晚上降至 5ng/dL 以下。皮质醇增多症患者血浆皮质醇水平增高且昼夜节律消失,晚上及午夜低于正常不明显,甚而较午后水平高。肾上腺皮质癌表现为皮质醇增多症者,90% 以上尿液游离皮质醇在 $200\mu g/24h$ 以上,而正常人应低于 $100\mu g/24h$。

2.类固醇

(1)24 小时尿 17-羟皮质类固醇(17-OHCS)、17-酮类固醇(17-KS)或 17-生酮类固醇测定 本病患者尿 17-OHCS 增高,在 $68\mu mmol/L(20mg)$ 以上诊断意义较大。肾上腺皮质腺瘤者尿 17-KS 多正常,腺癌者明显增高,肾上腺皮质增生者可轻度增高。

(2)血浆去氢异雄酮(DHEA)和去氢异雄酮的硫酸盐衍生物(DHEA-s):肾上腺引起的男性化可测定血清肾上腺雄激素(DHEA 和 DHEA-S)和 24 小时尿 17-酮。尿 17-OHCS > $275.9\mu mmol/L$,尿 17-KS > $173.35\mu mmol/L$,DHEA 增高者,多提示恶性肿瘤。

3.血清 ACTH 测定

肾上腺皮质腺瘤者血清 ACTH 水平很低甚至测不出,库欣综合征及异位 ACTH 综合征患者 ACTH 水平很高。MAH 患者 ACTH 可增高、降低甚至不能测出。

4.特殊试验

(1)地塞米松抑制试验

小剂量地塞米松抑制试验:是确定是否是库欣综合征必需的试验。过夜法:午夜 11 时服地塞米松 1mg,本病患者次日血浆皮质醇不受抑制。经典法:每 8 小时口服 0.75mg 或每 6 小时口服 0.5mg,连续 2 天,第 2 天尿 17-羟皮质类固醇(17-OHCS)不能被抑制到对照值的 50% 以下,或游离皮质醇不能抑制在 55nmol/24h。两种方法诊断符合率都在 90% 以上,两者联用诊断符合率有报道可达 98%。常用过夜法作为筛选试验。

大剂量地塞米松抑制试验:是鉴别库欣综合征病因诊断常用的方法。方法:每天 8.25mg,分 3 次口服,连续 2 天。本试验可鉴别皮质增生或肿瘤,增生者 24 小时尿游离皮质醇或尿 17-羟皮质类固醇(17-OHCS)可被抑制到基值的 50% 以下,但大多 MAH 患者可不受抑制。肾上腺肿瘤者不受抑制。异位 ACTH 综合征亦不被抑制(支气管类癌除外)。

午夜 1 次口服大剂量地塞米松抑制试验:即晨 8 时测血皮质醇,午夜 11 时口服地塞米松 8mg,次晨 8 时再测血皮质醇。以次晨血皮质醇下降 50% 以上为正常反应。临床意义同上述经典的口服大剂量抑制试验。

静脉滴注地塞米松抑制试验:其方法是上午 9 时开始试验,试验前 30 分钟、15 分钟、0 分钟分别取血测皮质醇,取其均值。而后即开始经静脉滴注地塞米松溶液(溶液配制为生理盐水350mL加地塞米松 7mg),每小时输液 50mL,于试验第 5 小时、第 7 小时分别测定血 F,试验当天结束。如第 5 小时血 F 下降达 $3.67\mu mol/L$(100nmol/L),第 7 小时下降达 $6.88\mu mol/L$(190nmol/L)则认为试验阳性,符合库欣病。未达上述标准者则考虑肾上腺肿瘤或异位ACTH综合征。文献报道本试验诊断准确率在98%以上,无不良反应。

(2)ACTH试验:经连续 2 天 8 小时静脉滴注 ACTH25U(或用 α_1-24ACTH 更好,溶于5%葡萄糖溶液 500mL 中)后,皮质增生者,24 小时尿 17-OHCS 显著增加,3~7 倍于基值;皮质腺瘤者则反应较差,约可增高 2 倍,且仅半数可有反应;皮质癌肿者对 ACTH 刺激无反应;异源性 ACTH 综合征者也有双侧肾上腺增生,对 ACTH 反应性增加,少数分泌 ACTH 量特别高者,因其对肾上腺皮质的刺激已达最大限度,故再注射外源性 ACTH 亦可无反应。

(3)CRH兴奋试验:一般认为,给予外源性 CRH 后,库欣综合片患者的 ACTH、F 及其代谢产物升高,而肾上腺皮质肿瘤或异源性 ACTH 综合征患者则不受影响(Kaye 标准:CRH 刺激后,血 F 升高 20%,以上,血 ACTH 升高 50%,以上为阳性反应)。

(4)甲吡酮刺激试验:甲吡酮是 11β-羟化酶抑制剂,可阻断 11-去氧皮质醇转化为皮质醇,而使血浆皮质醇下降,垂体分泌更多的 ACTH,尿中 17-羟浓度升高。该试验可鉴别垂体性库欣综合征和异位 ACTH 分泌病变。

(5)岩部静脉窦插管测定 ACTH:垂体性 ACTH 过度分泌者插管标本中 ACTH 高于外周血的水平,若岩窦静脉血和周围静脉血 ACTH 比值>1.6,提示 ACTH 来自垂体,而非异位ACTH 分泌综合征。同时测定双侧岩窦静脉血 ACTH 比值>1.4,提示垂体肿瘤的部位(左侧或右侧)。

(6)肾上腺及蝶鞍区检查:肾上腺部位检查目前多采用 CT 扫描或磁共振,B 型超声波检查及放射性碘化胆固醇扫描等,肾上腺皮质肿瘤常可显示肿瘤阴影,如瘤影巨大,直径6~10cm以上者可能为癌肿,增生者常示双侧肾上腺增大。蝶鞍区磁共振或 CT 扫描对垂体大小及有否大小腺瘤颇有帮助,前者更有价值。

5.其他 X 线检查

脊柱、颅骨、盆腔骨等明显骨质疏松或病理性骨折,广泛脱钙。小部分增生型患者示蝶鞍扩大。由于大部分引起异位 ACTH 分泌的肿瘤位于胸腔,故胸片应列入常规,必要时行胸部CT 扫描。

四、诊断要点

1.病史

进行性肥胖,疲乏无力等。

2.临床症状及体征

有典型症状、体征者,从外观即可做出诊断。

3.诊断思路

本病诊断可分两步进行。首先应肯定有否皮质醇分泌过多的证据,即功能诊断,然后确定病因和肾上腺皮质病理性质与部位,即病因病理诊断。

4.理化检查

皮质醇分泌增多,失去昼夜分泌节律,且不能被小剂量地塞米松抑制。

五、鉴别诊断

1.库欣综合征病因鉴别诊断

(1)双侧肾上腺增生:发展慢,蛋白质分解症状明显;如骨质疏松、多血质、紫纹、皮肤色素沉着,能被大剂量地塞米松所抑制。

(2)肾上腺腺瘤:女性多见,病程短,肥胖较匀称,多血质,紫纹相对较轻,皮肤色素较病前淡,不能被大剂量地塞米松所抑制。

(3)肾上腺恶性肿瘤:小于7岁多见,发展快,早期就有转移,腹部可扪及肿块,库欣综合征临床表现不明显,常伴低血钾,碱中毒,尿 17-OHCS＞275.9μmmol/L,尿 17-KS＞173.35μmmol/L,DHEA 增高。

(4)异位 ACTH 分泌综合征:发展快,皮肤色素深,低血钾,碱中毒,可有其他部位肿瘤的表现。

2.单纯性肥胖症

部分肥胖症患者可有类似本病的表现,除高血压和糖耐量减低外,亦可有月经减少或闭经不育,腹部大腿可有条纹,皮肤痤疮、多毛。早期本病患者可呈不典型表现,两者有时不易鉴别,以下特点可支持单纯性肥胖症:①肥胖匀称,病史长,可有过度营养史。②紫纹大多为白色或淡红色,较细小,窄而短。③由于肥胖,分泌皮质醇量相对较多但 24 小时尿游离皮质醇一般不超过 551.8μmmol/24h;24 小时尿 17-羟皮质类固醇可高于正常,但很少会超过 55.18μmmol/24h,可被小剂量地塞米松(每天 2.25mg)所抑制。

3.2 型糖尿病

血糖未控制者 24 小时尿游离皮质醇可超过 551.8μmmol/24h;24 小时尿 17-羟皮质类固醇可超过 55.18μmmol/24h,但血糖控制后可恢复正常。

4.多囊卵巢

肥胖、多毛、不育,闭经早,尿 17-OHCS、皮质醇轻度增高,但可被地塞米松抑制。睾酮增高,B 超提示多囊卵巢。

5.酒精性库欣综合征

向心性肥胖、多血质,24 小时尿 17-羟皮质类固醇超过正常。且不能被小剂量地塞米松所抑制,但戒酒后可恢复正常。

六、治疗

1.治疗目标

将每天皮质醇分泌量降至正常范围。切除任何有害健康的肿瘤。不产生永久性内分泌缺陷。避免长期服用激素。

2.对症治疗

在做病因治疗前,对病情严重的患者,先采取措施对症治疗以改善并发症。例如:

(1)有低血钾的患者,应适当补钾。

(2)有继发性糖尿病者,应进行饮食治疗,必要时予口服降糖药或应用胰岛素,使血糖降至正常。

(3)有继发性高血压者多较为顽固,通常需要两种以上不同类型的降压药联合应用。

(4)蛋白质分解过度症状明显者(如肌无力、骨质疏松等),可予苯丙酸诺龙或丙酸睾酮治疗,以促进蛋白质合成。

(5)骨质疏松明显者可按骨质疏松治疗。

(6)有感染时,应及时用抗生素控制感染。

3.选择治疗方法

(1)ACTH依赖皮质醇增多症:应以经蝶窦微腺瘤摘除术为首选。若手术失败或有手术反指征则宜垂体放疗或双侧肾上腺切除或药物治疗。

(2)原发性肾上腺病变(腺瘤、癌或原发性增生):则首选肾上腺病变切除,若癌肿难以切除,可予药物治疗。

4.手术治疗

(1)术前准备:由于长期高皮质醇血症造成机体新陈代谢、免疫功能和水、电解质的失衡和一系列的病理改变。因此,术前应有效纠正糖皮质激素过量分泌所致的损害,调整机体内环境的恒定。术前准备主要注意以下几个方面:

①改善心脏功能:皮质激素引起体内水钠潴留、高血容量和高血压等,加重患者心脏负担,造成心肌损害,术前应对心脏代偿功能确切评估,及时应用有效降压药物,减少血容量,减少心脏负荷,改善心脏的代偿功能。

②有效控制糖代谢异常:术前采取严格饮食控制、应用降糖药物等措施,将血糖控制在正常范围,有效减少术后并发症。

③预防感染:高皮质醇血症使机体免疫力低下,组织愈合能力差,术后易发生感染。因此,术前1~2天应常规预防性应用广谱抗生素。对体内存在的感染灶必须彻底治愈后才能行肾上腺手术。

④纠正水、电解质紊乱:术前应予纠正低钾、碱中毒、电解质失调和酸碱失衡。

⑤补充皮质激素:双侧肾上腺手术(腺体切除术或腺瘤摘除术)后,会不可避免地出现短暂或永久的肾上腺皮质功能减退和不足。因此,术前1天开始补充糖皮质激素,视情况维持到术后2周。双侧肾上腺全切除术者,应终生补充皮质激素。

(2)手术方法

①肾上腺皮质增生(库欣病):手术治疗分垂体及肾上腺手术两种。

垂体手术:有蝶鞍扩大及垂体大腺瘤者需做开颅手术治疗,尽可能切除肿瘤。蝶鞍不扩大者,约有80%以上垂体存在微腺瘤,可采取经蝶窦垂体微腺瘤切除术的治疗。一旦切除腺瘤,患者的临床症状可缓解或消失,术后为防复发,可辅以放射治疗。术后可发生暂时性垂体肾上腺皮质功能不足,需短期皮质激素替代治疗,直至垂体-肾上腺功能恢复正常(一般需要

9～12个月）。选择性经蝶窦垂体手术后的严重并发症如垂体功能低下、脑脊液鼻漏、脑膜炎、视力及动眼神经功能损害很少见。

肾上腺手术：双侧肾上腺同时手术，取延伸的肋缘下切口，对增生腺体大、可疑有小腺瘤或结节状增生的一侧先行探查，病理证实后再行另一侧手术。一般原则为严重的一侧做全切除，另一侧部分切除。对肾上腺增生或腺瘤的切除，腹腔镜下手术具有创伤小、出血少、显露清晰、并发症低、恢复快等优点，已逐步代替开放手术而成为肾上腺手术的金标准，但肾上腺巨大原发肿瘤、转移性肿瘤、有粘连浸润的肿瘤仍需开放手术。双侧肾上腺完全切除的缺点是造成永久性肾上腺皮质功能低下和进行性垂体肿瘤增大而发生 Nelson 综合征。肾上腺次全切除一般不需替代治疗，也不形成 Nelson 综合征，但复发率很高。不论肾上腺全切或次全切除后，为了避免 Nelson 综合征或复发，应继以垂体放射治疗；且必须做好术前准备和术后激素补充替代治疗。

②肾上腺皮质腺瘤或癌：对于肾上腺皮质腺瘤可切除患侧腺瘤，效果良好。肾上腺腺瘤术前定位明确者经腰背部切口，术前定位不明确者可经腹切口行双侧肾上腺探查。腺瘤大多有包膜，容易分离，可完整摘除。如周界不清，可行同侧肾上腺切除术。由于有高皮质醇血症，使下丘脑-垂体轴及对侧肾上腺受到长期抑制，故在术中及术后，需要用糖皮质激素治疗。

③肾上腺皮质癌：对肾上腺癌的治疗多不满意，多数患者在确诊时已转移到腹膜后、肝及肺。进行手术治疗不能治愈，但可使肿瘤体积缩小及减轻临床症状。如术后持续有不能被抑制的皮质醇分泌，提示癌已转移或肿瘤未能根除，患者术中及术后亦需用糖皮质激素治疗。

对瘤体较小、边界清晰者，可经腰背切口。瘤体较大、周界不清或有浸润者，可取胸腹联合切口或单侧肋缘下弧形切口，手术显露好，可做肿瘤、肾上腺、同侧淋巴结一并切除术。术后化疗。

（3）术后处理

①术后近期注意生命体征的观察，尤其是呼吸、循环系统的监护。

②注意肾上腺危象，应及时加大皮质激素的用量，并给血管活性药联合应用并预备好各种抢救措施。

③补充营养，预防感染，确保切口的愈合。

④补充激素：单侧肾上腺切除者术中给予氢化可的松 100mg 静脉滴注，术后维持 1～2 天。若对侧肾上腺萎缩者，术后为了刺激萎缩的肾上腺加速恢复，在补充皮质激素的同时应用促肾上腺皮质激素，次日起可加用 ACTH 肌内注射，每天 80U，连续 10 天后减去 10U，直至功能恢复时停用。一般在手术后半年至 1 年萎缩的肾上腺可得到功能上的代偿，但也有少数病例虽经较长期 ACTH 兴奋，仍不能恢复其必需功能，此时需长期用皮质醇替代补充治疗，直至留下的肾上腺皮质恢复正常功能为止。一侧全切一侧部分切除者，应用氢化可的松从 300mg/d 逐步减量，1 周后改为口服泼尼松 25mg/d 逐步减到 12.5mg/d，视情况维持 2～3 周。双侧全切除者需终身服用皮质激素。

5.垂体放射治疗

（1）适应证：①轻型库欣病，经蝶窦手术失败的病例；垂体微腺瘤摘除术后复发者；儿童库欣病。垂体放疗是儿童患者的主要治疗方法。②双侧肾上腺切除前或后，垂体放疗以期减少

Nelson 综合征治疗发生率。

(2)放疗方法

深度 X 线或 ^{60}Co 外照射:每天分颞、额及顶叶 3 方面照射,一天剂量 1.5～2.0Cy(150～200rad),1 个疗程总剂量 45～50Gy(4500～5000rad),分布于 35 天内连续或每周六、日间歇照射。缓解见于放射治疗后 3～18 个月,成人缓解率 15%～25%,年龄小于 20 岁缓解率高,儿童缓解率达 80%。

重粒子或质子束外照射:对垂体瘤更有效,一般剂量为 80～110Gy(8000～11 000rad)。放疗缓解率高达 60%～90%,但技术复杂,对神经损害和垂体功能减退等并发症多见。仅用于复杂和难治病例。

放射性核素内照射包括 ^{90}Yc(钇)、^{198}Au(金)。^{90}Yc 释放 β 射线,治疗垂体瘤剂量为 200～1500Gy(20 000～1 500 000rad)。^{198}Au 释放 γ 射线,剂量为 100Gy(10 000rad)。未广泛接受。

(3)并发症及缺点:垂体外放射的缺点是起效较慢(6～18 个月)。可发生垂体功能不全,在皮质功能恢复正常前约有 75% 的患者出现促性腺激素水平低下。多次放疗后垂体瘢痕形成,可有脑组织损伤、癫痫发作。对病情严重者,单用垂体放疗往往不能控制病情,需行双侧肾上腺全切术或次全切除术,术后加用垂体放疗。

6.药物治疗

临床上几乎没有特效药物能抑制库欣病患者腺垂体分泌 ACTH。主要是通过拟神经递质或拮抗神经递质药物,减少 CRH-ACTH 分泌,或抑制皮质醇合成,或在受体上与皮质醇竞争。药物仅作为姑息治疗,暂时缓解,停药后很快复发,多作为术前准备,或有手术反指征或肾上腺癌难以完全切除时应用。

(1)抑制 CRH-ACTH 分泌的药物:轻症病例可试用赛庚啶治疗,此药有抗 5-羟色胺作用,可抑制 CRH 释放使血浆 ACTH 水平降低而达到治疗的目的,每天 24mg,分 3～4 次给予,疗程 6 个月以上,缓解率可达 60%,但停药后复发。目前,国外应用赛庚啶治疗皮质醇增多症已得到肯定效果,可使 60%～90% 的患者症状缓解。

溴隐停:多巴胺能激动剂,能抑制 CRH-ACTH 分泌,亦可用于治疗,但治疗剂量大于对泌乳素瘤的治疗剂量,故不良反应大,如恶心、呕吐、直立性低血压、头晕、嗜睡等。国内相关报道较少。

(2)抑制类固醇激素合成的药物

①氨鲁米特(氨基导眠能):可抑制胆固醇转变为孕烯醇酮,因而能抑制皮质激素的合成。长期应用,由于 ACTH 代偿性增加,出现反跳。但肾上腺腺瘤患者由于 ACTH 被抑制,因此,疗效极佳,亦可作为增生和腺瘤的鉴别。在剂量不超过 1～2g 时,不良反应较小。不良反应有发热、皮疹、食欲减退及嗜睡等,有时会引起肾上腺皮质功能减低症。腺瘤患者在用药 24～48 小时后可出现肾上腺皮质功能减低危象,因此,需同时应用地塞米松 0.75～1.5mg/24h 口服。

②双氯苯二氯乙烷(O,P'-DDD):是 DDT 的衍生物,对肾上腺有破坏作用,能抑制 11β-羟化酶和胆固醇侧链断裂酶,因而抑制皮质激素的合成。应用剂量可由每天 2～6g 渐增至 8～10g,分次口服,有的患者开始时即用大剂量(6～12g/d),也能耐受。服药直到缓解或达到

最大耐受量以后减到无明显不良反应的最大维持量，但不超过 6 个月。用药期间，每天观察有无肾上腺皮质功能减低的表现，一般在服药的第 2 个月以后，需加服皮质醇 20～30mg/d，若血压不升高，另加 9α-氟氢可的松 0.05mg/d。治疗时会出现高胆固醇血症。一般停药后 1 周左右即可使血胆固醇恢复正常。此药的不良反应有食欲不振、恶心、呕吐、腹泻、嗜睡、眩晕、肌肉颤抖、头痛、无力以及皮疹等。对肝、肾、骨髓无毒性。治疗时要注意是否出现 Nelson 综合征，可予垂体放射作为预防措施。最佳适应证为肾上腺癌，长期应用不仅抑制皮质激素的合成，而且可使瘤体缩小。

③酮康唑（用于治疗真菌感染的药物）：能通过抑制肾上腺细胞色素 P450 所依赖的线粒体酶，而阻滞类固醇激素合成。并减弱皮质醇对 ACTH 的反应，用于本病治疗每天需 600mg，分 3 次服用，疗程数周到半年。疗效有待进一步观察。主要不良反应有性欲减退、阳痿、精子减少或缺乏、乳腺发育，较重的不良反应有肝脏损害和肾上腺皮质功能减退。对恶性肿瘤，肺、肝转移患者亦有好转。

④近年来文献报道用利他赛宁治疗本病取得了较好的效果，此药是一种新型的对 5-羟色胺有长效拮抗作用的药物，剂量为每天 10～15mg，连续服用 1 个月左右，但停药后往往复发。该药无明显不良反应。

⑤糖皮质激素受体拮抗剂米非司酮有助于缓解临床症状。但对垂体、肾上腺病变几乎无作用，用药量为每天 5～22mg/kg，长期应用可使 ACTH 升高，皮质醇下降，不良反应可有头晕、乏力、厌食、肌肉和关节疼痛、直立性低血压等。

7.治疗方案

(1)肾上腺皮质增生(库欣综合征)：本病治疗可予手术、放射、药物 3 种治疗方法。

(2)肾上腺皮质腺瘤：对于肾上腺皮质腺瘤可切除患侧腺瘤，效果良好。

(3)肾上腺皮质癌：对肾上腺癌的治疗多不满意，多数患者在确诊时已转移到腹膜后、肝及肺。进行手术治疗不能治愈，但可使肿瘤体积缩小及减轻临床症状。

术后化疗可选用下列 3 种药物中的 1～2 种：

①双氯苯二氯乙烷(O,P'-DDD)为化疗的首选药物，一般初用剂量每天 2～6g，分 3 次服用，治疗 1 个月后，大部分患者尿 17-OHCS、17-KS 下降，如疗效不显著，可增大至每天 8～12g，病情好转后可渐减至维持量，一般每天 3g，分 3 次口服，继续服用 4～6 个月以上，平均约 4～8 个月后常可见癌肿或转移灶渐缩小，皮质醇分泌量减少而症状暂时缓解，寿命可延长至 2 年以上。但过量时可引起肾上腺皮质功能不全，须适当补充皮质激素，又因 O,P'DDD 对外源性的激素也有影响，故补充量应比正常替代量稍大。

②美替拉酮：此药为肾上腺皮质 11β-羟化酶抑制剂，如 O,P'-DDD 无效时可试用。从每天 1～2g，分 4 次口服开始，可加大至 4～6g。该药不良反应较少，有食欲减退、恶心、呕吐等。对肝、造血系统无明显毒性，用药时尿中 17-OHCS 及 17-KS 增多，疗效观察应以血浆皮质醇为指标。对肾上腺癌肿无破坏作用。对不能手术的患者可与酮康唑等联合应用。

③氨鲁米特：每天 0.75～1.0g，分 3～4 次口服，过量时可引起共济失调、甲状腺功能减退等不良反应，抑制肾上腺皮质激素较广泛，因而临床应用颇受限制，此药对肿瘤组织无破坏作

用。近年有人用苏拉明(抗锥虫药)治疗本病取得一定疗效。

(4) 异源性 ACTH 综合征:异源性 ACTH 肿瘤中,只有良性肿瘤(如胸腺瘤、支气管类癌或嗜铬细胞瘤)才能通过手术而治愈。但此组肿瘤多为癌肿,因有严重的皮质醇增多及肿瘤转移,治疗十分困难,对于在确诊时已有转移而不能手术的患者仅可采用前述药物的化学治疗,可与其他抗癌化疗联合治疗。类固醇合成阻滞剂美替拉酮及酮康唑虽有一定疗效,但效果有限。近年来有报道用酮康唑每天 1200mg 成功地治疗小细胞肺癌引起的库欣综合征。隐性肿瘤用量少于 1200mg,分次给药,一般均能控制。如果治疗能维持 1 年,有待能找到肿瘤,必要时第 2 年可继续服药,重复寻找,如始终未发现可考虑双侧肾上腺切除术。美替拉酮治疗本病需要用大剂量。氨鲁米特能偶被使用,成人有效剂量约为 1g/d。一般不使用 O,P'-DDD 治疗。因为此药发挥作用很慢,需几周时间才能控制皮质醇分泌。近年来还有报道类固醇受体拮抗剂 19-去甲类固醇-RU486 可改善此病的临床症状。还有用生长抑素类似物 SMS201-995 成功地治疗由转移性分泌胃泌素的胰岛细胞癌引起的库欣综合征的报道。

(5) Nelson 综合征:是采用双侧肾上腺切除治疗库欣综合征术后垂体瘤进行性生长所致,因此术前和术后常规垂体放疗可防止发生 Nelson 综合征。目前本病诊断标准还不一致,一种认为双侧肾上腺切除术后垂体腺瘤增大而压迫邻近组织时才可诊断;另一种认为只要有 ACTH 高分泌而有色素沉着时即可诊断。总之,在术后必须监测血浆 ACTH 水平、蝶鞍大小以便及早诊断。治疗可采用手术及放疗,手术最好在微腺瘤时进行,一般腺瘤越大,效果越差。对于药物治疗效果较差。曾有报道用神经活性药丙戊酸钠治疗获效者。

(6) 不依赖 ACTH 的双侧肾上腺增生:应选择双侧肾上腺全切除术治疗,术后不会引起 Nelson 综合征,不需垂体放疗,必须糖皮质激素终身替代治疗。

第二节 甲状腺功能亢进症

甲状腺功能亢进症,简称"甲亢",归属于甲状腺毒症范畴,甲状腺毒症是指血液循环中甲状腺激素过多,引起以神经、循环、消化等系统兴奋性增高和代谢亢进为主要表现的一组临床综合征。其中由于甲状腺腺体本身功能亢进,合成和分泌甲状腺激素增加所导致的甲状腺毒症称为甲状腺功能亢进症。临床表现以高代谢综合征、神经兴奋性增高、甲状腺弥漫性肿大、不同程度的突眼为特征,是内分泌系统常见的一大类疾病。各年龄段均可发病,尤以 20~40 岁女性多发,据统计本病发病率为 0.5%~1%。随着我国经济的迅速增长,社会竞争激烈、家庭及工作压力的不断增大,以及饮食结构的改变,本病发病率呈日益上升趋势。

甲亢属于中医的瘿病范畴,但两者之间并不相等。临床上可根据相关突出症状将其归为"心悸"(伴甲亢性心脏病者)、"自汗"(伴泌汗功能异常者)、"消渴"(伴多饮、多食、形体消瘦者)等,更符合辨证论治的需要。甲亢病机复杂,临床表现多样,目前提倡采用中西医结合的治疗方法,取长补短,可收到较为满意的疗效。

一、病因病理

(一)西医病因病理

1.病因及发病机制

Graves病的病因和发病机制尚未完全阐明。近年来研究认为本病主要是在遗传的基础上,因精神刺激、感染等应激因素而诱发,属于抑制性T淋巴细胞功能缺陷所致的自身免疫性疾病。

本病的特征之一是患者的血清中存在有对甲状腺组织起刺激作用的自身抗体,即促甲状腺激素(TSH)受体抗体(TRAb),又称为甲状腺刺激免疫球蛋白(TSI)或甲状腺激素受体刺激抗体(TSAb)。目前认为自身抗体的产生主要与基因缺陷相关的抑制性T淋巴细胞功能降低有关。由于遗传基因的缺陷,在某些因素的诱发下,抑制性T淋巴细胞功能降低,辅助性T淋巴细胞功能增强,致使B淋巴细胞产生抗自身甲状腺的抗体。

TSI和TSH一样具有刺激和兴奋甲状腺的作用,其作用于甲状腺细胞上的TSH受体,引起甲状腺组织增生和功能亢进,对血中碘的摄取明显增多,产生、分泌过多的甲状腺激素,从而导致甲状腺肿大和甲亢。

2.病理

甲状腺呈不同程度弥漫性肿大,血管丰富,充血扩张,腺外有包膜,表面光滑。滤泡上皮细胞增生,呈柱状,泡壁增生,呈乳头状突入滤泡腔内,滤泡腔内胶质减少。细胞核位于底部,有时有分裂相,胞内多囊泡,高尔基器肥大,内质网发育良好,有较多核糖体,线粒体数目增多。滤泡间组织中有弥漫性淋巴细胞浸润,甚至出现淋巴组织生发中心。浸润性突眼患者的球后组织中,含有较多黏多糖与透明质酸而水肿,加以淋巴细胞及浆细胞浸润。镜下示眼球肌纤维增粗,纹理模糊,脂肪增多,肌细胞内黏多糖亦增多,以致肌力减退。骨骼肌、心肌有类似情况但较轻。胫前黏液性水肿较少见,局部可见黏蛋白样透明质酸沉积,伴有肥大细胞、巨噬细胞、成纤维细胞浸润。

(二)中医病因病机

瘿病的发生,主要与情志失调及体质因素有关。由于素体阴虚等因素,加之忧思恼怒、精神创伤等,引起肝郁气滞,疏泄失常,气滞痰凝,壅于颈前,气郁化火,耗气伤阴所致。

1.情志失调

由于长期忧思恼怒,致使肝郁气滞,疏泄失常,则津液失于输布而凝聚成痰,气滞痰凝,壅于颈前而形成瘿病,其消长常与情志变化有关。正如《诸病源候论·瘿候》中所说:"瘿者,由忧恚气结所生。"《济生方·瘿瘤论治》云:"夫瘿瘤者,多由喜怒不节,忧思过度而成斯疾焉。"

2.体质因素

妇女由于经、带、胎、产、乳等生理特点与肝经气血密切相关,如遇有情志不畅等因素,常可导致气滞痰结,肝郁化火等病理改变,故女性易患本病。素体阴虚者,在痰气郁滞时,则易于化火,火旺更伤阴,常使疾病缠绵难愈。

由上可见,瘿病形成的内因是体质因素,情志失调则是瘿病发病的主要诱因。基本病机为气滞痰凝,气郁化火,耗气伤阴。病位主要在颈前,而与肝、肾、心、胃等脏腑关系密切。本病初起多属实,以气滞痰凝、肝火旺盛为主;随着病情的发展,火旺伤阴,虚实夹杂。其火旺既可损及肝、肾,上扰心神,又可横逆犯胃。病久阴损气耗,多以虚为主,表现为气阴两虚之证。病程中常由于气滞痰阻、火旺阴伤、气虚等因素,导致气血运行不畅,血脉瘀滞。

此外,在患本病过程中,若病情尚未得到控制,而复感外邪,或遭受精神刺激,情绪骤变,或因严重创伤,以及大手术等,可致病情急剧恶化,出现火热炽盛,气阴耗竭,甚至阴竭阳亡等危候。

二、临床表现

本病女性多见,男女比例约为 1:(4～6),多起病缓慢,发病日期常不易确定,仅少数患者因精神创伤或严重感染等应激因素而急性起病。临床表现轻重不一,老年及儿童患者临床表现常不典型。典型的症状、体征主要有以下几个方面。

(一)主要症状

1. 高代谢症群

怕热多汗,平时常有低热,心悸,食欲亢进,大便次数增多,体重下降,疲乏无力,危象时可有高热、心动过速。

2. 眼征

Graves 病在眼部的临床表现可分为非浸润性突眼和浸润性突眼两种。

(1)非浸润性突眼:又称为良性突眼,占大多数,一般呈对称性。主要是由于交感神经兴奋,眼外肌群和上睑提肌张力增高所致,其改变主要为眼睑和眼外部的表现,球后组织变化不大。

(2)浸润性突眼:又称为内分泌性突眼或恶性突眼等,临床上较少见,主要是因为眼外肌和球后组织体积增加、淋巴细胞浸润所致。表现为眶内、眶周组织充血,眼睑水肿,畏光流泪,复视,视力减退,有异物感,眼球胀痛,眼肌麻痹,眼球活动受限。由于高度突眼,上、下眼睑不能闭合,结膜及角膜经常暴露,引起充血、水肿、角膜溃疡,甚至角膜穿孔。少数患者由于眶内压增高而影响了视神经的血液供应,可引起视神经乳头水肿、视神经炎或球后视神经炎,甚至视神经萎缩,导致失明。

3. 精神神经系统

神经过敏,兴奋,易激动,烦躁多虑,失眠紧张,多言多动,思想不集中,有时有幻觉,甚至发生亚躁狂症。也有部分患者表现为寡言、抑郁。

4. 心血管系统

心悸,胸闷,气促,稍活动后加剧,严重者可导致甲亢性心脏病。心动过速,常为窦性,休息和睡眠时心率仍加快。心律失常以早搏最为常见,阵发性或持续性心房纤颤或心房扑动、房室传导阻滞等也可发生。

5. 消化系统

食欲亢进,易饥多食。肠蠕动增快,大便次数增多,甚至可出现慢性腹泻。

6. 血液和造血系统

周围血中白细胞总数可偏低,而淋巴细胞及单核细胞均相对增加,血小板寿命较短,有时可出现紫癜。

　　7.肌肉骨骼系统

　　主要表现为肌肉软弱无力。少数患者可出现甲亢性肌病。不少病例伴有周期性瘫痪,发作时血钾降低,但尿钾不多,可能是由于钾转移到细胞内所致。甲亢尚可伴重症肌无力,主要累及眼部肌群,表现为眼睑下垂,眼球运动障碍和复视,朝轻暮重。此外,甲亢还可影响骨骼引起脱钙和骨质疏松,尿钙增多,但血钙一般正常。

　　8.生殖系统

　　两性生殖系统功能均减退,女性患者常见月经减少,周期延长,甚至闭经,但部分患者仍能受孕。男性患者则常出现阳痿,偶见乳房发育。

　　9.皮肤及肢端表现

　　小部分患者有胫前黏液性水肿,典型者为对称性、局限性皮肤损害,多见于小腿胫前下段,有时也可见于足背和膝部。

(二)体征

(1)皮肤温暖湿润,尤以手掌、脸、颈、胸前、腋下等处较为明显。

(2)甲状腺一般呈弥漫性肿大,双侧对称,质软,可随吞咽运动上下移动,少数呈非对称性甲状腺肿,部分患者可有甲状腺结节。由于甲状腺血流增多,其左右叶上下极可触及震颤,听诊可闻及"嘤嘤"的血管杂音,声如海鸥鸣叫,尤以上极为多见。

(3)眼征:非浸润性突眼:①眼裂增宽,瞬目减少,凝视;②上眼睑挛缩,向下看时上眼睑不能随眼球向下转动;③看近物时眼球内侧聚合不良;④向上看时前额皮肤不能皱起。浸润性突眼:眼球突出明显,突眼度多在18mm以上,且两侧常不对称,有时仅一侧突眼,上下眼睑不能闭合。

(4)心音常增强,心尖区第一心音亢进,可闻及收缩期杂音。收缩压上升,舒张压稍降,脉压差增大,有时可出现水冲脉与毛细血管搏动征。

(5)舌、手伸出时可有细震颤,腱反射活跃,反射时间缩短。

(6)小部分患者有胫前黏液性水肿,呈非凹陷性水肿。

(7)其他:由于营养障碍和激素的直接毒性作用,还可导致消瘦、贫血貌、肌力下降、黄疸及肝脏肿大等。

(三)并发症

　　1.甲状腺危象

　　甲状腺危象是甲状腺毒症急性加重的一个综合征,发生原因可能与循环内FT_3水平增高、心脏和神经系统的儿茶酚胺激素受体数目增加、敏感性增强有关。主要诱因包括感染、手术、放射碘治疗、创伤、严重的药物反应、心肌梗死等。临床表现为原有的甲亢症状加重,包括高热(39℃以上)、心动过速(140~240次/分)、伴心房颤动或心房扑动、烦躁不安、呼吸急促、大汗淋漓、厌食、恶心、呕吐、腹泻等,严重者出现虚脱、休克、嗜睡、谵妄、昏迷,部分患者有心力衰竭、肺水肿。

　　2.甲状腺功能亢进性心脏病

　　多发生在老年患者,临床症状不典型,主要表现为心房颤动和心力衰竭,长期患严重甲亢

第十章 常见内分泌疾病中西医结合治疗

的青年患者也可以发生。

三、实验室及其他检查

1. 血清甲状腺激素的测定

(1) 血清总甲状腺素(TT_4):是判定甲状腺功能最基本的筛选指标。用放射免疫法测定,正常值为 64~154nmol/L(5~12μg/dL)(不同实验室及试剂盒有差异)。其结果受甲状腺激素结合球蛋白(TBG)的影响,在 TBG 浓度和结合力正常的情况下,TT_4 增高,提示患有甲亢。

(2) 血清总三碘甲状腺原氨酸(TT_3):是诊断甲亢较敏感的指标,并且是诊断 T_3 型甲亢的特异性指标。用放射免疫法测定,正常值为 1.2~2.9nmol/L(80~190μg/dL)(不同实验室及试剂盒有差异)。其结果也受 TBG 的影响,患本病时 TT_3 增高,且增高的幅度常大于 TT_4。

(3) 血清游离甲状腺素(FT_4)和游离三碘甲状腺原氨酸(FT_3):FT_4、FT_3 是血液循环中甲状腺激素的活性成分,其测定结果不受 TBG 的影响,能直接且准确地反映甲状腺功能状态,敏感性和特异性明显优于 TT_4、TT_3。用放射免疫法测定,正常值:FT_4 为 9~25pmol/L(0.7~1.9ng/dL),FT_3 为 2.1~5.4pmol/L(0.14~0.35ng/dL)(检测 FT_3、FT_4 不同方法及实验室数值差异较大)。本病患者结果增高,其中以 FT_3 增高更为明显。

2. 血清 TSH 测定

甲亢时 TSH 较 T_3、T_4 灵敏度高,用灵敏度高的检测法检测,价值更大。用放射免疫法测定,其正常值为 0.3~5.0mIU/L(不同实验室及试剂盒有差异)。一般甲亢时 TSH 结果降低,垂体性甲亢患者则 TSH 水平不降低或增高,对亚临床甲亢和亚临床甲减的诊断及治疗监测均有重要意义。

3. 甲状腺摄^{131}I 率测定

正常值:3 小时为 5%~25%,24 小时为 20%~45%,高峰在 24 小时出现。甲亢时甲状腺摄^{131}I 率增高,3 小时大于 25%,24 小时大于 45%,且高峰前移。此项检查诊断符合率高,但受含碘食物及多种药物等因素的影响,且孕妇及哺乳期妇女禁用。

4. 甲状腺抗体检查

未经治疗的 GD 患者血 TSAb 阳性检出率可达 80%~100%,有早期诊断意义,对随访疗效、判断能否停药及治疗后复发的可能性等有一定的指导意义,但是因为 TSAb 测定条件复杂,未能在临床广泛使用,而 TRAb 测定已有商业试剂盒,可以在临床开展。GD 患者甲状腺球蛋白抗体(TgAb)、甲状腺过氧化酶抗体(TPOAb)等测定均可呈阳性,但滴度不如桥本甲状腺炎高。

5. 影像学检查

超声、CT、放射性核素检查有一定的诊断价值。

四、诊断

1. 诊断要点

典型病例诊断不困难。患者有诊断意义的临床表现,如怕热、多汗、易激动、易饥多食、消瘦、手颤、腹泻、心动过速及眼征、甲状腺肿大等。在甲状腺部位听到血管杂音和触到震颤,则更具有诊断意义。对一些轻症或临床表现不典型的病例，常需借助实验室检查，才能明确诊断。在确诊甲亢的基础上，排除其他原因所致的甲亢，结合患者眼征、弥漫性甲状腺肿、TRAb阳性，即可诊断为GD。

2.特殊类型

（1）淡漠型甲状腺功能亢进症：多见于老年患者。起病隐匿，高代谢综合征、眼征和甲状腺肿均不明显。主要表现为明显消瘦、心悸、乏力、头晕、昏厥、神经质或神志淡漠、腹泻、厌食。可伴有心房颤动、震颤和肌病等体征，70%患者无甲状腺肿大。临床上易被误诊。老年人不明原因的突然消瘦、新发生心房颤动时应考虑本病。

（2）三碘甲状腺原氨酸（T_3）型和甲状腺素（T_4）型甲状腺毒症：仅有血清T_3增高的甲状腺毒症称为T_3型甲状腺毒症，仅占甲亢病例的5%。实验室检查发现血清TT_3、FT_3水平增高，但是TT_4和FT_4水平正常，TSH水平减低，^{131}I摄取率增加，在碘缺乏地区和老年人群中常见。仅有血清T_4增高的甲状腺毒症称为T_4型甲状腺毒症，主要发生在碘致甲亢和伴全身性严重疾病的甲亢患者中。

（3）亚临床甲状腺功能亢进症：在排除其他能够抑制TSH水平的疾病前提下，依赖实验室检查结果才能诊断，表现为血清T_3、T_4正常，TSH水平减低。

（4）妊娠期甲状腺功能亢进症：妊娠期由于TBG增高导致TT_4、TT_3增高，故妊娠期甲亢的诊断必须依赖FT_4、FT_3、TSH测定。妊娠期甲亢包括：①一过性妊娠呕吐甲状腺功能亢进症：人绒毛膜促性腺激素（HCG）与TSH有相似或相同的结构，过量或变异的HCG刺激TSH受体，可致妊娠期甲状腺功能亢进症；②新生儿甲状腺功能亢进症：母体的TRAb可以透过胎盘刺激胎儿的甲状腺引起新生儿甲亢；③产后GD：产后免疫抑制解除，易产生产后GD；④产后甲状腺炎：甲状腺滤泡炎性破坏，甲状腺程度释放入血，早期可有甲亢表现。

五、治 疗

（一）治疗思路

西医的治疗以减少甲状腺激素合成、改善症状、避免并发症发生为基本原则。根据患者病情特点，选择合适的治疗方法。

中医药疗法对本病患者也有一定的疗效，能明显减轻症状，且无明显不良反应，但目前多主张慎用含碘的中药进行辨证施治。整合患者四诊情况，辨证用方，并根据不同症状，进行加减。

中西医结合治疗能较好改善临床症状，减少或避免不良反应及并发症的出现，减少复发。

（二）西医治疗

1.一般治疗

患者应注意休息，消除精神压力，避免精神刺激和劳累过度。加强支持疗法，合理饮食，以补充足够的热量和营养物质，如糖、蛋白质和多种维生素等，纠正本病由于代谢增高而引起的过多消耗。忌食辛辣及含碘丰富的食物，少喝浓茶、咖啡。

2.抗甲状腺药物治疗

目前抗甲状腺药物治疗分为硫脲类和咪唑类，药物有丙基硫氧嘧啶（PTU）、甲基硫氧嘧啶（MTU）、甲巯咪唑（MM）、卡比马唑（CMZ）。其作用机理主要为阻抑甲状腺内过氧化酶系，抑制碘离子转化为新生态碘或活性碘,从而使甲状腺激素合成减少。其中丙基硫氧嘧啶还有抑制 T_4 在周围组织中转化为 T_3 的作用。

(1)适应证:①症状较轻,甲状腺轻度或中度肿大的患者;②25 岁以下的青少年、儿童、妊娠妇女、年老体弱患者;③甲状腺次全切除术后复发,又不适宜 ^{131}I 治疗者;④手术前准备;⑤用作 ^{131}I 治疗术后的辅助治疗。

(2)剂量及疗程:治疗时应根据病情轻重决定用药剂量,本病的疗程具有明显的个体差异,一般总疗程为 1.5~2 年或更长。①初治期:MM 或 CMZ 每日 30~45mg 或每日 PTU 或 MTU 300~450mg,分 3 次口服,每 8 小时用药一次,MM 半衰期长,可以每天单次服用。初治期需 1~3 个月,如用药 3 个月症状仍未见明显改善,应检查有无不规则服药、服用碘剂及精神刺激或感染等干扰因素。②减量期:当患者临床症状显著改善,体重增加,心率降至每分钟 80~90 次,T_3、T_4 恢复正常时,可根据病情逐渐减少药量,一般每 2~4 周减量一次,PTU 或 MTU 每次减 50mg,MM 或 CMZ 每次减 5mg,递减剂量不宜过快,减量过程中应注意观察患者症状、体征的变化,尽量保持甲状腺功能正常,病情稳定。减量期需 2~3 个月。③维持量期:PTU 或 MTU 每日用量为 50~100mg,MM 或 CMZ 每日用 5~10mg,停药前药量可再分别减至 25~50mg 和 2.5~5mg。维持量期 1~1.5 年或更长。在治疗期间应定期随访,避免不规则或间断服药,如遇严重感染或精神刺激等应激情况病情加重时,应酌增药量,待病情稳定后再逐渐减量。本病一般疗程愈长,停药后的复发率愈低。长期应用抗甲状腺药物治疗,可恢复抑制性 T 淋巴细胞的功能,减少甲状腺自身抗体的产生,疗效优于短程疗法,且停药后的复发率较小。

(3)药物不良反应:主要的不良反应有:①白细胞减少:严重时可出现粒细胞缺乏症,在使用甲硫氧嘧啶治疗时最多见,而以丙基硫氧嘧啶最少见,多发生在用药后 2~3 个月期间,也可见于治疗过程中任何时间。因此,在初治期应每 1~2 周复查白细胞总数和分类,减量及维持量期可每 2~4 周检测 1 次。白细胞低于 $4.0×10^9/L$ 时应密切观察,同时给予升白细胞药物治疗,如利血生、鲨肝醇等,必要时可短期内加用强的松,每次 10mg,每日 3 次。粒细胞缺乏症的表现有发热、咽痛、乏力、关节酸痛等症,一旦出现,应立即停药,并做紧急处理。②药疹:多病情较轻,一般予以抗组胺药物治疗或改用其他抗甲状腺药物即可。极少数严重者可出现剥脱性皮炎,应立即停药抢救。③其他:部分患者可出现血清谷丙转氨酶升高或黄疸,一般可加用保肝药物或改用其他抗甲状腺药物,病情严重者应停药处理。此外还可出现头晕、头痛、关节疼痛及恶心、呕吐等症。

3.辅助药物治疗

(1)β受体阻滞剂:能改善交感神经兴奋性增高的表现,如心悸、心动过速、精神紧张、多汗等,还能阻断外周组织 T_4 转化为 T_3。常用制剂为盐酸普萘洛尔(心得安)。由于抗甲状腺药物不能迅速地控制甲亢患者的症状,因此在开始治疗的 1~2 个月可联合使用心得安,每次 10~20mg,每日 3 次。此外,心得安还可用于甲亢危象的治疗及紧急甲状腺手术或 ^{131}I 治疗前的快速准备。但对有支气管哮喘、房室传导阻滞、充血性心力衰竭的患者和在妊娠的第 1~3 个月和分娩时禁用。

(2)甲状腺激素:可调节下丘脑-垂体-甲状腺轴功能,避免突眼及甲状腺肿进一步加重。

还有报道认为,联用甲状腺激素治疗或在停用抗甲状腺药物后,仍应继续服用甲状腺激素,可减少甲状腺自身抗体的产生,降低甲亢的复发率。

(3)碘化物:可抑制甲状腺激素释放,但作用时间短暂,数周后即失效,且长期服用碘剂还可使甲亢症状加重,仅用于抢救甲亢危象和甲亢的手术治疗前准备等。

4.放射性^{131}I治疗

甲状腺具有高度选择性摄取^{131}I的功能,^{131}I在核衰变时能放射出β射线和γ射线,其中以β射线为主(占99%),β射线能量低,射程短,仅约2mm,使部分甲状腺滤泡上皮细胞被破坏,产生炎症、坏死和萎缩,导致功能丧失,从而减少甲状腺激素的合成及分泌,达到治疗甲亢的目的。

(1)适应证:①年龄在25岁以上,甲状腺肿及病情为中等程度的患者。②使用抗甲状腺药物治疗效果差或治疗后复发的患者。③对抗甲状腺药物过敏者。④因为各种原因,不能长期坚持服药者。⑤甲亢手术治疗后复发者。⑥合并心脏病、糖尿病及严重肝、肾功能不全等有手术禁忌证者。⑦甲亢伴有浸润性突眼者。

(2)禁忌证:①妊娠及哺乳期的患者。②年龄在20岁以下者。③有活动性肺结核及较严重的肝肾疾病。④周围血中白细胞总数少于$(2\sim2.5)\times10^9/L$者。⑤结节性甲状腺肿并甲亢,结节扫描显示为"冷结节"者。⑥甲状腺明显肿大,有压迫症状,或向胸骨后延展者。

(3)治疗方法和剂量:治疗剂量的决定通常以甲状腺的重量和对^{131}I的最高吸收率作为参考指标,多数学者主张每克甲状腺组织一次用^{131}I 2.6~3.7MBq(70~100μCi),一般按下列公式计算:

$$^{131}I 剂量[MBq(\mu Ci)] = \frac{(2.6-3.7)MBq(70\sim100\mu Ci)\times 甲状腺重量(g)}{24\text{小时甲状腺最高吸}^{131}I率}$$

剂量确定后于空腹一次口服,如剂量过大(超过740MBq或20mCi)时,可分次给药,一般先给总剂量的2/3,观察1.5~2个月,再决定是否给予剩余的1/3量。

(4)疗效及并发症:^{131}碘治疗在服药后3~4周开始起效,症状逐渐减轻,甲状腺缩小,体重增加,总有效率在90%以上,约60%的患者在3~6个月后可达到完全缓解,其余为部分缓解。使用131碘治疗的近期反应一般较轻,远期并发症主要为甲状腺功能减退。

5.手术治疗

外科手术是治疗甲状腺功能亢进症的有效手段之一,手术的方式主要是甲状腺次全切除术。甲亢患者经手术治疗后,90%以上的患者可获得痊愈,但手术也可引起一些并发症,且属不可逆性的破坏性治疗,应慎重选择。

(1)适应证:①甲状腺肿大明显,压迫邻近器官者。②甲状腺较大,抗甲状腺药物治疗无效,或停药后复发者。③结节性甲状腺肿伴甲亢。④毒性甲状腺腺瘤。⑤胸骨后甲状腺肿伴甲亢。⑥不能长期使用抗甲状腺药物治疗者。

(2)禁忌证:①已做过甲状腺手术,局部粘连较明显者。②患有严重的浸润性突眼,术后有可能加重。③年老体弱或有其他严重的全身性疾病,如心、肝、肾功能不全等,不能耐受手术者。④妊娠早期(3个月以前)及晚期(6个月以后)。

(3)术前准备:一般先用抗甲状腺药物控制病情,待心率降至80~90次/分以下,血清T_3、

T_4 浓度恢复正常,然后加服复方碘溶液,每日 3 次,开始时每次 3~5 滴,可减少伤口出血。近年来使用心得安联合碘化物做术前准备,见效快,2~3 天后心率即明显下降,一般于术前用 1 周,每次 20~40mg,每 6~8 小时 1 次,术后仍需巩固 1 周。

(4)手术并发症:①局部出血,可引起窒息,这是甲亢手术治疗较危急的并发症,应及时处理,必要时须行气管切开。②甲亢危象。③喉返或喉上神经损伤,导致声音嘶哑。④永久性的甲状腺功能减退症。⑤甲状旁腺被损伤或被完全切除,导致暂时性或永久性的手足抽搐。⑥突眼加重。⑦局部伤口感染。

6.甲状腺危象的治疗

首先针对诱因治疗,如控制感染等。抑制甲状腺素的合成与释放,常首选 PTU 600mg 口服,以后每 8 小时给予 200mg,待症状缓解后逐步减至常规治疗量。还可联合使用碘剂,如复方碘剂每次 5 滴,每 6 小时 1 次。碘过敏者,改用碳酸锂。使用盐酸普萘洛尔,可减轻交感神经兴奋症状,抑制 T_4 转化为 T_3,常用 20~40mg,每 6 小时 1 次。氢化可的松 50~100mg,加入 5%~10%葡萄糖注射液中静滴,每 6~8 小时 1 次。同时予以降温和改善循环等对症支持治疗,避免使用乙酰水杨酸类药物。

(三)中医治疗

1.辨证论治

(1)气滞痰凝证

症状:颈前肿胀,烦躁易怒,胸闷,两胁胀满,善太息,失眠,月经不调,腹胀便溏,舌质淡红,舌苔白腻,脉弦或弦滑。

治法:疏肝理气,化痰散结。

方药:逍遥散合二陈汤加减。若气滞血瘀者,加香附、郁金、益母草;痰浊内盛者,加竹茹、生姜;脾失健运者,加陈皮、砂仁、薏苡仁、茯苓。

(2)肝火旺盛证

症状:颈前肿胀,眼突,烦躁易怒,易饥多食,手指颤抖,恶热多汗,面红烘热,心悸失眠,头晕目眩,口苦咽干,大便秘结,月经不调,舌质红,舌苔黄,脉弦数。

治法:清肝泻火,消瘿散结。

方药:龙胆泻肝汤加减。若胃火炽盛者,加石膏、知母、玉竹;肝阳上亢者,加白蒺藜、菊花、钩藤。

(3)阴虚火旺证

症状:颈前肿大,眼突,心悸汗多,手颤,易饥多食,消瘦,口干咽燥,五心烦热,急躁易怒,失眠多梦,月经不调,舌质红,舌苔少,脉细数。

治法:滋阴降火,消瘿散结。

方药:天王补心丹加减。若肝阴不足者,加枸杞子、沙参、龟板;肝风内动者,加白芍、钩藤、白蒺藜;肝血不足者,加玄参、阿胶、益母草。

(4)气阴两虚证

症状:颈前肿大,眼突,心悸失眠,手颤,消瘦,神疲乏力,气短汗多,口干咽燥,手足心热,纳差,大便溏烂,舌质红或淡红,舌苔少,脉细或细数无力。

治法：益气养阴，消瘿散结。

方药：生脉散加味。若气虚不能摄津者，加黄芪、党参、白术、浮小麦；阴虚燥热者，加玄参、女贞子、龟板、地骨皮；瘀血阻滞者，加丹参、桃仁、红花、三七等。

2. 常用中药制剂

(1) 甲亢灵片：功效：平肝潜阳，软坚散结。适用于具有心悸、汗多、烦躁易怒、咽干、脉数等症状的甲状腺功能亢进症。用法：每次6～7片，每日3次，口服。

(2) 抑亢丸：功效：育阴潜阳，豁痰散结，降逆和中。适用于瘿病（甲状腺功能亢进症）引起的突眼，多汗心烦，心悸怔忡，口渴，多食，肌体消瘦，四肢震颤等。用法：每次1丸，每日2次，口服。

3. 针刺治疗

通过经穴的配伍和针刺手法，调和阴阳、扶正祛邪、疏通经络。主穴取内关、合谷、曲池、三阴交，配穴取心俞、肝俞、脾俞、肾俞、胃俞。手法宜采用中等强度刺激。每日或隔日1次，每次留针15～30分钟。

4. 耳针治疗

耳针治疗常取神门（三角窝的外侧缘）、交感（对耳轮下脚上缘与耳轮内侧缘交界处）、肾上腺（耳屏下面隆起处）、皮质下（对耳屏内壁的前侧）、肝点（肾与左肝肿大区划二等分的下1/2段）、心（耳甲腔的正中凹陷处）、胃（耳轮脚消失处）、大肠（耳轮脚上方内侧1/2处的耳甲艇部）以镇静安神。

5. 湿敷法

五倍子15g，黄药子15g，生大黄15g，全蝎10g，僵蚕10g，土鳖虫10g，白芥子15g。

上药共研细末，以醋、酒各半调敷于颈部，保持湿润，每两日换药1次，7次为1个疗程。有活血化瘀、清热散结功能。用于瘿病痰结血瘀、热毒较甚者。

6. 中药离子透入法

威灵仙30g，冰片10g，当归20g，红花15g，川芎15g，丹参15g。

7. 瘿肿

瘿肿处疼痛灼热者，可用鲜品商陆根或牛蒡子捣烂外敷。

8. 按摩疗法

(1) 耳穴按摩：选颈、甲状腺、内分泌、神门、三焦点及肝、肾点。用按法及揉法相结合。每次按摩3分钟，每日按摩3次。

(2) 足部按摩：选肝、肾、甲状腺、脑下垂体反射区，有突眼征者，还可选眼的反射区。肝、肾区用揉法，余可用切法。每次按摩3分钟，每日3次。

9. 食疗

(1) 佛手粥：佛手9g，海藻15g，粳米60g，红糖适量。将佛手、海藻用适量水煎汁去渣后，再加入粳米、红糖煮成粥即成。每日1剂，连服10～15天，能够疏肝清热，调整精神抑郁，情绪改变。

(2) 青柿子羹：青柿子1000g，蜂蜜适量。青柿子去柄洗净，捣烂并绞成汁，放锅中煎煮浓缩至黏稠，再加入蜂蜜1倍，继续煎至黏稠时，离火冷却、装瓶备用。每日2次，每次1汤匙，以沸水冲服,连服10～15天。以清热泻火为主,用于烦躁不安、性急易怒、面部烘热者。

(3)麦冬饮:麦冬30g(研粉),枸杞子30g(浸泡),百合20g(浸泡),西芹与麻油适量,武火炒,食之。滋阴养肝,清心养心。

(4)山药莲子粥:生山药30g,莲子去心30g,大枣20枚,枸杞30g,粳米适量,加水,文火慢煮成粥,益气健脾,养心安神。

第三节　甲状腺功能减退症

一、概述

甲状腺功能减退症,简称甲减,是由于甲状腺激素合成和分泌减少或组织利用不足导致的全身代谢减低综合征。本病发病隐匿,病程较长,症状主要表现为以代谢率减低和交感神经兴奋性下降为主,成人发病的称为"成人甲减",重者表现为黏液性水肿,故又称"黏液性水肿",昏迷者称为"黏液水肿性昏迷";胚胎期或婴儿期发病者,严重影响大脑和身体生长发育,成为痴呆、侏儒,称"呆小病"或"克汀病"。根据病变的发生部位,甲减可分为原发性甲减、中枢性甲减及甲状腺激素抵抗综合征三类。继发性甲减指病变不在甲状腺,而在垂体或下丘脑,也称中枢性甲减。原发性甲减病变部位在甲状腺本身,如甲状腺先天异常、甲状腺自身免疫性疾病、缺碘、甲状腺手术或放射治疗后等,此类甲减占全部甲减的95%以上。在诸多引起原发性甲减的病因中,自身免疫、甲状腺手术和甲状腺功能亢进症^{131}I治疗三大原因占90%以上。成人甲状腺功能减退症最常见的病因是自身免疫性疾病,女性发病较男性多见,且随年龄增加,患病率呈上升趋势。

中医学没有甲状腺功能减退症的病名,中医学根据其颈部增粗、乏力、怕冷、浮肿、小儿发育延迟、心悸等症认为属于"瘿病""虚劳""水肿""五迟""心悸"等范畴。也有学者认为甲减由甲亢性甲状腺次全切除术或进行碘治疗后导致者,当属"虚损"之列,如《素问通评虚实论》云"精气夺则虚",《证治汇补·虚损》亦指出"虚者,血气之空虚也;损者,脏腑之损坏也"。

二、病因病理

(一)西医病因病理

1.病因及发病机制

病因复杂,90%以上为原发性,垂体性和下丘脑性约占10%,其他少见。发病机制随病因和类型不同而异。根据病变发生的部位分三类:

(1)原发性甲减:由于甲状腺腺体本身病变引起的甲减,占全部甲减的95%以上,且90%以上原发性甲减是由自身免疫、甲状腺手术和甲亢^{131}I治疗所致。

(2)中枢性甲减:由下丘脑和垂体病变引起的促甲状腺激素释放激素(TRH)或者促甲状腺激素(TSH)产生和分泌减少所致的甲减,垂体外照射、垂体大腺瘤、颅咽管瘤及产后大出血是其较常见的原因,其中由于下丘脑病变引起的甲减称为三发性甲减。

(3)甲状腺激素抵抗综合征:由于甲状腺激素在外周组织实现生物效应障碍引起的综合征。

2.病理

(1)甲状腺:依病因不同可分为:①萎缩性病变:多见于桥本甲状腺炎、萎缩性甲状腺炎等。甲状腺组织明显萎缩,广泛纤维化,残余滤泡上皮细胞矮小萎缩,滤泡内胶质减少。继发性甲减亦有腺体缩小,滤泡萎缩,但滤泡腔充满胶质。呆小病者腺体萎缩、发育不全或缺如。放疗和手术后患者的甲状腺也明显萎缩。②甲状腺肿:甲状腺肿伴大小不等结节者常见于因缺碘所致的地方性甲状腺肿;慢性淋巴细胞性甲状腺炎后期也可伴有结节;药物所致者,甲状腺肿可呈代偿性弥漫性肿大。

(2)垂体:原发性甲减者,腺垂体增生、肥大,甚或发生腺瘤,或同时伴高催乳素血症。垂体性甲减患者的垂体萎缩,但亦可发生肿瘤或肉芽肿等病变。

(3)其他:多量的透明质酸、黏多糖、硫酸软骨素和水分等在组织和皮肤堆积,引起皮肤、内脏等黏液性水肿、浆膜腔黏液性积液等,骨骼肌、平滑肌、心肌可有间质水肿。脑细胞萎缩,胶质化和灶性蜕变。肾小球和肾小管基底膜增厚,内皮及系膜细胞增生。胃肠黏膜萎缩以及动脉粥样硬化等。

(二)中医病因病机

本病多由于先天不足,久病伤肾,情志内伤,饮食不节等,致正气内伤,阴阳失衡,脏腑功能失调而发病。

1.先天不足,禀赋薄弱

肾为先天之本,主骨生髓。先天禀赋不足,则肾精亏虚,致五脏形体失养,脑髓失充,故见形体发育迟缓,智力发育迟滞,严重者可出现"五迟""五软"的表现。

2.饮食不节,脾失健运

忧愁思虑,饮食不节,损伤脾土,或外感邪气,耗伤中气,以致脾失健运,水湿内停,而出现纳呆腹胀、面浮肢肿;气血生化乏源,则见倦怠乏力、少气懒言、语声低微等。

3.久病伤肾,肾气衰微

久病伤肾,或素体虚弱,致肾精亏损,肾气虚衰,肾阳不足,致形体失温,脑髓失充,见神疲短气、畏寒肢冷、智能下降等。肾阳不足,可致心阳亏虚,心失所养,可见心慌心悸、胸闷气短。病久渐至阳气衰竭,而见嗜睡、神昏等危重情况。

综上所述,本病乃由先天不足,后天久病失调,脏气亏虚,正虚邪留而致。本虚是本病的基本病机,气血阴阳皆虚,尤以气虚、阳虚为甚,病变日久,正虚留邪,可出现虚实夹杂之证。病位在颈前,与肾、脾、心、肝相关。

三、临床表现

甲状腺功能减退症的临床表现取决于起病年龄。成年型甲减主要影响代谢及脏器功能,发生于胎儿或婴幼儿时,大脑和骨髓的生长发育受阻,患儿身材矮小、智力低下。

(一)成年型甲状腺功能减退症

中年女性多见,男女之比为 1∶5~1∶10。多数起病隐匿,进展缓慢,有时可十余年后始有典型表现。

1. 一般表现

易疲劳、怕冷、少汗、动作缓慢、食欲减退而体重增加。记忆力减退,智力低下,反应迟钝,嗜睡,精神抑郁。典型黏液性水肿的临床表现为:表情淡漠,面色苍白,眼睑浮肿,唇厚舌大,全身皮肤干燥、增厚、粗糙、多脱屑,毛发脱落,指甲增厚变脆、多裂纹,踝部可出现非凹陷性浮肿。

2. 肌肉与骨关节

肌肉无力,收缩与松弛均迟缓,暂时性肌痛,肌强直、痉挛,咀嚼肌、胸锁乳突肌、股四头肌、手部肌肉进行性萎缩。腱反射的弛缓期特征性延长。关节也常疼痛,偶有关节腔积液。

3. 心血管系统

心肌黏液性水肿导致心肌收缩力损伤、心动过缓、心排血量下降。由于心肌间质水肿、非特异性心肌纤维肿胀、左心室扩张和心包积液导致心脏增大,有学者称之为甲减性心脏病。冠心病在本病中高发,但因心肌耗氧量减少,心绞痛在甲减时减轻。

4. 消化系统

厌食、腹胀、便秘常见,甚至发生麻痹性肠梗阻或黏液水肿性巨结肠。

5. 内分泌系统

性欲减退,男性阳痿,女性多有月经过多或闭经、不孕、溢乳等。如本病伴发自身免疫性肾上腺皮质功能减退和 1 型糖尿病,则称为多发性内分泌功能减退综合征(Schmidt 综合征)。

6. 血液系统

由于下述四种原因发生贫血:①甲状腺激素缺乏引起血红蛋白合成障碍;②肠道吸收铁障碍引起铁缺乏;③肠道吸收叶酸障碍引起叶酸缺乏;④恶性贫血是与自身免疫性甲状腺炎伴发的器官特异性自身免疫病。

7. 黏液性水肿昏迷

临床表现为嗜睡,低体温(<35℃),呼吸徐缓,心动过缓,血压下降,四肢肌肉松弛,反射减弱或消失,甚至昏迷、休克、肾功能不全而危及生命。常见于病情严重者,诱因为严重躯体疾病、中断 TH 替代治疗、寒冷、感染、手术和使用麻醉、镇静药等。

(二)呆小病

主要表现为患儿体格、智力发育均较同龄人迟缓,起病越早,病情越严重。初生时体重较重,不活泼,不主动吸奶,哭声低弱,逐渐发展为典型呆小病,表情呆钝,声音低哑,面色苍白,眼周浮肿,眼距增宽,鼻梁扁塌,唇厚流涎,舌大外伸,前后囟增大、关闭延迟,出牙、换牙延迟,身材矮小,四肢粗短,行走摇摆且呈鸭步,腹饱满膨大伴脐疝,性器官发育延迟。

(三)幼年型甲减

介于呆小病与成人型之间。幼儿多表现为呆小病,但体格、智能发育迟缓和面容改变不如呆小病显著,较大儿童则和成年型相似,但伴有不同程度生长迟滞,青春期延迟。

四、实验室及其他检查

1.血红蛋白

常为轻、中度贫血,多为正细胞正色素性贫血。

2.血液生化

血糖正常或偏低,胆固醇、甘油三酯和β脂蛋白均增高。

3.甲状腺激素及TSH测定

血清TSH增高、FT_4降低是诊断原发性甲减的必备指标。TT_3和FT_3可在正常范围,严重甲减时也可见降低;只有TSH升高而T_3、T_4正常,为亚临床甲减;如TSH无明显升高而T_3、T_4降低,则表示垂体TSH储备功能降低,属垂体性或下丘脑性甲减。采脐血、新生儿血,或妊娠第22周采羊水测sTSH有助于新生儿和胎儿甲减的诊断。

4.甲状腺摄^{131}I率

降低。

5.TRH兴奋试验

主要用于原发性甲减及继发性甲减的鉴别。静脉注射TRH后,血清TSH无升高反应者提示垂体性甲减,延迟升高者为下丘脑性甲减;如血清TSH在增高的基值上进一步增高,提示原发性甲减。

6.甲状腺自身抗体

如甲状腺过氧化物酶抗体(TPOAb)、甲状腺球蛋白抗体(TgAb)等增高,表明甲减由自身免疫性甲状腺炎所致。

7.X线检查

可见心脏向两侧增大,可伴心包积液和胸腔积液。部分患者有蝶鞍增大。

五、诊断与鉴别诊断

(一)诊断

(1)甲减的症状和体征。

(2)实验室检查血清TSH增高,FT_4减低,原发性甲减即可以成立,应进一步寻找甲减的病因。如果TPOAb阳性,可考虑甲减的病因为自身免疫性甲状腺炎。

(3)实验室检查血清TSH减低或者正常,TT_4、FT_4减低,考虑中枢性甲减,应做TRH刺激试验证实,再进一步寻找垂体和下丘脑的病变。

(二)鉴别诊断

1.水肿

主要与特发性水肿相鉴别,甲状腺功能测定有助于鉴别。

2.贫血

与其他疾病引起的贫血相鉴别。

3.低T_3综合征

也称为甲状腺功能正常的病态综合征(ESS),指非甲状腺疾病原因引起的伴有低T_3的综合征。严重的全身性疾病、创伤和心理疾病等都可导致甲状腺激素水平的改变,它反映了机体内分泌系统对疾病的适应性反应。主要表现血清 TT_3、FT_3 水平减低,血清 T_4、TSH 水平正常。

4.蝶鞍增大

应与垂体瘤鉴别。原发性甲减时 TRH 分泌增加可以导致高泌乳素(PRL)血症、溢乳及蝶鞍增大,酷似垂体催乳素瘤,可行 MRI 鉴别。

5.心包积液

需与其他原因的心包积液鉴别。

六、治疗

(一)治疗思路

治疗目的是保证患儿的正常发育,改善甲减的症状、体征,提高患者的生活质量。TH 替代治疗疗效确切,是西医治疗甲减的主要方法。中医辨证根据"虚则补之""损者益之"的理论,当以补益为基本原则,可以减轻 TH 替代治疗的不良反应,还可以明显改善患者的症状,提高患者的生活质量。替代治疗与中医辨证论治有机结合,常可取得最佳疗效。本病应及早处理,长期坚持治疗,甚至终生服药。黏液性水肿昏迷者需及时积极抢救。

(二)中医治疗

1.辨证论治

(1)脾肾气虚证

症状:神疲乏力,少气懒言,纳呆腹胀,面色萎黄,腰膝酸软,小便频数而清,白带清稀,大便溏,舌质淡,脉沉弱。

治法:益气健脾补肾。

方药:四君子汤合大补元煎加减。脾虚胃气上逆者,加陈皮、半夏;阳虚者,加肉桂、炮姜;气虚为主者,加黄芪;肾虚失摄者,加菟丝子、五味子、益智仁。

(2)脾肾阳虚证

症状:神疲乏力,畏寒肢冷,记忆力减退,头晕目眩,耳鸣耳聋,毛发干燥易落,面色苍白,少气懒言,厌食腹胀,便秘,男子可见遗精阳痿,女子可见月经量少,舌淡胖有齿痕,苔白,脉弱沉迟。

治法:温补脾肾。

方药:以脾阳虚为主者,附子理中丸加减;肾阳虚为主者,右归丸加减。阳虚水泛者,加茯苓、泽泻、车前子;命门火衰者,加四神丸。

(3)心肾阳虚证

症状:形寒肢冷,心悸,胸闷,怕冷,汗少,身倦欲寐,浮肿,表情淡漠,女性月经不调,男性阳痿,舌质淡暗或青紫,苔白,脉迟缓微沉。

治法:温补心肾,利水消肿。

方药:真武汤合苓桂术甘汤加减。心脉瘀阻者,加川芎、丹参、三七;阳虚较甚者,加淫羊藿、巴戟天、鹿茸。

(4)阳气衰微证

症状：畏寒蜷卧，腰膝酸冷，小便清长或遗尿，喜热饮，眩晕耳鸣，视物模糊，男子阳痿、遗精、滑精，女子不孕、带下量多，舌质淡红，舌体胖大，舌苔薄白，尺脉弱。

治法：温补肾阳。

方药：金匮肾气丸加味。

2.常用中药制剂

(1)金匮肾气丸。功效：温补肾阳，化气行水。适用于肾虚水肿，腰膝酸软，小便不利，畏寒肢冷等。口服，每次1丸，每日2次。

(2)补中益气丸。功效：健脾补气。适用于脾气虚弱，体倦乏力，食少腹胀，便溏久泻。口服，每次1丸，每日2~3次。

(3)附子理中丸。功效：温中健脾。适用于脾阳虚，脘腹冷痛，肢冷便溏。口服，每次1丸，每日3次。

3.针灸疗法

(1)传统针刺疗法

①体针针刺法：本病以肾脏虚损为其根本，主要累及脾、心、肝三脏，血瘀、痰湿是其病标。取穴：主穴取气海、脾俞、肾俞、心俞、足三里。畏寒、肢冷、乏力加灸大椎、命门、身柱；水肿、尿少加针刺关元、阴陵泉、丰隆，灸关元、神阙；腹胀、便秘加天枢、上巨虚、大肠俞；反应迟钝、智力低下加百会、四神聪、太溪；心律不齐、心动过缓加内关、神门；肌肉关节疼痛加合谷、阳陵泉、太冲、曲池；月经不调加三阴交、血海；性功能障碍加大敦、秩边、环跳；食欲减退加公孙、内关、中脘；郁闷、心烦加曲泽、膻中、肝俞；病久阴阳两虚者，加行间、太溪。取穴均为双侧，毫针补法为主。

②针刺人迎穴：针刺人迎穴，每周3次。手法选用迎随补泻和《神应经》中论述的"三飞一进"的补法，按下列方法操作：进针至人迎穴部位后，静候5秒钟；用指甲轻弹针柄3次；以喉头为中心，往喉头方向向上向内搓针三下(名为飞)；再把针推进0.5~1cm，将针向喉头方向拨一下(此为一进)。治疗本病需要得气，即患者甲状腺要有明显胀感。同时，注意针此部位，不能用呼吸补泻法，否则会因喉头上下起伏，导致刺破血管而形成血肿。此法可有效缓解临床症状。

(2)艾灸疗法

①艾条灸大椎穴：准备艾灸条，将其一端用火点燃，待烟去尽，将燃烧端由远至近靠向大椎穴，直到患者感到热度适宜(一般距皮肤1.5~3cm)，固定在这一部位，来回轻轻摆动艾灸条(需充分暴露皮肤，并注意防止明火烫伤)，每天1次，每次灸15~20分钟(局部皮肤发红)，15~30天为1个疗程，共治疗2个疗程，中间可休息数天。艾叶组成之艾条温灸大椎穴，能温煦气血，透达经络，改善脏器功能，对提高机体免疫力，增加氧耗，促进代谢有明显作用。在药物治疗各种甲减症时，加用艾灸大椎穴能起到满意的协同作用。

②隔药粉艾炷灸：选用肾俞、脾俞、命门3穴，用二味温补肾阳的中药研粉，将药粉铺在穴位上，厚度为1cm左右，然后将直径约5cm的空心胶木圈放在药粉上，以大艾炷(艾炷底直径

约为4cm)在药粉上施灸,温度以患者舒适为宜,或自感有热气向肚腹内传导为度。每周灸治3次,每次灸3穴,每穴灸3～5壮,4个月为1个疗程。此法不仅对原发性甲状腺功能低下者有效,而且对垂体功能低下所致甲状腺功能减退症亦有良好效果。

(3)中药内服配合穴位埋线疗法:取双侧肾俞、膀胱俞常规消毒局麻后,用12号腰椎穿刺针穿入羊肠线1～1.5cm,刺入穴位得气后埋入羊肠线,以无菌干棉球按压片刻,外敷创可贴。2周1次,6次为1个疗程。同时口服抑减胶囊,每次3粒,每日3次;加衡片(左旋甲状腺素钠)每日晨服2片。45天后减为每日1片,以后根据甲状腺功能测定结果逐渐减量,直到停药。内服中药可温阳利水益气,并配合肾俞、膀胱俞埋入羊肠线,通过对穴位的长久刺激起到巩固疗效的目的。

(4)耳针疗法:耳针疗法取穴取神门、交感、肾上腺、皮质醇下、内分泌、肾,均取双侧。以上穴位可分为两组,交替使用,留针30分钟,每隔10分钟运针1次。

(5)五十营针刺合用穴位注射疗法:五十营针刺疗法:所有患者均采用五十营循环疗法针刺任脉中脘和关元穴,肺经太渊,大肠经合谷,胃经足三里,脾经三阴交,心经神门,心包经大陵,肾经太溪以及肝经太冲等穴位。针刺方法采用迎随补泻法,穴位顺序根据经气在十二经脉的循环流注按顺序依次进针,留针时间为3分钟。核酪注射液局部注射:治疗30分钟后取出毫针,以核酪注射液穴位注射双侧手三里和足三里。常规消毒皮肤后,选用一次性无菌注射器和长五号针头,采用提插法进针直刺手三里和足三里穴,每个穴位分别注射1mL。10次为1个疗程,隔日1次,连续治疗6～7个疗程。五十营针刺循环疗法配合核酪注射液穴位注射治疗,在调节机体免疫功能的同时,亦使甲状腺功能趋于正常,充分体现了中医辨证论治、标本兼顾、整体调理的特点。

(6)针药并用疗法。中药基本方:黄芪30g,党参20g,附子(先煎)、肉桂各12g,仙茅9g,淫羊藿、薏苡仁各30g,枸杞子12g。随症加减,脾虚消化欠佳,加鸡内金9g。焦山楂、神曲各12g。陈皮6g。贫血加当归9g,红枣15g;便秘加瓜蒌、火麻仁各30g;浮肿加泽泻、茯苓、车前子(包)各15g;甲状腺肿大加鳖甲15g(先煎),龙骨20g,牡蛎25g;心率减慢加麻黄10g。同时配用小剂量甲状腺片,并辅以黄芪注射液穴位注射。取穴:人迎、大椎、肾俞、脾俞、太溪、足三里、关元、曲池等穴。随症加减:肾阳虚甚加命门、气海穴;浮肿少尿加阴陵泉、三阴交穴;甲状腺肿大加气舍、水突、阿是穴;痴呆加大钟、百会、心俞穴。每次选4个穴,常规消毒,每穴注入0.5mL药物,隔两日1次。此法可增强机体免疫力,活跃甲状腺功能。

4.饮食调护

(1)甲减患者机体代谢降低,产热减少,故饮食应适当增加富含热量的食物,如乳类、鱼类、蛋类及豆制品、瘦肉等。平时可多食些甜食,以补充热量。

(2)甲减患者胃肠蠕动功能下降,常有脾虚表现,口淡无味,消化不良,因此饮食应以易于消化吸收的食物为主,生硬、煎炸及过分油腻的食品不宜食用。

(3)阳虚症状明显时可用龙眼、红枣、莲子肉等煮汤服用,妇女可在冬令配合进食阿胶、核桃、黑芝麻等气血双补。

第四节 糖尿病

一、概述

糖尿病系一组由于胰岛素分泌缺陷及其生物学作用障碍引起的以高血糖为特征的代谢性疾病。由于体内胰岛素分泌缺陷或胰岛素抵抗或两者同时存在,引起糖、脂肪、蛋白质代谢紊乱而出现慢性高血糖。糖尿病可由遗传和环境因素相互作用而引起。近年来随着世界各国社会经济的发展和居民生活水平的提高,糖尿病在全球范围呈流行趋势,且越演越烈,目前糖尿病已跃居慢性非传染性疾病的第三位,是继肿瘤、心血管疾病之后的公共卫生问题。

消渴病病名及病因病机的理论始见于《黄帝内经》;消渴病的准确定义出自《古今录验方》;辨证论治形成于《金匮要略》;证候分类首见于《诸病源候论》;体育运动疗法源于巢元方;三消分治始于唐宋时期,饮食治法起于孙思邈;金、元、明、清医家均从不同侧面对消渴病及其并发症的病因病机、治则治法等予以完善和发展。这些几千年来积累的宝贵遗产,为我们深入研究糖尿病的防治提供了一定的借鉴。

二、病因病理

(一)西医病因病理

1.病因及发病机制

病因和发病机制较为复杂,至今尚未完全阐明。不同类型其病因不尽相同,即使在同一类型中也存在着异质性。目前普遍认为糖尿病是复合病因所致的综合征,系遗传因素、环境因素及其相互作用而发生,在病理机制上与自身免疫反应、慢性炎症反应、胰岛素抵抗和胰岛素分泌不足等密切相关。生理状态下,胰岛素由胰岛β细胞合成和分泌,经血液循环到达体内各组织器官的靶细胞,与特异性受体结合,引起细胞内物质代谢效应,在胰岛素分泌和利用的整个过程中任何一个环节发生异常均可导致糖尿病。

(1)1型糖尿病:1型糖尿病是以胰岛β细胞破坏、胰岛素分泌缺乏为特征的自身免疫性疾病。目前普遍认为,其病因与发病机制主要是病毒感染、化学物质作用于易感人群,导致主要由T淋巴细胞介导的胰岛β细胞自身免疫性损伤和凋亡。其发生发展可分为六个阶段。

第1期——遗传易感性:人类白细胞相关抗原(HLA)位于第6对染色体短臂上,是一组密切联系的基因群。人类染色体研究表明1型糖尿病患者第6对染色体短臂上HLA等位点上出现频率增减,且随种族而异。作为多基因病,易感基因只能赋予个体对该病的易感性,但其发病常依赖多个易感基因的共同参与及环境因素的影响。无论1型或2型糖尿病均有明显的遗传倾向。

第2期——启动自身免疫反应:目前认为某些环境因素可启动针对胰岛β细胞的自身免疫反应,病毒感染、化学物质是最重要的环境因素。已知柯萨奇B_4病毒、腮腺炎病毒、风疹病毒、巨细胞病毒、脑炎病毒和心肌炎病毒等病毒感染与1型糖尿病有关,病毒感染可直接损伤胰岛组织引起糖尿病,也可能损伤胰岛组织后诱发自身免疫反应,进一步损伤胰岛β细胞引起糖尿病。

第3期——免疫学异常:1型糖尿病在发病之前常经过一短暂的糖尿病前期,这时患者的胰岛素分泌功能虽然正常,但由于处于自身免疫反应活动期,血液循环中出现一组自身抗体如胰岛细胞抗体(ICAs)、胰岛素自身抗体(IAA)、谷氨酸脱羧酶抗体(GAD65),提示患者免疫学异常。

第4期——进行性胰岛β细胞功能丧失:这一期的长短在不同病例中差异较大,通常先有胰岛素分泌第1相降低,以后随着β细胞群减少,胰岛分泌功能下降,血糖逐渐升高,最终发展为临床糖尿病。

第5期——临床糖尿病:此期患者有明显高血糖,出现糖尿病的部分或典型症状。在胰岛的病理学改变上,胰岛细胞主要剩下分泌胰高血糖素的α细胞,分泌生长抑素的D细胞和分泌胰多肽的PP细胞,只残存少量β细胞(约剩10%)分泌少量胰岛素。

第6期——胰岛β细胞功能完全丧失:1型糖尿病发病后数年,多数患者胰岛β细胞完全破坏,胰岛素水平极低,失去对刺激物的反应,糖尿病临床表现明显。

(2)2型糖尿病:2型糖尿病发病有更强的遗传基础,并受到多种环境因素的影响,包括老龄化、不合理饮食及热量的过度摄入、体力活动不足以及其他不合理生活方式等。其发病与胰岛素抵抗和胰岛素分泌的相对性缺乏有关,两者均呈不均一性。2型糖尿病的发生、发展可分为四个阶段。

第1期——遗传易感性:研究表明本病有明显的遗传倾向。目前认为2型糖尿病不是单一性疾病,而是多基因疾病,具有广泛的遗传异质性,临床表现差别也很大。而且,其发病更受环境因素的影响。

第2期——高胰岛素血症和(或)胰岛素抵抗:胰岛素分泌异常和胰岛素抵抗(胰岛素作用的缺陷)是2型糖尿病发病机制的两个基本环节和特征,并与动脉粥样硬化性心血管疾病、高血压、血脂异常、内脏型肥胖等有关,是所谓"代谢综合征"的组成之一。胰岛素抵抗是指机体对一定量的胰岛素的生物学效应低于正常水平的一种现象,它是2型糖尿病临床过程中的早期缺陷,在不同种族、年龄、体力活动程度的个体中差异很大。胰岛素抵抗所致的糖利用障碍刺激胰岛β细胞代偿性分泌胰岛素,促进高胰岛素血症的发展,进一步使胰岛素受体数目下降、亲和力降低,更加重胰岛素抵抗。

第3期——糖耐量减低(IGT):目前认为,大部分2型糖尿病患者均经过IGT阶段。IGT人群患高血压、冠心病的危险性也较正常葡萄糖耐量者高。

第4期——临床糖尿病:胰岛β细胞功能失代偿,血糖升高达到糖尿病的诊断标准。此期可无明显症状,也可以逐渐出现代谢紊乱症状群,或出现糖尿病并发症的表现。

(3)特殊类型糖尿病:是在不同水平上(从环境因素到遗传因素或两者间的相互作用)病因学相对明确的一些高血糖状态。如胰岛β细胞功能的基因缺陷,胰岛素作用的基因缺陷等。

(4)妊娠期糖尿病(GDM):指妊娠期间发生的不同程度的糖代谢异常。不包括孕前已诊断或已患糖尿病的患者,后者称为糖尿病合并妊娠。糖尿病患者中T2DM最多见,占90%~95%。T1DM在亚洲较少见,但在某些国家和地区则发病率较高;估计我国T1DM占糖尿病的比例小于5%。

2.病理

(1)胰岛的病理改变:以自身免疫性胰岛炎为主。1型糖尿病患者的病理改变尤为明显,占50%~70%,胰岛周围有淋巴细胞和单核细胞浸润,胰岛细胞团块萎缩,胰岛β细胞空泡变性,90%以上的β细胞被破坏;2型糖尿病患者胰岛病理改变相对较轻,主要的病理改变有胰岛玻璃样变、胰腺纤维化、细胞空泡变性和脂肪变性。

(2)血管病变:包括微血管病变和大血管病变。大血管有不同程度的动脉粥样硬化,主要侵犯主动脉、冠状动脉、脑动脉、肾动脉和肢体周围动脉等,引起冠心病、缺血性或出血性脑血管病、肾动脉硬化、肢体动脉硬化等。微血管壁内PAS阳性物质沉积于内膜下,毛细血管基底膜增厚,常见于视网膜、肾、心肌、横纹肌、神经及皮肤等组织,引起眼底病变、肾脏病变、神经病变、心肌病变等,成为影响患者预后的主要因素。另外,25%~44%的糖尿病患者并发糖尿病性肾小球硬化,按病理可分为结节型、弥漫型和渗出型三种;肝可见脂肪沉积和变性等病理变化;神经病变可出现"气球"样变,末梢神经纤维轴突变性,线粒体嵴断裂。

3.病理生理

糖尿病的代谢紊乱主要由于胰岛素缺乏或生物作用障碍所引起。葡萄糖在肝、肌肉和脂肪组织的利用减少以及肝糖输出增多是发生高血糖的主要原因。由于胰岛素绝对或相对不足,周围组织摄取葡萄糖减少,脂肪组织大量动员分解,产生大量酮体。若超过机体对酮体的氧化利用能力时,大量酮体堆积形成酮症或发展为酮症酸中毒。蛋白质合成减少,分解代谢加速,导致氮负平衡。

(二)中医病因病机

消渴病的病因比较复杂,禀赋不足、饮食失节、情志失调、劳欲过度或外感热邪等原因均可致阴虚燥热而发为消渴病。

1.禀赋不足

《灵枢·五变》曰:"五脏皆柔弱者,善病消瘅。"五脏之精藏于肾,若禀赋不足,阴精亏虚,五脏失养,复因调摄失宜,终至精亏液竭而发病。

2.饮食失节

《素问·奇病论》曰:"此肥美所发也,此人必数食甘美而多肥也,肥者令人内热,甘者令人中满,故其气上溢,转为消渴。"长期过食肥甘,或醇酒厚味,酿成内热,热甚则阴伤,发为消渴。

3.情志失调

长期精神紧张,五志过极,导致肝气郁结,郁而化火,上灼肺阴,中伤胃液,下竭肾精,发为消渴。《外台秘要·卷十一》谓:"消渴患者,悲哀憔悴伤,肝失疏泄伤也。"《临证指南医案·三消》曰:"心境愁郁,内火自燃,乃消证大病。"

4.劳欲过度

素体阴虚之人,复因房事不节,恣情纵欲,损耗肾精,致使阴虚火旺,上蒸肺胃,发为消渴。

消渴病的基本病机为阴津亏损,燥热偏胜,而以阴虚为本,燥热为标,两者互为因果,燥热愈甚则阴愈虚,阴愈虚则燥热愈甚。病变的脏腑主要在肺、胃、肾,而以肾为关键。三者之中,虽可有所偏重,但往往又互相影响。肺主治节,为水之上源,如肺燥阴虚,津液失于输布,则胃失濡润,肾失滋源;胃热偏盛,则上灼肺津,下耗肾水;肾阴不足,阴虚火旺,上炎肺胃,终至肺燥、胃热、肾虚三焦同病,多饮、多食、多尿三者并见。

病情迁延日久,因燥热亢盛,伤津耗气,而致气阴两虚,或因阴损及阳,而致阴阳俱虚。亦可因阴虚津亏,血液黏滞或气虚无力运血而致脉络瘀阻。另外,阴虚燥热,常变证百出。如肺失滋润,日久可并发肺痨;肝肾阴亏,精血不能上承于耳目,可并发白内障、雀盲、耳聋;燥热内结,营阴被灼,蕴毒成脓,可发为疮疖、痈疽;燥热内炽,炼液成痰,瘀阻经络,蒙蔽心窍,可致中风偏瘫;阴损及阳,脾肾阳虚,水湿内停,泛溢肌肤,可成水肿;若阴液极度耗损,可导致阴竭阳亡,而见昏迷、四肢厥冷、脉微欲绝的危象。

三、临床表现

糖尿病病程长,呈进行性发展,除1型糖尿病起病较急外,其他类型糖尿病一般起病徐缓,病程较长。糖尿病早期轻症常无症状,但1型糖尿病或其他类型糖尿病病情较重者及有并发症者则症状明显且较典型。

(一)代谢紊乱症候群

典型表现为"三多一少",即多尿、口渴多饮、多食、体重减轻。血糖升高后因渗透性利尿引起多尿,继而口渴多饮;外周组织对葡萄糖利用障碍,脂肪分解增多,蛋白质代谢负平衡,故见乏力、消瘦,患者常有易饥多食。可有皮肤瘙痒,尤其外阴瘙痒。许多患者无任何症状,仅于健康检查或因各种疾病就诊化验时发现高血糖。

(二)并发症

1.急性并发症

(1)糖尿病酮症酸中毒(DKA):是胰岛素不足和拮抗胰岛素激素过多共同作用所致的严重代谢紊乱综合征。以高血糖、酮症、酸中毒为主要表现,早期"三多一少"症状加重;酸中毒失代偿后,疲乏、恶心、呕吐、多尿、头痛、嗜睡、呼吸深快,呼气中有烂苹果味;后期严重失水,尿量减少,眼眶下陷,皮肤黏膜干燥,血压下降,心率加快,晚期不同程度意识障碍,昏迷。少数患者表现为腹痛,易误诊。

(2)高渗性非酮症糖尿病昏迷:系高血糖引起的血浆渗透压增高,以严重脱水和进行性意识障碍为特征的临床综合征。表现为烦渴、多尿,严重者出现脱水症状群,如皮肤干燥、口干、脉速、血压下降、休克、神志障碍、昏迷等。实验室检查血酮、尿酮正常。

2.感染

糖尿病患者易感染,如皮肤感染、肺结核、尿路感染等。

3.慢性并发症

糖尿病的慢性并发症可遍及全身各重要器官,并与遗传易感性有关。

(1)大血管病变:主要侵犯冠状动脉、脑动脉、外周动脉。

①糖尿病性冠心病:是影响糖尿病患者预后生活质量的重要原因,其发病率是非糖尿病患者的2~3倍,50%的2型糖尿病患者死于冠心病。部分糖尿病患者心肌梗死的部位与冠状动脉狭窄的部位不一致,这被认为是糖尿病对自主神经损害造成冠状动脉痉挛的结果。

②糖尿病性脑血管病变:糖尿病性脑血管病变以脑梗死居多,以多发性梗死病灶和中、小脑梗死为特点,少数呈现短暂性脑缺血发作,并发出血性脑血管疾病较少见。

③糖尿病下肢动脉硬化闭塞症:本病早期仅感下肢困倦、乏力、感觉异常、麻木、膝以下发凉,继之出现间歇性跛行、静息痛,严重时发生下肢溃疡、坏疽。

(2)微血管病变:主要有糖尿病肾病和视网膜病变等。

①糖尿病肾病:是 T1DM 的主要死亡原因,常见于病史 10 年以上患者。糖尿病肾病可分为五期。Ⅰ期:肾脏体积增大,肾小球滤过率升高,入球小动脉扩张,肾小球内压增加;Ⅱ期:肾小球毛细血管基底膜增厚,尿白蛋白排泄率(UAER)多在正常范围,或间歇性升高;Ⅲ期:早期肾病,出现微量白蛋白,UAER 持续在 20~200μg/min;Ⅳ期:临床肾病,尿蛋白逐渐增多,UAER>200μg/min,即尿白蛋白排出量>300mg/24h,相当于尿蛋白总量>0.5g/24h,CFR下降,可伴有高血压、水肿及肾功能减退;Ⅴ期:尿毒症,UAER 减低,Scr、BUN 升高,血压升高。

②糖尿病性视网膜病变:常发生于糖尿病病程超过 10 年者,是失明的主要原因之一。2002 年国际临床分级标准依据散瞳后检眼镜检查,将糖尿病性视网膜病变分为两大类、六期。Ⅰ期:微血管瘤、小出血点;Ⅱ期:出现絮状渗出;Ⅲ期:出现棉絮状软性渗出;Ⅳ期:新生血管形成,玻璃体积血;Ⅴ期:纤维血管增殖,玻璃体机化;Ⅵ期:牵拉性视网膜脱离、失明。以上Ⅰ~Ⅲ期为非增殖期视网膜病变(NPDR),Ⅳ~Ⅵ期为增殖期视网膜病变(PDR)。

(3)神经病变:病变部位以周围神经最为常见,通常为对称性,下肢较上肢严重,病情进展缓慢。临床表现为肢端感觉异常,分布如袜套或手套状,伴麻木、针刺、烧灼、疼痛,后期可出现运动神经受累,肌力减弱,甚至肌肉萎缩和瘫痪。自主神经病变也较为常见,并可较早出现,影响胃肠、心血管、泌尿系统和性器官功能,临床表现为瞳孔改变、排汗异常、胃排空延迟、腹泻、便秘、体位性低血压、心动过速以及尿失禁、尿潴留、阳痿等。

(4)糖尿病足:又称糖尿病性肢端坏疽,往往是下肢神经病变、血管病变和感染共同作用的结果,是糖尿病患者致残、死亡的主要原因之一。表现为下肢疼痛、感觉异常和间歇性跛行、皮肤溃疡、肢端坏疽等。

四、实验室及其他检查

1.尿糖测定

尿糖阳性是诊断糖尿病的重要线索,但不能作为糖尿病的诊断依据。并发肾脏病变时,肾糖阈升高,此时虽血糖升高,而尿糖阴性。肾糖阈降低时,虽然血糖正常,但尿糖可阳性。

2.血葡萄糖(血糖)测定

血糖升高是诊断糖尿病的主要依据,目前多用葡萄糖氧化酶法测定。空腹血糖正常范围为 3.9~6.0mmol/L(70~108mg/dL)。血糖测定又是病情变化观察、疗效追踪的关键性指标。

3.葡萄糖耐量试验

血糖高于正常范围而又未达到诊断糖尿病标准者,须进行口服葡萄糖耐量试验(OGTT)。OGTT 应清晨进行,无摄入任何热量 8 小时后。WHO 推荐成人口服 75g 无水葡萄糖,溶于

250～300mL水中,5分钟饮完,于服糖前及服糖后0.5、1、2、3小时分别测静脉血浆葡萄糖,同时收集尿标本查尿糖。儿童按每千克体重1.75g计算,总量不超过75g。

4.糖化血红蛋白测定和糖化血浆白蛋白测定

血红蛋白中2条β链N端的缬氨酸与葡萄糖非酶化结合形成糖化血红蛋白(GHbA1),且为不可逆反应,其中以GHbA1c为主,能较稳定地反映采血前2～3个月内平均血糖水平,可作为糖尿病的诊断依据之一。人血浆蛋白(主要为白蛋白)也可与葡萄糖发生非酶催化的糖基化反应而形成果糖胺(FA),其量与血糖浓度呈正相关,可反映糖尿病患者近2～3周内血糖总的水平。蛋白非糖基化指标为糖尿病病情与疗效监测的重要指标,而且在糖尿病并发症的研究中也有重要地位。正常人GHbA1为8%～10%,GHbA1c为3%～6%,FA为1.7～2.8mmol/L。

5.血浆胰岛素和C肽测定

血浆中的胰岛素测定主要用于了解胰岛细胞功能,协助判断糖尿病分型和指导治疗,也可协助诊断胰岛素瘤,但不能作为糖尿病的诊断依据。血浆胰岛素正常参考值:早晨空腹基础水平为35～145pmol/L(5～20mU/L),餐后30～60分钟胰岛素水平上升至高峰,为基础值的5～10倍,3～4小时恢复到基础水平。1型糖尿病患者胰岛素分泌绝对减少,空腹及餐后胰岛素水平均明显低于正常,在进食后胰岛素分泌无明显增加(无峰值),2型糖尿病患者胰岛素测定可以正常或呈高胰岛素血症的结果(胰岛素抵抗所致)。C肽水平测定与血浆胰岛素测定意义相同。由于C肽清除率慢,肝对C肽摄取率低,周围血中C肽/胰岛素比例常大于5,且不受外源胰岛素影响,故能较准确地反映胰岛β细胞功能,特别是糖尿病患者接受胰岛素治疗时更能精确判断β细胞分泌胰岛素的能力。正常人基础血浆C肽水平约为400pmol/L,餐后C肽水平则升高5～6倍。

6.胰岛自身抗体测定

谷氨酸脱羧酶抗体(GADA)和(或)胰岛细胞抗体(ICA)的检测阳性,对1型糖尿病的诊断有意义,上述两种抗体联合检测具有互补性,特别在成人迟发型自身免疫性糖尿病或成人隐匿性自身免疫性糖尿病(LADA),GADA有更大的诊断价值。1型糖尿病者GADA阳性,但ICA可为阴性。

五、诊断

1.诊断依据

糖尿病的诊断目前以葡萄糖代谢紊乱作为诊断依据。1999年10月我国糖尿病学会决定采纳以下标准:"三多一少"典型症状加上随机血糖≥11.1mmol/L(200mg/dL),或空腹血浆葡萄糖(FPG)≥7.0mmol/L(126mg/dL),或OGTT中2h PG≥11.1mmol/L(200mg/dL)。

症状不典型者,需重复一次确认,诊断才能成立,不主张做第三次OGTT。随机是指一天当中的任意时间而不管上次进餐的时间。空腹的定义是至少8小时没有热量的摄入。以上均为静脉血浆葡萄糖值。

糖尿病的诊断程序与其他内分泌疾病大致相同,首先是功能诊断,即糖尿病的确定;其次是糖尿病分型的确定,并对胰岛 B 细胞功能进行评估;然后是糖尿病并发症的诊断,并对相应器官的功能做出准确的评估。

2.分型与分期

(1)分型:根据 1997 年第 16 届国际糖尿病联盟(IDF 会议,赫尔辛基)对糖尿病分型方案(美国糖尿病协会 1997 年分型方案)提出的新建议,分为四型,见表 10-4-1。

表 10-4-1 IDF 建议的糖尿病分型方案

一、1 型糖尿病(B 细胞破坏,导致胰岛素绝对缺乏)

  免疫介导   特发性

二、2 型糖尿病(胰岛素抵抗为主伴胰岛素相对性缺乏,或胰岛素分泌受损为主伴胰岛素抵抗)

三、特殊类型

 (一)β 细胞功能遗传性缺陷

  第 12 号染色体,肝细胞核因子 HNF-1α(MODY3)

  第 7 号染色体,葡萄糖激酶(MODY2)

  第 20 号染色体,肝细胞核因子 HNF-4α(MODY1)

  线粒体 DNA

  其他

 (二)胰岛素作用的基因异常

  A 型胰岛素抵抗   脂肪萎缩型糖尿病

  kprechaurusm   Rabson-Mendenhall

  其他

 (三)胰腺外分泌疾病

  胰腺炎   血色病

  外伤(或)胰腺切除术   纤维钙化性胰腺病

  肿瘤   囊性纤维化病   其他

 (四)内分泌疾病

  肢端肥大症   甲状腺功能亢进症

  Cushing 综合征   生长抑素瘤

  胰高血糖素瘤   醛固酮瘤

  嗜铬细胞瘤   其他

 (五)药物或化学因素所致糖尿病

  vacor(毒鼠药)   β 受体激动剂

  羟乙磺酸戊氧苯咪   噻嗪类利尿剂

  烟酸   苯妥英钠

  糖皮质激素   干扰素 α 治疗后

  甲状腺激素   二氮嗪   其他

续表

(六)感染
先天性风疹　　　　　　　巨细胞病毒　　　　　　　其他
(七)非常见的免疫介导糖尿病
僵人综合征　　　　　　　抗胰岛素受体抗体
胰岛素自身免疫综合征　　其他
(八)其他可能与糖尿病相关的遗传性综合征
Down 综合征　　　　　　　Laurence-Moon-Biedel 综合征
Klinefelter 综合征　　　　强直性肌萎缩
Turner 综合征　　　　　　卟啉病
Wolfram 综合征　　　　　 Prader-Willi 综合征
Friedreich 共济失调　　　 其他
Huntington 舞蹈病

四、妊娠期糖尿病(GDM)

(2)分期：不论是 1 型、2 型还是其他类型的糖尿病,其发生与发展均有一定的阶段性。一般将血糖高于正常但未达到糖尿病诊断标准的血糖异常状况,分为葡萄糖耐量障碍(IGT)和空腹葡萄糖受损(IFG)两种,统称为糖尿病前期；糖尿病及其前期诊断标准见表 10-4-2。

表 10-4-2　糖尿病、IGT 和 IFG 诊断标准

	全血		血浆	
	静脉血	毛细血管血	静脉血	毛细血管血
糖尿病				
空腹	≥6.1(110)	≥6.1(110)	≥7.0(126)	≥7.0(126)
糖负荷后 2 小时	≥10.0(180)	≥11.1(200)	≥11.1(200)	≥12.1(220)
IGT				
空腹	<6.1(110)	<6.1(110)	<7.0(126)	<7.0(126)
糖负荷后 2 小时	≥6.7(120)	≥7.8(140)	≥7.8(140)	≥8.9(160)
	<10.0(180)	<11.1(200)	<11.1(200)	<12.1(220)
IFG				
空腹	≥5.6(100)	≥5.6(100)	≥6.1(110)	≥6.1(110)
	<6.1(110)	<6.1(100)	<7.0(126)	<7.0(126)
糖负荷后 2 小时	<6.7(120)	<7.8(140)	<7.8(140)	<8.9(160)

注：表中血糖单位为 mmol/L,括号内为 mg/dL。

六、治疗

(一)治疗思路

目前强调早期治疗,长期治疗,综合治疗,治疗措施个体化,加强糖尿病教育、饮食控制、体育锻炼。治疗的目标是控制高血糖,纠正代谢紊乱,促进胰岛 β 细胞功能恢复,防止或延缓并

发症。中医辨证论治在糖尿病的治疗中能起到降糖调脂、控制并发症、改善临床症状、提高生存质量的作用。有效的中药治疗能改善胰岛素抵抗,促进胰岛素分泌功能的改善。中西医药有机结合、合理应用能显著提高疗效。

(二)西医治疗

1.一般治疗

(1)糖尿病教育:是重要的基本治疗措施之一。让患者了解糖尿病的基础知识、糖尿病的病因、影响病情的因素、病情控制的方法及特殊情况的处理,取得患者和家属的主动配合,保证长期治疗方案的严格执行。

(2)饮食治疗:是另一项重要的基础治疗措施,其目的是维持标准体重,纠正已发生的代谢紊乱,减轻胰岛负担,使胰岛细胞功能获得恢复的机会,达到既保证血糖的控制又不降低患者生活质量和工作能力的标准。

①总热量的确定:根据患者的标准体重、性别、年龄、劳动强度和工作性质而定。查表或用简易公式算出理想体重[理想体重(kg)=身高(cm)-105],计算每日所需总热量。成年人休息状态下每日每千克理想体重105~125kJ(25~30kcal),轻体力劳动125.5~146kJ(30~35kcal),中度体力劳动146~167kJ(35~40kcal),重体力劳动167kJ(40kcal)以上。儿童、孕妇、乳母、营养不良和消瘦以及伴有消耗性疾病者应酌情增加,肥胖者酌减,使患者体重恢复至理想体重的±5%。

②合理分配三大营养素:糖尿病患者每日饮食中三大营养素占全日总热量的比例为:碳水化合物占饮食总热量的50%~60%,蛋白质15%,脂肪约30%。饮食中蛋白质含量成人每日每千克理想体重0.8~1.2g,儿童、孕妇、乳母、营养不良或伴有消耗性疾病者蛋白质宜增至每日每千克理想体重1.5~2.0g;伴有糖尿病肾病者应酌减。根据生活习惯、病情,可按每日三餐分配为1/5、2/5、2/5或1/3、1/3、1/3;也可按四餐分为1/7、2/7、2/7、2/7。此外,粗纤维的食品在人体小肠不被消化,能促进唾液及胃液的分泌,带来饱腹感,从而达到减食减重的目的,还能推迟糖及脂肪吸收,降低餐后1小时血糖高峰,有利于改善血糖、血脂代谢,因此每日饮食中纤维素含量以不少于40g为宜。限制饮酒。

(3)运动治疗:应进行规律而又适宜的运动,应根据年龄、性别、体力、病情及有无并发症等选择,循序渐进,长期坚持。1型糖尿病患者宜在餐后进行体育锻炼,运动量不宜过大,时间不宜过长。2型糖尿病患者需要适当的文娱活动、体育运动和体力劳动,有利于减轻体重,减轻胰岛负担,提高胰岛素敏感性。

(4)监测血糖:应用便携式血糖计监测和记录血糖水平,在糖尿病的管理中占有重要地位,每2~3个月定期检查$GHbA_{1c}$,了解糖尿病控制情况,指导药物调整。

2.口服药治疗

(1)磺脲类(SUs):属于促胰岛素分泌剂,此类药物主要作用于胰岛β细胞表面的受体,促进胰岛素释放,还可通过改善胰岛素受体和(或)受体后缺陷,增强靶组织细胞对胰岛素的敏感性,产生胰外降血糖作用。近年研究发现其具有抑制血小板凝聚、减轻血液黏稠度的作用。适用于2型糖尿病经饮食及运动治疗后不能使病情获得良好控制的患者。近年也试与胰岛素联合应用治疗糖尿病。治疗应从小剂量开始,于餐前30分钟口服。老年人尽量用短、中效药物,以减少低血糖的发生。1型糖尿病、2型糖尿病合并严重感染、酮症酸中毒、高渗性昏迷、进行大手术、肝肾功能不全以及合并妊娠者禁用。主要不良反应是低血糖,特别是饮酒后,其他不良反应有恶心、呕吐、消化不良、胆汁淤积、肝功能损害、贫血、皮肤过敏反应等。

SUs有很多,第一代有甲苯磺丁脲(D860)、氯磺丙脲、氯磺丁脲等。第二代有格列本脲、格列吡嗪、格列齐特、格列喹酮等。目前没有证据表明某一种SUs比其他种类更优越,但其趋势是较多选用第三代药物如格列美脲。

(2)格列奈类:属于非磺脲类促胰岛素分泌剂。此类药物也作用于胰岛β细胞膜上的K-ATP,但结合位点与SUs不同,是一类快速作用的胰岛素促分泌剂,主要通过刺激胰岛素的早时相分泌而降低餐后血糖,具有吸收快、起效快和作用时间短的特点,于餐前或进餐时口服。

(3)双胍类:目前广泛应用的是二甲双胍,作为T2DM患者控制高血糖的一线用药和联合用药中的基础用药。主要药理作用是增加周围组织对葡萄糖的利用,抑制葡萄糖从肠道吸收,增加肌肉内葡萄糖的无氧酵解,抑制糖原的异生,增加靶组织对胰岛素的敏感性。糖尿病并发酮症酸中毒、肝肾功能不全、低血容量性休克或心力衰竭等缺氧情况下以及合并严重感染等应激状态时均应停用双胍类,以避免引起乳酸性酸中毒,也不宜用于孕妇、哺乳期妇女和儿童。双胍类的主要不良反应为胃肠道反应和乳酸性酸中毒。

(4)α-葡萄糖苷酶抑制剂(AGI):其降糖机理为通过抑制α-葡萄糖苷酶的活性,减少多糖及双糖的分解,延缓小肠葡萄糖的吸收,从而起到降糖的作用,故此类药的特点是降低餐后血糖,可作为2型糖尿病的一线药物,尤适用于空腹血糖正常而餐后血糖升高者。可与磺脲类、双胍类或胰岛素联合使用治疗2型糖尿病,与胰岛素联合使用治疗1型糖尿病。胃肠道功能障碍者、严重肝肾功能不全者、儿童均不能应用。孕妇、哺乳期妇女应用尚无详细资料,故应禁用。主要药物有阿卡波糖、伏格列波糖。主要有消化道不良反应,表现为腹胀、腹泻、肠鸣音亢进、排气增多,从小剂量开始用药可减轻其发生率。

(5)噻唑烷二酮类(TZDs):乃过氧化物酶增殖体激活受体γ(PPARγ)激活剂,又称胰岛素增敏剂。通过增强靶组织对胰岛素的敏感性、减轻胰岛素抵抗而起作用。可单独使用,或与其他口服降糖药、胰岛素联合应用。主要品种有罗格列酮(RSG)和盐酸吡格列酮。体重增加和水肿是TZDs的常见不良反应,还与骨折和心力衰竭风险增加相关。近年因发现罗格列酮可增加糖尿病患者心血管事件,其使用在我国受到较严格的限制,应权衡用药利弊后再决定是否使用。

(6)二肽基肽酶-Ⅳ(DPP-Ⅳ)抑制剂:通过抑制DPP-Ⅳ而减少体内GLP-1的失活和降解,增加GLP-1在体内的水平。有口服制剂。

(7)钠-葡萄糖协同转运蛋白2(SGLT2)抑制剂:通过降低肾脏葡萄糖重吸收而改善糖尿病患者高血糖状态,由于其不依赖胰岛β细胞功能以及胰岛素抵抗程度而发挥降糖作用,通过抑制互补从而发挥最大化降糖作用,引起越来越多关注。

3.胰高血糖素样肽-1(GLP-1)受体激动剂

通过激动GLP-1受体而发挥降血糖作用,以葡萄糖浓度依赖的方式增强胰岛素分泌,抑制胰高血糖素分泌并能延缓胃排空,中枢性抑制食欲而减少食量。需皮下注射。

4. 胰岛素治疗

(1)适应证:1型糖尿病的替代治疗;糖尿病酮症酸中毒(DKA)、高渗性昏迷和乳酸性酸中毒伴高血糖;2型糖尿病口服降糖药治疗无效;妊娠糖尿病;糖尿病合并严重并发症;全胰腺切除引起的继发性糖尿病;因伴发病需外科治疗的围术期。

(2)常用类型:根据胰岛素来源不同,可分为动物胰岛素、人胰岛素和人胰岛素类似物;根据胰岛素作用时间,可分为短(速)效胰岛素、中效胰岛素、长(慢)效胰岛素和预混胰岛素。

(3)使用原则和方法:任何类型糖尿病的胰岛素治疗均应在一般治疗和饮食治疗的基础上进行,剂量及治疗方案应强调个体化,剂量的调整应以患者的血糖、尿糖检测结果和预定的控制目标为依据。效果不满意时可采用强化胰岛素治疗,但2岁以下幼儿、老年患者、已有晚期严重并发症者不宜采用强化胰岛素治疗。

①1型糖尿病:所需胰岛素剂量平均为35~40U/d,初剂量可按20~25U/d给予,治疗2~3日后根据血糖监测结果再做调整,多数患者上述初剂量偏小,逐步加量,一般每3~5日调整1次,每次增减2~4U,直至达到血糖控制目标为止。1型糖尿病患者不能达到满意控制,需要强化胰岛素治疗,有以下几种方案供选择:a.早餐前注射中效和速效胰岛素,晚餐前注射速效胰岛素,夜宵前注射中效胰岛素;b.早、午、晚餐前注射速效胰岛素,夜宵前注射中效胰岛素;c.早、午、晚餐前注射速效胰岛素,早餐前同时注射长效胰岛素(ultralente或PZI),或将长效胰岛素分两次于早、晚餐前注射,全日量不变。强化胰岛素治疗的另一种方法是持续皮下胰岛素输注(CSII,俗称胰岛素泵)。胰岛素泵治疗能模拟自身胰岛素的生理性分泌,使血糖控制更理想。常用的有CSII泵和腹腔内植入型胰岛素输注泵。

②2型糖尿病:由于存在不同程度的胰岛素分泌缺陷和胰岛素抵抗,所需胰岛素剂量的个体差异更大,很难给出一个平均剂量值。治疗均需从小剂量开始,逐步增加。如与口服药联合治疗,白天服用磺脲类药(按原剂量或适度减量均可),睡前注射中效胰岛素,起始剂量一般为8~12U。用单剂注射方案者,推荐起始剂量为20U,老年或虚弱的患者初剂量应减至10~15U。对于独居的老人则一律在早餐前给药,以避免夜间低血糖的发生。根据尿糖和血糖测定结果,每隔数天调整胰岛素剂量,每次增减以2U为宜,直至取得良好控制。

(4)注意事项:采用强化胰岛素治疗后,有时早晨空腹血糖仍然较高,可能的原因有:①夜间胰岛素作用不足;②"黎明现象":即夜间血糖控制良好,也无低血糖发生,仅于黎明一段短时间出现高血糖,其机制可能为皮质醇、生长激素等胰岛素拮抗激素分泌增多所致;③Somogyi现象:即在夜间曾有低血糖,在睡眠中未被察觉,但导致体内升血糖的激素分泌增加,继而发生低血糖后的反跳性高血糖。夜间多次(0、2、4、8时)测定血糖,有助于鉴别早晨高血糖的原因。

(5)胰岛素抗药性与不良反应:胰岛素制剂含有少量杂质,对人体有抗原性和致敏性,能使机体产生抗胰岛素抗体。极少数患者可表现为胰岛素抗药性,即在无酮症酸中毒也无拮抗胰岛素因素存在的情况下,每日胰岛素需要量超过100U或200U。此时应改用人胰岛素制剂,或加大胰岛素剂量,并可考虑应用糖皮质激素及口服降糖药联合治疗,但需警惕低血糖的发生。

主要不良反应是低血糖反应,与剂量过大和(或)饮食失调有关,多见于1型糖尿病患者,尤其是接受强化胰岛素治疗者。其他不良反应有过敏反应、胰岛素性水肿、屈光不正、注射部位脂肪营养不良等。

5.手术治疗

手术治疗包括胰腺移植、胰岛细胞或胰岛干细胞移植、胃旁路术等。

(1)胰腺移植:多用于治疗1型糖尿病患者,单独胰腺移植可解除对胰岛素的依赖,改善生活质量。1型糖尿病患者合并糖尿病肾病肾功能不全可进行胰肾联合移植,但只限于在技术精良、经验丰富的中心进行,而且长期免疫抑制剂治疗带来一定毒副作用。

(2)胰岛细胞或胰岛干细胞移植:可用于1型糖尿病或2型糖尿病胰岛细胞分泌功能衰竭者,目前有较多临床中心开展了该手术,初步临床试验显示可喜的结果,但是该手术的远期疗效尚需进一步的临床试验进行验证,其费用昂贵也在一定程度上限制了应用范围。

(3)胃旁路术:目前试用于药物治疗难以控制并且肥胖程度高的2型糖尿病患者,能显著减轻患者体重,改善糖代谢,但是其确切疗效尚需进一步临床试验予以验证。

6.并发症的治疗

(1)糖尿病酮症酸中毒

①补液:是抢救DKA首要的、极其关键的措施。a.补液途径:开始静脉输注0.9%氯化钠注射液或林格液,待血糖降至14mmol/L以下可改用5%葡萄糖,并用对抗量胰岛素。可同时进行胃肠道补液。b.补液量:第一个24小时总量4000～6000mL,严重脱水者可达6000～8000mL,以后视脱水程度而定。c.补液速度:先快后慢,最初2小时内输入1000～2000mL,以后根据血压、心率、每小时尿量、末梢循环情况以及必要时根据中心静脉压调整补液量及速度。

②应用胰岛素:小剂量胰岛素疗法,每小时输注胰岛素0.1U/kg,可使血中胰岛素浓度恒定在$100\sim200\mu U/mL$,该浓度即可对酮体生成产生最大的抑制效应,并能有效地降低血糖。该方案简便、有效、安全,较少引起脑水肿、低血糖、低血钾。治疗初可加用普通胰岛素首次负荷量10～20U。降糖的速度以每小时血糖下降幅度3.9～6.1mmol/L(70～110mg/dL)为宜。

③纠酸:随着胰岛素的应用,脂肪分解得到抑制,酮体生成减少,酸中毒得以缓解,故轻、中度酸中毒可不必纠酸;当二氧化碳结合力降至4.5～6.7mmol/L(10%～15%)时,应予以纠酸,可用5%碳酸氢钠100～125mL直接推注或稀释成等渗溶液静脉滴注。

④补钾:在整个治疗过程中,按病情变化定期监测血钾和(或)心电图,决定补钾方案。但须注意,治疗前由于失水量大于失盐量,且存在代谢性酸中毒,此时血钾水平不能真实反映体内缺钾程度。随着脱水和酸中毒的纠正,根据血钾和尿量变化,应注意及时补钾。

⑤处理诱发疾病和防治并发症:针对休克、感染、心衰、心律失常、肾衰竭等进行治疗。

(2)高渗性非酮症糖尿病昏迷

①补液:为抢救的重要措施之一,补液扩容,降低血浆渗透压。补液量6000～8000mL/d,以0.9%氯化钠注射液为宜,滴注不宜过快,谨防溶血和脑水肿。胃肠道补液也是很重要的补液途径,尚未昏迷者,鼓励饮水;昏迷者用温白开水从胃管内注入,每次200～300mL,胃管内补液量可占全日总补液量的1/3～2/5,此法安全、可靠,尤适心脏功能不良者。

②应用胰岛素:采用小剂量胰岛素疗法,可参照糖尿病酮症酸中毒的治疗,全日用量可以比酮症酸中毒时更少。

③补钾:同糖尿病酮症酸中毒。

④积极治疗诱发疾病和防治并发症:非常重要。

(三)辨证论治

1.燥热伤津

主症:多食易饥,口渴多饮,形体消瘦,大便干结,苔黄,脉滑实有力。

治法:清热生津。

方药:白虎加人参汤加减。石膏30g,知母、生地、麦冬、人参各15g,黄连、栀子、粳米各10g,甘草5g。方中石膏、知母清肺胃二经气分实热而除烦止渴,两药合用,清胃火,滋阴液,共为主药;生地、麦冬养阴润肺,又有清热之功;黄连苦寒,直泄胃腑之火,栀子苦寒,通泄三焦之火,两药共治其胃火炽盛;人参、粳米、甘草甘温,既护卫脾胃之气,又滋养胃阴。消谷善饥重用生熟地、黄精;大便干加白芍、玄参、芒硝等润燥通便;口渴重加芦根、花粉。

2.气阴两虚

主症:口渴多饮,口干舌燥,少气无力,纳差腹胀,汗多,尿频量多,舌质淡红,苔白,脉弱或结代。

治法:益气养阴。

方药:生脉散合六味地黄丸加减。人参20g,麦冬、五味子各15g,熟地黄20g,山萸肉、山药各15g,丹皮、茯苓、泽泻各10g。人参甘温,大补元气,可补五脏之气,尤擅补肺气;麦冬甘寒质润,养阴以润肺,清热以生津;五味子酸温,酸能收敛,既能益气固表止汗,又能滋阴生津敛汗,性温而润,滋补肾水,且甘以益气,酸能生津,有良好的益气生津止渴功效。三药合用,以益气养阴,生津止渴。六味地黄丸滋补肾阴。阴虚火旺明显者,加知母、黄柏;脾气亏虚明显者加黄芪、白术等。

3.阴阳两虚

主症:小便频数,浑浊如凝膏,甚则饮一溲一,面容憔悴,耳轮干枯,腰膝酸软,畏寒肢冷,男子阳痿或女子月经不调,舌淡苔白而干,脉沉细无力。

治法:滋阴温阳补肾。

方药:金匮肾气丸加减。附子(炮)、覆盆子、山茱萸、山药、茯苓各15g,桑螵蛸、金樱子、泽泻、牡丹皮各10g,肉桂(后下)5g,鹿茸(研磨嚼服)1g。方中附子温补一身之阳气,尤擅于温补脾肾之阳;肉桂温补肝肾,补火助阳,且能引火归原,益阳消阴;鹿茸补肾阳,益精血,助全身阳气之气化。三药合用,补壮肾中之阳。桑螵蛸、覆盆子、金樱子,三药均既壮补元阳,又可收敛阴精,防止精微物质下泄。六味地黄丸滋补肾阴,配合以上补阳药以阴中求阳,取其"擅补阳者,必于阴中求阳,则阳得阴助而生化无穷"之意,使阴阳互生。若肾气不足,摄纳无权而出现肾不纳气之虚喘时,可酌加蛤蚧、胡桃肉等;阳痿加锁阳、阳起石;耳聋失聪加灵磁石、桑寄生等。

4.瘀血阻滞

主症:口渴多饮,消瘦,面色黧黑,肢体麻木,刺痛不移,唇舌紫黯,或有瘀斑,舌下青筋显露为主症,伴手足发紫发冷,苔薄白或薄黄,脉沉细或脉涩不利。

治法:活血化瘀。

方药:桃红四物汤加减。桃仁、红花、川芎、熟地黄、桂枝、柴胡10g,当归、白芍各15g,甘草

5g。方中桃仁具活血祛瘀生新之功；红花活血祛瘀，消肿止痛；川芎辛散温通，主以活血，兼以行气，为血中之气药。三药合用，共起活血化瘀功效。柴胡芳香疏散，条达肝气，疏肝解郁；桂枝辛散温通，入心经走血分，流畅血脉而行滞。两药合用，以其辛香疏通之性，促进血液运行，使其瘀血化尽。当归甘辛温，辛温以活血化瘀，既补血又活血；熟地甘温，养血滋阴；白芍酸甘，甘以补血养肝体，酸以敛阴生津；甘草一则配合白芍以酸甘化阴，二则缓和药性。

以上方药，水煎服，每日1剂。

（四）特色专方

1. 益气养阴汤

由党参 50g，生、熟地各 25g，地骨皮、泽泻、丹参、枸杞子各 20g 组成，功效为益气养阴。水煎 3 次，分 3 次口服，每日早、午、晚饭前半小时服 1 次。某中医运用益气养阴汤加减并配合饮食控制治疗非胰岛素依赖型糖尿病 50 例，结果治疗 2 个月后，显效 12 例，有效 29 例，无效 9 例，总有效率 82%。

2. 益气养阴活血方

益气养阴活血方是著名老中医祝谌予教授在继承名医施今墨先生治疗糖尿病经验的基础上，根据气血相关理论、标本同治原则，结合临床实践总结出的有效方剂，由生黄芪 30g，生地 30g，山药 10g，苍术 10g，元参 20g，丹参 30g，葛根 15g，木香 10g，当归 10g，赤芍 10g，川芎 10g，益母草 30g 共 12 味药组成。每日 1 剂，分 2 次服。结果表明，本方可以改善糖尿病患者的血液流变性，舌黯等血瘀临床见症也随之消除；改善糖尿病合并下肢血管病变患者的下肢血流量；改善糖尿病患者临床症状，降低血糖、尿糖。

3. 加味桃核承气汤

某教授认为糖尿病患者多属气阴两虚，瘀血燥结症，治宜益气养阴、活血通腑，用加味桃核承气汤（大黄 6～12g，桃仁 9～12g，桂枝 6～12g，玄明粉 3～6g，甘草 3～6g，玄参 12～15g，生地黄 12～15g，麦冬 12g，黄芪 30～45g）。日 1 剂，分 2 次服，治疗 2 型糖尿病总有效率达 80.6%，治疗后血糖、血脂明显下降，血液流变学指标显著改善，生活质量大为提高。实验研究进一步表明，该方法能促进 β 细胞胰岛素分泌，刺激肝糖原合成，增加胰岛素受体数目并提高其亲和力等作用，从而达到控制血糖、尿糖、改善症状、防止并发症的作用。

4. 活血降糖饮

由黄芪、太子参各 30g，生地、丹参各 20g，桃仁、红花各 10g，大黄 5g，田七 10g 等组成，日 1 剂水煎服，2 个月为 1 个疗程，作用为益气养阴，活血通络，适用于气虚血瘀证的糖尿病患者。某中医等用该方治疗 2 型糖尿病 56 例，总有效率 80.4%，显效率 25%。

5. 消渴五虫方

蚕蛹、僵蚕、蜈蚣、水蛭、全蝎、乌梢蛇等研粉合蚕茧壳煎汤送服，某医院治疗 156 例 2 型糖尿病，显效 81 例（51.9%），有效 58 例（37.2%），并对并发高血压、冠心病、周围神经病变及视网膜病变有明显疗效。

6. 加味增液白虎汤

由生石膏、知母、生地、玄参、麦冬、山药各 10g，天花粉 15g，地骨皮、太子参、黄精、丹参、赤芍、桑白皮各 12g，黄连 9g 组成，水煎内服，日 1 剂，有益气养阴、清热通脉和营作用。

7. 活血化瘀方

丹参30g,水蛭10g,泽泻、川芎、赤芍、地骨皮各15g,鬼羽箭、花粉、生地、黄芪各20g,水煎服,日1剂。某教授治疗57例2型糖尿病,3个月为1个疗程,显效52.6%,好转33.3%,无效14%,总有效率86%。

8. 健脾降糖饮

某中医应用程益春教授的验方"健脾降糖饮(黄芪、黄精、炒白术、山药、葛根、黄连、花粉、生地、麦冬、丹参、枸杞子、茯苓、人参、玄参、内金)"对35例2型糖尿病患者进行了治疗,并同单纯应用西药治疗的30例患者进行了对照,结果:对糖尿病的疗效,治疗组空腹血糖由治疗前(11.92 ± 3.26)mmol/L下降至治疗后(7.35 ± 0.97)mmol/L,显效15例,有效18例,无效2例;对照组空腹血糖由治疗前(11.78 ± 3.35)mmol/L下降至治疗后(7.36 ± 1.39)mmol/L,显效7例,有效19例,无效4例。在血脂、血液流变学方面,治疗后治疗组胆固醇、甘油三酯均明显下降($P<0.05$,$P<0.01$);而对照组血脂变化不明显(P 均>0.05);治疗后治疗组甘油三酯、全血低切黏度、血浆比黏度和纤维蛋白原较对照组明显为低($P<0.01$,$P<0.01$,$P<0.05$,$P<0.05$),说明健脾降糖饮对糖尿病时的脾气虚证具有良好的治疗作用,可有效改善临床症状,提高患者生活质量,有效降低血糖、血脂和改善血液流变学变化,对餐后高血糖状态具有良好的改善作用。

(五)中药成药

1. 消渴丸

由北芪、生地、花粉、格列苯脲组成。每次5~20粒,每日2~3次,饭前30分钟服用。滋肾养阴、益气生津。主治2型糖尿病。

2. 降糖舒

由人参、生地、熟地、黄芪、黄精、刺五加、荔枝核、丹参等22种中药组成。每次6片,每日3~4次。益气养阴、生津止渴。主治2型糖尿病无严重并发症者。

3. 降糖甲片

含生黄芪、黄精、太子参、生地、花粉。每次6片,每日3次。益气养阴、生津止渴。主治2型糖尿病。

4. 甘露消渴胶囊

由熟地、生地、党参、菟丝子、黄芪、麦冬、天冬、元参、山萸肉、当归、茯苓、泽泻等组成。制成胶囊。每次1.8g,每日3次。滋阴补肾、益气生津。主治2型糖尿病。

5. 参芪降糖片

主要成分是人参皂苷、五味子、山药、生地、麦冬等。每次8片,每日3次。益气养阴、滋脾补肾。主治2型糖尿病。

6. 珍芪降糖胶囊

由黄芪、黄精、珍珠等多种名贵中药精心提炼而成。日服3次,每次4粒,饭后10分钟服用。滋阴补肾、生津止渴。治疗成人各类型糖尿病、老年型糖尿病、幼年稳定型糖尿病。预防糖尿病并发症。

7.糖脉康颗粒

黄芪、生地黄、赤芍、丹参、牛膝、麦冬、黄精。每次 1 包,每日 3 次。益气养阴、活血化瘀,主治非胰岛素依赖型糖尿病,对防治糖尿病并发症也有一定作用。

8.消渴灵片

由地黄、五味子、麦冬、牡丹皮、黄芪、黄连、茯苓、红参、天花粉、石膏、枸杞子组成。一次 8 片,每日 3 次。滋补肾阴、生津止渴、益气降糖。用于成年人非胰岛素依赖性轻型、中型糖尿病。

9.消渴平片

含五味子、沙苑子、枸杞子、五倍子、天冬、知母、丹参、黄芪、黄连、人参、天花粉、葛根。每日 3 次,每次 3 片。益气养阴、健脾补肾、生津止渴。治疗糖尿病气阴两虚型。

(六)拔罐疗法

1.方法一

(1)取穴:①膀胱经:三焦俞、肾俞;②任脉:石门;③经外奇穴:华佗夹脊;④脾经:三阴交。

(2)治疗方法:①留罐法:以上穴位于拔罐后各留罐 10~20 分钟;②排罐法:于腰椎两旁行密排罐法并留罐;③针罐法:先用毫针针刺上穴得气后再行留罐。

2.方法二

(1)拔罐部位:选穴:肺俞、脾俞、三焦俞、肾俞、足三里、三阴交、太溪穴。

(2)方法:取上穴,采用单纯火罐法吸拔穴位,留 10 分钟,每日 1 次。或采用背部腧穴走罐,先在肺俞至肾俞段涂抹润滑剂,然后走罐至皮肤潮红或皮肤出现瘀点为止,隔日 1 次。

(七)按摩疗法

1.自我按摩

通过自我按摩可达到调整阴阳、调和气血、疏通经络、益肾补虚、清泄三焦燥热、滋阴健脾等功效。糖尿病患者的自我按摩以胸腹部、腰背部、上下肢等部位的经络、穴位为主。一般采用先顺时针按摩 30~40 次,再逆时针按摩 30~40 次的方法进行。左右手交换进行或同时按摩。

(1)按摩肾区:清晨起床后及临睡前,取坐位,两足下垂,宽衣松带,腰部挺直,以两手掌置于腰部肾俞穴(第二腰椎棘突下旁开 1 寸半),上下加压摩擦肾区各 40 次,再采用顺旋转、逆旋转摩擦各 40 次。以局部感到有温热感为佳。

(2)按摩腹部:清晨起床后及临睡前,取卧位或坐位,双手叠掌,将掌心置于下腹部,以脐为中心,手掌绕脐顺时针按摩 40 圈,再逆时针按摩 40 圈。按摩的范围由小到大,由内向外可上至肋弓,下至耻骨联合。按摩的力量,由轻到重,以患者能耐受、自我感觉舒适为宜。

(3)按摩上肢:按摩部位以大肠经、心经为主,手法以直线做上下或来回擦法为主,可在手三里(肘部横纹中点下 2 寸处)、外关(腕背横纹上 2 寸,桡骨与尺骨之间)、内关(腕横纹上 2 寸,掌长肌肌腱与桡侧腕屈肌肌腹之间)、合谷(手背,第一、二掌骨之间,约平第二掌骨中点处)等穴位上各按压、揉动 3 分钟。

(4)按摩下肢:按摩部位以脾经、肾经为主,手法以直线做上下或来回擦法为主,可在足三里(外膝眼下 3 寸,胫骨前嵴外 1 横指处)、阳陵泉(腓骨小头前下方凹陷中)、阴陵泉(胫骨内侧踝下缘凹陷中)、三阴交(内踝高点上3寸,胫骨内侧面后缘)等穴位上各按压、揉动3分钟。

(5)按摩劳宫穴:该穴定位于第二、三掌骨之间,握拳,中指尖下。按摩手法采用按压、揉擦等方法,左右手交叉进行,每穴各操作10分钟,每天2~3次,不受时间、地点限制。也可借助小木棒、笔套等钝性的物体进行按摩。

(6)按摩涌泉穴:该穴定位于足底(去趾)前1/3处,足趾跖屈时呈凹陷处。按摩手法采用按压、揉擦等方法,左右手交叉进行,每穴各操作10分钟,每天早、晚各1次。

2.三期辨证按摩施治

Ⅰ期:糖尿病隐匿期。无典型糖尿病症状,但血糖偏高,尿糖高或正常,以阴虚为主,有阴虚肝旺、阴虚阳亢、气阴两虚三种情况,治宜益气养阴、平肝潜阳,常用穴:脾俞、肾俞、足三里、太溪、合谷、劳宫,备用穴:中脘、中极、水泉,方法:根据部位不同,选用点法、按法、揉法、摩法,弱刺激,每日2次,每次按摩15分钟。

Ⅱ期:糖尿病(消渴病)期。"三多一少"症状明显,血糖、尿糖、糖化血红蛋白等均高,以阴虚燥热为特点,治宜滋阴润燥。常用穴:劳宫、脾热、水道、关元、三阴交、合谷、太冲、肾俞、胃俞、中脘、少商,备用穴:期门、涌泉、极泉、百会、大都,方法:可选点、按、摩等法,强刺激,用泻法,每日3次,每次15~20分钟。

Ⅲ期:糖尿病(消渴病)并发症期。但严重程度可不尽相同,各并发症均按标准分为早、中、晚三期。早期(虚劳期),虽有并发症但较轻,中医属气阴两虚,经脉不畅,治宜益气养阴,疏通经络。常用穴:肾俞、胃俞、三阴交、血海,备用穴:内关、足三里,方法:补法,弱刺激,每次20分钟,每日3次,多用摩法、揉法。中期(劳损期),并发症加重,功能失代偿,病机多为血脉瘀阻、痰瘀互结、阴损及阳等,治宜活血化瘀、调和阴阳,常用穴:曲池、三阳络、足三里、肾俞,备用穴:三阳交、外关、太溪,方法:补法,弱刺激,每次30分钟,每日2次,多选揉法、摩法。晚期(劳衰期),并发症严重,脏器功能严重衰竭或致残,病机为气血阴阳俱虚、痰瘀郁瘀互结,治宜调补气血阴阳,化瘀祛痰利湿,参照中期(劳损期)的穴位方法加水沟、兑端以温肾助阳,配关冲、太白补气生津。

(八)自然因子疗法

1.矿泉水疗法

矿泉水能减轻患者的自觉症状(如口渴、神经性疼痛),降低血糖值。本法与饮食疗法有协同作用,适合饮疗的矿泉有重碳酸钠泉、碳酸泉、氯化钠泉、硫酸镁泉等,每次150~200mL,每日3~4次,4~6周为1个疗程。饮用矿泉水时应禁饮茶,并可与矿泉浴并用。

2.矿泉浴

目的在于调整自主神经系统功能,促进碳水化合物的代谢,从而改善全身状况。浴温因人而异,以舒适感为宜。研究表明,当患者感到最佳浴温时降糖效果好,适合浴用的矿泉有重碳酸钠泉、碳酸泉、氧化钠泉、硫化氧泉、硫酸钠泉等,每日1次,每次15~20分钟为宜,12~15次为1个疗程。

(九)针灸疗法

1.针灸在治疗糖尿病的应用和一些常用穴位介绍

在传统的中医理论中,糖尿病属于"消渴"范畴,中医认为其主要病机为阴虚燥热,多为三焦同病。治疗也主要是围绕滋阴降火、活血化瘀等方面入手。依据经脉脏腑相关理论,消渴为三焦同病,而主要又在肝、脾、肾三脏,中医认为"胃火旺盛,则消谷善饥""肾水不足,则虚火上炎;肾气不足,则不能化水涩精,故小便甘而频数""肝木不调,克伐脾土"等理论;同时依据临床症状,选用三焦经穴位。选穴多如脾经的太白穴、三阴交穴;胃经的足三里穴、内庭穴;三焦经的阳池穴、外关、天井穴;肝经的太冲穴;肾经的太溪穴、复溜穴;另外背俞穴,如胰俞穴、脾俞穴、胃俞穴、肝俞穴、肾俞穴等。

2.具体方法

(1)中国中医药学会消渴病专业委员会制定的消渴病中医分期辨证标准将其分为3期针灸治疗:

Ⅰ期(糖尿病隐匿期):病机特点以阴虚为主,常见阴虚肝旺、阴虚阳亢、气阴两虚三种证候。治则以益阴为主。处方及手法:胰俞、膈俞、肺俞、脾俞、肾俞、足三里、三阴交、地机、尺泽。方中三阴交、地机、尺泽穴均用补法,得气后留针30分钟以上;其他各腧穴均用平补平泻法,得气为度,留针15~30分钟。

Ⅱ期(糖尿病期):阴虚化热为主。常见胃肠结热、湿热困脾、肝郁化热、燥热伤阴、气阴两虚等五种证候。治则以益阴泄热为主。处方及手法:胰俞、膈俞、肺俞、脾俞、肾俞、足三里、三阴交、地机、尺泽、外关、曲池、太溪、血海。各腧穴均用平补平泻之法,得气为度,留针15~30分钟。

Ⅲ期(糖尿病并发症期):由于个体差异,并发症的发生不完全相同,可单一出现,也可两种以上并见。常见的并发症有肢体疼痛或麻木、雀目或白内障、半身不遂、泄泻、阳痿、劳咳等。病机特点:气血阴阳俱虚,痰湿瘀郁互结。治则:益气温阳。处方:胰俞、膈俞、气海、中脘、足三里、照海、列缺、三阴交、关元、命门。诸穴均用平补平泻之法,得气后留针30分钟以上。关元、命门用灸法。

(2)以阴虚热盛、气阴两虚、阴阳两虚型辨证取穴治疗糖尿病:

阴虚热盛型:采用阳经穴方即膈俞、脾俞和足三里,均针刺双侧,得气后施泻法。

气阴两虚型:采用阴经穴方即双侧尺泽、地机和三阴交及中脘、气海,针刺施平补平泻法,留针20分钟,隔10分钟行针1次。

阴阳两虚型:采用阴经穴方针刺尺泽、地机、三阴交用补法,中脘、气海隔姜灸各3壮。各组均每日治疗1次,10次为1个疗程,间隔3天进行下一个疗程,最多治疗4个疗程。治疗后显效14例,有效12例,总有效率76.48%,无效8例,血糖、尿糖降低,症状明显改善。

(3)主穴加减针刺治疗糖尿病:取穴以脾俞、膈俞、足三里为主,辨证酌加穴位。如多饮、烦渴、口干加肺俞、意舍、承浆;多食、易饥、便结加胃俞、丰隆;多尿、腰痛、耳鸣、心烦、潮热、盗汗加肾俞、关元、复溜;神倦乏力、少气懒言、腹泻头胀、肢体困重加胃俞、三阴交、阴陵泉等。手法平补平泻加指压,以针刺得气为度,待患者对针刺有较强反应时,留针15分钟,出针后重复运针一次再指压。每日针刺一次,12次为1个疗程。每疗程间隔3天,共治疗3个疗程。共治疗26例,经针刺治疗后,(血糖降至正常范围,症状、体征基本消失,尿糖持续阴性者)显效15例(57.7%);(血糖较治疗前下降100mg/dL以上,症状、体征明显好转,尿糖显著减少)良效者3例(11.5%);(血糖较治疗前下降50~100mg/dL,症状有所改善,尿糖减少)改善者3例

(11.5%);(症状、体征无改善,或有所改善但血糖下降在50mg/dL以下,或治疗后血糖又回升到治前水平)无效者5例(19.2%),总有效率80.7%。有降血糖,促进胰岛素分泌,改善口服葡萄糖耐量试验和胰岛素释放试验指标等作用。

(4)按上、中、下三消辨证取穴治疗:①烦渴多饮、口干舌燥、小便频多、舌边尖红、苔薄黄,脉数属上消,治宜清热泻火,生津止渴,取手太阴穴、手阳明经穴及背俞穴为主,中等刺激,选肺俞、少商、鱼际、合谷、膈俞为主,配胃俞、水泉、列缺、内庭穴;②消谷善饥、形体消瘦、大便秘结、舌苔黄燥、脉象滑实有力属中消,宜清胃泻火,取穴以足阳明胃经为主,中等刺激,选脾俞、胃俞、足三里、内庭、合谷,配三阴交、中脘、曲池、隐白穴;③小便频数,尿如脂膏或尿甜、口干舌红,脉象沉细而数为下消,宜滋阴固肾,取足少阴经穴为主,弱刺激,以太溪、肾俞、三阴交、关元为主穴,配肝俞、足三里、气海、然谷穴。

(5)艾炷隔姜灸治疗:第一组取穴足三里、中脘。第二组取穴命门、身柱、脾俞。第三组取穴气海、命门。第四组取穴脊中、肾俞。第五组取穴华盖、梁门。第六组取穴大椎、肝俞。第七组取穴行间、中极、腹哀。第八组取穴肺俞、膈俞、肾俞。方法:以上八组穴每次用一组,轮换使用。鲜姜片3~4毫米,直径2厘米;艾炷直径1.5厘米,高2厘米,重0.5克。每穴灸10~30壮,隔日1次,50天为1个疗程。治疗13例患者,经2个疗程治疗后血糖由$(9.76±1.5)$mmol/L降为$(7.27±0.88)$mmol/L,平均下降$(2.49±0.8)$mmol/L,症状消失或改善。

(6)温和灸:第一组取穴气海、关元、列缺、照海、水道。第二组取穴命门、肾俞、会阴、脊中、委阳。方法:两组穴交换使用,每次每穴灸15~30分钟。隔日1次,10次为1个疗程。

(7)耳穴治疗:选取耳穴胰、内分泌、肺、渴点、饥点、胃、肾、膀胱等穴,每次选3~4个穴点,常规消毒后针刺,中等或轻刺激,留针20~30分钟,取针后耳穴贴压王不留行子,隔日1次。

第五节 糖尿病肾病

糖尿病肾病是糖尿病的主要并发症之一。临床表现一般在发现糖尿病4~5年后就会发生,最初往往只出现微量蛋白尿,病程进展可表现为大量蛋白尿并伴肾小球滤过率降低、血肌酐进行性升高及血压增高,最终发展为终末期肾病(ESRD)。

根据我国中华医学会糖尿病学分会在2007年至2008年全国糖尿病的流行病学调查估计我国20岁以上的成年人糖尿病患病率为9.7%,成人糖尿病患者总数达9240万。我国可能已成为糖尿病患者人数最多的国家。中华医学会在2010年及2011年分别发表了2型与1型糖尿病最新防治指南指出,在我国患者群中,以2型糖尿病为主,2型糖尿病占90.0%以上,1型糖尿病约占5.0%,其他类型糖尿病仅占0.7%;城市妊娠糖尿病的患病率接近5.0%。其中还提到2001年我国住院患者的回顾性分析显示,2型糖尿病并发肾病的患病率为34.7%,而1型糖尿病20年以上患者中超过20%~30%可发生糖尿病肾病。糖尿病肾病是终末期肾病患者致死的最主要病因之一。

糖尿病肾病是现代医学名词,古代医籍之中并无记载,根据糖尿病的一些临床症状,医家常常将消渴病与糖尿病相对应,如"以饮一斗,小便一斗"(《金匮要略》)、"小便浊淋如膏之状,面黑而瘦"(《丹溪心法》)等。中医对于糖尿病肾病的认识,一方面需要对消渴病加以借鉴,另一方面又必须根据不同病变阶段和临床表现综合考虑,糖尿病肾病属于中医学"消渴""肾消""水肿""眩晕""虚劳""关格"等范畴。

一、病因病机

(一)中医

糖尿病肾病是由糖尿病迁延不愈或调理不当逐渐发展而成,其病因病机与消渴病有一定的联系。中医对消渴病的病因病机认识较早,早在《黄帝内经》就已经提出"消渴""消瘅""肺消""鬲消""肾热病""漏风""风消""消中""食㑊"等多个名称。汉代张仲景在《金匮要略·消渴小便不利淋病脉证并治》首次提到了对消渴治法方药,尤其提出了消渴病与肾气虚衰有关,如"男子消渴,小便反多,以饮一斗,小便一斗,肾气丸主之"。至隋代《诸病源候论》提出消渴的证候分类及其并发症候,如"大渴后虚乏候""渴利后损候""渴利后发疮候"等,并在消渴诸候中指出:"其久病变,多发痈疽,或成水疾。"宋代《圣济总录·消渴统论》明确提出消渴病中属下消之"肾消"之名,"一曰消渴,以渴而不利,引饮过甚言之;二曰消中,以不渴而利,热气内消言之;三曰肾消,以渴而复利,肾燥不能制约言之。"并指出其水肿并发症的病机:"消渴病久,肾气受伤,肾主水,肾气虚衰,气化失常,开阖不利",水液聚于体内而出现水肿。金代刘完素《素问病机气宜保命集·消渴论》:"消渴之疾,三焦受病也,有上消中消肾消。上消者,上焦受病。又谓之膈消病也,多饮水而少食,大便如常,或小便清利,知其燥在上焦也,治宜流湿润燥。中消者胃也,渴而饮食多,小便黄。经曰,热能消谷,知热在中。法云,宜下之,至不欲饮食则愈。肾消者,病在下焦,初发为膏淋,下如膏油之状,至病成而面色黧黑,形瘦而耳焦,小便浊而有脂。治法宜养血。以整肃分其清浊而自愈也。"元代朱丹溪在《丹溪心法》中正式提出了上消、中消、下消之名,"上消者,肺也,多饮水而少食,大小便如常;中消者,胃也,多饮水而小便赤黄;下消者,肾也,小便浊淋如膏之状,面黑而瘦。"明代《证治要诀》亦曰:"下有消肾,肾衰不能摄水,故小便虽多而不渴。"随着历代医家的不断实践,对于消渴病及其并发症的认识日渐成熟,形成较为完善的理论体系。到近代以后,随着糖尿病肾病医学名词的提出,近现代医家又从前人认识的基础上对糖尿病肾病的病因病机加以深入阐述。时振声认为糖尿病肾病的病因是五脏虚损,尤以肾虚为主,其中主因是饮食不节,劳倦内伤;诱因是感受外邪,情志不遂。韩乐兵认为糖尿病肾病的早中期与消渴病之下消或肾消类似,后期则属水肿、虚劳、关格等病范畴,病位与五脏均有关,但主要与肺、脾、肾相关,尤其以肾为主要病变脏腑,涉及气、血、水、痰、瘀五者。陈以平教授认为糖尿病肾病病因病机主要是先天禀赋不足,五脏柔弱,加之后天饮食不当,损伤脾肾,发为脾肾亏虚、气虚血瘀之证;精微外泄而水湿停滞,肾体劳衰,浊毒内停,脉络瘀阻,发为瘀浊内蕴、水湿泛溢之证。

1.脏腑亏虚

《内经》认为五脏虚衰均可导致消渴,如《灵枢·五变》曰:"五脏皆柔弱者善病消瘅"。《灵枢·本脏》又云:"心脆则善病消瘅热中……肺脆则苦病消瘅易伤……肝脆则善病消瘅易伤……脾脆则善病消瘅易伤……肾脆则善病消瘅易伤。"《圣济总录·消渴统论》明确提出"消渴病久,肾气受伤,肾主水,肾气虚衰,气化无常,开阖不利,水液聚于体内而出现水肿。"《太平圣惠方》云："三消者，本起肾病。"并指出脏腑亏虚，尤其是肾脏亏虚，气化不利是造成糖尿病肾病的主要因素。

糖尿病肾病病位在肾，多与脾、肾有关，糖尿病发病日久，脾肾受损，脾不能布散津液，升清泌浊，肾气不能固摄，而导致精微物质下泻，故消瘦，乏力，小便如膏。脾失运化，湿浊内阻，肾气不能化水，使其水气内盛，水湿泛滥，故发为水肿，按之如泥，凹陷不起。因此脏腑功能衰竭，水液精微的代谢紊乱是糖尿病肾病发病的主要病因病机。

2. 饮食不节

《内经》提出消渴病与饮食不节有关，如《素问·奇病论》曰："此人必数食甘美而多肥也，肥者令人内热，甘者令人中满，故其气上溢，转为消渴。"《外台秘要·消渴方》篇云："饮啜无度，咀嚼鲊酱，不择酸咸，积年长夜，酣兴不懈，遂使三焦猛热，五脏干燥，木石犹且干枯，在人何能不渴？"脾为"后天之本"，有行津液，布精微，化生气血作用。长期饮食不节，嗜食肥甘厚味，烟酒辛燥之物，消灼脾胃，致使水谷精微不能濡养全身，脾气虚弱，则运化失司，湿浊水气停留。加之肾气亏虚，气化失司，则会出现颜面、四肢浮肿，小便不利，水肿湿泛。

3. 情志不调

同时还指出消渴病与七情不调、任情纵欲有关，如《素问·五变》曰："怒则气上逆，胸中蓄积，血气逆留，髋皮充肌，血脉不行，转而为热，热则消肌肤，故为消瘅。"《外台秘要》曰："消渴患者，悲哀憔悴，伤也。"刘河间在《三消论》中指出："消渴者……耗乱精神，过违其度，而燥热郁盛之所成也。此乃五志过极，皆从火化，热盛伤阴，致令消渴。"肝气失于畅达，导致气血阻滞而生内热，五志过及化火灼烧阴液，或者哀恸太过，导致肺阴虚耗而导致消渴。或者任情纵欲，导致肾水亏虚而发，如明龚廷贤《寿世保元》："夫消渴者，由壮盛之时，不自保养，任情纵欲，……遂使肾水枯竭，心火燔炽，三焦猛烈，五脏干燥，由是渴利生焉。"

4. 气血痰瘀互结

发病日久，由于脏腑虚衰，饮食不节，情志失调，气血运行不畅，水液输布失常，造成痰、瘀、水停留，这些病理产物的产生又作为新的致病因子而使病情加重，临床表现为本虚标实，阴阳离决之症。《血证论》曰："瘀血在里则口渴，所以然者，血与气本不相离，内有瘀血，故气不得通，不能载水津以上行，是以为渴，瘀血去则不渴也。"某学者认为糖尿病肾病之尿毒症乃"久病累积脾肾，气血均虚，气化运化失司，病邪久滞，湿热毒邪不能外泄，阻遏三焦，升降失常而成"。

（二）西医

糖尿病肾病发病的病理机制十分复杂，简单说来是由于糖代谢障碍导致血糖过高，在一定遗传背景及相关危险因子参与下，通过启动了多种细胞调控通路，造成肾脏的损伤。

1. 遗传因素

大量的研究表明糖尿病具有一定的遗传性，国外研究发现，某些种族糖尿病肾病的发病率，如非洲裔、墨西哥裔及土著美国人比一般美国人高。在 2 型糖尿病患者中，土著及非洲裔美国人比美国白人的终末期肾病的发生率要高，这不同程度说明人种的基因与糖尿病肾病有一定的联系。目前的研究发现了一些与糖尿病肾病有关的基因，Pezzolesi 等分析了 36 万个单核苷酸的多态性（SNPs）发现 1 型糖尿病患者中出现肾病与糖尿病患者的 FRMD3 及 CARS

基因的 SNPs 有一定相关性。Sandholm 等发现 1 型糖尿病患者中的 Sp3 和 CDCA7 转录因子的基因多态性与终末期肾病存在相关性。Kumar 等发现甲烯四氢叶酸还原酶（MTHFR）的 SNPs 与 2 型糖尿病肾病有相关性。Freedman 等发现 carnosinase1（也称 CPGL-2）和脂联素蛋白的单核苷酸多态性与糖尿病肾病直接相关，同时还发现 MnSOD 酶、血管紧张素Ⅰ转化酶和一氧化氮合成酶的单核苷酸多态性与肾脏蛋白尿形成有相关性。可见糖尿病肾病的发病与敏感基因有一些关系。

2.血流动力学改变

糖尿病肾病患者的肾小球高灌注、高压力和高滤过等起关键作用。研究发现有一到二成的早期糖尿病患者的肾小球滤过率（GFR）增加，主要原因是肾小球入球小动脉的阻力降低，而出球小动脉的阻力相对增加，从而使肾小球滤过压增加，出现肾小球内高滤过现象。肾小球高滤过，使得肾小球毛细血管切流压增加，一方面血管内皮细胞长期承受压力，形态功能发生病变，另一方面，长期高压使肾小球毛细血管处于扩张状态，对系膜区产生牵拉刺激，系膜细胞增生，细胞外基质（EMC）分泌增加，表现系膜区增宽和肾小球基底膜增厚。同时由于毛细血管扩张，造成附着的肾小球上皮细胞相对不足，由于肾小球上皮细胞不断代偿而出现附着力下降，肾小球上皮细胞凋亡、脱落，逐渐出现蛋白渗漏和肾小球硬化。

3.氧化应激与糖代谢紊乱

氧化应激是指由于过氧化物产生过量或消除减缓，或者抗氧化物防御功能缺陷等，造成活性氧（ROS）在细胞内大量集聚，对各类细胞产生毒性作用。目前的研究认为，氧化应激触发细胞内糖代谢异常主要通过 4 个主要途径：多元醇通路的活化（PP）、糖基化终末产物（AGEs）的形成、蛋白激酶 C（PKC）的活化和己糖胺合成通路（HBP）活化。

4.细胞因子

大量研究表明高糖、高压、AGEs、氧化应激等均可产生多种细胞因子，如转化生长因子 TGF-β，结缔组织生长因子（CTGF），肿瘤坏死因子（TNF-α），炎症因子单核细胞趋化因子-1（MCP-1）、细胞间黏附分子-1（ICAM-1）等，这些细胞因子进而参与糖尿病肾病的病理过程。在糖尿病肾病的发病机制中，各种因素引起的肾脏炎症与基质增生（或纤维化）是糖尿病肾病的主要机制。研究发现高糖、AGEs、CRP 等均可直接引起肾小球系膜细胞及肾小管上皮细胞的 TGF-β/Smad 通路或者是通过 MAPK 旁路交叉引起 TGF-β/Smad 的上调，TGF-β 是糖尿病肾病发生、发展最主要的细胞因子，其作用包括引起细胞外基质增厚及肾小管间质纤维化，调节肾小球细胞增殖、分化、凋亡等；研究也发现高糖、AGEs、CRP 同时还能引起 TNF-α、MCP-1、ICAM-1 等升高，NF-κB 信号通路的活化，逐渐造成肾小球及肾小管间质炎症细胞浸润，纤维化生成，继而向终末期肾病进展。

二、辨病

（一）症状

糖尿病肾病的确诊应根据病史、临床表现、生化及病理检查等综合做出判断。早期可无任何临床表现，晚期可表现为泡沫尿、顽固性的水肿、高血压、严重的低蛋白血症、贫血、心力衰竭、恶心呕吐、血肌酐持续升高等。

(二)体征

测血压,了解血压变化情况。糖尿病肾病早期的血压可正常或者偏高,但是在后期90%糖尿病肾病患者都出现高血压;观察眼结膜及甲床有无贫血的征象。糖尿病肾病中晚期部分患者可见贫血,即眼睑及唇甲苍白;检查双下肢及全身水肿情况,早期无水肿等症,中晚期多见双下肢和全身性浮肿,重点检查心肺。由于糖尿病肾病中晚期大量的蛋白尿伴有低蛋白血症出现,故出现不同程度的全身性水肿,严重者可有胸腔积液、腹水。检查双肾区有无叩击痛,部分患者可有腰部酸痛或叩击痛。

(三)辅助检查

1.尿液分析

主要为蛋白尿,为大、中分子蛋白尿,如有合并尿路感染或肾乳头坏死,则可有较多白细胞和显微镜下血尿。

2.血生化

肝功能、血脂、血糖、糖三联、肾功能、血电解质。餐后2小时血糖,了解病情,指导用药。

3.微量白蛋白尿

目前优选的临床早期诊断糖尿病肾病的指标,是反映肾脏受血流动力学和代谢因素(高血压、糖脂代谢紊乱)影响的敏感指标,是全身血管内皮细胞受损的重要标志。

4.24小时尿蛋白定量

通过该检查可行糖尿病肾病的分期,并判断预后。

5.心电图

部分糖尿病肾病患者可出现ST段的改变,可了解心血管病变。

6.四肢血管彩色多普勒

可发现肢体血管的内膜增厚等变化。

7.肾小球滤过率(GFR)

若持续蛋白尿或24小时尿蛋白定量>500mg,GFR开始下降,平均每月下降1mL/min,GFR不断下降,<15mL/min,可出现血尿素氮和肌酐增高明显伴严重高血压、低蛋白血症、高度水肿及尿毒症症状;该检查可诊断慢性肾脏疾病的分期,了解口服药的适应范围,判断预后,确定透析时间等。

8.泌尿系彩超

可见肾大小正常或增大,部分肾影缩小。

9.眼底检查

眼底可发现微血管瘤。

10.动态心电图

可了解患者在静息及运动状态时心率的变化,了解是否有心律失常及ST段的改变。

11.动态血压

用于了解糖尿病患者血压波动的特点及昼夜规律性的变化,对发现血压升高有帮助。

12.肾脏穿刺活组织病理检查

糖尿病肾病早期,此时肾小球直径增大,肾脏体积也相应增大20%～40%;临床检查无蛋白尿形成。随着糖尿病肾病的加重,肾脏高滤过引起一系列变化,此时由于肾小球囊内皮细胞通透性增高,临床出现运动后白蛋白尿或微量白蛋白尿,白蛋白尿又会促进细胞外基质的蓄积,结果导致肾小球基膜弥漫性变厚,肾小球系膜基质增多,导致细胞外基质不断聚集,肾小球基膜不断增厚,这种过程长期存在并不断恶化,最终会导致两种病理变化。一种是肾小球弥漫性的硬化,另一种是结节性的肾小球硬化,光镜下可见肾小球系膜基质增宽,并且积聚在一起形成K-W结节,周围毛细血管袢受压或呈小血管瘤样扩张,肾小球基膜弥漫性增厚,这一型为DN的特异表现。随着病程的延长,除了肾小球发生变化外,肾脏血管、肾小管、肾间质都会发生逐渐加重的变化,由于长期的高滤过状态,肾小管早期内皮细胞损伤,各种异物沉积在基膜,引起基膜增厚。晚期肾小管发生萎缩,最终导致泌尿功能消失;肾间质晚期大量纤维化。终末期肾小球结构改变,导致肾衰竭。

三、类病辨别

(1)功能性蛋白尿:剧烈运动、寒冷、发热、原发性高血压、心功能不全均可引起尿蛋白增加,可通过详询病史、观察临床表现、实验室检查及其他相关检查,协助鉴别。

(2)原发性肾病综合征:原发性肾病综合征和糖尿病肾病并发原发性肾病综合征很难鉴别,而两者在治疗上有根本的不同,必须做好鉴别诊断:①糖尿病肾病综合征常有糖尿病病史大于5年以上,而糖尿病并发原发性肾病综合征者则不一定有这么长的病史;②糖尿病肾病同时有眼底改变,即糖尿病病视网膜病变,必要时做眼底荧光造影,可见微动脉瘤等糖尿病眼底变化,但原发性肾病综合征则没有糖尿病性视网膜病变;③糖尿病肾病同时有慢性多发性神经病变、心脑血管病变等,但原发性肾病综合征不一定有;④糖尿病肾病尿检查通常无红细胞,但原发性肾病综合征可能有;⑤糖尿病肾病尿可同时有水肿、高血压和氮质血症,但原发性肾病综合征不一定同时存在。

(3)对鉴别诊断有困难的肾病综合征,如缺乏糖尿病性视网膜病变、GFR迅速降低、短期迅速增加的蛋白尿或肾病综合征、顽固性高血压、存在活动性尿沉渣、其他系统性疾病的症状或体征、予血管紧张素转换酶抑制剂(ACEI)或血管紧张素受体拮抗剂(ARB)后在短期内GFR下降>30%者,应做肾活检,明确诊断。

四、中医论治

(一)治疗原则

糖尿病肾病的中医治疗原则是辨别虚实,分清标本。其以阴虚为本,在气阴两虚为基本证候的基础上演变而来。以肝脾肾心肺及五脏气血阴阳为本虚,以气滞、血瘀、痰浊、浊毒为标实。治疗原则为益气养阴、滋补肝肾、补气养血、温肾健脾、活血化瘀为法。病到后期,虚中有实,病情复杂,则宜标本兼顾,攻补兼施。

(二)辨证论治

1.肝肾气阴亏虚(早期)

主症:神疲乏力,懒言少语,头晕目眩,虚烦不安,两目干涩,口燥咽干,腰膝酸软,尿频量多,面目微肿,舌黯红,苔少,脉细数。

治法:益气养阴,滋阴补肾。

方药:生脉散合六味地黄丸加减。人参 20g、麦冬、五味子各 15g,熟地黄 20g,山萸肉、山药各 15g,丹皮、茯苓、泽泻各 10g。人参甘温,大补元气,可补五脏之气;麦冬甘寒质润,养阴以润肺,清热以生津;五味子酸温,酸能收敛,既能益气固表止汗,又能滋阴生津,滋补肾水,有良好的益气生津止渴功效。三药合用,以益气养阴,生津止渴。六味地黄丸中熟地黄、山萸肉、山药滋阴补肾,益肝健脾,丹皮泻火除蒸,茯苓、泽泻泻水除热。阴虚加太子参、天花粉;虚烦加黄连、地骨皮;血瘀加大黄、水蛭。

2.脾肾阳虚(中期)

主症:神疲乏力,形寒肢冷,腰膝或下腹冷痛,食欲不振,大便溏泄,或面浮身肿,小便不利,甚则腹胀如鼓,舌质淡胖,苔白滑,脉沉细或沉迟无力。

治法:温肾补脾,利水消肿。

方药:五苓散或实脾饮加减。五苓散:猪苓 9g,泽泻 15g,白术 9g,茯苓 9g,桂枝 6g。实脾饮:白术 12g,厚朴 6g,木瓜 6g,木香 3g,草果 3g,槟榔 6g,茯苓 15克,干姜 6g,制附子 6g,炙甘草 3g,生姜 3g,大枣 3 枚。五苓散方用茯苓、猪苓、泽泻,通调水道,泻湿利水;白术健脾燥湿。四药同用具有祛湿利尿的作用。桂枝能温通阳气,增强膀胱的气化功能,使小便通利。全方共奏温补脾阳,利水消肿之功。实脾饮以干姜、附子、草蔻温脾;槟榔、茯苓化湿;木香、厚朴行气运水;木瓜酸温,能于土中泻木,兼能行水,共奏温脾行气利水之功。血瘀加熟大黄、当归、水蛭、益母草、玉米须;气虚加黄芪、人参。

3.阴阳虚衰(后期)

主症:头晕目眩,恶心呕吐,面色黧黑,心悸怔忡,胸闷憋喘不能平卧,少尿甚至无尿。舌胖,苔黄腻,脉滑。

治法:健脾益肾,降浊化瘀。

方药:金匮肾气丸加减。附子 10g,肉桂 6g,熟地 20g,山药 15g,山茱萸 15g,泽泻 10g,茯苓 15g,丹皮 10g。方中附子、肉桂温肾助阳;熟地、山药、山茱萸滋阴补肾,健脾养肝;泽泻、茯苓泻水;丹皮泻虚火祛瘀。四肢水肿,尿少加车前子、冬瓜皮;腰膝酸软,加川牛膝、桑寄生、巴戟天、肉苁蓉;五心烦热者去附子、肉桂加黄柏、知母。

(三)中医特色治疗

1.专方专药

(1)中药保留灌肠,选用泄浊排毒灌肠方:生大黄 15～30g,益母草 15g,生牡蛎 20g,浓煎 100～180mL,保留灌肠用,每日 1 剂。

(2)生脉散加味:党参、麦冬、五味子、黄芪、玄参、生地、赤芍、山药、山萸肉。功效为益气养阴。适用于糖尿病肾病早期,轻度蛋白尿,属气阴两虚者。

(3)杞菊地黄丸:枸杞、菊花、生地、山药、丹皮、泽泻、山萸肉、知母等。功效为滋养肝肾。

适用于糖尿病肾病早期,轻度蛋白尿,属肝肾阴虚者。

(4)金匮肾气丸:制附子、肉桂、熟地黄、泽泻、山萸肉、茯苓、山药、淫羊藿、川芎。功效为温补肾阳。适用于糖尿病肾病临床期,显性蛋白尿,属阴阳两虚者。

(5)补肾化瘀汤:太子参、生黄芪、生地黄、山萸肉、枸杞子、何首乌、丹参、川芎、谷精草。功效为滋补肝肾,活血化瘀。适用于糖尿病肾病早期,轻度蛋白尿,属肝肾阴虚、瘀血阻络者。

(6)健脾补肾活血方:仙茅、淫羊藿、白术、猪苓、茯苓、芡实、金樱子、生黄芪、当归、川芎、丹参、大黄。功效为益肾补虚,活血化瘀。适用于糖尿病肾病临床期,水肿明显者,属脾肾两虚、瘀血阻络者(北京中医药大学高彦彬教授方)。

(7)中成药

①院内通脉降脂丸:其主要成分为黄芪、灵芝、山楂、三七、益母草、水蛭等。方中黄芪健脾益气、利水消肿,灵芝补养阴血、补气健脾,灵芝、益母草调补肝肾,三七活血化瘀,益母草活血利水消肿,水蛭逐瘀通络,山楂活血散瘀、行气化滞等。用于治疗糖尿病肾病早期,达到健脾益气,活血化瘀,降低蛋白尿的功效。适用于糖尿病肾病早期,微量白蛋白尿阳性,属气虚夹瘀者。

②百令胶囊:成分为发酵虫草菌菌丝体干粉。主要含有虫草酸、甘露醇、甾体,以及19种氨基酸等。具有补肺肾、益精气的功效。用于肺肾两虚所致的咳嗽、气喘、腰背酸痛等症,现用于糖尿病肾病早期,可减少尿蛋白丢失。

③海昆肾喜胶囊:成分为褐藻多糖硫酸酯。具有化浊排毒的功效。用于慢性肾衰竭(代偿期、失代偿期和尿毒症早期)湿浊证,对肾功能有保护,可延缓肾功能减退的速度。

④尿毒清颗粒:由大黄、黄芪、桑白皮、苦参、白术、茯苓、白芍、制何首乌、丹参、车前草等药味组成。具有通腑降浊、健脾利湿、活血化瘀的功效。用于慢性肾衰竭、氮质血症期和尿毒症早期,中医辨证属脾虚湿浊证和脾虚血瘀证者。可降低肌酐、尿素氮,稳定肾功能,延缓透析时间。

⑤六味地黄丸或胶囊:由熟地黄、茯苓、山药、丹皮、泽泻、山萸肉等组成,具有补肾滋阴作用,肾阴虚者可以选用。

⑥金匮地黄丸或胶囊:由制附子、肉桂、熟地黄、茯苓、山药、丹皮、泽泻、山萸肉等组成,具有温补肾阳作用,肾阳虚者可以选用。

2.针刺治疗

(1)虚证选脾俞、肾俞、足三里、三阴交、中脘、太冲、阳陵泉、风池、曲池等穴。手法以各穴均用平补平泻法,不留针,出针后隔姜灸至皮肤呈红晕状,每日灸一次,10～15次为1个疗程。血压高、急躁失眠者加神门、合谷、足三里,强刺激,留针20～30分钟,三阴交捻转补法,每日1次。

(2)实证选脾俞、肾俞、中脘、气海、关元、足三里等穴。手法以背部穴位均用捻转手法,不留针,出针后隔姜灸或用艾条悬灸,气海、关元、水分穴,针而灸之,能温肾利水,四肢穴平补平泻。

3.耳穴压豆疗法

糖尿病肾病以肾病综合征表现:可取肾、膀胱、交感、神门等穴。手法以先用探针在相应耳穴区测得敏感压痛点,经常规消毒后,以左手固定耳部,右手用王不留行籽在上述穴位压豆,每日压3次,每日20分钟。

糖尿病肾病肾性高血压:取肾、神门、皮质下等穴。手法以先用探针在相应耳穴区测得敏感压痛点,经常规消毒后,以左手固定耳部,右手用王不留行在上述穴位压豆,每日压3次,每日20分钟。

4.中药保留灌肠

拟予护肾泻浊排毒灌肠方为基础,据辨证施治加味中药方药:生大黄15g,牡蛎20g,益母草15g等,浓煎100~180mL,保留灌肠,每日1次。

5.中药热奄包腰部(双肾俞、双膀胱俞)

该法用于糖尿病肾病伴腰膝酸冷、肢体麻木、浮肿者。每日1~2次。

6.中药贴敷治疗

中药穴位贴敷治疗(双肾俞、双内关、双足三里):用于糖尿病肾病伴腰膝酸冷、肢体麻木、饮食欠佳、浮肿者。每日1~2次。

7.中药涂擦

中药涂擦用于糖尿病肾病伴肢体麻木、困重、疼痛者。每日1次。

8.食疗

(1)芡实煮老鸭。

原料:芡实200g,老鸭一只,食盐5g,黄酒5g。

制法:将鸭子杀死,褪去毛及内脏,将芡实填入鸭腹内,将鸭放入砂锅内,加清水炖煮,煮沸后加入黄酒,改文火炖2小时,至肉烂熟,加入调味即可。

功效:具有滋阴养胃、固肾涩精作用,适用于糖尿病肾病,脾虚水肿,肾虚遗精,尿频量多等症状的患者。

(2)黄芪薏苡仁粥。

原料:黄芪30~50g,大米100g,薏苡仁30g,陈皮末2g。

制法:先用冷水500mL煮黄芪30~50g,取汁400mL,再将大米100g及薏苡仁30g纳入黄芪汁中煮粥,粥熟后加陈皮末2g即可食用。

功效:具有健脾补中、和胃理气功用,用于糖尿病肾病脾气虚亏,肌表不固,乏力汗多者。

(3)鲫鱼赤小豆汤。

原料:鲫鱼一条洗净,赤小豆50g。

制法:鲫鱼一条洗净,赤小豆50g,加入少量食盐及少许葱姜煮汤食用。

功效:具有健脾、利湿、消肿功效。适用于糖尿病肾病脾肾两虚,小便不利,面目肢体浮肿者。

(4)黄芪冬瓜汤。

原料:黄芪30g,干玉米须15g,鲜冬瓜500g。

制法:黄芪30g,干玉米须15g,加水,再加鲜冬瓜500g煮汤,代茶饮用。

功效:具有益气利水消肿功效,用于糖尿病肾病气虚小便不利,面目肢体浮肿者。

(5)熟地山药瘦肉汤。

原料:熟地黄24g,淮山药50g,茯苓50g,小茴香3g,猪瘦肉50g。

制法:将熟地黄、淮山药、茯苓、小茴香洗净,猪瘦肉洗净,切小块。把全部用料一齐放入瓦锅内,加清水适量,武火煮沸后,文火煮1小时,调味即可。随量吃肉饮汤。

功效:具有滋补肝肾、健脾固肾的作用,适用于小便频数,夜尿甚频,头晕耳鸣,腰酸膝软,视物模糊的糖尿病肾病患者。

(6)枸杞地黄粥。

原料:枸杞30g,生地黄汁100mL,白米100g。

制法:枸杞30g,生地黄汁100mL,白米100g,煮粥食用。

功效:治以益阴补虚。平素可常服。

(7)姜汁砂仁粥。

原料:大米200g,砂仁5g,姜汁10mL,适量食盐。

制法:先将大米煮熬成粥,再将砂仁放入粥内,姜汁10mL,适量食盐加入粥中即可。

功效:健脾行气,温中散寒,和胃止呕。适用于糖尿病肾病脾胃虚寒,食少呕吐者。

五、西医治疗

(一)治疗原则

糖尿病肾病的预后不良,一旦出现持续尿蛋白,肾功能将进行性下降,约50%的患者在10年内发展为尿毒症,从出现尿蛋白到死于尿毒症平均10年,每日尿蛋白>3.0g者多在6年内死亡。因此,早期应采取一切措施帮助患者严格控制血糖,尽量使血糖接近正常水平,通过控制血糖、血压、血脂、抗凝等措施延缓糖尿病肾病的发生发展,延缓肾功能减退的速度。晚期宜做透析治疗、肾移植术和胰肾联合移植术。

(二)常用方法

1.控制高血糖

控制血糖需因人而异,可行个体化治疗,对于新诊断的、年轻的、病程短的需严格控制血糖;对于年龄较大的、病程较长且基础疾病较多的,血糖控制可放宽。在糖尿病早期(糖尿病肾病Ⅲ期之前)严格控制血糖,使血糖达标,HbA1c<6.5%~7%,餐前血糖<7.0mmol/L,餐后血糖<10mmol/L,凌晨3点血糖>4.0mmol/L,可以降低增高的肾小球滤过率和改善微量白蛋白尿,延缓甚至防止糖尿病肾病的发生发展。

(1)口服降糖药:常用的口服降糖药多数经肝脏、肾脏排泄,有肝肾功能受损者尽量避免使用口服药,或者选择对肾功能影响较小的降糖药或者改用胰岛素控制血糖。

①格列喹酮片:本品主要在肝脏代谢,95%从肠道排出,5%从肾脏排泄。在磺脲类药物中,是唯一对肾脏功能影响最小的药物,对糖尿病肾病、轻度肾功能损害者可选用。

②阿卡波糖片:本品主要作用为抑制蔗糖、麦芽糖等碳水化合物有关酶的活性,延缓对碳水化合物的消化和吸收,有降低餐后血糖、减轻肾小球基膜肥大、降低肾小球的硬化、减少近曲小管上皮糖原沉积等作用。对糖尿病肾病、轻度肾功能损害者可选用。

③瑞格列奈片:是一类具有独特分子结构的促胰岛素分泌剂,不含磺酰脲基团,药物不进入细胞内,吸收和代谢迅速,在血糖升高时,诺和龙作用于B细胞钾通道受体,刺激第1时相胰岛素分泌,主要降低餐后血糖,92%通过胆汁从粪便排出,8%从尿液排泄,瑞格列奈(诺和龙)没有肾功能不全禁忌证,适合2型糖尿病伴肾功能损害及肾移植者,是慢性肾脏疾病Ⅰ~Ⅴ期唯一能用的口服药。

(2)胰岛素降糖:糖尿病肾病宜尽早使用胰岛素降糖治疗,使血糖得到良好控制。胰岛素30%~40%在肾脏代谢,经肾小球滤过,由近端肾小管细胞摄取,在小管上皮细胞内降解,当肾功能不全时,肾脏对胰岛素的降解速度明显减慢,故糖尿病肾病患者肾功能不全时应及时调整胰岛素用量及剂型,避免低血糖的发生。

2.控制高血压

糖尿病肾病降压药的选择,要求既有较强的降压作用又具有靶器官的保护作用,避免肾脏损害,减少蛋白尿等多重功效的药物。糖尿病患者的血压,当尿蛋白<1g/24h,血压控制≤130/80mmHg,当尿蛋白≥1g/24h,血压控制≤125/75mmHg为好,可以延缓糖尿病肾病的发展,延长糖尿病肾病患者的生存期,减少死亡率。ACEI或ARB,除了降低血压外,还有特殊的肾脏保护作用,现在为治疗药物的首选。钙离子通道阻滞剂(CCB)通过阻止钙离子进入血管平滑肌细胞和心肌细胞,松弛血管平滑肌,降低心肌收缩力而发挥降压作用,可分为二氢吡啶类(DHP)和非二氢吡啶类(NDHP)两类,临床DHP主要用硝苯地平缓释片和控释片(拜新同);长效类DHP有氢氯地平和非洛地平等为治疗高血压主要CCB类药,降压疗效确切,对糖脂代谢无不良影响,可延缓肾小球滤过率下降,对肾脏有保护作用。总之,大量临床实践证实一种降压药即使轻度高血压其有效率仅50%~60%,若血压稍高者,单用ARB或ACEI即可,若血压较高者,需要两者降压药联合以达到控制目标,以ARB(或ACEI)与CCB为主的联合用药。

3.控制高血脂

糖尿病伴高血脂者应进行调脂治疗,使血脂控制达标:TC<4.5mmol/L,LDLC<2.6mmol/L,HDLC>1.1mmol/L,TG<1.5mmol/L。研究证实高血脂(HL)参与糖尿病肾病发病过程,高血糖与高血脂相互作用,促进糖尿病肾病的发展。

4.酮酸/必需氨基酸疗法

限制蛋白质饮食主要目的是减少体内无法排泄的代谢产物(尿素等),以减轻尿毒症患者的临床症状,延缓慢性肾功能不全的进展速度。多项研究表明,在保证足够热量的前提下,添加含有必需氨基酸的酮酸衍生物可以满足机体的蛋白质需要甚至达到氮平衡。同时补充酮酸/必需氨基酸的限制蛋白饮食治疗可以减少蛋白尿,继之可使清蛋白上升并使各营养指标维持在正常范围内;酮酸/必需氨基酸治疗能够改善尿毒症患者中大部分的碳水化合物代谢紊乱,可以减轻胰岛素抵抗和高胰岛素血症并增加能量,所以适合尿毒症患者;酮酸/必需氨基酸治疗有益于纠正脂代谢紊乱,尤其是降低三酰甘油和升高HDLC水平。

5.肾功能不全的药物治疗

糖尿病肾病出现蛋白尿时可予百令胶囊或金水宝胶囊,可减少蛋白尿,保护肾功能。一旦血肌酐升高即予护肾排毒治疗,目前临床使用较多的有海昆肾喜胶囊、包醛氧淀粉胶囊、尿毒清颗粒等,其可吸附肠道及血液中过多的代谢毒性物质如尿素、肌酐、尿酸、钾离子等。糖尿病肾病伴肾功能不全,有低血钙与继发性甲状旁腺功能亢进症时,可用活性维生素D制剂口服,防治肾性骨病,有贫血者,可予叶酸及铁剂口服,并根据贫血情况给予促红细胞生成素皮下注射,纠正贫血。

6.透析治疗和肾移植

糖尿病肾病一旦出现肾衰竭,透析治疗和肾移植是唯一有效的办法。肾移植是治疗糖尿病肾病尿毒症的最好办法,患者生活质量优于透析治疗。由于供体来源受限与医疗费用昂贵,接受肾移植者为数不多,而多数终末期糖尿病肾病患者,只能接受透析治疗以延长生命。糖尿病肾病透析治疗目前主要有两种方式:长期血透和不卧床持续腹膜透析(CAPD)。随着透析技术的发展,糖尿病肾病终末期肾衰竭者进行血液透析,近期存活率有了明显提高,2 年存活率已达 78%。患者经透析充分能增加食欲,增加对蛋白质的摄入,改善营养状况,增加免疫力,减少感染发生率,降低死亡率,目前已广泛应用。腹透每日丢失蛋白质约 10g,要注意蛋白质摄入,腹腔感染后易影响透析效果。糖尿病患者不卧床持续腹膜透析的 1 年、2 年和 4 年生存率分别为 92%、75%和 30%~40%,年龄在 55 岁以上者一年生存率为 71%。

六、转归与预后

多年来,许多学者悉心从事于糖尿病肾病的研究,对延缓肾衰竭的进程,提高糖尿病肾病患者的生活质量,延长寿命而做出了巨大的努力。临床与实验研究证实,饮食不当、高蛋白、高磷饮食可促进肾功能减退,而低蛋白、低磷饮食可使肾功能代偿期延长,肾功能不全者可减慢其发展速度。为此,医学上主张采用低蛋白饮食或低蛋白饮食加必需氨基酸疗法治疗肾功能失代偿者,使其病情得以一定的控制和缓解。再则早期强化降糖治疗可降低微量白蛋白尿的发生率并减缓肾病的进程,早期糖尿病肾病通过干预可发生逆转,通过控制血糖、血压、血脂、抗凝等措施可延缓糖尿病肾病的发生发展,延缓肾功能减退的速度。糖尿病肾病的预后不良,一旦出现持续尿蛋白,肾功能将进行性下降,约 50%的患者在 10 年内发展为尿毒症。

七、预防与调护

糖尿病肾病患者除到医院治疗外,还应注意自我保健,自我监测血糖、血压、体重、水肿、尿量等变化,系统规律服药,注意饮食,适量运动,劳逸结合,避免感冒、感染,避免使用任何损伤肾脏的药物,这样既可巩固疗效,又可避免病情发展及恶化。需增强与慢性疾病作斗争的信心,保持乐观情绪,积极配合治疗。注意饮食,宜吃清淡、易消化的低盐或无盐及富含优质蛋白之品,但不宜多食,忌辛辣、肥甘厚味之品。注意体重及饮水量。注意避风寒、慎起居,秋末及初春,天气变化无常,糖尿病患者一定要注意防寒,避免感冒、感染的发生。慎用药物,避免使用任何损伤肾脏的药物。调畅情志,消除患者悲观等不良情绪,积极配合治疗,增强与慢性疾病作斗争的信心,保持乐观积极的心情,避免情绪波动,过度紧张及忧思恼怒,经常参加文体活动,有助于增加机体抵抗力,改善循环延缓病情发展。积极参加健康教育讲座,注意养生,改善不良的生活方式,忌烟酒。注意保持大便通畅,使毒素尽快排出,减轻对肾脏的损害。一旦病情变化,及时到医院就诊。

第六节 嗜铬细胞瘤

嗜铬细胞瘤是起源于肾上腺髓质、交感神经节或其他部位的嗜铬组织的肿瘤。由于肿瘤可间断性或持续性地释放大量儿茶酚胺,故临床上出现阵发性或持续性高血压和多个器官功能及代谢紊乱症候群。本病以20~50岁最多见,男女发病率无明显差异。

根据嗜铬细胞瘤的临床表现,可将其归属于中医"头痛""眩晕"的范畴。

一、病因病理

(一)西医病因病理

嗜铬细胞瘤80%~90%位于肾上腺,大多数为一侧性,少数为双侧性或一侧肾上腺瘤与另一侧肾上腺外瘤并存,多发性者较多见于儿童和家族性患者。肾上腺外嗜铬细胞瘤称为副神经节瘤,主要位于腹部,多在腹主动脉旁,其他部位少见。肾上腺外肿瘤可为多中心的,局部复发的比例较高。

在嗜铬细胞瘤内儿茶酚胺的合成和释放不尽相同,一般以分泌去甲肾上腺素(NE)为主,家族性者可以分泌肾上腺素(E)为主。由于肾上腺素合成时必须有高浓度的糖皮质激素存在,故只有肾上腺髓质及主动脉旁嗜铬体内的肿瘤细胞才可分泌肾上腺素。嗜铬细胞瘤还可分泌多肽类激素,如舒血管肠肽、胃动素、血管活性肠肽等,并引起不典型的临床表现(如面部潮红、腹泻等)。

(二)中医病因病机

本病发生多由于先天禀赋不足、饮食不节、劳倦久病、七情内伤所致。

1.禀赋不足,肾精亏虚

先天禀赋不足,肾精亏虚,脑髓失养,发为本病。

2.情志失调,肝阳上亢或肝肾亏虚

忧郁恼怒,情志不遂,肝失条达,气郁阳亢,发为本病。或肝郁化火,耗伤阴血,肝肾亏虚,精血不承,发为本病。

3.饮食不节,痰湿中阻

饮食不节,嗜酒太过,或过食辛辣肥甘,脾失健运,痰湿内生,阻遏清阳,发为本病。

4.劳倦久病,气血亏虚或瘀血阻络

劳倦久病,脾胃虚弱,气血乏源,发为本病。或久病入络,气血滞涩,瘀阻脑络,发为本病。

本病病位在肝、肾,与脾胃关系密切,病性属本虚标实之证。

二、临床表现

(一)心血管系统

1.高血压

为最常见的症状。

(1)阵发性高血压型：发作时血压骤升，收缩压往往达 200～300mmHg，舒张压亦明显升高，可达 130～180mmHg（以释放去甲肾上腺素为主者更明显），伴剧烈头痛，面色苍白，大汗淋漓，心动过速（以释放肾上腺素为主者更明显），可有心前区不适、焦虑、恶心、呕吐、复视等。发作终止后，可出现面颊部及皮肤潮红，发热，流涎，瞳孔缩小等迷走神经兴奋症状。

(2)持续性高血压型：对常用降压药效果不佳，但对 α 受体拮抗药、钙通道阻滞剂有效，伴交感神经过度兴奋（多汗、心动过速），高代谢（低热、体重降低），头痛，焦虑，烦躁，伴直立性低血压或血压波动大。

2.低血压及休克

可发生低血压甚至休克；或高血压和低血压交替出现。

3.心脏表现

大量儿茶酚胺可引起儿茶酚胺性心肌病，伴心律失常。患者可因心肌损害发生心力衰竭或高血压引发的心肌肥厚、心脏扩大等心脏改变。

（二）代谢紊乱

基础代谢增高，糖代谢紊乱，脂代谢紊乱，电解质代谢紊乱。

（三）其他

1.消化系统

可见便秘、肠坏死、穿孔、胆石症等。

2.泌尿系统

可发生肾功能减退；膀胱内嗜铬细胞瘤可引起排尿时高血压发作。

3.腹部肿块

见于瘤体较大者，患者上腹部可触及肿块。

4.血液系统

大量肾上腺素作用下，血容量减少，血细胞重新分布，周围血中白细胞增多，有时红细胞也可增多。

三、实验室及其他检查

1.一般生化检查

患者血糖多正常或高于正常，糖耐量试验呈糖耐量减低或糖尿病曲线，血钾、钠、氯基本正常。部分患者因长期高血压致肾功能损害，可有血肌酐及尿素氮升高。

2.血、尿儿茶酚胺及其代谢产物测定

持续性高血压型患者尿儿茶酚胺及其代谢产物香草基苦杏仁酸（VMA）及甲氧基肾上腺素（MN）和甲氧基去甲肾上腺素（NMN）皆升高，常在正常高限的两倍以上，其中 MN、NMN 敏感性和特异性最高。阵发性者平时儿茶酚胺可无明显升高，而在发作后才高于正常，故需测定发作后血或尿儿茶酚胺，后者可以每毫克肌酐量或以时间单位计排泄量。

3.药理试验

常用的有胰高血糖素、组胺及酪胺试验等，因胰高血糖素试验不良反应小，较另两种常用。试验时给患者静脉注射胰高血糖素 1mg，注射后 1～3 分钟内，如为本病患者，血浆儿茶酚胺将增加3倍以上,或升至2000pg/mL。对阵发性高血压者,若一直等不到发作,可考虑此试验。

4.影像学检查

肾上腺CT扫描为首选,90%以上可发现病变部位。磁共振显像(MRI)可显示肿瘤与周围组织的解剖关系及结构特征,有较高的诊断价值。B超、^{131}I-间碘苄胍(MIBG)、肾上腺静脉插管采血测定血浆儿茶酚胺等均可进行定位诊断。以上所有方法,均应在用α受体拮抗药控制高血压后进行。

四、诊断与鉴别诊断

(一)诊断

根据中、青年发生阵发性及持续性高血压,并伴有相关临床表现,实验室检查异常,即可诊断。

(二)鉴别诊断

与其他继发性高血压及高血压病进行鉴别。如肾性高血压、肾动脉狭窄、皮质醇增多症及原发性醛固酮增多症均可引起继发性高血压,但均缺乏阵发性血压波动,B超及皮质醇、儿茶酚胺、醛固酮等检查有助于鉴别诊断。原发性高血压常有血压升高及其相应症状,但血、尿儿茶酚胺及其代谢产物无明显升高,药理试验阴性,无定位诊断依据,降压药治疗效果尚可,有助于鉴别。

五、治疗

(一)治疗思路

本病若能及早正确地诊治,是可以治愈的,手术治疗为首选。中医药治疗以标本兼顾为要,治本重在滋补肝肾,治标则重在平抑肝阳,活血化瘀,能改善自觉症状,可作为辅助治疗。

(二)西医治疗

应用药物长期控制嗜铬细胞瘤的高血压是困难的,且其中恶性约占10%,故手术治疗是首选。要获得满意的效果,需内、外科密切配合,术前应用药物控制血压以减少心血管并发症,术后仍有高血压的患者也需要降压治疗。

嗜铬细胞瘤手术切除前采用α受体阻断药使血压下降,减轻心脏的负担,并使原来缩减的血管容量扩大。常用的α受体阻断药为作用较长(半衰期36小时)的酚苄明(phenoxybenzarmne,氧苯苄胺),开始时每日口服2次,每次10mg,按需逐渐加量至血压得到控制。一般每日30~40mg,有时需用到60mg或更多。不良反应为直立性低血压,鼻黏膜充血。有时由于α受体被阻滞后β受体活性增强而出现心动过速和心律失常。

选择性的α受体阻断药哌唑嗪、多沙唑嗪也可获满意效果,并可避免全部α受体阻滞的不良后果,如明显的低血压和心动过速。半衰期较短,可较灵活调节用量。起始用小剂量以避免严重的体位性低血压。哌唑嗪起始口服0.5mg或1mg,了解患者对此药的敏感性,以后按需增加,剂量介于每次2~4mg,日服2~3次。多沙唑嗪每日用量约2~8mg,控释剂每片4mg,每日1次,每次1~2片,必要时可加量。

当患者骤发高血压危象时,应积极抢救:立即静脉缓慢推注酚妥拉明 1～5mg。同时密切观察血压,当血压下降至 160/100mmHg 左右即停止注射,继之以 10～15mg 溶于 5％葡萄糖生理盐水 500mL 中缓慢静脉滴注。也可舌下含服钙拮抗药硝苯地平 10mg,以降低血压。

在手术治疗前,α 受体阻断药的应用一般不得少于 2 周,并进正常或含盐较多的饮食(心衰竭者除外),以使原来缩减的血容量恢复正常。虽然酚苄明作用时间较长,仍宜用到手术前一日为止,以免手术时出现血压骤升。术前 β 受体阻断药不必常规应用,如患者有心动过速或心律失常则需采用。在用 β 受体阻断药之前,必须先用 α 受体阻断药使血压下降,如单独用 β 受体阻断药,则由于阻断 β 受体介导的舒血管效应而使血压升高,甚而发生肺水肿,尤其是分泌肾上腺素为主的患者。

切除嗜铬细胞瘤有一定危险性,必须在富有经验的外科医师和麻醉师主持下施行。在麻醉诱导期,手术过程中,尤其在接触肿瘤时,可出现急骤血压升高和(或)心律失常。对血压骤增者,可采用速效的 α 受体阻断药酚妥拉明静脉注射,继之以静脉滴注或用硝普钠静脉滴注。对心律失常者,可用 β 受体阻断药或其他抗心律失常药,如利多卡因等。瘤被切除后,血压一般降至 90/60mmHg。如血压低,周围循环不良,表示血容量不足,应补充适量全血或血浆,必要时也可静脉滴注适量去甲肾上腺素,但不可用缩血管药来代替补充血容量。

嗜铬细胞瘤切除后,血压多能恢复正常,但在手术后第 1 周,血压仍可偏高,同时尿、血儿茶酚胺也可偏高。其原因可能为手术后的应激状态,或是患者原来体内储存的儿茶酚胺较多,因此在手术后 1 个月左右,根据血压状态和血、尿儿茶酚胺,方能更准确地判断治疗效果。小部分患者手术后仍有高血压,可能因合并原发性高血压,或儿茶酚胺长期增多损伤血管所致。由于嗜铬细胞瘤有可能为多发性或复发性,故术后应随访观察。

恶性嗜铬细胞瘤的治疗较困难,一般对放疗和化疗不敏感,可用抗肾上腺素药作对症治疗。链佐星(链脲霉素)治疗的效果不一。也可用酪氨酸羟化酶抑制剂 α-甲基间酪氨酸阻碍儿茶酚胺的生物合成。^{131}I-MIBG 治疗可获一定效果,使用后血压可下降,儿茶酚胺的排出量减少。已发生转移的恶性嗜铬瘤的预后不一,重者在数月内死亡,少数可活 10 年以上,5 年生存率约为 45％。转移最常见的部位为骨骼、肝、淋巴结、肺,其次为脑、胸膜、肾等。

(三)中医治疗

1. 肝阳上亢证

症状:头胀痛,头晕,耳鸣,烦躁易怒,失眠多梦,面红目赤,口苦,便秘尿赤,舌红,苔薄黄,脉弦数或弦滑。

治法:平肝潜阳,清热降火。

方药:天麻钩藤饮加减。若阳化风动,表现为眩晕欲仆,头摇而痛,手足麻木,步履不正,方用镇肝息风汤。

2. 肝肾阴虚证

症状:头晕眼花,目涩而干,耳鸣乏力,腰酸腿软,足跟疼痛,舌质红或红绛,无苔或少苔,脉弦细,双尺脉弱。

治法:滋补肝肾。

方药:知柏地黄丸加减。

3.痰浊中阻证

症状:头晕,头痛,头重如裹,心烦胸闷,纳差,多眠,恶心,呕吐,腹胀痞满,舌质淡,苔白腻,或舌质偏红,苔黄腻,脉弦滑。

治法:化痰降逆。

方药:半夏白术天麻汤加减。

4.肾精亏虚

症状:头痛空痛,眩晕耳鸣,腰膝酸软,神疲乏力,遗精或带下,舌红少苔,脉细无力。

治法:补肾填精。

方药:大补元煎加减。若头痛而晕,头面烘热,颧红面赤,偏于阴虚,改用知柏地黄丸加减。若头痛畏寒,面色㿠白,四肢不温,腰膝酸冷,舌淡,脉细无力,偏于阳虚,改用右归丸加减。

5.气血亏虚

症状:头痛隐隐,时时昏晕,心悸失眠,面色少华,遇劳加重,舌质淡,苔薄白,脉细弱。

治法:益气养血。

方药:归脾汤加减。

6.瘀血阻络

症状:头痛经久不愈,痛处固定,痛如针刺,舌紫暗,或有瘀斑,苔薄白,脉细或细涩。

治法:活血化瘀,通窍止痛。

方药:通窍活血汤加减。

六、预后

良性嗜铬细胞瘤,术后大多数可治愈,复发率低于10%。恶性嗜铬细胞瘤预后不良,5年存活率小于50%。

七、预防与调护

应增强对该病的认识,对于青年男性伴有阵发性高血压者应充分考虑是否有该病可能,明确诊断后,应注意减少引起该病发作的内、外诱因。做好患者心理护理,避免因情绪波动导致病情急性发作;密切观察血压变化及服用降压药后反应;避免感染、受伤及外界环境对患者刺激而引起高血压危象。

第七节 糖尿病周围神经病变

糖尿病周围神经病变(DPN)是糖尿病患者最常见的并发症之一。中华医学会糖尿病学分会在1991年1月至2000年12月针对24496例糖尿病患者进行检查后发现,DPN发生率达60.3%,甚至有报道高达90%以上,其中30%~40%的患者无明显症状,而有36%的患者则存在严重的难治性疼痛或麻痹。除了糖尿病的症状外,糖尿病疼痛性周围神经病变

(PDPN)主要临床表现还包括以自发性疼痛、痛觉过敏、痛觉超敏和/或一定程度感觉缺失为特征。性质为典型的神经病理性疼痛(NNP),强度异常剧烈,对标准化镇痛治疗效果差,是疼痛临床控制的重要难题。DPN给患者带来极大的肉体和精神痛苦,严重影响糖尿病患者的生存质量,因此对DPN的防治工作显得十分重要。

一、中医诊疗进展

对于DPN的治疗,现代医学尽管具备神经营养剂、醛糖还原酶抑制剂、改善血液循环制剂等许多药物,但迄今为止,尚未取得突破性进展。而中医药在DPN的临床防治中展现了良好的效果和安全性。中医典籍中虽无病名与DPN对应,按其主要症状可归属于中医"消渴病痹症""筋痹""血痹"及"痿证"等病范畴。

(一)理论研究

1. 病因病机

按照临床症状划分,DPN可归属于中医"消渴病痹症""筋痹""血痹"及"痿证"等病范畴。自古以来,关于"消渴病"出现肢体麻痹、疼痛等感觉异常的经典论述颇多。如金代李杲《兰室秘藏》记载消渴病患者"上下齿皆麻,舌根强硬,肿痛、四肢疲软、前阴如冰"。不仅是四肢倦怠,还表现为齿麻舌强,甚至阴部寒冷如冰。《普济方》也记载:"肾消口干,眼涩阴痿,手足烦疼。"元代《丹溪心法》载"消渴肾虚受之,腿膝枯细,骨节烦疼"。说明在元明时期就已经认识到消渴病患者可以出现四肢疼痛等并发症了。《古今医鉴·痹病》云:"夫痹者,手足痛而不仁也。"戴元礼《秘传证治要诀》曰:"三消久之,精血既亏,或目无所见,或手足偏废如风疾,非风也。"明代《王旭高证医案》载"消渴日久,但见手足麻木,肢凉如冰"。可见,历代医家对糖尿病周围神经病变均有不同认识,主要表现为"麻、痛、冷、疲"等,其病理机制多为"寒、湿、虚、瘀"。

现代中医对DPN的病因病机的认识没有统一的标准,庞国明等认为DPN的发生是因消渴日久,耗伤气阴,阴阳气血亏虚,血行瘀滞,脉络痹阻所致,属本虚标实证。也有学者认为,在DPN形成及发展的过程中,痰、瘀是两个重要的发病因素,因此,在分型论治时,多配合活血化痰通络法。还有学者认为DPN的病机特征为本虚标实,本虚系气阴不足,阴津耗损,兼内有虚热;标实为痰浊闭阻,瘀血阻滞,痰瘀交阻,络脉不通。其中标实(痰瘀阻络)是DPN的直接病因。"消渴病"初期由于饮食不节、劳倦内伤、情志不畅而致肝气郁结,脾郁不畅,气滞则血瘀;消渴病日久,阴亏气损,血行不畅,津亏液耗,血涩不行,从而瘀血内生,则出现肌肤不仁、麻木、疼痛等症。从先后天的角度把DPN的根本原因概括为脾肾亏虚,认为阳虚络瘀是本病的病机关键,气阴两虚贯穿整个病程的始末。另有人认为,其发病机制与消渴病日久、耗气伤阴、日久阴阳俱虚、气虚无力推动血液运行、脉络痹阻、血虚不能濡养肢体、阳气不能布达四末、久病损伤肝肾、筋骨失养有关。

总之,DPN是由于消渴病日久,或热耗气阴,或阴损及阳,以致气阴两虚、阴阳俱损,变生痰瘀,痹阻脉络所致的以麻、痛、顽、瘀为特征的一种病证,是在消渴病基本病机的基础上出现的本虚标实之证,气阴两虚为本病的重要病理基础,瘀血、痰浊为本病的病理产物并影响本病的发生发展。随着消渴病的发展,其病机是动态演变的过程,按照气虚夹瘀或阴虚夹瘀→气阴两虚夹瘀→阴阳两虚夹瘀的规律演变。

2.辨证分型

目前DPN无统一的辨证分型标准。庞国明教授将本病辨证分为气虚血瘀、阴虚血瘀、阳虚血瘀、痰瘀阻络及肝肾亏虚5型,分别给予补气活血、化瘀通痹的补阳还五汤加减;滋阴活血、柔筋缓急的芍药甘草汤合四物汤加减;温经散寒、通络止痛的当归四逆汤加减;化痰活血、宣痹通络的指迷茯苓丸合活络效灵丹加减及肝肾亏虚证治以滋补肝肾、填髓充肉的壮骨丸加减,取得了较好的疗效。林兰教授将DPN分为4型论治:气血两虚、气虚血瘀,选用黄芪桂枝五物汤加减;肝肾两虚、血不荣经,选用虎潜丸合芍药甘草汤加减;脾胃虚弱、痰浊阻络,选用指迷茯苓丸合补中益气丸加减;气滞血瘀、脉络瘀阻,选用桃仁四物汤加减。梁晓春将DPN辨证分肾阴虚血瘀型、肾阳虚血瘀型,肝肾阴虚、肝风内动型和脾肾不足、痰瘀互阻型。张发荣教授将本病分为4型:气阴两虚型,治以益气养阴,佐以活血通络,方选六味地黄汤合生脉散加减;脾虚湿滞型,治以健脾益气、化湿通络,方选葛根芩连汤合平胃散加减;肝肾阴虚型,治以滋阴益肾、疏肝柔肝,方选滋水清肝饮加减;痰瘀交阻型,治以活血化瘀、豁痰通络,方选二陈汤合补阳还五汤加减。吕仁和教授将本病分为4种证型:气阴两虚证,治宜补益气阴,方用太子参、麦冬、五味子、生地、丹参、赤芍、牛膝、木瓜、狗脊、川断、枸杞、黄精等;肝肾阴虚证,治则补益肝肾,方用熟地、山药、桑寄生、黄精、狗脊、川断、丹参、川芎、乌蛇、土鳖虫、地龙等;脾肾阳虚证,治则温补脾肾,方用党参、肉桂、制附片、生芪、地黄、牛膝、乌蛇、蜈蚣、地龙、土鳖虫等;精亏髓乏证,治则填精补髓,方用人参、白术、当归、熟地、鹿胶、龟胶、枸杞、紫河车、牛膝、土鳖虫、地龙等。高彦斌教授将本病分为3种证型,气阴两伤、瘀血阻络证,治以益气养阴、活血通络,方选生脉散加白虎加人参汤加减;肝肾阴虚、瘀血阻络证,治以滋补肝肾、化瘀通络,方选六味地黄丸加减;阴损及阳、阴阳两虚、痰瘀阻络证,治以温肾健脾、祛痰通络,方选济生肾气丸加减。综上所述,DPN辨证可分为虚实两证。虚证,主要包括气阴两虚、脾虚、肝肾阴虚、脾肾阳虚等。实证主要包括瘀血、痰湿等。

(二)基础实验研究

近年来中医药治疗DPN的基础研究方面取得了长足的进展,从DPN发病机制层面为中医药治疗本病提供了实验依据,现将主要成果介绍如下。

1.干预多元醇途径和相关代谢

梁晓春等给链脲佐菌素诱导的实验性糖尿大鼠予筋脉通(由黄芪、生地黄、丹参、葛根、水蛭、菟丝子、女贞子、桂枝组成,具有益气养阴、补肾活血、温通筋脉之功效)22.5g/(kg·d)灌胃8周,以氨基胍50mg/(kg·d)为对照,结果显示筋脉通组大鼠血糖水平有一定下降,坐骨神经传导速度(NCV)增快,坐骨神经山梨醇(SNS)和红细胞山梨醇(RBCS)浓度、坐骨神经醛糖还原酶活性(AR)较氨基胍组显著降低,并且发现NCV改善与SNS蓄积的减轻密切相关。于世家等研究表明予糖末宁颗粒(由元胡、川芎、当归、鸡血藤、苏木、红花、没药、丹参、赤芍、三七组成,具有祛瘀生新、活血通络功效,每克提取物相当于4.28g生药)给STZ-DM大鼠连续灌胃3周,中剂量组[5.90g/(kg·d)]和大剂量组[11.8g/(kg·d)]能明显改善DM大鼠减慢的尾神经传导速度,中剂量组能显著抑制红细胞中山梨醇(RBCS)含量的升高。

2. 干预蛋白激酶 C(PKC)的激活

宋红梅等研究发现通络糖泰(由黄连、白芥子、玄参、延胡索、蚕砂等组成)具有降低四氧嘧啶诱导的糖尿病大鼠坐骨神经组织中 PKC-β 的作用。高斌等采用 $\gamma\text{-}^{32}\text{PATP}$ 底物磷酸化方法检测实验对照组(不给药)、中药组(成分为女贞子、人参、黄芪、三七等,按 13.4g/kg 即 1.5mL 灌胃)STZ-DM 大鼠的坐骨神经及腓肠肌的胞浆与胞膜 PKC-β 活性,并行免疫印迹分析 PKC-β 在神经肌肉组织中的表达,结果显示实验 2 个月,两组大鼠坐骨神经及腓肠肌的胞浆、胞膜 PKC-β 活性较正常组增高,其中对照组增高明显,中药组稍高于正常组;对照组在神经肌肉中 PKC-β 表达明显增加、活性明显增高,而中药组接近正常组。

3. 减少非酶糖基化终产物(AGEs)的形成

马松涛研究表明予消渴通痹颗粒 0.625g/(kg·d)和 1.875g/(kg·d)给 Alloxan-DM 大鼠连续灌胃 8 周,能显著降低病鼠坐骨神经组织的 AGEs 含量。郭赛珊等将 STZ-DM 大鼠随机分为预防组(造模成功后立即开始灌胃)和治疗组(造模成功 1 个月后开始灌胃),给温筋通(由细辛、桂枝和葛根组成)10mg/(kg·d)(每毫升含生药 1.5g)灌胃 12 周,以氨基胍作为对照,结果表明温筋通预防组和治疗组的血糖、温筋通预防组和氨基胍组的坐骨神经 AGEs 均较模型组显著降低;氨基胍组血糖显著高于温筋通预防组,与模型组比较无统计学差异。

4. 抗氧化应激

封卫毅等发现在造模 8 周时,与正常大鼠相比,STZ-DM 大鼠坐骨神经组织中超氧化物歧化酶(SOD)、过氧化氢酶(CAT)活性明显增高,谷胱甘肽过氧化物酶(GSH-PX)活性显著降低,而谷胱甘肽(GSH)含量无明显变化;予周络通(由黄芪、桂枝、当归、生地黄、细辛等 12 味中药组成,具有通络祛瘀止痛功效)灌胃,可明显增强病鼠坐骨神经组织中的 GSH-PX 活性,拮抗其 SOD 和 CAT 活性的增加,降低丙二醛(MDA)含量。叶仁群等观察到该药能降低 STZ-DM 大鼠坐骨神经血清 MDA 水平,上调坐骨神经中神经生长因子(NGF)mRNA 和蛋白表达,下调神经节(DRG)中 NF-κB 和 p38 的表达,其机制是通过清除大鼠体内的自由基,降低脂质过氧化程度而改善神经组织的结构和功能。

5. 刺激神经营养因子生成

于世家等以 RT-PCR 法观察到予糖末宁颗粒剂 10mL/(kg·d)(每毫升含生药 0.23g)灌胃 6 周,可显著上调 STZ-DM 大鼠坐骨神纤 NGF mRNA 的表达。有学者观察到该药能够上调 STZ-DM 大鼠坐骨神经中脑源性神经生长因子(BDNF)。

6. 干预血流动力学及血管因素

张文风等研究发现予九虫丹(由黄芪、桂枝、延胡索、水蛭、地龙、麦门冬、葛根、生地黄组成,具有养阴益气、活血化瘀功效)低、中、高剂量[分别为 1.86g/(kg·d)、3.72g/(kg·d)、7.42g/(kg·d)]给 STZ-DM 大鼠灌胃 8 周,能调节病鼠不同切变率下的全血黏度,对红细胞聚集指数、红细胞刚性指数有明显的改善作用,且能降低血浆纤维蛋白原。傅擎宇等研究发现,该药能抑制 STZ-DM 大鼠坐骨神经中 PKC-βⅡ 的表达,其机制可能是通过方剂中川芎、白芍、丹参等活血化瘀中药改善神经血流量和血糖,降低细胞内二酰基甘油(DAG)的水平。

二、西医诊疗进展

(一)发病机制

众多研究证实 DPN 发病机制非常复杂,有多种因素共同参与,高血糖无疑是一个重要的病理基础。相关阐述主要有"代谢紊乱学说""微血管学说"和"氧化应激说"等。高血糖增加施万细胞内的醛糖还原酶活性,催化葡萄糖生成山梨醇,山梨醇脱氢酶再将葡萄糖氧化为果糖。山梨醇和果糖积聚过多可增高神经细胞内的渗透压,致细胞水肿、变性、坏死,并引起神经纤维脱髓鞘和轴索变性。氨基己糖合成途径是糖酵解的一个次要分支,细胞内的高糖使此途径在转录过程中引起病理性的基因表达,造成血管的损伤,引起神经的传导速度减慢。另外,蛋白激酶 C(PKC)的激活高糖环境下,磷酸二酯酶经丙酮(DHAP)向二酯酰甘油(DAG)转化,进而 PKC 途径激活。PKC 的激活可影响血管功能,包括内皮细胞增生、血流动力学及血管收缩通透性改变。高血糖内环境可使活化的二羰基化合物形成晚期糖基化终产物(AGEs)。AGEs 及其前炎症配体羧甲赖氨酸,高迁移率族蛋白 B1 表达增加,引起神经元和施万细胞蛋白激酶 C 活性增加,以炎症机制导致糖尿病神经病变。聚腺苷二磷酸-核糖聚合酶(PARP)可引起氧化应激,并被氧化应激所激活。PARP 已被证实与神经传导速度降低、神经血管功能失调、热性与机械性痛觉过敏/减退、触痛超敏以及有髓神经纤维缺失有关。代谢途径的多元醇通路、己糖胺通路、PKC 通路、AGEs 通路和 PARP 通路等被激活后,产生过多的氧化应激。当活性氧簇(ROS)生成过多时,NO_2^- 与 NO 反应形成过氧亚硝基盐,后者与蛋白和脂质反应而引起功能障碍、脂质与 ROS 或过氧化物反应形成的脂质过氧化物具有细胞毒性并消耗谷胱甘肽(GSH)。蛋白质被氧化导致功能损害,导致轴突传递障碍,使生长因子由突触向细胞体的释放减少,并最终诱发神经细胞凋亡。线粒体 DNA 对氧化应激高度敏感,而线粒体的损伤可导致能量代谢障碍,从而损伤对能量代谢高度敏感的神经。线粒体超氧化物生成增多构成了高血糖诱导氧化应激损伤的主要因素。增强了的氧化应激激活 PARP 通路,调节参与炎症反应和神经损伤的基因的表达。神经氧化应激和这 5 条代谢通路是相互影响的,并且是 DPN 神经血管功能障碍的中心病理机制,最终导致了轴突萎缩、脱髓鞘、神经纤维缺失和神经再生不良。脂代谢异常、代谢综合征的其他组分如血管活性因子的缺乏和滋养神经的胶原蛋白与血管结构蛋白在高血糖内环境中发生非酶性糖基化,以及生长因子缺乏、B 族维生素缺乏、补体异常激活和胰岛素信号异常等也是 DPN 的重要致病因素。

(二)诊断标准

1.西医诊断标准

(1)明确的糖尿病病史。

(2)在诊断糖尿病时或之后出现的神经病变。

(3)临床症状和体征与糖尿病周围神经病变的表现相符。

(4)有临床症状(疼痛、麻木、感觉异常等)者,5 项检查(踝反射、针刺痛觉、震动觉、压力觉、温度觉)中任一项异常;无症状者,5 项中任 2 项异常则临床诊断为糖尿病周围神经病变。

(5)神经肌电图提示神经传导功能异常可确诊。

(6)需要排除其他原因引起的神经病变。

2.诊断方法

(1)筛查

①单丝检查:即 Semmes Weinstein 单丝,是由一系列对不同压力敏感的不同直径的尼龙丝组成,用手轻压使其弯曲,产生一定压力,可评估表皮压力觉阈,常用于筛查糖尿病足部保护性感觉的缺失。单丝有不同规格,但目前最常用的是 5.07/10g 单丝。单丝检查敏感性虽低,但价廉,易操作和携带。

②音叉检查:128Hz 的音叉可筛查糖尿病周围神经病变。有两种方法,一是将音叉放在双侧大踇趾表面的骨隆突处各测试 2 次,记录受试者未能感觉到振动的次数;另一方法是记录受试者由感觉到振动至感觉不到振动的时间,前者更常用。另一种标刻度的 RydeL Seiffer 音叉,评估者使用视幻觉来决定剩余振动的强度(分为 0~8 级),这种音叉与定量感觉检查(QST)有很好的相关性,可用于糖尿病周围神经病变的筛查。

(2)确诊检查

①神经传导功能检查(NCS):神经传导功能检查可以评估周围神经传递电信号的能力,如果神经的髓鞘、郎飞结、轴索出现病理改变,神经传导功能检查就会出现异常。常规的神经传导功能检查通常包括正中神经、尺神经、腓总神经、胫神经的运动功能以及正中神经、尺神经、桡神经、腓肠神经的感觉功能。这些神经的测量结果可以反映糖尿病周围神经病变是否存在及其分布和严重性。电生理检查包括神经传导速度,对糖尿病神经病变检查具有灵敏、无创伤、可靠的特点,常在糖尿病早期就发现有异常,是糖尿病神经病变的重要检查方法。

②定量感觉检查(QST):QST 的检查仪器具有多种感觉测量模式。轻触觉及振动觉可以评估有髓鞘的大神经纤维功能,包括 A-α 及 A-β 感觉神经纤维。温度觉可以评估有髓鞘或无髓鞘的小神经纤维功能。另外,研究表明无伤害性的冷刺激由 A-δ 有髓鞘的小神经纤维介导,而热刺激及伤害性刺激由 C-神经纤维介导,而 QST 的痛觉模式(包括冷痛觉及热痛觉)可以评估痛觉过敏和感觉减退。因此,QST 可以用来评估有髓鞘的大神经纤维、有髓鞘或无髓鞘的小神经纤维功能以及鉴别有无痛觉过敏和感觉减退,从而比 NCS 能评估更多的神经功能。

③微创的皮肤活检:它可用来评价糖尿病患者是否存在远端神经纤维的异常,其结果的异常通常反映存在早期的症状性神经病变。皮肤活检可反映表皮神经纤维的密度,可用来评价小纤维神经病变时对治疗的反应,甚至可用来预测神经病变的进展。

④角膜的激光共聚焦检查:非创伤性的直接检查糖尿病周围神经病变的一种方法,研究资料示测定角膜神经纤维的密度、长度以及纤曲等改变与下肢周围神经病变之间存在较强的相关关系。角膜的激光共聚焦检查也可用于早期发现糖尿病周围神经病变,因此,它是一项非常有用的非创伤性的糖尿病神经病变的检查方法。

此外,运用微电极去测量神经内膜的氧张力,利用荧光血管造影和神经外膜血管照相来研究神经微血管系统等也为以后的临床研究提供了一些新的方法。

(三)治疗

1.药物治疗

严格控制血糖是最重要的基础治疗。药物治疗上采用胰岛素强化治疗使血糖得到有效控制,还要综合采用纠正代谢紊乱、保护微血管及抗氧化应激等措施,为病变的神经提供适合的修复环境。非药物治疗对于保护微循环、缓解疼痛等的保护作用亦不容忽视。

(1)降血糖药:正常血糖水平不仅能改善神经细胞的血流和营养,还能防止多元醇通路的激活及蛋白质的非酶糖化作用,从根本上预防、延缓或阻止DPN的发生发展,控制血糖的药物主要包括胰岛素、胰岛素促泌剂、胰岛素增敏剂、双胍类药物、α-葡萄糖苷酶抑制剂等。

(2)醛糖还原酶抑制剂(ARIs):醛糖还原酶(AR)是多元醇代谢通路中的关键限速酶,使用ARIs可以抑制AR活性,从而降低细胞内山梨醇和果糖浓度,恢复细胞内肌醇的浓度,增加Na^+-K^+-ATP酶活性,从而改善神经血液供应,加快神经传导速度和形态学异常,使DPN的组织结构得以恢复。目前常用的ARIs有依帕司他、托瑞司他、AS-3201和菲达瑞斯。

(3)钙离子拮抗剂:主要有尼莫地平、氨氯地平、硝苯地平。尼莫地平主要通过抑制血管平滑肌细胞膜上的电压依赖性钙通道而减少钙离子进入细胞内,使细胞内游离钙水平降低,抑制钙离子和钙调蛋白结合,使血管平滑肌松弛,开放侧支循环,抗血小板聚集,增加血液供应。

(4)血管扩张剂:前列腺素E1具有扩张血管、降低血液黏稠度、抗血小板聚集等作用,是临床上应用比较成熟的药物。前列地尔是PGE1脂微球制剂,是一种具有多种生物学活性的血管扩张剂,通过调节腺苷酸环化酶和磷酸二酯酶活性,促使细胞内环磷酸腺苷浓度增加,激活一系列的蛋白激酶,从而促进血管扩张,抑制血小板聚集,进而增加组织的血液灌流和改善微循环。PGE1以脂微球为载体可减少对血管刺激,显著降低肺内失活率,所需剂量也较小,用于治疗DPN能有效促进受损神经功能的恢复。

(5)抗氧化剂:α-硫辛酸能够增加周围神经的血流速度,改善血供;清除自由基,减少自由基对神经的损伤;减少山梨醇,避免神经纤维水肿、坏死;促进神经元生长,从而改善神经细胞的功能。依达拉奉是一种具有捕获羟自由基活性的抗氧化剂,可对抗自由基与铁离子引起的脂质过氧化反应,抑制血管内皮细胞损伤,减轻组织缺血及损伤,改善神经缺氧,改善微循环尤其是改善神经传导,从而减轻神经功能损害。

(6)神经营养修复剂:甲钴胺具有促进神经内核酸、蛋白质、脂肪代谢的作用,可促进DNA、RNA的合成,从而提高髓鞘的形成,加快修复损伤的神经组织,改善神经组织传递及代谢障碍,促进轴索内运输和轴索再生,对2型糖尿病患者DPN损伤的恢复有较好的疗效,对改善糖尿病合并末梢神经病变有显著的效果。神经生长因子有利于增加神经元存活数量,刺激神经元胞体和树突发育,增加神经纤维在支配靶区的密度,对受损伤的神经元有保护作用。

(7)抗惊厥药:加巴喷丁和普瑞巴林均为神经递质γ-氨基丁酸(GABA)的类似物,能够抑制中枢神经系统电压依赖性钙通道的一种亚基$α_2$-$δ$蛋白,减少钙离子内流,通过减少谷氨酸盐、去甲肾上腺素、P物质等兴奋性神经递质的释放,抑制神经元过度兴奋,从而减轻神经性疼痛和痛觉超敏症状以达到对症治疗的目的。

(8)麻醉性镇痛药:盐酸曲马多是非选择性中枢鸦片样受体拮抗剂,它能抑制神经元细胞对去甲肾上腺素的再摄取并增强5-HT的释放,能有效地控制糖尿病的神经性疼痛,但因痛性糖尿病周围神经病病变较为复杂,盐酸曲马多是否作为痛性糖尿病周围神经病病变的常规治疗手段尚需大量的临床资料积累。

2.非药物治疗

(1)经皮神经电刺激(TENS)：TENS属于低频电疗法，是通过皮肤将特定的低频脉冲电流输入人体以治疗疼痛的一种电疗方法。传统的电刺激主要是刺激运动纤维，而TENS则是刺激感觉纤维。DPN患者尤其是有疼痛症状的糖尿病患者可用TENS治疗，治疗机制可能与内源性吗啡样物质释放、门控学说和局部微循环有关。

(2)脊髓电刺激(SCS)：SCS是一种介入微创治疗，将电极植入脊柱椎管内，以脉冲电流刺激脊髓神经治疗疾病的方法。患者随身携带控制器，可随时治疗。SCS在慢性疼痛的治疗上有很好的效果，近年来被广泛应用于DPN治疗的研究，并且被证明能显著减轻DPN的症状。

(3)袜式电极电刺激：袜式电极是用一种镀银的尼龙或涤纶制作而成的电极，可用于缓解疼痛治疗。

(4)高频外部肌肉刺激(HF)：HF是将电极置于下肢肌肉，通过高频率的电刺激达到治疗的目的。

(5)磁疗：即以磁场作用于人体治疗疾病的方法，有镇痛、消肿、促进血液及淋巴循环等作用，分为静磁疗法、动磁疗法和磁针疗法等。目前动磁疗法中针对DPN治疗的研究主要倾向于脉冲磁疗法。

(6)超声疗法：超声治疗是指应用超声能量作用于人体产生的刺激，改变机体的功能和组织状态，以达到治疗疾病目的的一种方法。

(7)针灸疗法：中医针灸可提高运动及感觉神经的传导速度，而且能控制血糖和调节脂质代谢。

(8)运动疗法：DPN患者由于足底的触压觉及本体感觉输入减少，可引起平衡功能障碍。Hung等进行的平衡功能训练研究中，DPN组和健康组同时接受每周3次、每次60分钟的陈氏太极拳训练，在进行12周以后，结果显示DPN组患者的空腹血糖值较训练前明显降低，左右两侧尺骨、腓骨、胫骨周围的神经传导速度较之前有明显改善。

三、中西医结合优化选择

DPN是目前西医治疗过程中比较棘手的难治性疾病之一，尽管甲钴胺、前列地尔、α-硫辛酸以及依帕司他等各种不同作用机制的药物不断问世，但仍不能做到疗效确切。在合理使用西药的同时，配合中药辨证论治，不仅能协助西药更好地控制血糖，减少西药用量，还有助于血糖的平稳。中药除了降糖功效外，还具有刺激胰岛β细胞分泌胰岛素，修复受损的胰岛细胞，抑制糖原异生，另外还有明确的调节免疫、增强机体抵抗力、抗凝、降低血黏度、降脂和清除自由基的作用。中药的应用在一定程度上具有保肝、稳定肾功能、改善心脑供血等作用。这类处方与西药同用可以克服西药对肝、肾的损害，同时也能对心、脑、肾的并发症予以积极的治疗，延缓并发症，有效缓解患者症状，提高患者的生活质量。中西医结合治疗糖尿病周围神经病变具有疗效肯定、副作用小、费用低等优势，值得进一步深入研究。现将几种主要治疗模式列举如下。

(一)中药煎剂结合神经营养剂、血管扩张剂

许多DPN患者在常规使用血管扩张剂(如前列地尔)及神经营养剂(如甲钴胺)等的情况

下，肢体麻痹、疼痛的症状并未得到明显改善，或者改善不明显，尤其是一些年龄较大、病程较长的患者，可以在继续使用西药的基础上，加用中药煎剂，更有针对性地对患者的麻痹、疼痛、寒冷、灼热等症状进行治疗。常用的中药方剂有：

1.当归四逆汤

当归四逆汤出自《伤寒论》，功效为温经散寒、养血通脉，适用于阳气不足而又血虚，外受寒邪或寒邪痹阻经脉，腰腿寒冷疼痛诸症，方由当归、桂枝、细辛、白芍、通草、大枣、甘草等组成，从本方组成看，是桂枝汤去生姜，倍大枣，加当归、细辛、通草组成，当归乃补血要药，辛香走窜，擅温通经脉，与芍药合用而补血虚，通血脉；桂枝辛甘而温，温经散寒，与细辛合用除外散经络之寒，内温厥阴肝寒；大枣、甘草益气健脾，并加通草通经脉，使风寒之邪外散，血气畅达充和、肝阳振奋、经脉通达。

方中当归宜用当归尾，用量宜在15g以上，重则可以用到30g。桂枝、白芍等亦应相应加大剂量，效果更易显现；下肢麻痹冷痛者，可加制附子，或制川乌，但须注意剂量及煎煮时间，并交代患者分次服用。如疼痛非常明显，舌质瘀黯者，加制乳香、制没药，可增强活血化瘀定痛之力。

2.黄芪桂枝五物汤

本方出自《金匮要略》，"血痹……外证身体不仁，如风痹状，黄芪桂枝五物汤主之"。其症状描述和糖尿病周围神经病变相似。黄芪桂枝五物汤以温阳和血通痹。方中黄芪甘温补气为君，有和血通痹、益气温经功效；桂枝、芍药养血和营、温经通脉为臣，桂枝温经通痹、祛风散寒，与黄芪配伍可和血通经、益气温阳，得黄芪益气能够振奋卫阳，并助黄芪固表而不留邪之功效；芍药可养血和营并可通血痹，联合桂枝可起到调营卫和表里之功效，佐以生姜温散、大枣补血，诸药配伍精当，共奏益气温阳、和血通痹之效。可加鸡血藤活血补血；加红花、桃仁、乳香柔筋通络、活血通脉。

3.桂枝芍药知母汤

桂枝芍药知母汤方出《金匮要略·中风历节病》。此方证乃脾胃肝肾俱虚，风寒湿热痹阻经脉、肌肤，故用桂枝、芍药、甘草、白术调和营卫，充益五脏之元；麻黄、防风、生姜开腠行痹而驱风外出；知母保肺清金以使治节；经谓风、寒、湿三气合而为痹，以附子行阳燥湿除寒为佐也。桂枝、麻黄、防风相配，散湿于表；芍药、知母、甘草相伍，除热于中；白术、附子合用，驱湿于下；生姜用量最多，以止呕降逆。实为肝肾虚损的基础上，湿热外伤肢节，风寒痹阻经脉之妙方。用于气阴不足，风寒湿热阻滞经脉关节导致麻痹、疼痛，甚或灼热的糖尿病周围神经病变疗效亦佳。

4.消痹通络汤

消痹通络汤方中黄芪补脾胃之气，熟地、麦冬生津，太子参补气，赤芍、当归、桃仁、川芎、红花活血化瘀，葛根生津止渴，桂枝温经通络，鸡血藤补血行血、舒筋活络，地龙、天麻通络止痉止痛，水蛭破血逐瘀，牛膝活血通经、补肝肾、强筋骨。诸药合用，共奏化瘀通络、益气养阴之效。

（二）中成药＋神经营养剂

在常规使用神经营养剂如甲钴胺注射剂或片剂、α-硫辛酸等的同时，配合中成药进行治疗。常用的中成药有：

1. 复方血栓通胶囊

主要药用成分为三七总皂苷,并辅以丹参、黄芪、玄参。功能:活血化瘀,益气养阴。现代药理学表明:三七总皂苷及丹参酚酸可抑制血小板聚集、抗动脉粥样硬化、抗血栓形成,改善微循环、扩张血管,抗脂质过氧化、抗炎、抑制血管通透性的增加,通过抗氧化作用和抑制细胞内钙超载而抑制细胞凋亡;提高机体耐缺氧能力,保护内皮细胞,显著改善内皮功能,促进血管组织修复;黄芪中含有的皂苷类及黄芪多糖、玄参中的苯丙素苷及黄酮类可提高外周组织的血流量,促进纤维组织吸收,清除自由基、抗缺氧及调节免疫。四种成分构成中医上的君、臣、佐、使,有助于从多环节、多靶点综合发挥治疗和预防糖尿病周围神经病变的作用。研究发现复方血栓通胶囊与甲钴胺片联用可明显改善糖尿病周围神经病变的症状,提高神经传导速度,疗效明显且安全。

2. 复方丹参滴丸

由丹参三七、冰片提取而成。丹参、味苦,微寒,功能活血调经,凉血消痈、安神。三七微苦,温,功能化瘀止血,活血定痛。冰片性辛,苦,微寒,功能开窍醒神,清热止痛。三药联合具有活血化瘀、通络止痛的功效。临床研究证明,可改善微循环,清除自由基,阻止钙通道等作用,临床常用于治疗冠状动脉性心脏病、心绞痛等心血管疾病。复方丹参滴丸对糖尿病的微血管病变有良好的预防和治疗作用,能改善周围神经微循环,改善周围神经缺氧,能抑制血管黏附分子的基因表达,具有理想的周围神经血管保护作用,且成方制剂,服用方便,临床应用未发现有明显的不良反应,可以长期服用。研究还发现复方丹参滴丸联合甲钴胺治疗糖尿病周围神经病与对照组比较的结果显示,有效率明显提高,说明复方丹参滴丸联合甲钴胺可应用于临床,改善患者的临床症状,延缓疾病的发展。

3. 通心络胶囊

通心络胶囊由人参、水蛭、全蝎、土鳖虫、蜈蚣、蝉蜕、赤芍、檀香、降香、乳香、酸枣仁、冰片组成,具有益气活血通络的功效。其中人参益气;水蛭、土鳖虫活血化瘀,疏通络脉,降脂抗凝,促进血流;全蝎、蜈蚣、蝉衣保护血管内皮功能,解除血管痉挛。有研究报道,通心络胶囊联合甲钴胺口服,可有效改善 DPN 患者的神经传导速度,缩短感觉神经传导的潜伏期,临床观察结果亦表明,将通心络胶囊用于 DPN 患者,可改善四肢末端麻痹、疼痛等症状。

(三)针灸+神经营养剂、血管扩张剂

在使用前列地尔针剂、甲钴胺针剂穴位注射的基础上,配合针灸、穴位敷贴及按压等方法。

1. 针刺治疗

针刺常用穴位+操作+取穴方义+现代针刺、穴位实验研究+评价。可选用足三里、丰隆、阳陵泉、太冲、三阴交、解溪、合谷、外关、曲池等穴,使用 0.25mm×40mm 毫针,在严格消毒的基础上进针,丰隆、太冲、合谷、曲池使用泻法,足三里、阳陵泉、外关使用补法。得气后使用 G-6805 电针仪,足三里和解溪、曲池和外关各夹一对电针,使用疏密波,以患者能耐受、肌肉有明显颤动为度。留针 30 分钟,针刺每日 1 次。取足三里补气活血;阳陵泉为筋会,理筋舒筋;三阴交益阴补肾;合谷、太冲为四关穴,可以疏通十二经气血,调和阴阳;曲池清热活血;外关通经活络,而起到益气活血、标本兼治的作用。同时再配以电针和 TDP 照射,经研究电针能加快血流速度,改善微循环,从而改善周围神经供血供氧,修复受损神经,提高神经传导速度;

电针能激发神经生长因子在神经元中生成增多和轴浆逆向转运增加,从而增加神经营养因子;电针能增加神经内毛细血管密度,促进微血管生长,改善神经突触前肾上腺素能反应,减轻神经病变引起的临床症状,提高神经传导功能。而TDP能调节体内的微量元素,加强新陈代谢,提高酶的活性,促进局部神经功能的恢复。也可以结合病变部位及证型来取穴,上肢取尺泽、内关(外关)、合谷、阳池,下肢取足三里、阳陵泉、三阴交、太溪、太冲。肺热型配大椎、曲池;胃热型配曲池、内庭;肝肾阴虚型配太溪、肝俞、肾俞;气血亏虚型配气海、血海、关元;气滞血瘀型配血海、膈俞;脾虚湿滞型配丰隆、中脘、内关、阴陵泉;湿热浸淫型配大椎、内庭、阴陵泉;阴阳两虚型配命门、关元、百会、太溪。毫针针刺,行平补平泻手法,每日1次,每次留针30分钟,每5分钟行针1次。

2.灸法

因为糖尿病患者的皮肤相对菲薄,在灸患处时容易造成局部烫伤或水疱,如果是局部寒冷、疼痛为主的,可以适当配合穴位灸法,但一定要注意艾条离皮肤的距离以及灸的时间。灸的穴位可参照针刺法。

3.耳穴

耳穴贴压起针后再使用瑞其尔牌磁珠贴压耳穴,选用脾、肾、脑干、胰、足、肝、手、内分泌点,使用75%乙醇对耳廓消毒后,将磁珠压于耳穴上后再进行按压,以耳部发红、灼热、局部酸胀为度。同时也嘱咐患者每日按压3次,双耳穴位对称贴压,两天一换。连续治疗10天为1个疗程,疗程间隔3天,连续治疗2个疗程。

(四)其他疗法

在使用常规西药治疗的基础上加用中药煎剂外洗、浸泡等方法,具体方剂依患者的临床症状、中医辨证分型以及病变部位不同采用相应的方剂。如属寒性疼痛,效果不理想的时候,可用制附子、桂枝、艾叶、花椒、干姜、细辛、制川乌等。现代研究表明,按摩对DPN有一定治疗作用。通煎水浸泡,注意药水的温度,以40℃左右为佳。切忌水温太高,造成水疱。另外,还可配合相应部位的推拿按摩。可以对风市、足三里、三阴交、解溪、内关、合谷、劳宫、后溪等穴按摩,可行气活血,通络止痛,可以加强局部的血液循环,疏通经络,改善局部麻痹、疼痛、寒冷等症状。对于上肢麻痛拿肩井肌,揉捏臂臑、手三里、合谷部肌筋,点肩髃、曲池等穴,搓揉肩肌来回数遍。每次按摩时间20~30分钟,每日1~2次。下肢麻痛拿阴廉、承山、昆仑肌筋,揉捏伏兔、承扶、殷门部肌筋,点腰阳关、环跳、足三里、委中、承山、解溪、三阴交、涌泉等穴,搓揉腓肠肌数十遍,手劲刚柔相济,以深透为度。每次按摩时间20~30分钟,每日1~2次。

1. 复方血栓通胶囊

主要药用成分为三七总皂苷,并辅以丹参、黄芪、玄参。功能:活血化瘀,益气养阴。现代药理学表明:三七总皂苷及丹参酚酸可抑制血小板聚集、抗动脉粥样硬化、抗血栓形成,改善微循环、扩张血管,抗脂质过氧化、抗炎、抑制血管通透性的增加,通过抗氧化作用和抑制细胞内钙超载而抑制细胞凋亡;提高机体耐缺氧能力,保护内皮细胞,显著改善内皮功能,促进血管组织修复;黄芪中含有的皂苷类及黄芪多糖、玄参中的苯丙素苷及黄酮类可提高外周组织的血流量,促进纤维组织吸收,清除自由基、抗缺氧及调节免疫。四种成分构成中医上的君、臣、佐、使,有助于从多环节、多靶点综合发挥治疗和预防糖尿病周围神经病变的作用。研究发现复方血栓通胶囊与甲钴胺片联用可明显改善糖尿病周围神经病变的症状,提高神经传导速度,疗效明显且安全。

2. 复方丹参滴丸

由丹参三七、冰片提取而成。丹参、味苦,微寒,功能活血调经,凉血消痈、安神。三七微苦,温,功能化瘀止血,活血定痛。冰片性辛,苦,微寒,功能开窍醒神,清热止痛。三药联合具有活血化瘀、通络止痛的功效。临床研究证明,可改善微循环,清除自由基,阻止钙通道等作用,临床常用于治疗冠状动脉性心脏病、心绞痛等心血管疾病。复方丹参滴丸对糖尿病的微血管病变有良好的预防和治疗作用,能改善周围神经微循环,改善周围神经缺氧,能抑制血管黏附分子的基因表达,具有理想的周围神经血管保护作用,且成方制剂,服用方便,临床应用未发现有明显的不良反应,可以长期服用。研究还发现复方丹参滴丸联合甲钴胺治疗糖尿病周围神经病与对照组比较的结果显示,有效率明显提高,说明复方丹参滴丸联合甲钴胺可应用于临床,改善患者的临床症状,延缓疾病的发展。

3. 通心络胶囊

通心络胶囊由人参、水蛭、全蝎、土鳖虫、蜈蚣、蝉蜕、赤芍、檀香、降香、乳香、酸枣仁、冰片组成,具有益气活血通络的功效。其中人参益气;水蛭、土鳖虫活血化瘀,疏通络脉,降脂抗凝,促进血流;全蝎、蜈蚣、蝉衣保护血管内皮功能,解除血管痉挛。有研究报道,通心络胶囊联合甲钴胺口服,可有效改善DPN患者的神经传导速度,缩短感觉神经传导的潜伏期,临床观察结果亦表明,将通心络胶囊用于DPN患者,可改善四肢末端麻痹、疼痛等症状。

(三)针灸+神经营养剂、血管扩张剂

在使用前列地尔针剂、甲钴胺针剂穴位注射的基础上,配合针灸、穴位敷贴及按压等方法。

1. 针刺治疗

针刺常用穴位+操作+取穴方义+现代针刺、穴位实验研究+评价。可选用足三里、丰隆、阳陵泉、太冲、三阴交、解溪、合谷、外关、曲池等穴,使用0.25mm×40mm毫针,在严格消毒的基础上进针,丰隆、太冲、合谷、曲池使用泻法,足三里、阳陵泉、外关使用补法。得气后使用G-6805电针仪,足三里和解溪、曲池和外关各夹一对电针,使用疏密波,以患者能耐受,肌肉有明显颤动为度。留针30分钟,针刺每日1次。取足三里补气活血;阳陵泉为筋会,理筋舒筋;三阴交益阴补肾;合谷、太冲为四关穴,可以疏通十二经气血,调和阴阳;曲池清热活血;外关通经活络,而起到益气活血、标本兼治的作用。同时再配以电针和TDP照射,经研究电针能加快血流速度,改善微循环,从而改善周围神经供血供氧,修复受损神经,提高神经传导速度;

电针能激发神经生长因子在神经元中生成增多和轴浆逆向转运增加,从而增加神经营养因子;电针能增加神经内毛细血管密度,促进微血管生长,改善神经突触前肾上腺素能反应,减轻神经病变引起的临床症状,提高神经传导功能。而 TDP 能调节体内的微量元素,加强新陈代谢,提高酶的活性,促进局部神经功能的恢复。也可以结合病变部位及证型来取穴,上肢取尺泽、内关(外关)、合谷、阳池,下肢取足三里、阳陵泉、三阴交、太溪、太冲。肺热型配大椎、曲池;胃热型配曲池、内庭;肝肾阴虚型配太溪、肝俞、肾俞;气血亏虚型配气海、血海、关元;气滞血瘀型配血海、膈俞;脾虚湿滞型配丰隆、中脘、内关、阴陵泉;湿热浸淫型配大椎、内庭、阴陵泉;阴阳两虚型配命门、关元、百会、太溪。毫针针刺,行平补平泻手法,每日 1 次,每次留针 30 分钟,每 5 分钟行针 1 次。

2. 灸法

因为糖尿病患者的皮肤相对菲薄,在灸患处时容易造成局部烫伤或水疱,如果是局部寒冷、疼痛为主的,可以适当配合穴位灸法,但一定要注意艾条离皮肤的距离以及灸的时间。灸的穴位可参照针刺法。

3. 耳穴

耳穴贴压起针后再使用瑞其尔牌磁珠贴压耳穴,选用脾、肾、脑干、胰、足、肝、手、内分泌点,使用 75% 乙醇对耳廓消毒后,将磁珠压于耳穴上后再进行按压,以耳部发红、灼热、局部酸胀为度。同时也嘱咐患者每日按压 3 次,双耳穴位对称贴压,两天一换。连续治疗 10 天为 1 个疗程,疗程间隔 3 天,连续治疗 2 个疗程。

(四)其他疗法

在使用常规西药治疗的基础上加用中药煎剂外洗、浸泡等方法,具体方剂依患者的临床症状、中医辨证分型以及病变部位不同采用相应的方剂。如属寒性疼痛,效果不理想的时候,可用制附子、桂枝、艾叶、花椒、干姜、细辛、制川乌等。现代研究表明,按摩对 DPN 有一定治疗作用。通煎水浸泡,注意药水的温度,以 40℃ 左右为佳。切忌水温太高,造成水疱。另外,还可配合相应部位的推拿按摩。可以对风市、足三里、三阴交、解溪、内关、合谷、劳宫、后溪等穴按摩,可行气活血,通络止痛,可以加强局部的血液循环,疏通经络,改善局部麻痹、疼痛、寒冷等症状。对于上肢麻痛拿肩井肌,揉捏臂臑、手三里、合谷部肌筋,点肩髃、曲池等穴,搓揉肩肌来回数遍。每次按摩时间 20～30 分钟,每日 1～2 次。下肢麻痛拿阴廉、承山、昆仑肌筋,揉捏伏兔、承扶、殷门部肌筋,点腰阳关、环跳、足三里、委中、承山、解溪、三阴交、涌泉等穴,搓揉腓肠肌数十遍,手劲刚柔相济,以深透为度。每次按摩时间 20～30 分钟,每日 1～2 次。

参考文献

1. 胡仁明.哈里森内分泌学.北京:科学出版社,2019.
2. 余学锋.内分泌代谢病诊疗指南.3版.北京:科学出版社,2019.
3. 陈适,潘慧,朱惠娟.内分泌临床综合征速查.北京:中国协和医科大学出版社,2016.
4. 廖二元,袁凌青.内分泌代谢病学.北京:人民卫生出版社,2019.
5. 邱明才.内分泌疾病临床诊疗思维.北京:人民卫生出版社,2016.
6. 唐爱华,李双蕾.内分泌科中西医结合诊疗手册.北京:化学工业出版社,2015.
7. 宁光.瑞金内分泌疑难病例集.2版.上海:上海科学技术出版社,2016.
8. 丁国宪,杨涛.内分泌代谢性疾病临床处方手册.2版.江苏:江苏科学技术出版社,2015.
9. 滕卫平,刘超,单忠艳.内分泌代谢疾病相关指南与解读.北京:中华医学电子音像出版社,2017.
10. 葛艳红,张玥.实用内分泌科护理手册.北京:化学工业出版社,2019.
11. 薛耀明,肖海鹏.内分泌与代谢病学.广州:广东科技出版社,2018.
12. 马建.内分泌代谢疾病辨治思路与方法.北京:科学出版社,2019.
13. 李启富.内分泌疾病诊治流程.北京:人民卫生出版社,2014.
14. 刘彦,张真稳.内分泌科规范化培训手册.镇江:江苏大学出版社,2016.
15. 巴颖.内分泌和代谢系统健康.北京:中国协和医科大学出版社,2015.
16. 方朝晖.中西医结合内分泌代谢病诊治学.北京:中国中医药出版社,2013.
17. 肖万泽.内分泌代谢疾病中西医结合诊断与治疗.北京:人民军医出版社,2014.
18. 冯健.糖尿病的治疗与调养.上海:上海科学技术文献出版社,2018.
19. 李乐愚.糖尿病的中西医治疗.北京:中国中医药出版社,2015.
20. 宁光,周智广.内分泌内科学.2版.北京:人民卫生出版社,2014.
21. 倪海祥,黄琦.糖尿病的中西医结合治疗.北京:科学出版社,2019.
22. 谷涌泉.糖尿病足诊断与治疗.北京:人民卫生出版社,2016.
23. 郑月宏,刘丽.糖尿病足综合诊治.北京:人民卫生出版社,2016.
24. (日)市岡滋.糖尿病足创伤治疗策略.北京:人民军医出版社,2013.
25. 刘伟,吴艺捷.甲状腺疾病临床处理.上海:上海科学技术出版社,2018.
26. 段文若.甲状腺疾病的诊断及个体化治疗.北京:人民卫生出版社,2012.
27. 温伟波,范源,王砚.甲状腺常见疾病中西医诊治精要.北京:科学出版社,2019.
28. 方朝晖.中西医结合治疗甲状腺相关疾病.北京:科学出版社,2019.

29. 吕仁和.糖尿病及其并发症中西医诊治学.北京:人民卫生出版社,2017.

30. 吴晶,马振成,刘永强.糖尿病及其并发症.北京:化学工业出版社,2012.

31. 徐春.糖尿病并发症治疗.北京:人民军医出版社,2014.

32. 刘伟,杨架林,孙皎.糖尿病并发症和特殊时期血糖管理.上海:上海科学技术出版社,2017.

33. 薛世航,张同成,陆振一.甲状腺疾病诊断与治疗.北京:化学工业出版社,2019.

34. 邢家骝,丁勇.甲状腺功能减退症.北京:人民卫生出版社,2016.

35. 吕文山.甲状腺疾病健康教育手册.郑州:河南科学技术出版社,2017.

36. 江学庆,陆涤宇.实用甲状腺癌诊疗.北京:人民卫生出版社,2015.

37. 董芬,张彪,单广良.中国甲状腺癌的流行现状和影响因素.中国癌症杂志,2016,26(01):47-52.

38. 付鸿玉,刘海彤,金雪花.内分泌疾病临床治疗方法研究及其治疗效果观察.齐齐哈尔医学院学报,2015,36(04):510.

39. 吴艳.妇科内分泌疾病的诊治与进展.实用妇科内分泌杂志(电子版),2016,3(03):121-122.

40. 刘小海,冯铭,王任直.垂体腺瘤分型的历史、现状及展望.中国神经精神疾病杂志,2016,42(09):565-568.